主编·侯立军

SURGERY OF SKULL BASE INJURY

颅底损伤外科学

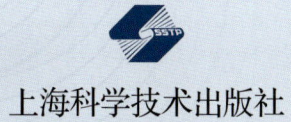

上海科学技术出版社

图书在版编目（CIP）数据

颅底损伤外科学 / 侯立军主编. -- 上海 : 上海科学技术出版社, 2025.1
ISBN 978-7-5478-6646-7

Ⅰ. ①颅⋯ Ⅱ. ①侯⋯ Ⅲ. ①颅底－脑外科手术 Ⅳ. ①R651.1

中国国家版本馆CIP数据核字(2024)第095024号

颅底损伤外科学
主编 侯立军

上海世纪出版(集团)有限公司 出版、发行
上 海 科 学 技 术 出 版 社
(上海市闵行区号景路159弄A座9F-10F)
邮政编码201101　　www.sstp.cn
山东韵杰文化科技有限公司印刷
开本 889×1194　1/16　印张 31
字数 1000千字
2025年1月第1版　2025年1月第1次印刷
ISBN 978-7-5478-6646-7/R·3020
定价: 298.00元

本书如有缺页、错装或坏损等严重质量问题，请向印刷厂联系调换

内容提要

随着颅底损伤外科救治理念和救治技术的不断发展，颅底损伤外科的诊治范围不再局限于创伤性损伤，而是涵盖了更广泛的颅底病变形式，包括颅底肿瘤、医源性损伤等。

本书全面、系统地阐述了颅底损伤外科的基础理论与技术，急性及慢性颅底损伤（包括各种颅底神经损伤、颅底血管损伤和颅底骨折）的外科治疗，以及颅底损伤术后护理与康复等内容。本书是编者团队在该领域积极探索和不断实践的过程中凝结的经验和成果。书中图文并茂、内容翔实，可以帮助读者了解并掌握颅底损伤外科的诊治理念与手术技术，适合神经外科医生、耳鼻喉科医生、颌面外科医生及从事颅脑损伤的研究人员阅读和参考。

编者名单

主　编

侯立军

执行主编

李一明

副主编

张丹枫　赵　亮　陈荣彬

编　者

（以姓氏笔画为序）

丁珊珊	于明琨	王申浩	王光明	王君玉	王春晖	韦武亭	尹瑞娟	卢成寅
巩　顺	曲笑霖	吕立权	乔安花	刘　军	刘海滨	刘燕飞	齐恩博	许　政
孙　伟	孙娇娇	严　勇	李　艳	李振兴	李维卿	杨亚娟	邹　正	张　凯
张　婷	张　颖	张艺璇	张建忠	张腾飞	陆娟娟	陈　文	陈　真	陈　琨
陈吉钢	陈茜茹	陈荣彬	金　海	房晓澜	赵育庆	胡　静	胡利娟	胡宏康
洪新杰	袁国良	徐　涛	高宏晶	郭彦谷	黄承光	黄振宇	黄瑾翔	蒋　英
蒋　磊	蒋　鑫	韩　硕	韩凯伟	潘　薇	薛　强	戴　玮	戴大伟	

To Readers,

Injuries of the skull base are an important aspect of head injury.

Their management poses many complex, challenging problems — technically and in clinical decision-making at the interface between different approaches.

Advances in surgery are leading to improved functional outcomes and reducing risks.

Prof. Graham Teasdale

致读者：

颅底损伤是颅脑损伤的一个重要方面。

它们的管理带来了许多复杂且具有挑战性的问题——这些问题既涉及技术层面，也涉及不同方法之间的临床决策。

外科手术的进步不仅带来了功能的改善，也降低了手术风险。

Graham Teasdale 教授
（格拉斯哥昏迷评分量表创始人）

序 言

颅底损伤不是新概念，早在1850年，哈佛大学Henry Bigelow教授就对创伤性颅底损伤有了最初的记载和描述。20世纪80年代，Sammi教授等对创伤性颅底损伤进行了系统归纳，标志着颅底损伤学的初步形成。随着颅底外科技术的不断进步，颅底外科学亦日趋成熟。特别是影像引导技术和神经内镜技术的发展，极大地推动了人们对颅底解剖学的理解和对手术风险的评估，使得颅底手术更加微创、高效和安全。

2004年起，侯立军教授在国家、军队、上海市共9项手术学课题的支持下，针对创伤性颅底损伤"看不见""达不到"和"不可控"的痛点、难点问题，新创了多个手术入路和手术方式，在创伤性颅底损伤的治疗中做了很好的探索，使创伤性颅底损伤手术实现"微创、可视化和可控"。2010年，侯立军教授在上海创办了第一届"国际颅底创伤和微创神经外科"论坛，将颅底微创手术新方案不断推广，该论坛目前已成功举办6届。在最近10年里，3D神经内镜、3D显微镜、3D外视镜、手术机器人等技术有了长足的进步，这些技术均在创伤性颅底损伤手术中得到了良好的应用和尝试，并进一步拓展至其他颅底损伤的治疗领域。应该说，在侯立军教授团队的不懈努力下，颅底损伤外科学不但走在了颅底外科的前沿领域，也使颅底创伤救治理论体系逐渐完善，"颅底创伤救治上海方案"已传播至全世界。

本著作不但囊括了侯立军教授团队20余年的经验教训和心路历程，还对现有文献进行了总结和重要补充，很好地展示了该领域杰出的技术成果。书中有清晰的手术图像、技术要点和手术步骤，插图精美，文字简练流畅，凡是对颅底损伤感兴趣的医生，都会发现这本著作是不可或缺的。这本著作是神经外科、颅脑外科、耳鼻喉科、放射科、护理和康复等医学专业工作者合作的结晶。

与其他不断发展的领域一样，为患者选择最佳方案并非易事。对不同类型颅底损伤的手术方式的选择，要客观地进行权衡，再决定哪种方法对患者是最好的。医生不应将这些技术当作获取市场的工具或噱头，而应系统地、循序渐进地认真学习和实践，并加以辨别。就像作者在书中指出的那样，学习这些技术需要经过艰苦和长期的过程，修改这些技术的适应证需要非常谨慎，需要全面评估和慎重权衡利弊后再进行应用。当然，颅底损伤领域仍有很多问题没有完全解决，要勇于探索、不断创新，从而不断推动颅底损伤学的发展。

2024 年 11 月

前 言

颅底损伤（skull base injury）分为创伤性颅底损伤和非创伤性颅底损伤。颅底损伤最常见的原因是颌面部外伤、颅底肿瘤和医源性颅底操作等。颅底损伤的治疗包括非手术治疗和手术治疗。处理不当的话，颅底损伤可导致灾难性后果，包括神经功能缺损、脑出血、脑膜炎、脑脓肿，甚至死亡。随着现代神经内镜外科技术、影像引导技术、神经电生理技术、机器人技术等的出现和不断发展，颅底损伤的外科治疗得到了快速的发展。目前，中国的颅底外科方兴未艾，设备和条件均已达到国际水平，但不同级别医院、不同科室的医生对颅底损伤的认知仍存在较大差异，尤其是普遍存在对创伤性颅底损伤的认知不足。

创伤性颅底损伤相较于创伤性颅脑损伤，具有"看不见""达不到""不可控"的特点，容易被忽略和漏诊，更少有人选择针对颅底损伤直接行手术治疗。创伤性颅底损伤的外科治疗主要通过手术的方法挽救脑神经、颅底血管和脑干等重要结构的功能，特别是视力和听力等。内镜技术、显微镜技术和外视镜技术的联合应用，为创伤性颅底损伤外科手术开辟了新的途径。此外，脊髓电刺激、神经移植等神经功能重建技术逐渐被应用在颅底创伤外科的治疗中，创伤性颅底损伤的手术疗效确定性逐步提高，预后也更好。

不仅如此，以脑神经功能保护为核心的救治理念，也已被广泛应用于其他颅底损伤疾病的救治过程中，极大地提高了这类手术的安全性和效果。同时，颅底损伤的外科治疗也更加注重多学科协作。神经外科、耳鼻喉科、颌面外科、眼科及整形外科等多学科专家紧密合作，共同制订治疗方案，为患者提供全面、连续的治疗服务，已成为颅底外科领域的发展趋势。

需要强调的是，颅底损伤患者的治疗决策仍不应草率，需要考虑众多因素方可决定。首先，这些新技术的临床应用必须经过严格的伦理审查和谨慎验证，慎重选择适应证，积累足够的经验后再不断推广和应用。其次，医生需要充分权衡疾病的性质、患者意愿和年龄、外科医生经验和预期结果等因素后，才应建议进行手术治疗。

颅底损伤外科的手术常伴暂时性或永久性并发症。与患者讨论预期可能发生并发症的特点和持续时间是医生最重要的职责之一。并非所有的颅底损伤的疾病都需要手术治疗。因此，谨慎选择患者，磨炼手术技巧、积累手术经验是成功治疗的关键。

在本书中，我们不仅详细介绍了不同的颅底损伤的外科学原理、诊断方法及传统治疗技术，还特别融入了上述最新的研究进展和技术成果。通过深入浅出的讲解和丰富的临床案例，力求使读者能够紧跟颅底外科领域的最新动态，掌握最先进的治疗理念和手术技巧。

我们相信，本书的出版将为神经外科医生、耳鼻喉科医生、颌面外科医生以及其他相关领域的医务人员提供一本权威、实用的参考书，推动颅底外科领域的持续进步和发展，为更多颅底损伤患者带来更加安全、有效的治疗选择。

由于作者水平有限，本书难免存在缺点和不足之外，敬请广大读者及同道批评指正。

编 者

2024 年 10 月

目 录

第一篇　基础理论和技术
Basic Theory and Technology

第一章　颅底损伤外科概述 002
Overview of Skull Base Injury Surgery

第二章　颅底的解剖和损伤机制 007
Anatomy and Injury Mechanism of Skull Base

　　第一节　颅底的骨性结构和血管、神经解剖 007
　　第二节　颅底损伤的机制和类型 037

第三章　颅底损伤的影像学 058
Imaging of Skull Base Injury

第四章　颅底损伤外科手术的麻醉 066
Anesthesia for Skull Base Injury Surgery

　　第一节　麻醉与颅底损伤的病理生理变化 066
　　第二节　颅底损伤手术的围术期管理 070
　　第三节　常见颅底损伤外科手术麻醉 077

第五章　颅底损伤外科手术的电生理监测 082
Electrophysiological Monitoring of Skull Base Injury Surgery

　　第一节　术中神经电生理监测的发展史、基本原理及分类 082

第二节 神经电生理监测在颅底损伤手术治疗中的应用 084

第六章 颅底外科主要设备和器械 091
Main Equipment and instruments for Skull Base Surgery

第七章 颅底外科手术基本技术 100
Basic Surgical Techniques for Skull Base Surgery

第一节 颅底外科基本技术 100

第二节 颅底外科基本手术入路 107

第三节 颅底重建技术 130

第八章 颅底外科微创技术 136
Minimally Invasive Techniques for Skull Base Surgery

第一节 影像引导技术 136

第二节 颅底内/外视镜技术 141

第三节 脑血管病介入技术 149

第二篇 急性颅底损伤——颅底创伤
Acute Skull Base Injury—Skull Base Trauma

第九章 创伤性视神经损伤的外科治疗 156
Surgical Treatment of Traumatic Optic Nerve Injury

第一节 概述 156

第二节 经鼻筛入路内镜下视神经管减压术 163

第三节 经颅眉弓锁孔入路内镜下视神经管减压术 169

第四节 经颅视神经管减压联合带蒂嗅神经贴敷术 175

第十章 创伤性眶上裂综合征的外科治疗 188
Surgical Treatment of Traumatic Supraorbital Fissure Syndrome

第一节 创伤性眶上裂综合征概述 188

第二节 经 MacCarty 孔入路眶上裂减压术 194

第三节 全内镜下经口腔上颌窦 Müller 肌入路眶上裂减压术 201

第十一章 经改良翼点入路创伤性眶尖综合征的手术治疗 213
Surgical Treatment of Orbital Apex Syndrome Through Improved Pterional Approach

第十二章　创伤性眶下神经损伤的外科治疗 222
Surgical Treatment of Traumatic Infraorbital Nerve Injury

第十三章　创伤性面神经损伤的外科治疗 229
Surgical Treatment of Traumatic Facial Nerve Injury

第十四章　其他创伤性脑神经损伤的临床诊治 238
Clinical Diagnosis and Treatment of other Traumatic Cranial Nerve Injuries

　　第一节　创伤性嗅神经损伤 238
　　第二节　创伤性听神经损伤概述 244
　　第三节　创伤性后组脑神经损伤 246

第十五章　创伤性颅底血管损伤概述 250
Overview of Traumatic Skull Base Vascular Injury

第十六章　创伤性颈内动脉海绵窦瘘的介入栓塞治疗 254
Interventional Embolization Treatment of Traumatic Carotid Cavernous Fistula

第十七章　创伤性颅内动脉瘤的外科治疗 264
Surgical Treatment of Traumatic Intracranial Aneurysm

　　第一节　颅内创伤性动脉瘤 264
　　第二节　颅内动脉夹层动脉瘤 269

第十八章　创伤性硬脑膜动静脉瘘的外科治疗 273
Surgical Treatment of Traumatic Dural Arteriovenous Fistula

　　第一节　颅内硬脑膜动静脉瘘 273
　　第二节　创伤性海绵窦区硬脑膜动静脉瘘 278
　　第三节　创伤性横窦和乙状窦区硬脑膜动静脉瘘 282

第十九章　创伤性鼻出血的介入栓塞治疗 289
Interventional Embolization Therapy for Traumatic Epistaxis

第二十章　创伤性颅颈交界区损伤概述 298
Overview of Traumatic Craniocervical Junction Injury

第二十一章　颅底异物损伤的手术治疗 305
Surgical Treatment of Skull Base Foreign Body Injury

| 第二十二章 | 脑脊液漏的外科治疗 | 329 |

Surgical Treatment of Cerebrospinal Fluid Leakage

第一节　内镜下经鼻脑脊液漏修补术　329
第二节　经颅脑脊液漏修补术　334

| 第二十三章 | 颅脑创伤后阵发性交感神经功能亢进的诊治 | 342 |

Diagnosis and Treatment of PSH after Traumatic Brain Injury

第三篇　慢性颅底损伤——其他脑神经疾病
Chronic Skull Base Injury—Other Cranial Nerve Diseases

| 第二十四章 | 视神经损伤的外科治疗 | 354 |

Surgical Treatment of Optic Nerve Injury

第一节　视神经相关肿瘤的外科治疗　354
第二节　累犯视神经的前颅底肿瘤的外科治疗　360
第三节　累犯视神经的鞍区肿瘤的外科治疗　365
第四节　累犯视神经的巨大动脉瘤的外科治疗　369
第五节　视力的功能重建（电子眼）　372

| 第二十五章 | 动眼神经损伤的外科治疗 | 377 |

Surgical Treatment of Eye Movement Nerve Injury

第一节　海绵窦脑膜瘤　377
第二节　海绵窦神经鞘瘤　382
第三节　海绵窦内海绵状血管瘤　382

| 第二十六章 | 三叉神经损伤的外科治疗 | 386 |

Surgical Treatment of Trigeminal Nerve Injury

第一节　原发性三叉神经痛的外科治疗　387
第二节　三叉神经相关肿瘤的外科治疗　397

| 第二十七章 | 面、听神经损伤的外科治疗 | 400 |

Surgical Treatment of Facial Auditory Nerve Injury

第一节　听神经瘤的外科治疗　400
第二节　其他脑桥小脑角区肿瘤的外科治疗　414
第三节　面、听神经的功能重建　416

第二十八章 后组脑神经损伤的外科治疗 420
Surgical Treatment of Posterior Cranial Nerve Injury

  第一节 后组脑神经概述 420

  第二节 颈静脉孔区肿瘤 422

第二十九章 颅颈交界区畸形的外科治疗 428
Surgical Treatment of Craniocervical Junction Malformations

第四篇 颅底损伤术后护理与康复
Postoperative Nursing and Rehabilitation of Skull Base Injury

第三十章 颅底损伤手术并发症与处理 438
Complications and Management of Skull Base Injury

第三十一章 颅底损伤的护理 443
Nursing Care of Skull Base Injury

  第一节 脑神经损伤的护理 443

  第二节 颅底血管损伤的护理 452

  第三节 颅颈交界区损伤护理 456

  第四节 鼻衄护理、脑脊液鼻漏的护理 458

  第五节 颅底损伤异物护理 459

  第六节 术后常规护理 460

第三十二章 颅底损伤康复与中医中药 463
Rehabilitation of Skull Base Injury And Traditional Chinese Medicine

  第一节 视觉康复 463

  第二节 听觉康复 467

  第三节 面神经损伤康复 470

  第四节 颅底损伤后吞咽障碍康复 473

  第五节 颅底损伤与中医中药 476

扫描二维码查看"附录：颅底损伤国际会议及学术组织"

第一篇
基础理论和技术

Basic Theory and Technology

第一章
颅底损伤外科概述
Overview of Skull Base Injury Surgery

颅底是指脑下方承载脑组织的底面,其结构深在而复杂,包含许多自然孔道供神经和血管进出颅腔。颅底损伤（skull base injury）分为创伤性颅底损伤和非创伤性颅底损伤。颅底损伤最常见的原因是颌面部外伤、颅底肿瘤和医源性颅底操作等。暴力作用于颅底本身及其附近组织结构,造成颅底骨折、颅底神经损伤、颅底血管损伤、创伤性脑脊液漏、颅颈交界区损伤等,称为创伤性颅底损伤。颅底肿瘤、颅底血管病变、颅底感染等则引起非创伤性颅底损伤。

一、颅底损伤的特点与历史回顾

颅底损伤的临床特点可概括为：① 发病率高,约占全部颅脑损伤的 50% 以上；② 致死率高,尤其是合并颅底血管损伤、后组脑神经损伤或颈髓损伤时,死亡率可高达 80%；③ 致残率高,视神经、动眼神经、面神经和听神经的损伤可严重影响患者的视力、听力等正常生理功能。它既是颅脑损伤的重要组成部分,也是颅底外科的重要方面。任何导致颅脑损伤的因素都可以造成颅底损伤。由于颅底损伤位置深在、解剖复杂、死残率高,且具有"看不见""达不到""手术不可控"等特点,因此颅底损伤一直是制约颅脑损伤整体治疗水平的瓶颈问题。

早在 1850 年,哈佛大学 Henry Bigelow 教授就对颅底损伤有了最初的记载和描述。一名 25 岁的男性患有颌面颅脑贯通伤,他被一根铁棍从左侧颌面经前颅底到左侧顶骨,最终贯穿颅脑。限于当时的医疗条件,该患者未进行外科手术等相关治疗,最终因感染而死亡。1889 年,Horsley 首次采用经额下入路对垂体瘤进行手术切除。然而当时的技术限制使得该手术入路切除垂体瘤的死亡率极高。之后的几十年,神经外科医生也在不断寻找更为安全有效的手术入路。直到 1907 年,Schloffer 率先提出并实践了经鼻-蝶窦入路,这一入路的应用显著改善了手术效果。紧接着,在 1910 年,Hirsch 进一步发展这一手术入路,提出了经口-鼻-蝶窦的手术途径。1913 年,Frederic 在 Lancet 中报道了由绞刑所致的特殊颅颈交界区损伤,并对其临床特征进行了详细的描述。1945 年 Lyle 描述了视神经损伤的外科手术治疗方法。1967 年,Handa 等人又对创伤性动脉瘤进行了较为详细的阐述。虽然以上这些报道对颅底损伤概念的发展起到了举足轻重的作用,但仍未形成关于颅底损伤的较为系统且完整的概念。直到 1981 年,德国 Sammi 教授组织召开了第一届世界脑神经会议,并出版专著 The Cranial Verves。1983 年,Sammi 和 Brihaye 两位教授对颅底损伤进行了系统的归纳,并出版了第一部关于颅底损伤的专著 Traumatology of The Skull Base,这才标志着颅底损伤学的初步形成。但是由于颅底损伤的确切诊断较为困难,单纯的显微颅底外科技术手术风险较高、难度较大,所以颅底损伤的外科治疗一直未得到广泛推广。在之后的数十年里,随着影像学、术中导航、神经内镜等多项技术的发展与应用,颅底损伤得到了更加精确的诊断和及时的治疗。作为神经外科的一个重要组成部分,颅底损伤得到了快速的发展,也标志着颅底损伤的治疗进入了一个崭新阶段——微创外科手术治疗。

二、颅底损伤主要分类与手术治疗

颅底是由颅前、中、后窝呈阶梯样排列组成的,颅底骨性结构上分布各种大小不同的骨孔和裂隙,脑神经及血管穿行其中。由于颅底结构解剖复杂,颅底损伤症状隐匿多变,常常需要借助计算机断层（CT）扫描、数字减影血管造影、磁共振成像（MRI）等技术协助诊断。从损伤类别上讲,颅底损伤主要分为颅底骨折、脑神经损伤、颅底血管损伤、颅颈交界区损伤、脑脊液漏等,这些损伤可单独存在,也可同时存在。在临床工作中,根据手术入路及手术方式,又将颅底骨折分为：颅前窝骨折、颅中窝骨折、颅后窝骨折；脑神经损伤分为：嗅神经损伤、视神经损伤、眶上裂综合征、面听神经损伤以及后组脑神经损伤；血管损伤可分为：血管破裂、动脉瘤、动静脉瘘等。对于患者个体而言，多种损伤机制往往是同时存在的，例如：中颅底骨折可合并脑脊液漏、眶尖综合征以及颈内动脉海绵窦瘘。根据笔者的临床经验，按患者病情的轻重缓急，通过减压手术、介入栓塞以及内科保守治疗相结合的方法，大部分患者均取得了良好的治疗效果。

（一）脑神经损伤

脑神经损伤是颅底损伤的常见并发症。尽管颅底损伤的总死亡率因颅底外科手术技术的发展逐年下降，但早期诊断颅底后的脑神经损伤仍然很困难，对其治疗也存在争议。此外，目前尚无国际公认的诊断和治疗颅底损伤合并脑神经损伤的统一标准。因此，颅底损伤并发脑神经损伤及相关问题已成为神经外科的一个重要研究领域。颅底损伤后并发脑神经损伤的发生率约为6.3%。其中嗅神经、视神经、动眼神经和面神经的损伤最为常见，分别约占脑神经损伤并发症的36%、30%、26%和22%。颅底损伤可造成脑神经受压或直接损伤脑神经，前者可行减压手术来恢复其功能，后者则需要进行后期的神经重建治疗。前颅底骨折可造成视神经管骨折，从而损伤视神经。笔者根据多年的临床经验，认为成人视神经损伤影像学检查不是视神经减压手术的唯一指征，而儿童视神经损伤无明显视神经管骨折者，以保守治疗为主。部分患者在行视神经管减压术后，视神经功能得到了明显改善。视神经管减压术多需要经颅或经蝶筛手术，视神经管的全程减压也有助于提高手术成功率。蝶骨骨折是轻型颅脑损伤后动眼神经损伤的潜在致病机制，眶上裂有骨折时应考虑手术减压，全内镜经 Mycard 孔锁孔手术入路和经翼点锁孔手术入路是手术治疗眶上裂综合征较为优化的手术入路。笔者也在国际上率先开展了全内镜经口腔-上颌窦经 Muller 肌入路微创眶上裂综合征减压术，该入路实现了眶上裂的内镜可视化及其充分减压，不必行脑组织牵拉以及造成任何外部切口，满足审美要求，促进功能恢复。眶上裂综合征的手术治疗效果优于视神经减压手术，眶尖综合征患者同时实施视神经和眶上裂减压手术，动眼神经的恢复效果也同样优于视神经。CT 曲面重建可以明确诊断面神经损伤部位，损伤部位的局部减压可以改善面神经功能，修复面神经损伤的重要方法除神经减压术外，还包括神经吻合术，包括面-面神经吻合术以及舌下-面神经吻合术等治疗方法。面-面神经吻合术多采用纤维蛋白胶包理法或神经外膜缝合法，以腓总神经或耳大神经作为供体，进行端端吻合。舌下-面神经吻合多直接行端侧吻合。Ricciard 等人对 786 例面神经损伤患者的恢复情况进行了分析。其中，363 例采用了面-面神经吻合术，423 例采用了舌下-面神经吻合术，结果发现 68.8% 的患者在舌下-面神经吻合术后神经功能恢复良好，60.6% 的患者在面-面神经吻合术后神经功能恢复良好。

（二）颅底血管损伤

颅底损伤后出现血管损伤的情况并不罕见，但部分患者的症状会隐匿或迟发出现，容易造成误诊和漏诊。目前临床上多采用 CT 血管成像技术或数字减影造影筛查可疑的颅底血管损伤患者，而数字减影血管造影更是诊断颅底损伤后血管并发症的金标准。颅底血管的直接损伤常导致蛛网膜下腔出血、脑内血肿等。多采用血管吻合或介入治疗进行血流重建或栓塞止血。1974 年，可脱性球囊栓塞技术首次被用于治疗创伤性颈动脉-海绵窦瘘，这一具有重要意义的创新标志着血管介入治疗在颅底血管病变领域的一个重要进展。对于闭塞性血管损伤，在解除压迫的基础上，可植入支架以恢复血流。Yamamoto 等人报道了 1 例颅底损伤伴椎动脉卡压患者，损伤部位还存在动脉夹层，在未采取相应治疗措施的情况下，随着时间的推移血管存在自行复流的现象。Urasyanandana 等人建议，临床表现较轻的颅底血管损伤患者可采用药物抗凝或抗血小板治疗，而对于反复出现缺血症状、血管明显狭窄或夹层血管扩张的患者，建议行外科手术或血管内治疗。除造成血管狭窄或闭塞外，颅底损伤还会导致动脉瘤的发生。目前已有学者认为，大部分动脉瘤都存在着短期内迅速增大或破裂的风险。因此一旦发现，必须紧急治疗。目前多采用包括血管内覆膜支架植入和血管搭桥在内的血流重建术进行治疗。颅底损伤还可导致动静脉瘘，其中以颈内动脉海绵窦瘘最为常见。国外已有报道采用弹簧圈+Onyx 治疗罕见的大脑中动脉与翼状肌丛之间的动静脉瘘，患者恢复效果良好。笔者通过查阅文献发现，近 10 年来利用血管内支架治疗颅底损伤后血管损伤的案例越来越多，理论上支架可以作为滤网过滤血栓，从而降低脑梗死发生率，但其安全性、有效性有待进一步论证。

（三）颅颈交界区损伤

颅颈交界区由三个主要的骨性结构组成，包括枕骨的基底部、寰椎和枢椎。翼状韧带、十字韧带、齿突尖韧带、关节囊、盖膜和前后寰枕膜等将上述几个骨性结构紧密联系在一起，共同构建了一个稳定的结构，保持该结构的稳定对于保护上段颈髓、延髓、后组脑神经和血管至关重要。这一部位的病变通常会引发严重的后果，甚至导致生命危险。近年来，影像学技术的迅猛发展，尤其是三维CT重建技术，使得临床医生对颅颈交界区损伤有了更深刻的认识，并促进了其治疗方法的创新与改进。在各种暴力或病变的作用下，颅颈交界区结构的稳定性易被破坏。多层螺旋CT重建可准确地评估该区域的损伤，如寰枕关节脱位、椎动脉损伤及舌下神经管骨折等。在CT的基础上，MRI可进一步发现损伤的范围，尤其是椎间盘突出、韧带和脊髓损伤。根据损伤的程度，往往需要选择不同的固定方式恢复颅颈交界区结构的稳定性，例如：齿状突的骨折多采用空心螺钉固定；枕寰分离或寰枢分离可采用U形Steinmann螺纹棒固定；自体骨钛缆固定；经关节螺钉+自体骨钛缆移植；寰枢椎椎弓根螺钉固定；C1侧块与C2椎弓根螺钉固定等。近些年来，内镜技术在颅颈交界区损伤的治疗上应用越来越广泛，它在最大限度减少脑组织的牵拉和神经血管损伤的同时，大大提高了术野的可视化程度，在颅颈交界区操作空间小、手术入路曲折、血管神经丰富的手术操作中优势明显。

（四）脑脊液漏

脑脊液鼻漏根据其病因可以分为四种类型：创伤性、医源性、肿瘤源性以及自发性。颅底损伤往往伴有硬脑膜完整性的破坏，导致不同程度的脑脊液漏。脑脊液漏是颅底损伤的主要并发症之一，也是引起颅内感染的重要危险因素，发生率为12%~30%。脑脊液漏的漏口最常见于蝶窦和额窦（约占60%），其次为筛窦（约占23%）。50%的脑脊液漏发生在伤后48小时内，70%发生在伤后7日内，几乎全部发生在伤后的3个月内。恢复硬脑膜的完整性、减少脑脊液漏的发生是颅底损伤手术治疗的重要目标之一。早期脑脊液漏手术适应证为：① 穿透性损伤；② 颅内血肿；③ 脑膜炎；④ 颅内巨大气囊肿；⑤ 鼻内或耳内脑疝；⑥ 硬脑膜自然修复的可能性较低。延迟手术的适应证为：① 保守治疗10天后持续性脑脊液漏；② 保守治疗10天后延迟性脑脊液漏复发；③ 保守治疗10天后复发性气囊肿；④ 脑膜炎和脓肿形成。

脑脊液漏的手术方法分为两种，即经典的颅内入路和颅外入路。在过去，颅外入路主要采用经面部颅外入路。1981年，Wigand首次开展了鼻内镜下修补脑脊液鼻漏的手术，开创了这一技术的先河。随着神经内镜技术的发展，通过内镜进行鼻内修复更为流行，内镜方法被认为是修复脑脊液漏的首选方法。该技术的优点在于创伤较小，患者术后恢复迅速，住院时间较短；术野暴露满意且清晰，可以通过鼻内镜多角度观察筛顶、筛板以及蝶窦；手术过程中能够直视脑脊液的漏出，能够较为准确地判断漏口的位置；大部分患者可以保留中鼻甲，从而对鼻功能的影响较小。然而，该技术也有一定局限性，例如：额窦暴露受到限制、手术操作需单手进行，以及对术者的鼻内镜手术技术要求较高。在内镜下经鼻入路进行修补手术之前，充分了解瘘管的渗漏部位非常重要。内镜经鼻入路修补术的主要优点是脑皮质损伤和嗅觉损伤的风险较低，并且可以相对方便地进入蝶鞍旁和后筛窦区。其治疗成功率可达94%~100%，对于蝶骨、筛板和筛骨上小的缺损尤其有效。笔者在既往的临床治疗过程中也发现，通过改良Lothrop技术、Bathplug Closure技术和自体带蒂肌肉填塞技术可显著提高脑脊液鼻漏的治愈率。开放式经颅修复术可以通过单侧或双侧额叶骨瓣开颅手术，或通过开放式筛窦和额窦切开术来实现。这种开放式经颅修复术的优势在于能够清晰且广角地观察到硬脑膜破损的区域，在直视的情况下进行漏口的修补，同时也可以处理周围脑组织的病变。此外，手术中可以直接将供血的颅骨皮瓣覆盖在前颅底的骨质缺损上。因此，开放式经颅修复术成为修复严重、多发性、复发性或其他不适合内镜治疗的脑脊液鼻漏的重要选择。开放式经颅修复术的不足之处在于，其创伤较大，存在一定的风险，手术和住院时间较长，术后出现脑出血、脑水肿、额叶功能缺陷的概率及复发率均高于经鼻内镜修复术。

近年来，各类先进的医疗技术在颅底损伤的治疗中应用广泛，如神经导航技术的应用可使颅内深部的病变得到准确定位，进而有助于选择安全的手术入路，并在术中进行导航。神经内镜技术使手术视角扩大，达到全景化视野，同时其照明强度高、直视性强、创伤小。这些新技术使得颅底损伤的手术治疗进入了新阶段——微创外科手术治疗，许多颅底损伤手术都可通过微创的方式实现。随着对影像融合技术、颅底修复材料及基础神经科学等方面研究的深入，颅底损伤及相关并发症的诊疗水平将大幅度提升，手术方法也将更加多样化。

（五）颅底肿瘤

颅底肿瘤是一组起源于或涉及颅底的异质性肿瘤。从常见的肿瘤，如脑膜瘤（最常见的非恶性中枢神经系统肿瘤）、前庭神经鞘瘤、垂体瘤，到更为罕见的肿瘤，如嗅神经母细胞瘤、副神经节瘤等。尽管颅底肿瘤有各种各样的生物学特性，但由于其靠近颅底神经、颅底重要血管等，其手术治疗难度较大。复杂的神经解剖位置也使得颅底肿瘤往往切除不彻底，从而导致局部复发的风险升高。通过手术入路的不断创新，手术时间大幅缩短，同时并发症的发生率也显著下降，患者的预后情况得以改善。截至目前，约95%以上的垂体瘤手术采用经鼻-蝶窦入路，这也反映了颅底肿瘤外科在历史发展过程中所经历的变迁与进步。自20世纪70年代以来，颅底肿瘤外科领域开始快速发展，Raveh、Fisch、Yasargil等外科医生在手术入路及技术方面做出了重要贡献，推动了整个领域的进步与创新。这些进展不仅提升了手术的安全性，也为患者带来了更为积极的治疗预后。近年来，手术显微镜的引入被认为是颅底肿瘤外科领域的一项里程碑。House和Hardy等人在此方面的工作为显微镜技术在颅底肿瘤手术中的广泛应用奠定了基础。然而，由于颅底局部解剖结构的复杂性，术中照明始终是限制其发展的关键因素。在此背景下，神经内镜技术应运而生。该项技术最早由Lespinasse引入。其将局部照明与放大功能有机地结合在一起，成为颅底肿瘤外科的重要技术工具。神经内镜技术不仅可以独立使用，还可以与显微外科技术相结合，广泛应用于颅底肿瘤手术。目前，神经内镜手术主要用于治疗垂体瘤、鞍结节脑膜瘤、脊索瘤等中线区域的肿瘤。此外，它还可以单独或辅助切除向颅底侧方扩展的肿瘤，如听神经瘤和表皮样囊肿等。与传统的显微镜手术相比，神经内镜手术提供了更为开阔的视野，使得医生能够更清晰地观察内耳道、脑桥小脑角等关键区域。这对于术中判断是否存在肿瘤残留具有独特的优势。

三、学术组织及会议

颅底损伤外科的飞速发展得益于世界各地神经外科和创伤外科同道的共同努力。20世纪70年代初，世界各地有志于显微外科技术发展的神经外科专家云集瑞士苏黎世，观摩和学习了Yasargil教授的显微神经外科手术。即便Yasargil教授在20世纪90年代初离开苏黎世大学，但之后几年在Bertalanffy教授的带领下，苏黎世大学神经外科依然在欧洲乃至全球声名显赫。我国著名神经外科专家朱贤立教授曾于20世纪70年代前往苏黎世，跟随Yasargil教授进行显微神经外科技术的学习。归国后，朱贤立教授全面开展显微神经外科技术，并积极向全国推广，尤其在翼点入路的推广方面做出了卓越成绩。1979年，德国汉诺威神经外科的Sammi教授等人创建了Skull Base Study Group。Sammi教授撰写的专著 *Traumatology of The Skull Base* 中明确了颅底损伤是颅底外科的重要工作内容。几十年来，德国汉诺威神经外科也在Sammi教授的引领下，成为世界顶尖的颅底外科研究机构。意大利那不勒斯的Paolo Cappabianca教授在颅底外科界享有极高的学术影响力，其主编的颅底专著 *Cranial, Craniofacial and Skull Base Surgery* 亦是颅底外科的经典教材。自从Harvey Cushing教授组建美国神经外科医师协会（AANS），随着世界科技中线逐渐转移到美国，北美神经外科逐渐在全球独领风骚。2017年，美国William T. Couldwell教授编写的 *Skull Base Surgery of the Posterior Fossa* 针对颅后窝的解剖和手术技巧进行了研究。北美颅底外科会议更是值得全球颅底外科同道关注的学术盛宴。从历史上看，日本颅底外科专家在海绵窦解剖、颅中窝底手术方面有独到的见解。大阪的Hakuba教授提出的扩大颅中窝底入路，和东京庆应大学Kawase教授提出的岩前入路，是颅底外科手术入路研究的重点内容之一。而我国学者也在世界颅底外科的发展上做出了突出贡献。2009年，第十四届世界神经外科大会上，笔者在国际上首次将12对脑神经损伤的手术治疗作为一个整体进行报道。2012年，上海长征医院神经外科侯立军教授团队创办了"国际颅底创伤与微创神经外科大会"，聚焦颅底损伤的手术指征、手术入路及手术方法，推广颅底神经内镜的5种基本手术入路和4种特殊入路；同时以微创神经外科技术为中心，涵盖颅底外科、脑成像、神经内镜、脑血管外科、神经介入、神经创伤、神经重症等多个领域，与世界各地优秀的神经外科同道进行交流和探讨，形成颅底损伤和微创神经外科的国际化学术交流平台，进一步加深颅底损伤的概念，促进我国乃至世界颅底损伤外科的传承与发展。2017年，我国成立了中华医学会创伤学分会颅底创伤学组，这是我国第一个专门致力于颅底损伤交流的学术组织。

四、颅底损伤外科的未来发展

随着医学科技的飞速进步，颅底损伤外科学正步入一个前所未有的发展阶段。未来，颅底损伤外科将更加注重精准化、微创化以及多学科协作的治疗模式，致力于提高手术成功率、减少并发症，并提升患者术后的生活质量。首先，内镜技术的广泛应用将是颅底损伤外科发展的重要方向。神经内镜以其广视角、可近距离观察的优势，能够在脑深部颅底手术中更清晰地显露病灶及其邻近解剖结构，从而最大限度地切除病灶并保护正常组织。未来，内镜技术将进一步优化，不仅应用于经鼻入路，还将拓展至经颅锁孔入路等多种手术路径，形成全内镜神经外科体系。其次，多学科协作将成为颅底损伤外科治疗的常态。颅底区域解剖结构复杂，涉及多个重要神经和血管，单一学科往往难以全面应对。因此，未来的颅底损伤外科将更加注重与耳鼻喉科、头颈外科、放射科等多学科的紧密合作，共同制订个性化、综合化的治疗方案，以实现最佳的治疗效果。此外，随着影像学诊断技术、术中神经监护技术、立体定向放射治疗等技术的不断进步，颅底损伤的诊断和治疗将更加精准。特别是人工智能技术的应用，将极大地提高影像分析的速度和准确性，为手术方案的制订提供有力支持。最后，颅底损伤外科的未来还将关注于生命质量的提高。这包括术后康复、脑神经修复与重建，以及患者心理支持等多个方面。通过综合治疗，不仅要解除患者的病痛，还要帮助他们恢复正常的生活和工作能力，提高整体生活质量。

综上所述，未来的颅底损伤外科将是精准化、微创化、多学科协作和注重生命质量提高的有机结合。随着医学技术的不断进步和创新，我们有理由相信，颅底损伤外科将为更多患者带来希望和康复的曙光。

（侯立军　张丹枫　陈琨）

参考文献

［1］侯立军. 颅脑损伤及其合并伤的基础与临床研究［J］. 中华脑科疾病与康复杂志（电子版），2019，9(05)：319-320.

［2］齐恩博，吕立权，王君玉，等. 颅底创伤对阵发性交感神经过度兴奋患者的临床结局影响［J］. 中华神经外科疾病研究杂志，2018，17(02)：151-154.

［3］Ricciardi L, Stifano V, Pucci R, et al. Comparison between VII-to-VII and XII-to-VII coaptation techniques for early facial nerve reanimation after surgical intra-cranial injuries: a systematic review and pooled analysis of the functional outcomes[J]. Neurosurg Rev, 2021, 44(1): 153-161.

［4］Samii M, Brihaye J. Traumatology of the Skull Base[J]. British Journal of Ophthalmology, 1985, 69(2): 156.

［5］Samii M, Jannetta PJ.The Cranial nerves[M]. Springer-Verlag, 1981.

［6］Urasyanandana K, Songsang D, Aurboonyawat T, et al. Treatment outcomes in cerebral artery dissection and literature review[J]. Interv Neuroradiol, 2018, 24(3): 254-262.

［7］Yamamoto J, Sakai N, Yokoyama T. Basi-parallel anatomical scanning magnetic resonance imaging in patients with bilateral vertebrobasilar artery dissections[J]. Neurol Med Chir (Tokyo), 2011, 51(8): 575-578.

第二章
颅底的解剖和损伤机制
Anatomy and Injury Mechanism of Skull Base

第一节 颅底的骨性结构和血管、神经解剖

一、颅底骨性结构

（一）前颅底骨性结构

前颅底从内侧面看主要为颅前窝，其由额骨眶板、蝶骨体前部、蝶骨小翼和筛骨筛板构成。颅前窝体积较小，左右对称，容纳额叶，正中央前方为鸡冠，两侧为筛骨筛板，嗅丝从筛板中的筛孔穿过并通向鼻腔。额骨眶板构成筛板外侧的颅前窝底，同时也构成额窦顶、筛窦顶以及眶顶。

（二）中颅底骨性结构

中颅底的骨性结构主要为颅中窝，形似蝴蝶状。颅中窝由蝶骨体、蝶骨大翼及颞骨岩部构成。颅中窝的中间部狭窄，两侧凹陷并容纳颞叶。中间部为蝶骨体，骨体中的空穴为蝶窦，骨体上方垂体窝及其后方骨隆起称为蝶鞍，蝶鞍中央凹陷为垂体窝。蝶鞍后方隆起为鞍背，鞍背两侧角为后床突，蝶骨小翼后缘内侧端隆起为前床突。蝶鞍前方即垂体窝两侧为视交叉沟，视交叉沟两侧为视神经管，视神经从视神经管穿过并进入眼眶。视神经管外侧为眶上裂，动眼神经、滑车神经、三叉神经眼支、展神经由此入眶。蝶鞍两侧有颈动脉沟、破裂孔、海绵窦、圆孔、卵圆孔和棘孔。

（三）后颅底骨性结构

后颅底的骨性结构主要为颅后窝，由枕骨和颞骨岩部构成，容纳脑干和小脑。枕骨大孔位于颅后窝中央最低处，脊髓与延髓在枕骨大孔处衔接。枕骨大孔后方可见横沟，横沟与另一条起自枕骨大孔的纵沟相交汇，交汇处形成枕内隆凸。横沟向上与上矢状窦沟连接，向下与枕内嵴连接，两侧续于横窦沟后向前下方与乙状沟相连，并止于枕骨大孔外侧的颈静脉孔。颈静脉孔内的乙状窦出颅后成为颈内静脉，同时颈静脉孔为舌咽神经、迷走神经和副神经进出颅腔的通道。枕骨大孔前方斜面为斜坡，前方外侧为舌下神经管内口。在颅中窝与颅后窝之间为弓状隆起，弓状隆起后方同时也是颞骨岩部后面开孔称为内耳门，面神经与听神经由此处通往颅腔。

二、颅底血管

（一）颅底动脉系统解剖

颅底的动脉系统来自颈内动脉和椎动脉（图2-1-1）。① 颅前窝的动脉血供主要来自大脑前动脉，它是颈内动脉的两个终末支之一，它在视神经前上方走行，到达大脑纵裂，在此通过较短横行的前交通动脉与对侧大脑前动脉吻合，并分出皮质支和中央支，供应额叶及其附近区域。大脑前动脉发出的走行于眶面的皮质支主要有眶额内侧动脉和额极动脉，供应相应区域。颈内动脉脑部转向视神经下方，穿行于视神经和动眼神经之间，在大脑外侧沟内后方分出大脑前动脉和大脑中动脉，其中大脑前动脉较小，大脑中动脉较大。大脑中动脉首先穿行于大脑外侧沟，然后转向后上方的岛叶，并分出多个分支，分布于相邻的大脑外侧面。大脑中动脉分出皮质支和中央支，皮质支分出的眶支到额叶的额下回和眶外侧面，分出的额支分布于中央前回、额中回和额下回，分出的顶支分布于中央后回、顶上小叶下部以及全部的顶下小叶，分出的颞支供应颞叶的外表面。大脑中动脉分出的中央支较小，主要供应相应的基底神经节。② 颅后窝脑组织的血供主要来源于椎动脉及其分支（椎-基底动脉系统）。椎动脉从锁骨下动脉分出，在颈部上6个颈椎的横突孔内上行，通过枕骨大孔进入颅内，位于延髓的前外侧。两侧椎动脉在上升中向内侧聚集，在延髓脑桥沟处汇合成一条基底动脉。两侧椎动脉在延髓前方向内侧发出分支，于脊髓前沟处汇

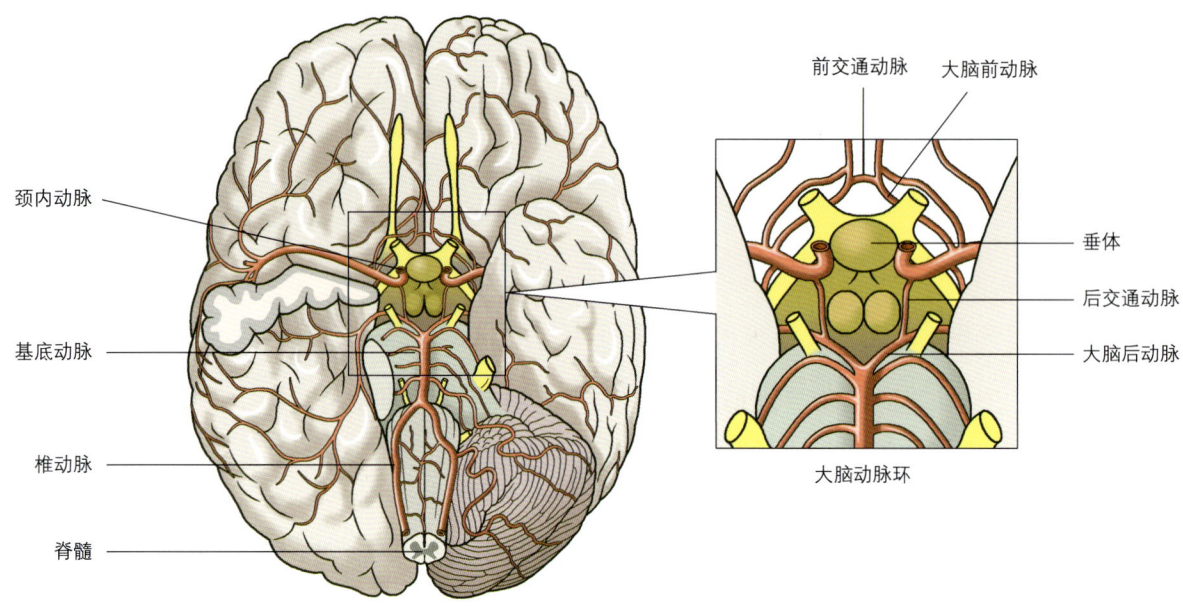

图 2-1-1　颅底动脉系统（Willis 环）

合成脊髓前动脉，沿脊髓的腹侧正中继续下降，分支供应脊髓上段。椎动脉的最大分支是小脑下后动脉，它在橄榄的下端上升，并弯曲向后，在舌咽神经和迷走神经根后方上行，到达脑桥的下缘，然后弯曲沿第四脑室下外侧缘下降，在转向侧方进入半球间小脑谷之前分出内侧和外侧两个分支，内侧支在小脑半球和小脑蚓部间向后走行，供应相应区域，外侧支供应小脑半球表面的下方，直到其外侧边缘。小脑下后动脉的主干供应延髓背部的橄榄核、舌下神经核的外侧及其神经根，同时供应第四脑室的脉络丛、小脑扁桃体。基底动脉向两侧发出数支平行的脑桥动脉，供应脑桥。小脑下前动脉发自基底动脉下部，向后外侧走行，通常位于展神经、面神经和前庭神经腹侧。小脑上动脉自基底动脉发出，在动眼神经下方向外侧走行，该神经将其与大脑后动脉分开，在滑车神经下方呈环形弯曲，到达小脑上表面，分支供应该处的小脑。基底动脉的末端发出两条大脑后动脉。大脑后动脉向两侧走行，环绕大脑脚至小脑幕表面，分支供应颞叶和枕叶。基底动脉环，又称 Willis 环，是颅底最大的动脉吻合环，连合了颈内动脉和椎-基底动脉系统，位于蝶鞍上方基间池深部的蛛网膜下腔内，环绕视交叉、漏斗以及脚间窝的其他结构，从颈内动脉发出的大脑前动脉在前方通过前交通动脉与对侧大脑前动脉吻合，在后方两支大脑后动脉从基底动脉分出，通过两侧的后交通动脉与颈内动脉相连。基底动脉环是调节两侧颈内动脉系和椎-基底动脉系血流的重要结构，如果某支血管阻塞，可改变血流方向通过此动脉环供应相应脑区。

（二）颅底静脉系统解剖

大脑的静脉通过复杂的深部和浅表静脉系统回流，其特点是脑的静脉没有静脉瓣，血液流向复杂，同时脑静脉的管壁缺少肌组织，因而很薄，它们穿过蛛网膜和硬脑膜内侧面，进入硬脑膜静脉窦。脑干的静脉引流到脊髓，相邻的硬脑膜静脉窦或者伴随后 4 对脑神经的小静脉进入岩下窦、枕窦或颈静脉球上部。小脑的静脉引流直接进入与其相邻的静脉窦，或者从其上方表面进入大脑大静脉。大脑半球外侧和内侧的静脉分别引流到大脑半球的外侧面和内部。大脑半球外侧面的静脉分为 3 组，分别命名为上、中、下静脉，分别引流入上矢状窦、大脑中浅静脉和横窦。大脑下静脉在额叶视区处进入大脑上静脉，引流到上矢状窦，与基底静脉和大脑中静脉在颞叶吻合，引流到海绵窦、岩上窦和横窦。基底静脉在接受大脑前静脉后，向后环绕大脑脚，进入大脑大静脉。大脑内静脉引流大脑半球深部和第三脑室及侧脑室脉络丛的血液，左右两侧的大脑内静脉相互平行向后走行，在胼胝体压部下方联合形成大脑大静脉，再接受左右基底静脉后汇入直窦。

三、脑神经

（一）嗅觉通路的解剖结构

1. 鼻腔

嗅上皮位于鼻腔后上部并覆盖双侧鼻腔黏膜和鼻

腔侧面，包括上鼻甲上部。鼻腔的嗅觉上皮细胞包括双极嗅觉神经元的胞体，这些神经元构成了嗅觉神经纤维的起源。人类的鼻腔黏膜中约有 600 万～1 000 万个嗅觉感觉神经元，并分布在两侧鼻孔 2.5 cm^2 的黏膜表面上。这些细胞既是嗅觉通路的一级受体，又是神经元，半衰期为 30～40 天，其再生取决于嗅上皮基底部分的干细胞。它们的顶端有部分树突突出到嗅上皮表面以能够接触到气味颗粒。基底突以无髓鞘轴突的形式上升并穿过筛板及其开口，以小神经束或嗅丝的形式进行分组。在鼻腔的每一侧大约有 15～20 个神经束，每个束形成穿过筛板的嗅神经。嗅神经进入颅内，并穿过蛛网膜下腔，进入嗅球，并形成二级神经元突触。

2. 嗅球

嗅神经是端脑的延伸，包括嗅球和嗅束，并且不含施万细胞。嗅球是嗅觉通路的主要中枢，是嗅黏膜和嗅觉中枢之间传递信号的中继站。嗅球呈扁卵圆形结构，平均长 11～15 mm、厚 4～5 mm，内侧缘凸、外侧缘平坦，平均体积为 125 mm^3。蛛网膜覆盖物将嗅球背面与额叶下表面隔开，包绕整个嗅球和嗅束并形成嗅池。嗅球腹侧面覆盖筛板后 1/3，容纳嗅束的"嗅筛管"在筛板两侧形成两个凹槽。在鼻腔顶部筛板通过每侧 18～22 个侧孔与鼻腔相连，每个侧孔的直径小于 1 mm。来自嗅上皮的嗅丝通过嗅球形成突触，覆盖筛板及颅骨的硬脑膜通过筛孔与嗅上皮的基底膜相连。

3. 嗅束

嗅束为一种薄而呈三角形的有髓神经纤维，其前部平均长度为 28～30 mm，厚度为 5 mm，后段逐渐变窄至 2 mm。嗅束起源于颅前窝，终止于颅中窝并形成嗅三角。嗅沟是在眶回侧面和直回内侧形成的 5～10 mm 深的裂隙，嗅束平行于中线并在嗅沟内走行。嗅池在嗅沟中形成，并包含从嗅丝到嗅束整个范围内的嗅神经。嗅池腹侧面由颅前窝底的蛛网膜界定，侧面由眶回和直回的软脑膜界定，尾部边界包括交叉池和外周池。嗅池不仅包含嗅球和嗅束，还包含额眶动脉、部分嗅动脉以及额基底静脉分支。额眶动脉位于嗅池深处，横向穿过额叶眶面。嗅束紧邻前穿质嘴侧向后延伸，并终止于前床突上方的嗅三角。嗅三角呈现成三角形，并分成外侧、内侧以及中间嗅纹。

4. 中枢嗅觉通路

嗅觉的中央皮质结构包括初级嗅觉皮质、前嗅核、嗅结节、杏仁核复合体和内嗅皮质，次级中枢结构包括海马、下丘脑、丘脑、眶额皮质和小脑。嗅束的轴突向后延伸并分布到中央嗅区。内侧嗅纹的轴突属于延髓簇状细胞，它们相互作用并负责与嗅觉相关的自主反应。内侧嗅纹向同侧前嗅核和嗅结节发送投射物，并通过前联合向对侧嗅球发送投射纤维，结束于胼胝下区的隔核（图 2-1-2～图 2-1-7）。

（二）视觉通路的解剖结构

视神经由来自视网膜细胞的众多神经纤维构成。它们向视盘会聚，穿过巩膜和脉络膜，从眼球穿出并形成一条粗大的视神经。视神经穿过眼眶腔，进入视神经管并在视交叉处结束，神经纤维部分交叉形成视束。视束终止于外侧膝状体并形成视辐射，继续向枕叶行进并分成不同纤维，绕侧脑室行进并到

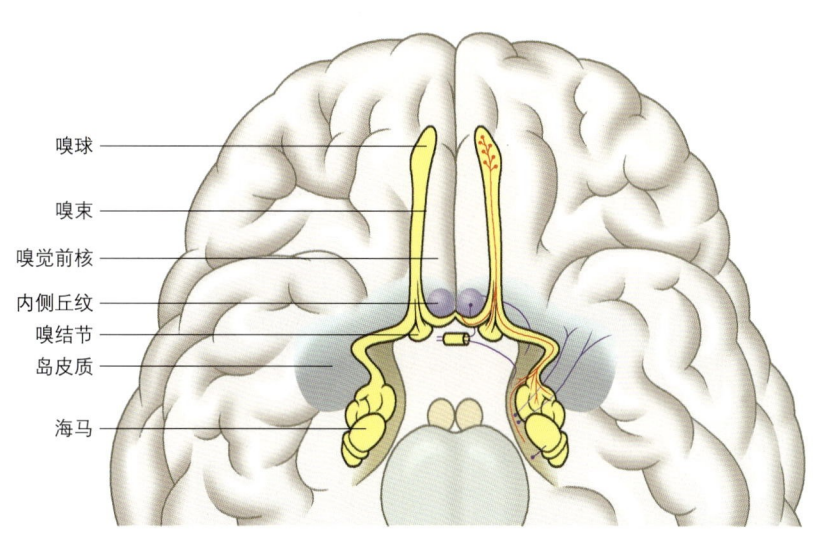

图 2-1-2　嗅觉中心和嗅觉通路额底示意图。红线代表一级神经元，紫线代表二级神经元

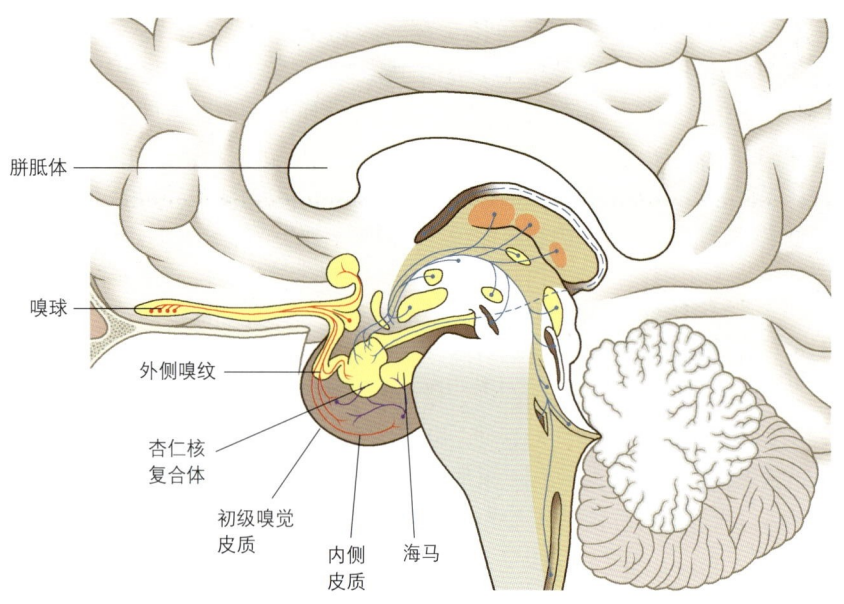

图 2-1-3 嗅觉中心和嗅觉通路矢状位示意图。红线代表一级神经元，蓝线代表二级神经元。中间神经元以紫色表示

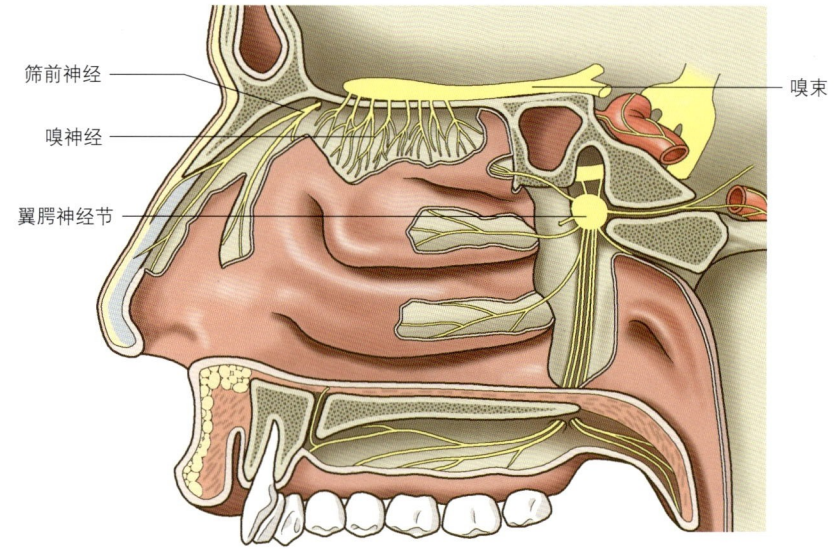

图 2-1-4 嗅神经示意图

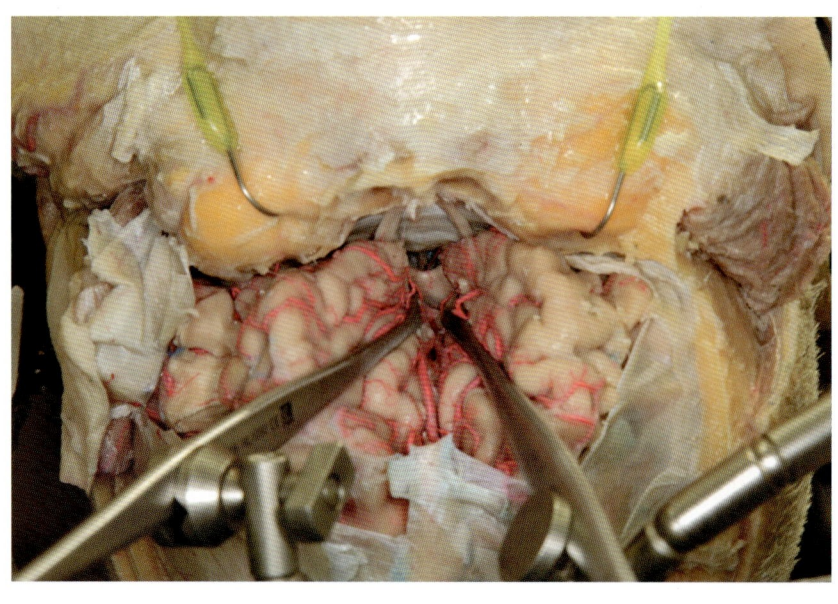

图 2-1-5 显微镜下嗅神经解剖

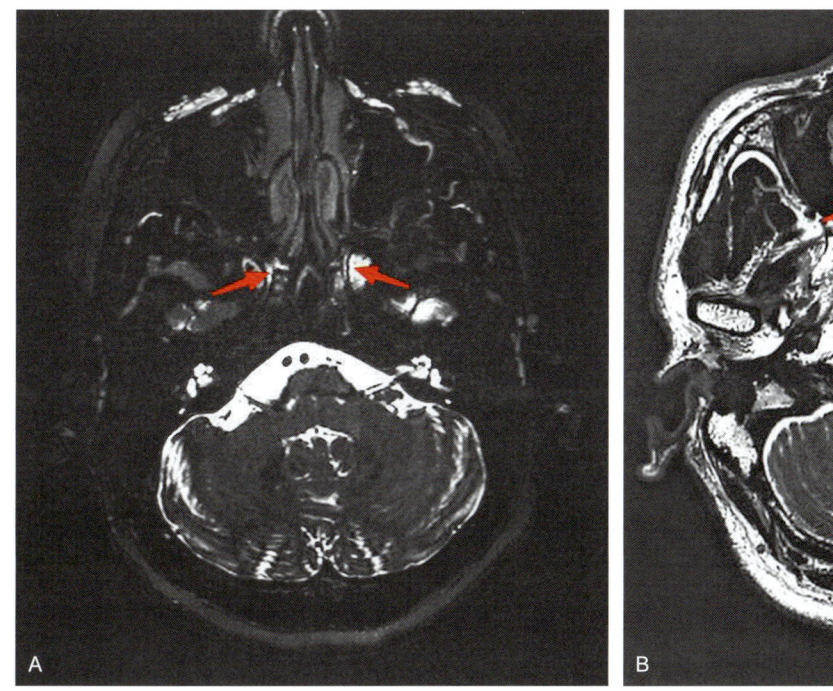

图 2-1-6 轴位 MRI 显示嗅神经

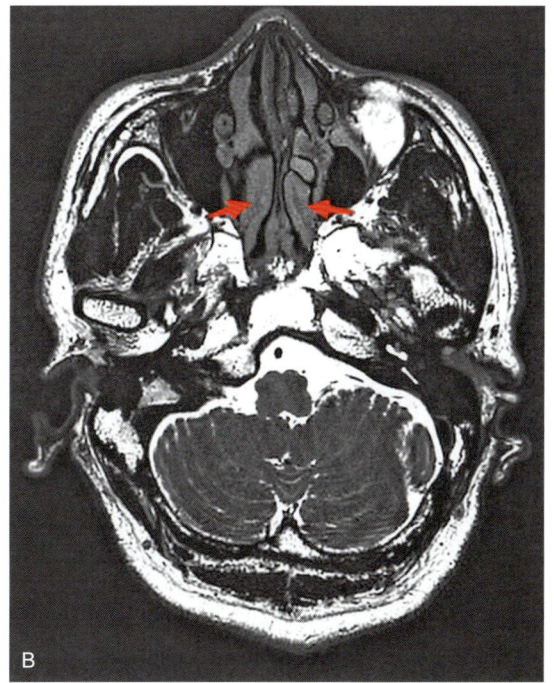

图 2-1-7 A、B.轴位 MRI 显示嗅神经

达距状沟。视觉通路主要有视网膜、视神经、视交叉、视束、外侧膝状体、视辐射、视皮质等构成（图2-1-8～图 2-1-11）。

1. 视网膜

视觉通路的第一个神经元是位于视网膜层最内层的视网膜神经节细胞（RGC）。视觉刺激在到达光感受器之前需要穿过所有视网膜层，光感受器是专门用于接收和传导视觉刺激的神经元。视网膜包含两种光感受器——视杆细胞和视锥细胞，其由视蛋白、膜蛋白和 11-顺式视黄醛等构成。光子可以引起视杆细胞和视锥细胞构象的变化，并产生一系列化学反应将电磁能转化为电刺激，这种电刺激从光感受器通过脉冲传输到双极细胞，然后到达 RGC。RCC 的轴突到达视网膜神经纤维层（RNFL）并会聚到视乳头。视网膜由眼动脉的两个分支供血，视网膜外侧 1/3 由睫状后动脉供血，内侧 2/3 由视网膜中央动脉供血。

2. 视神经

视神经从眼球进入颅内包括诸多分段。

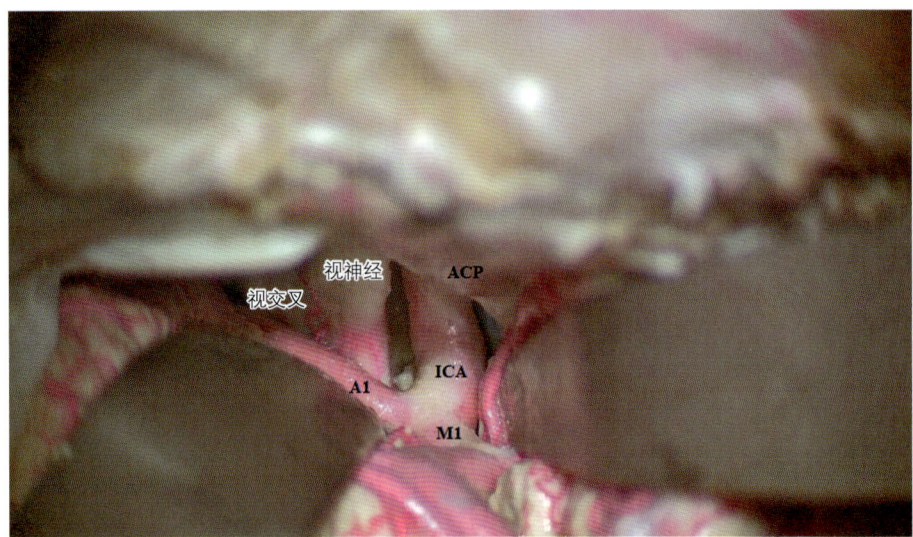

图2-1-8 显微镜下视神经、颈内动脉等解剖。ACP，前床突；ICA，颈内动脉；A1，大脑前动脉A1段；M1，大脑前动脉M1段

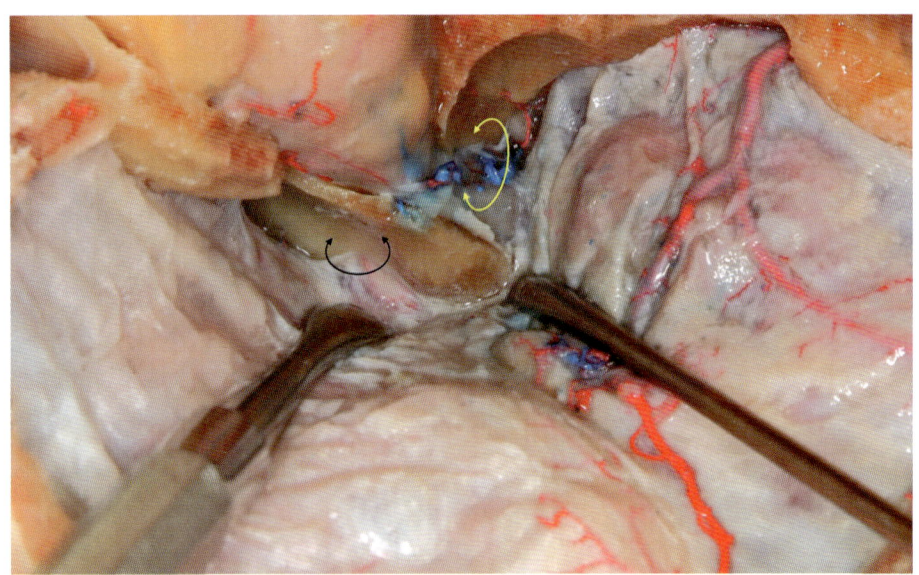

图2-1-9 显微镜硬膜外显示视神经管及眶上裂（黄色圆圈箭头为视神经管，黑色圆圈箭头为眶上裂）

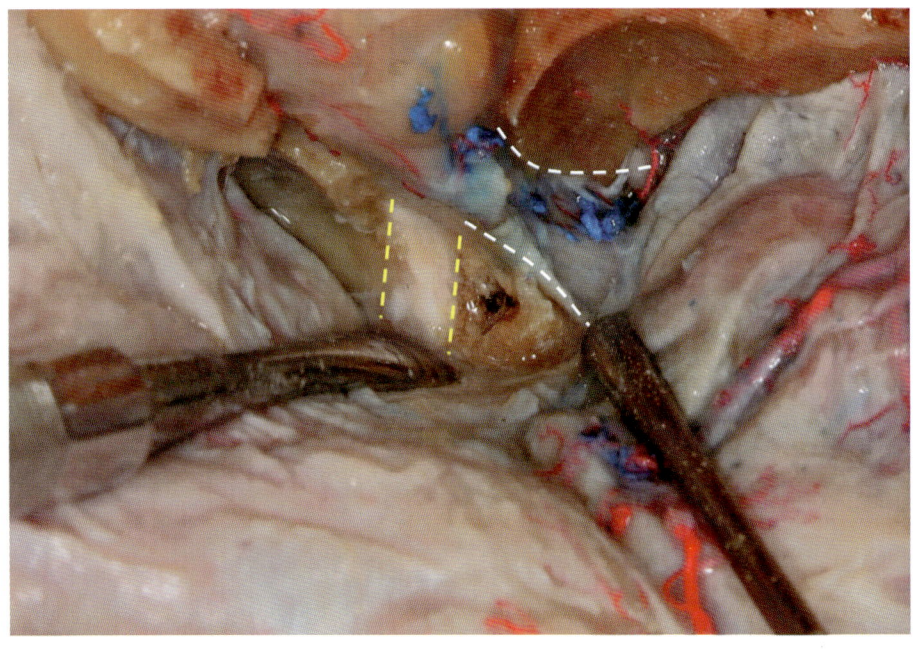

图2-1-10 显微镜硬膜外显示视神经管及眶上裂（白色虚线为视神经管，黄色虚线为眶上裂）

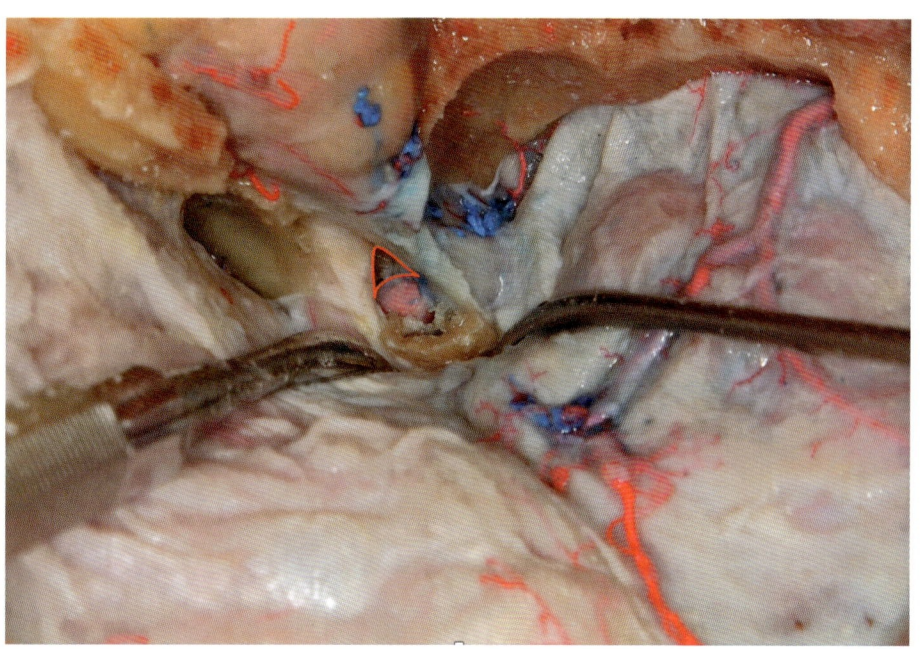

图2-1-11 显微镜硬膜外显示视神经颈内动脉三角

（1）球内段：由视盘起，到巩膜脉络膜管为止，包括视盘和筛板部分，长约1 mm，是整个视路中唯一可用肉眼观察到的部分。穿过筛板以前的神经纤维无髓鞘，穿过筛板以后则有髓鞘。视神经纤维通过筛板时高度拥挤，因此筛板处外伤后视盘易出现淤血及水肿。

（2）眶内段：系从眼球至视神经管的眶口部分。全长约25～35 mm，在眶内呈"S"状弯曲，以保证眼球转动自如并不受牵制。

（3）管内段：为视神经通过骨性视神经管部分，长约6 mm。管内段视神经与蝶窦、后组筛窦毗邻，并且处于视神经管紧密围绕之中，因此颅脑外伤及视神经管骨折等可导致管内段视神经损伤。

（4）颅内段：此段指颅腔入口到视交叉部分，长约10 mm。两侧视神经逐渐向后并向中央接近，最后进入视交叉前部的左右两侧角。视神经鞘膜包由三层脑膜（硬脑膜、蛛网膜、软脑膜）构成，硬脑膜下与蛛网膜下间隙前端为盲端并止于眼球后部，其中充满脑脊液。临床上颅内压增高时常可引起视盘水肿，眼眶深部感染也可累及视神经周围间隙而扩散到颅内。眼内段视神经及视盘表面的神经纤维层血供由视网膜中央动脉发出的毛细血管供应，视盘筛板及筛板前血供由睫状后动脉的分支供应，二者之间相互沟通。总腱环血供由视盘周围巩膜内睫状后动脉小分支吻合供应。眶内、管内、颅内段视神经则由视神经中的动脉及颅内动脉、软脑膜血管供应。

3. 视交叉

视交叉在蝶鞍和垂体上方，上方是下丘脑，后方是垂体漏斗部，位于鞍上池的蛛网膜下腔内，是两条视神经汇合的位置。海绵窦位于视交叉下方和垂体周围，颈内动脉、动眼神经、滑车神经、展神经、眼神经和上颌神经从海绵窦中穿过。

4. 视束

起源于RGC层的轴突从视交叉发出继续穿过视束，到达并与外侧膝状体的神经元形成突触。视黄醇组织也主要存在于视束中，视束的血供通常来自后交通动脉和颈内动脉的吻合支。

5. 外侧膝状体（LGN）

LGN共分为6层，大多由来自视束的突触构成，是视觉通路的第二级神经元。来自同侧眼（颞侧视网膜）神经节细胞轴突的突触位于第2、3、5层，而来自对侧眼（鼻侧视网膜）神经节细胞轴突的突触位于第1、4、6层。LGN中可以识别两种主要类型的神经元：第1、2层的大细胞层和第3～6层的小细胞层。第3个细胞层不规则地分布在小细胞层和大细胞层之间。LGN中共有5%～10%的突触来自RGC轴突。LGN中的视网膜组织中央部分接收黄斑纤维，外侧角接收下视网膜纤维，内侧角接收上视网膜纤维。LGN的血供来自颈内动脉和大脑后动脉的分支。

6. 上丘核、小脑核

LGN中并非所有的纤维都来自视束的突触，其中一些纤维与位于大脑中部的其他细胞核相连，这些细胞核与自主功能有关。上丘负责协调眼睛和头部对视觉刺激和其他感觉刺激的运动，同时还接收其他感觉器官（迷路、体感系统）以及视皮质的输入。小脑核接受来自丘脑中央核的输入，通过双重连接传递到每个E-W核。副交感神经纤维从E-W核穿过动眼神经和睫状神经节，负责控制瞳孔大小。

7. 视辐射

从LGN开始，第二级神经元通过视辐射向视皮质发送轴突，这些神经纤维向前突出，然后向后转向枕叶。视辐射前部的血供由颅底血管环和大脑中动脉的分支供应，而远侧（后侧）部分由大脑后动脉的吻合支供应。

8. 视皮质

来自LGN六层的轴突沿着初级视皮质中的视辐射和突触传播，命名为V1。这些轴突在视皮质第四层进行连接。来自LGN小细胞层的轴突在Ⅳ-C-β层，而来自大细胞层的轴突在Ⅳ-C-α层。与RGC层相比，V1区神经元的数量增加了300～400倍。大部分视皮质的血供来自大脑后动脉及其分支。在枕极的中央视觉区域血供由大脑后动脉分支和大脑中动脉分支之间的吻合支进行双重供应。

9. 反馈机制与高级视皮质

视觉信号到达视皮质后仍需要调节和处理才能被感知为图像。丘脑和高级视皮质之间的上下连接提供了对光刺激的准确感知。当信息在不同的区域传导或存储时，这些区域与其他功能（如躯体感觉、言语和听觉系统）、运动活动和情绪相关。

（三）动眼神经解剖结构

动眼神经是纯粹的运动神经，包含控制眼球运动的一般躯体传出纤维、收缩瞳孔和控制调节的一般内脏传出纤维。除上斜肌和外直肌外，其余眼外肌均由动眼神经支配，并支配瞳孔括约肌和睫状肌。动眼神经可分为七个部分：中脑段、脚间池段、岩床段、三角段、海绵窦段、眶上裂段、眶段（图2-1-12～图2-1-17）。

1. 中脑段

动眼神经中脑段为动眼神经核发出到中脑位置出口处。动眼神经核复合体和神经纤维的起始部位于中脑被盖内，中脑被盖位于小脑幕切迹的水平，被间脑、小脑和大脑半球包围。动眼神经复合体位于上丘水平的中脑导水管周围灰质（PAG）的最腹侧部分，包括体细胞柱、E-W核和动眼神经核。体细胞柱分为较大的外侧柱和较小的中央尾侧柱。大的外侧细胞柱包含支配眼外肌的运动神经元。背侧细胞柱支配下直肌，中间细胞柱支配下斜肌，腹侧细胞柱向内直肌提供神经纤维，来自这些细胞柱的神经纤维不交叉，中间细胞柱为上直肌提供交叉神经纤维。尾侧中央核是复合体尾侧1/3处发现的中线体细胞群，它产生支配上睑提肌的交叉和非交叉神经纤维。动眼神经核复合体（ONC）的病变可分为单侧或双侧、完全或部分。完整性病变通常会导致同侧眼肌麻痹、对侧眼肌高度麻痹、双侧上睑下垂和同侧瞳孔散大。部分性眼肌麻痹可能是由于ONC在喙尾方向的任何部分受损引起的。大部分神经束起源于ONC腹外侧，并通过内侧纵束（MLF）分叉。动眼神经核和动眼神经束的血管供应来自基底动脉的终末分支，位于小脑上动脉和大脑后动脉的起点。这些动脉通过脚间窝进入脑

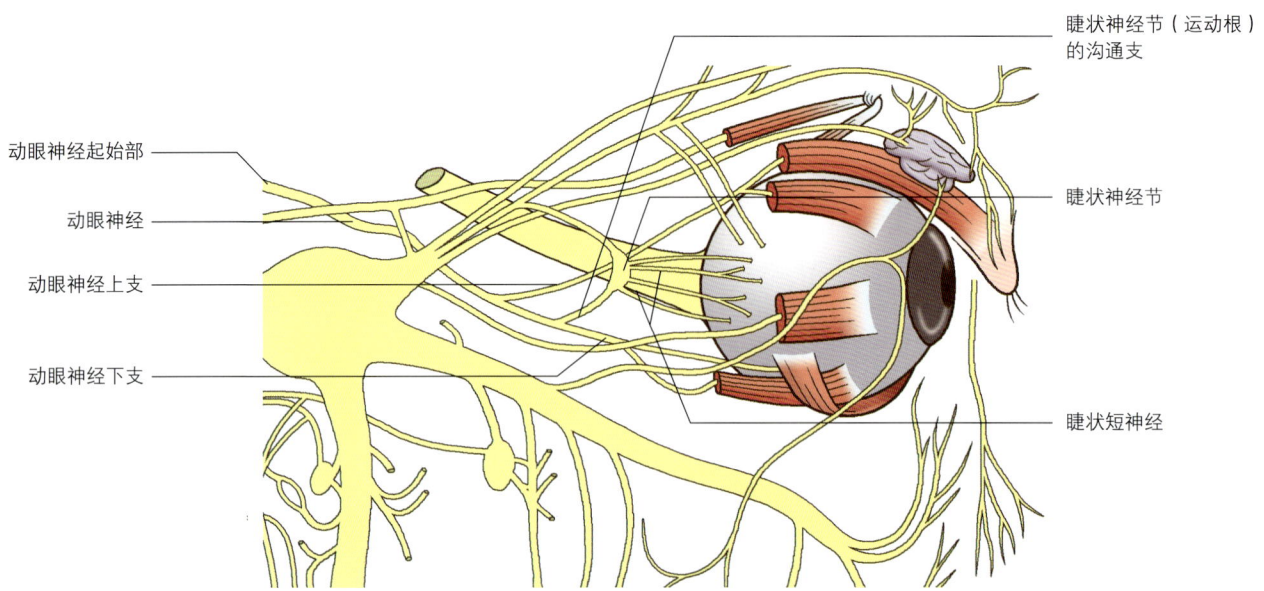

图2-1-12　动眼神经示意图

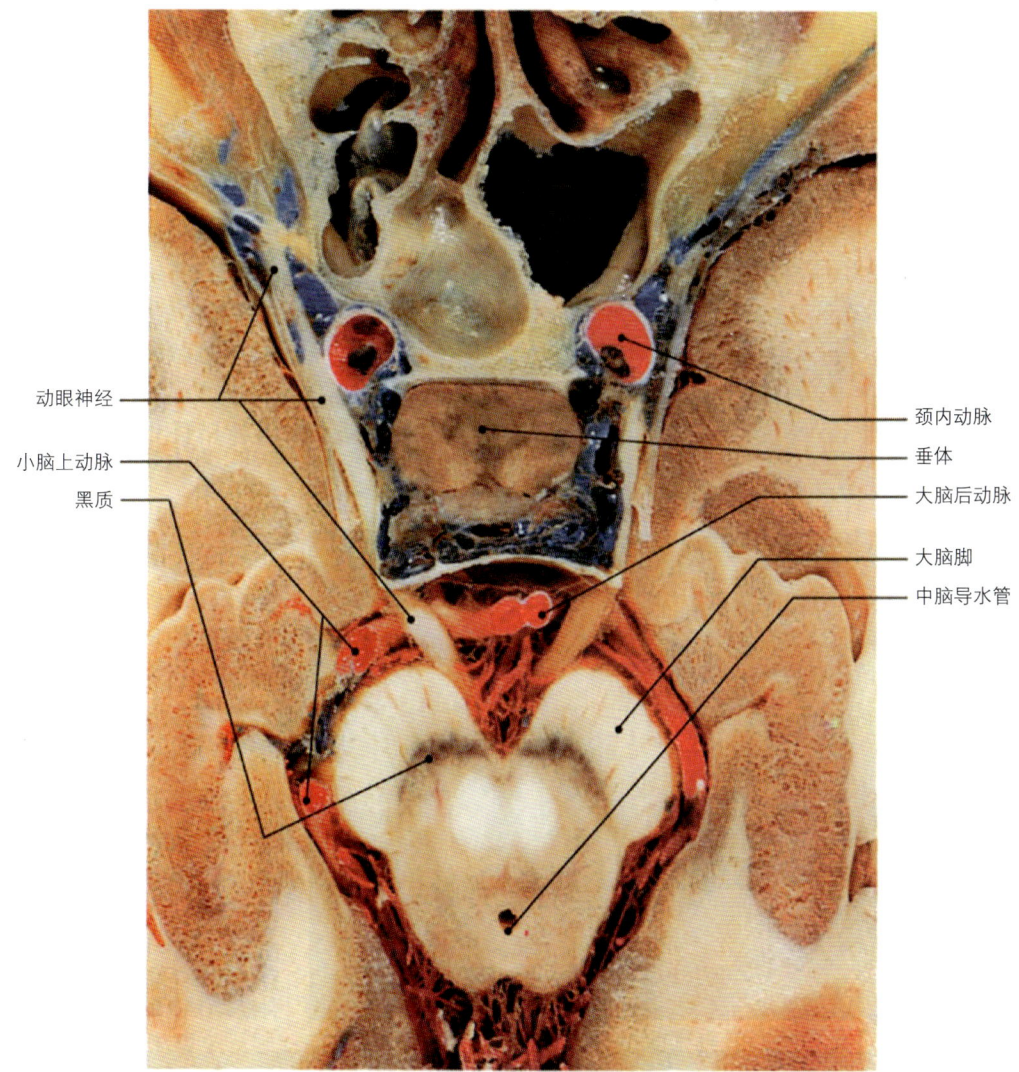

图 2-1-13　轴位显示动眼神经与周围血管关系的解剖标本

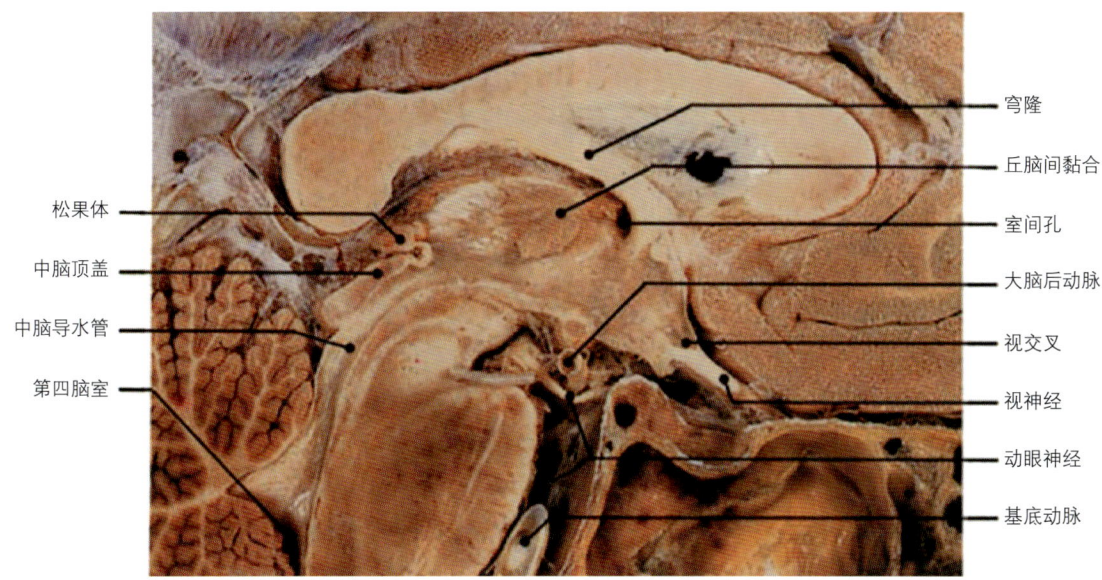

图 2-1-14　矢状位解剖图显示动眼神经

动眼神经孔。动眼神经上支在蝶骨小翼下方走行,从总腱环进入上直肌起点下方,并将其分支向上送入上睑提肌和上直肌下缘,支配上睑提肌和上直肌。动眼神经下支穿过鼻睫神经和展神经,在眶尖部分成支配下直肌、内直肌和下斜肌的分支。动眼神经眶上裂段的平均长度为右侧 6.9 mm,左侧 5.9 mm,主直径为 2.5 mm。

7. 眶段

动眼神经在进入眼眶内之前分为上支和下支。动眼神经上支通过眶上裂进入眶内,并位于鼻睫神经上内侧及上直肌与总腱环连接处下方。该分支向上发于视神经外侧并到达上直肌和上睑提肌的下表面,平均有 5 根神经纤维(3～7 mm)支配上直肌,平均有 1 根纤维(1～2 mm)沿内侧方向或直接穿过上直肌;从上直肌内侧至上睑提肌下表面包围动眼神经的区域是经颅行眼眶手术的重要解剖标志。动眼神经下支通过鼻睫神经和展神经内侧眶上裂向下和向内行进。在眶尖处动眼神经下支分成三支:两支向前到达下直肌和下斜肌,一支在视神经下方中间穿过并进入内直肌。平均 7 根神经纤维(3～10 mm)支配下直肌,80% 终止于下直肌后 1/3,20% 终止于中间 1/3。动眼神经下支最长的分支在下直肌和外直肌之间向前延伸,平均 5 根神经纤维并支配下斜肌,平均 6 根神经纤维支配内直肌。眼动脉在动眼神经上、下支之间走行,最终到达视神经下外侧。85% 的眼动脉在视神经上方走行,其余在视神经下方走行。当眼动脉在视神经上方走行时,它位于上直肌和视神经之间并与动眼神经上支相邻;在视神经下方时则伴随内直肌走行。

动眼神经下斜肌的分支产生睫状神经节的副交感运动神经根,位于视神经的下外侧和外直肌的内侧。部分上行交感神经纤维从海绵窦中离开颈内动脉,穿过眶上裂和动眼神经孔的最内侧到达睫状神经节和眼球。交感神经纤维起源于颈交感神经节,穿过睫状神经节而不形成突触。睫状神经节的感觉根在通过海绵窦的侧壁或在眶上裂内从鼻睫神经下缘产生。睫状神经节是副交感神经,它位于眼眶后部视神经和外直肌之间的疏松脂肪上。眼动脉一侧的神经节细胞将平均 7 条短睫状神经纤维送入眼眶后,最终支配睫状肌。

(四)滑车神经的解剖结构

滑车神经是颅内行程最长也是最细的脑神经,也是唯一发自脑干背侧表面并在延髓上方交叉的脑神经。在离开脑干背侧面后,它绕脑干外侧面向前外侧走行,在小脑幕边缘下方向前通过。滑车神经向前走行并进入海绵窦,贯穿眶上裂进入眼眶并终止于上斜肌。滑车神经因其直径小、走行长,在手术过程中易受损伤。滑车神经是纯粹的运动神经,共分为脑干段、脑池段、小脑幕段、海绵窦段和眶内段(图 2-1-16～图 2-1-22)。

1. 脑干段

滑车神经核是脑干中最小的运动神经核之一,该核团位于下丘水平靠近中线的腹侧灰质内。内侧束紧贴着它的腹侧,滑车神经核在动眼神经核的尾部穿过中脑的下半部,位于红核背侧和中脑导水管周围灰质的腹外侧区之间。滑车神经传出纤维穿过中央灰质后外侧,然后向内侧下降至三叉神经中脑核,到达上延髓膜的上端,在下丘下的上延髓膜的外侧交叉并合并。

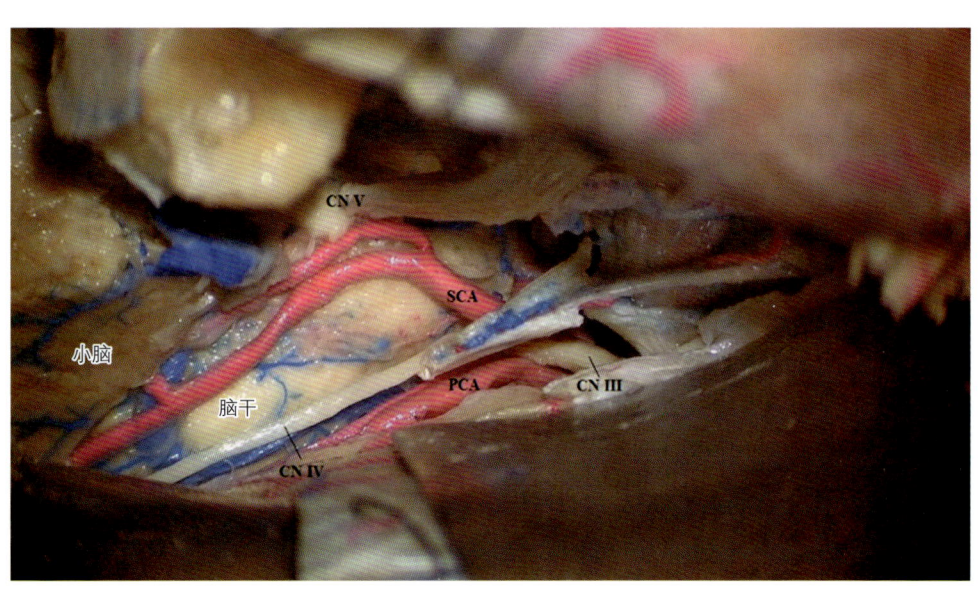

图 2-1-18 显微解剖滑车神经。SCA,小脑上动脉;PCA,大脑后动脉

2. 脑池段

滑车神经从中脑背侧作为单个神经根出现，紧靠下丘下缘的外侧。滑车神经脑池段的起始部位于小脑-脑裂的外侧。神经根在小脑上脚的外侧交叉，绕过脑桥正上方的大脑脚，通过四叠体池和环池向小脑幕环绕。蛛网膜下腔中可看到滑车神经脑池段起始部，当滑车神经到达小脑幕边缘并沿其下表面走行时，外科医生肉眼下则无法观察到。覆盖滑车神经脑池段的小脑幕平均长度为 2 mm。

3. 小脑幕段

滑车神经在动眼神经三角后外侧缘后方小脑幕前外侧游离缘水平穿破硬脑膜。当滑车神经穿过小脑幕边缘时，则称为海绵窦段。滑车神经小脑幕段从滑车神经进入小脑幕的入口延伸至前岩床褶皱，并且在此处进入海绵窦。滑车神经小脑幕段平均长度为 9.31 mm，平均宽为 0.9 mm。滑车神经在穿过小脑幕后在后岩床褶皱中走行一小段距离，部分学者将之称为三角段。在环池内，滑车神经到达前床突尖端后才并入海绵窦的侧壁。因此小脑幕段包括沿小脑幕下缘走行的滑车神经和三角段，三角段是滑车神经小脑幕段的远端部分。覆盖三角段的硬脑膜没有动、静脉伴行，因此打开该段硬脑膜可促进滑车神经向海绵窦外回缩。滑车神经三角段未被硬脑膜紧密包裹，其周围存在蛛网膜池，这为暴露滑车神经增加了安全性。

4. 海绵窦段

滑车神经海绵窦段为进入海绵窦外侧壁至延伸到眶上裂的范围。滑车神经进入动眼神经三角后外侧顶点的海绵窦顶端后，距动眼神经入口处约 8.12 mm，距后床突后外侧约 13.82 mm。经岩床前、后硬膜襞交界处的海绵窦顶穿出后，滑车神经在三角区后的海绵窦段、小脑幕段远端，走行于动眼神经下的海绵窦侧壁。动眼神经和滑车神经之间的距离为 1 mm，而滑车神经和眼神经之间的距离为 2.5 mm。滑车神经海绵窦段的长度约为 20.38 mm，宽度约为 0.9 mm。在视柱水平，滑车神经从外侧至内侧横过动眼神经上表面与衬于前床突下缘的硬膜及视柱之间，在海绵窦内位于最高的位置。

5. 眶内段

滑车神经自外侧至内侧横行穿过动眼神经上面，在经过眶上裂进入眶内的所有神经中位置最高。眶上裂是连接颅中窝和眼眶的重要通道，它分为上外侧部分和下内侧部分。滑车神经最靠近眶上裂上缘，上外侧部分包括滑车神经、泪腺神经、额神经和眼上静脉。下内侧部分包括动眼神经、鼻睫神经和展神经上、下支以及睫状神经节的交感根。滑车神经眶内段位于眶上裂外侧区，在总腱环外侧缘穿过额神经的正上方。滑车神经、额神经和泪腺神经在眶周正下方的眼眶脂肪中走行。滑车神经位于视神经外侧，靠近眶尖，在视神经上方穿过并到达上斜肌。

（五）三叉神经的解剖结构

三叉神经是十二对脑神经中最粗大的脑神经，包含一般躯体感觉纤维和特殊内脏运动纤维，支配着大部分头、面部的感觉及咀嚼肌等肌肉的运动。三叉神经主要可分为三个分支：眼支、上颌支和下颌支，沿着三叉神经的走行可将其分为脑干段、脑池段、Meckel 腔段、三叉神经节段和周围神经段（眼支、上颌支和下颌支）（图 2-1-18，图 2-1-23～图 2-1-25）。

1. 脑干段

三叉神经有 4 个中脑核团：感觉核、脑桥核、脊束核、运动核。① 感觉核：上为三叉神经中脑核，司同侧面部本体感觉；② 三叉神经脑桥核：又称主核，司同侧面部触觉和压觉；③ 三叉神经脊束核：司同侧面部的痛、温觉；④ 运动核：位于脑桥、三叉神经脑桥核前内侧，又称"咀嚼核"，司咀嚼肌。

感觉核主要传递触觉和压力感觉，位于脑干腹背侧。三叉神经眼支的神经纤维终止于腹侧，上颌支的神经纤维位于中间，下颌支的神经纤维位于最背侧。

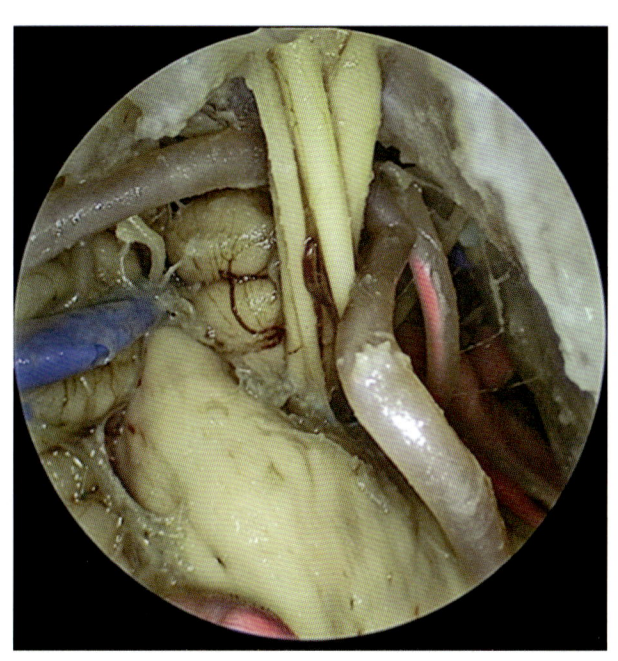

图 2-1-23 内镜下三叉神经解剖

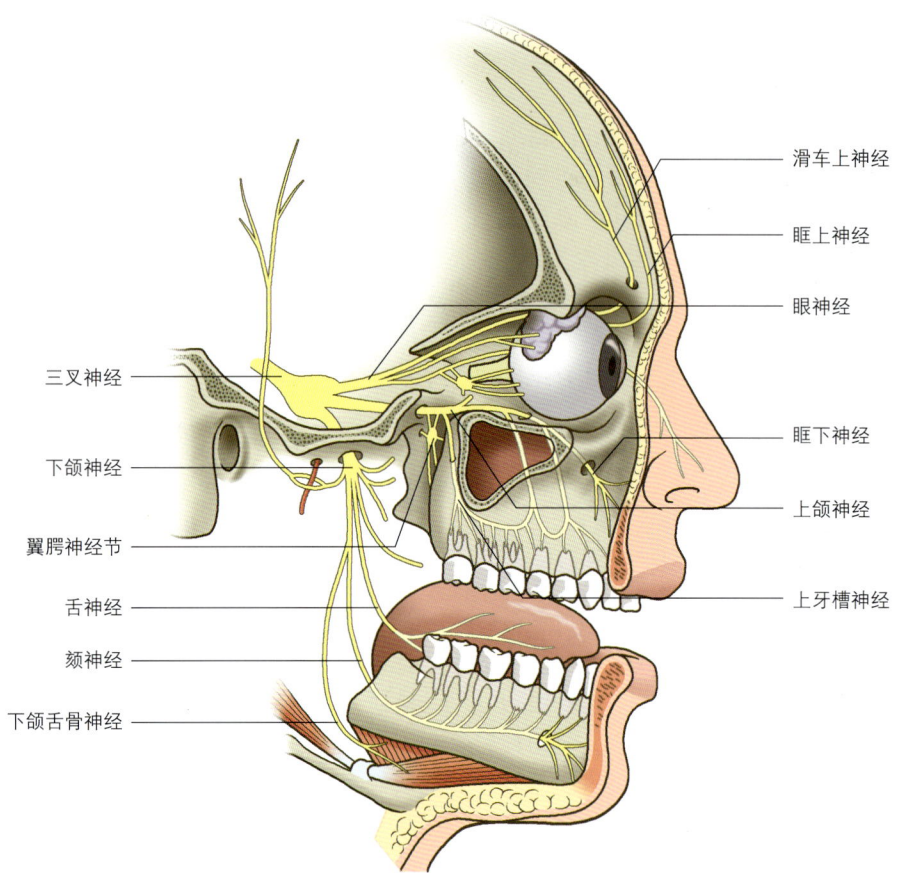

图 2-1-24　三叉神经示意图

来自感觉核的三叉神经纤维既交叉又不交叉，终止于丘脑腹侧后内侧（VPM）核。起源于感觉核腹侧部分的交叉纤维与对侧的内侧核联合形成腹侧三叉神经束，形成腹侧三叉神经束。起源于感觉核背内侧部的非交叉纤维升至中脑中央灰质附近，形成三叉神经背侧束。三叉神经运动核位于感觉核内侧，来自运动核的纤维从进入感觉根内侧的脑干发出，穿过三叉神经节下方后并入到下颌分支。中脑核的轴突投射到运动核，并完成调节咬合度的反射弧。

三叉神经脊束核传递疼觉和温度觉，位于四脑室前外侧并从中脑延伸到C2~C4水平的颈髓。进入三叉神经脊束核的神经纤维具有一定的排列顺序，这是由感觉根进入脑桥时的内旋引起的。眼支的神经纤维最腹侧，下颌支的神经纤维最背侧，上颌支的神经纤维位于中间并且向尾侧。三叉神经脊束核由三部分组成：口部、极间部和尾部。口部主要与口、鼻内部感觉区域有关。极间部主要与面部皮肤区域有关，尾部与前额、面颊和下颌上方的感受区域有关。

2. 脑池段

三叉神经起源于一个运动核和三个感觉核，延伸并贯穿脑干的大部分长度。三叉神经根由大感觉根和小运动根组成。感觉根接收来自整个面部（除了受颈丛支配的下颌角）、太阳穴、外耳道和远至颅骨顶点头皮的感觉功能。虽然体感神经元的细胞体位于多位于三叉神经节，但咀嚼肌的本体感觉和伸展感受器细胞体位于脑桥背侧的中脑核。来自咀嚼肌的本体感受冲动通过运动根进入中脑核。三叉神经的大感觉神经根从桥脑外侧发出，位于小脑脚中内侧，其中眼支在最下方，上颌支位于中间，下颌支位于上方。当神经根向前穿过脑池和Meckel腔到达颅中窝的三叉神经节时旋转180°。

3. Meckel 腔段

颅后窝内三叉神经脑池段向前通过小脑幕下和颅中窝骨膜层和脑膜层之间的岩上窦，进入Meckel腔段。Meckel腔起源于颅后窝的硬膜的两层之间，从颅后窝延伸到颅中窝后内侧部。岩上窦内侧延伸

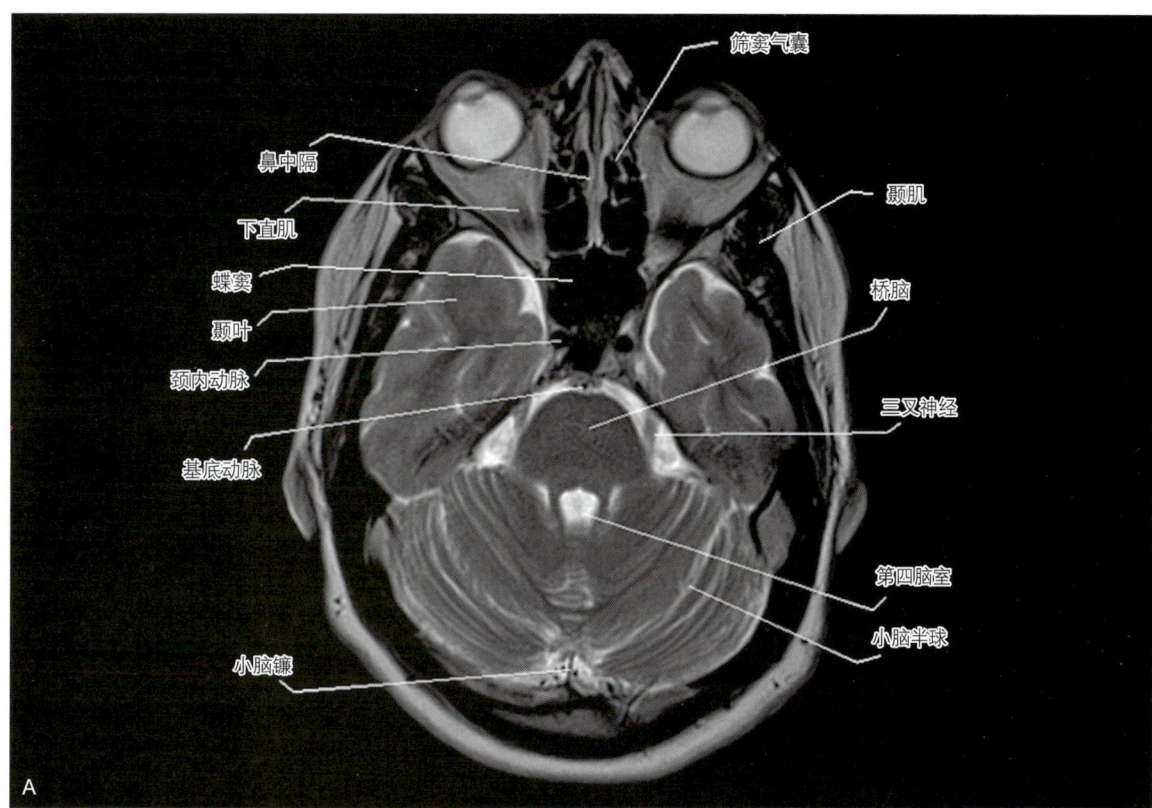

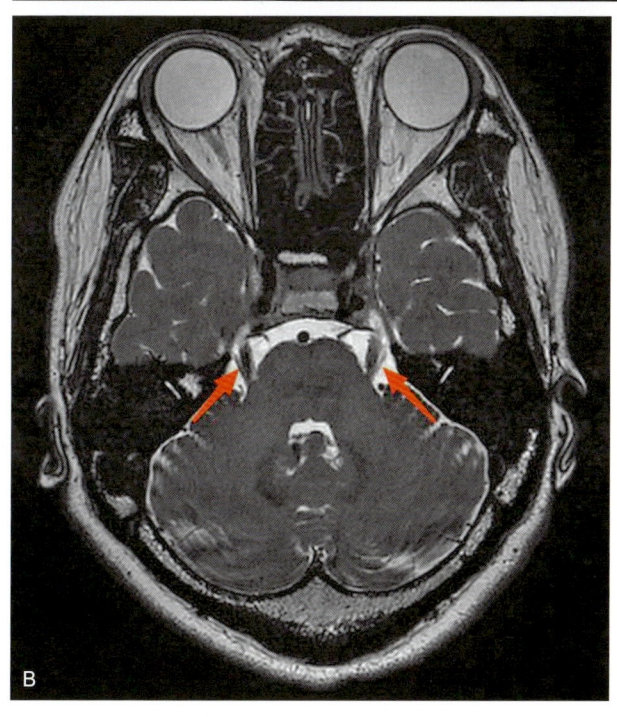

图2-1-25 A、B.轴位MRI显示三叉神经

穿过Meckel腔上缘，并在三叉神经上方与海绵窦相连。展神经穿过颅后窝下内侧硬膜至三叉神经孔。Meckel腔位于硬脑膜和骨膜之间的三叉神经压迹处，硬脑膜-骨膜层与岩尖紧密相连。从颅后窝开始的蛛网膜延伸到Meckel腔，在Meckel腔内形成一个囊袋，并沿三叉神经小根延伸至三叉神经节。Meckel腔的内容物是三叉神经的感觉根和运动根、三叉神经节和蛛网膜层。三叉神经节的前部紧贴Meckel腔上覆盖的蛛网膜和硬脑膜，并且不存在潜在的蛛网膜下腔。Meckel腔内的蛛网膜下腔位于三叉神经节后方，是构成三叉神经池的实际空间。三叉神经节和三叉神经根的上外侧有两层膜，内层

为硬脑膜构成了 Meckel 腔上侧壁，外层颅中窝的脑膜层。

4. 周围神经段

三叉神经眼支（眼神经）是三叉神经三个分支中最小的一支，海绵窦内可见动眼神经、滑车神经、展神经和眼神经。当眼神经从三叉神经节向前穿过海绵窦外侧壁下部到达眶上裂时，眼神经斜向上方走行。当它接近眶上裂时，眼神经进入并分成泪腺神经、额神经和鼻睫神经。

（六）展神经的解剖结构

展神经位于颅底最复杂的岩斜区和海绵窦内，其沿着蛛网膜下腔、岩斜区、海绵窦和眼眶内走行。展神经沿着血管、神经、韧带和颅骨走行，容易受到直接和间接损伤。展神经作为单一主干从脑干的桥延沟发出，开分为蛛网膜下腔段、岩斜段、海绵窦段、眶内段（图 2-1-16、图 2-1-26 和图 2-1-27）。

1. 蛛网膜下腔段

展神经在面神经内侧从脑桥和延髓交界处离开脑

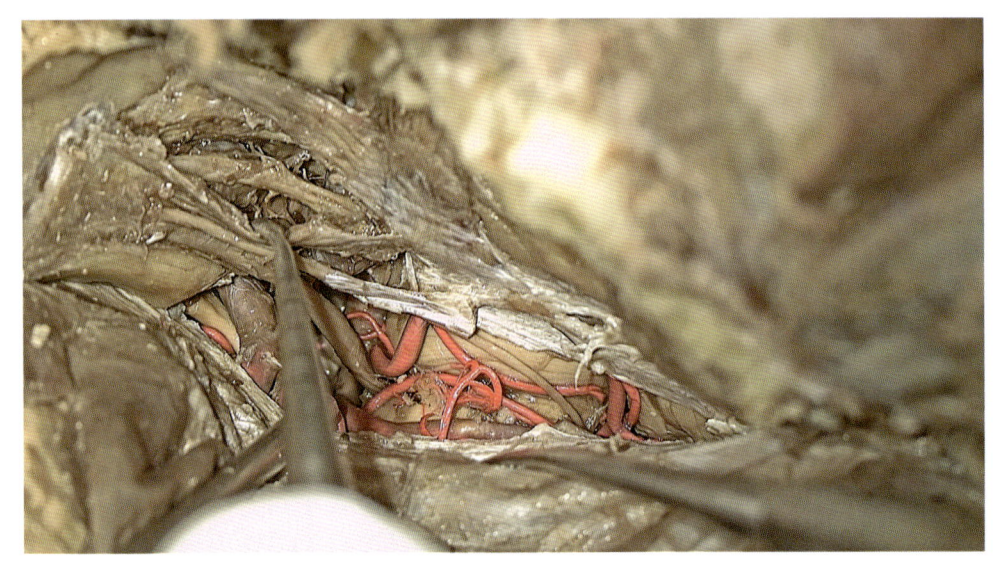

图 2-1-26 外视镜下展神经解剖

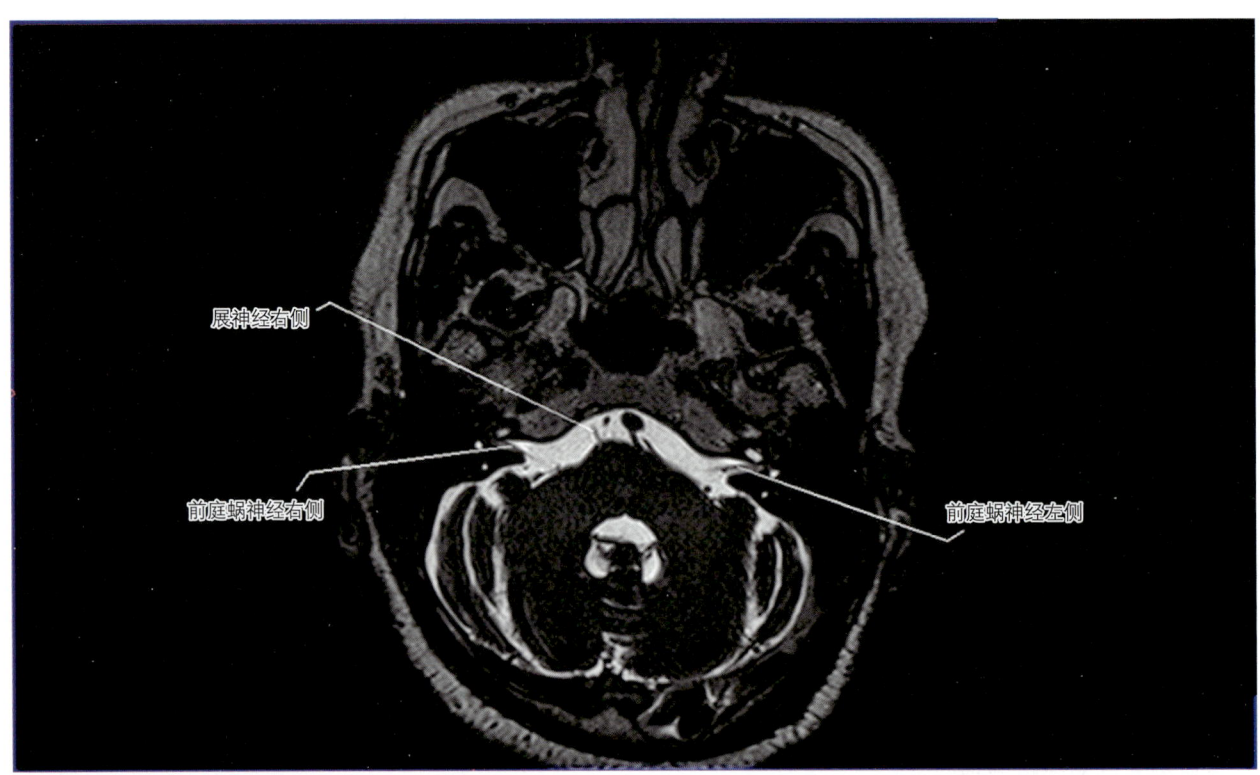

图 2-1-27 轴位 MRI 显示展神经

干，当出现在距脑干中线 4.35 mm 处的桥小脑延髓沟时，展神经进入蛛网膜下腔。该节段在脑桥和斜坡之间向上、向前和向侧方走行，然后穿破位于三叉神经硬膜入口内侧的硬脑膜内层，进入岩斜静脉丛。该段的平均长度为 15.8 mm，直径为 1.31 mm。岩斜区硬脑膜的外反折形成展神经的硬膜入口孔和硬膜套。展神经硬膜入口的直径为 1.63 mm，蛛网膜延伸到静脉上并形成前壁，在前方反折到展神经的硬脑膜入口处，并在硬脑膜套沿着神经走行。85% 的解剖标本上小脑前内动脉的桥前区在腹侧通到展神经，15% 通到展神经的背侧。

2. 岩斜段

展神经在穿过岩斜区硬膜内层后，在硬膜入口孔处向水平和稍直的方向逐渐走行至岩尖，并穿过壁间静脉汇，称为蝶岩斜静脉窦（SPCVC）。SPCVC 位于海绵窦后部、基底丛外侧、岩上窦（SPS）和岩下窦（IPS）前部的交界处。基底丛的大部分位于斜坡上的硬脑膜层之间，从鞍背延伸到斜坡中部。静脉间窦可能存在于斜坡中部和枕骨大孔之间。它是横跨中线的最大和最恒定的海绵窦之间的连接，连接两个海绵窦后部。SPS 通过三叉神经硬膜入口上方，位于硬膜和 Meckel 腔背侧壁之间。它通过横窦和乙状窦的连接处连接 SPCVC 和海绵窦的后部。IPS 位于岩斜裂隙中，并将 SPCVC 与颈静脉球连接起来。展神经的硬膜孔周围被 IPS 的血液包围。SPCVC 的前缘为冠状面，上方穿过岩床后襞，下方穿过颈内动脉海绵窦段后壁。内侧缘为矢状面，在展神经硬膜入口孔前方、后方和下方穿过鞍背外侧缘。SPCVC 的外侧界是 Meckel 腔内侧缘。下缘为穿过展神经和三叉神经硬膜孔的线。三叉神经和展神经入口点之间的平均距离为 9.41 mm。

岩蝶韧带平行于岩斜硬膜走行，其前内侧附着于后床突和斜坡上外侧部分，后外侧附着于岩结节，展神经至岩结节的平均距离为 2.80 mm。岩蝶韧带呈蝴蝶状，中部狭窄，由致密的纤维组织构成。岩蝶韧带和岩斜脑膜层充满血液。岩蝶韧带将 SPCVC 分为两个空间：上部（韧带和岩床后褶皱之间）和下部（韧带和骨沟之间）。绝大部分展神经的硬膜套走行于 Dorello 管的外侧部，内侧受鞍背外侧缘限制，上侧受岩蝶韧带限制，下侧受斜坡上侧限制，外侧受岩尖限制。小部分硬膜套穿过 Dorello 管的内侧部。硬膜入口的硬膜套厚度较大，Dorello 管顶点处较薄，它覆盖硬膜入口和岩蝶窦前缘之间的展神经，长度为 9.18 mm。硬脑膜套附着于岩蝶韧带下侧并延伸至海绵窦，作为覆盖展神经直至外侧直肌的纤维层。在岩尖处，展神经向内和向外侧走行，形成第二膝，到达海绵窦颈内动脉垂直段的外侧。展神经岩斜段长度为 11.34 mm。

3. 海绵窦段

展神经从 Dorello 管穿出，进入海绵窦。海绵窦侧壁外层（骨膜层）较厚，呈珍珠灰色，内层（脑膜层）薄而透明，内有动眼神经、滑车神经、三叉神经穿过海绵窦和眶上裂。展神经在海绵窦内颈内动脉近端周围横向弯曲，随着其在海绵窦内向前移至眼神经内侧（位于颈内动脉外侧）并缓慢上行。展神经内侧接触颈内动脉海绵窦段侧壁，外侧与 Meckel 腔中侧壁接触。展神经位于海绵窦壁中所有神经的最内侧，并在穿过海绵窦时该位置不变。展神经继续在海绵窦内走行于眼神经的内侧和下侧，并在通过眶上裂穿出前走行于岩舌韧带的上方并与之平行。颈内动脉周围交感神经丛是一个神经纤维网络，附着于颈内动脉岩段，动脉周围有一层很薄的结缔组织。颈内动脉在通过岩舌韧带不久，在颈内动脉海绵窦近端垂直段的前外侧可观察到交感神经丛。展神经沿硬膜套末端与颈内动脉海绵窦段侧壁上的交感神经丛分支及三叉神经吻合，构成第三膝。交感神经丛与眼神经一起通过长睫状神经到达瞳孔括约肌。迷走神经通过结缔组织附着于颈动脉海绵窦前弯的起始处和后垂直段。在该区域，近端展神经的圆形变为扁平垂直结构，神经可分裂成多束。在离开海绵窦之前，分束的展神经在颈内动脉水平段又融合成单一的主干。下外侧干（海绵窦下动脉）起自颈内动脉水平段中部外侧，距脑膜眼干起点 6.30 mm。下外侧干为展神经提供分支供血，并在三叉神经眼支内侧向下走行，为海绵窦下侧壁的硬膜供血。展神经与外侧干起点的平均距离为 2.65 mm。脑膜眼干距展神经 7.1 mm，距 Dorello 管 7.58 mm。下外侧干腹侧支向眶上裂走行，在眶上裂附近为展神经海绵窦段的前部供血。展神经海绵窦段的平均长度为 27.23 mm。

4. 眶内段

眶内段展神经始于穿过眶上裂和总腱环的神经部分，终止于外直肌。展神经通过眶上裂进入眼眶。眶上裂是连接颅中窝和眼眶的重要区域，分为上外侧部和下内侧部。展神经与动眼神经、鼻睫神经一起穿过眶上裂下内侧部。外直肌在海绵窦内眼神经内侧向前走行，在通过眶上裂下内侧部和总腱环进入外直肌内侧表面时，在鼻睫神经下方横向走行。展神经在眶上裂内位于鼻睫神经下外侧，动眼神经上支下方及下支上外侧。展神经与动眼神经的上支、鼻睫神经的感觉支及运动支之间有纤维隔膜。在眶上裂水平，起源于眼神经内侧的鼻睫神经向外侧缓慢升至动眼神经下支，然后在动眼神经两个分支之间内侧交叉并位于视神经上方，到达眶内侧部分。在眶尖处，随着展神经向外侧移位到达外直肌内侧表面，鼻睫神经和动眼神经下支向内侧弯曲。

展神经分为3～5支，对外直肌内侧的肌肉进行神经支配。

（七）面神经的解剖结构

面神经的走行路径在所有脑神经中最为复杂，其有运动根和感觉根。运动根供应面部、头皮和耳郭的肌肉，以及颊肌、颈阔肌、镫骨肌、茎突肌和二腹肌的后腹。感觉根从舌、腭和岩大神经传递鼓索，从软腭传递味觉纤维。它还携带颌下和舌下唾液腺、泪腺以及鼻和腭黏膜腺体的节前副交感神经。面神经根据其走行可分为脑干段、根出口段、脑池段、耳道段、迷路段、鼓室段、乳突段和颞外段，本部分详细介绍脑干段、根出口段、脑池段、耳道段、迷路段（图2-1-28～图2-1-31）。

1. 脑干段

面神经由源自面部运动神经、孤束神经、上唾液腺神经和三叉神经脊束核的纤维组成。孤核通过鼓索神经支配舌前2/3的味觉。三叉神经脊束核接收来自膝状神经节中的本体感觉纤维，膝状神经节通过面神经的耳后支支配外耳后感觉。上泌涎核有两条通路。泪道始于上唾液核，经中间神经、岩大神经和翼管神经投射至翼腭神经节。颌下通路始于上唾液核，它通

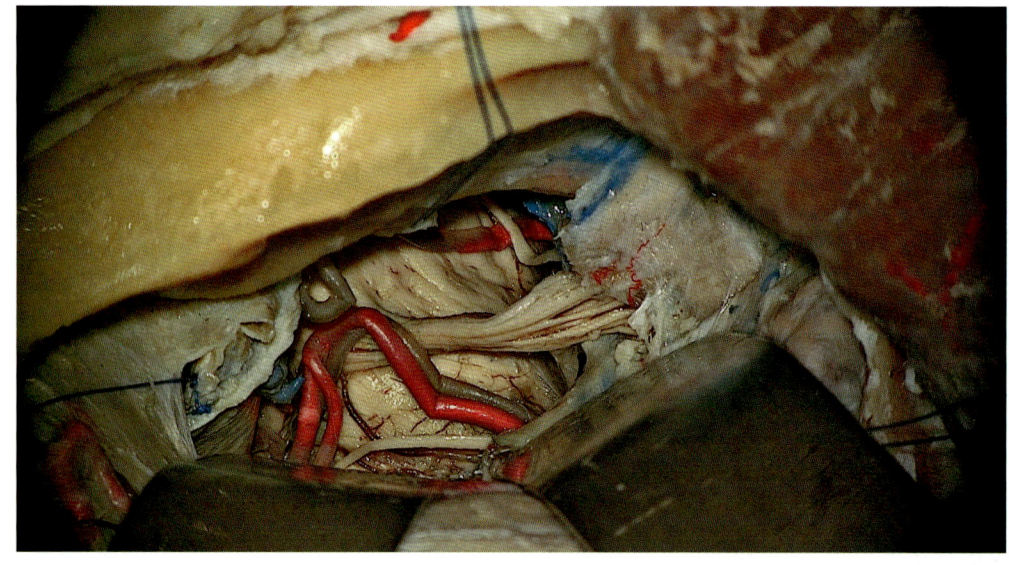

图2-1-28 显微镜下面神经解剖

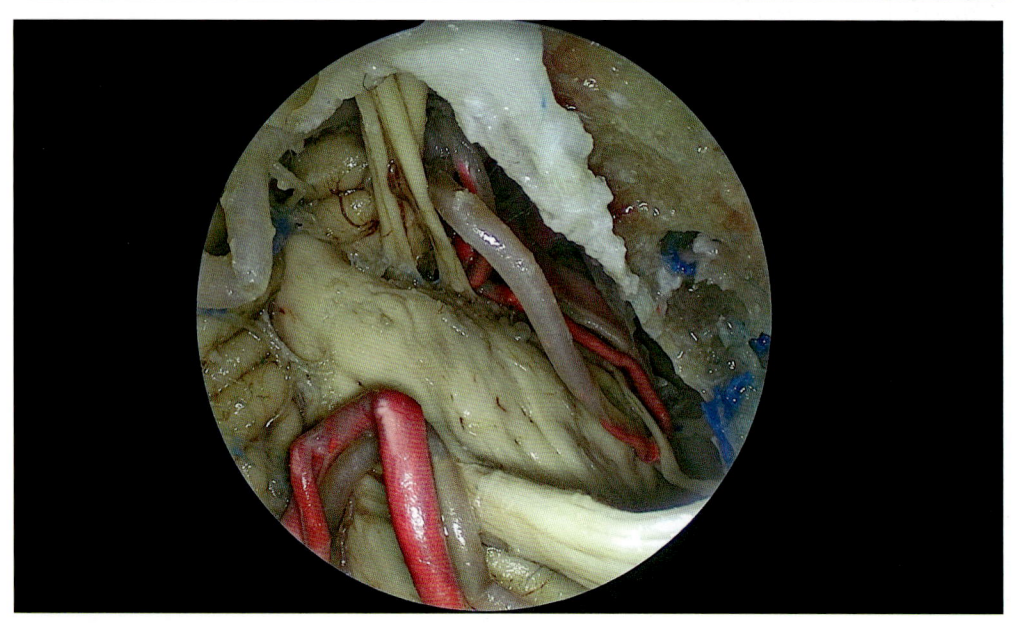

图2-1-29 内镜下面神经及听神经解剖

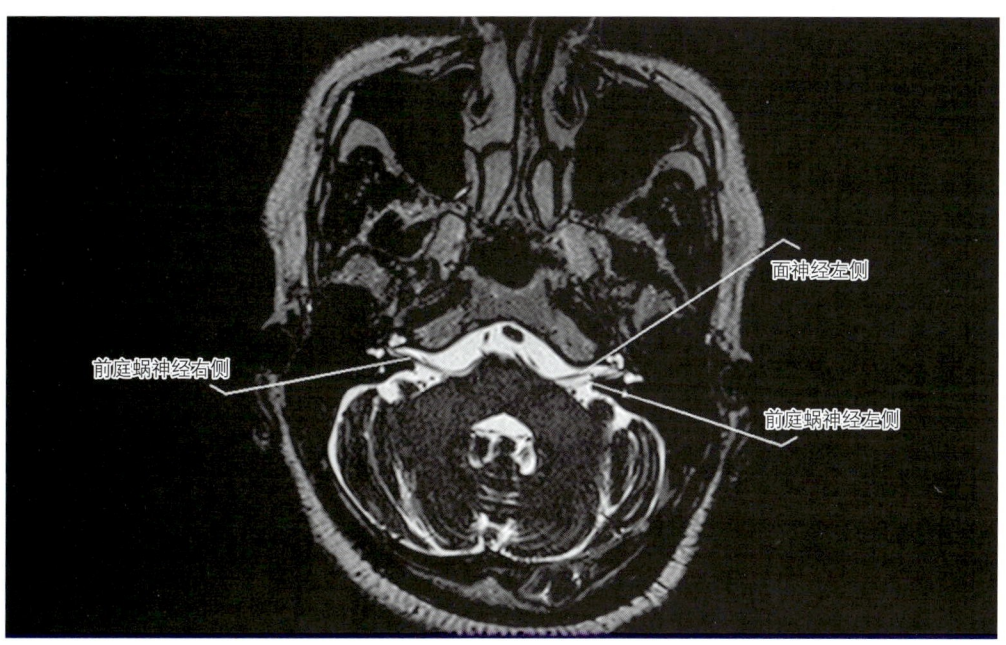

图 2-1-30 轴位 MRI 显示面神经及听神经

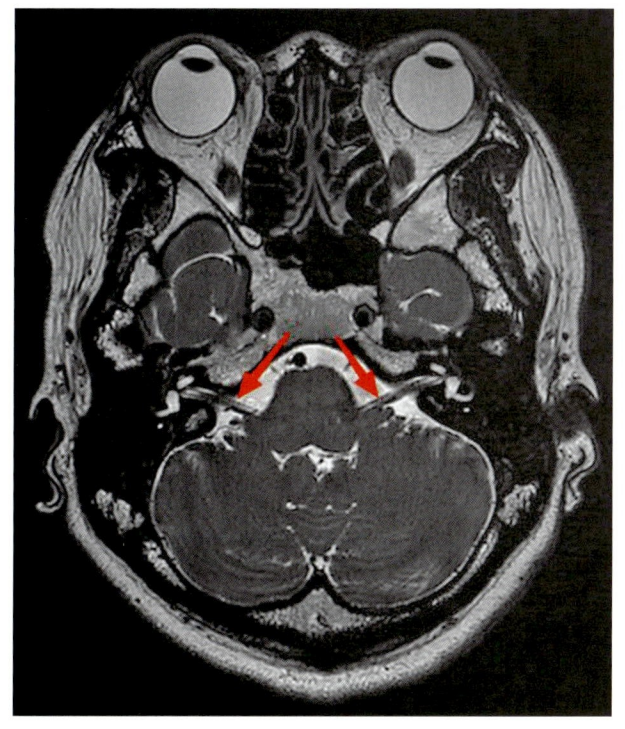

图 2-1-31 轴位 MRI 显示面神经

过中间神经和鼓索投射到颌下神经节。面神经运动核位于脑桥中部，三叉神经脑桥核的腹内侧。运动核位于三叉神经脊束核内侧及展神经核腹外侧。运动核的内侧缘位于中线外侧约 4.8 mm。运动纤维起源于面神经运动核，环绕展神经核形成面神经内膝。第四脑室底部的圆形隆起称为面丘，它是上菱形窝最突出的结构。面丘由面神经核和展神经核的突触后纤维组成。面神经运动核的外周轴突在展神经核尾极下方背内侧穿过，并到达展神经核内侧的四脑室底。在展神经核下方，面神经运动核周围轴突的纤维形成一束紧密的纤维。面神经运动核支配面部表情肌、茎突舌骨肌、二腹肌后腹和镫骨肌。

2. 三叉神经根出口段

三叉神经的根出口段为三叉神经从脑干伸出的区域，它还包括轴突中央至周围髓鞘的过渡区，即离开脑干的神经最近端几毫米处。面神经起源于脑干，位于桥延沟外侧端附近，比前庭蜗神经在脑干沟外侧端连接脑干的点高 1～2 mm。面神经过渡区有两个髓鞘：中央胶质细胞髓鞘和施万细胞髓鞘。面肌痉挛是由位于三叉神经根出口区域的血管压迫面神经引起的，其特征是面部一侧的面神经支配的肌肉进行性、非自愿、不规则、阵挛或强直运动。小脑前下动脉、小脑后下动脉和椎动脉在内的血管结构通常会压迫中央胶质髓鞘，而不是由施万细胞组成的外周髓鞘。

3. 脑池段

面神经有运动根和感觉根。感觉根位于面神经和前庭神经上部的中间，故又称中间神经。面神经和前庭蜗神经起源于靠近脑桥延髓沟外侧端的脑干，位于从 Luschka 孔突出的脉络丛的前上侧，位于沿舌咽神经、迷走神经和副神经的小根与脑干的连接处垂直线的头侧，稍位于下橄榄的头侧极后方。在前庭蜗神经与脑干连接处，其耳蜗成分位于背内侧，前庭成分位于腹侧。面神经和耳蜗神经的中心在其与脑干的连接处之间的平均距离为 3.8 mm。面神经池段与前庭蜗神经一起向前外侧和上方走行至内听孔。面神经从前庭蜗神经前下方开始，绕前庭蜗神经旋转，直至到达内听道前上象限。面神经感觉核位于延髓孤束核的头端，它接受来自感觉根的味觉传入。中间神经（感觉根）包含膝状神经节内单极神经元的向心过程。神经节细胞的外周支主要为走行于鼓索和岩大神经的味觉纤维及少量来自耳甲的躯体传入纤维。中间神经还含有颌下腺、舌下腺、泪腺、咽腺、鼻腺和腭腺的传出节前副交感神经纤维。中间神经通常首先分支至前庭蜗神经而非面神经，当其接近内听道时传递至面神经。20% 的病例无法识别脑池段的中间神经，因其与前庭蜗神经的前庭部紧密相连，直到内听道才与之分离。面神经和中间神经从脑干出到进入内听道之间的距离约为 23～24 mm。

4. 耳道段

面神经耳道段始于内听道口，止于内耳道底。内部声学开口位于颞骨岩部后表面的基底和顶点的中间。内耳道开口与内耳道底部的平均距离为 8 mm。内耳道为漏斗状结构，其开口比内耳道底宽，顶部逐渐向眼底变薄。内听道内有上前庭神经和下前庭神经、耳蜗神经、面神经和中间神经。面神经从脑干前庭蜗神经下方和稍前的位置向远端延伸至内听道外侧前上周的位置。当面神经和前庭蜗神经进入内听道声学开口时，中间神经在面神经和前庭蜗神经之间延伸。内听道神经自始至终被硬脑膜包围。中间神经可分为三部分：附着于前庭蜗神经的近端段、定位在听神经和面神经的运动根之间的中间段，以及与运动根结合以形成面神经本体的远端段。内听道外侧端被横嵴分为上半部和下半部。

5. 迷路段

迷路段是面神经中紧邻膝状神经节的部分，从内听道底部延伸至膝状神经节。面神经管是颞骨内的"Z"形骨通道，从远端内听道延伸至茎乳孔。面神经管的第一部分从垂直嵴开始有轻微的缩窄，此处内听道的骨膜比面神经管厚，因此面神经在此处比面神经管的其余部分更狭窄。内听道中面神经管直径约为 0.68 mm。迷路段沿耳蜗前内侧和上半规管后外侧穿过面神经管起始部，与上半规管的长轴平行且与岩骨的轴垂直。

（八）前庭蜗神经的解剖结构

前庭蜗神经具有两种特殊感觉：前庭神经负责平衡觉，蜗神经负责听觉。感觉受体被称为"毛细胞"，位于膜迷路内壁的特殊区域。膜迷路是一种复杂的管状结构，内部充满内淋巴液。骨迷路位于岩颞骨内的一组相互连接的隧道内，骨迷路内层的上皮细胞分泌外淋巴液，包围膜迷路。每个膜迷路由一个螺旋耳蜗分支和一个较大的前庭分支组成，前庭分支包括前庭（球囊和胞囊）和三个彼此大致成直角的半规管。初级感觉神经元的胞体位于前庭和螺旋神经节，这些神经元呈单极和双极形状，它们的外周突起从细胞体延伸到毛细胞基部。这些神经元的轴突形成前庭蜗神经，与面神经一起穿过内听道进入颅后窝。前庭蜗神经在桥小脑延髓连接处与脑干连接，终止于前庭核和耳蜗核内（图 2-1-32～图 2-1-34）。

（九）舌咽神经的解剖结构

舌咽神经在功能和解剖上均与迷走神经关系密切。舌咽神经和迷走神经拥有共同的起源核，并终止于疑核和迷走神经背核。舌咽神经还携带来自下唾液核的分泌运动纤维，这些纤维分散在网状结构中。舌咽神经包含感觉神经、运动神经和副交感神经纤维，支配部分舌头和咽部。舌咽神经的小根从延髓背外侧沟、迷走神经头侧沟发出，通过颈静脉孔的中央部分连接迷走神经和脊髓副神经后出颅。舌咽神经上有两个神经节：一个小的上神经节和一个大的下神经节。双神经节内的假单极细胞传递多种传入冲动：来自舌后 1/3 和软腭部分的特殊内脏感觉（味觉）；舌、咽喉、软腭、鼻咽和耳屏的后 1/3 和邻近区域的一般内脏感觉（触觉、疼痛、体温）；经舌咽神经鼓室支，耳后皮肤和颅后窝脑膜发出的全身传入冲动；以及来自颈动脉窦的内脏传入冲动。与味觉有关的中枢细胞过程在孤束核内结束；与内脏感觉有关者以舌咽-迷走神经背侧核为主，与一般躯体传入有关者以脊髓束和三叉神经核为主。

从颈静脉孔开始，舌咽神经在颈内静脉和颈内动脉之间向前拱起，在深入到茎突后弯曲到咽部一侧。它穿过上括约肌（或穿过上括约肌和中括约肌之间）后进入舌根。它最终分为多个分支，供应舌后 1/3 的黏膜、咽喉、腭扁桃体、咽相邻部分以及这些区域的腺体和血管。舌支从腭乳头和终沟后面的舌头传达特殊和一般的感觉。这些分支与小的舌神经节有关。神经节是节前和节后血管运动和分泌运动神经元的中继中心。另一个舌咽支是鼓室神经，它起源于下神经节，并通过鼓室小管上升至鼓室，在那里形成鼓室丛并发出岩小神经。鼓膜神经包括供应中耳的感觉纤维、服务于腮腺的副交感神经分泌纤维和与颈动脉窦沟通的交感神经纤维。与耳迷走神经支、迷走神经上神经节、颈交感神经上干神经节和面神经也

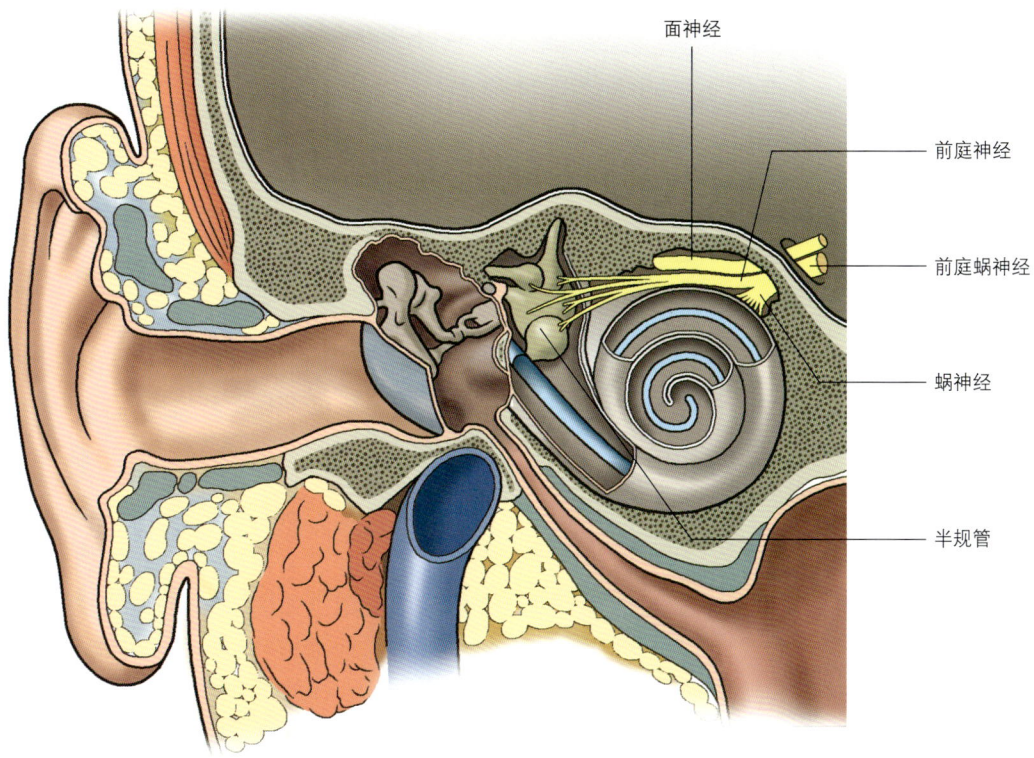

图 2-1-32　前庭蜗神经示意图

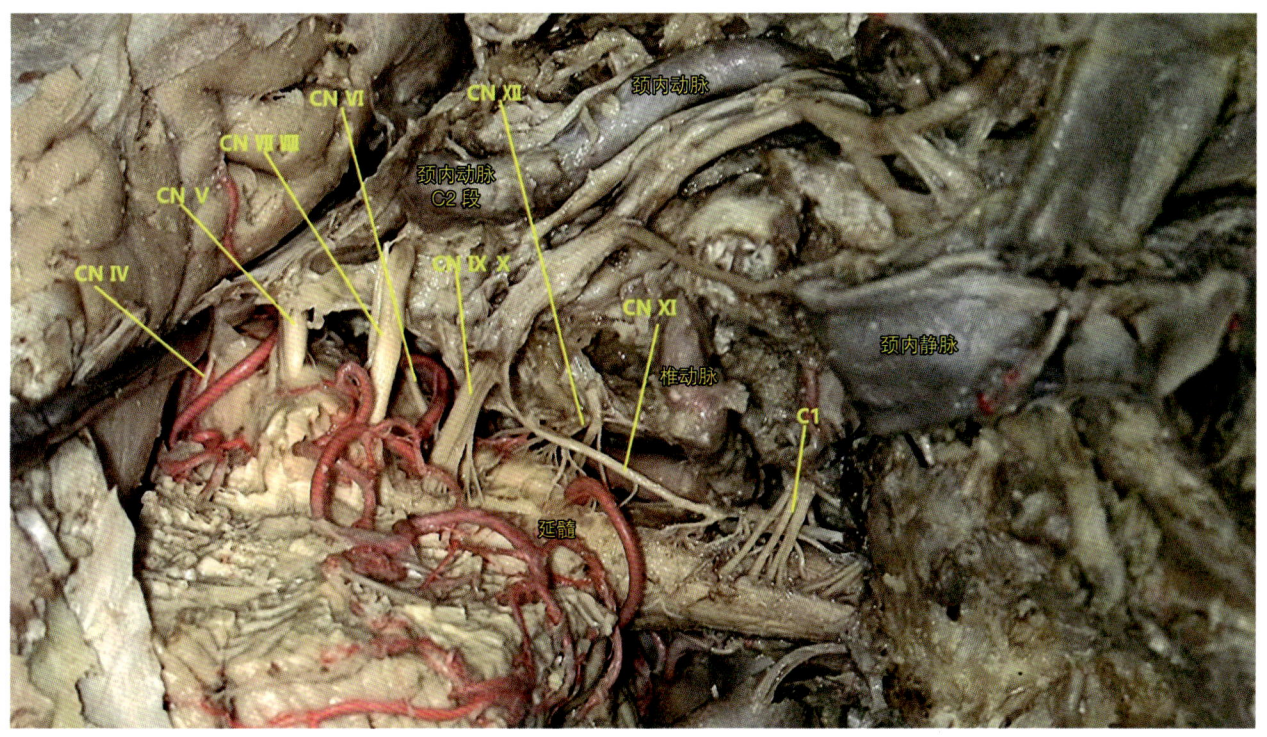

图 2-1-33　外视镜下前庭蜗神经、舌咽神经、迷走神经、副神经解剖

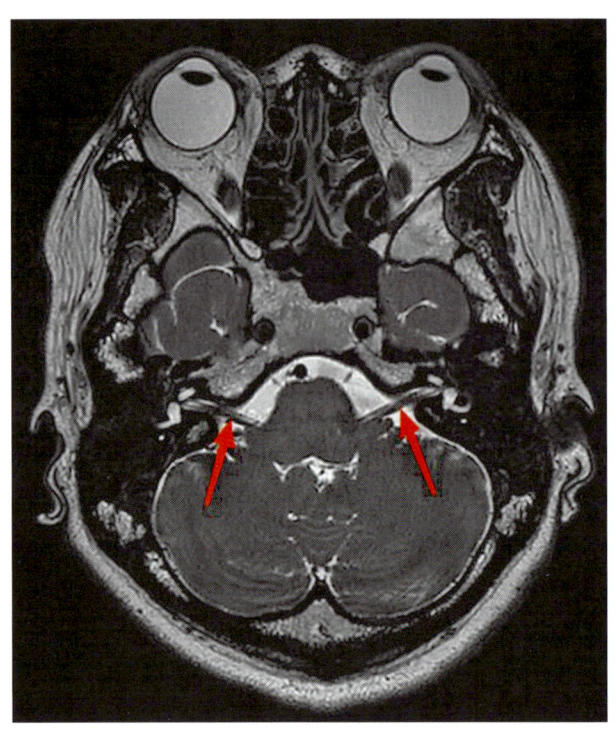

图 2-1-34 轴位显示前庭蜗神经及面神经

有联系。还有一个颈动脉窦分支,一个供应茎突咽肌的分支和几个咽分支,它与类似的迷走神经分支和交感神经相连,在咽部表面形成一个神经丛。① 特殊内脏运动纤维:起于疑核,支配茎突咽肌。② 副交感纤维:在耳神经节交换神经元后分布于腮腺,司腺体分泌。③ 一般内脏感觉纤维:胞体也位于下神经节,中枢突终于孤束核,周围突分布于咽、舌后 1/3、咽鼓管、鼓室等处的黏膜以及颈动脉窦和颈动脉小球。④ 特殊内脏感觉纤维:胞体位于颈静脉孔处的下神经节,中枢突终于脑干孤束核,周围突分布于舌后 1/3 的味蕾。⑤ 躯体感觉纤维:胞体位于上神经节内,分布于耳后皮肤(表 2-1-1;图 2-1-33,图 2-1-35~图 2-1-37)。

(十)迷走神经的解剖结构

1. 迷走神经核

迷走神经核是一个混合核,融合了内脏传入神经元和传出神经元。它由位于第四脑室迷走神经三角下方的细胞纵列组成,位于舌下神经核的外侧,延伸至延髓的位置。迷走神经核内的特殊和一般内脏传入纤维是迷走神经下神经节假单极细胞的中枢突起,感觉细胞的外周突传递来自心脏、主动脉、气管、支气管、肺、大部分消化道、肝脏、胰腺和可能来自肾脏的冲动,从会厌、咽和软硬腭携带味觉的感觉纤维也位于结状神经节。节前传出纤维起源于迷走神经背核,通过迷走神经分支分布到内脏,或通过心脏、腹腔和腹腔神经丛(迷走神经前干和后干)的分支。迷走神经节前纤维突触位于它们所支配的内脏附近或内部。由于这种排列,迷走神经副交感节后纤维相对较短,其分布比交感神经纤维更为有限。一般的躯体传入纤维是迷走神经上神经节的假单极细胞,与通过耳郭和脑膜迷走神经分支传导的感觉冲动有关,尽管后一分支中的纤维可能来自神经节和上颈脊神经之间的连接。迷走神经上神经节细胞的中央突起可能位于三叉神经脊束核。孤束核接收传入的特殊感觉味觉纤维,从会厌黏膜和会厌外膜沿喉迷走神经上支走行。此外,来自喉、口咽、胸壁和腹部内脏的一般内脏感觉也投射到孤束核。疑核由特殊的内脏传出柱发育而来,在延髓网状结构的深处形成一排离散的多极神经元。它的轴突出现在舌咽神经和迷走神经以及副神经的头部。舌咽肌和迷走神经纤维主要分布于喉内肌和咽内肌,而副纤维主要支配胸锁乳突肌和斜方肌。

表 2-1-1 舌咽神经的成分、核团、神经节 / 起源细胞和功能

成　分	核　团	起源细胞和神经节	功　能
一般感觉(传入)	三叉神经脊束核	舌咽上神经节	用于舌后 1/3、扁桃体、软腭、咽部、悬雍垂、鼓膜内表面和鼓室黏膜、乳突气室、听管和上咽部的一般感觉
内脏感觉(传入)	孤束核(中段)	舌咽下神经节	颈动脉体(化学感受器)和颈动脉窦(压力感受器)的潜意识感觉
特殊感觉(传入)	孤束核嘴侧部(味觉部分)	舌咽下神经节味觉	舌后 1/3 味觉
腮腺运动(传出)	疑核嘴侧部	—	支配茎突咽肌
副交感运动(传出)	下泌涎核 疑核	耳神经节	支配腮腺(分泌性和血管扩张性),以控制颈动脉体中的血管(血管扩张)和颈动脉窦中的血压

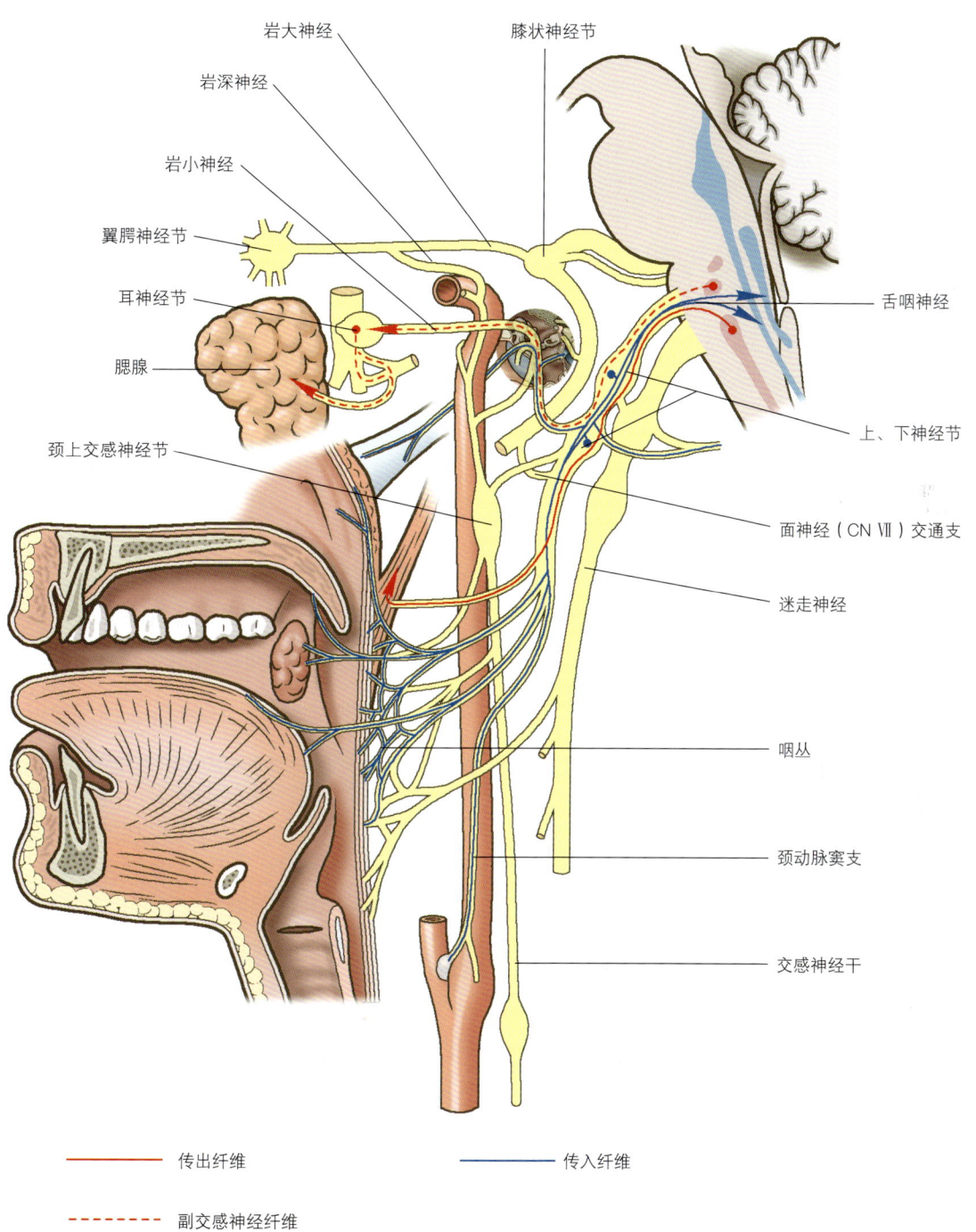

图 2-1-35 舌咽神经示意图

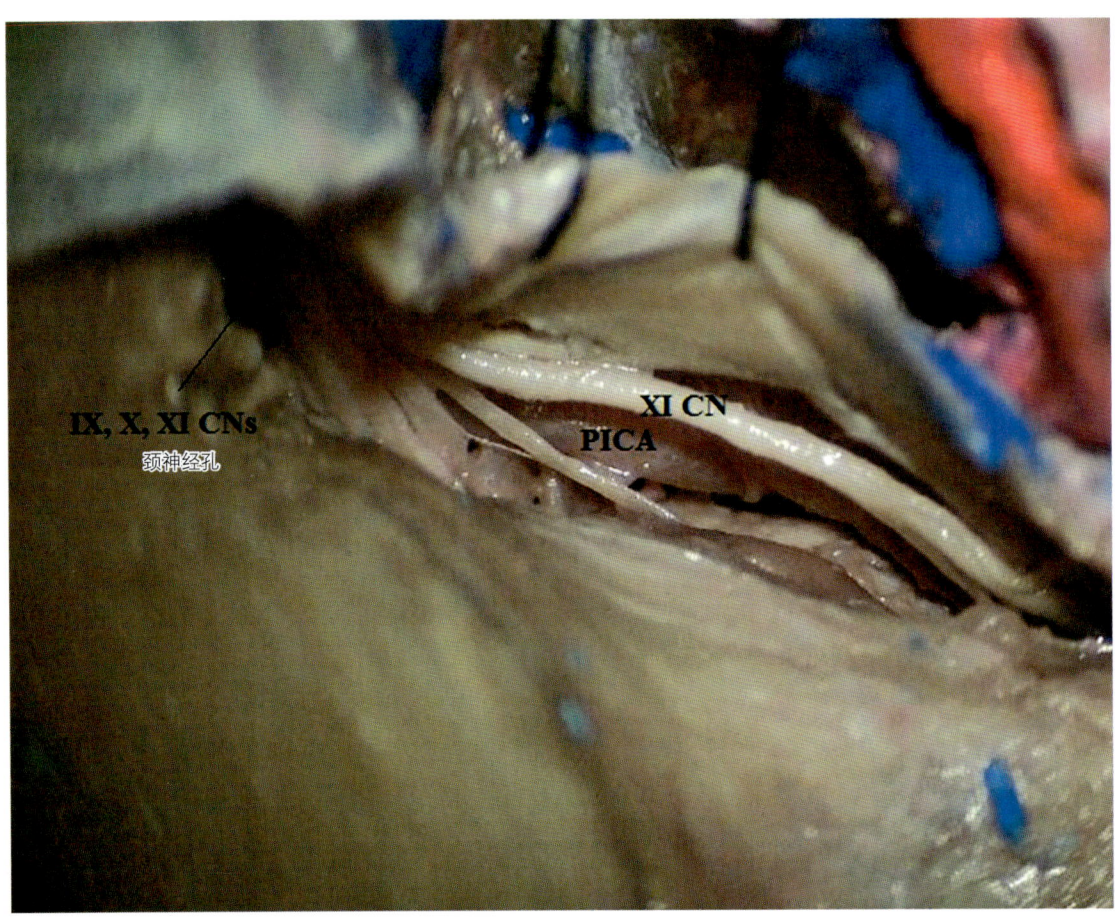

图 2-1-36　舌咽神经、迷走神经、副神经解剖。PICA，小脑后下动脉

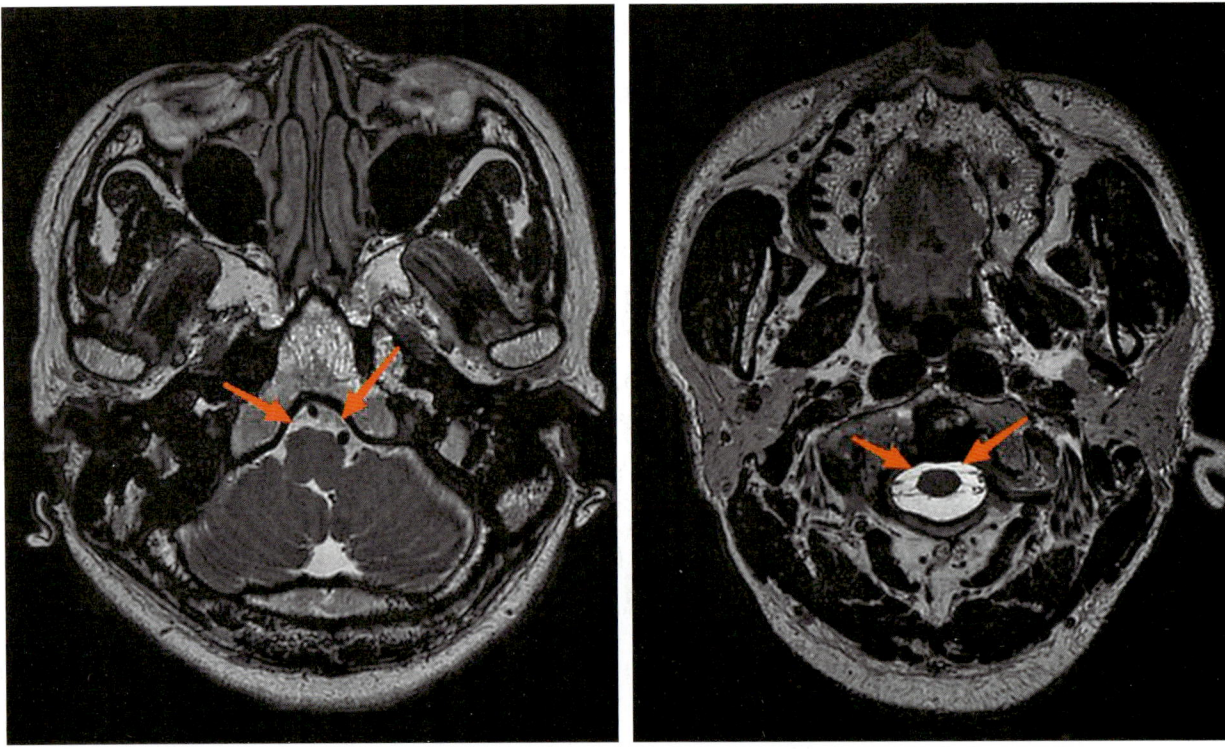

图 2-1-37　轴位 MRI 显示舌咽神经

2. 迷走神经

迷走神经包括传入和传出的副交感神经纤维，广泛分布于颈部、胸部和腹部的内脏和血管结构，耳郭和脑膜支的躯体感觉纤维，以及一些特殊的感觉纤维。迷走神经包含传入和传出副交感神经纤维，广泛分布于颈部、胸部和腹部的内脏和血管结构。耳部和脑膜分支中的躯体感觉纤维产生于疑核，主要分布于喉部和咽部肌肉。迷走神经从延髓外后沟发出，在舌咽神经根和副神经上方有8～10根（图2-1-33、图2-1-36、图2-1-38和图2-1-39）。

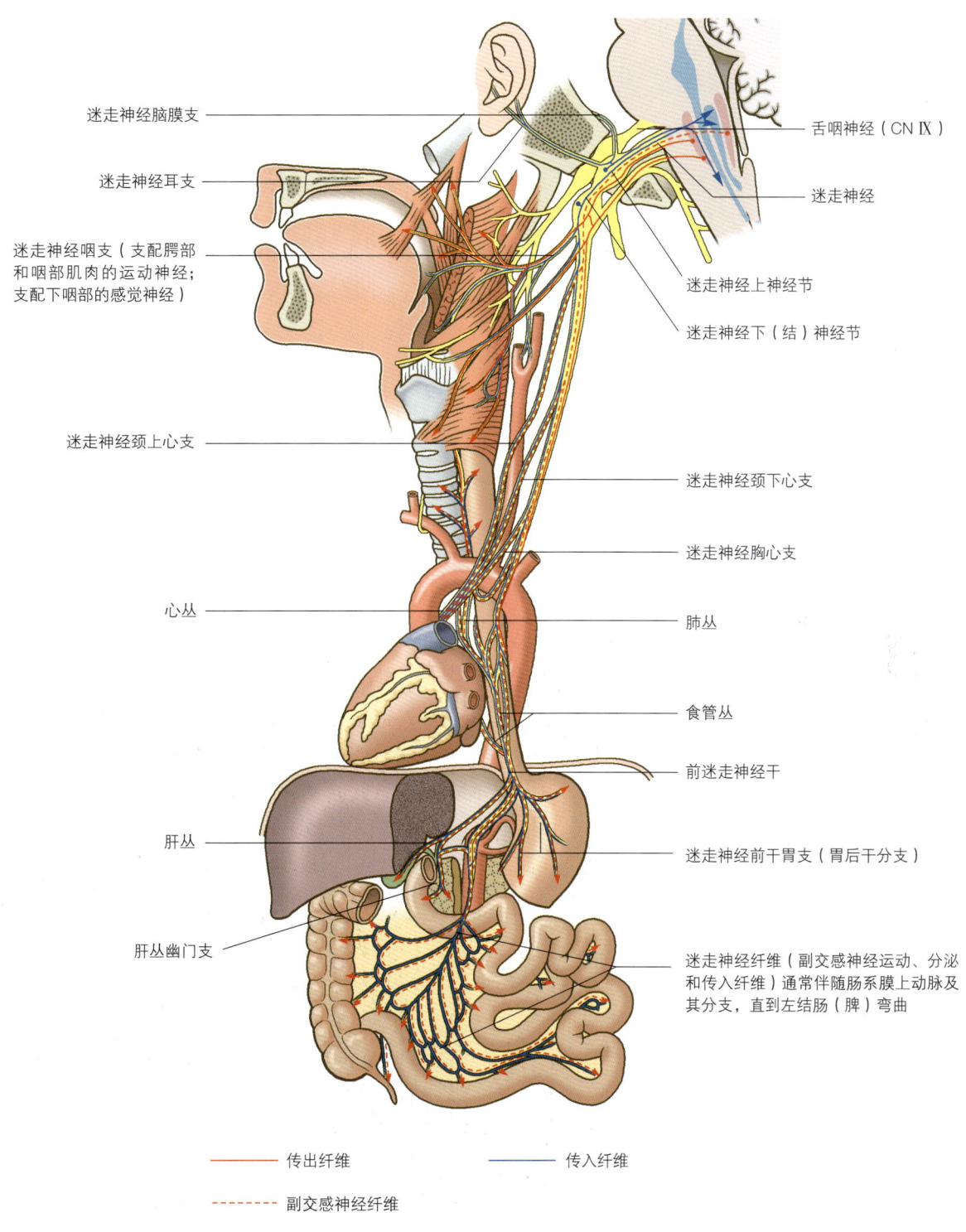

图2-1-38　迷走神经示意图

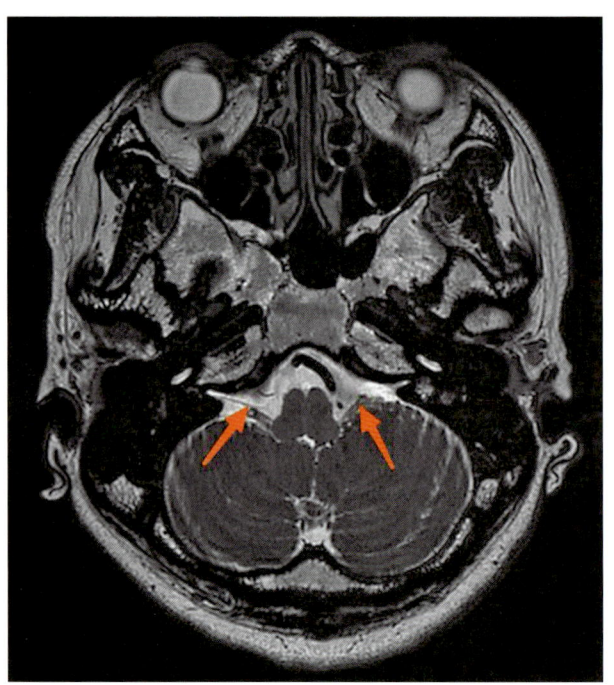

图2-1-39　轴位MRI显示迷走神经

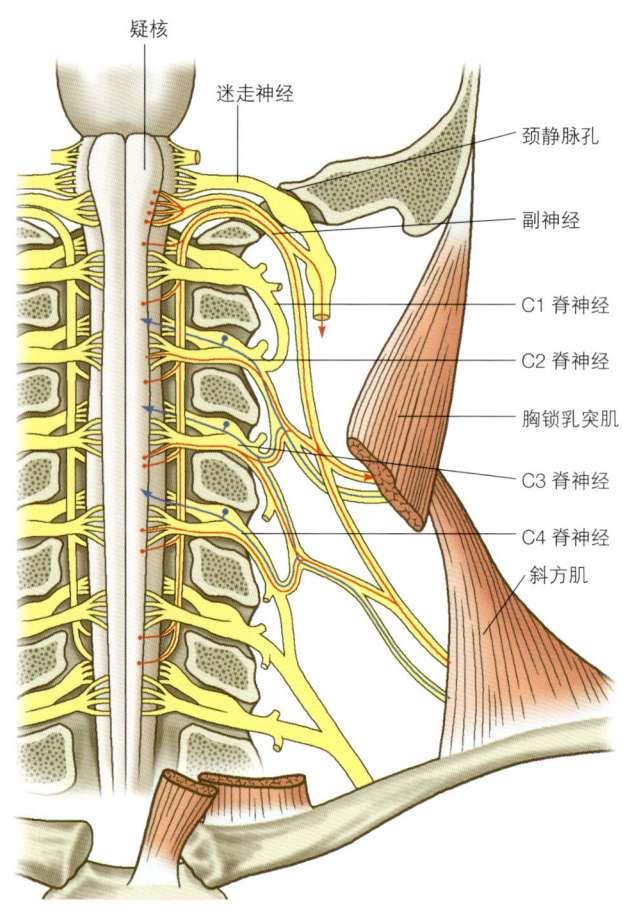

图2-1-40　副神经的示意图

（十一）副神经的解剖结构

来自运动前联合皮质和其他皮质区域的信息由联合纤维反馈入运动皮质。皮质神经元的轴突在皮质脊髓束中穿过内囊后肢下行，供应胸锁乳突肌的皮质神经元位于第五颈神经或第六颈神经灰质柱的外侧部分，并且下行至同侧副核与周围核大致成一直线。供应斜方肌上部纤维的轴突穿过锥体交叉的中线，到达对侧副核的突触。突触后纤维从副核开始，以一系列小神经根的形式从脊髓外侧白质中发出，形成副神经。小神经根出现在齿状韧带的后方，但在脊髓背根的前方。这些小神经根形成一条神经干，在蛛网膜下腔中向上延伸并平行于脊髓直至枕骨大孔。在枕骨大孔处，副神经在椎动脉后方进入颅后窝。这些神经纤维与迷走神经的尾部纤维连接，然后在颈静脉孔内与它们分离。

当副神经从颈静脉孔穿出时，它向后经过茎突内侧斜向下走行，并在其深面进入胸锁乳突肌上部。部分神经纤维终止于胸锁乳突肌，其余纤维穿过肌肉，在其后缘中点处走行。然后这些神经纤维穿过颈后三角，在肩胛提肌的浅层与颈部浅表淋巴结密切相关。在锁骨上方5 cm处副神经纤维深入斜方肌前缘，供应斜方肌上部（图2-1-33、图2-1-36、图2-1-40和图2-1-41）。

（十二）舌下神经的解剖结构

舌下神经的神经根从锥体和橄榄之间腹外侧沟中的髓质前表面发出，它们分成两组穿过硬脑膜后会聚

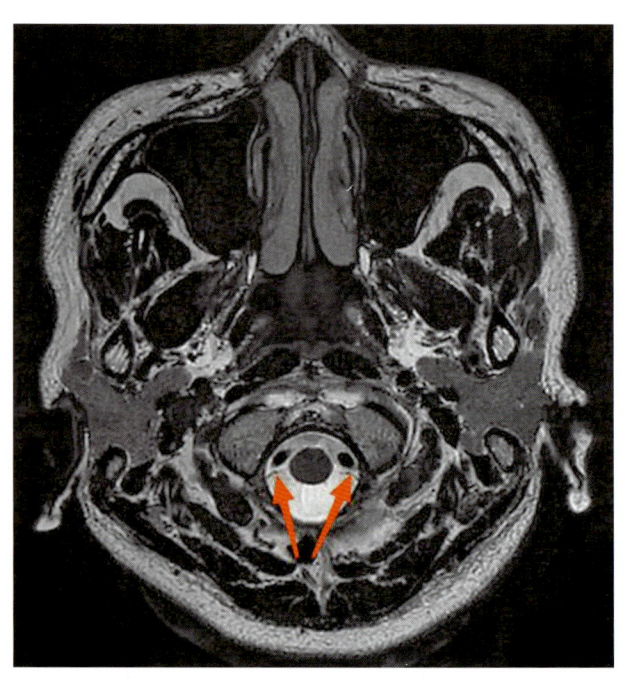

图2-1-41　轴位MRI显示副神经

成舌下神经。舌下神经通过舌下神经孔出颅,走行于舌咽神经、迷走神经和副神经内侧,在迷走神经下神经节的后侧面横向穿过,于颈内动脉和颈内静脉之间行进至二腹肌后腹。在横向穿过颈总动脉分叉的外侧后,其在舌骨大角前上方形成环路。在到达二腹肌、茎突舌骨肌的中间肌腱和舌骨舌肌的游离缘后,其在舌骨舌肌及颏舌肌侧面继续走行并发出相应分支(图2-1-42~图2-1-44)。舌下神经支配除腭舌肌以外

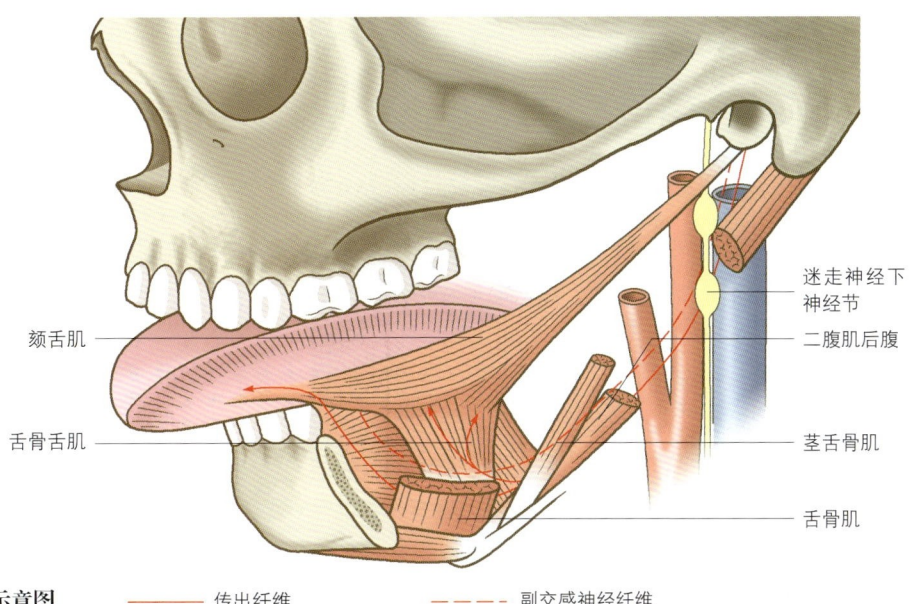

图 2-1-42　舌下神经示意图　——— 传出纤维　----- 副交感神经纤维

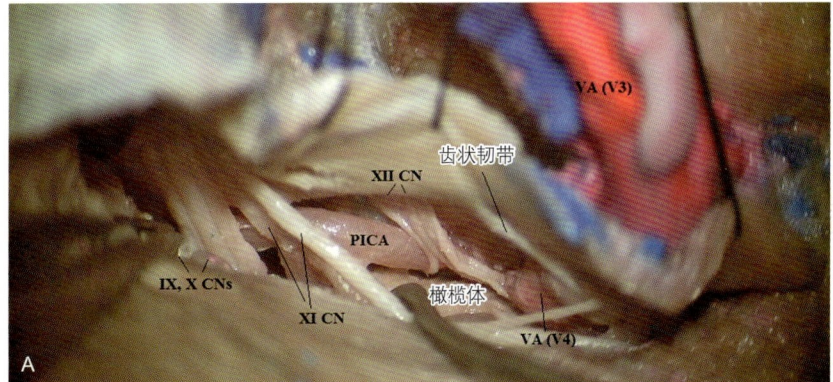

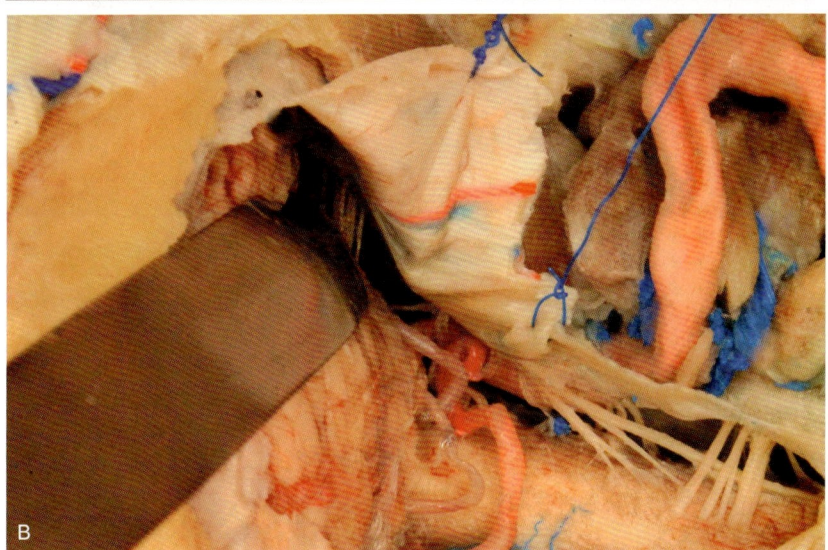

图 2-1-43　A、B. 显微镜下舌下神经解剖。VA(V3),椎动脉(V3段);VA(V4),椎动脉(V4段)

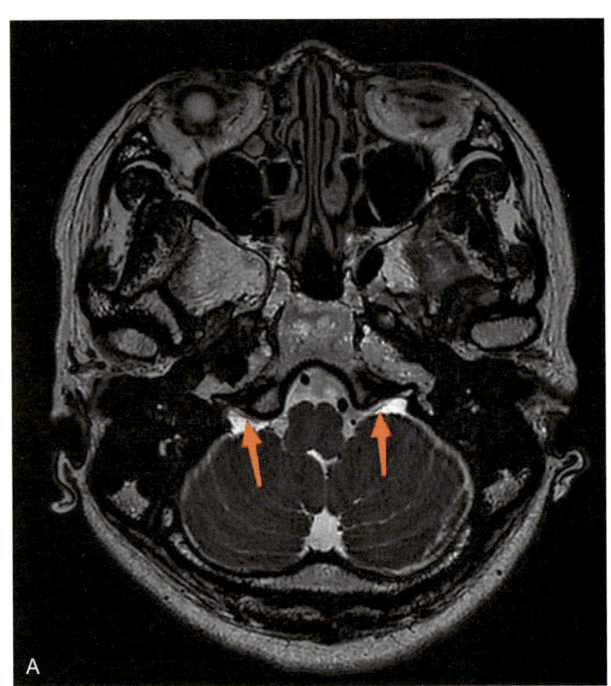

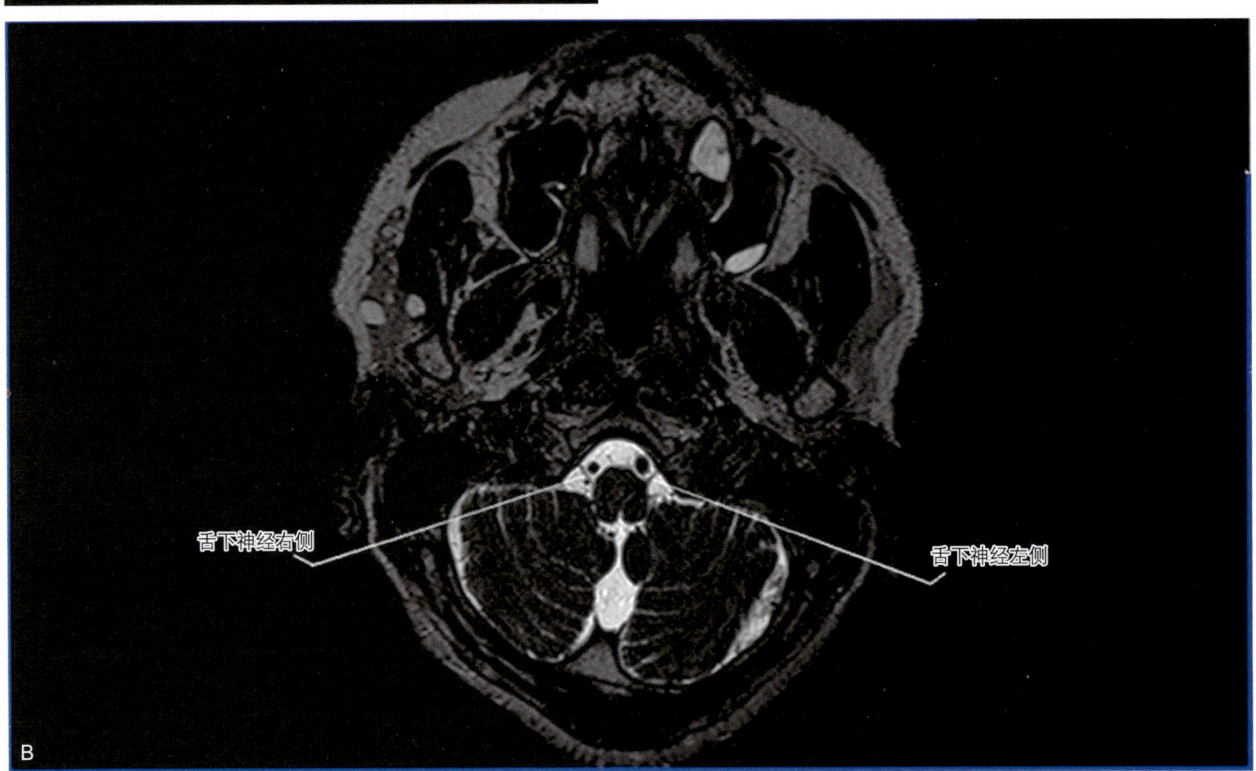

图2-1-44　A、B.轴位MRI显示舌下神经

的其他舌外肌和所有的舌内肌，舌外肌的作用为伸出舌头（颏舌肌）、抬高和缩回舌头（茎突舌肌）、压下舌头（舌骨舌肌）以及移动舌头，舌内肌的作用是改变舌头的形状。舌头有两个非常重要的功能。一个功能与进食有关，三叉神经、面神经及舌咽神经的味觉及触觉信号从口腔通过孤束核、三叉神经核和网状结构作用于舌下神经核，产生吞咽、吮吸和咀嚼等反射活动，舌头将食物团从口腔推入口咽来开始吞咽。另一个重要的功能则是通过舌头错综复杂的运动形成语言。

来自额叶皮质、运动前联合皮质和其他皮质区域的信息被投射到中央前回，并通过皮质延髓束向舌下神经核发送信号。除了驱动颏舌肌的神经信号投射到对侧舌下神经核，其余神经信号投射均为双侧。舌下神经核由下运动神经元组成，其轴突形成舌下神经。舌下神经核位于迷走神经背核和中线之间的髓质被盖内，其向喙部延伸并在髓质远端形成舌下三角。舌下神经核轴突腹侧穿过内侧丘系外侧，并在橄榄核和锥体间腹外侧沟内发出多个神经根。由于双侧舌下神经核位置靠近，临床上多为双侧舌下神经核同时损伤。

（徐涛　张腾飞）

参考文献

[1] Armstrong RA. Visual problems associated with traumatic brain injury[J]. Clin Exp Optom, 2018, 101(6): 716-726.

[2] Coelho DH, Costanzo RM. Posttraumatic olfactory dysfunction[J]. Auris Nasus Larynx, 2016, 43(2): 137-143.

[3] Crespo C, Liberia T, Blasco-Ibanez JM, et al. Cranial pair I: The olfactory nerve[J]. Anat Rec (Hoboken), 2019, 302(3): 405-427.

[4] De Moraes CG. Anatomy of the visual pathways[J]. J Glaucoma, 2013, 22 Suppl 5: S2-7.

[5] Iaconetta G, Solari D, Villa A, et al. The hypoglossal nerve: Anatomical study of its entire course[J]. World Neurosurg, 2018, 109: e486-e492.

[6] Jin H, Wang S, Hou L, et al. Clinical treatment of traumatic brain injury complicated by cranial nerve injury[J]. Injury, 2010, 41(9): 918-923.

[7] Joo W, Rhoton AL, Jr. Microsurgical anatomy of the trochlear nerve[J]. Clin Anat, 2015, 28(7): 857-864.

[8] Joo W, Yoshioka F, Funaki T, et al. Microsurgical anatomy of the abducens nerve[J]. Clin Anat, 2012, 25(8): 1030-1042.

[9] Joo W, Yoshioka F, Funaki T, et al. Microsurgical anatomy of the trigeminal nerve[J]. Clin Anat, 2014, 27(1): 61-88.

[10] Lopez-Elizalde R, Campero A, Sanchez-Delgadillo T, et al. Anatomy of the olfactory nerve: A comprehensive review with cadaveric dissection[J]. Clin Anat, 2018, 31(1): 109-117.

[11] Park HK, Rha HK, Lee KJ, et al. Microsurgical anatomy of the oculomotor Nerve[J]. Clinical Anatomy, 2017, 30(1): 21-31.

[12] Selhorst JB, Chen Y. The optic nerve[J]. Semin Neurol, 2009, 29(1): 29-35.

[13] Tubbs RS, Radcliff V, Shoja MM, et al. Dorello canal revisited: An observation that potentially explains the frequency of abducens nerve injury after head injury[J]. World Neurosurgery, 2012, 77(1): 119-121.

[14] Yang SH, Park H, Yoo DS, et al. Microsurgical anatomy of the facial nerve[J]. Clin Anat, 2021, 34(1): 90-102.

第二节　颅底损伤的机制和类型

颅底损伤位置深在，解剖复杂，致死率高，致残率高。了解颅底神经解剖及损伤的各类型特点是进行有效救治的前提。本节着重从颅底骨折、脑神经损伤、颅颈交界区损伤、颅底血管损伤、颅底异物损伤、脑脊液漏六个方面介绍颅底损伤的机制及各类型特点。

一、颅底骨折的机制和类型

颅底骨折延伸到颅前窝、颅中窝、颅后窝，通常由相对较高速的创伤，如机动车交通事故、摔倒和攻击等引起。颅底骨折易导致颅内和眼眶损伤、脑脊液漏、脑神经损伤和血管损伤等严重并发症。面部骨折通常需要修复以改善功能和美容，而颅底损伤的治疗则取决于颅内损伤和其他并发症的程度。并发症的程度通常取决于骨折的位置和类型，而骨折又取决于损伤机制。

颅底作为颅顶部、面部以及后颈部之间复杂的骨性界面，面部是唯一与颅前窝相关的颅下结构，将颈部与颅底分开。面部骨骼可充当"缓冲区"，减少颅脑外伤后冲击力向颅腔内容物的传递。鼻窦和鼻腔同样作为"缓冲区"，可减少冲击能量和骨折向颅后窝传递。

（一）颅前窝骨折

1. 前颅底骨性结构损伤的机制

颅底代表头颅骨、面颅骨以及颈椎之间复杂的骨性界面。在颅脑外伤中，面颅骨可充当"缓冲区"以减少冲击力向颅腔内传递。前颅底各部位的骨质厚度差异较大，筛板菲薄，而蝶骨小翼、大翼质硬，它们都为眶尖结构提供支撑和保护。颅脑外伤后冲击力传递的方向决定了前颅底骨折的程度和模式。当来自正前方的冲击力作用于额骨时，颅前窝中央的鼻窦区可

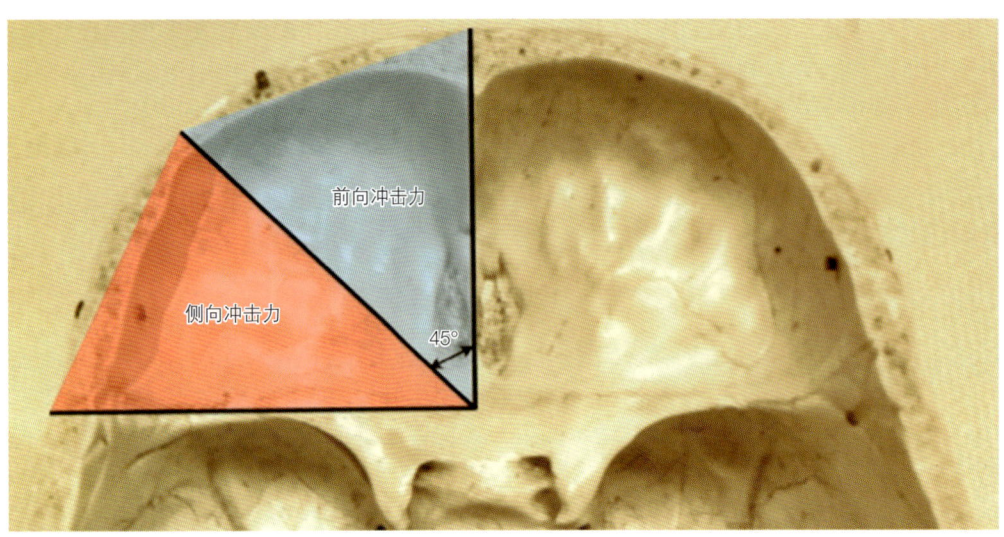

图 2-2-1 颅前窝前向冲击力区域及侧向冲击力区域示意图

充当"缓冲区",眶顶部的前眶缘和中间部先断裂并再次形成"缓冲区"。当侧向冲击力作用于额骨时,质硬的蝶骨大翼可将冲击能量传递到前颅底,并导致严重的前颅底骨折(图2-2-1)。中等冲击能量常形成固定的骨折模式,如面部的Lefort骨折,高等冲击能量往往导致前颅底粉碎性骨折。

2. 前颅底骨性结构损伤的类型

前颅底骨折的分类与Lefort骨折分类法相似,可分为Ⅰ、Ⅱ、Ⅲ型。Ⅰ型骨折为与筛板平行的线性骨折,由低等冲击能量撞击额骨造成,骨折线可向后延伸至蝶鞍及岩嵴。Ⅱ型骨折为垂直且偏向于侧面,骨折线可延伸至眶上缘外侧2/3、颞骨鳞部、眶顶、眼眶外侧壁和眶尖(图2-2-2)。Ⅲ型骨折为Ⅰ型与Ⅱ型的结合,通常存在整个额骨及眶顶的粉碎性骨折(图2-2-3)。Ⅱ型和Ⅲ型前颅底骨折患者颅内损伤重且常伴有脑脊液漏(图2-2-4)。

3. 前颅底骨折的临床表现

前颅底骨折常累及额骨眶板和筛骨,当眶周皮下及球结膜下形成瘀斑可导致"熊猫眼";当脑脊液经额窦或筛窦流出可导致脑脊液鼻漏,空气也可经此逆行进入颅腔导致颅内积气。前颅底骨折出现筛板及视神经管骨折时可导致嗅神经损伤和视神经损伤。

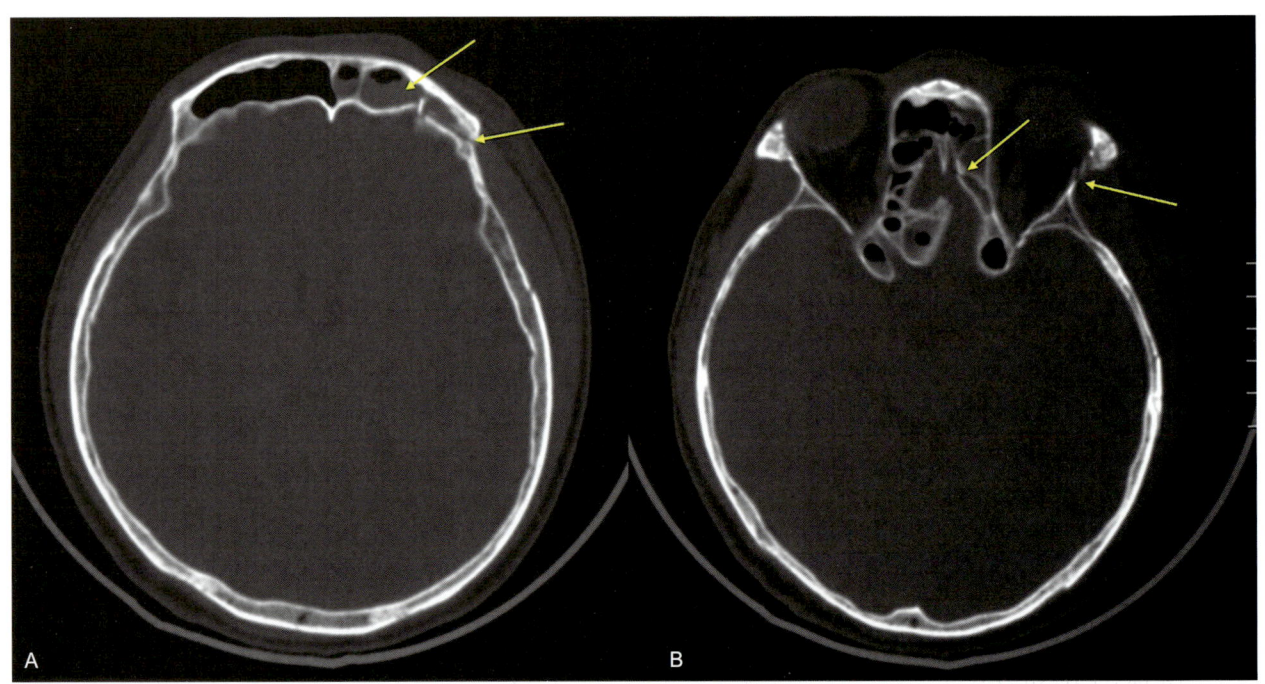

图 2-2-2 A、B. 轴位CT显示Ⅱ型前颅底骨折,额窦积血,骨折线从额骨外侧延伸至筛板的线性骨折

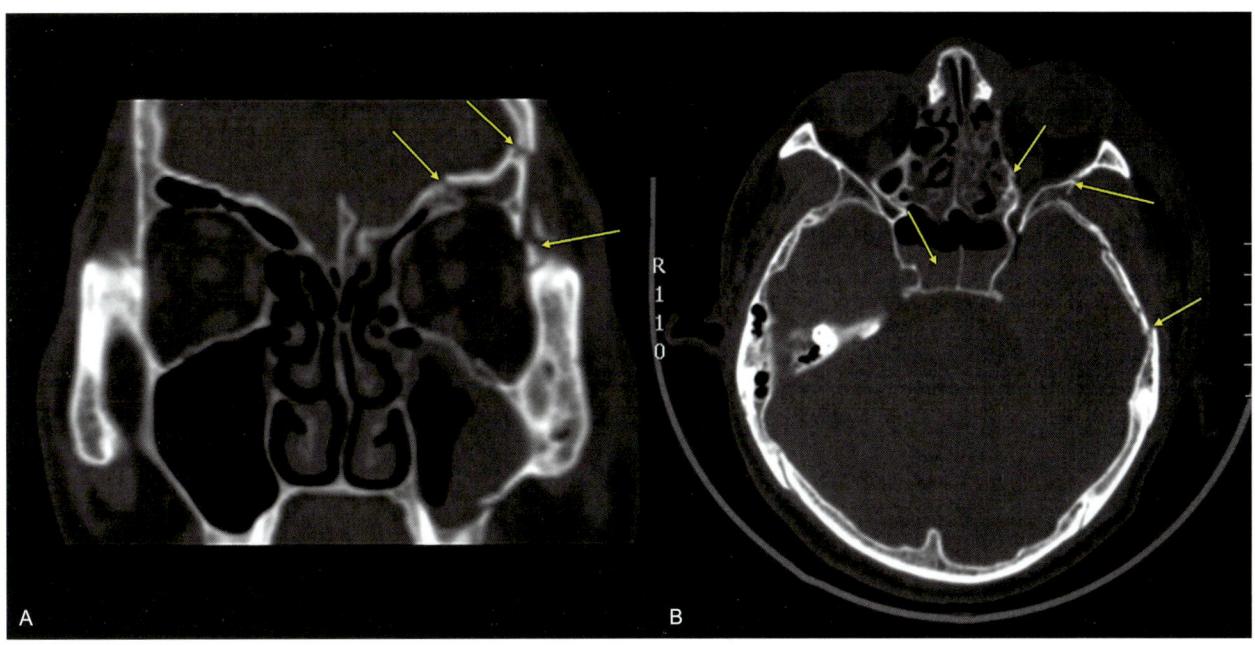

图 2-2-3 A、B. 冠状位和轴位 CT 像显示Ⅲ型前颅底骨折，粉碎性骨折及移位骨折线穿过眼眶内侧壁和外侧壁，并累及筛窦迷路和眶顶

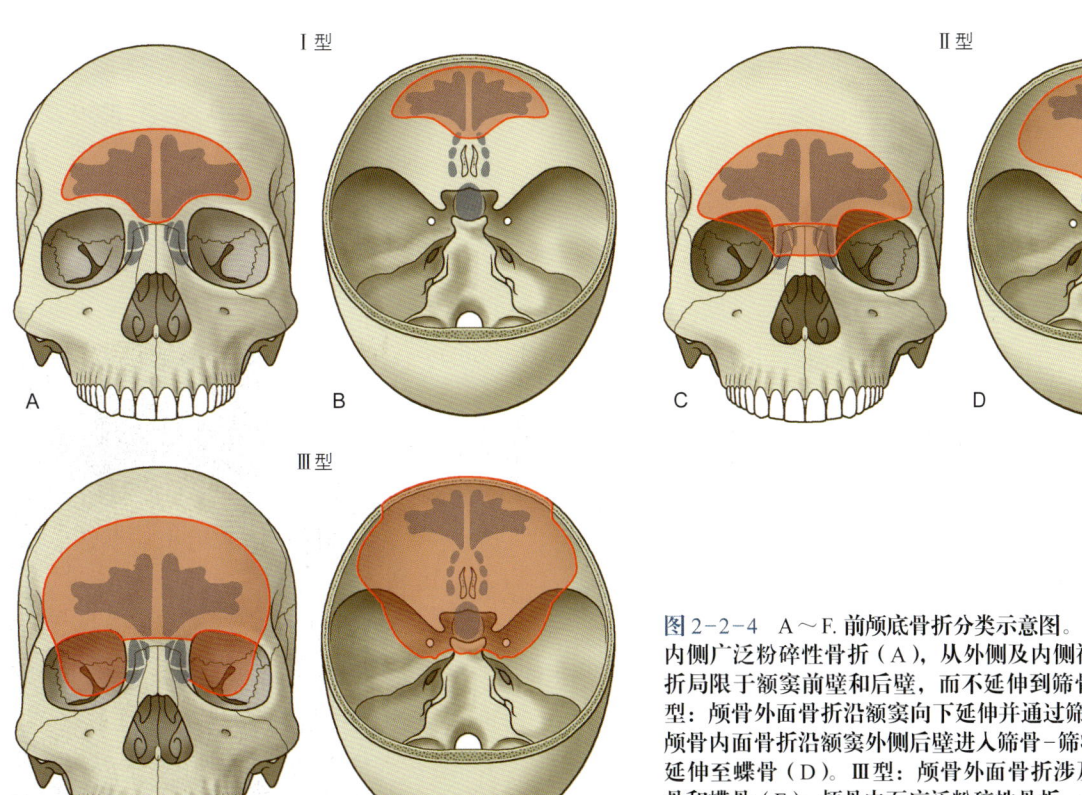

图 2-2-4 A～F. 前颅底骨折分类示意图。Ⅰ型：额窦外侧及内侧广泛粉碎性骨折（A），从外侧及内侧视图显示粉碎性骨折局限于额窦前壁和后壁，而不延伸到筛骨或蝶骨（B）。Ⅱ型：颅骨外面骨折沿额窦向下延伸并通过筛骨向后延伸（C），颅骨内面骨折沿额窦外侧后壁进入筛骨-筛状板复合体，但未延伸至蝶骨（D）。Ⅲ型：颅骨外面骨折涉及眼眶和眶顶，筛骨和蝶骨（E）；颅骨内面广泛粉碎性骨折，涉及双侧额骨和筛骨，延伸至蝶骨和鼻窦（F）

（二）颅中窝骨折

1. 中颅底骨性结构损伤的机制

当正前方的冲击力撞击额骨导致额骨骨折时，骨折线可扩展到中颅底并导致蝶鞍骨折、蝶骨骨折及颞骨骨折。中颅底横向骨折多位于冠状位，骨折可延伸并穿过蝶窦，通过蝶骨大翼和颞骨鳞部横向传播并导致颞骨骨折。中颅底前部横向骨折可涉及颅前窝后部（筛窦后顶部），进一步延伸到前床突、眶尖和眶

上裂，并导致脑神经或血管损伤。中颅底后部横向骨折可累及双侧颞骨，并沿着蝶窦或斜坡延伸（图2-2-5和图2-2-6）。

中颅底斜行骨折与面部骨折、Ⅱ型或Ⅲ型前颅底骨折相关，常导致脑脊液漏。横向骨折常导致血管和脑神经损伤。中颅底骨折可累及斜坡，由于斜坡靠近脑干，斜坡骨折具有较高的死亡率和脑神经损伤与血管损伤发生率。斜坡骨折有三种特征性模式：横向、斜向和纵向骨折。横向或斜向斜坡骨折多由外侧冲击力或挤压力引起，并导致脑神经损伤和颈内动脉损伤。纵向斜坡骨折多由来自颅顶的轴向负荷机制引起，并导致颅颈交界区损伤、斜坡后血肿、椎基底动脉损伤及脑干梗塞。由于Dorello管位于斜坡内，斜坡骨折多引起Dorello管骨折并导致展神经损伤。

2. 中颅底骨性结构损伤的类型

（1）颞骨骨折：根据骨折线与颞骨岩部长轴的关系，颞骨骨折可分为3种类型。① 纵行骨折：最为常见，约占70%～80%，骨折线常起自颞骨鳞部，

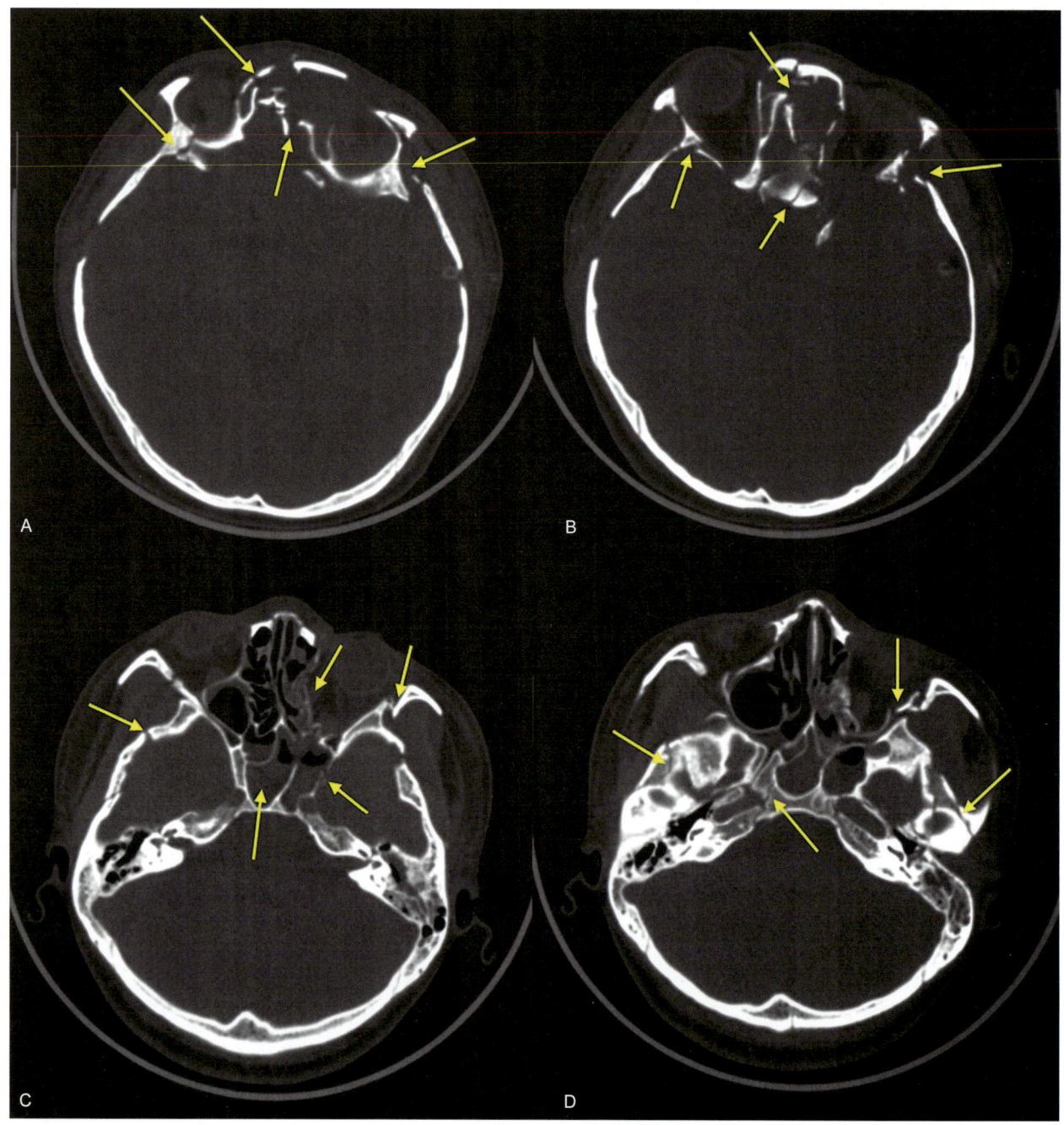

图2-2-5　A～D. 复杂粉碎性前颅底和中颅底骨折

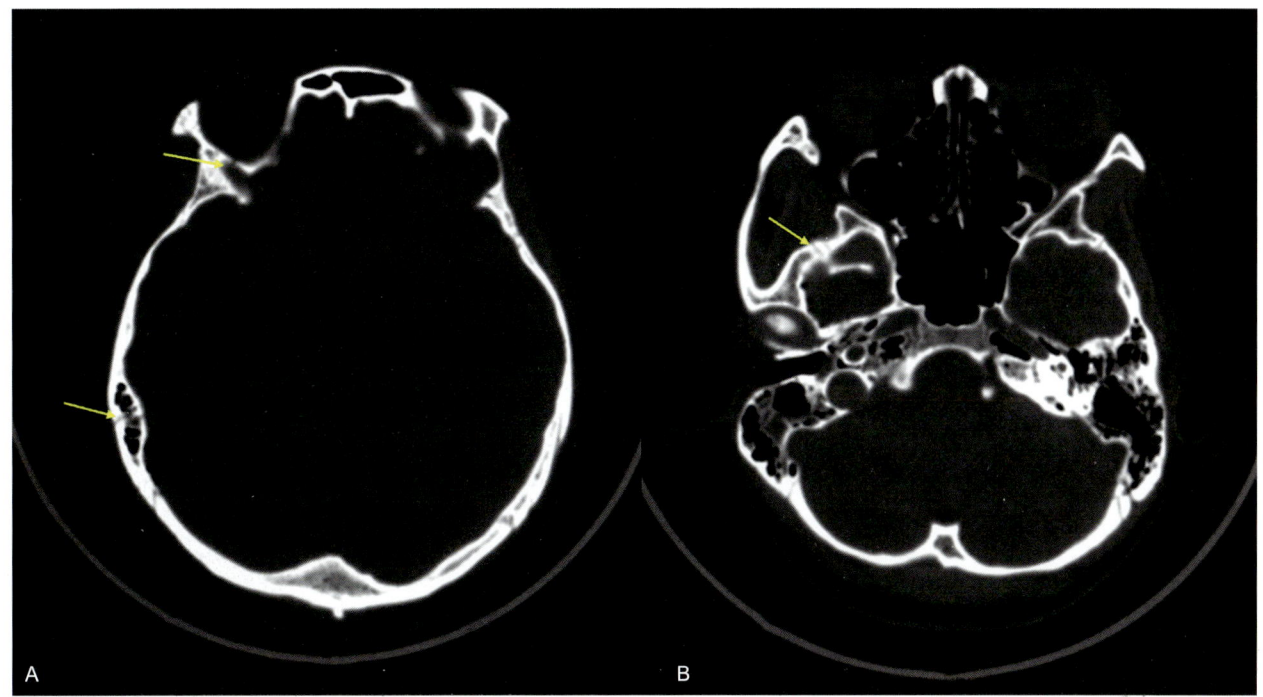

图 2-2-6　A、B. 右侧颞骨骨折纵向向内侧延伸

通过外耳道后上壁、中耳顶部，沿颈内动脉管至颅中窝底棘孔或破裂孔附近。因骨折线多于骨迷路前方或外侧穿过，故颞骨纵行骨折极少伤及内耳，但外耳道皮肤及鼓膜常被撕裂，中耳结构受损。颞骨纵行骨折常合并耳出血、传导性聋或混合性聋，约 20% 患者存在面瘫或累及颞下颌关节。② 横行骨折：较少见，约占 20%，多由颅骨压缩性骨折导致。骨折线常起自枕骨大孔，横行经过岩部到颅中窝，部分经过舌下神经孔及颈内静脉孔，个别可经内耳道及内耳迷路到达破裂孔或棘孔附近。骨折线可通过内耳道、骨迷路、鼓室内壁、前庭窗及蜗窗，颞骨横行骨折常有蜗神经、前庭神经及面神经受损症状。③ 混合型骨折：更少见，常由于颅骨多发性骨折导致颞骨同时发生纵行骨折与横行骨折，可造成鼓室、迷路骨折而出现中耳损伤与内耳损伤症状。

（2）斜坡骨折：斜坡由于受到面部骨质、颅中窝骨质和枕骨的保护可以避免直接损伤，普通 X 线检查很难发现斜坡骨折。根据 CT 影像学表现，斜坡骨折可分为三种：纵向骨折、横向骨折和斜向骨折。由于斜坡骨折合并脑干相关损伤，纵向斜坡骨折的死亡率高于横向骨折或斜向骨折。椎基底动脉阻塞是由斜坡骨折压迫所致，并且预后较差。

（3）眶上裂和视神经管骨折：眶上裂及视神经管位于前、中颅底，当中颅底受到巨大冲击力时，外力经过颅骨传导至眶上裂及视神经管时，可导致眶上裂骨折及视神经管骨折。当眶上裂骨折时，可损伤动眼神经、滑车神经、展神经，以及三叉神经第一支，出现眼球运动障碍和前额部感觉障碍，即为眶上裂综合征。当骨折线通过视神经管导致视神经管骨折时，可压迫或损伤视神经而导致视力减退或丧失。

3. 中颅底骨性结构损伤的临床表现

中颅底骨折的临床表现主要表现为高能量撞击伤导致的各种并发症，包括脑室出血、颞叶挫伤、弥漫性轴索损伤及脑神经损伤。当蝶骨大翼骨折时会损伤蝶窦静脉，并导致颅中窝硬膜外血肿（良性静脉硬膜外血肿）（图 2-2-7），该硬膜外血肿具有自限性，可行保守治疗。粉碎性蝶窦骨折可导致脑脊液漏，但其脑脊液漏发生率低于前颅底骨折。由于颈内动脉穿过中颅底和海绵窦，中颅底骨折容易发生颈内动脉损伤（图 2-2-8），同时基底动脉因靠近斜坡也容易受到损伤。常导致血管损伤的中颅底骨折包括斜坡骨折、蝶鞍/蝶窦骨折、眶尖骨折、岩脊骨折及枕骨髁骨折。中颅底骨折导致的血管并发症包括血管横断/撕裂、夹层、动脉瘤/假性动脉瘤、嵌顿（骨折卡压血管）或硬脑膜动静脉瘘。在所有横向或斜行的中颅底骨折中，颈内动脉-海绵窦瘘（CCF）是一种罕见但独特的并发症，其发生率约为 3.8%。CCF 表现

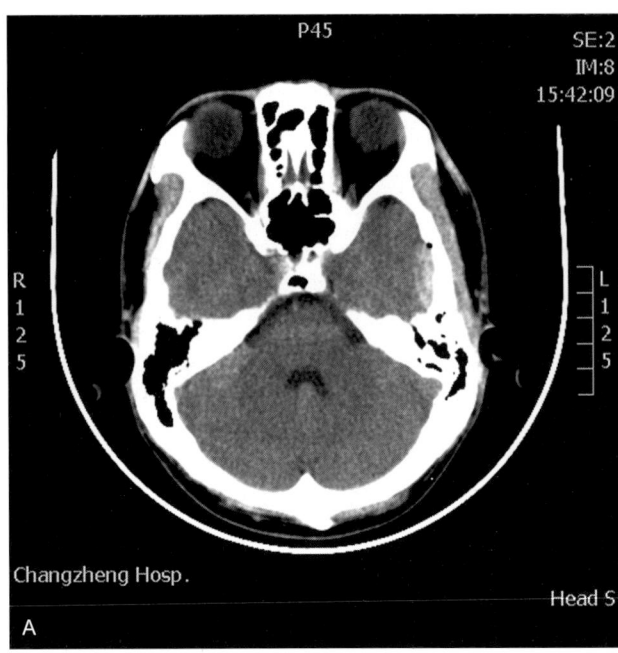
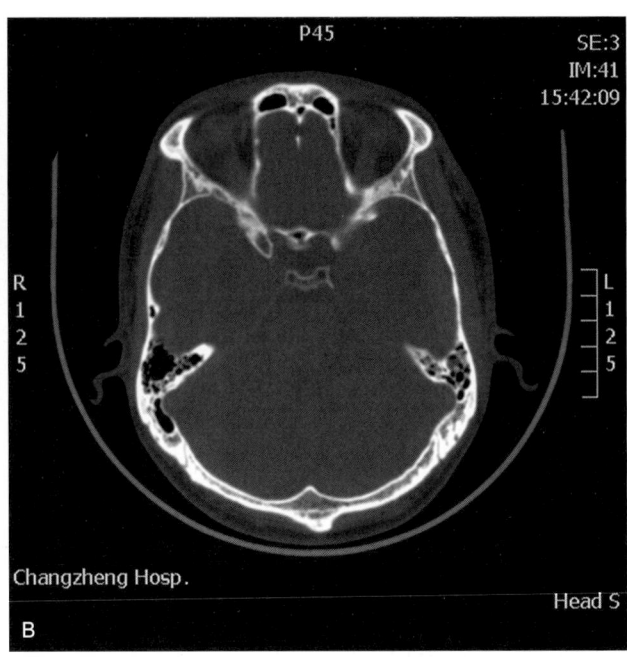

图2-2-7 A、B.轴位CT像显示左侧颅中窝硬膜外血肿,这很可能是蝶顶窦损伤相关的静脉硬膜外血肿

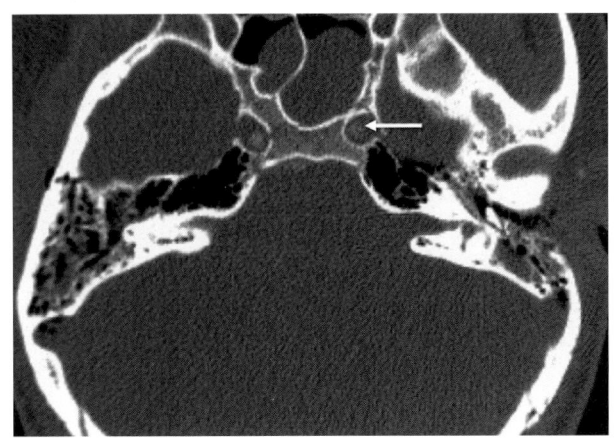

图2-2-8 轴位CTA显示左侧颞骨骨折穿过左侧颈动脉管

为颈内动脉和海绵窦之间的创伤性通道并形成高流量瘘管,其临床症状可在伤后数小时出现或于数周、数月后迟发性出现,表现为搏动性眼球突出、球结膜水肿、视力丧失和眼肌麻痹。当昏迷患者存在中颅底骨折时,应高度怀疑该患者合并CCF。

中颅底骨折常合并脑神经损伤,延伸至前床突和眶上裂的骨折常导致眶上裂综合征(图2-2-9),表现为动眼神经、滑车神经、展神经以及三叉神经眼支分布区的感觉异常,当合并视神经受压而视力降低时则为眶尖综合征。脑神经撕裂伤常导致脑神经急性损伤,当脑神经受到卡压、牵拉或水肿时则导致迟发型颅损伤,迟发型脑神经损伤愈后较佳。眶上裂综合征和眶尖综合征都可能需行脑神经减压术以促进脑神经的恢复,特别是粉碎性骨折撞击并卡压脑神经或存在压迫脑神经的血肿。中颅底骨折可导致颈内动脉神经丛中的交感神经纤维中断而表现为Horner综合征。

（三）颅后窝骨折

1. 后颅底骨性结构损伤的机制

颅后窝骨折多由冲击力撞击枕骨外侧或枕骨后部产生枕骨骨折,并且常延伸至颞骨岩部导致颞骨骨折。颞骨骨折通常为横向或纵向骨折,关于颞骨骨折及斜坡骨折上文已详细阐述。枕髁骨折临床上较为少见,根据影像学表现及受伤机制可分为Ⅰ型骨折(因轴向负荷导致髁部粉碎性撞击)、Ⅱ型(颅底骨折线性延伸至枕髁)及Ⅲ型(翼韧带附着处撕脱性骨折)。枕髁位于枕骨大孔两侧,枕髁骨折多由明显颅颈扭向力或轴向载荷的钝性创伤引起,偶有合并颈椎骨折(图2-2-10)。

2. 后颅底骨性结构损伤的类型

后颅底骨性结构损伤包括:①颞骨骨折;②斜坡骨折;③枕髁骨折。可分为Ⅰ型骨折(因轴向负荷导致髁部粉碎性骨折)、Ⅱ型(颅底骨折线性延伸至枕髁)及Ⅲ型(翼韧带附着处撕脱性骨折)。

3. 后颅底骨性结构损伤的临床表现

后颅底骨折常与颅后窝颅内损伤有关,包括硬膜外、硬膜下和小脑实质内血肿。颅后窝硬膜外血肿常由横窦、乙状窦或颈静脉球损伤引起,是后颅底骨折最常见的并发症,并且常压迫第四脑室或脑干,导致

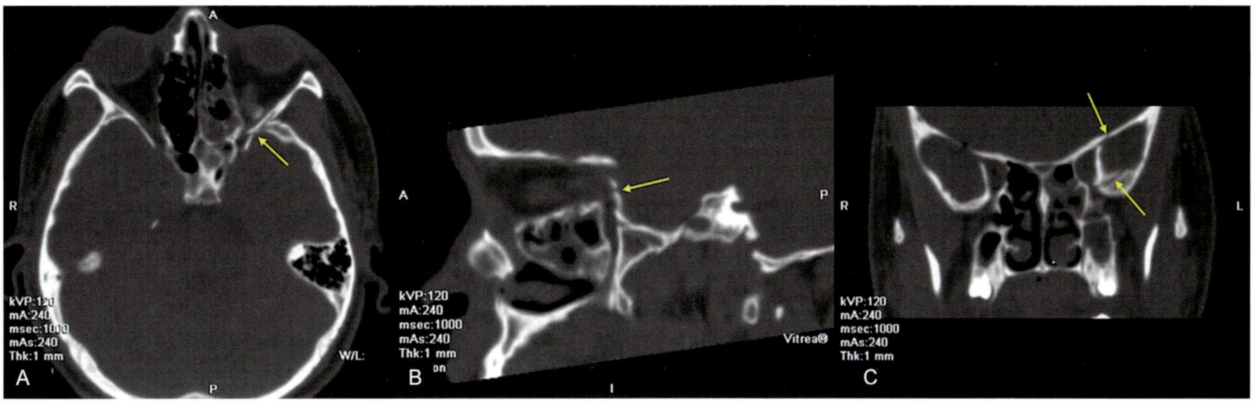

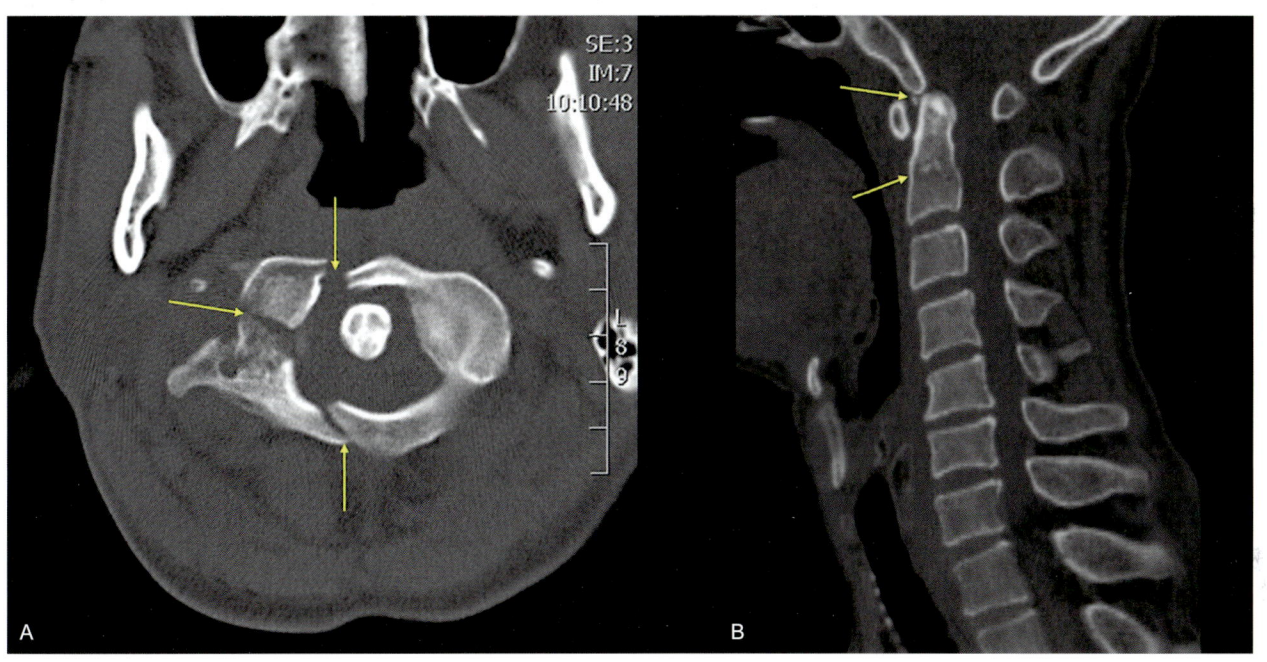

图 2-2-9 A~C.眶上裂综合征病例（轴位、矢状位、冠状位 CT 分别显示眶上裂骨折）

图 2-2-10 A、B.轴位和冠状位 CT 像显示寰枢椎骨折

病情危重（图 2-2-11）。没有占位效应的颅后窝硬膜外血肿可行保守治疗，而占位效应较大的血肿则需手术治疗。后颅底骨折可导致静脉窦或颈静脉孔损伤引起静脉性出血，也可导致静脉窦血栓或硬脑膜动静脉瘘。静脉窦血栓可导致颅内压升高、静脉梗死或出血。颅后窝骨折损伤后组脑神经取决于损伤的位置和方式。颞骨骨折会导致面神经和前庭蜗神经损伤，出现面瘫及脑脊液漏的症状则需要手术治疗。颞骨横向骨折比纵向骨折更易导致面神经损伤，因其损伤位置在内耳道或迷路段水平（图 2-2-12）。当颞骨纵向骨折的损伤位置是膝状神经节水平时，同样会导致面神经损伤。贯穿颈静脉孔的骨折会导致颈静脉损伤或血栓形成，同时导致舌咽神经、迷走神经或副神经损伤，出现吞咽反射消失、同侧声带麻痹伴声音嘶哑、同侧胸锁乳突肌和斜方肌麻痹。当相邻枕骨髁损伤导致舌下神经管骨折时，可出现舌头向同侧偏侧及萎缩的表现。当颞骨粉碎性骨折通过鼓膜、乳突或沿着岩后嵴延伸时，可并发脑脊液漏及脑膜脑膨出。上述骨折可导致脑脊液耳漏或鼻漏（骨折线通过咽鼓管延伸）以及创伤性脑膜膨出，并易导致颅内感染。通过颅颈交界区延伸的枕骨-斜坡骨折和枕髁骨折常伴有椎基底动脉损伤和颈椎损伤，并伴有不同程度的韧带损伤和颅颈分离的可能。

二、脑神经损伤的机制和类型

颅底解剖结构复杂，损伤到脑神经时可出现相应的临床表现，神经功能障碍的后遗症会降低患者的生活质量。

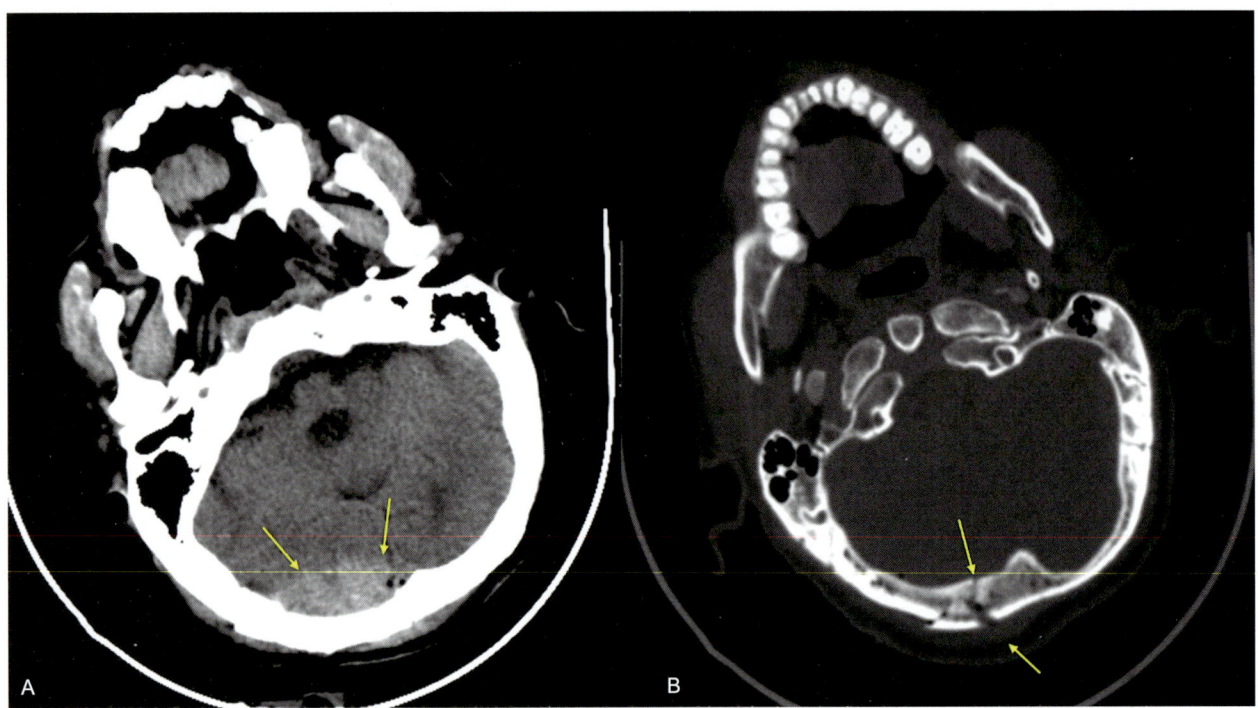

图 2-2-11　A、B. 轴位 CT 显示颅后窝巨大的硬膜外血肿，骨窗显示枕骨骨折

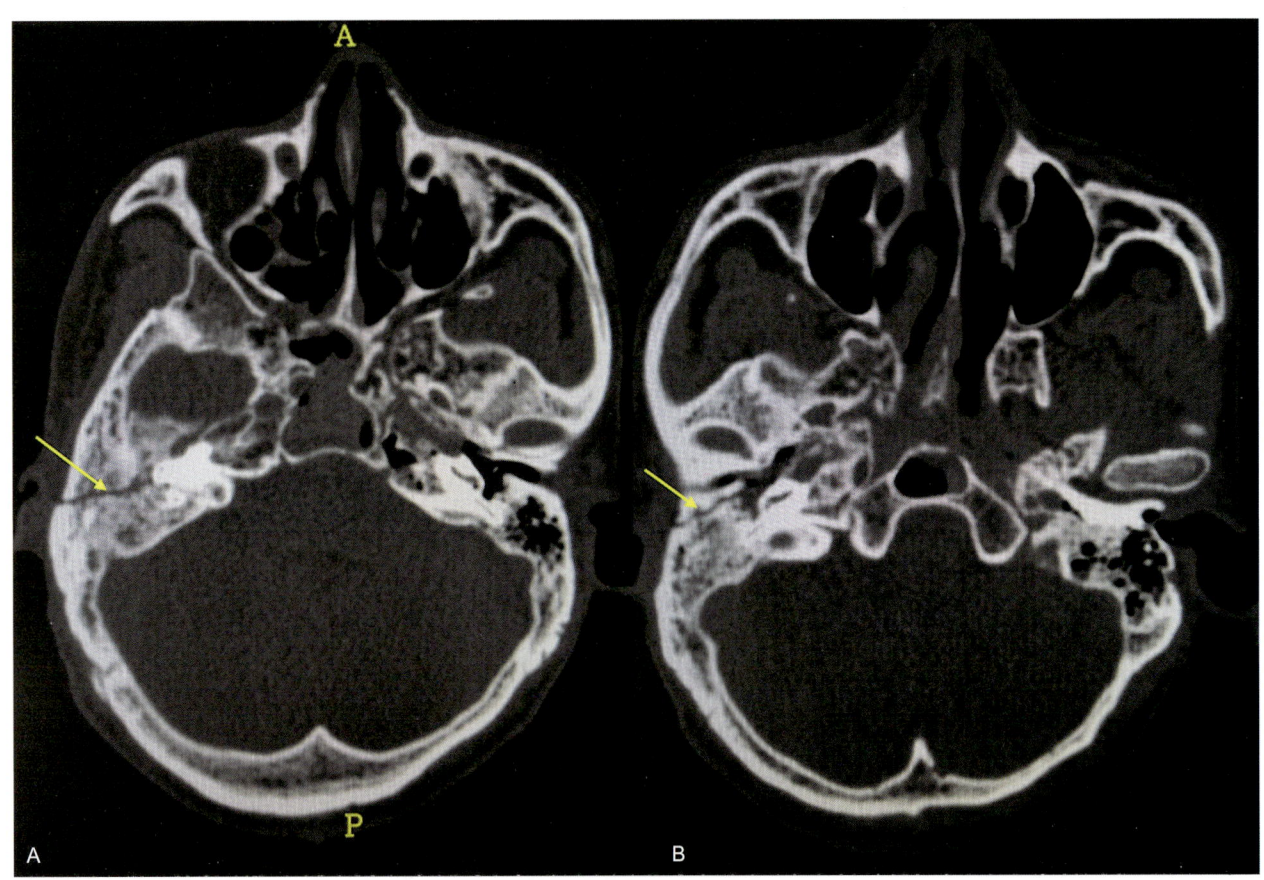

图 2-2-12　A、B. 轴位 CT 示穿过右侧颞骨的内侧横向骨折，延伸至外耳道，骨折断端稍移位

（一）嗅神经损伤

1. 嗅觉通路损伤的机制

嗅觉需要通畅的鼻气道、完整的鼻黏膜、合适的鼻黏膜涂层，以及从鼻腔到高级嗅觉皮质的完整神经传导通路。因此任何创伤后嗅觉功能障碍都来自以下任一或所有嗅觉通路的破坏：鼻气道的破坏、筛板处嗅神经的剪切伤、嗅球的局灶性损伤、初级或次级嗅觉皮质的弥漫性损伤及中央嗅觉中心连接处的损伤（图2-2-13）。

（1）鼻窦及鼻气道的破坏：鼻骨或中部面骨的骨折会扭曲正常气道，从而导致气味无法进入嗅觉神经上皮而造成传导性嗅觉丧失。骨折损伤范围越广（如LeFort骨折），嗅觉丧失的发生率越高。鼻腔内的软组织损伤同样会扭曲鼻气道的解剖结构从而影响嗅觉功能。鼻腔及面部骨折可导致鼻窦流出道受阻引起鼻窦炎或其他炎症改变，可限制气味进入及影响鼻腔黏膜的特性。

（2）嗅神经损伤：嗅神经损伤最易发生于穿过筛孔位置的嗅神经，筛顶或筛板的直接损伤或位于前颅底脑组织的快速移动均容易导致位于筛孔位置嗅神经的损伤。当机动车碰撞中突然减速，或后枕部摔至地面时，均会导致筛孔处的嗅神经损伤。嗅球和脑组织在颅腔内相对可移动并且脑脊液将嗅球与脑组织隔开，而嗅觉受体的轴突被固定在筛孔内不可移动。当筛孔内的嗅神经纤维被显著拉伸或受到骨折片剪切伤时会引起嗅觉受体的轴突变性，此类损伤通常导致双侧嗅神经损伤（图2-2-14）。

（3）中枢嗅觉通路损伤：任何中枢嗅觉通路及其连接处的损伤都可能导致嗅觉功能障碍。中枢嗅觉通路包括嗅球、嗅束及其中枢投射。中枢嗅觉通路中最易受到的损伤机制为挫伤，通常由水肿、出血或血肿导致，但一般不会导致完全性嗅觉缺失。

2. 嗅觉通路损伤的类型

（1）嗅觉受体损伤：最常见的为普通感冒或过敏性鼻炎导致的暂时性嗅觉丧失，因鼻黏膜肿胀和充血导致嗅觉刺激（气味）无法到达嗅觉受体细胞。慢性吸烟和病毒感染（如单纯疱疹、流感和肝炎）会损伤嗅觉受体本身。嗅上皮细胞瘤同样会导致嗅觉受体损伤。嗅觉受体细胞（初级嗅神经元）通过筛板处的轴突将嗅觉信息传递给嗅球次级嗅神经元上的突触。颅脑创伤后脑组织移位可导致脆弱的轴丝在穿过筛板时发生剪切性损伤，这可导致永久性单侧或双侧嗅觉丧失，并常伴有筛板骨折。

（2）中枢嗅觉通路：中枢嗅觉通路包括嗅球、嗅束及其中枢投射。嗅球可因颅脑创伤而导致挫伤或撕裂。嗅球和嗅束的位置使其容易受到嗅沟脑膜瘤、大脑前动脉或前交通动脉瘤以及额叶浸润性肿瘤的压迫，这种压迫性损伤可导致单侧或双侧嗅觉丧失。

3. 嗅神经损伤的临床表现

当嗅神经损伤导致嗅觉丧失时，味觉同样会导致一定程度的减弱。对味道的感知是嗅觉和味觉的结合以及对熟悉食物味道的记忆。在神经系统检查中嗅神经检查常被忽视，而嗅觉缺失有助于定位神经系统病变。检查者可用一系列无刺激性及熟悉的嗅觉刺激来评估患者的嗅觉功能。芳香性刺激物应放在一侧鼻孔下并堵塞另一侧鼻孔。氨等刺激性气味不适合做嗅觉功能检查，因其对鼻腔黏膜的游离神经末梢有刺激性作用。更精细的嗅神经功能检查，如嗅觉诱发电位，可用于评估嗅觉通路的完整性。

（二）视神经损伤

1. 视神经损伤的机制

（1）眼球外伤：颅脑创伤后可导致眼球穿透性或

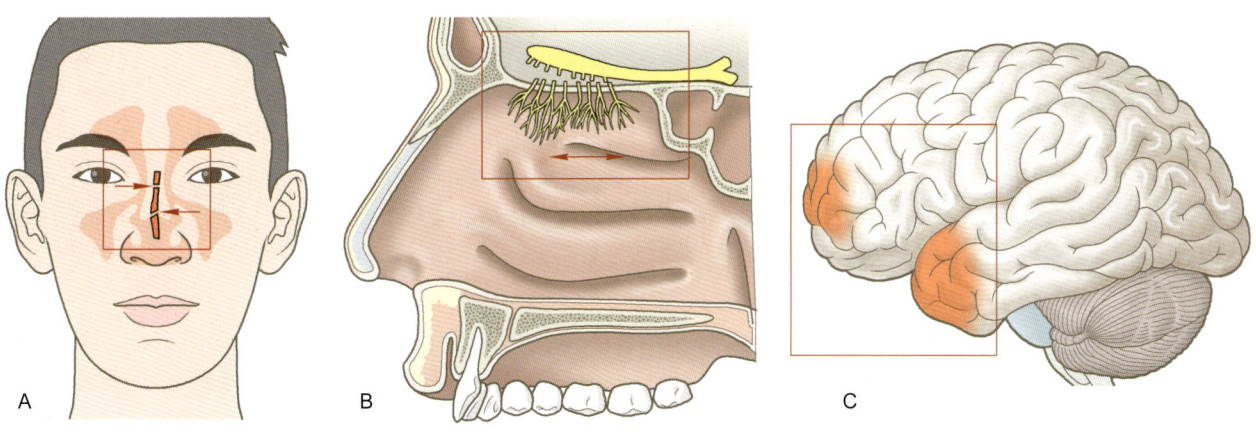

图2-2-13　创伤后嗅觉丧失的机制。A.鼻窦及鼻腔通道破坏。B.嗅神经损伤。C.嗅觉中枢损伤

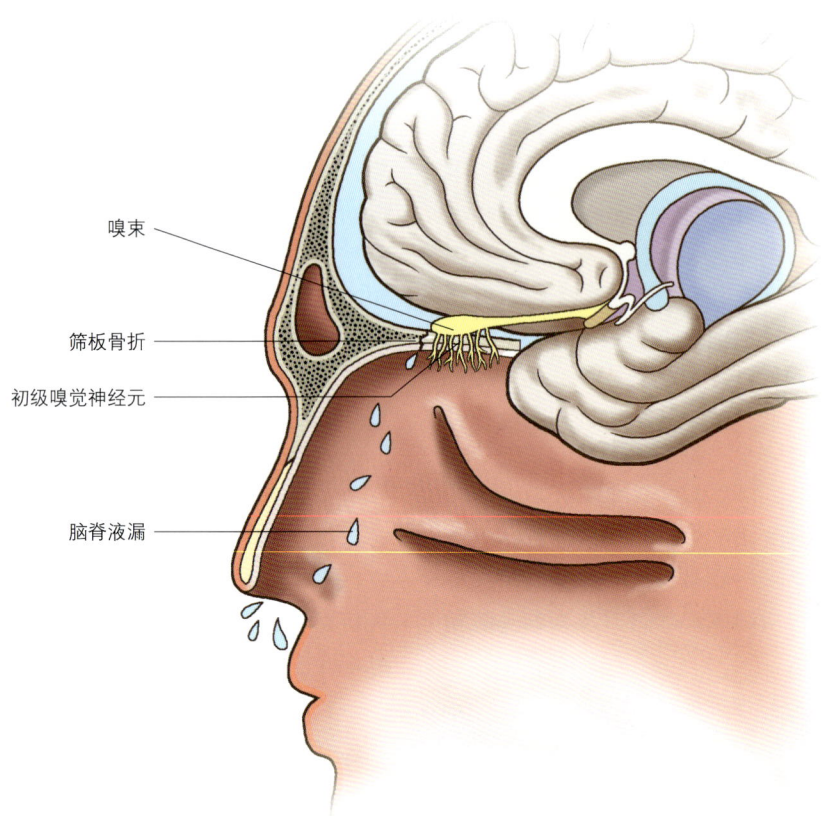

图 2-2-14 嗅神经损伤、脑脊液漏示意图

非穿透性损伤，穿透性损伤可使眼球破裂导致角膜撕裂伤或巩膜撕裂伤。颅面部创伤后向眼球不同部位传递的冲击力可导致眼球间接性损伤，角膜水肿、前房积血、玻璃体出血、视网膜震荡（视网膜变性）和视神经病变等是常见症状。眼球外伤在所有颅脑创伤病例中都很常见，当眼球外伤合并视神经损伤时，视力预后最差。泪膜可保持角膜表面湿润并维持其健康的屈光面，颅脑创伤患者的眨眼反应减少而导致角膜干燥并留下角膜瘢痕。同时颅脑创伤时使患者血压骤然升高并传输到视网膜引起视网膜出血，进一步导致瘢痕形成及视力丧失。在眼球功能上颅脑创伤相关视力障碍包括调节功能障碍、复视障碍（注视、追踪、眼跳和眼球震颤）、会聚功能障碍（会聚功能不全和斜视）、视野障碍、光敏性和色觉改变。

（2）视神经和视束损伤（传入通路损伤）：创伤性视神经损伤通常损伤一侧或双侧视神经而破坏视觉传入通路，并导致不同程度的视力障碍。任何直接或间接的颅脑创伤都可能导致直接或间接创伤性视神经病变（TON）。在 TON 中，视神经的直接损伤会导致视神经的结构和功能破坏。当发生间接性颅脑创伤时，冲击力会传递到视神经，并破坏其结构和功能的完整性，导致视力下降甚至丧失。视神经眶内段、管内段及颅内段损伤的临床表现包括单侧视力下降，色觉、同侧传入瞳孔调节功能缺陷和视神经水肿。TON 的诊断通常需要结合 CT、MRI、光学相干断层扫描（OCT）以及眼科相关检查（包括视力测试、视觉诱发电位等）。颅脑创伤的冲击力传递到视神经，尤其是视神经管内段，会导致视力丧失。来自面骨和眶骨的钝性撞击力可从眶上外侧缘传递到视神经管颅内段，同时视神经管内段在吸收冲击能量及视神经管骨折压迫视神经都会导致视神经损伤。冲击能量的转移同样会引起视神经水肿并导致视神经缺血，视神经损伤和缺血将联合加剧视力丧失。视交叉和视交叉后的视觉通路也同样容易受到各种损伤，严重颅脑创伤可导致与颅骨骨折和脑神经损伤相关的创伤性视交叉综合征，并导致下丘脑和垂体功能缺陷。部分颅脑创伤患者表现为直接撕裂、挫伤出血和挫伤坏死引起的视交叉后综合征症状。

（3）视网膜损伤：颅脑创伤会对视觉系统产生持久的形态和功能影响。大多数视神经损伤会影响视网膜，大多数实验动物模型中颅脑创伤后存在 RGC 丢失。由于眼球容易受到爆炸冲击波的影响，爆炸冲击波可诱导视网膜急性轴索变性，从而导致视网膜损

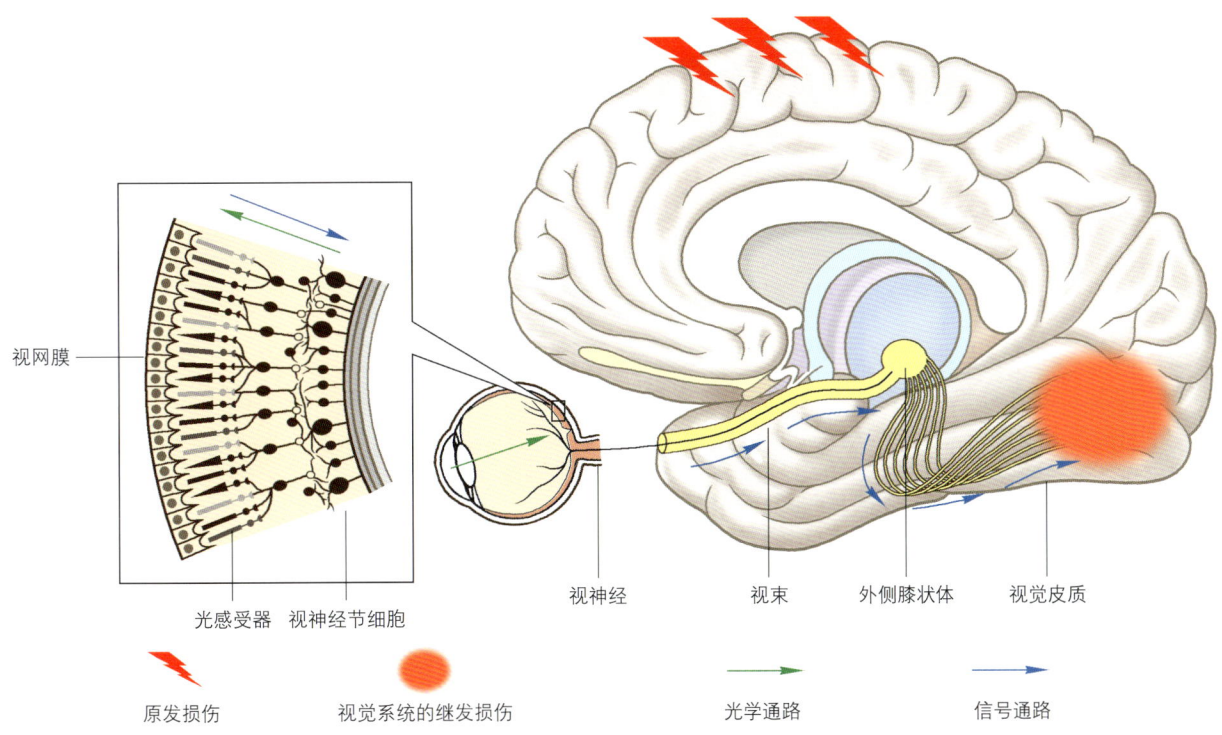

图 2-2-15 视觉通路损伤示意图

伤，同时会出现眼球神经功能的缺陷，包括眼球运动丧失或损伤、瞳孔调节反射丧失、视网膜出血、暗点等表现。爆炸冲击波相关颅脑创伤也会导致 RGC 减少，爆炸冲击波同侧的视网膜显著变薄（图 2-2-15 和图 2-2-16）。

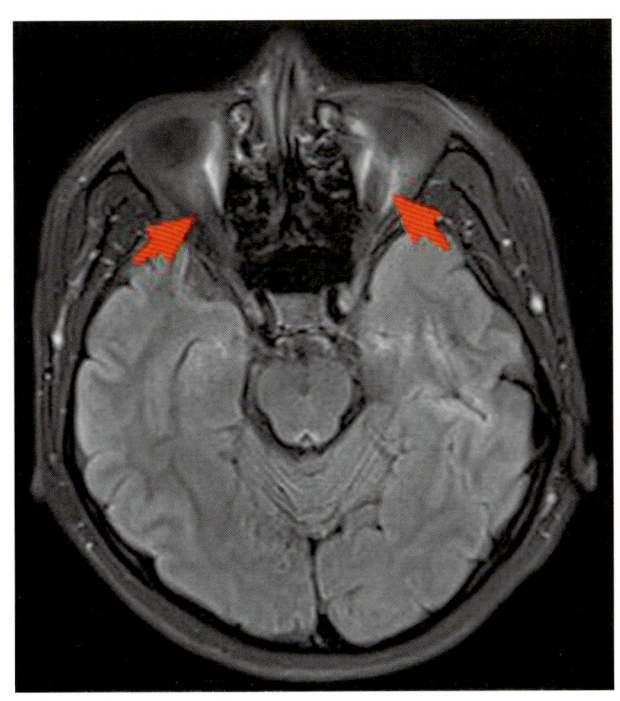

图 2-2-16 轴位 MRI 显示视神经

2. 视神经损伤的类型及临床表现

（1）视网膜和视神经功能缺陷：视觉系统的神经功能缺陷可通过视野缺陷的类型和程度来定位。视网膜和视神经损伤会导致伤侧视力下降。眼底镜检查可发现大多数视网膜病变。视神经病变会产生与水平线相关的中心盲点和视野缺损。如视神经前部受损（即眼底镜可见的位置），在损伤急性期可发现视乳头水肿。如视神经球后部分受损，则视乳头（视盘）早期无明显变化，数周后任何部位的视神经损伤都会表现为视乳头苍白。单侧或不对称的双侧视神经损伤将导致瞳孔反射减弱。

（2）视交叉和视交叉后的神经功能缺陷：视交叉处的损伤会导致双颞侧偏盲；视束（视交叉和外侧膝状体之间）损伤会导致对侧同向偏盲；视辐射或纹状体损伤会导致部分或完全对侧同向性偏盲（图 2-2-17）。

（三）动眼神经损伤

1. 动眼神经损伤的机制

动眼神经损伤可能是从位于中脑的动眼神经核到眼眶内眼外肌中动眼神经末端任何部位损伤的结果，可分为直接损伤和间接损伤。在影像学检查未发现明显颅脑外伤性表现时，直接损伤包括脑组织突然加速或减速，对动眼神经过度牵张，导致神经根撕脱或远端分支损伤；也可能由占位性病变导致动眼神经受

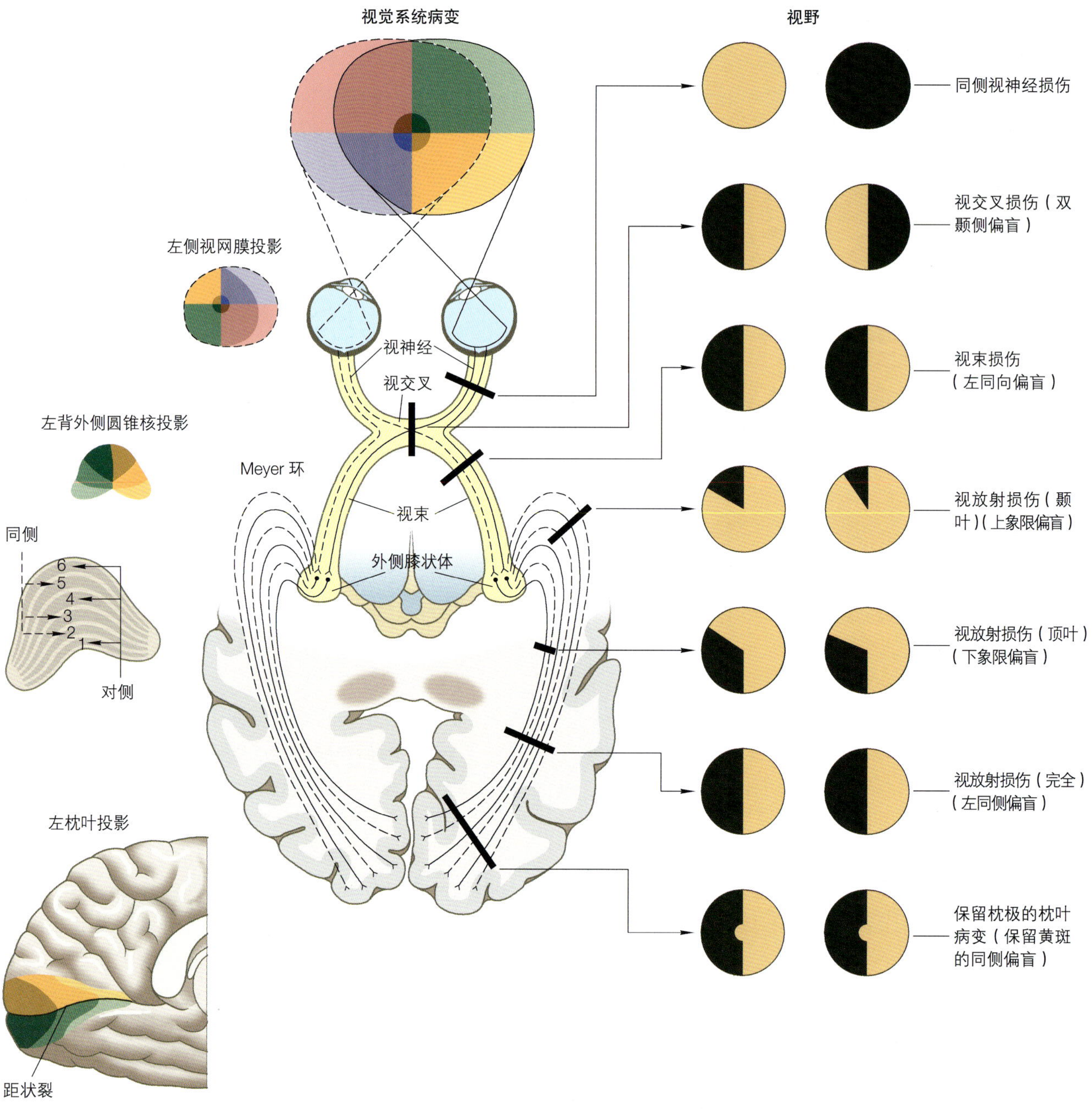

图 2-2-17 视觉通路损伤与双侧视野缺损的关系示意图

压、移位或畸形。间接损伤主要由原发性或继发性损伤导致的缺血性损伤。

（1）直接损伤（剪切伤）：常见的损伤机制为，脑组织突然加速或减速，对动眼神经过度牵张，导致动眼神经近端或远端分支损伤伴部分神经根撕脱伤。基本上剪切性损伤发生于动眼神经中脑出口处，MRI检查表现为动眼神经中脑出口处的出血灶。MRI检查T2序列对剪切伤相关的出血变化最为敏感。直接损伤最常见于严重颅脑创伤，可为单侧或双侧动眼神经损伤。

（2）直接损伤（血管压迫）：动眼神经与大脑后动脉和颈内动脉关系密切，其中瞳孔运动纤维容易受到大脑后动脉及颈内动脉的异常压迫。疼痛性动眼神经麻痹是大脑后动脉动脉瘤扩大主要症状和体征，同时该区域的创伤性假性动脉瘤也可能压迫动眼神经，产生动眼神经麻痹症状。

（3）间接损伤（牵引伤）：其常见的损伤机制是后岩斜韧带上的神经撕脱伤，由于撞击伤或颅脑外伤后脑疝，导致脑干向下移位，导致动眼神经被拉伸。这一机制可以解释颅脑创伤后动眼神经麻痹从受伤初期至伤后数小时出现。动眼神经通过动眼神经三角穿过海绵窦的硬脑膜壁。动眼神经三角内侧缘由岩斜间韧带构成，从前床突延伸到后床突；后缘由岩斜后韧带构成，从后床突延伸至岩尖。撞击伤或颅脑创伤后脑疝导致脑干向下移动，动眼神经穿过岩斜后韧带的部分被拉伸，可对动眼神经腹内侧表面的瞳孔运动纤维造成直接损伤。同时，动眼神经受损后水肿可导致穿过海绵窦硬脑膜处的动眼神经产生缺血性损伤。

（4）间接损伤（血供不足）：其常见机制是受到血液供应紊乱或颅脑创伤后导致的内环境紊乱引起。颅脑创伤后额骨、颧骨和上颌骨常因巨大冲击力而导致骨折。动眼神经、滑车神经和展神经及其供应动脉在海绵窦前部与这些骨骼关系密切。额骨、颧骨及上颌骨的钝性运动和扭曲同样会破坏动眼神经位于软脑膜上的供血血管。动眼神经近端海绵窦外侧部分由来自大脑后动脉的穿支供血，中间部分神经无特定的供血血管，远端海绵窦内侧部分由海绵窦内颈内动脉的穿支供血。因此，任何颌面部创伤、眼眶骨折以及任何海绵窦内的颈内动脉损伤都可能损害远端动眼神经的血液供应。

2. 动眼神经损伤的类型

（1）颅底骨折及软组织损伤：眼眶及眶尖骨折可直接损伤动眼神经而出现动眼神经麻痹；骨折引起的眶内出血压迫眼外肌，使眼外肌瘫痪，以上斜肌及下斜肌最易受损。眼外肌挫伤继而肌肉出血，可使受损的眼外肌瘫痪，以上睑提肌最易受累；海绵窦损伤导致创伤性颈内动脉-海绵窦瘘，可发生搏动性眼球突出及眼外肌麻痹；眼眶骨折导致动眼神经及交感神经纤维严重受损时，可因副交感及交感神经纤维功能障碍而致瞳孔大小正常而对光反射消失。

（2）颅脑损伤：颅内血肿、脑挫伤等导致颞叶钩回疝，直接压迫动眼神经，导致动眼神经麻痹。弥漫性轴索损伤等剪切力损伤可使动眼神经从中脑处撕脱导致动眼神经损伤；中脑血肿直接压迫动眼神经核、外伤性蛛网膜下腔出血也可引起瞳孔改变等动眼神经麻痹症状。

（3）创伤性动脉瘤：后交通动脉瘤可直接压迫动眼神经；基底动脉上段的创伤性动脉瘤可导致多根脑神经损害和双侧动眼神经麻痹；其他部位创伤性动脉瘤也可引起动眼神经损伤，但相对少见。

（4）手术创伤所致动眼神经损伤：常见有的岩尖及幕孔区肿瘤及其他岩斜区肿瘤手术，垂体瘤及其他鞍区肿瘤手术，后交通动脉瘤、海绵窦肿瘤、眶内肿瘤等手术，均可能导致动眼神经损伤。

（5）创伤性脑疝：颅脑损伤或其他原因导致的颅内压增高而发生脑疝，可出现动眼神经麻痹症状。颞叶钩回疝表现为同侧动眼神经受压导致同侧瞳孔扩大、对光反射消失。对侧动眼神经被间接推移到幕孔游离缘受压，可先出现对侧瞳孔扩大，继而出现上睑下垂、眼外肌麻痹等症状。

（四）滑车神经损伤

1. 滑车眼神经损伤的机制

滑车神经是所有脑神经中最细且颅内行程最长的脑神经，易受到创伤性损伤。滑车神经从中脑发出，创伤性脑损伤可导致中脑损伤出现血肿和挫伤，从而影响滑车神经。创伤性轴索损伤同样是滑车神经受伤的机制之一。颅底骨折、创伤性脑疝、脑水肿、脑出血均可导致小脑幕边缘的滑车神经受压而导致滑车神经损伤（图2-2-18）。

2. 滑车神经损伤的类型

滑车神经损伤包括：① 脑干段损伤；② 脑池段损伤；③ 天幕段损伤；④ 海绵窦段损伤；⑤ 眼眶段损伤。

（五）三叉神经损伤

1. 三叉神经损伤的机制

三叉神经因不同程度的外伤可表现为挫伤、擦伤及完全横断。通常三叉神经的分支常因外伤受损，包括拔出牙齿时导致的下颌支损伤。其他常见的损伤原因包括局部注射、拔牙、口腔外科手术等。① 三叉神经麻痹，由局部传导阻滞导致轴突传导减少，或由间接压力导致局部损伤，如外科术中压迫或术后神经水肿，当压力释放或水肿消退后症状消失。② 轴索断裂，由轴突传导完全破坏和远端节段退行性变导致，不会破坏支撑结构。③ 神经断裂，由于轴突传导以及神经支持结构完全破坏。

2. 三叉神经损伤的类型

三叉神经损伤包括：① V_1损伤。② V_2损伤。③ V_3损伤。④ 三叉神经半月节以上损伤时：可出现患侧头面部皮肤及舌、口、鼻腔黏膜的一般感觉丧失；角膜反射消失；患侧咀嚼肌瘫痪，张口时下颌偏向患侧。⑤ 三叉神经半月节以下受损时：可出现各单支损伤表现，眼神经受损时，出现患侧睑裂以上皮肤感觉障碍，角膜反射消失；上颌神经损伤时可至患侧下睑及上唇皮肤、上颌牙齿、牙龈及硬腭黏膜的感觉障碍；下颌神经受损时可致患侧下颌牙齿、牙龈及舌前2/3和下颌皮肤的一般感觉障碍，并有患侧咀嚼肌的运动障碍。

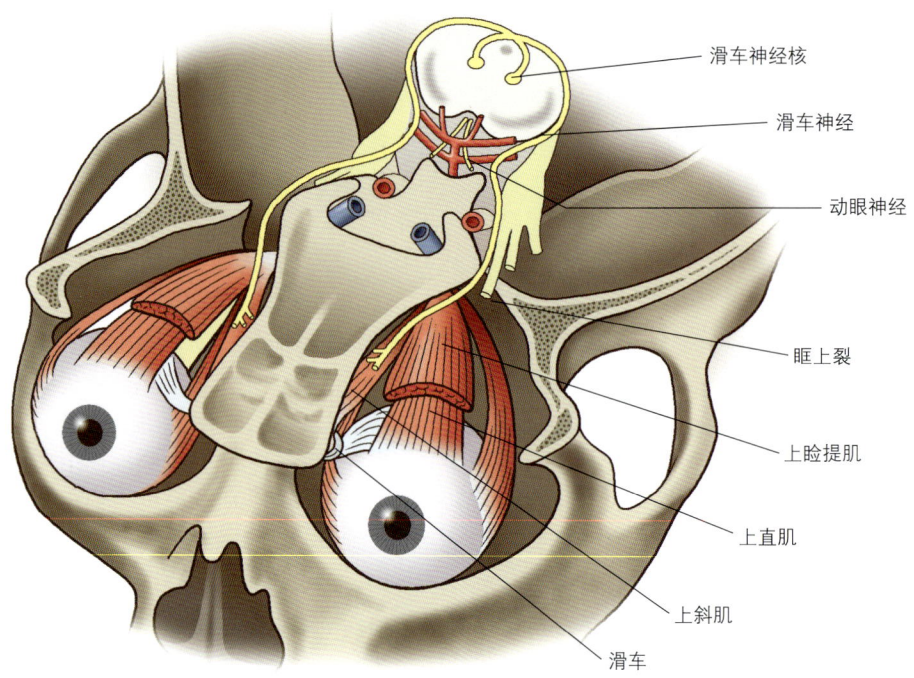

图 2-2-18　滑车神经颅内至眼眶内全程示意图

（六）展神经损伤

1. 展神经损伤的机制

展神经最常见的受伤部位是沿着颅底、岩尖和进入硬膜外间隙的过程。展神经损伤在创伤性颅脑损伤（TBI）患者中发病率较低，平均有4%～6%受到影响，展神经损伤通常发生在头部垂直运动导致的神经屈曲、伸展后的损伤。TBI引起的出血或水肿可引起颅内压升高，进而可能导致展神经的延迟性损伤。

展神经是最长的脑神经，当它到达外直肌时，会经历几次急转弯的曲折过程。展神经在这条路径上的任何地方都容易受到创伤。展神经在靠近中线的脑桥延髓交界处离开脑干，向前移动，然后垂直转向斜坡上方的蛛网膜下腔继续上升。然后，它穿过硬脑膜，直到它穿过岩骨脊和岩床韧带下方，这一间隙被称为Dorello管，由岩床韧带、后床突和岩骨分界。从这里开始，展神经穿过海绵窦，然后通过眶上裂床沿来支配外直肌。

除了直接支配外直肌的运动神经元之外，展神经核本身的损伤会产生同侧凝视麻痹，因为行进到对侧内直肌的中间神经元丢失。或者，展神经核远端的展神经损伤导致同侧眼外展不足。脑干中的束状病变通常不会引起孤立的展神经麻痹，但常伴有第七和第八对脑神经或锥体束的损伤，称为Millard-Gubler综合征。海绵窦或眶上裂的病变也可能导致动眼神经、滑车神经和展神经的缺损。同侧Horner综合征的存在可以区分后两种定位，因为交感神经纤维与展神经在海绵窦中短暂移动。眼眶骨折和肌肉卡压可能会导致外直肌损伤，也会出现同侧外展丧失。眼眶病变的其他定位特征包括眼球突出和视神经受累。

在没有岩骨骨折及其他损伤中，Dorello管是展神经最容易损伤的部位，因为展神经在通过岩床区时有几次急转弯。当头部外伤时产生的力使展神经向下移位，并在Dorello管的狭窄空间内对展神经造成剪切伤和挫伤。对于展神经迟发型损伤，是由供应神经的小血管受损导致的长期缺血所致。头部外伤导致的颅内或蛛网膜下腔出血、斜坡后血肿和脑积水可引起颅内压升高，引起急性或迟发性展神经麻痹。通常还伴有其他颅内压升高表现，包括视野缺损和视乳头水肿（图2-2-19）。

2. 展神经损伤的类型

展神经损伤包括：① 展神经损伤：由于展神经颅内走行较长且穿过硬脑膜之前在颞骨岩部尖端弯曲，当颅内压增高时展神经容易受损；颅脑外伤导致眶上裂骨折时同样可导致展神经损伤。② 展神经麻痹：颅内肿瘤等占位性病变压迫展神经同样可导致展神经麻痹；大脑基底部动脉环的动脉瘤和颈内动脉的动脉粥样硬化在海绵窦内均可压迫紧邻的展神经；鼻腔或鼻旁窦内的脓栓并发脓毒性血栓（脓肿）也可压迫展神经。

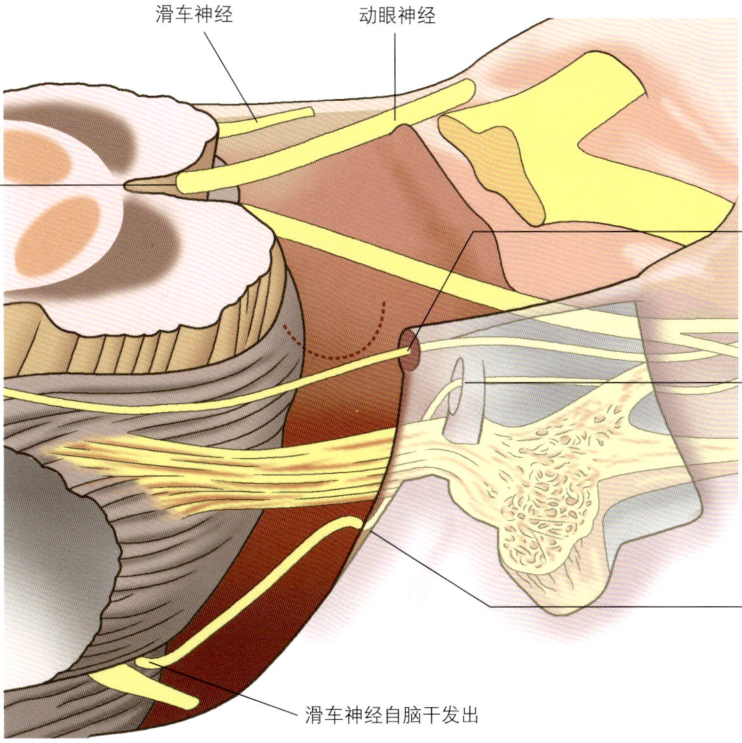

图中标注：
- 滑车神经
- 动眼神经
- 动眼神经离开大脑脚
- 滑车神经进入小脑幕入口
- 滑车神经离开 Dorello 管出口
- 滑车神经进入 Dorello 管入口
- 滑车神经自脑干发出

图 2-2-19　展神经示意图

（七）面神经损伤

1. 面神经损伤的机制

由大脑皮质到面神经肌肉整个运动通路上任何部位损伤均可引起面神经功能障碍，病变根据其位置分为上运动神经元病变或下运动神经元病变。面神经损伤可能是钝性或穿透性伤的结果，其中最常见的原因是颞骨骨折造成的钝性损伤，机动车交通事故也是造成钝性损伤的常见原因。可能导致面神经损伤的穿透性创伤的典型例子包括动物咬伤面部、刀伤造成的撕裂伤或枪伤、爆炸物或熔渣伤造成的爆炸伤。面神经损伤也可发生在医源性疾病中，最常见于唾液腺和耳科手术。分娩时使用外伤性产钳可导致新生儿面神经损伤。面神经大体损伤的严重程度各不相同，可包括解剖上完整的神经单纯牵引损伤、挤压伤、部分或完全横断或一段神经缺失。导致面神经管骨折的神经损伤需要手术治疗才能恢复。

2. 面神经损伤的类型

面神经损伤可分为：①按损伤的原因可分为：创伤（压迫、面神经管骨折、挫伤、断裂）、感染、肿瘤。②按损伤的位置可分为：中枢性损伤、外周性损伤。

（八）前庭蜗神经损伤

1. 前庭蜗神经损伤的机制

在从听觉器官到听觉皮质的听觉通路中，任何地方的病变或疾病过程都可能导致听力损失。外伤或感染可损伤鼓膜、小骨和耳蜗。干扰声音传输到耳蜗被定义为传导性听力损失。暴露于噪声、感染、有毒药物或肿瘤中，听神经可能受到损害。中枢听觉通路可能受到卒中、多发性硬化症或肿瘤的影响。对传导机制的干扰或对听觉皮质脉冲传输的干扰被定义为感觉性听力损失。对传导机制、传导机制或听神经的损伤只会导致患侧的听力损失。在中枢神经系统内，听觉信号在外侧丘系的两侧传递，因此中枢神经系统的单侧损伤通常不会导致患侧耳朵的听力损失。

2. 前庭神经损伤的类型

前庭神经损伤包括：①创伤：颞骨骨折可能与前庭蜗神经损伤密切相关，尤其是当骨折延伸至颅底时，会导致前庭蜗神经的损伤。尤其是斜行骨折，其通过颞骨及岩尖的薄弱部位向前内侧延伸至颅底，从而避开迷路周围耳囊的致密骨，最常见的相关损伤之一是膝状体或鼓室近端的前庭蜗神经。②前庭神经鞘瘤。③耳石症。

（九）舌咽神经损伤

1. 舌咽神经损伤的机制

舌咽神经位于颅后窝，其与迷走神经和副神经相互毗邻，并经颈静脉孔出颅，舌下神经经舌下神经管出颅腔。当颅脑创伤患者出现舌咽神经损伤的临床表现时，其常常存在其他后组脑神经损伤。外伤性后组脑神经损伤患者多存在严重颅脑创伤或颈内动脉损伤，该类患者多在损伤早期即死亡。后组脑神经损伤的机制常常为重型颅脑外伤导致颈静脉孔区骨折或血肿压迫后组脑神经，以及后组脑神经的直接挫伤，头颅 CT 三维重建可显示穿过颅底骨孔的骨折线、游离骨碎片和出血灶。

2. 舌咽神经损伤的类型

舌咽神经损伤很少单独发生，通常与迷走神经及副神经损伤同时发生，表现为吞咽困难和发声困难，呕吐反应消失，同侧声带麻痹，味觉和口咽感觉改变，腮腺分泌减少，胸锁乳突肌和斜方肌无力。最主要的原因为颅脑创伤性损伤。

（十）迷走神经损伤

1. 迷走神经损伤的机制

迷走神经损伤可以发生在从皮质到迷走神经支配器官的任何部位。上运动神经元损伤可以发生在大脑皮质到疑核之间的任何部位。涉及这些纤维的病变通常是缺血、梗死或肿瘤。双侧上运动神经元损伤累及皮质延髓束，影响延髓肌肉组织，被称为"假性延髓麻痹"。位于疑核水平及以下的病变为下运动神经元病变。① 颅底骨折：可同时出现迷走神经、舌咽神经、舌下神经和副神经损伤即后组脑神经损伤的症状。② 颈部火器伤：可以损伤迷走神经干或其分支。在乳突、下颌、下颌后间隙损伤时常伤及迷走神经干的上部分；下颌部侧面损伤只有喉返神经受伤；迷走神经干位于颈部大血管后面，且与血管束一起移动，在颈动脉受伤时可发生迷走神经干损伤。③ 医源性损伤：颈静脉孔区肿瘤的手术可损伤迷走神经，甲状腺手术可损伤喉上神经、喉返神经等。④ 颅底肿瘤：颈静脉孔区肿瘤，如颈静脉球瘤、神经鞘瘤、延髓区肿瘤等，可损害迷走神经。

2. 迷走神经损伤的类型

双侧核上病变可导致吞咽困难、痉挛性构音障碍、情绪性尿失禁、咽和喉不协调、感觉改变和误吸风险增加。单侧核上病变很少引起迷走神经功能障碍，因为核上控制是双侧的。单侧中央前回病变很少发生吞咽困难。孤立性近端迷走神经损伤很少见，因为颈静脉孔处或周围的损伤，如外伤或肿瘤引起的损伤，通常也会损伤舌咽神经和副神经。单侧迷走神经病变可引起吞咽困难和声音变化等表现。同侧软腭无力可表现为鼻反流和鼻音。同侧声带麻痹可能是喉上神经损伤或更多是远端喉返神经损伤。

（十一）副神经损伤

1. 副神经损伤的机制

副神经损伤的机制包括外周性损伤和核型损伤。

（1）外周性损伤包括：① 医源性损伤：多因颈部手术使副神经颅外段损伤，其中以颈后三角区淋巴结活检或摘除术所致误伤最为多见，部分发生于颈部肿瘤切除手术及颈动脉手术中的误伤。② 颅底骨折：颅脑外伤致颅底骨折时，骨折线经过枕骨髁累及颈静脉孔可造成颈静脉孔段及颅内段副神经挫伤或挤压。③ 颅底枪弹伤，可直接造成副神经损伤。④ 肿瘤浸润或压迫：如颈部淋巴结结核、颈部恶性肿瘤可致副神经段颅外段损伤；枕骨大孔区及桥小脑角区肿瘤可致颈静脉孔段及颅内段损伤等。⑤ 颅颈交界区畸形：可造成副神经的外周性损害。

（2）核性损伤：① 核性急性损伤常见于延髓出血或梗死及炎症。② 核性慢性损伤常见于延髓和脊髓空洞症、脑干肿瘤、高位颈髓内肿瘤等。

2. 副经损伤的类型

副神经损伤包括：① 一侧副神经脊髓支的单独损伤或其脊髓核损害时，同侧胸锁乳突肌及斜方肌瘫痪，并有萎缩。因对侧胸锁乳突肌占优势，故平静时下颏转向患侧，而在用力时向对侧转头无力，患侧肩下垂，不能耸肩，肩胛骨位置偏斜，以及其所支配的肌肉萎缩。因肩胛骨移位，使臂丛受到慢性牵拉，使患侧上肢上举和外展受限制。晚期由于瘢痕刺激可发生痉挛性挛缩畸形。② 双侧损害时，患者头颈后仰及前屈无力。颅底骨折或枪弹伤引起的副神经损伤，颈静脉孔区病变，枕骨大孔区病变，脑桥小脑角巨大病变及颅底广泛性病变引起的副神经损害及延髓核性瘫痪，常与后组脑神经及其他脑神经损害同时出现。③ 脑干核性麻痹时，脑神经的损害常为多组及双侧性。

（十二）舌下神经损伤

1. 舌下神经损伤的机制

（1）中枢性舌下神经损伤：① 双侧性核上性瘫痪和一侧核上性舌肌瘫痪，可由各种病因引起，常见于颅脑创伤后导致的延髓性麻痹；② 舌下神经核性病变，可由枕骨大孔附近的骨折、先天性小脑扁桃体下疝畸形引起。

（2）周围性舌下神经损伤：主要由舌下神经周围性病变引起，最常见的原因有颅底骨折、颌下枪弹损伤、枕骨髁部骨折以及颅底手术导致的医源性损伤，周围性舌下神经损伤体征除舌肌瘫痪为单侧外，其余与舌下神经核的损害基本相似。

2. 舌下神经损伤的类型

（1）单纯周围性舌下神经损伤：① 单侧性舌下神经麻痹时病侧舌肌瘫痪，伸舌时舌尖偏向患侧，病侧舌肌萎缩；② 两侧舌下神经麻痹则舌肌完全瘫痪，舌位于口腔底不能外伸，并有言语、吞咽困难。

（2）伴有后组脑神经损伤的舌下神经损伤：① 下运动神经元性延髓麻痹又称延髓性麻痹，临床表现为延髓神经支配的咽、喉、腭、舌的肌肉瘫痪、萎缩。可见吞咽困难，进食时食物由鼻孔呛出，声音嘶哑，讲话困难，构音不清，咽腭反射消失。核性损害时尚可有舌肌束性纤维颤动。② 上运动神经元性延髓麻痹又称假性延髓麻痹，临床表现为受延髓支配的肌肉瘫痪或不全瘫痪，软腭、咽喉、舌肌运动困难，吞咽、发音、讲话困难。由于是上运动神经元性瘫痪，因此无肌肉萎缩，咽反射存在，下颌反射增强，并可出现强哭、强笑。

三、颅底相关血管损伤的机制和类型

创伤性脑血管损伤（traumatic cerebrovascular injury，TCVI）是继发于创伤性脑损伤或颈部外伤的并发症之一，其发生率约为1%，会导致严重的血管病变，包括血管夹层、血栓、栓塞、动脉瘤和动静脉瘘等。这些病变可能会引起致命的缺血性或出血性疾病，如脑血管闭塞、颈部血肿、颅内出血和蛛网膜下腔出血，导致TCVI患者术后神经功能缺损发生率接近80%，死亡率高达40%。战时，创伤性脑损伤后TCVI的发生率高达27%。

颅底创伤损伤血管时，可出现血管破裂出血、血管夹层、血管闭塞、动脉瘤、动静脉瘘等血管病变，引起以下病理生理变化：① 血管供应的脑组织出现缺血缺氧，影响该区域脑功能；② 颅腔内容物增加，最初脑血流（CBF）和脑脊液（CSF）代偿性减少，但代偿作用有限，颅腔内容物进一步增加可致颅内压（ICP）升高、脑灌注压（CPP）下降、脑组织缺血缺氧；③ 血管屏障破坏引起的血管源性脑水肿和缺血缺氧引起的细胞毒性脑水肿可进一步升高ICP，加重脑组织缺血缺氧，甚至引起脑疝。

狭义的血管损伤主要指因撕裂、挫伤、穿刺、挤压或其他外力因素引起的血管创伤，即由各种外力因素直接或间接地导致血管结构改变或功能障碍的一类疾病，通常被称为创伤性血管病变。创伤性血管病变根据致伤因素大致分为钝性及锐性血管损伤。钝性血管损伤指由牵拉、挤压及爆震等钝性外力因素导致的血管损伤；锐性血管损伤指穿刺及切割等锐性外力因素导致的血管损伤。这种笼统的分类方式无法准确地反映血管损伤局部的病理生理及功能改变。因此，有学者依据创伤后颈动脉血管病变的性质将其分为5级，1~5级分别对应轻度狭窄、夹层或重度狭窄或血栓形成、假性动脉瘤形成、血管闭塞、血管全层破损或完全离断。

（一）钝性脑血管损伤

1. 钝性脑血管损伤的机制

钝性脑血管损伤（blunt cerebrovascular injury，BCVI）是颅脑血管非穿透性损伤（图2-2-20），多发生在车祸、坠落、斗殴和撞击等导致的颅脑外伤和颈部创伤后。数据显示，BCVI最常见的致伤原因是摩托车事故（30%），其次是汽车撞击事故（18%）。在战场环境下，爆炸冲击伤也是BCVI发生的原因之一。BCVI的临床表现通常不明显，易被同时发生的脑实质创伤或多发伤的症状掩盖，部分无症状的BCVI只能通过影像学检查被发现。BCVI通常造成的是血管内膜或中膜损伤，而非血管壁全层损伤，此类损伤在血流冲击下会导致血管夹层。血管内膜损伤会激活血小板和凝血系统，导致血栓形成甚至发生急性血管闭塞。高能量、非穿透性颅脑创伤可导致颈内动脉或椎动脉壁的一层或多层破裂。这些损伤可以单独存在或多重存在，并且具有一种或多种损伤模式。过度和快速的颈部运动导致动脉拉伸，或对动脉的直接打击，可能会产生内膜撕裂并暴露内皮下胶原蛋白，导致血小板活化和血栓形成，并可能导致血栓栓塞或动脉闭塞。这种血栓形成过程因创伤后早期发生的创伤诱导的高凝状态而加剧。血管内膜缺损可为血液进入动脉壁层提供通路，导致动脉狭窄或闭塞。血管弹性层的破坏可能导致外膜扩张并形成创伤性动脉瘤。长期血管内膜损伤会引起慢性脑动脉狭窄，最终导致慢性缺血性脑损伤。血管中膜损伤会减弱血管壁的强度，导致创伤性动脉瘤，而动脉瘤破裂会导致严重的出血性疾病，包括蛛网膜下腔出血、颅内血肿和假性动脉瘤形成等。有时高能量钝性损伤也会导致血管壁完全破裂、急性假性动脉瘤形成、血管离断和动静脉瘘等。颈内动脉在颈部软组织和岩管之间的区域受到牵拉损伤。在过度伸展、侧屈和旋转的极端情况下，远端颈椎的颈内动脉也容易在C2和C3上受到拉伸损伤。过度屈曲和显著旋转使颈内动脉存在被下颌骨和茎突压迫的风险。大多数椎动脉损伤与颈椎半脱位、C1~C3椎体骨折以及横突孔骨折有关。同时，大约有1/3的病例中，双侧颈内动脉均受到影响。

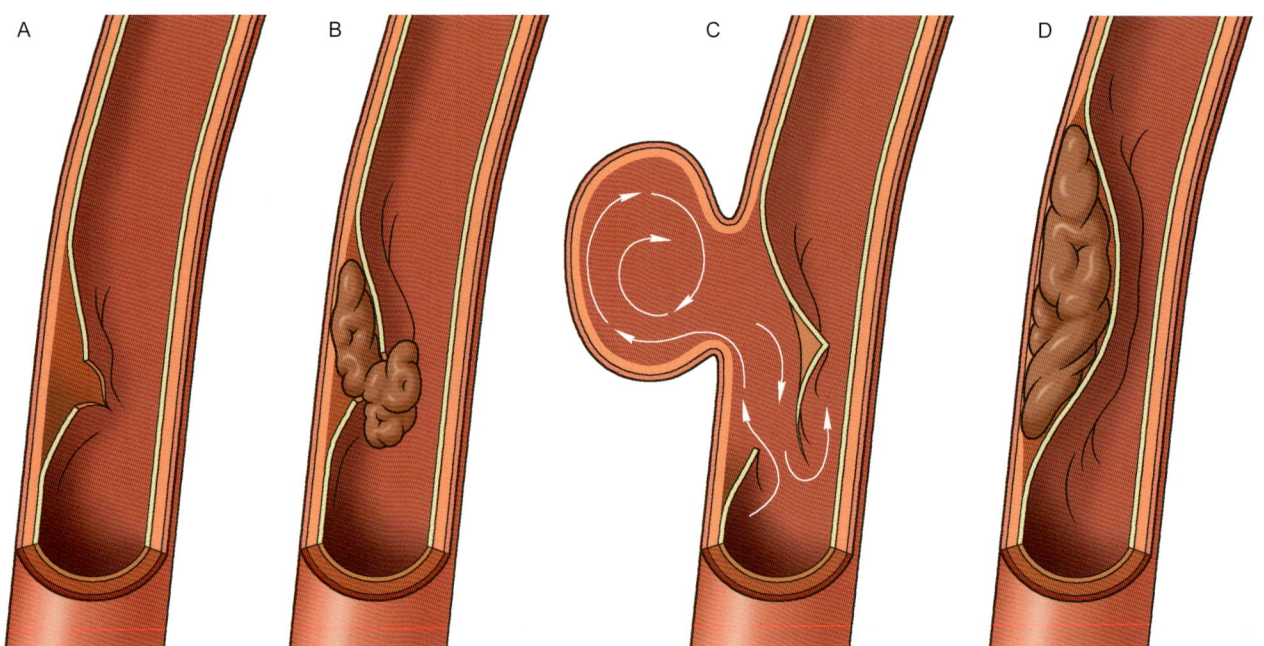

图2-2-20 创伤性脑血管损伤示意图。A. 内膜破裂。B. 血栓形成的内膜破裂。C. 弹力层破坏，创伤性动脉瘤形成（箭头）。D. 动脉壁内血肿形成伴管腔狭窄

2. 钝性脑血管损伤的分类

目前广泛使用的钝性脑血管损伤的分类方案将颈动脉和椎动脉损伤分为5个亚型（表2-2-1）。该分类系统基于数字减影血管造影（DSA）及CTA影像学图像开发。

表2-2-1 钝性脑血管损伤分类

创伤类型	特征描述	颈内动脉损伤占比（%）	椎动脉损伤占比（%）
1	管腔不规则或剥离，管腔狭窄<25%	44	30
2	管腔剥离或壁内血肿伴出血，管腔狭窄≥25%	27	25
3	创伤性动脉瘤	23	6
4	血管闭塞	4	38
5	血管横断	1	0

3. 钝性脑血管损伤的临床表现

（1）创伤性出血性病变，包括创伤性动脉瘤或假性动脉瘤：创伤动脉瘤是较为少见的一种颅底创伤的并发症，小儿较成人多见。可见于开放性或闭合性颅底创伤，前者主要由动脉壁的直接损伤引起；后者常见于脑挫裂伤、剪切伤而累及动脉壁。创伤性动脉瘤在破裂出血之前，90%的患者没有明显的症状和体征，只有极少数患者因动脉瘤影响到邻近神经或脑组织结构而产生特殊表现。动脉瘤症状和体征大致可分为破裂前先兆症状、破裂时出血症状、局部定位体征以及颅内压增高症状等。40%~60%的动脉瘤在破裂之前有某些先兆症状，这是因为动脉瘤在破裂前往往有一个突然扩张或局部少量漏血的过程。其中，动眼神经麻痹是创伤性后交通动脉动脉瘤最有定侧和定位意义的先兆破裂症状。80%~90%的动脉瘤患者是因为破裂出血引起蛛网膜下腔出血才被发现的，故出血症状以自发性蛛网膜下腔出血的表现最多见。蛛网膜下腔出血引起的神经症状为脑膜刺激征，表现为颈项强硬，克氏征阳性。大脑前动脉动脉瘤出血常侵入大脑半球的额叶，引起痴呆、记忆力下降、大小便失禁、偏瘫、失语等。大脑中动脉动脉瘤出血常引起颞叶血肿，表现为偏瘫、偏盲、失语及颞叶疝等症状。后交通动脉动脉瘤破裂出血时可出现同侧动眼神经麻痹等表现。破裂出血后可出现一系列的全身性症状，包括血压升高、体温升高、胃肠出血、动脉瘤再出血、颅内压增高症状等。

（2）创伤性血管异常沟通性病变，包括创伤性颈内动脉海绵窦瘘（T-CCF）：由来自颈内动脉高流量血流导致眼静脉回流受阻，T-CCF患者眼部症状表现为眼球突出、球结膜水肿、黏膜出血、视力障碍、青光眼。静脉充血同时可导致渗出性视盘水肿、视网膜出血和视盘萎缩。当T-CCF患者的引流静脉来自

其他静脉而不是眼上静脉时，会出现海绵窦扩张及小脑静脉或脊髓静脉扩张。同时，T-CCF患者可出现严重鼻出血症状导致患者短期内死亡。T-CCF患者另一临床症状是脑神经麻痹，最常受累的脑神经是动眼神经和展神经。

（3）创伤性缺血性血管病变。

（4）创伤性血管夹层。

（5）创伤性血管离断：创伤性血管离断的患者往往短期内颅内大量出血，颅内压急剧升高，大部分患者短期内即临床死亡。

（二）锐性脑血管损伤

1. 锐性脑血管损伤的发生机制

锐性脑血管损伤（penetrative cerebrovascular injury, PCVI）是指脑血管穿透性损伤，其症状明显，常威胁患者生命且需外科急救治疗。爆炸冲击伤、枪伤和刀伤等都是PCVI常见的致伤因素。PCVI的诊断常较明确，但其致伤因素更为复杂，往往需要更及时、更有针对性的治疗。虽然日常生活中大部分TCVI为BCVI（80%），但在战场环境下PCVI的发生比例会增高。PCVI的病理进程危险，通常直接造成血管壁全层破裂，并迅速导致严重的出血性疾病。这种情况下假性动脉瘤和血管离断的发生比例更高。

2. 锐性脑血管损伤的分类

锐性脑血管损伤包括：① 创伤性出血性病变（血管全层断裂、血管部分破裂）；② 创伤性出血性血管病变（如假性动脉瘤、血管离断等）；③ 创伤性血管异常沟通性病变（如动静脉瘘等）。

3. 锐性脑血管损伤的临床表现

从发病机制来讲，创伤性血管病变均涉及血管壁1层或多层结构的损伤。如果外力作用较大或为穿透性损伤，可能发生血管多层甚至全层的损伤，导致假性动脉瘤或血管完全离断。而当致伤因素的能量不足以引起血管全层损伤时，较为脆弱的血管内膜便成为主要受损对象。如动脉内膜的损伤可以导致影像学上明确的血管夹层，也可能引起隐匿性的内皮细胞损伤。随着内膜损伤的加重，可导致局部急慢性血栓形成，引起血栓栓塞或血管闭塞。血管内膜损伤还可导致脂质沉积、泡沫细胞形成，引起粥样硬化性狭窄；如果创伤或内膜炎症反应累及血管中膜，则可能引起中膜平滑肌损伤和弹力纤维破坏，使血管壁强度降低，导致损伤血管在血流冲击下形成动脉瘤。如果创伤同时累及动脉与静脉，还有可能在损伤修复的过程中形成动静脉异常沟通，如创伤性动静脉瘘等。而动脉狭窄或闭塞、动脉瘤和动静脉瘘等更多见于非创伤性病因。无论创伤还是非创伤原因，血管损伤的类型和程度直接决定了血管病变的性质。

四、颅颈交界区损伤的分类

颅颈交界区是指枕骨与寰枢椎之间的区域，包含重要的血管（椎动脉、乙状窦、颈内静脉等）、神经（后组脑神经：舌咽神经、迷走神经、副神经和舌下神经）和组织结构（延髓、上颈椎）。① 损伤该区域的血管可影响椎动脉供血区域的脑组织功能和脑部的静脉回流，该区域内血管损伤也可出现颈部血肿，影响呼吸功能。② 后组脑神经受损可引起咳嗽反射减弱、呕吐反射减弱、流涎、吞咽困难等症状。③ 延髓是呼吸和心跳中枢。延髓直接受损或受周围组织（如脑组织、血肿等）压迫，可引起呼吸异常、心律失常甚至呼吸心搏骤停。④ 颈髓损伤，尤其是C3及以上平面的颈髓损伤，易导致急性呼吸衰竭和循环功能障碍。颈髓损伤可引起呼吸中枢或膈肌和肋间肌功能障碍，导致呼吸功能减弱、肺部感染等合并症。脊髓交感神经传导受损可引起神经源性休克，约20%颈髓损伤患者存在持续性低血压和心动过缓，持续性低血压导致的全身器官灌注不足会加重脊髓缺血性损伤。对于神经源性休克不适宜大量补液治疗，应适当补液和应用血管活性药物维持血压。

颅颈交界区是一个具有独特生物力学特性的区域，其损伤通常表现为高冲击性创伤。对于颅颈交接区，CT平扫检查只能发现其中轻微的损伤改变，而MRI和CT血管造影通常能揭露全部的损伤改变。颅颈交界区位于枕骨、乳突、颞骨岩部及颈椎椎体等骨性结构所围成的间隙内，一些重要的支撑韧带（翼状韧带、十字韧带、齿突尖韧带、寰枕前后膜、覆膜、前纵韧带、后纵韧带）、后组脑神经（舌咽神经、迷走神经、副神经、舌下神经）及一些血管（颈内动、静脉和椎动脉）等结构穿行。

了解颅颈交界区的正常对线和距离对其评估至关重要。偏离骨性结构之间的正常距离可能表明韧带损伤导致半脱位或脱位，单纯CT检查有时会认为是单纯的韧带损伤，因此需要使用MRI进行进一步评估。

1. 寰枕分离

寰枕分离是颅颈交界区最具破坏性的损伤，通常在撞击时即可致命。寰枕分离由高能量创伤造成，存活到医院的患者的死亡率高达40%~70%。高颈髓损伤、较低的Glasgow昏迷评分（GCS）、高损伤严重程度评分（ISS）和基底动脉管径扩大与死亡率高密切相关。

枕髁应与C1髁窝双侧连接。关节面不一致表明寰枕分离。Harris距离是矢状面上齿状突和枕骨大孔前缘中点之间的一条斜线。如果其大于10 mm，则应怀疑寰枕分离。同时，如果枕骨大孔前缘中点到枢椎体后侧皮质连线的距离增加，超过12 mm也可能导致寰枕分离。前寰齿间距是指正中（中矢状）平面上寰椎前弓（C1）的后皮质与齿状突的前皮质之间的水平距离，男性不应超过3 mm，女性不应超过2.5 mm。

Traynelis分类法将损伤分为1型、2型和3型，取决于颅骨移位是在颈椎的纵向、前方还是后方。1型损伤患者禁止行牵引治疗。枕颈固定是目前公认的治疗方法，该方法适用于所有患者（包括脊髓损伤患者）并能够促进拔管和术后康复。

2. 枕髁骨折

枕髁骨折通常是高能量创伤的表现，且容易被忽视。它们可能代表嵌顿性骨折或源于颅骨穹隆骨折的下延。翼状韧带撕脱骨折也可累及枕髁。为了表示不同的机制和断裂模式，使用Anderson和Montesano分类法将其分为三种类型：1型骨折是没有移位的粉碎性骨折；2型骨折由枕部下伸造成，由于具有完整的覆膜和翼状韧带，其骨折趋于稳定；3型骨折包括翼状韧带止点撕脱，其具有不稳定性，尤其骨折累及双侧。

3. 寰椎骨折

寰椎（C1）是枕骨和颅骨的主要承重椎骨，因此容易发生轴向负荷损伤。C1是一个骨环，因此容易在多个地方骨折。C1可能遭受单独损伤或合并枢椎（C2）损伤，相应的治疗方案也不同。横韧带结节撕脱性骨折需要MRI检查来评估交叉韧带和脊髓相关损伤。涉及C1前弓和后弓的经典C1爆裂性骨折以英国神经外科医生Geoffrey Jefferson报道的四部分骨折命名为Jefferson骨折。现今还包括了两部分和三部分的爆裂骨折。这些骨折通常是由轴向载荷或过度伸展引起的，并且是不稳定性骨折。

4. C1撕脱骨折

颅颈交界区任何部位的撕脱骨折都可能是轻微的，可能表现为韧带撕脱或者不稳定性骨折。C1外侧块或内侧结节的骨折通常与横韧带断裂和不稳定有关。Dickson将横韧带损伤分为1型和2型，前者在中部断裂，后者在内侧结节处撕裂。1型损伤通常需要内固定手术治疗，2型损伤在无法自愈的情况下同样需要手术治疗。

五、颅底异物损伤

由异物引起的颅底穿透性损伤相对少见，约占头部损伤的0.4%，极易造成颅内重要神经血管的损伤。据报道，穿透性颅底损伤（PSBI）中有各种异物，包括木头、竹子、金属碎片和牙刷。PSBI为带来独特的诊断和治疗挑战。患者最初可能无症状，但在受伤后的几天、几个月甚至几年内会发生严重事件。头颅CT扫描不难发现大多数颅内异物。然而，异物与其周围结构之间的关系很难确定，这是处理这些损伤的先决条件。

感染是PSBI的主要并发症，报告的总发生率为64%~70%，死亡率为14%~57%。木材或竹子等有机异物不仅是载体，也是脑脓肿、脑膜炎、脑炎等感染的最佳媒介。此时，应该完全去除有机异物，而其他一些深层异物如小金属或骨碎片可以保留，因为全部取出可能会造成更多的伤害。

六、脑脊液漏

创伤导致脑膜破裂，脑脊液从颅骨孔道或颅骨骨折处流出。大量脑脊液流出可导致低颅压综合征，表现为全身乏力、精神萎靡、以患侧为主的头痛。因为脑脊液与外界相通可并发颅内感染，引起脑积水、ICP升高、脑脓肿等症状。覆盖在颅底上的硬脑膜黏附紧密，对该区域的创伤很容易导致硬脑膜撕裂。在所有闭合性颅脑损伤中，前颅底脑脊液漏出发生率为2.6%，但一些轻微渗漏可能是隐匿性的并自发消退。总体而言，硬脑膜撕裂和脑脊液漏发生在所有颅底骨折的10%~30%。前颅底创伤后脑脊液漏的发生率是后颅底和侧颅底损伤的5~6倍。创伤使颅内感染风险从20%增加到57%，并可能导致相对较高的死亡率（10%）。Scholsem等在对前颅底骨折进行综述时发现，大多数患者（74%）合并涉及多个区域的骨折。脑脊液瘘最常见的区域是筛窦板（81%），其次是额窦后表（77%）、眶顶（66%）和蝶窦（50%）。即使损伤轻微，也应评估所有闭合性头部损伤的脑脊液漏和颅底损伤。大多数损伤继发于机动车事故。该人群中最常见的症状是鼻出血、眶周瘀斑和鼻漏。额窦骨折概率最高，但其他常见的损伤包括颧骨复杂骨折、Lefort II型和Lefort III型中面骨折。

额窦骨折占所有颅面骨折的5%~15%，超过一半的患者出现神经系统后遗症。多达1/3的患者出现脑脊液漏。通常，脑脊液漏的存在反映了额窦后表面的损伤，但同时提示可能存在筛骨或筛窦中央凹骨折。CT扫描可见颅内积气，但这并不一定是并发脑脊液漏。CT脑池造影和鞘内荧光素内镜检查可检查发现脑脊液漏漏口。

大部分医源性脑脊液鼻漏是内镜鼻窦手术过程中意外伤害所致。筛板的外侧板和筛窦后中央凹是最常受伤的区域。创伤后脑脊液漏发生在有骨性缺陷和紧密附着硬脑膜撕裂，导致脑脊液从蛛网膜下腔进入鼻窦或进入中耳腔和空气乳突细胞。脑脊液鼻漏或耳漏是常见的临床表现。在复杂眶顶损伤的情况下，由于脑脊液积聚而发生眼漏和眶周间歇性肿胀撕裂的报道很少见。粉碎性和移位性骨折，如Ⅲ型额窦骨折，脑脊液漏的风险最大。与鼻腔或中耳腔的菌群交流会导致颅内感染。如果漏口未及时修补，高达50%的病例会发生颅内感染；在最初的24小时内，颅内感染风险约为1%，在2周后增加到18%。

（张丹枫　张腾飞　李维卿）

参考文献

[1] Baugnon KL, Hudgins PA. Skull base fractures and their complications[J]. Neuroimaging Clin N Am, 2014 Aug, 24(3): 439-465, vii-viii.

[2] Charbonneau L, Watanabe K, Chaalala C, et al. Anatomy of the craniocervical junction — A review[J]. Neurochirurgie, 2024 Jan 25, 70(3): 101511.

[3] Clemenza JW, Kaltman SI, Diamond DL. Craniofacial trauma and cerebrospinal fluid leakage: a retrospective clinical study[J]. J Oral Maxillofac Surg, 1995 Sep, 53(9): 1004-1007.

[4] Dreizin D, Sakai O, Champ K, et al. CT of skull base fractures: classification systems, complications, and management[J]. Radiographics, 2021 May-Jun, 41(3): 762-782.

[5] Encarnacion-Ramirez MJ, Aquino AA, Castillo REB, et al. Surgical management of a penetrating drill bit injury to the skull base[J]. Surg Neurol Int, 2022 Feb 11, 13: 49.

[6] Fiester P, Rao D, Soule E, et al. Anatomic, functional, and radiographic review of the ligaments of the craniocervical junction[J]. J Craniovertebr Junction Spine, 2021 Jan-Mar, 12(1): 4-9.

[7] Grantham VV, Blakley B, Winn J. Technical review and considerations for a cerebrospinal fluid leakage study[J]. J Nucl Med Technol, 2006 Mar, 34(1): 48-51.

[8] Jin H, Wang S, Hou L, et al. Clinical treatment of traumatic brain injury complicated by cranial nerve injury[J]. Injury, 2010 Sep, 41(9): 918-923.

[9] Kamochi H, Kusaka G, Ishikawa M, et al. Late onset cerebrospinal fluid leakage associated with past head injury[J]. Neurol Med Chir (Tokyo), 2013, 53(4): 217-220.

[10] Offiah CE, Day E. The craniocervical junction: embryology, anatomy, biomechanics and imaging in blunt trauma[J]. Insights Imaging, 2017 Feb, 8(1): 29-47.

[11] Shibahashi K, Hoda H, Ishida T, et al. Derivation and validation of a quantitative screening model for blunt cerebrovascular injury[J]. J Neurosurg, 2021 Feb 12, 135(4): 1129-1138.

[12] Tunthanathip T, Phuenpathom N, Saeaheng S, et al. Traumatic cerebrovascular injury: prevalence and risk factors[J]. Am J Emerg Med, 2020 Feb, 38(2): 182-186.

[13] Tunthanathip T, Phuenpathom N, Sae-Heng S, et al. Traumatic cerebrovascular injury: clinical characteristics and illustrative cases[J]. Neurosurg Focus, 2019 Nov 1, 47(5): E4.

[14] Zhang DF, Chen JG, Han KW, et al. Management of penetrating skull base injury: a single institutional experience and review of the literature[J]. Biomed Re Int, 2017, 2017(9): 2838167.

第三章
颅底损伤的影像学
Imaging of Skull Base Injury

颅底是体内最为复杂的解剖区域之一。起源于脑组织以及其被覆结构，脑神经、脑内血管或者颅外血管、颅骨、鼻旁窦、鼻腔以及呼吸消化道的疾病都可能直接或间接地影响颅底。颅底损伤之后，正常解剖结构发生变化，正如地震中建筑物倒塌，建筑物的预制板相当于颅底的骨性结构，建筑物内的管道系统相当于颅底的血管，电路系统相当于脑神经，承重墙相当于颅颈交界区的骨性结构。不仅相对位置发生变化，而且压迫下方的"管道系统""电路系统"和"承重墙"。所以，原有的解剖结构发生位移和变化，更加需要影像学的辅助。

根据颅底损伤的特点，针对颅底骨性结构、脑神经、颅底血管、颅颈交界区重要结构，常规需行X线片、CT、CTA/MRA、DSA等辅助检查，必要时术中还需要行经颅多普勒超声、复合手术室等检查。

一、颅底骨折的影像学检查

（一）X线

颅底骨折不少是颅顶骨折线向颅底延伸所致，单纯颅底骨折的诊断较困难，宜注意颅底骨折的间接征象。① 鼻旁窦混浊或积液：额窦和筛窦混浊积液提示前颅底骨折，蝶窦混浊积液提示颅中窝底骨折，乳突气房混浊提示岩骨骨折。② 颅内积气和脑脊液漏：提示颅底鼻旁窦和乳突部位骨折伴有局部脑膜撕裂损伤。③ 鼻咽腔顶部软组织肿胀增厚：提示颅中窝底骨折。但需注意，上述征象缺乏时，并不能排除颅底骨折的可能性。

（二）CT

颅底解剖结构复杂，常规X线片上重叠多，骨折不易检出。CT是诊断患者颅底损伤的主要影像学方法（图3-1-1）。颅底损伤患者除了行普通CT（5 mm层厚横断面扫描），还需行高分辨颅底薄层扫描（1~3 mm层厚横断面扫描）。结合冠状面扫描成像有助于进一步诊断1~2 mm的轻度颅底骨折，另外冠状面扫描对眶上壁和颞骨岩部骨折的诊断较为敏感。如果患者有颅骨骨折的临床体征，或者CT结果怀疑存在颞骨骨折（例如乳突积液），建议行颅骨部薄层CT扫描（1~2 mm层厚冠状面和状面扫描），必要时可采用颅骨三维重建协助诊断。常规CT仅行横断面描，扫描层厚较厚，无法清晰显示颅底精细解剖结构，极易漏诊骨折，且有些骨折的类型不易判定，骨折累及范围也难以全面观察。近年来，多层螺旋迎高分辨率薄层扫描技术的涌现及不断发展，扫描层厚最薄可达0.6 mm，大大提高了对微薄组织结构扫描图像的空间分辨率；并且，其具有强大的后处理功能，应用横断面T扫描获得容积数据行任意角度多平面重组（MPR），可多角度多方位观察颅底骨质骨折情况，克服了以前单一横断面成像的不足，使颅底骨折的诊断率大大提高。并能应用容积数据行三维重建，立体显示颅底骨折的形态，可任意轴向旋转，选择显示骨折的最佳视角观察，清晰显示复杂的颅底骨折，为选择手术入路和设计手术方案提供有价值的信息。因此，3D重建与MPR图像相结合是显示颅底骨折的最佳方法。通过对颅底骨折三维显示与测量，为底骨折修补手术提供了准确的解剖依据，有助于术前制订有效的手术方案。

多层螺旋CT在显示颅底骨质改变方面有着明显的优势，但软组织分辨率远不如MRI，因此在怀疑伴发颅脑等结构损伤时应进一步行MRI检查（图3-1-2），可以发现外伤后骨髓水肿，区分脑膜、脑脊液及脑实质，确定有无硬脑膜损伤、脑脊液鼻漏及脑膜脑膨出、脑膜膨出等，观察骨折伴发的脑挫裂、少量颅内出血及鼻窦、眶内出血和积液等。MRI检查是CT检查的必要补充，两者结合应用，将使颅底骨折的诊断水平更全面、准确，为临床治疗提供更为充分的客观依据。

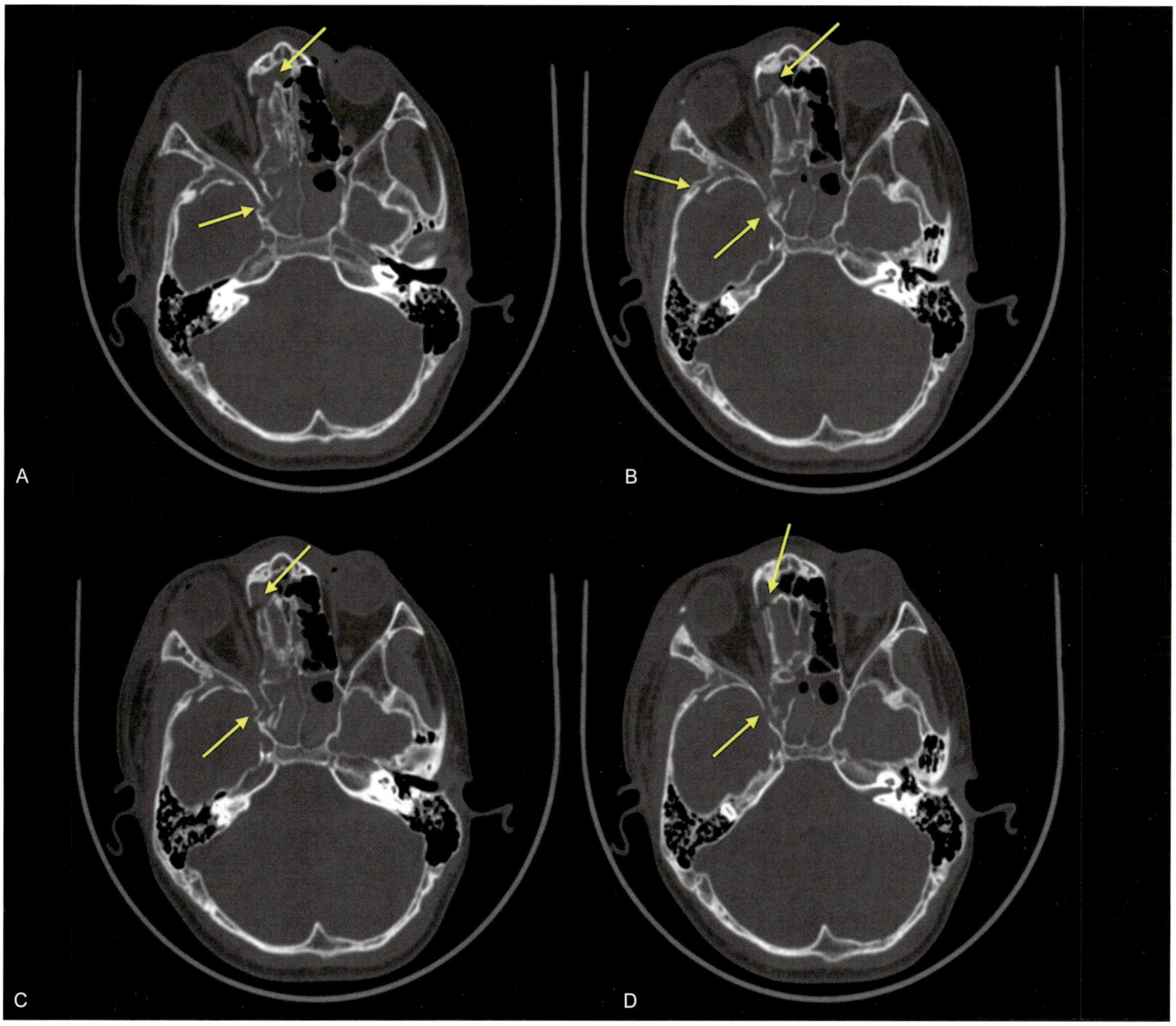

图3-1-1 A～D.CT示额骨及右侧顶骨、颞骨、颧弓、眼眶内外侧壁、筛窦壁、上颌窦壁、蝶窦壁、上颌骨见多发骨质断裂，断端移位

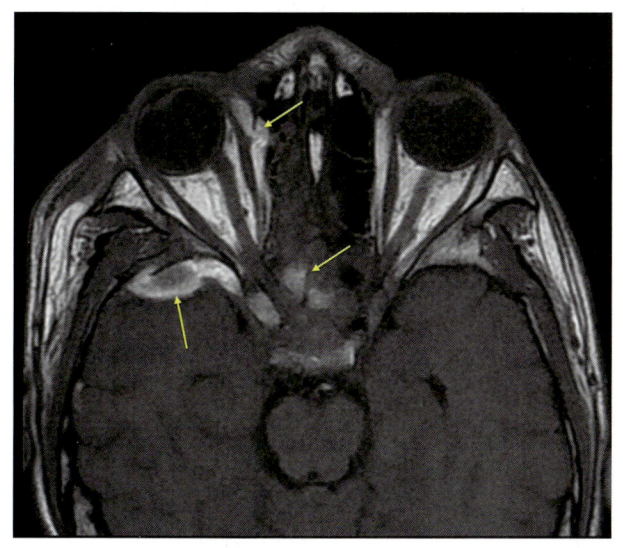

图3-1-2 MRI示右侧眼眶上壁、右侧上颌窦前壁多发骨折

二、脑神经损伤的影像学检查

（一）CT检查

1. 视神经管的检查

CT扫描已经逐渐成为显示视神经管的主要检查手段之一。视神经管直径5 mm左右，常规CT扫描层厚如果大于3～5 mm，则常会因容积效应而不能显示视神经管及其细小的骨折，所以临床上一般采用层厚及间隔小于等于1 mm的靶扫描或高分辨骨算法靶重建使视神经管管壁的细微骨折线得到更清晰的显示，并且结合多角度、多平面图像重建来预防对视神经管上、下壁，蝶窦上壁及筛板不同角度骨折线的漏诊。视神经管的三维重建方法有：最大密度投影技术（maximum intensity projection，MIP）、被遮表面显示法（surface shaded display，SSD）、容积再现技术

（volume rendering，VRT）、空间处理技术（in space）等。MIP仅能显示最大和最小密度区域；SSD可清晰显示视神经管的外壁结构，但对视神经管的内壁结构及视神经管内段的显示效果降低；VRT可同时较好地显示视神经管的内、外壁结构，并可显示管内段视神经；in space 重建的整体空间分辨率最高，可同时清晰显示视神经管及其周围的解剖结构，并可进行任意角度、任意位置的 MPR 显示。

2. 眶上裂的检查

眶上裂呈不规则三角形裂隙，由蝶骨大、小翼和蝶骨体围成，其内有动眼神经、滑车神经、眼神经、展神经和眼静脉通过；其周围毗邻结构主要为视神经管及穿经其内的视神经和眼动脉。由前向后，可将骨性眶腔按形态及结构的不同分为球周部、球后部和眶尖部三个部分。眶上裂位置深在，结构复杂，在 CT 图像上既不能在同一层面上观察到各主要结构全长的连续形态，也不能观察到垂直于结构长轴的横断面，其在横断层上多呈短条状的斜断面，连续层面间差异较大。对于眶上裂进行三维重建，能够清晰显示眶上裂的骨性结构，在眶上裂损伤的情况下，可以明显看到眶上裂变窄，但由于眶上裂的特殊结构和特殊位置，其影像学检查仍然处在一个比较低的水平。通过怎样的方法才能更好地诊断其内部结构的损伤，还需要进一步的研究。

3. 面神经管的检查

面神经起自内听道底，终于茎乳孔，有两处略呈直角的弯曲分别称为膝和锥曲，该管可分为迷路段、鼓室段、乳突段。迷路段：该段向前外走行，几乎与颞骨岩部长轴垂直，位于耳蜗与前庭之间稍上方；鼓室段：亦称水平段，从膝部开始向后移行为鼓室段，走行于鼓室内侧壁，经过前庭上方，到锥隆起的后方后又向下转弯移行为垂直段；乳突段：又称垂直段，从鼓室后壁锥隆起平面至茎乳孔。颞骨内面神经管走行曲折，各组成部分与人体长轴不完全平行或垂直，因而在常规横断位上仅部分鼓室段、在冠状位上仅部分乳突段能够沿长轴方向显示为长管状，而其他组成部分仅能沿短轴方向显示为小圆圈状。常规横断位和冠状位均无法显示面神经管全貌，难以全面、直观地观察面神经管行程、毗邻、管径大小的改变。

曲面重建（curved planar reconstruction，CPR）：目前面神经管的 CPR 技术已经比较成熟，在放大的轴位图像上连续层面观察面神经管的走行，并把曲线在每一轴位图像上的点取在面神经管的中央，然后选择曲面重建命令 "Curved"，即可得到面神经管的 CPR 图像。以曲线为中心轴，进行 360°旋转，可以观察面神经管各角度管壁情况。通过 CPR 技术，可以把弯曲的面神经管结构拉直显示在一张二维图像上，便于观察面神经管全程结构。但是由于 CPR 技术对图像处理方法的缺陷，CRP 图像在面神经管弯曲的部分有所失真，不精确的定位线可导致感兴趣区结构的曲线偏移，亦可产生假性狭窄，必须结合轴位、冠状位和矢状位的平片才能得到比较准确的结果。

CT 多平面重组（multiplanar reformation，MPR）：面神经 MPR 管的另一个比较成熟的重建方法是 MPR 技术，是在断面图像上任意划一条直线（重组基线），然后沿该线将一系列断面的像素重组，即可获得该划线平面的二维断层图像。MPR 图像质量与直接扫描图像质量相同，任意方位的重组图像可以代替直接扫描图像进行诊断，不但使解剖结构沿长轴更大范围的显示成为可能，而且使得 MPR 图像能够直接用于临床诊断。

4. 颈静脉孔的检查

CT 三维重建技术能够显示颈静脉孔的骨性结构，但是由于颈静脉孔直径较大，内有颈静脉通过，后组脑神经并非整个填充于这一管道中，单从骨折线或者骨折片很难判断骨折是否累及了后组脑神经，因此也只能作为解释临床症状的一个辅助证据。

（二）MRI

1. 视神经管

MRI 扫描与 CT 扫描相比，在软组织病变的分辨力方面更为出色，并且可进行不同平面的直接扫描成像，弥补了 CT 只能通过三维重建进行多平面成像的缺点。同时，MRI 的成像参数多，除了人体的质子密度、组织弛豫时间（T1 和 T2）外，还能通过选用不同的脉冲序列使不同的组织间形成对比，骨骼伪影干扰相对较小。随着 MRI 技术的不断发展，近年来又出现了多种用于诊断视神经损伤的新方法。研究显示，锰离子增强 MRI（Mn-enhanced MRI）能够很好地评价视神经损伤的形态学改变，并能通过此技术判断视神经损伤的不同时期，是活体状态下研究神经损伤的一种有效方法。MRI 弥散张量成像（DTI）是 20 世纪 90 年代出现的一种新的 MRI 技术，可以得到生物体内水分子扩散的方向、量级和各向异性等信息，在脑白质组织成像方面具有很高的诊断价值，但在诊断视神经损伤方面，由于损伤 MRI 的特殊性，诊断价值有所下降。总体来说，对管内段及颅内段视神经的观察较 CT 清楚，还可显示 CT 无法清楚显示的视神经鞘膜下腔出血及所致的视神经继发受损、萎缩等，但不能很好地显示细小的视神经管骨折。

2. 颈静脉孔的检查

MRI 检查可以显示后组脑神经，但是以目前的技术很难把后组脑神经很好地区分开来，对于神经损伤的判断也不能达到确切定位的要求。

三、颅底血管损伤的影像学检查

（一）CTA

CTA 检查可发现：① 脑血管 CTA 提示骨折片对动脉壁造成卡压；② 动脉主干囊状突起；③ 动脉管腔狭窄；④ 动脉壁分离。

（二）DSA

基于数字减影血管造影（digital substraction angiography，DSA）的脑血管成像是目前公认的诊断颅底血管损伤的金标准。

（三）MRI

造影剂过敏者，必要时行 MRA 检查，MRI 的血管壁成像。

（四）经颅多普勒超声

颅底血管损伤病理发展变化复杂，依其颅内血管闭塞及代偿程度不同，彩色多普勒也有多样表现形式。颅底动脉环失去正常解剖结构，MCA、ACA 主干走行异常或消失，正常血管难以确认，色彩杂乱，明暗不均，彩色血流不连续，呈条索状或星点状。采用 CDE 条件，能更清楚地显示异常小血管杂乱分布。频谱多普勒特征为血流速度增高或降低，损伤处流速明显增高，异常血管网的代偿血流流速降低，颈内动脉末端流速增高，严重压迫时流速降低。频谱多样性表现为低流速低阻力频谱、波浪样频谱、低脉动性频谱、高流速湍流频谱，上述异常频谱在同一骨窗探测时均可检出，且信号较弱。

四、颅颈交界区损伤的影像学检查

（一）X 线

传统的 X 线摄影时，由于影像结构间存在投影重叠，导致该区有些结构模糊不易分析，因此颅颈交界区骨折在 X 线片上诊断准确性较低，尤其是枕骨髁骨折，很难做出准确诊断。但是侧位上可以显示颈前软组织肿胀，对有创伤病史的患者可作出枕骨髁、颈椎骨折的提示。斜位上（通常是左、右侧斜 45°）可显示椎间孔、关节突关节的形态和位置变化，可发现诸如椎弓根骨折、关节突损伤等，也可较清楚显示寰椎后弓。过伸、过屈动力性侧位片不仅可以清楚地显示颈椎失稳的征象、程度，而且可以显示各椎小关节的对位、对线。X 线片常规应包括寰枢椎的开口位，用于显示寰枕、寰枢间的解剖关系。然而，由于颅颈交界区损伤患者常会有意识模糊或上颌骨骨折，很难拍摄标准的开口位像，极易造成细微骨折的漏诊，因此常需行 CT 以进一步明确诊断。

（二）薄层 CT 平扫 + 重建

薄层 CT 扫描速度慢且只能进行单纯的横断位扫描，不能提供立体、逼真的信息。多层螺旋 CT 与单层 CT 比较，检查时间明显缩短，可减少运动伪影，有利于危重患者的快速诊治和微小骨折的发现。另外，由于多层螺旋 CT 采用了不同的数据采集系统和重建算法，大大提高了影像的质量和空间分辨力。采用薄层（2 mm 层厚）螺旋 CT 扫描，能在较短时间内一次螺旋完成扫描，因此大大缩短了检查时间，避免了患者运动造成的影响，其薄层及重叠重建（重建间隔小于层厚）方式又为重组出光滑、细腻的高质量 3D 影像提供了基础。

多层螺旋 CT 重组可以准确地评价寰枕关节损伤，包括脱位、局灶血肿、椎动脉损伤以及通过舌下神经管骨折等。可以对 X 线片可疑骨折进行排除，对于颅底重叠的骨质结构、颅颈交界区异常、发育不良、骨软骨病显示较清晰。目前，各种先进的计算机后处理技术，已日常应用于颅颈交界区结构的检查，极大地丰富了该区域的影像检查信息，为此区域外科手术提供了更加客观的影像依据。其中，表面遮蔽显示（surface shade display，SSD）有独特立体显示优势，通过旋转、切割等方法能清楚显示骨折块较大、移位较明显的病例的骨折部位、方向和程度，但其无法显示骨内部结构及软组织情况，选择阈值不当会影响影像质量，出现边缘毛糙、"筛孔"影，造成假骨折等假象。容积再现（volume rendering，VR）保留了物体内部信息，从而可对更多的结构进行观察。显示时根据设定的不同阈值范围赋予扫描结构不同的颜色，给人以更近于真实三维结构的感觉，且可以不同层厚切割、旋转观察物体内部结构，但受所选 CT 阈值所限，细微骨折有被"滤掉"的危险。4D 技术模拟普通 X 线视觉效果，可以任意方位观察颈椎骨折情况，且对术后内固定金属物放射伪影遮盖较好，但对骨质疏松并骨折情况显示较差。因此，在观察颅颈交界区复杂骨折的 CT 影像时，应首先观察横断面影像，MPR、CPR 和 SSD、VR 及 4D 影像作为重要补充，多种方法结合使影像更加完善。目前，增强 CT 已逐步应用于该区域的血管结构的检查。CT增强和MRI影像有助于颈静脉孔和舌下神经管内神经血管结构的区分。应用高电压、小视野的高分辨CT骨算法最有利于细微骨性结构的显示，真实反映颅底各孔道的形态。尽管CT能安全、快捷地对骨折、脱位、血管损伤等做出较全面而准确的诊断，但对软组织的分辨力不如MRI，尚不能充分显示椎管内外软组织损伤，对韧带结构的显示存在一定限度。

薄层CT扫描后重建技术是准确诊断骨折脱位的重要方法，图像清晰、空间和密度分辨率高，支持任意角度及方位的图像重建，可准确直观显示颌面部及枕颈交界区结构及毗邻关系（图3-1-3）。颅颈交界区损伤枕颈脱位可以分为前脱位、中脱位和后脱位三型，在Ⅱ型垂直性脱位中又分为A、B两个亚型。Ⅰ型与ⅡA型损伤严重，为双侧枕骨髁前移，提示跨越枕颈的主要软组织连接结构全部损伤断裂；或枕颈关节韧带、关节囊断裂，枕骨相对C1向上垂直移位，枕骨与寰椎间距增宽，伤者多在事故现场死亡，幸存入院者常有严重的神经压迫症状，生命体征极不稳定。ⅡB型因脱位发生在C1~C2椎体间，离覆膜较远，对生命中枢影响相对较小。Ⅲ型为枕骨相对寰椎向后移位。枕骨髁骨折是一种特殊形式的颅底骨折，系由翼状韧带牵拉所致的撕脱性骨折，为潜在不稳定性创伤。矢状位及冠状位重建图像可提供骨折碎片与枕骨髁的关系、骨片移位的方向等信息，并可与齿状突骨折鉴别。

五、脑成像技术

意识的起源、智力的物质基础仍是人类的未解之谜；同时，严重危害人类健康的神经、精神疾病日渐增多，大脑结构和功能的正常状态及大脑发育、发展和退化规律仍不清楚。因此，深入研究正常人和病理状态下的脑内信息加工过程，对于研究脑、认识脑、保护脑和开发脑均有重要意义，已成为当今国际前沿热点研究领域。脑成像技术是研究上述问题的重要途径，而从整体、系统水平构建活体、多模态、数字化的正常人"标准脑图谱"是解决这些问题的核心之一。人类脑图谱的构建和应用属于脑与认知科学的基础设施建设。借助脑图谱这一标准参考空间，研究者可以比较或综合不同模态、不同大脑状态（健康或疾病）、世界各地不同实验室的脑成像结果。

最早应用于研究的脑图谱是由Talairach和Tournoux于1988年共同完成的Talairach脑图谱，该图谱的数据来自1具56岁法国妇女尸体，应用布罗

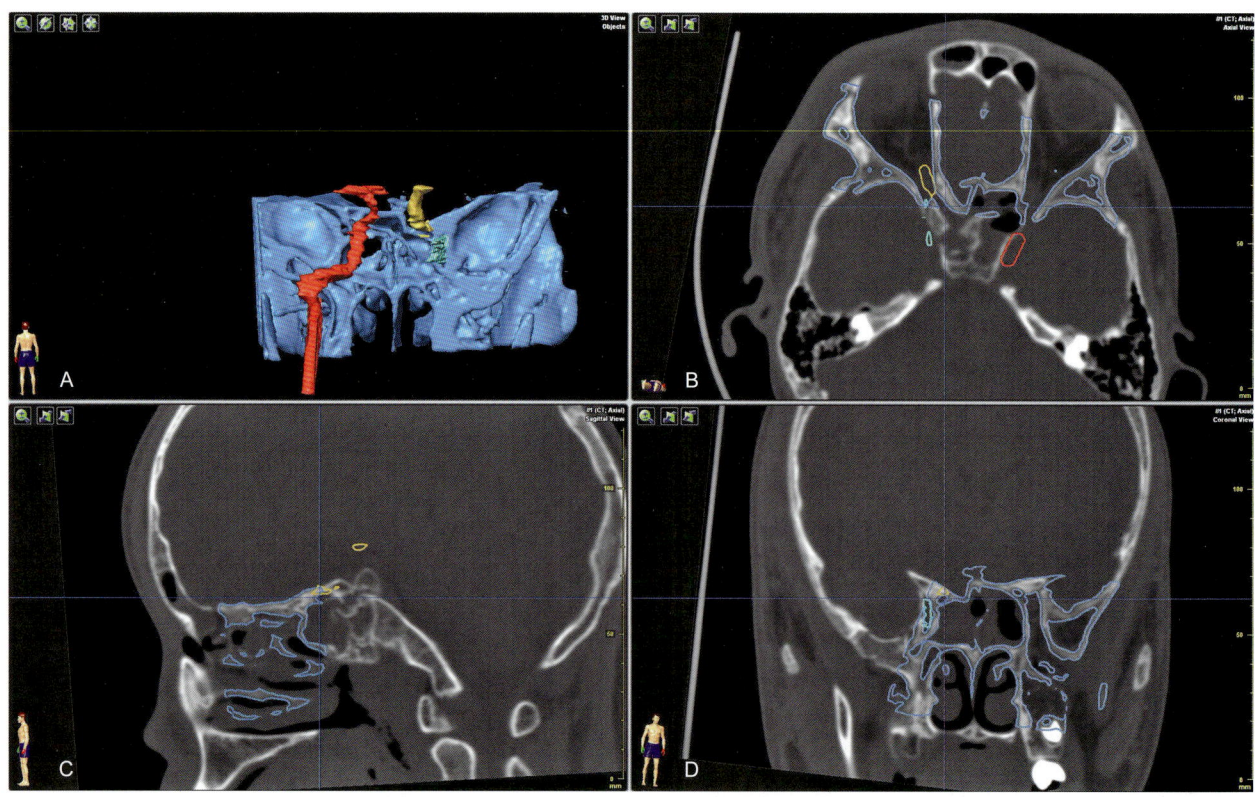

图3-1-3　A~D.基于薄层CT的颅底损伤重建和术前设计

德曼分区作为脑区的标签，坐标系统为 Talairach 坐标，又称为 Talairach 空间。布罗德曼分区是一个根据细胞结构将大脑皮质划分为一系列解剖区域的系统，最早由 Korbinian Brodmann 提出，包括每个半球的 52 个区域。Talairach 坐标系统是一种人大脑的三维坐标系统，以图形标示大脑结构的位置，由于应用映射变换，故基本不受脑大小和脑整体形状个体差异的影响。基于 Talairach 脑图谱，来源于 MRI、PET 和其他影像学方法的个体图像可方便地标记到 Talairach 标准空间，进而推断脑区部位。

蒙特利尔神经学研究所（montreal neurological institute，MNI）构建了一系列脑模板，包括 MNI305、MNI152 和 MNI452 等，其中 MNI152 应用最广泛，此标准脑图谱来自 152 名年轻成人的高空间分辨率脑图像数据。其与 Talairach 图谱不同，属于活体概率脑图谱。MNI 的研究者将这些大脑通过仿射转换后与 MNI305 图谱进行对应，再将这 152 个大脑数据进行平均，得到了更清晰、精确的脑标准模板。该模板是脑成像国际联盟（International Consortium for Brain Mapping，ICBM）公认模板，故也被称为 ICBM152 模板，目前大部分神经成像研究采用该模板。为得到更加清晰的脑图谱，MNI 对 1 位研究人员 Colin Holmes 进行了 27 次大脑扫描，再将这些扫描数据与 MNI305 进行配准，然后进行平均获得了更加清晰和精确脑图谱，称为柯林 G27 标准大脑图谱。目前，许多基于 MNI 大脑模板的神经成像结果均是基于柯林 G27 图谱显示的。

基于 MRI 结构成像与功能成像在脑科学中的应用已经非常广泛，近几十年随着分析技术的不断改进，研究的焦点已经逐渐从单纯的结构/功能分析逐渐转移到基于网络的结构/功能整合。脑影像与脑图谱的探索仍然为深入认识脑科疾病提供了独特的视角与丰富的证据，如果能注重脑科疾病本身的异质性、抗精神病药物的影响等，都不失为锦上添花的优化。另外，采用多种研究工具，如脑电图（EEG）、脑磁图（MEG）、经颅磁刺激（TMS）等工具相结合，或者采用实时成像（real-time）、功能近红外脑成像（fNIRS）等不同的成像方法相结合，尝试在临床个体水平对神经外科疾病有更为深入的了解，并可以对治疗/疗效评定提供一些支持。

六、影像导航技术

影像导航（image-guide，IG）由计算机工作站、软件、显示系统、追踪系统及被追踪的器械等 5 部分构成。其中：计算机工作站能够支持管理该系统的软件，是所有成像导航手术（IGS）的核心；显示系统能够从系统输出视觉信息，实现信息的可视化；跟踪系统对手术中的被跟踪器械进行实时定位，精确判断器械的位置及周围环境；定位装置则放置在患者头部的固定位置，补偿了手术期间手术区域（即窦腔）不可避免的运动。

在临床应用过程中，IG 通过特殊设计的计算机软件将患者术前 CT、MRI 等影像诊断资料进行三维重建。根据三维图像，医生能够在术前设计手术路线，确定最为安全的手术操作方法。同时，医生在术中能够通过定位系统，精确了解手术器械在术中所处的位置，并参照显示器上三维图像所展现的手术器械的实际位置，准确判断手术器械所处的实际位置，更为准确地明确器械到达的解剖区域口，以及术中遇到的组织、血管及病灶周围的其他结构。

IGS 起源于 1986 年，美国科学家 Robet 等将手术显微镜结合 CT 影像，并利用超声在手术中进行定位。1994 年，Anon 等首次将其应用于鼻内镜手术，在报道的 70 例鼻窦手术中，定位精度达 1～2 mm，且没有一例并发症产生。在此之后，这一技术在鼻内镜手术中的应用获得了迅猛的发展。IGS 在国内的起步稍晚，韩德民等 2001 年首次报道了应用影像导航技术进行鼻内镜手术。当前，该技术在国内外均被广泛应用于鼻内镜手术。IG 在鼻内镜手术中的临床应用主要分为两个阶段：在第一个阶段，该技术主要应用于一些复杂的颅底手术，在颅底肿瘤等鼻内镜手术中十分棘手的手术过程中发挥作用；在第二个阶段，影像导航技术已经被广泛应用于鼻内镜手术中。当前，该技术已经成为鼻内镜手术中一种常规的辅助手段。经过二十余年的发展，IGS 在鼻内镜手术中的应用已经逐步走向成熟和稳定，除了能够满足基本的导航功能外，包括基于轮廓的注册技术、术中实时导航、多模态融合技术、增强现实的鼻内镜手术导航技术、路径导航技术在内的众多新兴使用的技术也正逐步被影像导航技术集成，以更好满足实际手术过程中不同情况的需求。

当前在进行 IGS 的过程中，往往仅利用单一的成像模式进行导航，然而无论是 B 超、MRI 还是 CT，不同的成像方式都各有利弊。作为最为主要的两种成像方式，CT 和 MRI 提供了互补的信息，对于了解复杂的颅底病变都是必不可少的。CT 能显示错综复杂的骨骼细节，而 MRI 最能显示颅内外软组织解剖结构。在最近的一项研究中，在垂体手术中融合 CT、

MRI 和 MRA 对 IGS 的应用，在 200 例研究病例中，与标准的单纯 CT 的 IGS 方案相比，先进的融合成像方案可以改善术前鼻窦解剖的定位、精细的血管影像形成、正常垂体的识别，并减少累积并发症。为了最大限度地发挥 CT 和 MRI 的优势，在 IGS 中引入图像融合技术，形成多模态的影像融合导航技术必然是未来发展的趋势。

七、人工智能识别和远程协作

自 21 世纪初以来，随着计算机图形处理技术、CT 扫描、MRI 和 B 超等技术的飞速发展，计算机辅助手术（computer aided surgery，CAS）、计算机集成外部科学（computer integrated external science，CIS）和成像导航手术（imaging navigation surgery，IGS）等技术已越来越多地应用于现代医疗卫生领域。混合现实（mixed reality，MR）是近年来出现的一个新概念，最早由 Steve Mann 教授提出，是虚拟现实（virtual reality，VR）和增强现实（augmented reality，AR）在三维应用中的结合。MR 为用户提供了一个通过感知周围物理环境结合数字虚拟模型而呈现的虚实融合图像。MR 技术已用于医疗卫生领域的各个方面。一项新的研究表明，佩戴 MR 相关耳机能减少新冠肺炎流行期间的医务人员职业暴露。MR 技术也在多个临床科室推广应用，如辅助全髋关节置换术、辅助肝脏肿瘤切除术、辅助先天性心脏病手术、辅助牙齿植入术和正颌手术等。神经外科作为一个高风险、高技术难度的科室，将 MR 技术引入神经外科可以为患者提供更加精准、微创且个体化的治疗方案，在一定程度上可以减少术中血管、神经以及重要功能脑组织的损伤，降低患者术后出现并发症的概率，提高患者的生活质量。

对于颅内血肿的治疗，血肿定位非常关键，目前血肿的定位主要依赖于 CT 影像和神经导航系统，但神经导航系统存在费用昂贵、准备步骤繁杂和耗时长等缺点。因此，多数基层医院都以 CT 影像确定血肿位置和估算血肿量。这种定位和入路选择高度依赖于神经外科医生的经验，不确定性因素较多，导致血肿清除不满意，手术损伤功能区等风险增大。而 MR 技术可以快速利用影像学资料重建患者的血肿、重要血管、神经等的三维图像，精准地计算血肿体积和位置，确定手术入路，设计手术切口，高效清除血肿并保护重要血管和神经。利用 VR 和 AR 技术辅助完成了 25 例脑内血肿穿刺术，手术时间在 40～70 分钟，平均血肿清除率达到 97%，且没有患者出现手术后再出血，保障了穿刺的安全性和有效性。使用 MR 技术能够辅助神经外科医生准确快速定位出血灶，有助于颅内血肿患者得到及时有效的治疗。

人工智能在医学上的应用包含三大方向：临床决策支持系统、人工神经网络和大数据挖掘。

（1）临床决策支持系统（clinical decision support system）：将医学诊断知识大批量导入计算机，机器利用算法模拟医学专家的临床诊疗思路，独立或辅助医学专家对患者进行诊疗。最早可追溯至 20 世纪 70 年代，美国斯坦福大学开发 MYCIN 系统，可以对感染性疾病患者进行分析诊断，并给出详细的治疗方案，并且该系统在菌血症、肺部感染、颅内感染等方面的诊疗水平已经超过该领域的专家水平。近年来，美国纪念斯隆-凯瑟琳癌症中心与 IBM 合作开发的"Watson 系统"以 150 万份病历和诊断图像、200 万页的文字记录、文献等为语料，构建肿瘤识别模型，提升筛查的准确率。Google 用深度学习的方法检测糖尿病性视网膜病变，对糖尿病并发症进行早期干预，显著改善糖尿病患者的预后。由此可见，临床决策支持系统在医学上大有可为。

（2）人工神经网络（artificial neural network，ANN）：是一种通过模仿人类脑神经回路，将生物神经网络在结构、功能等方面的理论高度抽象、概括、融合而构成的信息处理系统，其特点就是机器模拟神经网络进行自主学习和分析。ANN 克服知识输入的"有限性"，通过"自主学习"，具备自学习、自组织、泛化及训练的能力。因此，ANN 可以将自主学习带入临床决策支持系统，大大扩展临床决策支持系统应用的深度和广度，使之具备自主学习和融合分析的功能。目前，在神经外科领域，美国 Emory 大学研究人员利用 ANN 模型构建神经外科危重症患者死亡风险评估和预测系统，通过将患者的心律、呼吸节律、血压、血氧饱和度、颅内压监测等大量生理参数与患者危险评分及治疗预后结合起来，ANN 可以建立死亡风险评估模型和预测系统，为重症患者提供个性化的风险评估，降低虚警率，并提高医生的工作效率。由于 ANN 能产生非常强大的预测模型，ANN 越来越多地用于手术结果的预测模型。

（3）大数据挖掘（big data mining）：医院信息化的发展产生海量的医疗大数据，如何利用这些纷繁芜杂的医疗信息进行高效数据清洗，并对有效数据进行深度挖掘分析，成为目前研究的热点。做好医疗大数据分析，不仅能协助制定疾病的临床诊疗指南，更能为国家卫生策略提供更好的数据基础。

八、未来

主从操作式手术机器人的应用对手术产生了深远的影响，也可以借此开发新的临床应用场景，潜在的应用前景包括实现空间分离主从操作式手术机器人改变了传统手术中医生必须在患者身边的现状。结合通信技术，利用遥操作技术，主端和从端可以分布在不同的地域，实现医生和患者的空间分离。主-从式手术机器人（master-slave surgical robot）是实现远程手术（telesurgery）的核心组分，该系统允许术者在异地通过遥控操作系统控制手术现场的机器人完成手术，有望将高水平的外科服务送到全世界，实现远程医疗。传统的显微神经外科手术中，由于空间的限制，通常只有1名医生进行手术操作。采用辅助机器人技术后，可以实现多微型器械同时手术。与现有的显微神经外科手术不同，高清立体内镜的使用意味着手术操作区域的图像是通过电子图像处理系统而非光学系统呈现给医生的。电子图像处理系统的使用，为图像融合提供了可能性，比如在手术过程中同时呈现CT、MRI影像图像、混合现实融合技术乃至基于人工智能技术的图像融合。神经外科显微手术机器人培训、应用及评价体系规范建设现阶段，我国的机器人辅助手术相关技术正高速发展，大量原始创新科研成果不断涌现，机器人相关科研成果的临床转化正如火如荼地进行。然而，目前尚缺乏科学有效的评价及管理体系。该领域的持续健康发展需要相关产学研单位建立一套系统的手术机器人全手术过程的安全性与有效性评价规范，通过安全技术性检验，对手术机器人的安全性、可靠性及有效性进行全面评估，并基于评价结果，指导研发单位、企业及时对相关技术及核心部件进行改造升级，以占领手术机器人自主知识产权及核心关键技术制高点，实现医疗装备领域弯道超车，从根本上提高医疗器械的原始创新能力、产业化水平及科技成果转化。

（曲笑霖）

参考文献

[1] 金海，潘承光，侯立军. 颅底骨折伴后组神经损伤1例[J]. 临床军医杂志，2008，36(5)：841-842.

[2] 潘承光，贺琦，侯立军. 创伤性颅神经损伤的颅底影像学研究进展[J]. 第二军医大学学报，2010，31(4)：429-432.

[3] Adams A. Imaging of skull base trauma: fracture patterns and soft tissue injuries[J]. Neuroimaging Clin N Am, 2021 Nov, 31(4): 599-620.

[4] Besenski N. Traumatic injuries: imaging of head injuries[J]. Eur Radiol, 2002 Jun, 12(6): 1237-1252.

[5] Dreizin D, Sakai O, Champ K, et al. CT of skull base fractures: classification systems, complications, and management[J]. Radiographics, 2021 May-Jun, 41(3): 762-782.

[6] Lurie T, Schwartz B, Najafali D, et al. Correlation of history and physical examination with imaging in traumatic near-shore aquatic head and spinal injury[J]. Am J Emerg Med, 2020 Oct, 38(10): 2049-2054.

[7] Parmar H, Gujar S, Shah G, et al. Imaging of the anterior skull base[J]. Neuroimaging Clin N Am, 2009 Aug, 19(3): 427-439.

[8] Romano N, Federici M, Castaldi A. Imaging of cranial nerves: a pictorial overview[J]. Insights Imaging, 2019 Mar 15, 10(1): 33.

[9] Schuknecht B, Graetz K. Radiologic assessment of maxillofacial, mandibular, and skull base trauma[J]. Eur Radiol, 2005 Mar, 15(3): 560-568.

第四章
颅底损伤外科手术的麻醉
Anesthesia for Skull Base Injury Surgery

颅底位于颅腔和面颈部之间，不仅与脑组织、延髓、高位颈髓、眼眶、鼻咽腔、蝶筛窦、颞下窝等重要组织结构毗邻，本身还存在许多孔道供脑神经和血管出入颅腔。颅底骨折通常为线性骨折，可累及颅前、中、后窝，引起颅底血管损伤、颅颈交界区损伤、脑神经损伤和创伤性脑脊液漏等创伤类型，这些损伤可单一存在，也可合并存在。复杂密集的神经血管和重要生命结构的损伤不仅手术难度大，也对麻醉提出了更高的要求。围术期管理以颅脑创伤手术为参照，结合颅底创伤的特殊性进行相应的完善。

第一节 麻醉与颅底损伤的病理生理变化

一、颅底损伤的病理生理变化

（一）中枢神经系统

1. 麻醉相关的脑生理学

（1）脑代谢：脑功能的维持依赖于葡萄糖的有氧代谢，具有高代谢率，在静息状态下，脑血流（cerebral blood flow，CBF）占心输出量的15%，脑耗氧量占全身耗氧量的20%，耗糖量占全身耗糖量的25%。脑代谢所需的葡萄糖和氧气需从血液中摄取，静息状态下，脑组织葡萄糖摄取率约为10%，CBF减少会使葡萄糖摄取率代偿性增加。正常状态下，脑组织的氧摄取率（oxygen extraction ratio，OER）约为40%，若出现氧供需失衡，OER会代偿性增加。当脑组织氧供充足时，1分子葡萄糖有氧代谢可获得38分子ATP。但缺氧时，1分子葡萄糖通过无氧代谢仅可产生2分子ATP。脑代谢产生的能量约60%用于维持跨膜电位和离子浓度梯度，40%用于维持细胞内环境稳定，能量不足会使神经元兴奋性下降甚至出现不可逆性损伤。

（2）脑血流：正常脑功能的维持需要稳定的脑血流。脑血管的自动调节及相关影响因素可在生理范围内维持脑血流稳定，若超过调节范围，机体会出现失代偿表现，不利于维持脑组织的正常功能。

1）流量-代谢耦联：脑组织局部代谢率发生增减时，CBF随之增减，表现为远端小血管在数秒内随脑组织代谢率变化迅速做出调节。

2）脑血管自动调节（图4-1-1）：脑灌注压（cerebral perfusion pressure，CPP）等于平均动脉压（mean arterial pressure，MAP）减去颅内压（intracranial pressure，ICP）。血压正常者的CPP在50～150 mmHg范围内波动时，脑血管可通过自身收缩和舒张维持稳定的CBF，慢性高血压患者调节范围的上下限均比血压正常者高。在该范围外，CBF随CPP呈线性增减，可引起脑缺血、血脑屏障破坏或脑水肿。创伤、高碳酸血症、缺氧、贫血和部分麻醉药物可以破坏脑血管的自动调节功能。

3）化学因素的影响：血液中的二氧化碳和氧都会对CBF产生影响。动脉血二氧化碳分压（$PaCO_2$）是调节CBF的重要因素，$PaCO_2$的正常值为35～45 mmHg。在生理范围内，CBF与$PaCO_2$呈近似线性关系，$PaCO_2$每增减1 mmHg，CBF随之增减约基础值的3%。当$PaCO_2$达70 mmHg时，脑内小动脉已舒张到最大限度，CBF不再增加。$PaCO_2$降至20 mmHg时，脑血管收缩不明显，$PaCO_2$ 15 mmHg是脑血管收缩的极限，CBF约降至基础值的40%。过度通气可在短时间内使血管收缩，降低CBF和ICP。

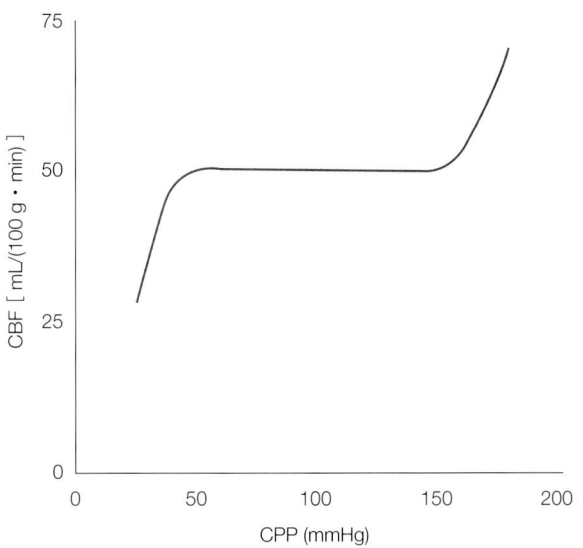

图 4-1-1　脑血流（CBF）与脑灌注压（CPP）的关系

但在低 $PaCO_2$ 的情况下，体内的碳酸氢根会使 pH 逐步恢复正常，所以过度通气收缩血管的作用仅可维持 6～18 小时。过度通气后也应将 $PaCO_2$ 逐步恢复至正常，以免快速升高的 $PaCO_2$ 使 pH 下降，导致 CBF 和 ICP 增加。动脉血氧分压（PaO_2）在 60～140 mmHg 范围内，CBF 基本不变。PaO_2 < 50 mmHg 时，CBF 明显增加。高压氧可使脑血管收缩，CBF 减少。

4）神经调节：脑血管受交感神经和副交感神经的双重支配，但主要作用于大血管。

5）其他因素：贫血时 CBF 增加。高体温可增加脑代谢，低体温可降低脑代谢和 CBF，体温 > 37.5℃ 或 < 35.5℃ 是加重脑损伤的危险因素。

（3）颅内压：颅内压是指颅腔内的压力。颅腔总容积因颅骨限制基本恒定，在正常状态下，脑组织、脑血容量（cerebral blood volume，CBV）和脑脊液（cerebrospinal fluid，CSF）三种颅腔内容物处于平衡状态，使 ICP 维持在 5.3～13.5 mmHg 的正常范围。ICP 13.5～15 mmHg 怀疑颅内压升高，ICP > 15 mmHg 即为颅内压升高。

ICP 升高的原因：① 颅内占位性病变；② 脑水肿使脑组织容积增加；③ CBF 增加或静脉回流减少使 CBV 增加；④ CSF 吸收障碍或产生增加导致脑积水。

ICP 升高可引起 CBF、CPP 下降，影响脑血流、脑代谢和脑功能，出现相应的临床表现：① 头痛；② 喷射性呕吐；③ 视乳头水肿、视力障碍；④ Cushing 三联征：高血压、心动过缓、呼吸不规则；⑤ 脑疝：发生移位的脑组织可压迫神经、血管和脑干，出现神经功能障碍、意识障碍甚至呼吸心搏骤停。

2.颅底损伤的病理生理变化

颅底损伤可导致颅底血管损伤、颅颈交界区损伤、脑神经损伤或创伤性脑脊液漏。这些损伤类型可单独存在，也可合并发生，导致病理生理变化较为复杂。

（1）血管损伤：颅底创伤损伤血管时，可出现血管破裂出血、血管夹层、血管闭塞、动脉瘤、动静脉瘘等血管病变，引起以下病理生理变化：① 血管供应的脑组织出现缺血缺氧，影响该区域脑功能；② 颅腔内容物增加，最初 CBF 和 CSF 代偿性减少，但代偿作用有限，颅腔内容物进一步增加可致 ICP 升高、CPP 下降、脑组织缺血缺氧；③ 血脑屏障破坏引起的血管源性脑水肿和缺血缺氧引起的细胞毒性脑水肿可进一步升高 ICP，加重脑组织缺血缺氧，甚至引起脑疝。

（2）颅颈交界区损伤：颅颈交界区是指枕骨与寰枢椎之间的区域，包含重要的血管（椎动脉、乙状窦、颈内静脉等）、神经（后组脑神经：舌咽神经、迷走神经、副神经和舌下神经）和组织结构（延髓、上颈椎）。① 损伤该区域的血管可影响椎动脉供血区域的脑组织功能和脑部的静脉回流，该区域内血管损伤也可出现颈部血肿，影响呼吸功能。② 后组脑神经受损可引起咳嗽反射减弱、呕吐反射减弱、流涎、吞咽困难等症状。③ 延髓是呼吸和心跳中枢。延髓直接受损或受周围组织（如脑组织、血肿等）压迫，可引起呼吸异常、心律失常甚至呼吸心搏骤停。④ 颈髓损伤，尤其是 C3 及以上平面的颈髓损伤，易导致急性呼吸衰竭和循环功能障碍。颈髓损伤可引起呼吸中枢或膈肌和肋间肌功能障碍，导致呼吸功能减弱、肺部感染等合并症。脊髓交感神经传导受损可引起神经源性休克，约 20% 颈髓损伤患者存在持续性低血压和心动过缓，持续性低血压导致的全身器官灌注不足会加重脊髓缺血性损伤。对于神经源性休克，不适宜大量补液治疗，应适当补液和应用血管活性药物维持血压。

（3）神经损伤：颅底解剖结构复杂，损伤到脑神经时可出现相应的临床表现，神经功能障碍的后遗症会降低患者的生活质量。

（4）创伤性脑脊液漏：创伤导致脑膜破裂，脑脊液从颅骨孔道或颅骨骨折处流出。大量脑脊液流出可导致低颅压综合征，表现为全身乏力、精神萎靡、以患侧为主的头痛。因为脑脊液与外界相通可并发颅内感染，引起脑积水、ICP 升高、脑脓肿等症状。

（二）循环系统

出血、呕吐以及使用脱水利尿药物使创伤性颅脑损伤（traumatic brain injury，TBI）患者有效循环血容量降低，但因 ICP 升高，为维持 CPP 和 CBF，机体代偿性出现高血压，并引起反射性心动过缓。应用镇静镇痛药物、打开硬脑膜（此时 ICP 为 0，CPP=MAP）或合并其他器官损伤出血时，患者可表现为低血压和心动过速。当心肌氧供需失衡或创伤累及心血管运动中枢时可出现心律失常，心电图显示 ST 段、T 波、U 波或 QT 间期异常。

（三）呼吸系统

（1）通气功能障碍：延髓为呼吸中枢，当创伤直接累及延髓或周围组织压迫延髓时可导致异常呼吸甚至呼吸骤停。创伤患者通常为"饱胃"状态，在后组脑神经受损或昏迷状态时，患者咳嗽反射减弱，易发生呕吐误吸甚至气道梗阻。

（2）换气功能障碍：TBI 患者可合并吸入性肺炎、液体过量和急性呼吸窘迫综合征导致换气功能异常，引起低氧血症。TBI 患者可出现神经源性肺水肿，目前认为是创伤后交感神经强烈兴奋所致，表现为神经损伤后的氧合障碍，治疗方法为降颅压、呼吸支持和液体管理。

（四）血液系统

有研究表明 TBI 患者可能会出现创伤性凝血病，围术期需关注患者的凝血功能，必要时可考虑输注冷沉淀、新鲜冰冻血浆、浓缩血小板等。

（五）内分泌系统

颅底创伤可损伤到垂体，易出现垂体后叶功能障碍导致尿崩症，表现为多尿、高钠血症、高渗透压。在围术期液体和电解质管理时需关注是否存在尿崩症，及时进行液体治疗，必要时也可补充血管升压素。

二、麻醉药物对脑生理学的影响

（一）吸入麻醉药

1. 氧化亚氮（N_2O）

N_2O 可扩张脑血管，增加脑代谢、CBF 和 ICP，合用巴比妥类药物、苯二氮䓬类药物、丙泊酚或过度通气可使脑血管扩张作用减弱。颅底创伤可能存在颅内积气，由于 N_2O 的血/气分配系数是氮气的 35 倍，N_2O 入颅腔的速度比氮气出颅腔的速度快，导致 ICP 升高，所以需慎用 N_2O。

2. 卤代吸入麻醉药

高浓度的卤代吸入麻醉药可扩张脑血管，增加 CBF 和 ICP，降低脑代谢，抑制脑血管的自动调节和对 $PaCO_2$ 的反应。目前指南建议在 TBI 患者中使用卤代吸入麻醉药的浓度低于 1 MAC。卤代吸入麻醉药包括氟烷、安氟烷、异氟烷、七氟烷和地氟烷等。升高 ICP 的作用强弱排序为：氟烷＞安氟烷＞异氟烷、地氟烷＞七氟烷。

（1）氟烷和安氟烷：氟烷扩张脑血管的作用最强。安氟烷对正常人 ICP 的作用较弱，却可使高颅内压患者 ICP 明显升高。Artru 等发现氟烷和安氟烷升高 ICP 的时间可持续 3 小时以上。

（2）异氟烷：异氟烷对 CBF 的作用与剂量相关。浓度＜0.6 MAC 时，对 CBF 作用很小；浓度=1 MAC 时，脑血管的自动调节被抑制；浓度＞1 MAC 时，随浓度增加，脑血管进行性扩张，ICP 逐渐升高。1 MAC 异氟烷升高 ICP 的作用较弱，可被过度通气减弱，升高 ICP 的持续时间为 30 分钟。

（3）七氟烷：七氟烷对 ICP 的影响最小，对 CBF 的作用也与剂量相关。浓度＜1 MAC 时，CBF 不增加；浓度＞1～1.5 MAC 时，ICP 升高，但脑血管的自动调节仍存在。

（4）地氟烷：地氟烷可扩张脑血管，增加 CBF 和 ICP。浓度达到 1 MAC 后，脑血管的自动调节被抑制。地氟烷可增加脑脊液的生成和降低颅内顺应性，更易使 ICP 升高。地氟烷血/气分配系数最低，可控性好，存在交感兴奋作用，有利于循环功能稳定。

（二）静脉麻醉药

1. 巴比妥类

巴比妥类药物降低脑代谢，减少脑内 CO_2 生成，脑内 CO_2 分压降低，脑血管收缩，可使 CBF 和 ICP 降低约 50%。巴比妥类药物保留脑血管的自动调节和对 $PaCO_2$ 的反应，合用过度通气可使 CBF 进一步降低。巴比妥类药物中的硫喷妥钠常用于麻醉诱导，可引起 MAP 和 CPP 下降，也用于控制癫痫和难治性高颅压。

2. 依托咪酯

依托咪酯收缩脑血管，降低 CBF、ICP 和脑代谢，保留脑血管的自动调节和对 $PaCO_2$ 的反应。依托咪酯的特点是对心血管系统影响轻微，维持稳定的 MAP，具有一定脑保护作用，适用于颅底创伤患者的麻醉。但依托咪酯可抑制肾上腺皮质激素的合成，引发癫痫病史患者的癫痫发作，在使用时需关注其不良反应。

3. 丙泊酚

丙泊酚是目前常用的静脉麻醉药，可降低脑代谢和 CBF，保留脑血管的自动调节和对 $PaCO_2$ 的反应。丙泊酚可降低 ICP，但其抑制心血管功能使 MAP 降低相同幅度或更多，所以 CPP 通常降低。丙泊酚还可用于控制癫痫和脑保护。有研究表明硫喷妥钠、依托咪酯和丙泊酚均存在脑保护作用，丙泊酚的脑保护作用比硫喷妥钠和依托咪酯强，丙泊酚的脑保护作用可能与降低ICP、减轻脑水肿、抗炎和抗脂质过氧化反应有关。

4. 氯胺酮

氯胺酮是唯一可以兴奋脑功能的静脉麻醉药，扩张脑血管，增强脑代谢、CBF和ICP，脑血管的自动调节正常，脑血管对$PaCO_2$的反应性增强。因氯胺酮可升高ICP，不推荐用于颅底创伤患者。

5. 苯二氮䓬类药物

苯二氮䓬类药物轻度降低脑代谢、CBF和ICP，保留脑血管对$PaCO_2$的反应。其中的代表药物咪达唑仑可降低高ICP，对正常ICP无影响。氟马西尼作为苯二氮䓬类药物的竞争性拮抗剂，不仅可拮抗镇静作用，还可拮抗降低CBF和ICP的作用，所以颅内顺应性降低或高ICP患者慎用。

（三）阿片类药物

目前关于阿片类药物对CBF和ICP的影响存在争议，有研究认为可能与背景麻醉用药相关：背景麻醉用药扩张脑血管时，阿片类药物收缩脑血管；无背景麻醉药或药物收缩脑血管时，阿片类药物不影响或增加CBF。阿片类药物不影响脑血管的自动调节和对$PaCO_2$的反应。阿片类药物可通过激动阿片受体产生镇痛镇静作用，抑制气管插管、创伤疼痛、头架固定和手术操作等应激引起的血流动力学变化，维持脑血流动力学稳定。

目前常用的阿片类药物包括吗啡、芬太尼、舒芬太尼、瑞芬太尼和阿芬太尼等。在大脑未受到刺激时，吗啡可使CBF轻度降低或不变；但在应激的状态下，吗啡可使CBF中度降低。芬太尼和舒芬太尼对于CBF和ICP影响的研究结果不一，有动物实验表明阿芬太尼可降低CBF，对ICP无影响。瑞芬太尼作为短效镇痛药，适合持续静脉输注，有研究表明瑞芬太尼不会对脑血流动力学、CPP和ICP产生不良影响，适用于颅底创伤患者术中镇痛，也可用于停用肌肉松弛药的神经监测手术中抑制患者体动，但其半衰期短，需给予长效镇痛药完善术后镇痛。

阿片类药物可引起呼吸抑制，颅底损伤患者可能存在通气或换气功能障碍，在用药时需做好气道管理。

纳洛酮可竞争性拮抗阿片类药物的镇痛、镇静和呼吸抑制作用。纳洛酮对CBF影响小，但过量应用可导致患者出现疼痛，引起血流动力学波动，在颅底损伤患者中应慎用。

（四）肌肉松弛药

肌肉松弛药可辅助气管插管和机械通气，是围术期常用的药物，分为去极化肌松药和非去极化肌松药。

1. 去极化肌松药

琥珀酰胆碱可引起一过性ICP升高，预先应用小剂量非去极化肌松药可预防ICP升高。静脉注射琥珀酰胆碱1mg/kg可在60秒内使肌肉松弛，甚至部分患者在30秒内即可进行气管插管，使呼吸暂停4～5分钟，起效快、持续时间短的特点适用于饱胃患者的快速顺序诱导插管（rapid sequence induction intubation，RSII）和困难气道的气管插管。目前认为，琥珀酰胆碱增加食管下段括约肌张力的作用比增加胃内压的作用强，不增加误吸的发生率，所以可用于饱胃患者。《颅脑外伤患者的麻醉管理专家共识（2021版）》推荐对存在困难气道的TBI患者，琥珀酰胆碱仍是最佳选择。

2. 非去极化肌松药

（1）苄异喹啉类非去极化肌松药包括米库氯铵、阿曲库铵和顺阿曲库铵等。其引起的组胺释放可扩张全身血管、降低MAP、增加CBF、升高ICP、降低CPP，对于避免ICP升高的颅底创伤患者不推荐应用。

（2）氨基甾体类非去极化肌松药包括罗库溴铵、维库溴铵和泮库溴铵等。几乎不会引起组胺释放，对MAP、CBF和ICP影响轻微。罗库溴铵是非去极化肌松药中起效最快的，静脉注射1mg/kg 60秒后可进行气管插管，也适用于RSII，但比琥珀酰胆碱维持时间长。泮库溴铵可阻滞迷走神经引起血压和心率升高，可增加脑血管自动调节受损患者的CBF和ICP，颅底创伤患者应慎用。

（五）肾上腺素能药物

颅底创伤损伤情况复杂，常用到作用于肾上腺素受体的药物维持血流动力学稳定。

1. 肾上腺素

α和β肾上腺素受体激动剂，可增强心肌收缩力，收缩周围血管，提高MAP。小剂量肾上腺素对CBF无影响，大剂量可增加CBF、CPP、ICP和脑代谢。

2. 去甲肾上腺素

α和β肾上腺素受体激动剂，静脉输注速率<30 ng/(kg·min)时，主要表现为β受体激动效应；输注速率>50 ng/(kg·min)时，主要表现为α受体激动效应。可增加MAP、CBF、CPP和ICP，提高脑组织氧含量，适用于纠正严重低血压时的低脑血流状态。

3. 多巴胺

可激动 α 和 β 肾上腺素受体以及多巴胺受体，促进去甲肾上腺素释放。目前多巴胺对正常人 CBF 的影响不明确，但在纠正低血压时可使 CBF 增加。多巴胺对心血管的作用与剂量相关：静脉输注速率为 $0.5\sim2\ \mu g/(kg\cdot min)$ 时，激动多巴胺受体，扩张肾脏血管；速率为 $2\sim10\ \mu g/(kg\cdot min)$ 时，激动 β_1 受体，增加心肌收缩力和心输出量；速率为 $10\sim20\ \mu g/(kg\cdot min)$ 时，激动 α 和 β_1 受体，主要激动 α 受体，收缩外周血管。

4. 去氧肾上腺素

α 肾上腺素受体激动剂，主要激动 α_1 受体，对正常人的 CBF 和脑代谢无影响，可增加 MAP 和 CPP。

5. 右美托咪定

α_2 肾上腺素受体激动剂，可降低 ICP 和 CBF，但不影响脑代谢。有镇静后可唤醒、镇痛、无呼吸抑制、稳定心血管系统、抗交感、抑制应激反应、抑制炎症反应等优点，可用于麻醉的辅助药物、术中唤醒、术后需机械通气的镇静等。有研究表明，右美托咪定存在一定的脑保护作用。右美托咪定可降低心率，对于有传导阻滞等心率较慢的患者，需谨慎用药。

6. 酚妥拉明

α 肾上腺素受体阻滞剂，可扩张脑血管，增加 CBF。

7. β 肾上腺素受体阻滞剂

普萘洛尔可轻微降低 CBF，降低脑血管对 $PaCO_2$ 的反应。拉贝洛尔阻滞 α 和 β 受体，主要阻滞 β 受体，可降低 MAP，对 CBF 和脑顺应性影响轻微。艾司洛尔阻滞 β_1 受体，降低心率和血压。

（蒋鑫　张艺璇）

第二节　颅底损伤手术的围术期管理

一、麻醉前准备

对创伤患者进行快速评估通常包括 ABCDE 五项内容：气道（Airway）、呼吸（Breathing）、循环（Circulation）、失能（Disability）和暴露（Exposure）。气道、呼吸和循环需要快速评估，若发现存在异常，需立即进行救治。在保证患者气道通畅、呼吸支持和循环稳定后，进一步评估患者的神经功能和全身各个系统的损伤情况。

颅底创伤可出现脑血管自动调节异常、ICP 升高、CBF 降低、局部或整体脑组织缺血缺氧、血脑屏障受损、脑水肿、脑疝等情况。颅底创伤患者可因气道梗阻、呼吸节律异常和换气功能异常引起呼吸系统功能异常；可因脑组织或高位颈椎受损、低血容量和高颅内压引起心血管功能异常；可因神经功能受损导致意识障碍以及残疾、认知功能障碍等后遗症，需早期实施脑保护措施和后期进行康复训练。

颅底创伤患者通常病情复杂，可伴随全身多个系统异常。麻醉医师不仅需要对气道、呼吸和循环等紧急情况进行快速评估和处理，保证气道通畅和循环稳定，还需依据全身情况进行相应围术期管理。

（一）术前评估

TBI 可依据 Glasgow 昏迷评分（Glasgow coma scale，GCS，表 4-2-1）分为轻度（GCS 13~15）、

表 4-2-1　Glasgow 昏迷评分

项　目		得　分
睁眼	不睁眼	1
	刺激睁眼	2
	呼唤睁眼	3
	自动睁眼	4
言语反应	无发音	1
	只能发音	2
	只能说出（不适当）单词	3
	言语错乱	4
	正常交谈	5
运动反应	无反应	1
	异常伸展（去脑状态）	2
	异常屈曲（去皮质状态）	3
	对疼痛刺激屈曲反应	4
	对疼痛刺激定位反应	5
	按指令动作	6

中度（GCS 9～12）和重度（GCS 3～8）。对于气管插管或应用镇静药物而无法进行睁眼和言语反应评估的患者，可应用基于运动反应的简易运动评分方法（simplified motor score，SMS）由轻到重进行分级：2分（可进行指令性运动）、1分（能定位疼痛部位）、0分（逃避疼痛的行为或对疼痛无反应）。

对于病情紧急危重的颅底创伤患者需进行急诊手术时，可使用SAMPLE方法进行术前评估：① 症状和体征（Signs and symptoms）——包括呼吸和循环系统的情况、脑创伤程度、意识障碍的分级和持续时间、ICP是否升高、是否存在颈椎损伤、是否合并颌面部创伤、是否合并其他器官组织损伤等；② 过敏史（Allergies）；③ 药物治疗情况（Medications）；④ 既往病史和既往手术史（Past medical/surgical history）；⑤ 最后饮食饮水的情况和时间（Last oral intake）；⑥ 与创伤相关的事件（Events related to injury）——包括受伤的时间和过程。还需了解相关的辅助检查如头颅CT、胸片、血常规、凝血功能、肝肾功能、电解质、血气分析等，对于颅脑的特殊检查以及可能合并其他系统创伤的情况，可按需增加检查项目。若出现高ICP或脑疝先兆的症状和体征（如意识水平改变、Cushing三联征）需进行紧急处理以控制ICP，以防恶化为可危及生命的脑疝。颅底创伤中的异物穿透伤可造成血管、神经、呼吸道、脑实质等组织的合并损伤，病情复杂，需在维持患者生命体征的同时全面评估受损伤的组织，以便制订下一步的治疗方案和呼吸循环的管理预案。

对于症状轻微进行择期手术的患者，可按照传统的术前评估方法对患者进行全面评估。详细地了解患者的病史：现病史（创伤情况、神经系统功能损伤情况、ICP、呼吸循环系统功能、此次手术情况、是否存在其他器官受损等）、既往病史及治疗情况、药物治疗情况、既往麻醉手术史、个人史、过敏史等；对患者进行体格检查，气道、呼吸和循环评估，完善相关检验检查，调整用药情况，在术前调整患者的整体状况，提高围术期的安全性。

（二）气道管理

GCS ≤ 8分的TBI患者需立即建立人工气道（如气管插管、气管切开），并进行通气支持，以保证通畅的气道和有效的呼吸。呼吸功能稳定的轻、中度TBI患者可在麻醉诱导后再进行气管插管，但需尽早进行面罩吸氧；部分轻、中度TBI患者不合作或合并创伤相关的心肺功能不全时，可能需要建立人工气道。

以下原因可能增加颅底创伤患者困难气道的风险：① 约10%的TBI患者合并颈椎损伤，颅颈交界区创伤发生颈椎损伤的风险更高，在未排除颈椎损伤的情况下，所有颅底创伤患者应怀疑合并颈椎损伤并进行颈椎保护，后仰受限增加了通气和气管插管的难度。② 颅底创伤，尤其是异物穿透伤，可能会破坏患者口、鼻、咽、喉、气管等部位的正常解剖结构，移位的组织、出血、脑脊液漏、软组织水肿、异物导致的体位受限、异物的阻挡等均使通气和气管插管困难。③ 需紧急建立人工气道的颅底创伤患者通常是饱胃状态，发生反流误吸风险高。对于饱胃或合并颈椎损伤可能为困难气道的患者，若情况不紧急，推荐纤维支气管镜下清醒气管插管，但颅底创伤患者配合度差，增加清醒插管难度。

饱胃、颈椎损伤、颌面部创伤等情况增加了建立人工气道的难度，麻醉医师需仔细全面地评估气道，选择适宜的气道建立方法：① 对于可在麻醉诱导后进行气管插管的患者，在行急诊手术时通常为饱胃状态，应采用RSII。在未明确排除颈椎损伤时，需对患者进行颈椎保护（放置颈托，插管时由助手固定头部处于中立位，上提患者下颌，保持枕部不离开床面，头颈部不过度后仰）。颅底创伤患者困难气道的风险较高，需在诱导前备好应对措施（辅助人员、多种插管设备、环甲膜穿刺或气管切开的工具等）。② 对于非紧急的困难气道，因颅底骨折是经鼻气管插管的相对禁忌证，在患者配合度高的情况下，可经口纤维支气管镜下清醒气管插管。③ 对于紧急困难气道或无法经口鼻气管插管的患者，可考虑进行气管切开，安全地建立人工气道，方便气道管理和机械通气，降低镇静镇痛药物的需求，满足术后长时间呼吸支持的需求。

（三）循环管理

TBI患者在创伤早期可因应激反应表现为血压升高和心率增快。若出现严重ICP升高，机体为维持脑灌注反射性地引起血压升高和心率减慢。若存在其他部位的损伤出血可表现为血压下降和心率增快。虽然创伤情况及持续时间不同导致患者临床表现不同，但大部分TBI早期创伤区域脑组织CBF下降，脑血管自动调节功能受损，1/3 TBI患者的CBF随CPP发生同步变化，脑组织对缺血缺氧的耐受度下降，所以应及时纠正低血压，仔细判断血压升高时的病情变化，不应盲目地将高血压降至正常水平，目前推荐维持CPP > 60 mmHg（儿童CPP > 45 mmHg），收缩压 > 90 mmHg。

颅底创伤易损伤重要神经、血管和组织，ICP升高、脑疝和大量失血等原因会导致患者循环系统剧烈变化。其中的异物穿透伤更易同时损伤多种重要结构造成生命体征变化，且由于异物存在压迫止血作用，可出现异物取出前生命体征平稳，而异物取出后快速失血的病情。所以麻醉医师需在术前明确患者的受伤情况及受损部位，依据患者不同的病因及病理生理学变化，通过调节麻醉深度、液体治疗和应用血管活性药物维持循环稳定。为维持足够的 CPP，无高血压病史的患者，在打开骨瓣前应维持 MAP ≥ 80～90 mmHg，打开骨瓣或硬膜后，CPP=MAP，应维持 MAP ≥ 60～70 mmHg。

（四）液体管理

1. 液体管理目标

颅底创伤患者围术期液体管理取决于液体治疗的需求（限制性补液或正常补液）和液体的选择。液体治疗应以维持正常血容量和等渗或轻度高渗状态为目标，依据血压、心率、尿量、中心静脉压等指标综合判断液体治疗效果。大部分常规开颅手术会采用限制性补液以降低脑组织细胞外液含量，但颅底创伤患者常存在不同程度的低血容量，为维持循环稳定需补充液体维持正常血容量，部分择期手术可依据患者状况和手术需求考虑限制性补液。低血容量的颅底创伤患者可代偿性地引起高血压及心率减慢，所以需综合血压、心率、尿量、中心静脉压等指标判断液体治疗效果。

2. 液体的选择

在中枢神经系统中，水穿越完整血-脑屏障（blood brain barrier, BBB）的运动由血浆总渗透压决定；在外周组织中，水穿越血管的运动由血浆胶体渗透压决定。输注高渗晶体液可增加血浆渗透压，使 ICP 下降；输注大量等渗晶体液血浆渗透压不变，ICP 不变，但血浆胶体渗透压下降，可致外周组织水肿；输注低渗晶体液或水，血浆渗透压下降，ICP 升高。当 BBB 受损时，血浆蛋白渗入脑组织间隙，导致脑组织细胞外液含量不再随血浆渗透压发生变化。当 BBB 损伤较轻时，其功能可能与外周组织类似，血浆胶体渗透压变化时可能引起脑组织细胞外液含量变化。现有的液体均有优缺点，麻醉医师需结合患者的情况选取适宜的液体，补充适宜的液体量，在尽量不升高 ICP 的情况下，补充有效循环血容量，维持循环稳定。

（1）高渗晶体液：甘露醇可降低脑组织细胞外液含量，是目前临床上降颅压的首选药物，通常静滴 0.25～1 g/kg。但甘露醇存在利尿、电解质紊乱、急性肾损伤和 ICP 反跳性升高的副作用。若应用甘露醇后 ICP 明显降低，可考虑继续使用；若对 ICP 无效或血浆渗透压已到达 320 mOsm/L 时，不建议使用。

高渗氯化钠溶液可降低 ICP，也有助于液体复苏，适用于合并低血容量的 TBI 患者，可静脉滴注 3% 氯化钠溶液 250～300 mL 或 7.5% 氯化钠溶液 100～250 mL。与甘露醇相比，高渗氯化钠溶液存在稳定血流动力学、减弱炎症级联反应和 ICP 不反跳性升高等优势。但过量使用会引起血浆渗透压改变及电解质紊乱。

（2）等渗晶体液：0.9% 氯化钠溶液的渗透压为 308 mOsm/L，是轻度高渗液，可维持正常的血浆渗透压，减少脑水肿的发生，适用于颅底创伤患者的液体治疗，但大量输注可引起高氯性酸中毒。乳酸钠林格液的渗透压为 273 mOsm/L，是低渗液，若大量使用可降低血浆渗透压。在需大量补液时，建议联合使用 0.9% 氯化钠溶液和乳酸钠林格液，定期监测血浆渗透压和电解质。

（3）葡萄糖溶液：葡萄糖可通过 BBB，若输注葡萄糖溶液相当于输注水，加重患者脑组织细胞外液含量，升高 ICP，且高血糖与 TBI 患者神经功能的不良预后相关，所以除非有明确的低血糖需补充葡萄糖，TBI 患者应避免输注葡萄糖。

（4）胶体液：研究表明，重度 TBI 患者液体复苏时，0.9% 氯化钠溶液组患者的预后优于白蛋白组。也有研究认为，4% 白蛋白可增加 TBI 患者的死亡率。目前建议，出血量较少的患者无需输注胶体液；需大量补液复苏时，等渗晶体液、胶体液和输血的组合可能是最佳选择。

（5）输血治疗：我国指南推荐当 TBI 患者血红蛋白（Hb）< 80 g/L 和（或）血细胞比容低于 25% 时应输注红细胞。英国血液学标准委员会建议维持 TBI 患者的 Hb > 70～90 g/L，存在脑缺血的患者，应维持 Hb > 90 g/L。

重度 TBI 可消耗凝血因子、激活抗凝作用，所以 TBI 患者可伴有凝血障碍。根据凝血功能可考虑输注新鲜冰冻血浆、血小板或冷沉淀等。

（五）高颅内压管理

颅底创伤患者常伴有 ICP 升高，为维持 CPP，防止脑部缺血缺氧，需进行治疗降低 ICP。

（1）外科治疗：尽快明确病因，早期手术解除病因；若无法进行一期手术解除病因或病因不明确，也可进行去除骨瓣减压或脑脊液引流降低 ICP。在血流动力学稳定的情况下，可将头部抬高30°，减少脑血容量，降低ICP。

（2）高渗液体治疗：静脉滴注甘露醇或高渗氯化钠溶液，通常先选用甘露醇。

（3）降低脑代谢：可应用镇静药、肌松药或低温治疗降低脑代谢和CBF。

（4）升压治疗：为维持CPP，可使用血管活性药物维持MAP。

（5）过度通气：在紧急情况下，可短暂过度通气使$PaCO_2$维持在28~35 mmHg，避免长时间过度通气，建议在过度通气时进行脑氧监测避免发生脑缺血，后期应将$PaCO_2$逐步恢复正常。

二、监测

（一）常规监测

颅底创伤患者的常规监测包括无创血压（BP）、心电图（ECG）、脉搏氧饱和度（SpO_2）、体温和尿量。在进行通气支持时可监测呼气末二氧化碳分压（$P_{ET}CO_2$）及其波形，间接反映$PaCO_2$。可通过有创操作进行有创动脉血压（invasive blood pressure，IBP）和中心静脉压（central venous pressure，CVP）监测。在血流动力学不稳定或对补液及血管活性药物无效的情况下，可考虑进行有创或无创心排出量监测。

可进行动脉穿刺置管实时监测IBP，及时对心血管系统的变化做出相应处置，穿刺部位通常选择桡动脉，此外还可以选用足背动脉、肱动脉、尺动脉、股动脉。在监测动脉血压时，换能器的高度应始终与右心房在同一水平，在监测脑部血压时，换能器应放置在外耳道水平（对应Willis环水平）。在监测IBP的同时还可以直接抽取动脉血进行血气分析检查，以快速判断患者的氧合状况、血红蛋白和血细胞比容、酸碱和电解质是否紊乱、血糖水平等信息，有利于及时调整呼吸参数及补液用药情况。

颅底创伤患者可通过颈内静脉、股静脉和锁骨下静脉进行中心静脉穿刺置管，可用于液体治疗和输注避免过外周血管使用的药物，颈内静脉和锁骨下静脉置管可用于监测CVP。CVP的正常值为4~12 cmH_2O，可根据CVP和BP的变化初步判断心功能和血容量的情况，指导补液和用药（表4-2-2）。

（二）脑血流动力学监测

1. 脑氧和脑血流监测

脑氧监测包括颈静脉球混合血氧饱和度（$SjvO_2$）和脑组织氧张力（$PbtO_2$）。$SjvO_2$可监测脑组织氧供，

表4-2-2 中心静脉压和动脉压改变的原因及治疗

CVP	BP	原因	治疗
低	低	血容量严重不足	补液
低	正常	心功能正常，血容量轻度不足	适当补液
高	低	心功能不全	强心、利尿、纠正酸中毒、适当控制补液
高	正常	容量血管过度收缩	控制补液，用血管活性药物舒张血管
正常	低	心功能不全或血容量不足	依据补液试验*结果进行强心或补液

注：*补液试验：5~10分钟内静注0.9%氯化钠溶液250 mL，BP升高提示血容量不足，CVP升高而BP不变提示心功能不全。

正常范围是60%~70%。在严重TBI患者中，ICP升高或缺氧、低血压、发热等全身性原因可引起脑氧下降，$SjvO_2$ < 50%超过15分钟与神经功能预后不良相关。$PbtO_2$通过在脑组织中放置探头监测局部氧供，正常脑组织的$PbtO_2$通常在20~35 mmHg范围内，$PbtO_2$ < 15 mmHg可能存在脑缺氧。

脑血流监测包括经颅多普勒超声（TCD）和近红外质谱（NIRS）。TCD需选择颅骨骨质较薄的部位进行监测，有助于判断ICP升高、CPP下降和脑血管痉挛。NIRS可用于监测脑血流和脑氧，但监测脑氧的精确度较低。

2. 颅内压监测

ICP监测在TBI患者中的适用范围：① CT检查异常（如颅内血肿、高ICP征象）的重度TBI患者；② CT检查正常，但存在年龄 > 40岁、神经系统阳性体征或收缩压 < 90 mmHg高危因素的重度TBI患者。不建议对轻、中度TBI患者进行常规ICP监测，依据患者的情况个体化评估ICP监测的需求。

ICP可通过脑室、脑实质、蛛网膜下腔、硬膜下腔或硬膜外腔进行监测，目前这些位置均存在缺陷，常用的是脑室和脑实质。其中脑室内ICP监测最准确，需每天以颈静脉孔（外耳屏水平）进行调零。脑实质内ICP监测需在放置传感器前进行一次调零，但后期零点会以1~2 mmHg/d的速度上移。

（三）神经电生理监测

1. 脑电图

脑电图（electroencephalogram，EEG）通过监测脑组织自发性电活动，反映脑组织的电活动和功能状态。CBF和麻醉深度可以通过影响脑功能影响EEG，

所以可用 EEG 反映脑灌注和麻醉深度：随着 CBF 逐渐减少，EEG 表现为高频率活动波缺失，脑电波功率逐渐降低，最终变为等电位 EEG；吸入麻醉药和静脉麻醉药以剂量依赖的方式抑制脑电活动，最终变为等电位 EEG。目前常用双频谱指数（bispectral index scale，BIS）监测镇静深度，BIS 数值在 0～100，85～100 提示正常状态，65～85 提示镇静状态，40～65 提示全身麻醉状态。

2. 诱发电位监测

诱发电位监测通过对特定的刺激方式获取相关信息，分析患者神经功能状态，及时发现术中可逆性神经功能损伤。目前主要分为感觉诱发电位和运动诱发电位（motor evoked potential，MEP）。感觉诱发电位包括体感诱发电位（somatosensory evoked potential，SSEP）、脑干听觉诱发电位（brainstem auditory evoked potential，BAEP）和视觉诱发电位（visual evoked potential，VEP）。感觉诱发电位监测上行感觉神经传导通路，MEP 监测下行运动传导通路，两者互补完善神经功能监测。

SSEP 可监测外周神经、脊髓、脑干、皮质下结构和感觉皮质这一感觉通路的功能，吸入麻醉药对 SSEP 的影响呈剂量依赖型，所以需降低吸入麻醉药的浓度，阿片类药物和丙泊酚对 SSEP 的影响较小。BAEP 可监测听觉通路的功能，几乎不受麻醉药物的影响。VEP 可监测视觉通路的功能，但大部分麻醉药物都对其有影响。MEP 可监测运动神经的功能，在进行 MEP 时，通常使用全凭静脉麻醉，且需停用肌松药。

3. 肌电图

肌电图通过记录脑神经支配肌肉的自发性肌电活动监测含有运动成分的脑神经，监测手术区域的神经是否存在损伤。麻醉药物不影响肌电图监测，但最好停用肌松药。

三、麻醉诱导与维持

颅底创伤患者通常为饱胃状态、可伴有低血容量、颈椎损伤、ICP 升高、呼吸功能异常等症状，通常选用全身麻醉，并全程做好颈椎保护。麻醉诱导需依据患者的病情，以合适的方法快速建立气道。颅底创伤患者常伴随血流动力学不稳定和高 ICP，应选用对脑血流动力学和循环功能影响小的药物，采用滴定给药的方式缓慢小剂量应用麻醉药物，维持循环和 CPP 稳定，减轻气管插管的应激反应，保证充足的氧供。围术期需维持内环境的稳定，做好脑保护，保障患者生命安全，为后期神经功能的康复提供条件。

（一）气道管理与机械通气

1. 气道管理

对于可在麻醉诱导后进行气管插管的患者，考虑其饱胃状态和颅底损伤的情况，推荐使用快速顺序诱导（rapid sequence induction，RSI），具体做法是：在给予麻醉药之前，患者先吸入纯氧 3～5 分钟进行去氮给氧，在静注镇静药物后静注插管剂量的琥珀酰胆碱或罗库溴铵，此期间避免正压通气，自主呼吸停止后立即行气管插管。颅底创伤尤其是异物穿透伤患者可能存在的出血、脑脊液漏、软组织水肿、颈椎损伤、呼吸道结构受损、异物阻挡、异物致体位受限等原因使该类患者困难气道发生率高，所以需术前全面评估患者气道情况并做好气道建立的方案，诱导前备好辅助人员、困难插管的设备（可视喉镜、光棒、纤维支气管镜等）和环甲膜穿刺或气管切开的工具。

对于非紧急的困难气道，可经口纤维支气管镜下清醒气管插管，首先做好气道表面麻醉（用利多卡因软膏、利多卡因喷雾或达克罗宁胶浆表面麻醉口咽部，可通过环甲膜穿刺气管内注射 2% 利多卡因联合经甲状软骨两翼上方的甲状舌骨膜注射 1% 利多卡因麻醉声带和喉部），进行轻度镇静，使用牙垫或口咽通气道为纤维支气管镜提供通路进行气管插管，插管完成后可给予麻醉药物进行全身麻醉。

对于诱导前已进行气管切开的患者，可依据患者情况给予合适的麻醉药物进行全身麻醉。

2. 机械通气

指南建议 TBI 患者呼吸管理目标是维持 $PaCO_2$ 33.5～37.5 mmHg，$PaO_2 > 95$ mmHg。低氧血症（$PaO_2 < 60$ mmHg）可增加 CBF 和 ICP。

呼气末正压（positive end-expiratory pressure，PEEP）有助于合并肺挫伤、误吸或神经源性肺水肿的颅底创伤患者改善氧合。虽然有研究表明在一定范围内，PEEP 每增加 5 cmH_2O，ICP 增加 1.6 mmHg，CPP 减少 4.3 mmHg，但对未合并严重肺损伤患者的 ICP 和 CPP 无明显影响，PEEP 增加虽然可使合并严重肺损伤患者的 ICP 和 CPP 增加，但增幅无临床意义。现在未明确 PEEP 的使用范围，可在维持动脉血压稳定和 CPP > 60 mmHg 的情况下，使用适宜的 PEEP。

围术期应维持 $PaCO_2$ 在正常范围，有研究证明高碳酸血症和低碳酸血症均不利于稳定颅脑功能。高碳酸血症可使脑血管扩张，ICP 升高。TBI 早期创伤区域脑组织的CBF降低，低碳酸血症使脑血管收缩，虽然可降低ICP，但会进一步降低CBF，加重脑缺血，所以不主张在TBI患者中使用过度通气，尤其需避免在创伤后24小时内使用预防性过度通气，可短期应用过度通气控制脑疝患者的ICP，过度通气收缩脑血管的时间仅能维持6~18小时，在过度通气后应使$PaCO_2$逐步恢复正常。

（二）麻醉药物的应用

1. 镇静药物

目前麻醉诱导常用丙泊酚、依托咪酯、咪达唑仑等镇静药物，可依据患者的创伤情况进行调整。丙泊酚的诱导剂量为1~2.5 mg/kg，靶控输注（TCI）模式的初始剂量为1~1.5 μg/mL，然后以0.5 μg/mL的速度逐渐增加剂量至患者意识消失。依托咪酯的诱导剂量为0.2~0.6 mg/kg。咪达唑仑的剂量为0.1~0.4 mg/kg。诱导用药剂量受年龄、血容量、循环状态、合并用药等因素影响，可缓慢、分次、小剂量给药直至患者意识消失。丙泊酚对循环系统影响较大，可使合并低血容量的颅底创伤患者的血压明显降低，此时可应用依托咪酯和咪达唑仑进行诱导。若患者循环功能衰竭，可考虑降低镇静药的剂量或不应用镇静药。

术中镇静维持可采用吸入麻醉、全凭静脉麻醉和静吸复合麻醉，因高浓度吸入麻醉药可升高ICP，指南建议在颅脑创伤患者中使用卤代吸入麻醉药的浓度低于1 MAC，所以在颅底创伤患者术中常应用全凭静脉麻醉和静吸复合麻醉。通常采用丙泊酚进行术中维持，单纯应用丙泊酚的维持剂量为4~12 mg/(kg·h)，TCI模式浓度为3~6 μg/mL，若复合其他麻醉药、患者状态较差或手术刺激较小，可减小剂量。也可选用依托咪酯进行麻醉维持，以100 μg/(kg·min)快速输注一段时间后，维持10 μg/(kg·min)的输注速率，但会抑制肾上腺皮质功能，所以不应长时间用药。

2. 镇痛药物

虽然关于阿片类药物对CBF和ICP的影响存在争议，但丙泊酚和依托咪酯等静脉麻醉药无镇痛作用，需应用阿片类药物的镇痛作用抑制气管插管、创伤疼痛、头架固定和手术操作等应激反应，维持血流动力学稳定，所以在围术期适当地应用阿片类药物有利于维持脑血流动力学的稳定。

芬太尼和舒芬太尼是常用于麻醉诱导及术中和术后长效镇痛的药物。芬太尼不抑制心肌收缩力，对血流动力学影响较小，一般不影响血压，诱导剂量为≤6 μg/kg，可依据患者的情况调整剂量，术中每隔15~30分钟追加25~50 μg或以0.5~5 μg/(kg·h)输注。舒芬太尼镇痛效果强，持续时间长，应用于复合麻醉时，诱导剂量0.1~5 μg/kg，术中镇痛效果减弱时可追加0.15~0.7 μg/kg。

现在临床上也将瑞芬太尼用于麻醉诱导，抑制气管插管反应，有研究对比等效镇痛剂量瑞芬太尼和舒芬太尼抑制气管插管反应的作用，结果显示气管插管后MAP和心率均升高，但瑞芬太尼升高MAP和心率的幅度小于舒芬太尼。考虑瑞芬太尼镇痛效果较好且在插管后快速代谢，可避免在插管后无应激的时间内，因长效镇痛效果导致血压下降。术中在长效镇痛药的基础上复合瑞芬太尼，可依据手术刺激强度快速调节镇痛强度，也可在停用肌松药的神经监测手术中抑制患者体动，输注速率为0.1~1 μg/(kg·min)。但半衰期短，需衔接长效镇痛药做好术后镇痛，避免因术后疼痛刺激引起的血流动力学变化。

3. 肌肉松弛药

进行RSI时推荐使用琥珀酰胆碱和罗库溴铵，两种药物的起效时间与剂量相关。琥珀酰胆碱剂量为0.5~0.6 mg/kg时，起效时间为60~90秒，通常在60秒内即可进行气管插管；剂量为1 mg/kg时，起效时间在60秒内，部分患者可在30秒内进行气管插管。琥珀酰胆碱用于颅底创伤患者前，可预先应用小剂量非去极化肌松药预防ICP升高，但会使琥珀酰胆碱起效时间延长30%。使用罗库溴铵进行RSI时通常静脉注射1 mg/kg，60秒后即可进行气管插管，维持75分钟肌松效果，适用于急性脊髓损伤、高钾、恶性高热等禁用琥珀酰胆碱的患者。

（三）内环境管理

术中需定期进行血气分析检查，监测患者酸碱平衡、电解质水平、血红蛋白、血细胞比容和血糖等指标。应用碳酸氢钠注射液、氯化钾、氯化钙、胰岛素等调节酸碱和电解质水平；通过补液输血改善血红蛋白水平。

现在认为，高血糖会恶化TBI神经系统的预后。颅脑创伤后儿茶酚胺反应和糖皮质激素释放促进糖异生和糖原分解使血糖升高。年龄≥65岁、GCS<9的颅脑创伤、术前高血糖和急性硬膜下血肿是术中高血糖的独立预测因素。术中定期血气分析可监测血糖水平，及时应用胰岛素调节血糖水平，但目前的研究表明严格将血糖控制在较低水平并不能改善预后，指南推荐将围术期血糖控制在6~10 mmol/L，并且避免剧烈波动。

（四）脑保护

TBI 会引起创伤局部脑组织发生严重缺血缺氧，周围也会存在相对较轻的缺血，引起脑组织坏死，影响后期神经功能恢复。及时恢复创伤区域脑血流和尽早采取脑保护措施将有利于改善患者预后。麻醉医师可通过体温管理、循环管理、呼吸管理、血糖管理和药物应用改善 TBI 患者的预后。但目前对于脑保护的方法较少，且有些来自动物实验结果，还需进一步探索。

1. 体温管理

大脑的温度每下降 1℃，代谢率降低 5%～7%，所以低温可降低脑代谢、CBF 和 ICP，有脑保护作用。但低温可引起低血压、高血压、心动过缓、心律失常、高血糖、感染、凝血功能障碍以及复温期间和复温后 ICP 反跳性升高等并发症。低温带来的并发症可能抵消其脑保护作用的优势，且有多中心临床试验证实与正常体温组 TBI 患者相比，低体温组 TBI 患者死亡率无改善，目前不推荐将低温作为常规脑保护方法。但高温会增加脑代谢，引起脂质过氧化和炎症，加重脑缺血，与 TBI 患者术后神经功能预后不良相关，应避免患者发热，并及时对发热患者进行降温，将体温维持在正常范围。

2. 循环管理

低血压可导致 CPP 下降，是导致 TBI 患者预后不良的重要因素。为维持 CPP ≥ 60 mmHg，常通过补液和血管活性药物提高血压。去氧肾上腺素可升 MAP 且不影响 CBF，适用于 TBI 患者提高血压。

3. 呼吸管理

低氧血症和低碳酸血症可加重脑组织的缺血缺氧。对于重度 TBI 患者需尽早建立通畅的气道，围术期尽量避免过度通气。在怀疑脑疝的紧急情况下，可紧急短期实施过度通气。

4. 血糖管理

高血糖与 TBI 患者预后不良相关，目前指南建议将围术期血糖控制在 6～10 mmol/L，可采用胰岛素调节血糖，需定期进行血糖监测，避免血糖的剧烈波动。

5. 药物应用

目前认为巴比妥类药物（硫喷妥钠）、吸入麻醉药、丙泊酚、依托咪酯以及右美托咪定等常用的麻醉药物有一定脑保护作用。对于各类药物的脑保护作用机制仍在研究中，各类药物脑保护的最适浓度未有定论。有研究表明丙泊酚的脑保护作用比硫喷妥钠和依托咪酯强，丙泊酚的脑保护作用可能与降低 ICP、减轻脑水肿、抗炎和抗脂质过氧化反应相关。动物实验显示，右美托咪定有减轻脑水肿、抗炎、改善 TBI 引起的认知功能障碍、利于运动功能恢复等作用。

四、体位

依据创伤部位和手术需求，患者需取不同的体位进行手术。围术期应关注手术体位对患者呼吸、循环和脑血流动力学产生的影响，过度屈曲、伸展、侧屈和头部旋转可能引起气管导管受压打折，也可能会影响脑静脉回流而加重脑水肿和 ICP 升高。颅底的异物穿透伤可导致患者体位受限，从而影响气道建立，围术期调整体位时应尽可能平稳，避免异物发生移位导致二次损伤。神经外科手术通常持续时间长，长时间保持一个体位可引起压疮和外周神经受压损伤。

1. 仰卧位

适用于额部、颞部、顶部、翼点切口的开颅手术，也适用于内镜手术，是对循环系统影响最小的体位。可通过头架调节头的位置，需避免颈部过度屈曲导致气管插管受压打折。在血流动力学稳定且手术允许的情况下，可通过将头抬高 30° 降低 ICP。

2. 侧卧位

适用于颞部、颅底、颅后窝的开颅手术和脊髓手术。侧卧位时，由于重力作用，可使下侧肺的功能残气量比上侧肺低。

3. 侧俯卧位

适用于顶叶、枕叶后部、颅后窝手术，此体位会将患者头颈部屈曲、下垂并向对侧旋转，需关注气管导管是否受压打折。

4. 俯卧位

适用于颅后窝、枕部、颅颈交界区、脊髓手术。仰卧位需在患者全身麻醉后平稳地保持轴位翻转 180°，TBI 患者合并颈椎损伤的发生率较高，尤其是颅颈交界区创伤需平稳翻转，注意保护颈椎，使脊柱处于同一轴线，避免因翻转不当加重颈椎损伤。俯卧位可引起患者血流动力学变化，胸腹部受压使气道压升高。俯卧位时气管导管通常为悬吊的状态，易发生脱出，若术中脱出，重新气管插管困难，所以在翻转为俯卧位后需固定气管导管。神经外科手术时间长，长时间俯卧位会引起面部和气道水肿，影响术后拔除气管导管。

5. 坐位

适用于颅后窝手术，头部位置较高可减少 CBF，使手术野清晰，但因头部位置高于右心房，易发生空气栓塞、低血压、脑缺血等合并症。

五、麻醉恢复期

（一）术后气道管理

颅底创伤患者全身情况复杂，术后拔除气管导管的时机需综合评估患者情况：术前神经功能和意识状态、插管困难程度、体位、手术持续时间、术中液体管理、术后麻醉药物代谢情况、术后气道保护性反射（咳嗽反射和吞咽反射）恢复情况、术后自主呼吸情况、术后是否合并气道水肿、外科医生的需求。

对于术前意识清楚且手术顺利的患者，可考虑术后早期拔管，但需避免呛咳和剧烈血流动力学波动。手术结束前40分钟开始以0.5~1 μg/kg速率静脉输注右美托咪定10分钟以上、按照先丙泊酚后阿片类药物的顺序停药、适当给予镇痛药物等措施有助于抑制拔管刺激，预防性应用止吐药和预防术后寒战也有助于维持术后血流动力学平稳。

对于术前意识障碍或困难气道的患者，应推迟拔管。怀疑出现气道水肿的患者，先将导管气囊放气，堵塞气管导管接口，若患者可通过周围间隙呼吸才可考虑拔管，否则应推迟拔管。对于颅后窝、颅颈交界区损伤的患者，可出现气道保护性反射和呼吸功能减弱，需推迟拔管并进行机械通气，需长期机械通气的患者可考虑行气管切开，待气道保护性反射和呼吸功能恢复后才可拔管或封闭气管切口。

（二）其他

1. 抗生素应用

严重颅底创伤患者全身感染的风险较高，若为穿透性创伤可能导致局部伤口感染、脑膜炎或脑脓肿，若需长期气管插管和机械通气可增加肺炎的发生率。建议颅底创伤患者尽早开始预防性使用抗生素。对于颅底异物穿透伤存在感染破伤风梭菌的风险，可考虑使用破伤风疫苗、抗毒素或免疫球蛋白进行预防性治疗。

2. 肺部感染

颅底创伤患者可因呼吸中枢功能不全、气道保护性反射减弱或长期气管插管等原因合并肺部感染，围术期应保持呼吸道通畅、加强排痰、及时清除气道分泌物、应用抗生素，需长期应用呼吸机通气的患者早期气管切开可降低肺炎发生率。

3. 糖皮质激素的应用

有大型多中心临床试验表明，在TBI患者中使用糖皮质激素没有益处，还会因糖皮质激素引起血糖升高、感染风险增加、胃肠道出血风险增加，所以现在指南不建议使用糖皮质激素降低ICP。但在脊髓损伤患者中早期应用可在一定程度上减轻脊髓水肿，目前对于大剂量糖皮质激素冲击治疗存在争议，指南只建议排除消化道溃疡和糖尿病等明确禁忌证后，可在成年患者损伤后8小时内，给予24小时大剂量甲基泼尼松龙治疗，第1小时内使用30 mg/kg，后23小时每小时使用5.4 mg/kg，使用时间≤48小时。

4. 深静脉血栓预防

颅底创伤患者通常会长时间卧床，下肢深静脉血栓风险较大，若合并下肢长骨和骨盆骨折会进一步增加栓塞风险。指南推荐使用充气长袜对下肢进行间断性加压预防深静脉血栓，下肢受伤患者禁用。预防性使用低分子肝素会增加颅内出血的风险，目前还未明确其治疗方案，可在排除颅内出血且多发伤出血已治疗的前提下酌情使用。

（蒋鑫　张艺璇）

第三节　常见颅底损伤外科手术麻醉

颅底创伤主要包括颅底血管损伤、颅颈交界区损伤、脑神经损伤和创伤性脑脊液漏。患者损伤部位和组织不同，手术的缓急和手术方式也不同，麻醉医师在颅底创伤手术围术期管理的基础上，关注各类手术中的特殊问题，予以相应的管理措施。颅底创伤后血管和重要脑组织的损伤需紧急治疗，此时患者可出现血流动力学剧烈波动和呼吸功能障碍等表现，麻醉医师需进行紧急快速评估和治疗措施；脑神经损伤和脑脊液漏的外科手术常为择期手术，麻醉医师可进行详细的术前评估和充分的术前准备，围术期管理时血流动力学和呼吸功能较稳定。颅底的异物穿透伤易导致血管、脑组织、脑神经和脑脊液漏的合并损伤，麻醉医师需进行全面快速的术前评估，明确异物位置，依据组织受损的情况和特点进行相应的围术期管理。

一、创伤性颅底血管损伤外科手术麻醉

颈静脉、颈内动脉、椎动脉和许多重要分支血管经颅底孔道出入颅，颅底创伤可造成血管离断、血管闭塞、血管夹层、动脉瘤、动静脉瘘等损伤，引起血流动力学剧烈波动和脑灌注不足，常需进行外科手术

治疗，可选用经颅入路手术和神经介入治疗。存在血管损伤患者的围术期管理需维持血流动力学平稳，既要防止低血压，维持足够CPP，又要防止血压过高引起脑出血。

（一）经颅入路手术麻醉

需经颅入路治疗血管损伤的患者通常病情危急，需进行急诊手术，麻醉医师可通过SAMPLE方法和相关检验检查结果对患者进行快速术前评估，并做好SpO_2、ECG、IBP、尿量等常规监测，可依据患者情况和手术需要增加相关监测。

1. 麻醉诱导期

为维持麻醉诱导阶段血流动力学平稳，需关注以下特殊点。

（1）进行急诊手术的创伤患者通常为饱胃状态，若采用清醒气管插管可引起血压急剧升高，且患者配合度不佳，此时可采用RSI或气管切开。

（2）若患者为血管离断损伤，可引起低血容量和颅内压升高，为保证CPP，机体可反射性引起血压升高。麻醉医师需明确高血压表现下合并的低血容量，若使用甘露醇降ICP治疗会使有效循环血容量进一步下降。在创伤患者中需进行适当的液体治疗维持有效循环血容量，不能单纯因ICP升高而限制补液。

（3）患者存在低血容量，在诱导后易引起血压快速下降，不利于维持CPP，建议选用对血流动力学影响小的麻醉药物通过多次小剂量的滴定方式进行诱导。依托咪酯的突出优点是对血流动力学影响小，但可引起肌阵挛的不良反应，可先应用小剂量咪达唑仑或瑞芬太尼进行预防。丙泊酚比依托咪酯对血流动力学的影响略高，但其诱导迅速、降低CBF和ICP、对脑血流调节影响小等特点使其也适用于麻醉诱导。肌松药可选用罗库溴铵进行RSI。阿片类药物对脑血流动力学影响较小，可有效抑制气管插管的应激反应，避免血压快速升高，但插管剂量的长效镇痛药会加重插管后无刺激状态下的低血压，需依据血压变化及时调整麻醉深度和应用血管活性药物。诱导时合用短效镇痛药瑞芬太尼似乎可在有效抑制插管应激反应的同时，降低长效镇痛药的剂量，有助于维持插管后血压平稳。

2. 麻醉维持期

高浓度吸入麻醉药可引起ICP升高，所以术中常用丙泊酚进行静吸复合麻醉或全凭静脉麻醉，持续静脉输注瑞芬太尼和间断追加长效阿片类药物进行镇痛，持续静脉输注或间断追加肌松药物抑制患者体动。

麻醉维持期内调整体位、头架固定、切皮、去骨瓣、缝皮等操作都可引起患者血流动力学变化，需保持足够麻醉深度。在头皮处使用利多卡因进行局部浸润麻醉可有效抑制头皮操作引起的应激反应。在调整体位和头架固定前追加适量镇静药物和瑞芬太尼有助于抑制操作时血压升高和操作后血压下降。在切皮和去骨瓣前应加深麻醉，增加麻醉药物剂量，在完成刺激较强的操作后要及时调整药物浓度避免血压下降。

血管手术术中需麻醉医师配合调整血压，如动脉瘤手术中降低血压使动脉瘤供血动脉灌注压降低，有助于夹闭动脉瘤，但目前常采用暂时夹闭供血动脉形成局部低血压的方法，通常每次夹闭5~10分钟，此期间应维持血压在正常水平或略高于正常水平。麻醉医师可通过调节麻醉深度和应用血管活性药物调整血压。去氧肾上腺素使血压升高并反射性降低心率，且不影响CBF，适合用于颅底创伤患者提升血压，但持续时间短；麻黄碱使血压和心率升高；多巴胺使血压升高；去甲肾上腺素可升高血压，但会增加CBF和ICP；静注丙泊酚可引起血压轻度下降；乌拉地尔作为α肾上腺素受体阻滞剂，可降低血压，需酌情使用；艾司洛尔是短效$β_1$肾上腺素受体阻滞剂，可降低血压和心率；拉贝洛尔可阻滞α和β受体，主要阻滞β受体，可降低血压；尼卡地平虽可降低血压，但不能用于颅内出血尚未完全止血的患者。

3. 麻醉恢复期

麻醉恢复期的疼痛、气管导管刺激、恶心呕吐和术后寒战等因素可引起血压升高，轻度高血压可改善脑灌注，但血压高于患者基础值20%~30%易引起出血，为避免血压过高，需进行有效的术后镇痛，增加患者对气管导管的耐受性，应用止吐药物，预防术后寒战。

（二）神经介入治疗麻醉

神经介入治疗是在数字减影血管造影（digital subtraction angiography，DSA）的辅助下，利用血管内导管操作技术，治疗动脉瘤、动静脉瘘、血管闭塞等血管疾病。

神经介入治疗创伤小、精准度高，与经颅入路手术麻醉基本相似，都需要维持围术期血流动力学稳定。但手术方式不同使麻醉管理存在一些特殊问题：① 术前评估需关注患者是否存在造影剂、鱼精蛋白、碘的过敏史；② 由于介入手术存在放射性，扫描过程中麻醉医师和外科医师距离患者较远，对于患者术中情况可能无法及时发现，在术前应确保气管导管、呼吸机及监护设备等连接紧密且正常工作，避免手术开始后出现气管导管脱落打折等情况；③ 神经介入治疗创伤小，需依据患者情况适当调整镇痛药物的剂量，避免因剂量过大导致术后呼吸抑制，但也不能过小引起术后疼痛使血压升高；④ 造影剂有利尿作用，需监测尿量，予以适当的液体治疗；⑤ 围术期做好血压监测和控制，实施栓塞治疗的患者术后 24 小时的 MAP 需比术前基础值低 15%～20%，存在血管闭塞的患者的 MAP 可比正常值高 20%～30%；⑥ 若出现神经介入治疗手术失败或严重血管损伤，可改为经颅入路手术。

二、创伤性颅颈交界区外科手术麻醉

颅颈交界区包含颅后窝和上颈椎区域，存有许多重要的血管、神经和结构组织，此区创伤可引起全身各系统的改变，尤其会引起血流动力学的剧烈波动和呼吸功能障碍，麻醉医师需进行适宜的围术期管理。

（一）颅后窝创伤手术麻醉

1. 呼吸管理

颅后窝创伤可能损伤到延髓和后组脑神经。延髓损伤或受压可致呼吸中枢功能不全，引起通气功能减弱甚至呼吸停止。后组脑神经损伤出现的吞咽困难、气道保护性反射减弱等症状易导致误吸，且颅底创伤患者的饱胃状态进一步加重误吸风险。呼吸中枢功能不全和误吸可导致患者围术期急性肺损伤、通气不足、低氧血症和高碳酸血症，需尽早气管插管或气管切开维持气道通畅，进行呼吸机通气。

2. 循环管理

延髓是呼吸心跳中枢，损伤或受压可引起血压升高、心动过缓、心律失常甚至心搏骤停，迷走神经受损可引起心动过缓，颅后窝中其他脑神经或结构受损可引起血压升高和心率加快。甘露醇脱水治疗可引起循环血容量不足和电解质紊乱。颅后窝手术常采用俯卧位或侧卧位进行手术，若术中心搏骤停将不利于实施心肺复苏。麻醉医师需依据患者情况调整麻醉深度，加强液体治疗，维持有效循环血容量和电解质平衡，必要时使用血管活性药物调节血压和心率，维持全身各器官的血供。

3. 麻醉管理

颅后窝创伤可合并剧烈血流动力学波动和呼吸功能障碍，可选用对心血管功能影响小且不升高 ICP 的麻醉药物，目前常采用静吸复合麻醉和全凭静脉麻醉维持颅后窝手术的镇静，再合用适宜的镇痛药物和肌松药物维持血流动力学稳定和抑制患者体动。颅后窝手术常取俯卧位或侧卧位，会对患者颈部产生拉伸或扭曲，需关注气管导管有无打折或移位。若患者出现呼吸功能障碍，术后通常需延迟拔管，若需长期机械通气，可考虑早期气管切开。

（二）上颈椎创伤手术麻醉

1. 呼吸管理

上颈椎创伤是指枕-寰-枢椎复合体区域的损伤，高位颈髓损伤易引起急性呼吸衰竭，需尽快建立人工气道。但上颈椎损伤使患者颈椎活动度受限，需做好颈椎保护，气管插管难度增加，是可预估的困难气道，需备好相应的插管设备及紧急气管切开工具。

2. 循环管理

脊髓交感神经传导受损可引起神经源性休克，大量补液对于治疗神经源性休克效果不佳，应考虑使用血管活性药物维持血压。但创伤患者可合并全身多器官受损，出现失血性休克，需补液治疗。麻醉医师应甄别休克的类型并予以相应治疗。

3. 麻醉管理

上颈椎创伤患者需加强呼吸和循环的管理，尽早建立人工气道，选用对血流动力学影响小的药物，必要时使用血管活性药物维持血压。颈髓损伤可合并血钾升高，琥珀酰胆碱升高血钾，所以围术期尽量选用非去极化肌松药。上颈椎手术通常采用俯卧位手术，在变化体位时需保持统一轴线平稳翻转，避免造成二次损伤。术后通常需延迟拔管，待患者呼吸功能和气道保护性反射恢复后才可考虑拔管。

颈髓损伤手术中可使用 SSEP 和 MEP 监测神经的感觉和运动功能，可选用丙泊酚、依托咪酯、阿片类和右美托咪定等对神经电生理监测影响较小的药物进行术中镇静镇痛，在进行 MEP 监测时应停用肌松药。

4. 常见并发症的防治

颈椎损伤后可合并肺部感染、深静脉血栓、低钠血症、体温调节障碍。肺部感染和深静脉血栓的防治可见本章第二节。

（1）低钠血症：13%～19% 的脊髓损伤患者可在创伤后 1 周内出现低钠血症，上颈椎损伤的低钠血症发生风险更高，围术期需监测电解质水平，依据患者的临床表现和检验结果区分低血容量性低钠血症和稀释性低钠血症，在补钠的同时，前者需补充液体，后者需限制补液。

（2）体温调节障碍：高位颈髓损伤患者可因交感神经损伤导致散热障碍，且颈髓损伤后全身皮下血管扩张和汗腺麻痹导致出汗减少，引起患者体温调节障碍，出现高热表现，围术期需注意体温管理。

三、创伤性颅底神经损伤外科手术麻醉

嗅神经从筛孔出入颅腔，视神经从视神经管出入颅腔，动眼神经、滑车神经、展神经从眶上裂出颅，三叉神经分为眼神经、上颌神经和下颌神经分别从眶上裂、圆孔和卵圆孔出颅，面神经和听神经经过内耳门，舌咽神经、迷走神经、副神经从颈静脉孔出颅，舌下神经从舌下神经管出颅。颅底创伤可引起脑神经损伤，并出现相应的神经损伤表现，其中嗅神经、视神经、动眼神经和面神经损伤较为常见。

脑神经损伤会影响相应器官的功能，降低患者生活质量，甚至出现抑郁症、焦虑症等严重心理疾病。目前治疗方法包括药物、手术和康复训练，主要依靠药物和康复训练，若出现以下情况可考虑进行手术治疗：① 骨折片或 ICP 升高使脑神经受压；② 药物治疗和康复训练无效；③ 出现眩晕、神经痛等严重神经刺激症状。

颅底骨折或 ICP 升高使脑神经受压、合并颅脑血管损伤、合并脑组织受损的脑神经损伤患者需进行急诊手术；仅存在脑神经受损的患者，可考虑保守治疗或择期手术。麻醉医师在对脑神经损伤患者进行常规术前评估时，需关注患者是否存在后组脑神经损伤，后组脑神经损伤可引起吞咽困难、饮水呛咳、咽部感觉异常、声音嘶哑、气道保护性反射减弱、舌运动异常等症状，易出现上呼吸道梗阻、声带麻痹、误吸，影响患者的气管插管及术后拔管时机。

四、创伤性脑脊液漏外科手术麻醉

（一）概述

创伤性脑脊液漏是由外伤导致颅底骨折和脑膜损伤引起的，约 30% 的颅底骨折患者会出现脑脊液漏，可出现在伤后即刻至 3 个月内。

1. 临床表现

颅前、中窝中线附近的骨折易引起脑脊液鼻漏；颞骨、岩骨或乳突骨折易引起脑脊液耳漏。脑脊液漏可出现头痛、中枢神经系统感染、颅腔积气等并发症。其中，脑膜炎属于严重并发症，是脑脊液漏需要手术治疗的重要指征。7%～37% 的创伤性脑脊液漏患者可合并脑膜炎。

2. 治疗

合并血管、神经或重要组织损伤的脑脊液漏患者，可在急诊手术过程中进行脑脊液漏修补。若仅存脑脊液漏，可选择卧床休息、应用抗生素和脑脊液引流保守治疗，60%～85% 的创伤性脑脊液漏患者可在 1 周内自愈。若保守治疗 4 周无效或出现严重并发症时，可考虑进行脑脊液漏修补手术。

脑脊液漏修补术有经颅入路手术和经鼻内镜手术两种方式，可依据漏口的部位和患者情况选择适宜的手术方式，额窦和前组筛窦漏常选择经颅入路手术，中、后组筛窦、蝶窦和斜坡漏常选择经鼻内镜手术。

（二）脑脊液漏修补手术麻醉

1. 麻醉实施

仅需实施脑脊液漏修补的手术通常为择期手术，可进行详细的术前评估和完善的术前准备。

脑脊液漏的漏口，尤其是位于蝶窦外侧壁的漏口，易受颅内压的影响，ICP 升高可引起脑脊液漏出或脑膜脑膨出，术后 ICP 升高也可造成修补手术失败，所以围术期应将 ICP 维持在正常范围。麻醉诱导期和维持期可选择丙泊酚、依托咪酯、咪达唑仑、阿片类药物和非去极化肌松药等不引起 ICP 升高的麻醉药物。诱导期需依据患者的情况给予适当的麻醉药物抑制气管插管应激反应。维持期可通过静吸复合麻醉或全凭静脉麻醉、适当过度通气、甘露醇等方法避免 ICP 升高。择期手术患者术后通常可以尽早拔管，抑制拔管刺激、预防性应用止吐药和预防术后寒战都有助于避免 ICP 升高。

术后建议将头部抬高 15°～30° 卧床休息，保持鼻腔或外耳道清洁，预防性使用抗生素，避免咳嗽、打喷嚏、用力排便等可引起 ICP 突然增加的动作。

2. 经鼻内镜脑脊液漏修补术麻醉的特殊问题

经鼻内镜进行脑脊液漏手术时，除按上述方法维持正常 ICP 外，还需关注以下两项特殊问题。

（1）经鼻进行内镜手术可利用内镜获得更好的手术野图像，但术中出血较多会影响手术野图像，外科医生会局部使用肾上腺素收缩血管，肾上腺素进入血液可引起血压和心率增加。

（2）术中流出的脑脊液和血液以及注射在鼻腔中的液体可经鼻腔流入咽喉处。术前需确保气管导管套囊可将气管封闭，以免术中液体流入肺内造成误吸；术后建议在患者完全清醒、肌张力恢复、气道保护性反射恢复后拔管，在拔管前应吸净口腔内的脑脊液、血液和分泌物等，以免拔管时发生误吸或血凝块阻塞气道的情况。

（蒋鑫　张艺璇）

参考文献

[1] 邓小明，姚尚龙，于布为，等.现代麻醉学［M］.5版.北京：人民卫生出版社，2020.12.

[2] 江昊政，孙兆良，姜秀峰，等.颅底创伤的手术治疗进展［J］.医学综述，2021，27(8)：1580-1584.

[3] 王恩真，熊立泽，薛富善，等.神经外科麻醉学［M］.2版.北京：人民卫生出版社，2012.7.

[4] 熊国强，贾军，黄仁健，等.异丙酚和依托咪酯在颅脑手术中的脑保护作用［J］.实用神经疾病杂志，2005，8(4)：13-14.

[5] 詹姆斯·E.科特雷尔.神经外科麻醉学［M］.韩如泉，周建新，主译.北京：人民卫生出版社，2018.

[6] 赵金城.颅底显微手术学［M］.天津：天津科技翻译出版公司，2005.

[7] 中国医师协会急诊医师分会，解放军急救医学专业委员会，中国急诊专科医联体，等.成人颈椎损伤急诊诊治专家共识［J］.中国急救医学，2022，42（3）：189-196.

[8] 中华医学会麻醉学分会.颅脑外伤患者的麻醉管理专家共识［EB/OL］.（2021－07－05）［2022－05－29］. https://csahq.cma.org.cn/guide/detail_1643.html.

[9] 中华医学会麻醉学分会神经外科麻醉学组.中国颅脑疾病介入治疗麻醉管理专家共识［J］.中华医学杂志，2016，96(16)：1241-1246.

[10] Engelhard K, Reeker W, Kochs E, et al. Effect of remifentanil on intracranial pressure and cerebral blood flow velocity in patients with head trauma[J]. Acta Anaesthesiol Scand, 2004, 48(4): 396-399.

[11] Jin H, Wang S, Hou L, et al. Clinical treatment of traumatic brain injury complicated by cranial nerve injury[J]. Injury, 2010, 41(9): 918-923.

[12] Zhao Z, Ren Y, Jiang H, et al. Dexmedetomidine inhibits the PSD95-NMDA receptor interaction to promote functional recovery following traumatic brain injury[J]. Experimental and Therapeutic Medicine, 2021 Jan, 21(1): 4.

第五章
颅底损伤外科手术的电生理监测
Electrophysiological Monitoring of Skull Base Injury Surgery

第一节 术中神经电生理监测的发展史、基本原理及分类

中枢神经系统和周围神经系统共同组成复杂的神经网络，对机体各项功能的调节起主导作用。成人神经元具有不可再生性和难以修复性，损伤之后会造成永久性神经功能缺失，目前尚无有效的治疗方法。颅底解剖位置深在、结构复杂，颅底创伤手术难度大、风险高。同时颅底创伤改变了正常的脑神经结构的正常解剖关系，因此如何在术中保护神经结构和功能，并减少医源性损伤是术者需要解决的重要问题。

术中神经电生理监测（intraoperative neurophysiological monitoring，IONM）是通过脑电图、肌电图及诱发电位等各种电生理技术，监测术中处于危险状态的神经功能完整性的技术，可以实时反映是否存在牵拉、缺血、电凝等手术操作造成的神经损伤，以便术者及时调整或者停止操作，使神经功能恢复正常，减少手术相关并发症，提高手术安全性，降低病残率。术中神经电生理监测技术在神经外科手术中广泛应用，其作为神经功能保护的常规手段得到了普遍认可。

1937年，美国麦基尔大学研究员将电生理监测成功应用于癫痫患者的病灶切除，此后又有零星文献报道其在神经外科中的应用。尽管如此，一般认为神经电生理监测始于20世纪70年代。此时，脑电图开始常规应于颈动脉内膜剥脱术中脑缺血、缺氧的监测。同期，脊髓监测技术开始发展。例如，20世纪70年代，神经电生理学家Richard Brown在脊柱侧凸手术中记录了应用体感诱发电位的方法可以减少脊髓的损伤。听觉脑干诱发反应也是最早应用的神经电生理监测手段之一，可用于单侧面肌痉挛和三叉神经痛的微血管减压术，于20世纪80年代早期开始应用。术者在暴露出来的颅内前庭神经和耳蜗神经核上直接监测，减少了判读时间。同时期，术中神经电生理监测开始用于颅底肿瘤的手术中，监测范围包括CN Ⅲ、Ⅳ、Ⅵ，特别是侵犯海绵窦的肿瘤，也有部分应用于CN Ⅴ的运动部分。到20世纪80年代后期，由于其可实现对神经功能变化的实时监测，术中神经电生理监测已成为一项普遍应用的成熟技术，帮助术者在术中迅速纠正可逆性神经损伤，避免永久性神经功能缺损。

神经元的刺激感受功能和冲动传导功能是神经电生理监测的基础。术中电生理监测技术的基本原理是先对神经进行刺激，然后记录处于受损风险的神经传导通路中特定神经结构的电反应，以此观测其受损伤的情况中。例如，可以在术中特定的神经结构放置记录电极，记录近场诱发电位；也可以在头皮表层放置电极，记录远场诱发电位。神经创伤是一个连续的过程，神经功能随着创伤时间的增加而逐渐降低，最终发展为术后神经组织永久性损伤，其正常功能无法恢复。在完全正常与永久损伤这两个极端之间，存在一个较大的神经功能可以完全恢复或者部分恢复的区间。因此，对于一定程度的损伤，尽管其可能会在一定时间内受到影响，但在解除危险因素后，神经功能可以完全恢复。而对于更为严重的损伤，神经功能恢复需要花费更长的时间，并且最终只能恢复部分功能。其恢复的程度取决于创伤的性质、时长、程度等因素。

术中神经电生理监测可以用于各个神经系统的临床，包括感觉系统、运动系统和周围神经。感觉系统的监测于20世纪80年代中期开始广泛应用，在感觉诱发电位记录作为辅助诊断得以广泛应用后，感觉系统功能在术中神经电生理监测中也得到了类似的应用，成为最早使用的术中神经电生理监测技术。术者在进行监测时，先给予感觉神经系统一个适当的刺

激，随后记录上行神经传导通路的电反应，通常是放置一个记录电极在头皮，记录脑内神经传导束和细胞核的远场电位。

对于运动系统，由于颅底外科手术的发展，对于脑神经系统的运动功能监测需求大大增加，许多运动性脑神经的监测快速发展。因为技术难度的问题，脊髓运动系统的术中电生理监测应用相对滞后，需等到20世纪90年代脊髓下行运动传导通路的技术障碍突破之后，脊髓运动系统的术中神经电生理监测才开始得到广泛应用。脑神经运动系统的术中电生理监测主要依靠记录运动神经支配的肌肉产生的肌电图电位，脊髓运动系统的监测则直接记录脊髓下行运动传导通路产生的电位。通过电或磁信号刺激运动皮质，引起相应的肌肉产生肌电图电位并对其进行记录，从而完成运动系统的电生理监测。

对周围神经系统的监测主要通过记录运动神经或运动皮质所支配的一块或多块肌肉所产生的电活动来完成。不同的运动神经可以通过电信号刺激或者由较强的磁脉冲导致的电流来刺激，记录由人工刺激引出的肌肉活动是许多周围神经系统监测的重要组成部分，这一肌肉活动可以通过连续记录肌电图电位来监测。

目前临床上常用的术中神经电生理监测包括体感诱发电位、运动诱发电位、听觉诱发电位、肌电图和脑电图。

1. 体感诱发电位

体感诱发电位是刺激周围神经引起的皮质反应，在某些情况下也可以直接刺激脊髓，通过体感诱发电位，可以一定程度上获知特异性躯体感觉传入通路、脑干网状结构和大脑皮质功能状态。体感诱发电位的波形呈现连续性、可重复性、易识别性，对神经损伤敏感度高，广泛应用于脑血管病、脑肿瘤、脊髓手术的术中电生理监测，而在颅底创伤手术中应用相对较少。

2. 运动诱发电位

运动诱发电位监测通过直接电刺激、经颅电刺激或经颅磁刺激运动皮质，产生下行电生理反应，经皮质脊髓束传导，在体表记录到可测量的电生理信号，用于判断运动神经自皮质至肌肉这一传导通路的同步性和完整性，可用于颅脑创伤手术中运动区标记、术后运动功能预测，以及脊柱脊髓手术中判断运动功能是否保留、判断脊髓前索和侧索运动功能。

3. 听觉诱发电位

听觉诱发电位是由听觉神经系统刺激引起的中枢神经系统的生物电反应。颅底区域的手术，尤其是颅底脑干手术极易损伤听觉传导通路，而对听觉系统的监测则有助于辨别重要解剖结构，实时预警，以避免永久性神经损伤。听觉诱发电位包括脑干听觉诱发电位、耳蜗电图和蜗神经动作电位。

4. 肌电图

肌电图可以记录神经肌肉的生物电活动，以此评估所支配肌肉的神经功能，通过术中有目的地刺激神经来判断运动传导通路的完整性或在术中定位运动神经。尽管运动诱发电位监测也可以提供运动传导通路的完整信息，但其对特定神经根损伤的敏感性较低。相反，肌电图则提供了监测支配肌肉的脑神经、脊神经根和外周神经的方法。术中通过刺激可疑组织观察其肌电变化，以判断是否为神经组织并定位，从而避免进一步造成损伤。

5. 脑电图

脑电图可记录到电极邻近皮质神经元自发性电活动的平均细胞外电位，主要应用于癫痫患者，其特征性棘波异常改变可定位致痫灶。同时，脑电图对中枢神经系统缺血、缺氧高度敏感，也可以用于脑灌注评估，并广泛应用于颈动脉手术的术中监测。

（陈吉钢　张丹枫）

参考文献

[1] Brown RH, Nash CL. Current status of spinal cord monitoring[J]. Spine, 1979, 4(6): 466-470.

[2] Møller AR, Jannetta PJ. Monitoring auditory functions during cranial nerve microvascular decompression operations by direct recording from the eighth nerve[J]. Journal of Neurosurgery, 1983, 59(3): 493-499.

[3] Penfield W, Boldrey E. Somatic motor and sensory representation in the cerebral cortex of man as studied by electrical stimulation[J]. Brain, 1937, 60(4): 389-443.

[4] Sekhar LN, Møller AR. Operative management of tumors involving the cavernous sinus[J]. Journal of Neurosurgery, 1986, 64(6): 879-889.

第二节　神经电生理监测在颅底损伤手术治疗中的应用

一、嗅神经损伤

颅底创伤易累及嗅神经，造成嗅觉功能障碍。嗅觉系统始于嗅觉黏膜的嗅觉受体神经元。它们通过嗅觉神经中的无髓鞘轴突与嗅球相连。嗅球是中枢神经系统的一部分，位于一个叫作嗅沟的凹槽中，位于直回和眶额回之间。在嗅小球中，嗅受体神经元与二尖瓣细胞和簇状细胞形成突触，这些细胞通过长轴突进入嗅束，到达位于中颞叶的嗅皮质。嗅束的侧支与分散的神经元形成突触，形成前嗅核。前嗅核的神经元依次与同侧嗅球和对侧嗅球连接，对侧嗅球通过内侧嗅纹和前嗅束前部到达。初级嗅觉皮质由梨状皮质和杏仁核周围皮质组成，位于颞叶内侧前叶附近。除初级嗅皮质外，嗅束的纤维投射到杏仁核的皮质内侧核，以及位于前穿孔物质中的嗅结节。初级嗅觉皮质投射到几个次级嗅觉区域，包括前鼻内鼻腭皮质、眶额嗅觉区和眶额嗅觉区。

目前尚无术中评估嗅觉功能的方法。尽管有动物与临床试验报道了在诊断试验中，利用化学刺激记录嗅觉诱发电位。然后这一方法在术中并不可行，因为嗅黏膜的黏附作用使得术者无法维持对嗅神经的恒定刺激。

Sato 等在动物与临床研究中最早报道了利用电刺激记录嗅觉通路，研究人员在电刺激嗅觉黏膜后记录嗅束的反应，发现电刺激可以保证刺激的恒定性与可重复性。在临床研究中，患者接受了双额叶入路的开颅，随后记录对嗅黏膜电刺激后的嗅觉诱发电位。麻醉诱导后，通过直径为 0.7 mm 的软纤维导管观察鼻腔。先给予肾上腺素收缩血管，然后在软导管周围的外管尖端连接一个双极银电极，这样可以直接观察到鼻中隔和上鼻甲之间的淡黄色嗅黏膜，从而双极银电极可以贴在嗅黏膜上。该电极连接到电刺激器的隔离器上，用 1～7 mA 的矩形脉冲刺激黏膜，持续时间为 0.1 ms，频率为 0.1～5 Hz。待颅骨硬膜打开后，在暴露的嗅道上放置一个银球电极作为记录电极，在额叶上放置第二个银球电极作为无声电极。此外插入一个用于记录的不锈钢针电极，并将其固定在前颞区，并在顶点放置一个无声电极。对嗅觉诱发电位的分析包括：①电刺激中伪影的影响；②电图的影响；③明确刺激的位点；④电刺激频率的影响。频率设置为 1 或 5 Hz 时，记录 50 次刺激后的平均值。

用电脉冲刺激嗅黏膜可以产生单相和偶发多相电位。10 名受试者的第一个负波潜伏期峰值范围从 2 500 到 3 000 ms，响应振幅在 5～25 mV 之间变化。另外分析发现：①刺激逆转后，波形的峰值潜伏期和振幅没有显著差异；②添加肌肉弛缓剂对波形的峰值潜伏期或振幅没有影响；③电刺激鼻黏膜后无诱发电位波形；④将刺激频率从 1 Hz 增加到 5 Hz，振幅降低 60%。

颅底创伤手术中，针对嗅神经保护的电生理监测尚未常规开展，尽管采用该技术可能减少手术带来的医源性损伤，但仍需要更多的研究来评估它的可靠性与限制性，并建立有效的预警标准。

二、视神经损伤

颅底创伤会造成视神经损伤，同时眼动脉瘤手术、癫痫手术、视束附近的肿瘤手术、垂体肿瘤手术、苍白球切开术等都会导致视通路损伤。这些手术之后发生视觉功能损伤的概率在 3%～38%，而研究显示视觉诱发电位并不能预防视神经功能损伤。尽管如此，新技术的发展也使得视神经的术中电生理监测变得更为可靠。

视觉系统从光线进入晶状体并在视网膜上形成图像开始。视网膜由感光杆、视锥和几个细胞层组成。视网膜神经节投射到丘脑的次级体感神经元，将轴突送入视神经，并在视交叉的位置部分神经纤维交叉。因此，来自双眼左半视网膜的纤维终覆盖在左视区，而来自右半视网膜的纤维覆盖在右视区。来自视束的轴突在丘脑外侧膝状体中形成突触，进而投射到初级视皮质。视束中的少量纤维绕过外侧神经核进入上丘臂部，上丘在引导视注意与眼球运动中起重要作用。离开外侧神经核的轴突进入白质，横穿过侧脑室颞角，然后回到枕叶的初级视觉皮质。轴突在呈现扇形分布，形成光辐射。下视束向前延伸到颞叶，初级视觉皮质位于枕叶背面。

传统的视觉诱发电位是当视网膜受到光刺激时从视皮质记录的，可以评估视觉通路的功能完整性。通过模式移位诱发刺激来获得可靠和稳健的视觉诱发电位。然而在术中，由于患者处于麻醉状态，不能自主地将视觉聚焦于远处的一个固定点，因此无法开展模式移位视觉诱发电位。传统的方法使用模式移位诱发刺激来获得可靠和稳健的视觉诱发电位。然而患者在全身麻醉下不能自发将眼球固定在远处，因此不可能进行模式转换视觉诱发电位。无论是使用闪光、模式反转还是发光二极管作为刺激，都可以观察到波形特征相似视觉诱发电位。在手术中，闪光刺激可以在闭眼时进行，可以使用带有反射罩的光纤光源，过程中应尽量减少环境光的干扰。术中闪光视觉诱发电位可以在其刺激频率为 1.1 Hz 时取 128 次试验的平均值，也可以尝试较慢的频率（0.5 Hz 到 0.3 Hz），包括将每次试验的闪频次数限定在 10～15 次。视觉刺激产生的电位由一系列正负波组成，通常可以在刺激后的 30 ms 检测到反应，峰值潜伏期达 300 ms。

手术过程中需要考虑麻醉对视觉诱发电位的影响，它可能导致视觉反应高度变异，其中卤化麻醉剂对视觉诱发电位的影响最显著。在无意识的麻醉患者中，可以通过各种方法进行视觉刺激，包括直接对准患者眼睛的光纤、放置在眼镜上的 LED、隐形眼镜刺激器和新型柔性硅胶贴片 LED 护目镜等。

理想的诱发电位是一种在手术室中稳定可靠的诱发电位，能够预测和预防神经功能缺损。吸入麻醉剂的使用会导致视觉反应的显著变化，从而降低其预测或预防视束和皮质损伤的能力，而新技术的出现降低了变异性。未来的研究将评估刺激传递方法、麻醉方案和预警标准，这样有助于减少医源性损伤。

三、眼动神经损伤

眼动神经控制着眼球运动，包括动眼神经、滑车神经和展神经。动眼神经的轴突来自动眼神经核，靠近中线和中脑外侧导水管的腹侧。动眼神经从前表面离开中脑，并在颅中窝向前传递，平行于海绵窦外侧壁的颈内动脉，然后分为上支和下支，通过上眶裂离开颅腔，支配以下肌肉：上睑提肌、下斜肌、上直肌、内直肌和下直肌。虽然动眼神经也支配瞳孔收缩肌和睫状肌，但是这些肌肉在术中电生理监测中很少用到。滑车神经是所有十二对脑神经中发生交叉的神经，滑车神经核位于中脑下部动眼神经核的尾部，其中轴突发出后经过中脑内交叉，然后离开对侧中脑背侧。它在大脑后动脉和小脑上动脉之间向前弯曲，在动眼神经外侧通过海绵窦外侧壁的中窝继续延伸。随后通过眶上裂孔从颅腔进入眶内支配上斜肌。展神经核团位于脑桥尾侧的背内侧被盖内。轴突穿过脑桥，在脑桥延髓裂处变成神经束，在颅中窝内向前通过靠近颈动脉的海绵窦，通过眶上裂进入眼眶支配外直肌。

支配眼球运动的四条直肌都起源于视神经管周围的腱环。外直肌来自环外侧的两个头部，上直肌来自环上部，下直肌来自环下部，内直肌来自环内侧。肌肉向前移动时变宽，每个肌腱插入均插入巩膜内，介于角膜边缘后约 6 mm 处。内外直肌和下直肌是最常用的两种直肌，分别用于监测展神经和眼外神经。上斜肌起源于蝶骨视神经管内侧和上方，向前突出，其肌腱穿过连接在额骨上的纤维软骨带轮，向后外侧弯曲，然后插入下直肌下方的巩膜。

动眼神经、滑车和展神经的活动可以通过肌电图进行有效监测，因为它们几乎都是运动性的。虽然许多医生熟悉肌电图，但其在手术室的应用与在神经诊断实验室的应用不同。手术室里的患者处于麻醉状态，其肌肉活动不能被低估。一旦电极被放置好，它们就不能移动到其他肌肉上进行对比。此外，麻醉剂也可能影响肌肉功能，术中产生伪影的电噪声明显比门诊和实验室环境中的情况更大。手术室的情况也是动态变化的，这要求术者不仅要监测和报告神经生理参数的任何变化，以及它们与手术事件的关系，还要了解麻醉方案的变化，以及患者的血压和体温。这些都会影响术中神经电生理监测的结果，需要在分析时考虑进去。

使用肌电图作为监测技术是基于记录肌纤维产生电位的原理，术者可以使用表面、皮下或丘脑电极进行操作。一般来说，表面和皮下电极不太理想，因为这些电极没有放置在肌肉中，可能忽略掉某些电位，也很难确定产生肌电活动的特定肌肉。由于记录电极位于肌肉中，靠近神经发生器，因此使用肌肉内电沉积可以提高信噪比，并允许"近场"记录。传统的皮下注射针和线电极是目前用于肌电图的两种主要的肌内电极。针电极的具体类型和长度取决于目标肌肉的位置和深度。如果针的长度太短，无法穿透肌肉，皮下电极可能无法记录肌电图。此外皮下针头电极不适合放置在眼外肌肉中，因为它们通常不绝缘，并且在插入针头后电缆的外部移动可能会导致电极移动并导致内部损伤。

肌内电极的优点是比针电极薄、创伤小、容易穿透到肌肉深层中去。除了末端的 2～3 mm，整个电极都是绝缘的。皮下注射针用于将电极丝插入肌肉，拔除注射针后电极丝会留在肌肉中。对于位置较深或较小的肌肉，可以将金属丝转移到较长和（或）较薄的皮下针头上当作引导器。当电极插入肌肉之后将外部绝缘线被固定在皮肤上以防脱落。这些线通常可以固定得很稳定，调整患者体位时也不会受到影响，还可以提供稳定的良好肌电图信号。

无论使用什么电极，所记录的肌电图参数均与传统参数相似。信号增益设置在 50～200 mV，低频滤波器设置在 10～500 Hz，高频滤波器设置在 20 kHz。扫描速度通常设置为 10～100 ms/cm，用于连续记录肌电图。记录肌电位的扫描速度随刺激电极和记录电极之间的距离变化而变化，但 2～5 ms 足以监测动眼神经功能。肌电图可以同时记录多块肌肉的活动，并在示波器上观测到活动。监测肌电图的音频反馈也同样重要，术者可以即时听到音频反馈，以此判断是否有神经刺激或者神经损伤。

肌肉可以产生不同的电位类型，其中一些可能在术中电生理监测期间出现。这些包括正常出现的运动单位电位、纤维化电位和神经强直性放电。然而，目前认为最重要的是神经强直性放电。放电的频率和模式是区分神经强直性放电和其他类型放电的关键。神经紧张性放电有不同的放电频率，并有类似于终板尖峰、肌强直和神经肌肉强直的高频放电形态和声音。当轴突膜去极化时会产生神经强直性放电，这可能与机械刺激、热刺激、创伤性神经损伤或缺血有关。

肌电图会受到肌松剂的影响，许多术者不建议在肌电图监测期间使用该类药物。术中可以考虑使用短效麻醉剂，以便在手术操作时减少药物对肌电图的影响。有时为了方便插管或者防止患者活动，需要在术中使用肌松剂。但整体而言，部分药物麻醉并不会显著影响肌电图的结果，因为肌松剂对颅部肌肉的影响远小于对四肢肌肉的影响。

神经电刺激中枢神经系统的原理和刺激周围神经的原理基本相同，可以通过单极或双极刺激来实现。双极刺激是指阴极和阳极都直接作用于神经。相反，当阴极直接作用于神经而阳极放置在远离神经的位置，就会发生单极刺激。这两种技术各有优缺点，双极刺激的优点是它提供了一个焦点刺激，减少了电流向邻近神经结构的扩散。然而这可能会发生电流分流，引发最大刺激。单极刺激降低了电流分流的可能性，但增加了通过电流扩散激活其他神经结构的可能性。

在临床实践中，这两种上方法都可以产生较好的效果。然后，最常用的还是单极刺激，尤其是在刺激小的、深部神经结构时，或者在刺激脑干的传导束时。在这些狭小的空间，使用单极刺激比使用双极刺激更加容易到达靶区域。在进行颅内刺激时推荐使用恒电压，因为颅内的电极阻抗变化较小，而脑脊液、冲洗液和周围组织存在分流现象，因此使用恒电压可以提供一个更加稳定的刺激电流。

四、三叉神经和面神经损伤

三叉神经的感觉核位于中脑、桥脑、髓质和脊髓中，大约在 C3 水平。在桥脑内，主要感觉核介导神经三个分支的轻触和压力感受。脊髓感觉核从桥延伸到脊髓，调节疼痛和温度感觉。咀嚼和咬合的本体感觉位于中脑核，运动核位于主感觉核内侧的中桥水平。来自多个脑干和棘核的供体在脑桥内结合，三叉神经以较大的感觉和较小的运动部分从侧面离开脑干。感觉成分形成三叉神经节，然后分叉为眼神经、上颌神经和下颌神经。眼神经沿海绵窦外侧壁经眶上裂进入眶内为鼻、眼睑和前额的皮肤提供感觉，包括眼睛和鼻黏膜的部分。上颌神经穿过下侧海绵窦，通过圆孔离开颅骨，然后进入翼腭窝。在翼腭裂内，它发出几个分支，主干在眶底继续向内侧延伸，并作为眶内神经沿面部显露，以支配面部的中 1/3。下颌神经沿颅底向外侧走行，通过卵圆孔进入咀嚼肌间隙，随后分叉并支配面部和舌下 1/3、口底、下颌的感觉功能。下颌神经的运动部分在离开颅骨后与感觉区融合，然后支配咀嚼肌（咬肌、颞肌、内侧和外侧翼肌）、舌骨肌、二腹肌前腹、颞肌张肌和腭帆张肌。

面神经通过代表其运动和感觉成分的两个神经根在脑桥延髓腹侧交界处离开脑干，较大的运动部分来自位于脑桥尾侧。面神经离开脑桥后进入内耳道并经走行于前庭蜗神经的上外侧，中间神经位于这两条神经之间。面神经的剩余颅内走行由鼻道、迷路、鼓室和乳突段组成。神经进入内耳道后没有主要分支，随后运动神经连同中间神经进入迷路段。膝状神经节形成于岩骨内，主要面神经和中间神经在岩骨内融合，并形成一部分中间神经纤维突触。岩神经从膝状神经节分支，将副交感神经纤维输送到肢端、腮腺和皮肤感觉纤维。面神经走行继续穿过迷路段，是面神经骨性走行的最狭窄部分，该段最容易受到水肿压迫。随后进入鼓室，没有主要分支。最后进入乳突段，在形成镫骨神经和鼓索神经后，面神经沿乳突前壁垂直向下，通过茎突乳突孔离开颅骨。离开颅骨后，由耳后神经分叉，而面神经主干进入腮腺。在腮腺内面神经分为五个分支以支配面部表情肌。从上到下，这些分支包括颞支（如额肌）、颧支（如眼轮匝肌）、颊支（如眼轮匝肌）、下颌支（如颏肌）和颈支（颈阔肌）。

中间神经是面神经的感觉和副交感部分，对中间神经起作用的感觉神经元细胞体位于膝状神经节，中央投射到孤束、三叉神经脊核和舌咽核。感觉神经支配包括耳内和耳旁的小面积皮肤、鼻腔和鼻咽的黏膜，以及舌前 2/3 的味觉功能。节前副交感神经纤维的细胞体位于上外侧核。

1. 肌电图

肌电图可以识别近端刺激引起的运动神经去极化，电极放置在靶肌肉中。最常见的是使用成对的单极针，也可以使用电脱色的细钢丝钩。面神经监测主要用眼轮匝肌和口轮匝肌，也可以用颏肌、鼻肌和其他面神经支配的肌肉。眼轮匝肌电极置于眶缘，并以上眼睑为参照；口轮匝肌电极置于口腔连接处，并以上唇或下唇为参照。与单个电极相比，将两个电极放在同一个肌肉可以减少伪影，并提高灵敏度。最后在靶神经外放置额外电极可以辅助噪声识别，并刺激易于识别的神经。当由损伤导致靶神经移位时，额外电极可以判别电生理监测系统是否正常工作。

在监测过程中建议使用较宽的滤波器设置（至少 30 Hz 到 3 kHz），典型的时基为 200 ms/ 分，灵敏度为每分 100 mV。麻醉剂对肌电活动的影响较小，但应避免使用肌松剂。尽管肌松剂使用后也可以保留部分肌电功能，并且面神经刺激阈值也不会改变，但这样会导致测量误差。在持续肌电图监测过程中，刺激运动神经可能引起运动轴突的去极化，然后激活受监控肌肉内相应的运动单位。记录的运动单位电位可能表现出多种模式，这些模式的频率和数量是鉴别的关键。一般而言，更高的频率和更多的数量代表更大的神经扰动，低频次则更多地代表了无术中扰动。当总的尖峰频率增加超过 30 Hz 时，表示出现了神经紧张，反映了更大程度的干扰。需要特别值得注意的是，当以高频次（大于 60 Hz）出现单个或者多发运动单位时，常常提示肌纤维颤搐。肌纤维颤搐反映了轴突处于病理状态，可能是由一个或多个轴突内的异常突触体传递引起的，与术后神经功能异常密切相关。

将上述肌电图模式与手术事件进行相关具有十分重要的意义，因为手术操作过程中的机械刺激更可能导致轴突损伤。对于在运动神经上或运动神经附近活动时间较长的手术，神经的反复微损伤可能会发生在较长的一段时间内。在这些情况下，可以看到上述肌电图模式的整个频谱。而在神经遭受严重损伤后，再对这些无功能的神经进行刺激则不会产生肌电图活动，因此，肌电图活动减弱意味着预后不良。靶神经控制的肌肉很重要，然后在靶神经以外设置额外的刺激有助于区分辨别肌肉活动的伪影，术者在手术过程中需要考虑到以上所有情况，并根据自己所见做出判断。

2. 经颅运动诱发电位

面神经肌电图监测在临床上也有应用，但其对于损伤监测并不是十分敏感。此外面神经的运动神经传导测试仅限于刺激点远端的部分，对于近端的损伤并不敏感。为了解决这一难题，研究人员尝试着使用经颅运动诱发电位进行监测。经颅运动诱发电位通过头皮张图进行多脉冲刺激，选择性地刺激上运动元通路，包括连接面神经的皮质延髓束。以鱼际肌作为参照，记录来自面肌的肌电图。面神经通路初级与次级运动神经元，以及其中间突触。鉴于突触传递需要运动诱发电位信号，标准的麻醉剂会抑制运动信号，因而术中需要减少吸入性麻醉剂与肌松剂。

术中经常采用常电压或者常电流进行刺激，并且使用 3 个或者以上的脉冲。针电极通常放置在面部肌肉上，包括眼轮匝肌、口轮匝肌和颏肌，滤波设置在 5～10 kHz。头皮电极放置的位置通常比脊髓手术放置得更偏。面神经颅外刺激是一个值得关注的问题，因为这将绕过所关注的神经结构，并破坏监测的实用性。为了鉴定是面神经直接颅外激活，而不是经皮质激活，在相同的刺激强度下，单脉冲刺激可与多脉冲经颅刺激进行比较。单次脉冲刺激后，若出现对侧肌肉运动诱发电位缺失，则表明发生了颅内刺激。随着经颅运动诱发电位的刺激电极应用空间越来越大，颅内深在位置也成为潜在的刺激点。将刺激强度和刺激电极的电极间距离降到最低，可以降低运动通路激活的风险。即使使用正确的技术也会有假阴性结果产生，可能的原因之一就是经颅刺激只激活了面运动神经元的一部分。和所有其他术中神经电生理监测一样，假阴性结果无法反映真实的损伤。

五、听神经损伤

听觉感受器是位于内耳耳蜗水平的耳蜗内毛细胞，在科尔蒂的耳根内。它们和位于螺旋神经节的第一个神经元树突相吻合，该神经元的轴突形成耳蜗或耳蜗的远端，其近端从桥小脑角进入脑干。听神经末端位于下桥脑水平，位于耳蜗腹侧核和背侧核，位于小脑下脚的外侧表面。从这里开始，听觉输入通过次级听觉通路上升，大多数通路在脑干的不同水平位置进行交叉。随后听觉传递到下桥脑与中桥脑交界处的上橄榄核，侧丘系更多由传递到该核团的对侧纤维形成。从这里开始，听觉束继续延伸到丘脑膝状体，在那里进行突触连接，并通过听觉辐射进一步投射到颞横回。

1. 脑干听觉诱发电位

脑干听觉诱发电位是一种短暂的迟发性诱发电位，反映了听觉通路中几种结构的去极化，因为电通路从耳蜗穿过，在那里通过听觉受体的声音刺激产生，然后到达上脑桥。脑干诱发电位可用于检测从延髓上部到中脑下部的听神经和部分脑干的神经生理学功能障碍。由于记录是通过放置在头皮上的电极在远离实际发生器的地方进行的，这些诱发反应被认为是远场电位。

由于听觉通路传递的复杂性，每个脑干听觉诱发电位均有可能是由许多发生器共同作用产生的。此外脑干相对较小，在大脑皮质和下中脑之间只有几厘米，这使得很难精确定位这些远场电位产生的确切位置，尤其是这些远场电位记录在离发生器相当远的位置时。然而根据不同的临床病理关联，每个发生器至少对应一种波形。通过将毛细胞的机械声刺激转化为电脉冲，在耳蜗内产生动作电位：① 波形Ⅰ的产生与听神经耳蜗部远端有关，因此损伤耳蜗或者单纯地对听觉感受器进行刺激就可以产生波形；② 波形Ⅱ的发生器被认为是在耳蜗核内，同时相似的波形也可以在刺激靠近脑干的近端神经处观测到；③ 波形Ⅲ发生于上橄榄复合体水平的下桥脑，在桥小脑角处拉伸听神经近端部分可以导致波形Ⅲ的消失，同时伴有波形Ⅱ的消失，干扰桥脑下部也有可能导致波形Ⅲ的改变；④ 波形Ⅳ和Ⅴ分别与脑桥中部和脑桥上部有关，损伤这些位置可以导致波形Ⅳ和Ⅴ的变化，甚至消失；⑤ 波形Ⅵ和Ⅶ源于膝状体和听觉辐射水平，然而它们的形态和振幅变异性较大，临床实用性低。

听神经电生理监测需要将声刺激成功传递到耳蜗装置内，这可以通过使用多种尺寸的一次性泡沫耳塞来实现，合适的尺寸可以保证与耳道的良好接触。诱发电位机器向传感器发送方形电脉冲，这些装置将电能转化为声波，声波进一步通过连接的管道到达内耳内的听觉受体。声音的强度可以很容易地改变，手术室内声音刺激强度通常在100～110 dB的峰值等效声压范围内。因为发出的声音不可避免地会通过骨传导影响到对侧，所以阻断对侧听觉系统的刺激十分重要，这往往是通过传递白噪声来实现的，白噪声的强度比刺激强度低40 dB。在听觉刺激开始前，需要对双耳的听觉阈进行测试。

声音刺激的频率通常是不同的，在10～40 Hz之间，脉冲宽度为0.12 ms。刺激频率越高，反馈给外科医生的速度越快。然而，高频刺激会对诱发反应的形态和振幅产生不利影响，这种效应在有症状的患者中尤其明显。如果波形异常，可以逐步降低速率，直至可接受的最高速率。

术前需要检查传感器的功能，可以使用听诊器进行检查。另外，从传感器到内耳的任何异常都会导致不当刺激，例如耳垢就可能导致声音传导障碍。外耳道密封不严可能导致血液、溶液或冲洗液在手术过程中进入耳道，阻碍或改变声音传输。在手术过程中，当乳突空气细胞被打开，它们的液体进入连接的中耳时，也会发生类似的情况。60 Hz的电噪声是神经电生理监测常见的干扰，此外光源、床、显微镜等都有可能成为电刺激的干扰。

诱发反应记录在头皮通道内，通常使用皮下无菌针头作为记录电极，电极旋转在耳垂或者乳突处，此外也可以使用表面圆盘电极。第一个记录到的诱发反应或者波形Ⅰ是由耳蜗神经远端产生的动作电位，随后的波形Ⅱ到波形Ⅴ是当电刺激经过更近端的听觉通路时产生的，它们的绝对潜伏期与耳蜗动作电位的产生和到达发生器位置的时间相关。增加刺激强度可以增加波形Ⅴ的振幅，而波形Ⅳ不是总能观察到的。

2. 耳蜗电图

另一种用于听神经监测的方法是跨鼓室和鼓室外耳蜗电图，该方法可直接记录耳蜗动作电位，并可通过放置在耳蜗附近的电极进行操作。相对于脑干听觉诱发电位而言，耳蜗电图可以提供更高振幅的电位来反应耳蜗的功能以及听神经的起源。因此，它可以作为脑干听觉诱发电位的良好替代，尤其是对于通过表皮电极难以记录到的波形Ⅰ而言。耳蜗电图抗噪性较强，可以在电凝或者电钻的时候使用。此外，更好的信噪比可以比脑干诱发电位提供更快的反应。

跨鼓室耳蜗电图需要将电极穿过鼓膜插入到岬骨。记录的波形是一个近场帽，与脑干听觉诱发电位的波形Ⅰ相似，它的波形在耳蜗受到影响后会直接改变。同时，间接性损伤听道的远端结构也会使波形受到影响，这可能与牵拉到耳蜗的细胞终端有关。鼓室外耳蜗电图不需要切开鼓膜，也能提供类似的结果。

3. 复合神经动作电位

耳蜗复合神经动作电位可以直接在手术时通过将电极放置在神经上而记录到，代表着耳蜗神经纤维中产生的所有神经动作电位的总和。与耳蜗电图一样，复合神经动作电位也比脑干听觉诱发电位具有更高的振幅。由于具有更好的信噪比，它们需要最小的平均值，确保可以给术者提供更快的反馈；另外，手术剥离时，复合神经动作电位比脑干听觉诱发电位的信号更强。

复合神经动作电位的主要缺点来自技术本身，因为它需要将电极直接稳定地放置在神经上。在术中，它的位置可能会随着视野运动而改变，从而导致假阳性结果的出现。另外，由于耳蜗神经本身是一个脆弱的结构，放置电极会具有损伤性。放置电极需要一定的解剖暴露，也有可能导致神经损伤。

六、后组脑神经损伤

后组脑神经位于颅后窝，包括舌咽神经、迷走神经、副神经和舌下神经。外伤性后组脑神经损伤相对较为少见，颅底骨折所致后组脑神经损伤多为合并伤，临床表现为吞咽困难、声音嘶哑、垂肩及伤侧舌肌萎缩等，当前对于后组脑神经损伤多采取保守治疗。

舌咽神经和迷走神经都包含有感觉纤维、副交感纤维和运动纤维。舌咽神经因其为上颚和舌头后 1/3 提供感觉的作用而得名，然而它在这些区域之外具有重要的感觉功能，包括颈动脉体的化学受体、颈动脉体的内脏感觉，以及外听道附近中耳区的一般躯体感觉，传入的感觉纤维在髓质内与几个核团融合。舌咽神经携带的副交感神经纤维起源于下唾液核，它们为腮腺提供副交感神经供应。舌咽神经的运动纤维起源于嘴侧核，唯一支配茎突咽肌。

迷走神经的感觉纤维来自咽、喉和一些胸腹部器官的输入（包括心脏、肺、和消化道）。副交感传出神经占迷走神经的绝大部分，供应相同的胸腹部内脏，除腭帆张肌和茎突咽肌外，运动纤维供应支配软腭、咽和喉的所有横纹肌肉组织。喉返神经从胸腔内的迷走神经主干分出，勾在锁骨下动脉（右侧）和主动脉弓（左侧）周围，然后上升到颈部并支配喉和声带。在颅内，舌咽纤维从延髓后外侧沟发出，与迷走神经和副神经球纤维一起通过颈静脉孔离开颅内。

副神经是运动性脑神经，含有特殊内脏运动纤维，由颅根和脊髓根组成。颅根较小，发自延髓的疑核，出颈静脉孔后形成副神经内支，并加入迷走神经，参与形成迷走神经的咽支和喉返神经，支配软腭肌和喉肌。脊髓根较大，起自延髓和脊髓内的副神经核，在颈静脉孔处与颅根共同形成副神经。经颈静脉孔出颅腔后，脊髓根与颅根相分离，先走行于颈内静脉的前外侧下行，继而行向后下方到达胸锁乳突肌，主干自胸锁乳突肌后缘中点处附近穿出，斜向后下方进入斜方肌的深面，支配胸锁乳突肌和斜方肌运动。

舌下神经发源自延髓的舌下神经核，并从延髓的橄榄和锥体之间的橄榄旁沟穿出，然后经行舌下神经道。从舌下神经道穿出后，舌下神经与颈椎 C1 的前侧支汇合，然后缠绕迷走神经，并从内侧颈动脉和内侧颈静脉之间通过。在通过二腹肌后腹的深部后，舌下神经进入舌。

在对舌咽神经和迷走神经进行术中电生理监测时，需考虑到咽肌主要由迷走神经支配，只有茎突咽肌是由舌咽神经支配的。记录茎突咽肌活动时需将电极放置在软腭外侧，皮下针电极可以手动弯曲成勾样，在插管之后可以将电极放置在咽侧壁进行直接观察。通常每一侧放置一个电极，一个作为记录电极，另一个作为参照电极。表面肌电图可以使用黏附在喉罩气道上的黏合剂进行记录。使用针电极的优点是，可以从单个或有限数量的肌肉中获得选择性记录，使用针状电极可以更容易地识别神经张力。然而，在放置电极时需要较强的专业知识，而表面电极更容易放置，且没有出血的风险。但是，如果喉罩气道没有紧贴咽侧壁，表面肌电图可能难以记录到。此外，由于喉罩充气、舌头后部和咽外侧壁上的压力恒定，可能会导致施加压力的结构受伤，尤其是当患者不是通过喉罩气道进行插管时。

喉部肌肉的肌电图监测可以通过不同的途径实现，包括：通过内置记录电极的气管导管进行记录，通过使用黏附于气管插管上电极进行记录，通过放置在喉部肌肉组织中的针或钩线电极进行记录。以上每种方法都有其优缺点：带有内置电极的气管插管太大，不适合儿童使用。黏合电极可能会脱落，其边缘可能会导致声带损伤。针线和钩线电极也有可能堵塞，导致水肿或喉血肿。与表面电极相比，钩线电极的记录可以提供更好的信噪比。

自由肌电图和刺激肌电图均可以用于监测。增益设置在 50～500 mV/分，低频滤波器设置在 2～30 Hz，高频滤波器设置在 2～10 Hz。扫描速度通常设置为每格 200 ms 或 0.5～1 s 全屏，用于记录自由肌电信号；每格 2～10 ms，用于记录刺激肌电信号。

在手术过程中，如果供应相关肌肉的神经没有受到损伤，自由肌电图应该是静止的。自由肌电图可以记录到以下几种放电类型，包括运动单位电位、神经紧张性放电和纤颤电位与其他自发活动。在钝性创伤或对神经的轻微刺激（包括神经扰动或冲洗）期间，动作电位产生并传导至神经。这种动作电位穿过神经肌肉接头，引起运动单位电位。这种电位在手术过程中持续存在，表现为半节律性的短低频放电。这些症状在轻度麻醉时常见，但并不代表严重的神经损伤。

神经紧张性放电由运动单位电位的高频爆发组成，并在神经去极化时发生。它们在频率、持续时间和放电模式上存在差异。需要使用针状电极来识别神经张力放电，但偶尔也可以通过表面电极看到。这些放电可以持续几秒钟到几分钟，神经被切断后这种放电也可以持续存在。神经紧张性放电是对神经损伤或刺激的反应，包括对神经的机械性、代谢性、热性、缺血性和创伤性损伤。在手术过程中，与神经操作密切相关的短暂爆发更可能是由神经刺激引起的，而较长的爆发和操作结束后继续的爆发可能提示出现了神经损伤。

纤颤电位在表面电极上很少见，但可通过针状电极识别。它们由发射频率较低的短脉冲组成（通常低于 5 Hz）。运动轴突损伤后的肌肉失神经支配可以导致纤颤电位和其他自发活动。这种自发活动至少需要肌肉失神经支配后 2~3 周才能出现。术中出现这些电位提示损伤至少发生在几周前。

（陈吉钢　张丹枫）

参考文献

[1] López JR. Neurophysiologic intraoperative monitoring of the oculomotor, trochlear, and abducens nerves[J]. Journal of Clinical Neurophysiology, 2011, 28(6): 543-550.

[2] Minahan RE, Mandir AS. Neurophysiologic intraoperative monitoring of trigeminal and facial nerves[J]. Journal of Clinical Neurophysiology, 2011, 28(6): 551-565.

[3] Sato M, Kodama N, Sasaki T, et al. Olfactory evoked potentials: experimental and clinical studies[J]. Journal of neurosurgery, 1996, 85(6): 1122-1126.

[4] Simon MV. Neurophysiologic intraoperative monitoring of the vestibulocochlear nerve[J]. Journal of Clinical Neurophysiology, 2011, 28(6): 566-581.

[5] Singh R, Husain AM. Neurophysiologic intraoperative monitoring of the glossopharyngeal and vagus nerves[J]. Journal of Clinical Neurophysiology, 2011, 28(6): 582-586.

[6] Skinner SA. Neurophysiologic monitoring of the spinal accessory nerve, hypoglossal nerve, and the spinomedullary region[J]. Journal of Clinical Neurophysiology, 2011, 28(6): 587-598.

[7] Thirumala PD, Habeych ME, Crammond DJ, et al. Neurophysiologic intraoperative monitoring of olfactory and optic nerves[J]. Journal of Clinical Neurophysiology, 2011, 28(6): 538-542.

第六章
颅底外科主要设备和器械
Main Equipment and instruments for Skull Base Surgery

有古谚云:"工欲善其事,必先利其器。"就颅底外科而言,这句话尤为贴切。外科手术的发展趋势是安全、精准、有效和微创,颅底创伤手术尤其如此。因为颅底创伤手术多数是在术者无法直视情况下进行的,不同于颅底肿瘤手术中,肿瘤本身就为手术提供了有效的空间,所以颅底创伤手术对仪器设备提出了更高的要求。如果手术时机、术者、手术器械都能保持在最佳状态,就可以确保手术过程安全、完美。手术是一个集态度、实践、经验、知识于一体的过程,但它同时要求合适的仪器辅助。另外,现在的手术过程虽日益简单、安全、完善,但在很大程度上依赖于合适的仪器设备。从某种意义上讲,仪器设备已经成为手术医生肢体的延伸,其在手术中各司其职,共同组成一根强大的链条,为手术顺利实施提供保障。

一、设备

(一)显微镜

由于神经外科显微操作的特殊要求,显微镜是神经外科设备中的一个重要的组成部分(图6-1-1)。首先,显微镜能够为神经外科手术提供照明,且光照强度可进行多种调节。而且,显微镜能够利用其光学折射系统,通过调整焦距等方法放大颅内的结构,使术者能够清晰地观察和辨别颅内深部的结构、病变毗邻关系,进而能够更加准确地切除病变,保护正常的脑组织。显微镜配合显微器械和技术,可以解决很多在传统条件下无法解决的问题,使一些原来的手术禁区得到突破,也可以使手术适应证得到扩展,降低手术风险和手术损伤。显微镜使用也有其相应的缺点:一是显微镜体积相对来说比较大,需要手术室具有一定的空间;二是普通的神经外科医生在使用显微镜前需要在实验室接受较长时间的训练,主要是锻炼手眼协调能力。因为显微镜使用需要从直接的手术操作,转变为视觉引导的手术操作,需要适应显微镜下的手术

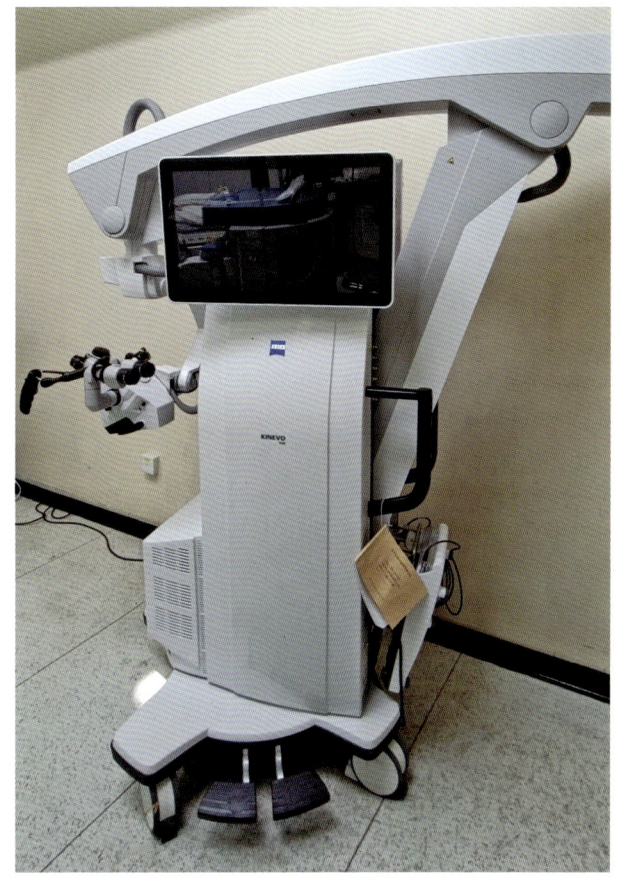

图6-1-1 3D显微镜。图为蔡司KINEVO900

视野,包括放大的手术操作区域、手术动作幅度以及镜下手术操作。显微镜在使用前,需要套无菌显微镜套,并用无菌橡皮筋固定目镜、物镜,保证手术操作时无菌要求。根据手术需求,固定显微镜位置,一般情况下,物镜与术野之间的距离大概为15~20 cm,再根据手术需求调整焦距及放大倍数,直至手术视野清晰,满足手术需要。显微镜分为主镜及助手镜,一般情况下主镜视野的立体感会更强一些。显微镜最多仅能供2~3人同时使用,可在术中关联视频系统,便于参观者观看和录制手术过程。显微镜的使用,使

得在脑出血、颅脑肿瘤、血管畸形、动脉瘤的疾病的治疗过程中,对神经组织的损害、手术风险、手术并发症均降低,患者的术后恢复时间缩短,生活质量提高。

（二）神经内镜

神经内镜使术者能够在尽可能减小损害的情况下了解身体的解剖构造,探测到大脑深层结构,并传输清晰有用的图像供术者参考。神经内镜可以提供组织内部不同角度的图像,增加了手术的精细程度,使医生可以更好地辨别各个组织,以便有选择性地去除病变组织。内镜可以分为光导纤维内脏检查镜和柱状透镜。神经内镜可以分为四大类：硬质光导纤维内脏检查镜,硬质柱状透镜,柔性光导纤维内脏检查镜,柔性柱状透镜。不同内镜的直径、长度、光学品质以及工作渠道的数目和直径都有所差别。手术中选择哪种内镜取决于手术本身以及医生的个人经验。一般说来,内镜颅底手术通常会用到硬质柱状透镜。硬质柱状透镜的一大优势就是它的现象质量较好,视野较为开阔,因此医生可以保持较好的定位,这样就能够随之置入其他相关器械。柱状透镜有三部分组成：机械轴、照明用玻璃纤维束和镜片（物镜,物镜,中继设备）。柱状透镜的视物角度范围根据目标位置可以从0°调至120°,但是30°以上的角度仅仅用于诊断和检查。最为常用的角度为0°、30°和45°。0°视角可以提供手术平面的正面图像,减少图像定位的错位；一般来说,手术中绝大多数时候采用该视角。30°视物也有其自身的一些优势,360°（30°）视物角度的不断转换所及面积可以比0°视物所及面积增加一倍。当仪器聚焦于图像的正中央（30°）时,其成像效果会大大提高。采用0°视角视物时,仪器保持在图像周围。角度已调至倾斜状态的内镜易导致间接成像,对于经验不够丰富的医生,容易造成视野错位。内镜在使用的时候需要外鞘,将外鞘与冲洗设备相连,可以清洗并清除末端镜片的水雾,避免将内镜从鼻孔反复置入、取出的麻烦。鼻内手术采用的内镜（又称诊断性内镜）不含任何工作通道,其他设备可沿着连接导管送入同侧的鼻孔,亦可通过对侧的鼻孔送入。柱状透镜的直径一般在1.9~10 mm,但用于鼻内手术的内镜直径只有4 mm。有些患者的鼻孔较窄,这时就会用到直径为2.7 mm的内镜。不建议使用直径过小的内镜,因为内镜直径越小,它所传送的光越少。据推算,内镜的直径每增加10%,它传送的光就会增加46%,但是在鼻内手术中,直径超过4 mm的内镜就太大了。颅底手术时所采用的内镜可以手持,也可以固定在支架上。在手术前期最好手持,便于随时调整各个设备,以便为手术的后续步骤腾出空间。手术进行过程中,医生还可以手持内镜,也可将其固定在支架上。手持内镜时,使用过程会十分灵活,医生可以通过透镜的不同位置源源不断地接收反馈信息,实时了解局部解剖状况以及操作区域的具体情况。若使用支架进行固定内镜,要用到许多其他设备。可以选择驱动臂或者可扩展臂、硬质臂或者复合式臂,这些臂可以是直的,可以是弯的,还可以是充气式的。使用这种装置就可以将内镜固定于某个特定的位置上,这样手术医生就能够用双手操作手术器材。还可以派一名助手用手臂固定内镜,此时术者就可以同时操作两种仪器,可以在同一个鼻孔中（单鼻孔操作手术时）,也可以在两个鼻孔中（双鼻孔操作手术时）。

（三）外视镜

外视镜技术即体外高清视频显微镜技术。此设备主要包括高清显示屏、光源、摄像头、硬性透镜、气动控制装置等结构（图6-1-2）。它的显示系统,不仅具有显微镜和内镜的特点,而且具有深景深、长焦距、小体积、宽视野、低成本、高分辨率、便捷内外视镜切换等优势。它能够让术者的手术操作空间更大,手术姿势舒服,手术视野清晰。与内镜和显微镜相比,它的景深更深,视野更宽,可以减少手术时调整焦距和观察视角的频率。因为外视镜为长焦距,其工作距离长,从而手术操作空间比较大,手术器械使用和传递方便。外视镜可以直接观看屏幕,不需要像使用显微镜那样,调整目镜位置,可以通过调整外视镜的角度来进行手术操作。而且随着外视镜显示器分辨率的提高,可以更精细地看到神经血管解剖组织结构,使手术安全性更高。术者手术时,可以长时间保持自在舒适的姿势,使术者颈部、身体不用长期处于弯曲状态,舒适度更高,减少术者的疲惫感,从而使手术效果更佳。

（四）动力系统

神经外科动力系统包括开颅钻装置、磨钻装置和铣刀装置,是神经外科手术时不可或缺的工具。它可以替代线锯、手摇钻,还可用于打磨骨质。它不仅在开颅时使用,在颅底、内镜等手术时也得到了广泛使用。动力系统在神经外科手术中的使用,使得原来一些神经外科难以完成的手术,都有了可能。铣刀装置在进行颅底手术时,可明确骨瓣去除的范围,而且可以减少骨瓣缺损范围,对硬脑膜及脑组织更加安

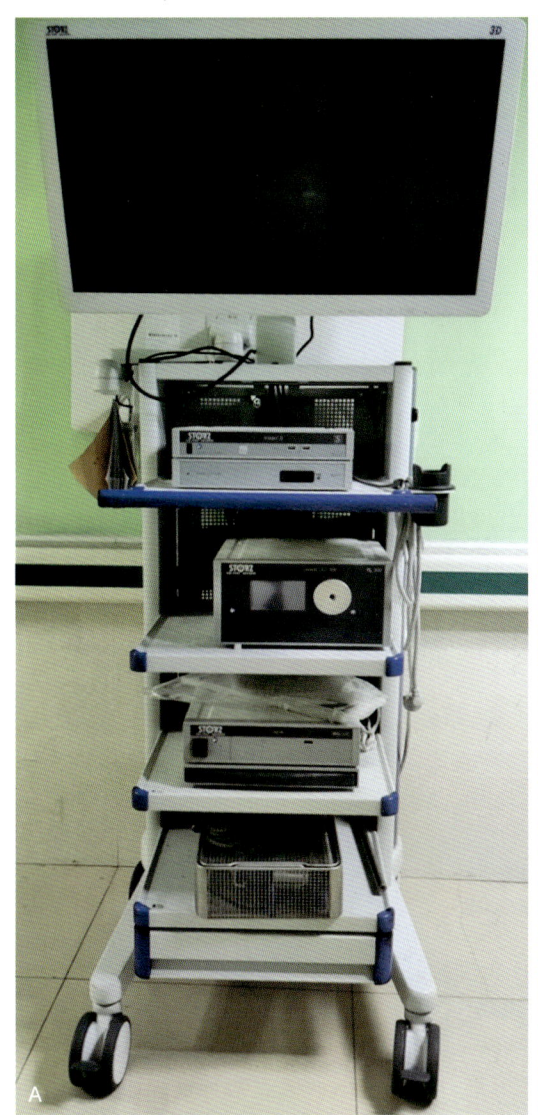
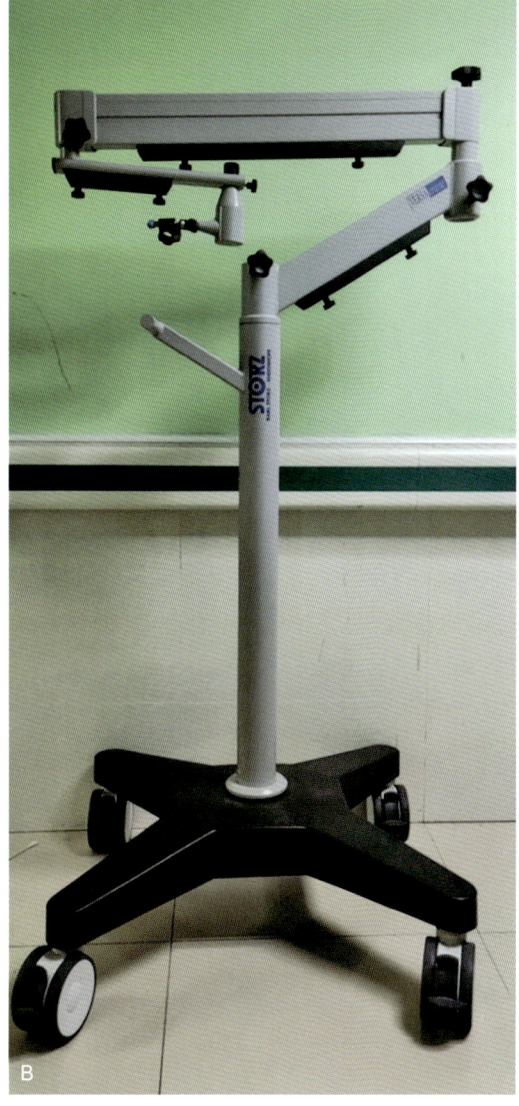

图 6-1-2　3D 外视镜。A. 外视镜主机、光源及显示系统。B. 外视镜支架

全。磨钻装置在开颅时，可以磨出骨孔，配合铣刀使用，同时可以缩短手术时间；骨瓣还纳时，可以打骨孔，用于丝线固定骨瓣。对于一些颅底手术，磨钻可以用来磨除蝶骨嵴、内听道、斜坡等骨性结构，便于肿瘤等病变组织的切除。动力系统现动力多来源于两种，一种是气动，另一种是电动。因电动更方便一些，其使用范围较广泛。其结构包括主机、脚踏、微电机、开颅铣、开颅钻、磨钻。开颅铣、开颅钻、磨钻均配有对应的钻头。动力系统中除主机外，在使用前均需要高温消毒，确保无菌。磨钻配有不同型号的钻头，包括西瓜磨头和金刚砂磨头，不同类型磨头又拥有不同的型号（2 mm、3 mm、4 mm、5 mm 等）和长度（9～16 cm）。西瓜磨头多用于开颅，根据所需骨孔大小，选择不同尺寸的西瓜磨头，磨除骨质较快。金刚砂在接近硬脑膜、脑组织等重要结构时使用，其去除骨质速度慢，对组织损伤小。铣刀及磨钻在使用时，应把其周围的纱布及脑棉移开，避免将其卷进磨钻或铣刀内，造成其周围组织损伤，在进行重要部位手术时，尤其要注意。磨钻或开颅钻在最开始接触颅骨时，很容易打滑，因此在接触颅骨前，先打开电极，并且握紧手抓柄。一般情况下，开颅时使用 9 cm 钻头，颅底则多使用 15 cm 钻头。铣刀和磨钻在使用时，会产热较多，在使用时需持续洒水降温，减少对组织损伤。磨钻在使用时，钻头与颅骨表面呈一角度，不要垂直，防止未及时发现颅骨被磨穿，造成脑组织损伤。

（五）神经导航

神经导航指的是将导航技术应用到神经外科的手

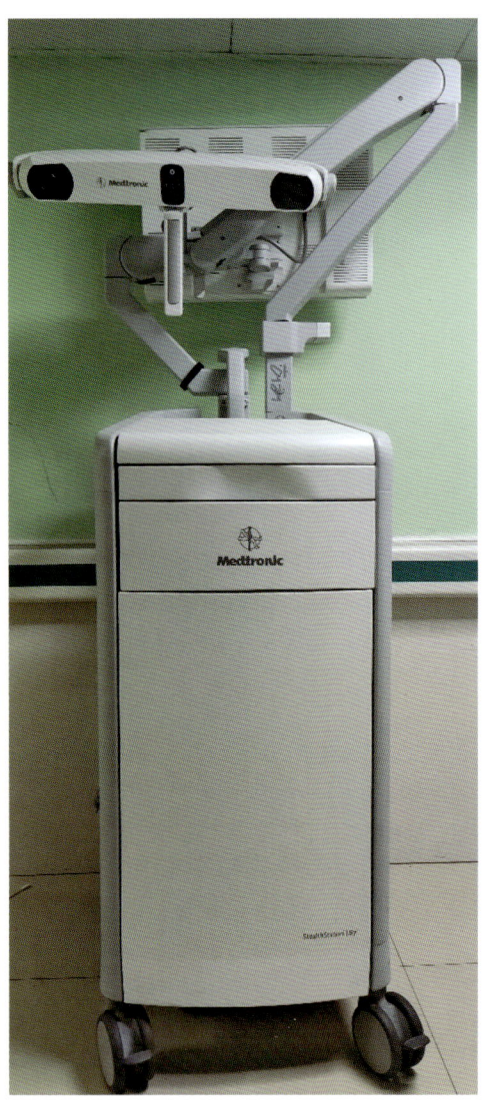

图 6-1-3　神经导航系统

术中（图 6-1-3）。手术前，将患者的 CT、MRI 影像资料传输进电脑系统，通过计算机图像处理技术，可以在导航系统中呈现患者头部包括颅内脑组织的立体图像。使用前，首先通过患者颅骨的标志性点进行注册，然后利用红外线等技术，将患者头部内的实时情况反映到导航系统中，使患者实际的头部位置与颅内的结构与术前的立体图像相对应。这样，在手术进行时，就可以实时指导手术，使手术部位更加精准，减少手术副损伤，缩短手术时间。神经导航也可以帮助设计手术入路，使手术入路更加清晰、手术路径更短。而且，手术导航可以精确定位手术部位，使手术切口更加小；手术时实时指导，使术者知道自己手术操作的解剖部位，以及是否已经达到病变部位；在最佳的手术路径上达到手术部位，避开重要的功能区和血管，从而减少对正常组织的损伤。

（六）机器人

神经外科手术对精准度要求高，操作失误极易造成死亡。机器人（图 6-1-4）的出现为医生提供了有效的辅助手段，极大程度上帮助解决了精准度的问题，使颅脑手术更加精确，并向程序化、精细化和微侵袭化发展。机器人手术具有创口小、定位精确、手术时间短、术后恢复快等特点，既减轻了患者的痛苦，又大大提高了手术的成功率。与传统手术相比，机器人手术无需大范围开颅，手术医生可以将四个标志贴于患者的头颅上，然后经过精确的定位后，只需要在患者的头部打一个孔，根据显示器上实时反映的情况，通过对机械臂的操作，将探针送至指定位置，可以完善活检、排空、切除；还可以放入同位素，注入的数量和速度都是可控的。

（七）多模态监测

多模态监测指应用当前最前沿的技术以实时监测大脑病理生理变化和评估大脑功能，从而减少二次脑损伤发生的各种方法的总称。多模态监测是包括神经系统体格检查、实验室检查、影像学检查和各种生理数据监测在内的方法和理念。通常包括颅内压（intracranial pressure，ICP）监测技术（包括有创颅内压、无创颅内压等）、脑组织氧监测、脑代谢监测、脑电监测、脑血流监测（经颅多普勒超声、经颅彩色多普勒超声）等（图 6-1-5），能够从多角度、多层面监测颅脑状态功能变化，反应病理生理的动态变化，从而准确评估疗效、指导治疗、判断预后。ICP 升高对患者有害，与不良预后相关，需要进一步治疗。脑室内监测 ICP 被认为是金标准，不仅是因为它的准确性，还因为它还可以通过释放脑脊液来达到治疗的目的。临床上还可以从 ICP 获得 CPP，间接反映脑组织灌流。临床应尽可能地联合多种手段进行监测，监测不是目的，下一步需将多模态监测数据进行优化整合，正确解读结果，为临床干预提供参考，从而最终改善患者临床预后。微透析技术可以通过插入大脑间质的薄的（0.6 mm）开窗双腔透析导管对小分子物质进行采样和收集，了解脑组织代谢情况。脑外伤后放置在易损伤区可在线分析细胞外/间质的生化变化，例如乳酸、丙酮酸、葡萄糖、谷氨酸和甘油。它允许对几种分析物进行直接测量和趋势分析。例如，高乳酸/丙酮酸比（LPR）是缺血和（或）弥漫性缺氧的标志；高血糖和低血糖对脑能量代谢都是有害的；谷氨酸是大脑中主要的兴奋性氨基酸，被认为是脑缺血的早期标志等。虽然这些参数被认为是临床参数和 ICP 之外的独立预后预测因子，但目前还没

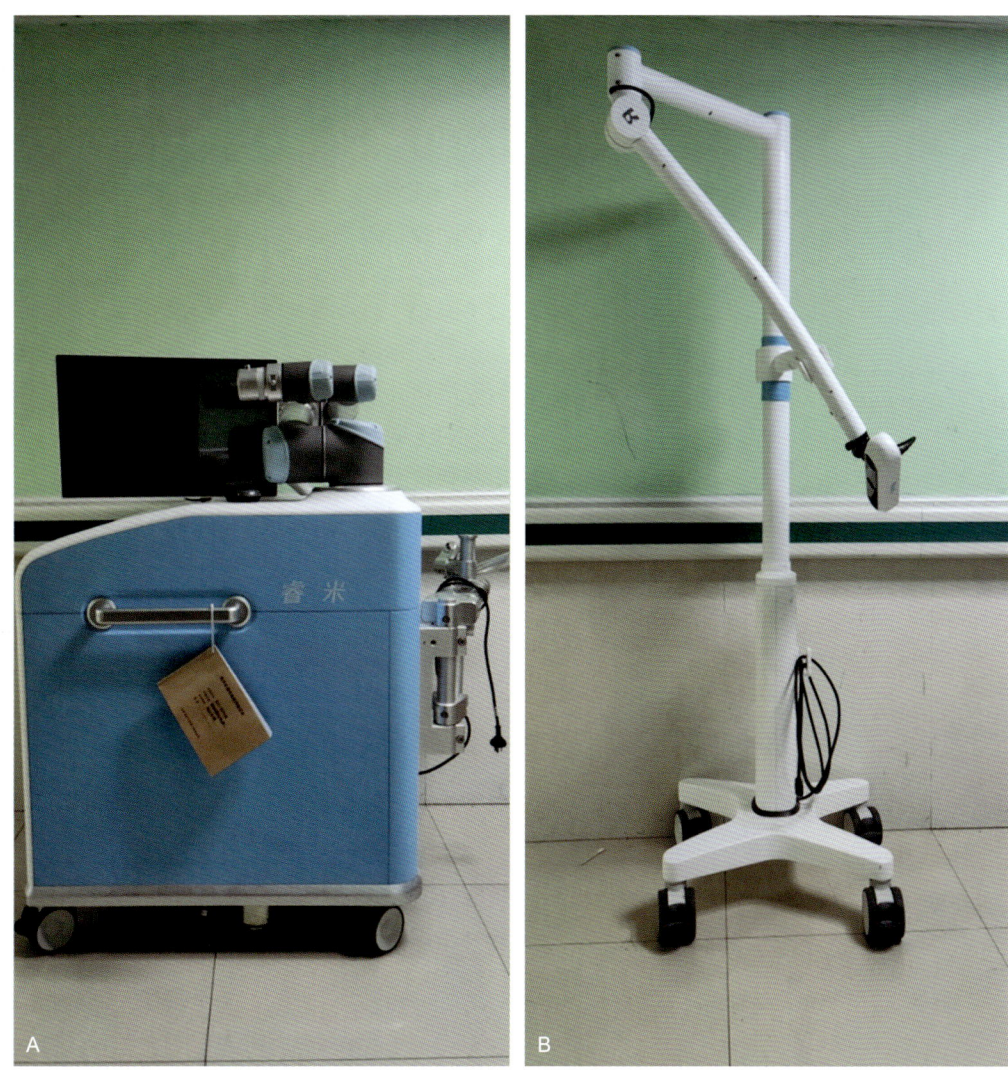

图 6-1-4　神经外科机器人。A. 机器人主机和机械臂。B. 摄像头及其支臂

有明确的干预措施来纠正错乱的脑微透析（CMD）监测数值。脑电活动通常通过脑电图（EEG）来测量。脑电图既能检测癫痫样活动，又能预测临床结果。EEG 监测也被用于监测镇静药物的监测，防止过度镇静或者镇静不足。脑组织氧合不等于外周血氧饱和度，实际上是脑动静脉氧分压差（CBF）和组织氧摄取的组合。

（八）远程技术

远程技术主要是将网络技术与增强现实技术相结合，建立在无线连接的基础上，形成远程手术系统，建议建设术中远程影像处理站，可以通过数字信息技术将内镜、显微镜的手术画面以及手术室内的画面及音频传递到另一终端，如平板电脑上，将手术过程实时反馈给远程医生。远程医生可以与术者建立音频对话，对传输过来的手术操作影像进行圈点、标记、图画，实现远程医生可以直接在术区协助手术设计、指导，对患者的手术进行实时的反馈和指导，而术者可以通过增强现实设备（AR 眼镜）直接看到远程医生在手术视野的圈点、标记和图画，使术者不用将视觉或注意力从术区转移，通过增强现实技术，使术者的视野与远程医生的指导融合为一个画面，实现实时教学，实时指导，突破了时间及空间的限制。远程一般需要远程操作系统及一些增强现实装备，以及良好的网络，因为画面传输速度的快慢直接决定了远程医生与术者看到的手术画面的一致性。5G 的出现，很好地解决了这一问题，使远程系统的使用有了更好的基础。该系统具有实时反馈、沟通便利的特点，并可完成移动手术指导。远程系统可以解决异地手术会诊、远程教学、异地抢救等难题，为基层患者提供及时、有效、安全的健康咨询、远程手术指导和康复治疗，实现医疗资源共享下沉，提高医疗效率和诊断水平，

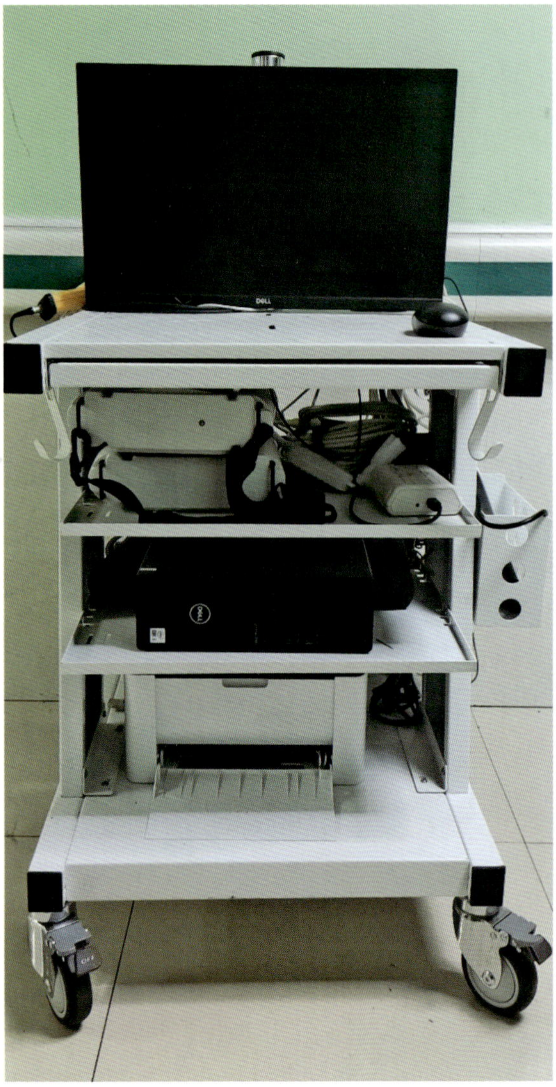

图 6-1-5　电生理监测设备

使更多的无法来到一线城市治疗的患者接受高质量的医疗服务，对复杂疾病进行一线指导，从而使他们获得更好的治疗。

二、手术器械

（一）经鼻套件

经鼻手术，一般病变较深，到达病变处器械均较普通器械长。器械主要包括双极、吸引器、显微镜、枪状镊，以及不同型号与不同角度的剥离子，如圆头、环状、枪状剥离子等。如果需要磨除骨质，还需要较长的磨钻头。这些经鼻器械，均是根据手术需要制作的，适应经鼻手术的特点。手术位置比较深，手术路径比较长，因此手术器械一般都比较长；而且手术空间比较小，因此手术器械一般都比较精细，不会阻挡手术视野。经鼻手术器械的使用，可以明显缩短手术时间，减少出血及副损伤，能够更加完整地切除病变，使得以前一些无法进行手术的疾病得到治疗。

（二）神经剥离子（1～9号）

显微外科手术需要使用尖端宽1～2 mm的剥离子，直而无刃的剥离子是神经外科手术的首选，因为转动直行剥离子的手柄不会改变其尖端的位置，但是转动枪状剥离子的手柄其尖端弧形会移动。圆头剥离子多用于神经和肿瘤的分离，也可以使用另外一种直而尖的精细剥离子，称为针状剥离子。用镊子有时不容易抓住肿瘤边缘，而针状剥离子可以插入肿瘤组织当中，向一边牵拉。这种尖状器械也可以用来分离蛛网膜、肿瘤、神经、脑组织之间的间隙。匙状剥离子有助于显露动脉瘤颈以及分离其周围的穿支动脉。泪滴状剥离子呈40°角，这种剥离子的尖端容易穿透致密组织，而不会撕脱穿支血管或带出精细脆弱的组织，因此在动脉瘤手术和在血管解压术中，有助于显露瘤颈和分离神经及动脉血管。手术医生在切除有包膜的肿瘤时，对于包膜表面的神经和血管，应使用剥离子精确地分离，并向周围的组织剥离。许多最初看起来像在肿瘤包膜上的血管和神经，最后被证实是软膜表面的血管。如果软脑膜-蛛网膜-肿瘤包膜相连，或者肿瘤包膜内容物完整，无法从脑干、脑神经处塌陷，两层膜之间剥离时很容易伤到血管和神经，因此，要剥离包膜表面的血管和神经时，多先行肿瘤切除，再行剥离。若肿瘤包膜与软脑膜-蛛网膜界限不清，可先行剥离子剥离。经蝶手术首选枪状的剥离子，可以防止术者手阻挡手术视野，钝头环状刮匙多用来切除垂体瘤以及探查鞍区。

（三）钻石刀

钻石刀由刀片部分、刀柄部分、保护套和活动套组成。刀片部分包括刀片和刀片固定物。刀片为钻石材质，刀片固定物材质为不锈钢。钻石刀质地坚硬，正确使用经久耐用，几乎可以切割人体各种组织。钻石刀能精准划出细小切口，切口平整、光滑，创伤小，伤口出血量少，并可降低对组织损伤，减轻术后炎症反应，且最新的握把设计可调试切口深度，能使手术更加精准，手术过程更加顺利。钻石刀有其特定的角度和刀刃长度，还有特定的间隙角度，使用过程应注意，不能随意变动。钻石刀使用过程中应操作细心，管理得当，可长时间使用。

（四）吸引管

在神经外科的手术中，吸引器是简单而又极其重要的基本手术器械。离开它，我们将寸步难行。吸引器在术中可充当多种角色。它不仅用于术中吸除血水，廓清术野，更是术者手中的"刀"，从始至终。灵活而娴熟地运用它，能尽显术者炉火纯青的风范。吸引管尖端常为钝圆形，可以用来吸引以外，还可以用其对脑组织进行手术操作。引器头是圆形的，其表面光滑，无创伤这一点对于保护脑组织或其他重要结构和血管是非常必要的。因此，保护吸引器头不接触钻头，以免被切削而粗糙是非常重要的。吸引器材料宜选柔性能弯曲吸引器头，这样在使用时，可方便自如地根据术中情况调整吸引器头指向。刚性不可弯曲的或刚性固定弧度（多见于进口器械）的吸引器头不利于在深狭术野中，微调吸口的方向以规避其本身形成的微小遮挡或跨过重要结构，抵入"死角"吸除其内的病变。最好要选侧向调节孔较大的吸引器头，侧向调节孔太小，如术者已将侧孔封堵，术中起不到调节吸力大小的作用。吸引管应设计成执笔式，使手的尺侧空闲出来并可以舒适地置于创口边缘，这可以使吸引管尖端更加稳健、准确地进行操作；而且，侧孔要正好拧至正对拇指指腹位置，以保证在使用中，无须再特别加以对抗扭转即能轻易调节侧孔。若此，吸引器头口吸引力的大小就能根据术中需要，轻松自如地加以调控。使用吸引器时，应持握如笔，侧孔是调控吸引器头口吸引力大小的关键。笔者通常习惯用拇指来调节侧孔，这样更方便、更顺畅，在侧孔上的屈伸游移更自由、更灵活。吸引器头有不同的长度。手术时应选择合适的长度，因为吸引管太长而使手无法放置在搁手架或头圈上时，长时间的手术会使手臂劳累。最短的适合浅表的操作，最长的适合深部探查。吸引器头最好能够系列化，每一种类型长度的吸引器头又有不同的直径：直径 4.5 mm 适合于吸引大的肿瘤和控制严重出血；3.5 mm 适合于吸引和切除较小的肿瘤，以及切开或关闭硬膜；2.5 mm 适合于切开蛛网膜时配合使用；1.7 mm 适合于配合切开蛛网膜和控制小血管出血。吸引器可以吸除颅内特殊的组织，如脑脊液（脑池、脑裂或脑室内）、血液、组织（肿瘤、坏死、血肿或囊肿）和脑组织（胶质组织）。同时，吸引器还有其他功能，如作为牵开器和钝性分离器。当用吸引器头牵拉脑组织时，可充当一把"动态的"牵开器，大大减少使用自动牵开器的机会及其潜在损伤脑组织的危险。吸引器头仅仅牵拉需要立即牵拉的脑组织，并不断改变牵拉的部位，从而减少了对脑皮质下组织的压迫性损伤。吸引管的操作过程中，吸引力的调节是至关重要的环节。一般在切开头皮时可用较粗的吸引管，吸引力也可强一些，有利于头皮的止血。而在脑部操作时应更换较细的吸引管，并根据吸引对象的不同调节吸引力。清除硬脑膜外血肿时吸引力可大一些，但不宜用强吸引力去吸除紧密粘连在硬脑膜上的小血块；吸除棉片中的水分时，吸引力也可大一些。在脑组织上直接操作时，吸引力应调节到吸引管只能吸去水分和血液而不能吸动脑组织、血管和神经的程度。在所有的操作中最好吸引管下始终有棉片保护。在清除失活的碎化脑组织时吸引力也不能太大，以免损伤正常的脑组织和脑血管。

（五）双极电凝器

双极电凝器是根据人类工程学设计出一种安全、新颖的止血器，已经成为神经外科手术的基础器械，其可以精确、精细地电凝小血管，最大限度地减少电流扩散对邻近血管和神经造成的损伤。与单极电凝相比，双极的安全性能高得多，单极电凝主要是在人体与负极板以及单极电凝之间形成回路，电流经过人体，而双极电流只在镊尖之间，所以双极电凝器的安全性能高了许多。而且双极电凝对组织的损伤也小得多。单极电凝止血时，根据电弧原理释放大面积火花烧灼血管而止血，同时杀伤周围大量神经细胞，造成不可逆损害。双极电凝止血时，只在两极距离很近并在两极之间加热，接触面很小，使周围大量神经细胞得以保护，并确保止血安全可靠；而单极电凝止血只靠电弧对血管断端加热而达到止血目的，本身不能夹持血管，血管在加热时回缩于脑组织中，止血不彻底、不可靠。双极电凝器可将血管直接夹闭后加热，使血管断端凝固，闭锁牢固，止血安全可靠。而且双极电凝还可以在邻近脑神经、脑干、四脑室等单极电凝操作有危险的区域操作。双极电凝在使用前，应按手术的不同需要，调节电量输出的大小，应十分重视和熟悉。过量的电凝引起组织碳化而破裂脱落致继发性出血；不足的电凝则仅使表浅的外壳凝固，不能使血管与其内的血凝块融为一体，达不到有效止血。在使用电凝时尚须注意，应先使镊子接触组织，然后再踩脚踏开关接通电流，尤其是对薄壁血管更应注意，以免发生火花引起出血。最好能配备不同大小和式样的双极电凝镊子，以便按需要挑选使用，要留意接上电线后镊子的重量和两叶片是否均衡，具有合适的尖端又能夹住、分离和牵引组织的镊子，是较为适用的。双极电凝使用时，当电极尖端相互接触时，电流会短路，并不会产生凝固作用。因此在使用双极电凝时，术者手指应该保持一定的张力，控制镊子的两个尖端保持一定距离，不可使两尖端互相接触而形成电流短路，或完全接触不到，否则均会失去电凝作用。某些镊子设计得很精巧，但轻微用力即可引起其尖端闭合，术者进行电凝时很难控制。连接双极电凝和电凝机器的电缆不宜过长，否则会导致电流不稳定。应用单极电凝的习惯是，外科医生在电凝时尽可能使受灼组织保持干燥；在使用双极电凝时须改变此习惯，双极电凝有时会有镊子及被灼组织发生粘连的缺点。为避免粘连，在电凝进行时须用生理盐水冲洗以湿润创面。有的在器械上做了改进，如在双极电凝的镊子上附加自动温度控制装置，镊子的尖端及自动温控制器相耦合，使电凝的温度保持在40～100℃，以避免过度电凝，用来防止电凝器械及组织的粘连。也有的镊子配置细致冲洗装置，每次电凝时可通过固定在镊子柄上的长管将少量液体运输到电凝部位。镊子的尖端要随时保持清洁，剔除粘连在其上的碳化组织或血块，可以使用湿布擦去，而不是手术刀刮除，因为刀刃可能会在这个过程中伤到尖端，使得组织更容易黏在上面。镊子尖端如果变得凹凸不平，应该重新打磨。

（六）超声骨刀

超声骨刀：超声骨刀是一种新型、高效的手术器械。它具有能进行精确的和选择性的骨性切割、对周围神经血管组织损伤小、使用时产热少以及良好的止血效果等特点。超声骨刀系统主要是通过压电原理，选择性地切割骨性或矿性的物质，不会损伤软组织。当给予外界电场时，压电材料发生变形，能够产生一定振幅和频率的超声波，当它作用于不同弹性和密度的组织时，会被密度高硬性的组织吸收，通过空化和机械的碎裂效应，达到切割的目的。其主要包括主机、手柄、不同类型的刀头、应用软件、脚踏以及冷却系统。在神经外科手术时，其使用目的在于减少神经、血管、脑组织、硬脑膜、静脉窦等软组织的损伤。在开颅时，使用超声骨刀，其切口会更小、更精确，更利于骨质再生，美容效果可能会更好，也会降低颅骨手术的风险和并发症的发生率。高速磨钻在磨除骨质时，会将周围起保护作用的脑棉卷入磨钻内，但是超声骨刀不会，因此在超声骨刀切除颅骨时，不会损伤被脑棉保护的脑组织、神经、血管、硬脑膜等结构。超声骨刀不仅可用于幕上及幕下病变的各种开颅手术中颅骨的切割，也可用于听神经鞘瘤手术时磨除内听道等。超声骨刀除开颅外，也可用于大型肿瘤组织，可以迅速减小肿瘤体积，但是使用必须小心，因为它在快速开放肿瘤包膜时容易伤害附着于包膜的血管和神经。它可以通过调节手柄上的冲洗和吸引量以及切割头的振动频率，迅速将较硬的肿瘤中心部分的组织击碎，并吸除，但钙化明显的肿瘤会有困难。在使用超声骨刀快速瘤内切除后，再用精细的剥离器将肿瘤包膜从神经血管上剔除。超声骨刀一般不能控制出血，但是也有的超声骨刀具有尖端电凝功能。

三、未来展望

随着时代和科学的发展，未来的手术器械一定会越来越精细，且品种、规格（包括器械的长度、角度）会越来越齐全，适应不同类型和种类的手术。可能越来越多的手术器械会是少量的、多品种的、高端的、高质量的，其特点主要是为了使手术更加精致和灵巧，使手术医生在使用中越来越得心应手。未来的手术器械可能会充分使用现代科学技术，如超声、等离子、冷冻等，成为现代化设备，使手术更加安全，疗效更显著，减少患者痛苦，同时又能使术者的工作力度降低。未来的手术器械可能会与生物工程相结合，使得器械的生物力学、化学稳定性等更适合手术需求，使用更加方便，手术效果更好。未来手术器械工艺会更加高超，如显微剪刀的锋利度、剥离子的圆润度、显微镊头端的持物能力等，使得手术操作更加顺畅，对组织损伤更小。我们相信，时代和科学的进步会带动手术器械的发展，同时也会促进手术技术的更新，最终使患者获益。

（陈文　张丹枫）

参考文献

[1] Al-Mahfoudh R, Qattan E, Ellenbogen JR, et al. Applications of the ultrasonic bone cutter in spinal surgery — our preliminary experience[J]. British journal of neurosurgery, 2014, 28(1): 56-60.

[2] Ammirati M, Wei L, Ciric I. Short-term outcome of endoscopic versus microscopic pituitary adenoma surgery: a systematic review and meta-analysis[J]. Journal of Neurology Neurosurgery & Psychiatry, 2013, 84(8): 843-849.

[3] Bora SK, Suri A, Khadgawat R, et al. Management of Cushing's disease: changing trend from microscopic to endoscopic surgery[J]. World Neurosurgery, 2020, 134: e46-e54.

[4] Klingler JH, Volz F, Krüger MT, et al. Accidental durotomy in minimally invasive transforaminal lumbar interbody fusion: frequency, risk factors, and management[J]. Scientific World Journal, 2015, 2015: 1-7.

[5] Krishnan KG, Schöller K, Uhl E. Application of a compact high-definition exoscope for illumination and magnification in high-

precision surgical procedures[J]. World Neurosurgery, 2017, 97: 652-660.

[6] Mamelak AN, Danielpour M, Black KL, et al. A high-definition exoscope system for neurosurgery and other microsurgical disciplines: preliminary report[J]. Surgical Innovation, 2008, 15(1): 38-46.

[7] Nagatani K, Takeuchi S, Feng D, et al. High-definition exoscope system for microneurosurgery: use of an exoscope in combination with tubular retraction and frameless neuronavigation for microsurgical resection of deep brain lesions[J]. No Shinkei Geka Neurological Surgery, 2015, 43(7): 611-617.

[8] Nishiyama K. From exoscope into the next generation[J]. Journal of Korean Neurosurgical Society, 2017, 60(3): 289-293.

[9] Oertel JM, Burkhardt BW. Vitom-3D for exoscopic neurosurgery: initial experience in cranial and spinal procedures[J]. World Neurosurgery, 2017, 105: 153-162.

[10] Patel SK, Husain Q, Eloy JA, et al. Norman Dott, Gerard Guiot, and Jules Hardy: Key players in the resurrection and preservation of transsphenoidal surgery[J]. Neurosurgical Focus, 2012, 33(2): E6.

[11] Phan K, Xu J, Reddy R, et al. Endoscopic endonasal versus microsurgical transsphenoidal approach for growth hormone-secreting pituitary adenomas — systematic review and meta-analysis[J]. World Neurosurgery, 2017, 97: 398-406.

[12] Sack J, Steinberg JA, Rennert RC, et al. Initial experience using a high-definition 3-dimensional exoscope system for microneurosurgery[J]. Operative Neurosurgery, 2018, 14(4): 395-401.

[13] Shirzadi A, Mukherjee D, Drazin DG, et al. Use of the Video Telescope Operating Monitor (VITOM) as an alternative to the operating microscope in spine surgery[J]. Spine, 2012, 37(24): 1517-1523.

第七章
颅底外科手术基本技术
Basic Surgical Techniques for Skull Base Surgery

第一节 颅底外科基本技术

显微手术技术的革新在保护了正常脑组织的同时，为外科医生治疗脑深部病变提供了可能。通过解剖分离自然间隙、血管、肌肉等组织结构，可以创建出安全的手术路径。特别是侧裂分离、肌肉的逆向分离、血管顺向分离、软脑膜分离、血管夹临时阻断和颈动脉临时阻断等技术的熟练运用，能对正常组织达到最小侵袭或最小牵拉的情况下，成功地暴露手术所需要的通道和视野。

一、侧裂分离技术

要安全高效地分离侧裂，需要熟悉侧裂周围的解剖结构，并且掌握显微手术技术基础。大范围解剖侧裂在技术上具有很大的挑战性，但这项工作却常常得不到应有的重视。掌握高效解剖侧裂的技巧是必不可少的，这样术者就不会在手术关键部分之前耗费太多精力，而在真正的关键部分却感到疲劳了。

患者取仰卧位，头向对侧旋转约30°。如果头部旋转的角度超过30°，可能会使颞叶岛盖部挡住侧裂解剖分离的角度。

在硬脑膜打开之后，轻柔地抬起额叶前部并打开视神经颈动脉池上方的蛛网膜，可以十分迅速地达到松弛脑组织的目的。侧裂分离解剖过程中，在额叶下方塞入小棉球可以保证脑脊液从脑池中持续流出。用脑棉片覆盖除了岛叶周围区域的大脑表面，避免显微镜的强光对皮质造成的损伤。

整个侧裂都覆盖着一层较厚的蛛网膜。侧裂浅静脉勾画出侧裂的走行。如果没有这些静脉，侧裂的辨识将会非常困难；在这些情况下，识别自侧裂中发出至皮质的M4段分支可能会十分有帮助。侧裂长度一般可达10～14 cm，比我们通常所认为的要长。自侧裂上静脉上方打开侧裂比从静脉下方操作更容易，这是由于在80%的情况下，该静脉走行于侧裂下方4 mm处。笔者更倾向于在静脉的额侧打开蛛网膜，这样在抬起额叶时静脉不会横跨侧裂（阻挡视野）。

三角部皮质尖端沿侧裂点的自然牵拉，为术者提供了最为宽阔的侧裂通路，在此处，浅表蛛网膜界限分明；常在此处打开侧裂。除此之外，自该点分离侧裂能够暴露一个十分重要的手术定位标志——岛顶（insular apex）。使用圆型蛛网膜刀（Beaver 刀），沿着侧裂浅静脉在其上方做一个小（3 mm）切口，并用此方法沿侧裂在其他几个点切开浅表蛛网膜。然后，用两把短双极或镊夹夹住蛛网膜边缘，把蛛网膜从静脉上分离的同时离断侧裂表面的纤维。

如果碰到轻微的软脑膜出血，用一小块凝胶海绵，同时上覆一块小脑棉来进行压迫止血。如果可能的话，在整个侧裂分离解剖过程中尽量避免使用双极电凝。在出血软脑膜附近表面可以继续分离几个毫米（再进行压迫），一小段时间后术者再回到该区域检查自然止血的效果。

使用柔软、浸湿的脑棉或者棉球在相邻脑沟、脑回的软脑膜间来回移动。使用较细的吸引器一步步轻柔地压迫于脑棉上，利用双极镊的逐渐扩大切口深至侧裂窝，使用一块较大的脑棉代替之前的小脑棉置入最初切口。较大的脑棉能够使得切口扩大、深入，也能够在分离解剖的过程中，使得该段侧裂保持开放，使术者无需牵开器辅助，继续向前方解剖（图7-1-1）。

随着在侧裂点深部识别大脑中动脉分支和岛叶，由内向外继续顺行解剖。用一个注射器往侧裂窝注入生理盐水可扩大侧裂窝，有利于在软脑膜之间识别蛛网膜平面。由内到外的分离技术使得术者能够早期辨识大脑中动脉的分支，从而在侧裂深部作为操作方向

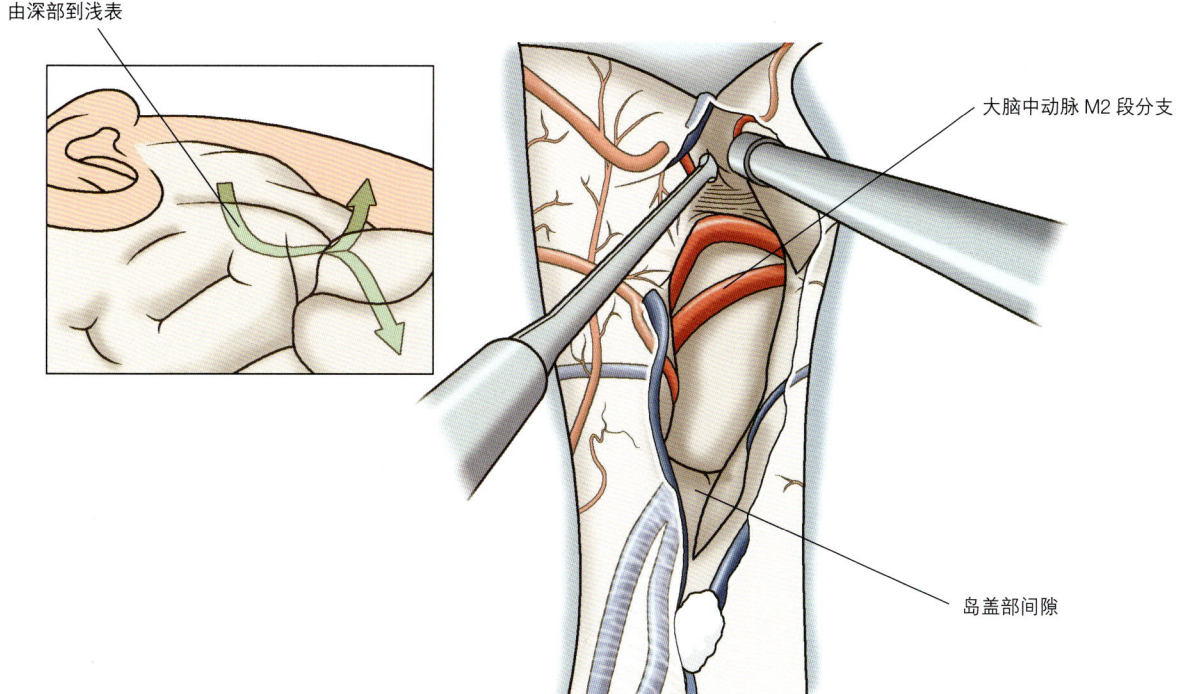

图 7-1-1 侧裂分离策略，在侧裂打开的最初位置，将侧裂分离直至能够辨识侧裂窝内大脑中动脉的分支和岛叶，之后再向前继续进行侧裂分离，采用由深部到浅表或"由内到外"的方式

的标志的同时，沿交错复杂的岛盖部调整解剖分离的平面。

随侧裂点在深部辨识大脑中动脉的分支和岛叶，同时继续进行"由内到外"的分离解剖。使用注射器沿侧裂窝并向其深部注射生理盐水能够扩大侧裂窝，有助于在软脑膜壁之间辨识蛛网膜平面。笔者喜欢使用较尖镊子的尖端来夹取并分离较厚的浅表蛛网膜。

继续使用直的显微剪刀（非刺刀型）和双极（5 mm 尖端）进行更深部位的解剖。通过交替使用双极分离较薄的蛛网膜层，用显微剪刀剪断较厚的蛛网膜，最初打开的侧裂切口得以扩宽、扩大。借助镊尖的开合动作钝性暴力分离较厚的蛛网膜带或者黏附的软脑膜带将会导致软脑膜损伤和出血。而使用双极去进行软脑膜止血可能会导致进一步的皮质损伤和出血。

侧裂极平面或侧裂前部颞叶平坦的表面和额叶可能粘连十分紧密，需要术者耐心地进行显微解剖分离。较厚的蛛网膜层在蝶骨翼后方覆盖于侧裂前支表面，在该区域需要使用锐性分离，有时甚至可能需要牺牲掉侧裂上静脉的一条分支。

随着近端侧裂被逐渐打开，大脑中动脉分叉部和 M1 段分支也得以辨识，沿着该条动脉的内侧进行进一步的解剖分离，能够扩大脑谷，并获得朝向视神经颈动脉池的手术角度。额岛盖后部常有嵌入侧裂间隙的可能；对该部位过度牵拉可能会导致静脉充血和自发性皮质出血，应极力避免。

沿侧裂的内侧部即将抵达视神经颈动脉池前部时，可见一层较厚的蛛网膜带将额叶和颞叶相互连接，此系带及其偶尔包绕的小静脉应当切断。在视神经颈动脉池的上方做一个 T 形的蛛网膜切口，该切口的"第一笔"起始于视神经外侧，颈内动脉的上方，向内侧进一步延伸，将直回后部与视交叉分开。T 形切口的"第二笔"平行于后交通动脉走行方向，与侧裂内侧打开的蛛网膜相延续。

由于岛盖后部的粘连，远端侧裂分离常而受到限制；在该区域过于激进的操作可能会增加颞上回的损伤风险；在优势半球更加重要（Wernick 区位于优势半球颞上回后部）。侧裂后部分离仅在大型岛叶肿瘤、M2/3 段动脉瘤以及巨大大脑中动脉分叉处动脉瘤的情况下才有必要。轻柔地动态牵拉额颞叶岛盖部，调整显微镜获得由前向后的操作视角，能良好地显露侧裂后窝、岛叶后部皮质、岛叶周围沟以及 M2 后段分支。

二、肌肉的逆向分离

逆行分离颞肌，即从肌肉附着处呈锐角向上剥离颞肌，其目的是通过保护骨膜完整以保护颞肌的完整，避免损伤血管和神经，并使颞肌剥离简便。由于颞深血管和神经走行在颞肌的深层，与骨膜距离较近，故在分离颞肌时，应始终保持在骨膜下分离，这样可以保证颞深中、前神经及动脉不被损伤，防止肌肉失神经支配。

皮肤切口：在发际线后面做一个弧形切口，以防止在患者的额头上留下瘢痕。这个切口从耳郭前1 cm处开始，并根据需要延续到对面的颞上线。颞浅动脉在后方，面神经的额颞支在切口前方。

颞浅动脉的保护：当皮肤切口开始于颞区较高位置并向下推进时，可以通过在皮下平面解剖来识别颞浅动脉并将其与皮肤分离。它与肌肉的连接被保留下来，不像通常的做法那样用皮瓣将其抬高。在对颅骨进行锐利解剖后，头皮瓣向前翻折，留下厚的颅骨组织。颞浅动脉的前支可以被远端切割并用头皮瓣翻折。

面神经额颞部分支的筋膜下解剖：用于解剖面神经额颞支的技术与该支的标准筋膜间解剖不同，目的是保护包含面神经额颞支的脂肪垫。切开颞肌的浅层和深层筋膜，直到通过切口可以看到肌肉纤维。该切口在面神经额颞支的后方1 cm处，并与面神经额颞支的走向平行，沿着颧弓进行。深筋膜、浅筋膜和这些结构之间的脂肪垫包含面神经的额颞支，然后与皮瓣一起翻折。筋膜下剥离保证了面神经的分支被保留下来。

颧骨截骨术：如果需要进入下颞窝，必须进一步将颞肌向下牵拉。颧骨截骨术不仅可以减轻脑部回缩，还可以在不过度回缩肌肉的情况下获得更好的视野，因为这可能会伤害到肌肉纤维、血管或神经支配。截骨术是通过斜切的方式进行的，前部通过马耳突，后部通过颧骨的根部。由于其形状，颧骨弓很容易重新连接。后方的深颞神经和咀嚼神经与颧骨后根有关。为了防止这些神经受到伤害，在进行后方切割时，在肌肉和颧骨之间使用一个铲子，以保护颞肌不受切割工具的伤害。

骨膜下剥离：颞肌本身在保留的颞浅动脉后方被切开。为了避免在颞中动脉与颧骨后根有关的地方损伤颞中动脉，骨膜下剥离从颧骨根开始，直接向前移动。在这一点上，骨膜提升器被引入到颞肌切口的下部。外科医生必须确保位于骨膜下，并以从下到上和从后到前的方式进行剥离。如果要保留肌肉的神经，骨膜下剥离的第一步是至关重要的。

后部深颞神经位于颧骨后根的水平，甚至在颧骨截骨术中也会伤及面神经。这些神经产生于一个共同的主干。随着解剖向前方推进，通过保持骨膜下解剖，可以保留中深层颞神经和前深层颞神经。前部深层颞神经受到组织和筋膜更好的保护，因为它作为颊神经的一个分支进入下部。由于前部和后部颞深动脉的起源都在翼侧肌的侧面，这些动脉通常在下半部的

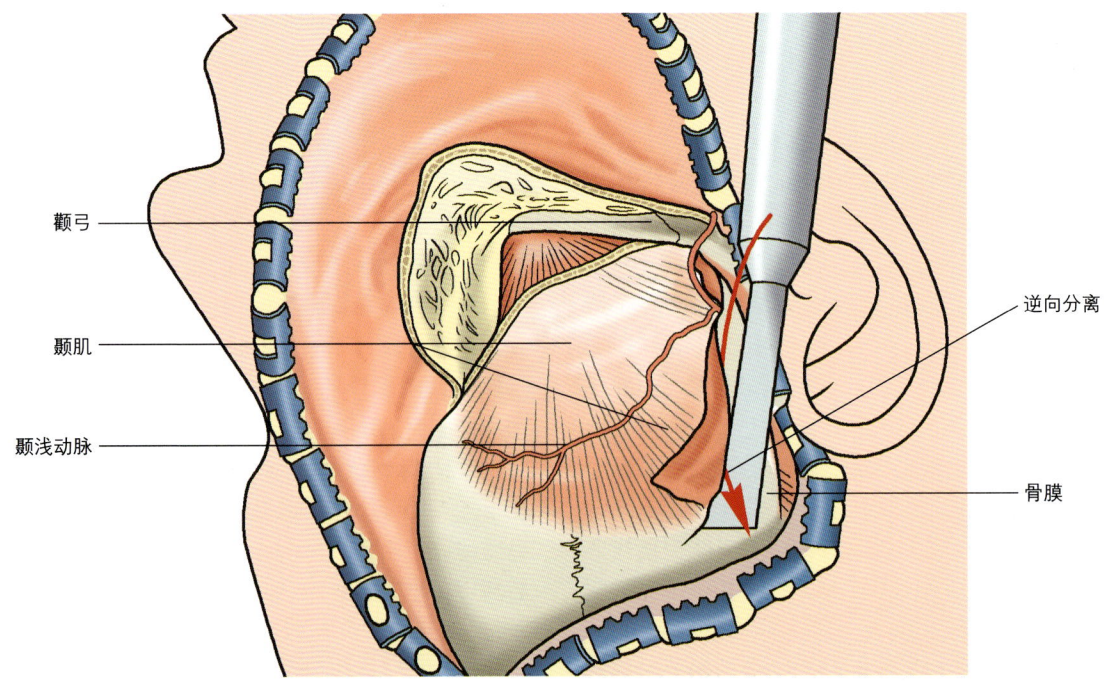

图7-1-2　颞肌逆向分离策略。显示逆行解剖颞肌，保留骨膜下，将肌肉与颞上线分离，保留肌纤维的完整性

一个更受保护的平面内运行。

在解剖过程中，颞深动脉和脑膜中动脉之间的吻合处可能是通过骨的出血源。单极烧灼，特别是针对肌肉的烧灼，不用于控制这种出血，因为它可能损害神经和动脉。肌肉的插入是在颞上线进行的，这样就不会留下没有神经支配或血管的肌肉片与骨头相连。整个肌肉向下反射，不要过度回缩，以免影响血液供应或拉伸肌肉和神经。

肌肉的连接：在手术结束时对肌肉进行重新定位，在颞上线内的骨头上打一系列的孔，并将肌肉的上半部分重新接上。肌肉瓣的后部被重新连接到切开的肌肉上。

三、血管顺向分离

大脑中动脉动脉瘤相比于其他动脉瘤，更遵循Rhoton的第三原则：它们指向血管转向或分叉时血流本该流动的方向。结果是，大多的大脑中动脉动脉瘤沿M1段的长轴指向外侧方向。另外，根据M1段在冠状面的弧度，动脉瘤指向会向上或向下有所倾斜：弓背向上时，分叉处血流向下，动脉瘤突向下；而弓背向下时，分叉处血流向上，动脉瘤突向上。相似地，根据M1段在横截面的弧度，动脉瘤会向前或向后倾斜：弓背向后时，分叉处血流向前，动脉瘤突向前；而弓背向前时，分叉处血流向后，动脉瘤突向后。术前血管造影可以明确M1段曲向和瘤顶方向，以协助拟定手术路线，避开瘤顶。

对于大脑中动脉动脉瘤的手术，要充分解剖、分离侧裂。沿岛盖分支（M3分支）追踪可寻至岛叶分支（M2分支），继续向近心端追踪可至分叉部，并到达动脉瘤瘤颈。侧裂内突向外侧的大脑中动脉动脉瘤，往往将一支干血管藏于其后，大多情况下为大脑中动脉下干。从术者的优势角度看向打开的侧裂，颞叶位于视野深部，动脉瘤则位于术者和大脑中动脉下干之间。额叶位于浅部，大脑中动脉上干位于动脉瘤的表面。因此，在进行分离的过程中，上干相对更加明显易见，可以沿其向近心端追踪至动脉瘤及瘤颈。沿大脑中动脉上干追踪时，分离操作主要在动脉瘤的远端、上方及内侧进行。动脉瘤颈和上干内侧面间分离界面的对侧是上干外侧面，沿着外侧面可以安全的追踪到M1，明确上干和其供血动脉M1段之间的连接关系。再进一步向近心端分离，即可暴露M1段，为近端控制做好准备。有了近端控制后，安全系数增加，即可沿上干内表面进行分离，至近端瘤颈，并向下绕过瘤颈到达对侧。通过在动脉瘤颈后面，侧裂的岛窝（insular recess）进行分离，一般都会找到被动脉瘤遮挡的干血管。一旦找到它，通过逆向追踪分离，即可发现它汇聚于瘤颈。此时，调整合适的手术视角，以有利于沿着这支干血管内侧面进行操作，在瘤颈远端找到合适的分离界面。

向外突出的大脑中动脉动脉瘤往往在瘤颈远端存在一个盲点。瘤顶部与血栓、蛛网膜、动脉褶皱如颞前动脉，或者侧裂静脉褶皱等粘连，将动脉瘤拉向颞叶，使得盲点很难探查。瘤颈的一侧可能会有清晰的视野，但瘤顶的粘连势必影响瘤颈另外一侧的视野。当调整显微镜无法获得必要的视野时，可以先临时夹闭使其变软，然后分离瘤顶或者移动动脉瘤。最后的分离操作应该在另一个瘤夹夹片通路可视的情况下进行。最后的工作主要是在外科盲点后方的远端瘤颈和隐藏干血管之间打开一个分裂面。这便是永久夹的尖端应该放置的位点。

这种由远及近的分离方法直接到达动脉瘤的基底部，避开了瘤顶，但是在分离的早期，缺乏M1段的近端控制，这对于破裂动脉瘤是有风险的。笔者提供的一种方法是由近及远的分离，这种顺着血流方向的分离方法，早期通过打开颈内动脉池及分离ICA床突上段至其分叉处，可获得近端控制；识别大脑前动脉的A1段，在其正上方清理出一个间隙，以放置临时夹的前面夹片；识别外侧的脉络膜前动脉（anterior choroidal artery，AChA），并沿着M1段进行分离；为放置临时夹后夹片清理一个间隙。这种分离方法对侧裂的分离最小。但是近端分离需要牵拉额叶，分离侧裂效率不高（"从外向内"而不是"从内向外"），而且可能靠近向下突出的动脉瘤的瘤顶。一旦近端侧裂分离完成后，分离即转向远端侧裂，追踪大脑中动脉上干逆向分离至瘤颈的额侧，追踪下干至瘤颈的颞侧，打开远端瘤颈的盲点（图7-1-3）。

四、软脑膜分离

在进行软脑膜的分离时，首先要注意颅内病变可能破坏原本清晰的蛛网膜下腔空间和平面，严重影响对血管结构的判断。因此，在手术时，应从一个清晰的血管标志开始，然后逐渐向外扩展。为了保护血管和脑组织结构，在清除血肿时应采取大冲洗和微吸引的方法。这样可以最小化对周围结构的干扰，并确保清晰辨别相关的解剖结构。

动态分离软脑膜的关键是轻柔分离，以减少对脑组织的损伤。通过使用锐性分离和双极电凝的轻微弹簧效应，可以实现这种轻柔分离。尤其在软脑膜较厚

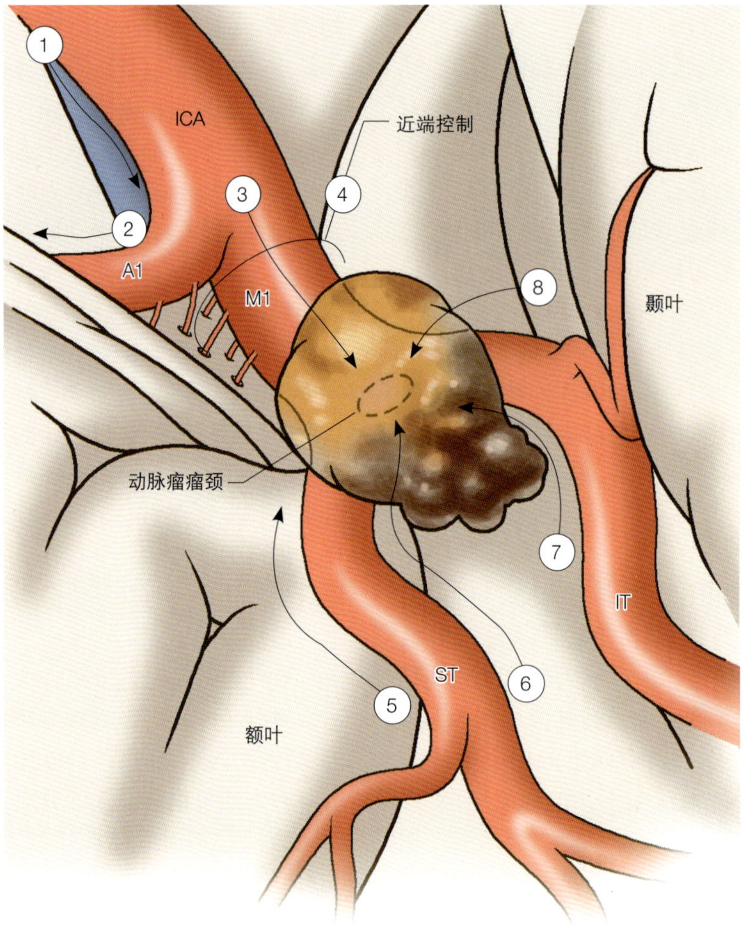

图 7-1-3 大脑中动脉分叉部动脉瘤分离顺序。ICA, 颈内动脉; A1, 大脑前动脉 A1 段; M1, 大脑中动脉 M1 段; ST, 上干; IT, 下干

或存在侧裂的情况下,需要特别注意避免使用过大的力量,以免损伤软膜。

在分离蛛网膜前,可以利用显微剪刀的尖端轻柔分离蛛网膜与血管结构,并用刀片剪断孤立的蛛网膜带。这种极简的操作方法可以提高手术效率,并保护周围结构的完整性。

在分离软脑膜时,需要注意保护周围结构和脑组织的完整性。采用轻柔分离的方法,通过锐性分离和双极电凝的弹簧效应,结合显微剪刀的使用,可以实现对软脑膜的安全分离和保护。

五、血管夹临时阻断

临时夹闭也用于与动脉瘤顶部或手术盲区的潜在危险动作(图 7-1-4)。动脉瘤一侧的流出动脉可能是完全可见的,但将这根动脉从侧壁上剥离可能会撕裂到菲薄的动脉瘤壁。同样,粘连在动脉瘤背侧易损伤的穿支血管,只需要能够通过动脉瘤夹即可。在软化的动脉瘤上轻轻牵引,将其和黏附的穿支分离,可以很好地形成分离裂隙。牵引动脉瘤可以拓宽分离的解剖间隙,在牵引下锐性分离其与周围组织的粘连。动脉瘤牵引可以缓解偏斜的穿支血管,而不是加重扭曲程度。临时剪断和动脉瘤软化使神经外科医生对这些高风险动作更有信心。

最后解剖过程中通常需要一个近端临时阻断夹就够用了。只有一个流入动脉的动脉瘤,如大脑中动脉(middle cerebral artery, MCA)和基底动脉分叉部动脉瘤,用单个临时阻断夹后动脉瘤可以明显地变软。术前造影显示造影剂喷射状进入动脉瘤的,用单个临时阻断夹后动脉瘤同样可以明显地变软。有多个流入动脉的动脉瘤仅临时夹闭一支流入动脉则动脉瘤不会松弛,需要额外的临时夹。眼动脉动脉瘤在颈内动脉(internal carotid artery, ICA)夹闭后可以通过后交通动脉(posterior communicating artery, PCoA)或眼动脉(ophthalmic artery, OphA)反流;前交通动脉(anterior communicating artery, ACoA)动脉瘤的同侧 A1 段虽然阻断,但是从对侧 A1 段可以灌流;尽

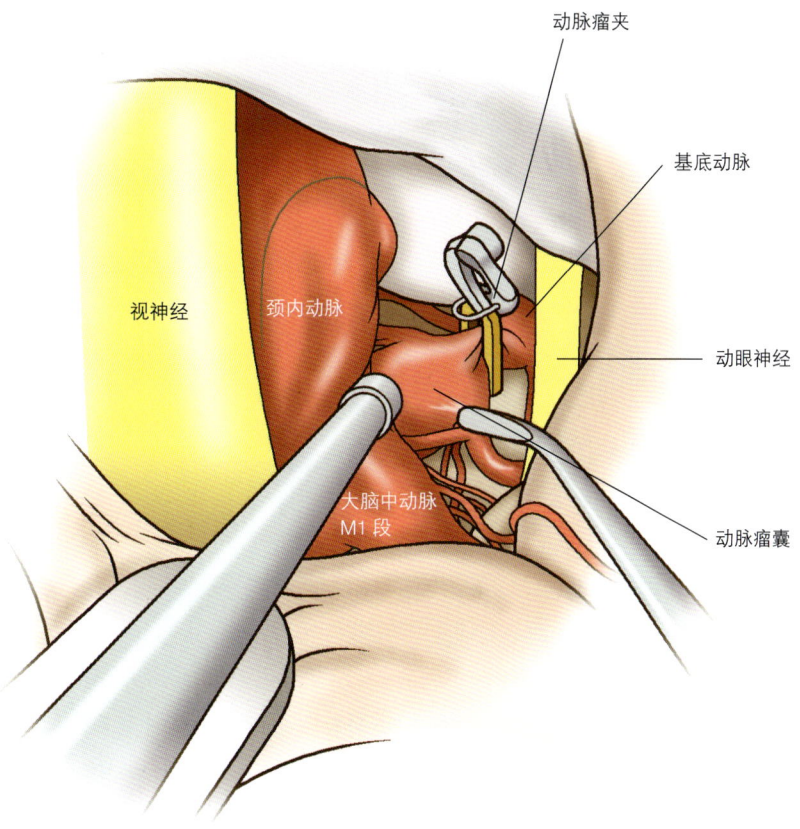

图 7-1-4　基底动脉动脉瘤夹闭术，使用临时动脉瘤夹临时阻断基底动脉主干，动脉瘤塌陷后，可对动脉瘤体进行适当牵拉

管基底动脉主干临时夹闭，但其分叉部动脉瘤可以经对侧 PCoA 灌流。要根据流入动脉的解剖和需要的松弛程度来个体化地决定临时夹闭的程度。

将动脉瘤远端的流出动脉和近端的流入动脉一同夹闭，以孤立动脉瘤、使其内部血流停止，这在最后解剖需要有意打开动脉瘤时可能是必要的。血栓性动脉瘤需要清除瘤体内血栓、解除占位效应并夹闭瘤颈；弹簧圈填塞的动脉瘤可能需要去除或移动弹簧圈以便夹闭瘤颈；巨大动脉瘤可能需要抽吸减压。控制颅外段流入动脉（如控制颈部 ICA 处理眼动脉动脉瘤）后，通过直接在动脉瘤顶穿刺或球囊导管血管内抽吸，仅一步就可以使动脉瘤更变软、塌陷。抽吸减压可以迅速消除手术盲区，极大地方便永久夹闭。但它需要完全孤立动脉瘤，以免动脉瘤血流灌注再扩大。前提是动脉瘤必须是软的和可塌陷的，老年患者及伴有动脉粥样硬化的动脉瘤患者可能不是这样的。

六、颈动脉临时阻断术

动脉瘤夹闭手术经常采取临时阻断，因为确实可为手术提供较多便利（图 7-1-5 和图 7-1-6）。阻断近端血供可使动脉瘤松弛（因血流不直接向瘤囊搏动）。这种减压措施在最后的显微分离中很有优势，因为瘤囊的松弛有利于移动瘤顶和瘤颈，使术者彻底探查瘤颈和周围解剖，为放置瘤夹提供充足空间。

此时，实施有较高导致动脉瘤破裂风险的措施更加安全。例如，可在无牵拉条件下分离与动脉瘤顶粘连的穿支动脉和载瘤动脉远端。

一旦动脉瘤松弛，可对动脉瘤和附着血管牵拉，进而行锐性分离。同样地，瘤囊松弛后可进一步移动动脉瘤和观察瘤颈。此措施可减少瘤颈周围的盲区面积。因此，在分离和夹闭可能阻碍探查周围解剖结构的巨大动脉瘤时，临时阻断非常有用。

术中需要阻断的血管数取决于供应动脉瘤的血管数和为暴露瘤颈对动脉瘤的松弛程度。通常情况下，一枚临时夹阻断优势载瘤动脉近端即可满足术者需求。虽然对于中动脉动脉瘤，一枚临时阻断夹即可，但对于有双侧优势 A2 的复杂前交通动脉动脉瘤，可能需要两枚临时阻断夹。实际上，直至临时阻断主要供血动脉并用钝头剥离子推挤瘤顶（可以估计瘤囊减压的程度）前。如果术者想通过瘤囊穿刺对动脉瘤完全减压，不但需阻断所有流入端，还需要阻断所有流

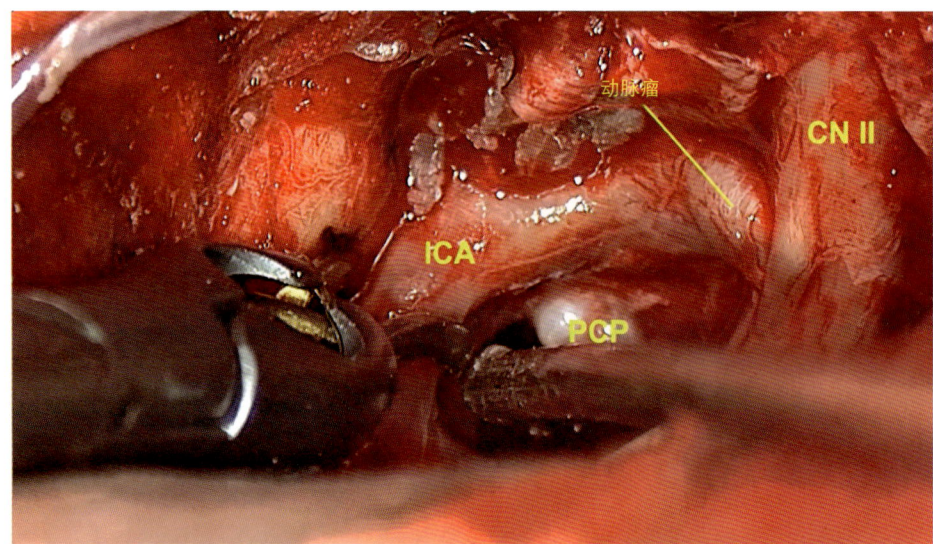

图 7-1-5 左侧颈内动脉眼动脉动脉瘤夹闭术，颈动脉临时阻断。ICA，颈内动脉；PCP，后床突

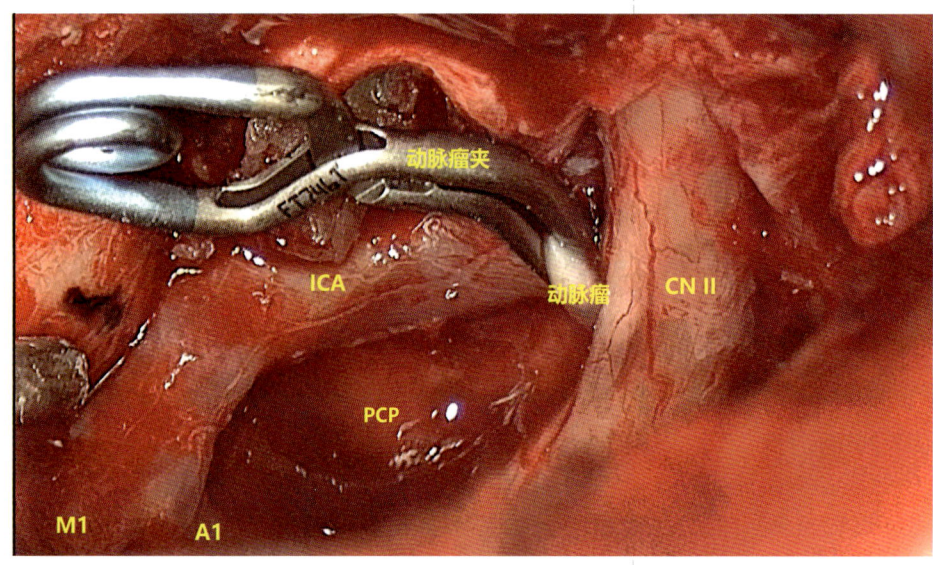

图 7-1-6 左侧颈内动脉眼动脉动脉瘤夹闭术后。ICA，颈内动脉；PCP，后床突；M1，大脑中动脉 M1 段；A1，大脑前动脉 A1 段

出端以防止血液反流。相同地，如果术者想开放动脉瘤行内膜或血栓切除以利于放置永久夹，所有上述血供均需要阻断。

术者必须在临时阻断夹的数量、大小与术中所需的阻断、松解程度之间取得平衡。临时阻断夹不是多多益善，较多时可阻挡术者视野并占据术区，给挡持夹器调整永久夹造成困难。因此，临时阻断不容小觑。不适当地放置临时夹通常需要再次取下并重新调整位置。

（洪新杰）

参考文献

[1] 侯立军.重视和加强颅底创伤的临床救治[J].中华创伤杂志，2015，31(011)：963-965.

[2] 侯立军，张丹枫，黄承光，等.颅底创伤的发展史及微创手术治疗[C]//浙江省医学会创伤医学分会.第四届长三角地区创伤学术大会暨 2014 年浙江省创伤学术年会论文汇编.中华危重症医学杂志（电子版），2014.

[3] 王忠诚.王忠诚神经外科学[M].武汉：湖北科学技术出版社，2005.

[4] 周良辅.现代神经外科学[M].上海：复旦大学出版社，2021.

[5] Albert LR. Rhoton cranial anatomy and surgical approaches[M]. Philadelphia: Lippincott Williams & Wilkins, 2023.

[6] Oghalai JS, Driscoll CLW. Atlas of neurotologic and lateral skull base surgery[M]. Berlin: Springer Berlin Heidelberg, 2016.

第二节　颅底外科基本手术入路

学习和掌握手术入路是年轻神经外科医生成长的起步阶段，也是最关键的步骤之一，是后续开展一切显微手术的基础。"选择最佳手术入路并完美地完成入路"是每一个手术医生的目标。这需要从理论与实践两方面去进行准备。

从理论上说，术者应掌握多个手术入路的操作要点，明确知道每一个手术入路及其变异/改良法的优缺点，从而作出最适合患者的选择。

从操作上说，术者应不断积累不同入路及其改良入路的经验与小技巧。"纸上得来终觉浅，决知此事要躬行"，术者的经验决定了入路完成的质量高低，显露病变的充分与否。充足的经验能够给予术者充足的信心，在狭小的空间内完成操作。

在入路选择过程中，有以下几点原则应当遵守。

（1）理想的入路应能保护正常的脑血管结构，以及对于病变部位最大限度、最有效地暴露。术者应避免程序化地使用某几种手术入路，而应根据病变选择最合适的入路。

（2）手术的根本意义并非在于安全抵达病灶，而是在于病灶的处理。因此手术入路应当是最有效且畅通的，不应耗费术者过多时间与精力。术者大部分时间和精力应用于切除病变并保护正常解剖结构。

（3）手术路径的选择取决于正常结构以及病变的性质。同样部位但不同性质的病变，所需要的显露空间是不同的，应进行个体化对待。

一、翼点入路

（一）概述

翼点入路最早由Dandy发明，当时称为"额颞入路"。在此之前，神经外科医生多采用额下入路，Dandy指出了术中显露"关键孔"对于接近视神经交叉附近结构的重要性。Yarsagil在20世纪70年代将翼点入路发扬光大，他将额颞入路与蝶骨嵴外侧切除、外侧裂分离技术相结合，从外侧面显露脑组织、前颅底、鞍区和鞍旁结构，用以处理Willis环周围的病变。此后，又有多位学者对翼点入路进行了改良，其改良型包括"额外侧入路""迷你翼点入路""眶上锁孔入路""眶颧入路""眶翼点入路"等。翼点入路的本质，可以看作围绕外侧裂进行显露，利用额下、额颞叶之间、颞下的空间进行病变的切除。由于不同病变（肿瘤或血管病）所需的手术空间不尽相同，在完成入路时应当根据病变性质和特点，做到个体化显露。

通过翼点入路，术者可以显露的结构有：同侧额颞叶前部、岛叶，以及同侧和对侧基底池内的结构，包括视交叉和视神经、三脑室的前壁（终板）、前交通动脉复合体、大脑中动脉、颈内动脉分叉、A1、颈内动脉、后交通动脉、脉络膜前动脉、基底动脉分叉和大脑后动脉（P1段和部分P2A段）。如果结合眶颧截骨和前床突、后床突磨除，可以进一步达到上斜坡、中脑、基底动脉主干等结构。翼点入路常用于处理Willis环及视神经周围的鞍旁病变、前颅底肿瘤（包括眼眶病变），以及脚间窝和侧裂内的病变。

（二）头位摆放

患者取平卧位，头部高于心脏水平利于静脉回流。对于颈部活动度有限者，可垫高同侧肩部。头部稍微伸展，促进额叶从颅底下垂，减少了术中对脑组织的牵拉。以Mayfield或Sugita头架固定头部，注意头架的钉子应置于发际线内，并避开颞肌和颞骨鳞部（此处骨质较菲薄），以免影响美容，导致颞肌血肿。可将单个头钉放置于同侧乳突，成对头钉置于对侧颞上线。根据病变的位置，适度向对侧旋转头部。对于位置靠前的病变，旋转的度数应较小，可仅旋转30°左右；而位置靠后的病变，旋转的角度可达45°~60°，以获得最佳视角。妥善固定患者身体，这样可以根据术中所见，灵活调整手术床，以获得最佳视角。切口在发际线后面1.0~1.5cm处，所以只需剃去切口线附近的头发，无需剃光头。

（三）切口设计及皮瓣剥离

标准翼点入路的切口从耳前颧弓上缘开始（距离耳屏1cm之内），垂直向上并沿发迹弧形向前，注意避开颞浅动脉的主干，止于同侧中线。必要时，可电凝后离断颞浅动脉的额支（图7-2-1）。

1."筋膜间-骨膜下"与"筋膜下-骨膜下"分离技术

额颞分层开颅术后约有一定比例的患者出现额肌瘫痪，这主要是由面神经颞支（也有称为面神经额支）损伤所引起的。额肌位于帽状腱膜层内，支配额肌的面神经颞支于颞上线外侧，走行在颞肌筋膜和帽状腱膜之间的疏松结缔组织内；后于颞上线内侧走行在帽状腱膜和额骨骨膜之间；再沿额肌前外侧下行并

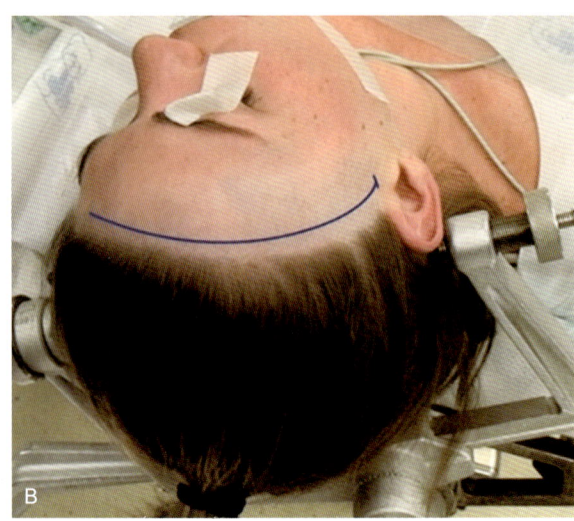

图 7-2-1 A、B. 翼点入路头位摆放与切口设计

向肌肉深面发出分支，于眶上缘 2 cm 左右进入额肌。

针对面神经颞支在翼点入路各层次之间的走行特点，目前多采取"筋膜间-骨膜下"（interfascial-subpericranial）和"筋膜下-骨膜下"（subfascial-subpericranial）分离方式，尤其应当注重颞上线及其内侧的分离技巧，才能保护面神经支配额肌的远端部分，以保留面神经功能。

2. "筋膜间-骨膜下"分离技术

（1）头皮切口自颧弓垂直向上，然后沿发际线弧形向前，止于中线。

（2）额部行骨膜下分离，避免打开额部帽状腱膜和骨膜之间的疏松结缔组织。颞侧上部先在帽状腱膜和颞肌筋膜之间进行分离，在角突向上约 4 cm 处，沿筋膜间脂肪垫上端切开颞肌筋膜浅层，找到脂肪垫与颞肌筋膜深层之间的分离层面，行筋膜间分离。筋膜间可见一粗大的浅静脉，可电凝后予以切断。

（3）脂肪垫切口以下的帽状腱膜和颞肌筋膜浅层不分离，与脂肪垫呈一整体翻向前方。分离颞上线内侧的额骨骨膜，使骨膜、颞肌筋膜浅层保持连续性，以保护走行在外表面的神经。

（4）与颅骨平行地切开额骨骨膜和颞肌筋膜在颞上线的附着点，同时保持其延续性。

（5）将筋膜间-骨膜下皮瓣整块向前翻起。

3. "筋膜下-骨膜下"分离技术

（1）切口与皮瓣分离同前，直至角突外上方约 4 cm 处。

（2）沿筋膜间脂肪垫切开，直至颞肌筋膜深层下方，在颞上线外侧在颞肌筋膜深层下方进行分离（紧贴颞肌纤维表面），向内侧延续至额骨骨膜，注意保持其延续性。

（3）将筋膜间-骨膜下皮瓣整块向前翻起并牵开（图 7-2-2）。

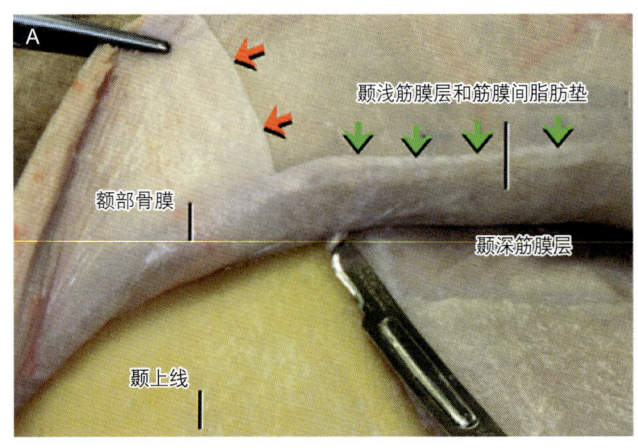
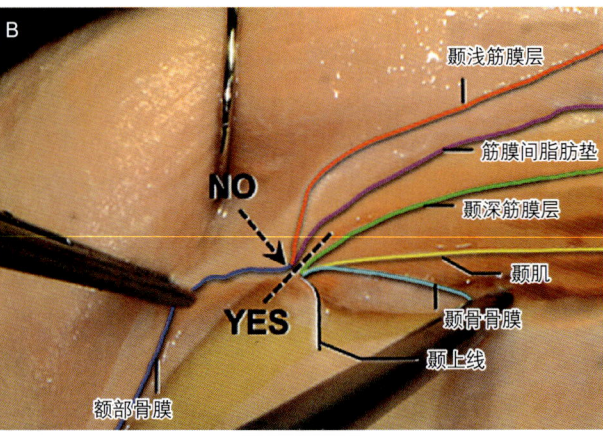

图 7-2-2 A、B. "筋膜下-骨膜下"分离示意图

4. 颞肌剥离技术

翼点入路后常见颞肌萎缩，可能的原因有：①颞肌肌纤维损伤：由于不正当的分离、过分牵拉等直接损伤颞肌；②颞肌血供障碍：供应颞肌的血管阻断，导致肌肉缺血；③支配颞肌运动的神经损伤；④颞肌复位时没有维持适度的肌张力。因此，剥离颞肌时（图7-2-3），应遵循"由后向前，由下向上"的原则（图7-2-4），尽量少用电刀，颞上线处可留一肌桥，以利于术后缝合，但笔者更推荐将颞肌整块剥离。在颞上线处钻孔缝合颞肌，这样一方面最大限度地保留了颞肌的血供，另一方面也提供了足够的张力，以防止术后颞肌萎缩（图7-2-5）。

5. 个体化切口设计

依据颅内病变部位和性质的不同，头皮切口可有不同变化。如对于前循环动脉瘤，经以蝶骨嵴为中心做一小型弧形切口，足够显露外侧裂即可。对于鞍后、上斜坡区的肿瘤和蝶骨嵴脑膜瘤等，如果脑组织水肿明显，切口应向后扩展，呈"问号形"，以便充

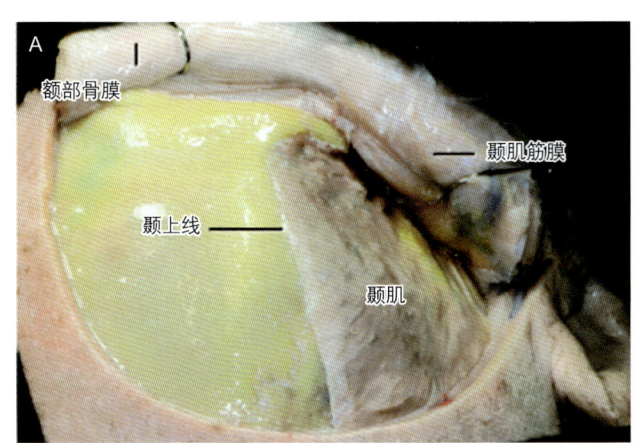
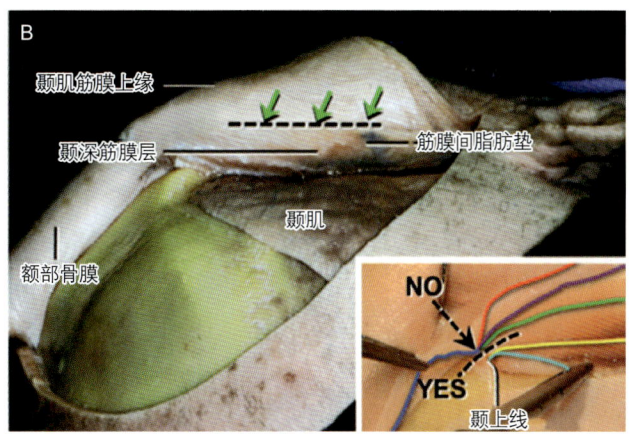

图7-2-3　A、B. 颞肌剥离层次

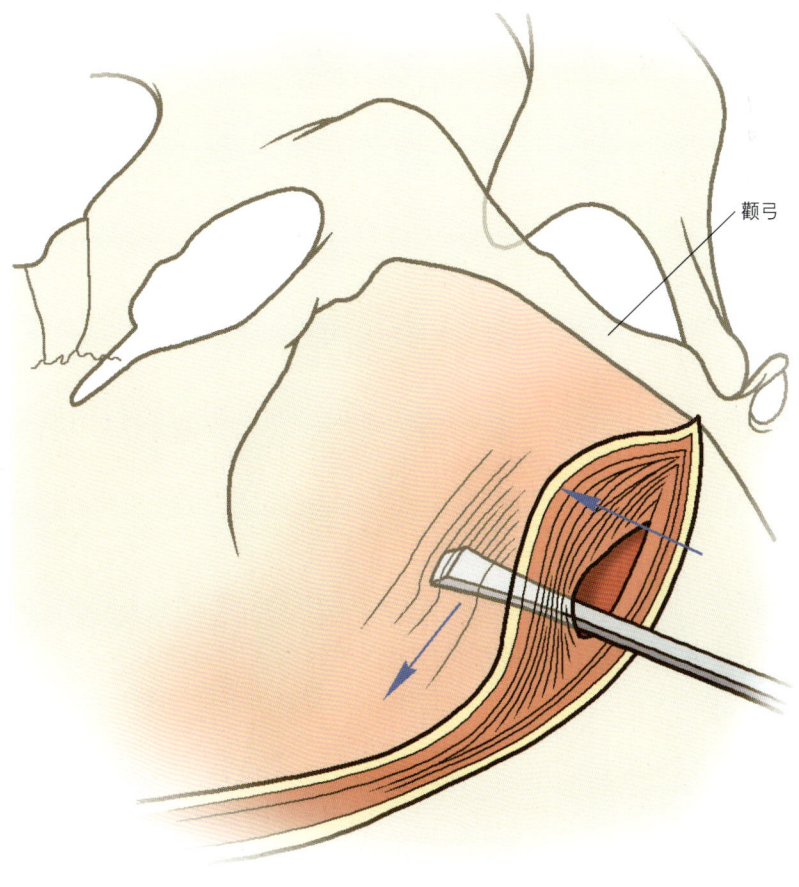

图7-2-4　**颞肌剥离技术**（由后向前，由下向上）

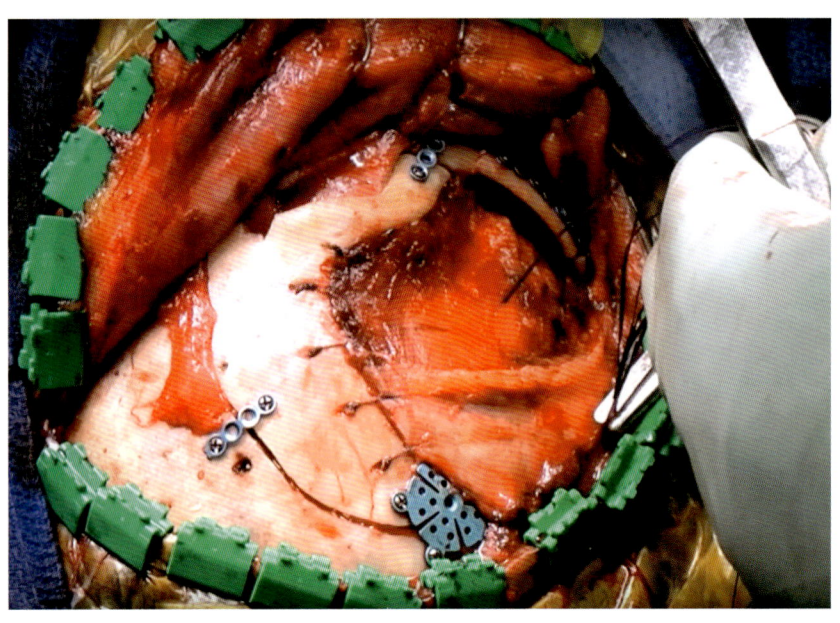

图 7-2-5 整块剥离颞肌，在颞上线处钻孔，关颅时将肌肉缝合于此处

分暴露病变和避免骨窗边缘对水肿脑组织的压迫。对于鞍上并向三脑室发展的肿瘤，切口可越过中线，皮瓣尽可能向额底分离，以获得额底纵裂空间，获得"自下而上"的手术视角。

在该步骤完成后，应当清晰显露额底、颞底的骨质以及"关键孔"，以利于下一步骨瓣形成。

（四）形成骨瓣

Yasargil 的经典翼点入路多采用 4 孔法形成骨瓣（图 7-2-6）。第 1 孔即关键孔位于眶缘的后面，稍高于额颧缝，这个孔提供了颅前窝与颅中窝的显露角度。第 2 孔位于眶上缘瞳孔中线，提供额下空间，但注意不能过于靠内侧防止打开额窦。如果进入额窦，应用电刀剥除其中的黏膜，并用骨蜡封闭。第 3 孔在第 2 孔后方约 4 cm，近冠状缝。第 4 孔位于蝶骨颞缝后的颞骨鳞部，它与锁孔将蝶骨嵴包在其中。用铣刀连接各孔，但第 1、4 孔之间由于是蝶骨嵴，无法直接使用铣刀，需用磨钻打磨，此后用剥离子抬起骨瓣。

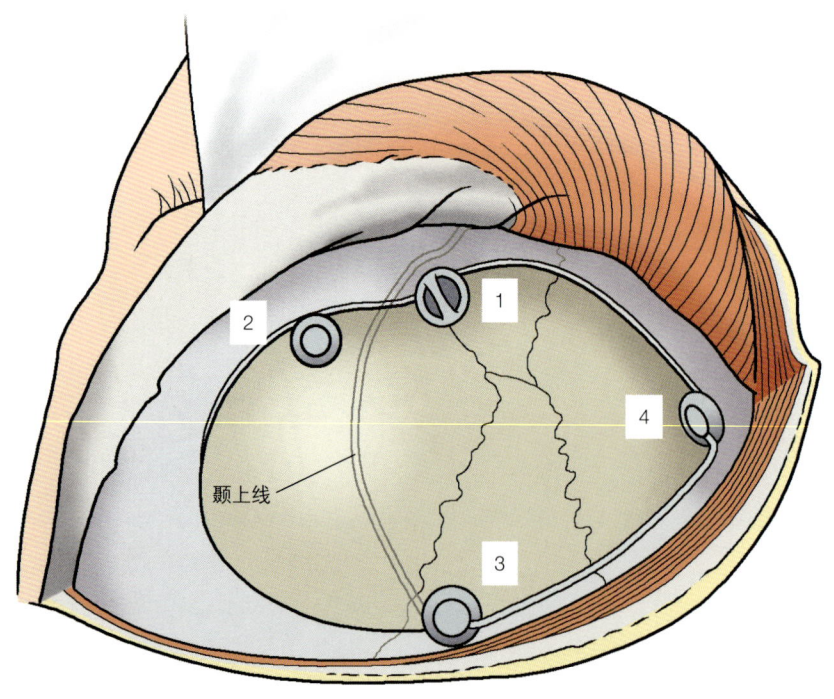

图 7-2-6 经典翼点入路骨孔及骨瓣形成方法

在熟练掌握上述技术之后，仅钻 1~2 枚骨孔（关键孔或关键孔+第 3 孔）即可用铣刀完成该骨瓣，这样可大幅提高手术速度，并减少骨质缺损。

抬起骨瓣后，首先用剥离子将骨膜从眶顶和蝶骨嵴两侧剥离，显露出蝶骨嵴外侧 1/3~1/2 的锥形骨质，并用咬骨钳和磨钻磨除（图 7-2-7）。这一步是获得通向颅前窝及中线结构操作空间最重要的部分。根据病变的性质，该部分骨质磨除可向下一直延伸到眶上裂、前床突，以获得更大的显露空间。磨除骨质时打开眶顶无需担心，用骨蜡进行封闭即可。

在该步骤完成后，位于额颞叶之间的三角锥形骨质应完全磨平，术者的视线可直由此深入。此时可四周悬吊硬膜，准备切开。

（五）硬膜切开

翼点入路的硬膜切开有多种方法，如以蝶骨嵴为中心弧形切开技术，或是平行和垂直于外侧裂的 T 形切开技术等（图 7-2-8）。不同的硬膜切开技术并无高下，取决于术者的喜好及对于术后缝合的考量。用缝线将硬脑膜瓣牵开。笔者喜欢在硬膜缘下方垫一薄层明胶海绵，一方面防止血液流入术腔深部，另一方面防止硬膜缘对脑组织造成卡压。

（六）分离外侧裂

分离外侧裂是翼点入路的另一项重要技术，有"近端向远端"分离和"远端向近端"分离两种策略，

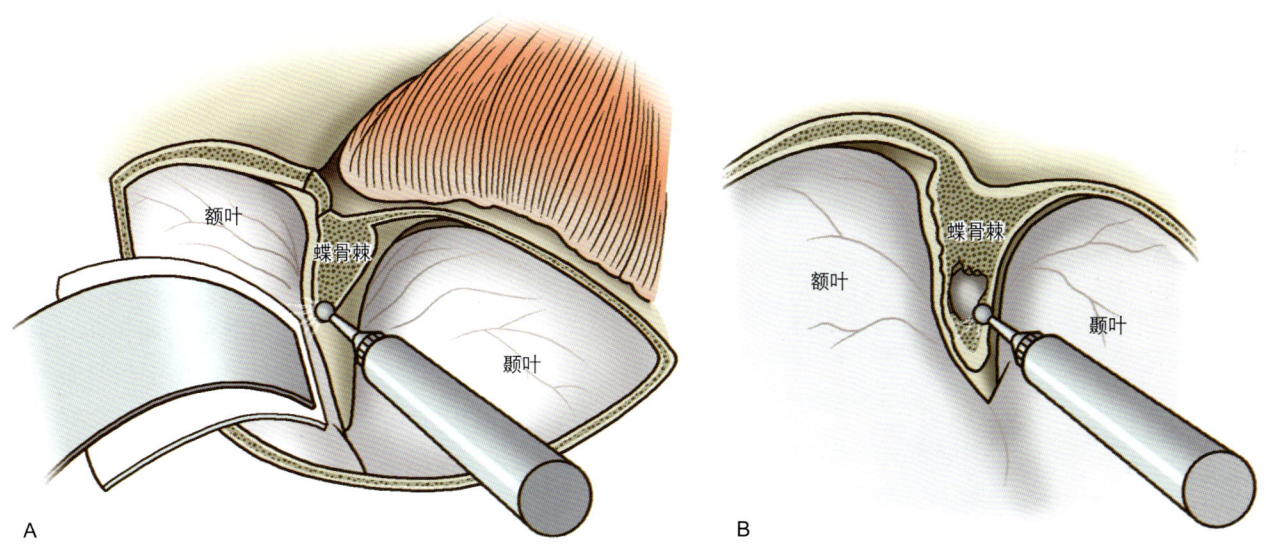

图 7-2-7 A、B. 抬起骨瓣后，用磨钻磨平蝶骨嵴

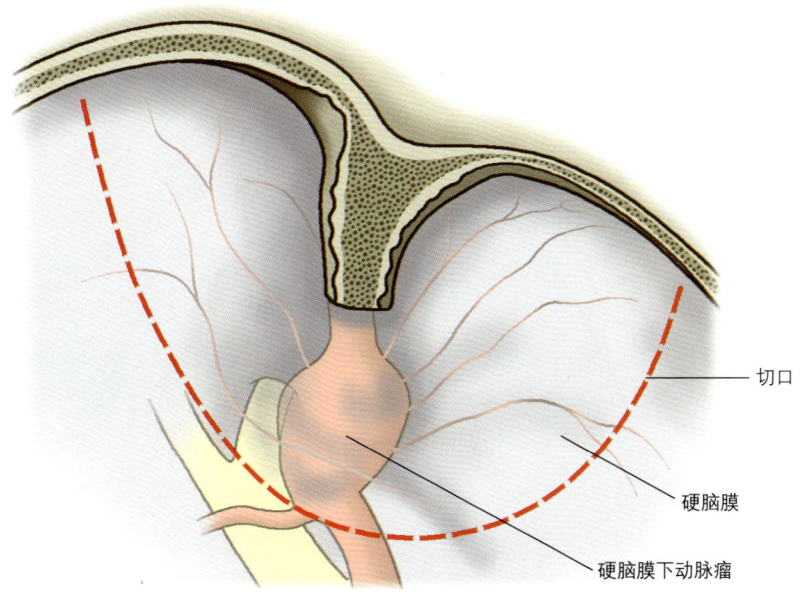

图 7-2-8 硬膜剪开范围

后者应用相对更加广泛。

侧裂分离一般从三角部（前侧裂点）开始，此处由于额下回三角部的自然牵拉，形成了一个较宽阔的分离空间。使用尖手术刀片、显微剪刀或针头，打开前侧裂点浅部的蛛网膜，并沿着侧裂浅静脉扩大切口。通常从外侧裂的额叶侧分离，让侧裂浅静脉留在颞叶的一侧。若外侧裂浅静脉有多条，则可从静脉之间进行分离。如果发现侧裂浅静脉主要引流到额叶的侧裂静脉，就应从侧裂浅静脉的颞侧分离侧裂。

侧裂分离应遵循"由内向外"的技巧，即首先沿外侧裂已经分离的部位，向深部分离到外侧裂的岛叶盖部，分辨清大脑中动脉的分支，此时可放置一小块明胶海绵，撑开该间隙，再沿着该间隙逐渐向各个方向打开蛛网膜，向额下、颞下空间扩展，直至显露视神经、颈内动脉分叉部及动眼神经，打开视交叉池、颈动脉池、脚间池等脑池，进一步释放脑脊液，松弛脑组织（图7-2-9）。显露从鸡冠、筛板至鞍结节、前床突、视神经、颈内动脉及其分支等整个颅前窝与鞍区的重要结构。

（七）局部解剖

翼点入路所能显露的基底池，包括：嗅脑池、经动脉池、视交叉池、外侧裂的蝶骨部、终板池、脚间池、脚池和环池。视神经是重要的解剖标志，并可作为该区域所有其他结构的参考，在暴露早期就要加以识别。

充分解剖脑池后，可显露颈内动脉及其发出的后交通动脉与脉络膜前动脉、颈内动脉分叉部、豆纹动脉、大脑中动脉及其分支等，并可在颈内动脉外侧见到动眼神经和小脑幕裂孔游离缘。解剖视交叉池与终板池后，可见到两侧视神经、视交叉、对侧颈内动脉（在对侧视神经的内侧下方）、鞍膈、垂体柄、终板以及前交通动脉等结构。

翼点入路可利用的手术间隙有：① 第一间隙：视交叉与两侧视神经之间的间隙；② 第二间隙：视神经与颈内动脉之间的间隙；③ 第三间隙：颈内动脉与动眼神经之间的间隙；④ 第四间隙：当终板受病变影响隆起变薄时，可切开终板，打开第四间隙来处理病变。

（八）关颅

硬膜内操作完成后，应将硬膜水密缝合。若需修补硬膜，可取自体颞肌筋膜或使用人工硬膜进行缝合。

还纳骨瓣，使用钛帽或钛钉加以固定，尤其应注意关键孔区域应进行覆盖，避免术后容貌异常。硬膜

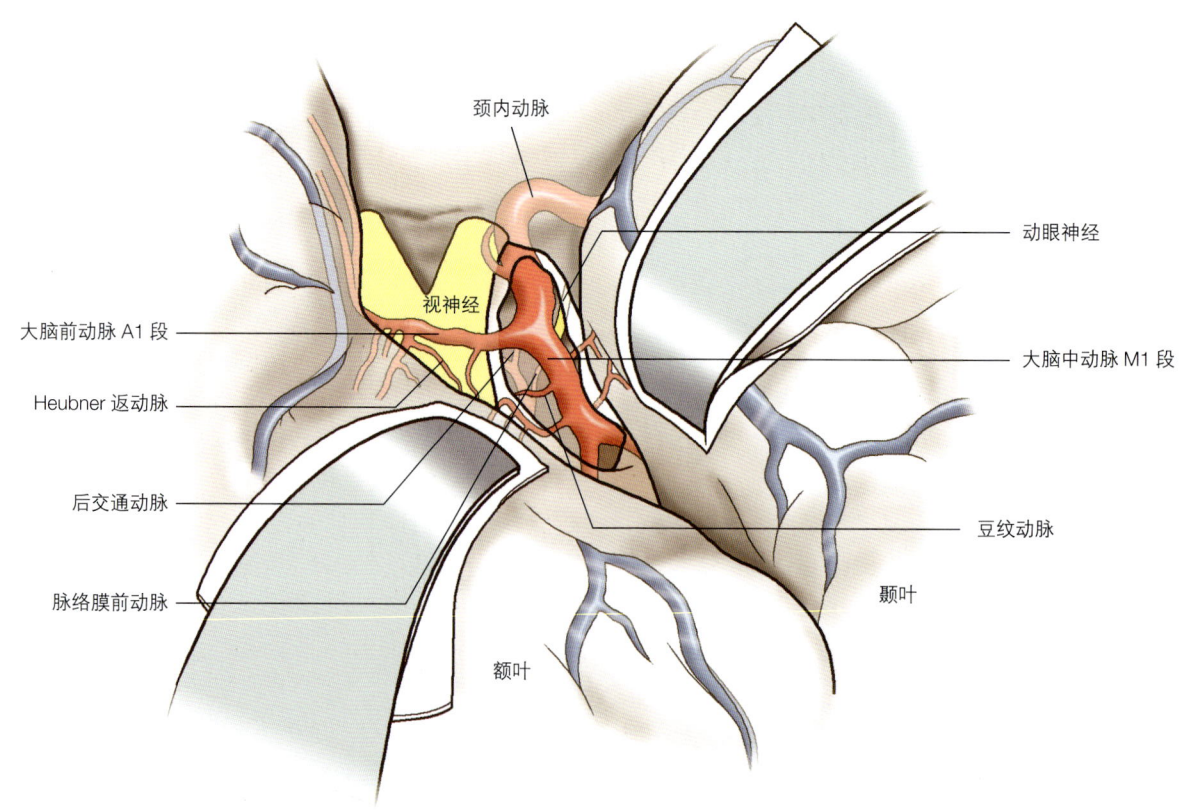

图7-2-9 打开侧裂，释放基底池脑脊液

外常规留置一根引流管，术后 24～48 小时拔除。将颞肌缝合固定与颞上线，注意保持合适的张力。分层缝合帽状腱膜与皮肤。

（九）术后处理

术后，将患者送往 ICU 监护，注意观察神经功能，必要时复查头颅 CT，及时排除术后出血等并发症。通常，在术后第一或第二天将患者转至普通病房。建议术后预防性使用抗癫痫药物至少一周。术后患者可有咀嚼不适感，应予进食流质，待局部颞肌肿胀与疼痛消失后，再进普食。

二、乙状窦后入路

（一）概述

乙状窦后入路是处理桥小脑角及脑干腹外侧病变的最常用途径，通过向内下方轻轻牵开小脑，获得由外向内、由后向前的手术角度。

该部位的病变在神经外科早期常通过双侧枕下开颅、单侧枕下开颅等入路来进行。经过 Cushing、Dandy、Krause 等神经外科先驱不断的探索，桥小脑角病变的手术入路日趋成熟，枕下乙状窦后入路应用越来越广泛，成为与幕上翼点入路齐名的神经外科最常用两大手术入路之一。随着现代显微神经外科与内镜神经外科的不断进展，乙状窦后入路的切口与骨瓣愈加精准化、微创化。

乙状窦后入路主要用于治疗局限在桥小脑角范围内的肿瘤与非肿瘤性病变，如脑膜瘤、听神经瘤、三叉神经痛、面肌痉挛等。结合道上嵴磨除、小脑幕切开等技术，可进一步将术野扩展至颅中窝，用于处理部分岩斜区肿瘤。乙状窦后入路还可与颞下入路、乙状窦前入路、远外侧入路进行结合，用于处理累及广泛的复杂颅底病变。

（二）手术体位

乙状窦后入路的手术体位可有多种。一般多采用侧卧位，也有采用侧俯卧位（公园长椅位）、仰卧位头向健侧旋转 75°～100°（需垫高同侧肩膀）。以上手术入路各有利弊，但对手术操作并无太大影响，可根据术者的个人习惯进行选择。

以侧卧位为例，患者取侧卧位，病变侧位于上方，头稍高于心脏平面。胸廓及腋下垫枕，身体以手术巾单固定在手术床上，关节处垫软垫缓冲。

患者的头部以 Mayfield 或 Sugitar 头架固定，注意头钉应避开额窦、矢状窦、颞骨鳞部、颞肌等易损伤结构，并远离手术切口。头部稍屈曲并垂向地面，使乳突位于术野的最高点。同侧肩膀应稍向前倾并向足端牵拉。这两个动作使术者操作时的手术角度更为灵活。

若有条件，应在术中进行电生理监测，如脑干听觉诱发电位（BAER）、面神经功能监测等。

（三）切口设计及皮瓣剥离

在设计切口前，应当首先准确标记的术区骨性结构，如颧弓根部、外耳道、乳突尖及乳突后沟（二腹肌沟）、星点和枕外隆凸，这有助于绘制横窦与乙状窦的体表走行线。

乙状窦后入路的手术切口约在乳突内侧 2 cm，形状有多种，可呈直线形、拐杖形、C 形、倒 U 形、S 形等，不同切口显露的颅骨范围大致相同（图 7-2-10）。

依次切开头皮和皮下组织，用头皮夹止血后以乳突牵开器牵开，此时上项线上方无肌肉，可直接用电刀沿骨膜下进行分离。上项线下方为颈部肌群（共分为浅、中、深三组），用电刀垂直于肌肉方向逐层切开肌肉直至枕骨。在枕骨骨膜下向两侧分离肌肉，并牵开。完成本步骤后，枕骨显露的范围应包含：外侧达乳突后沟（二腹肌沟）、上方达上项线上 1 cm 左右，内侧无需过多显露，下方根据病变的大小适当延伸，直至枕骨大孔上缘。

该步骤中，有两条血管应予以注意：枕动脉沿二腹肌后腹与头上斜肌之间的间隙向上走行，开颅过程中常无法避开，应提前识别并予以电凝切断；导静脉位置较为恒定，常位于乳突后方，可作为靠近乙状窦的标记物，在骨膜下剥离时常引起出血，应使用骨蜡确切封闭导静脉孔（图 7-2-11）。

随着个体化精准神经外科的发展，切口也应根据病变的部位和性质做相应的调整。如手术重点区域在桥小脑角上神经血管复合体（三叉神经、小脑上动脉），则需显露的骨质范围应集中在横窦与乙状窦交界区域。如果想显露桥小脑角中部的病变（如听神经瘤），则显露骨质范围应集中在横窦下方、乙状窦内侧。如果为了显露桥小脑角下神经血管复合体和枕骨大孔区，则显露骨质范围应当沿乙状窦内侧更向下方延伸，显露枕骨大孔，必要时联合远外侧入路，显露寰椎后弓，获得更大的手术空间。

（四）形成骨瓣

乙状窦后入路目前多采用骨瓣开颅，术后可将骨瓣回纳，解剖复位，有助于减少术后枕部疼痛的发生率。骨瓣一般需沿乙状窦后缘钻 2 个骨孔后用铣刀完成，有经验者仅需 1 个骨孔也可完成骨瓣。

该入路的关键孔钻在横窦乙状窦的交角处。由于

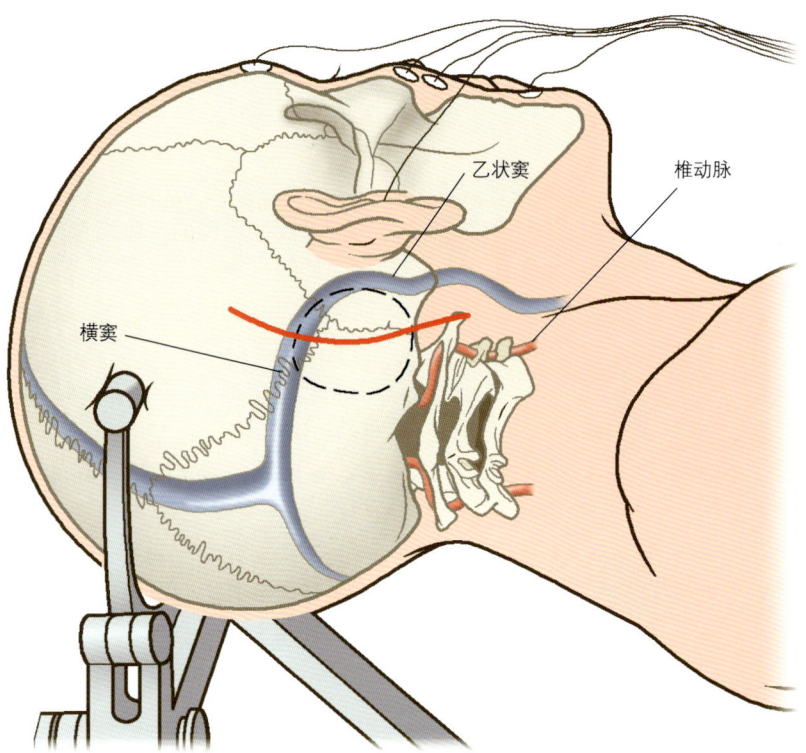

图 7-2-10　乙状窦后入路 S 形切口及骨窗显露范围

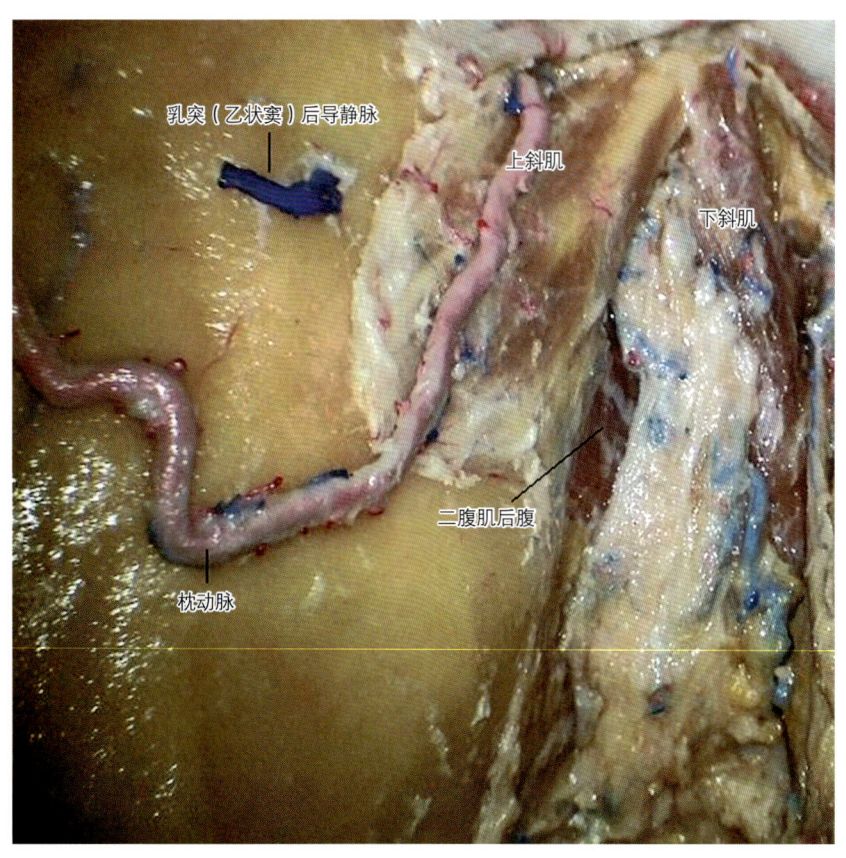

图 7-2-11　枕下乙状窦后入路枕动脉、导静脉与周围结构相关关系

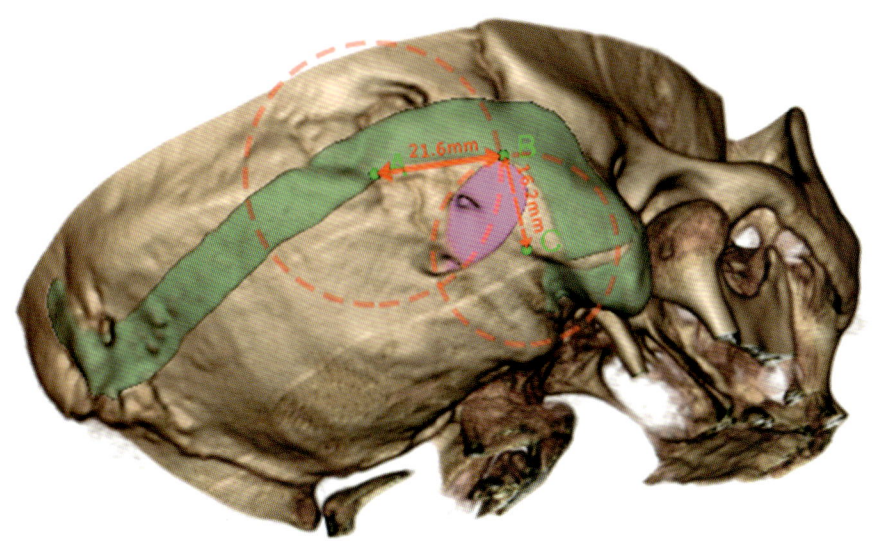

图 7-2-12　术前利用 3D 重建技术精确定位横窦乙状窦交角

横窦与乙状窦的个体化变异程度较大，如果有条件可在术前进行 3D 重建，以准确判断横窦乙状窦交界区域指导钻孔（图 7-2-12）。用星点来判断横窦乙状窦交界区域准确性不高，一般可采用"颧弓根-枕外隆突"（横窦的体表投影）与"二腹肌沟"（乙状窦的体表投影）两条连线的交点来定位关键孔；或采用上项线下方 2~2.5 cm，骨孔 1/3 位于枕乳缝前，2/3 位于枕乳缝后的方式进行钻孔。

如果关键孔未能准确显露横窦或乙状窦的位置，可进一步用磨钻或咬骨钳扩大骨孔，直至明确地显露横窦或乙状窦。第二孔可根据病变大小，沿着乙状窦的投影向下，钻于枕骨鳞部，将硬脑膜与颅骨内板充分分离后，用铣刀形成骨瓣。在使用铣刀时应注意避免撕裂硬膜，同时注意与静脉窦保持一定安全距离，防止静脉窦破裂导致无法处理的大出血与空气栓塞，造成严重后果。

骨瓣的大小与所处理的病变密切相关。一般而言，如果进行微血管减压术，仅需比一个 1 元硬币稍大的骨瓣即可。若进行肿瘤切除，则骨瓣应相应扩大，尤其在颅后窝压力较高时，较大的骨窗有助于释放小脑压力。骨窗形成后，可使用咬骨钳向外、向下进一步扩展。向外应显露乙状窦边缘，向下方可打开枕骨大孔，必要时打开寰椎后弓，以获得更大的手术操作空间。

如果乳突气房发达，开颅过程中可能将其打开，应妥善地使用骨蜡封闭乳突气房，防止术后发生脑脊液耳漏。对于老年患者或者硬膜与内板粘连紧密者，可考虑直接去除颅骨做骨窗开颅可能更加安全。

（五）硬膜切开

切开硬脑膜前，应仔细观察颅后窝的压力，如果压力很高，可抬高头位、过度换气辅以静脉滴注甘露醇等措施。然后先在骨窗下方近中线处硬膜上切开一个小口，在显微镜下轻轻向上方抬起小脑，显露并切开枕大池蛛网膜，充分释放出脑脊液（注意应缓慢释放），使颅压充分下降后再完成切开硬膜。

硬脑膜的切开方式较多，常见的有 U 形、反 C 形、K 形等，取决于术者的个人偏好。U 形硬膜瓣一般以横窦或乙状窦为基底翻开；反 C 形切口是沿横窦与乙状窦切开硬膜，翻向内下方（图 7-2-13）；K 形切口是 U 形切口的改良，先以乙状窦为基底做一

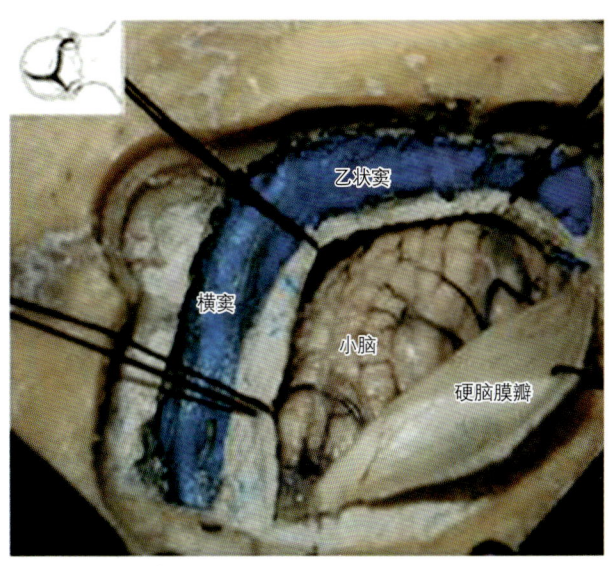

图 7-2-13　反 C 形切开硬膜

略代弧形的切口，再于切口中点处做一朝向骨窗外上方和外下方的两个直线切口。不论做何种切口，均应以最大限度显露乙状窦后方空间，并在显露桥小脑角时小脑不受牵拉为原则。

（六）局部解剖

桥小脑角（CPA）是位于小脑、桥脑和颞骨岩部之间，向前内侧倾斜的类金字塔形间隙，所含纳的主要结构包括小脑上、小脑前下及小脑后下动脉，岩静脉及其分支以及第3～12对脑神经。桥小脑角内的大部分血管神经结构浸泡在桥小脑角池的脑脊液中，绝大多数手术是在脑池中进行。根据神经分布特点，可将CPA分成3个神经血管复合体：上神经血管复合体为三叉神经、小脑上动脉；中神经血管复合体为面神经、前庭/耳蜗神经、小脑前下动脉；下神经血管复合体为后组脑神经与小脑后下动脉。展神经走行于三组神经血管复合体的内侧。

（七）关颅

硬膜内操作完成后，应将硬膜水密缝合。若需修补硬膜，可取自体筋膜或使用人工硬膜进行缝合。

用骨蜡确切封闭乳突气房后，还纳骨瓣，使用钛帽或钛钉加以固定，硬膜外常规留置一根引流管，术后24～48小时拔除。分层缝合颈部肌肉与皮肤。

（八）术后处理

术后，将患者送往ICU监护，注意观察神经功能，必要时复查头颅CT，及时排除术后出血、脑脊液漏等并发症。通常，在术后第一或第二天将患者转至普通病房。术后患者可有枕下疼痛不适感，应予以对症处理。

三、内镜经鼻蝶入路

（一）概述

显微镜下经蝶入路是一种历史悠久的微创手术入路，是处理鞍区病变如垂体腺瘤、垂体Rathke囊肿或颅咽管瘤的首选术式，避免了创伤较大的开颅手术。近十几年来，随着内镜技术的发展，经鼻蝶入路的手术适应证进一步扩展，前颅底肿瘤、视神经减压、蝶骨平台及鞍结节脑膜瘤、三脑室颅咽管瘤、斜坡旁脊索瘤和软骨肉瘤等均可利用内镜经鼻完成手术（图7-2-14）。显微镜经鼻蝶入路应用已经不太广泛，内镜经鼻蝶入路已经成为颅底外科多学科交叉研究

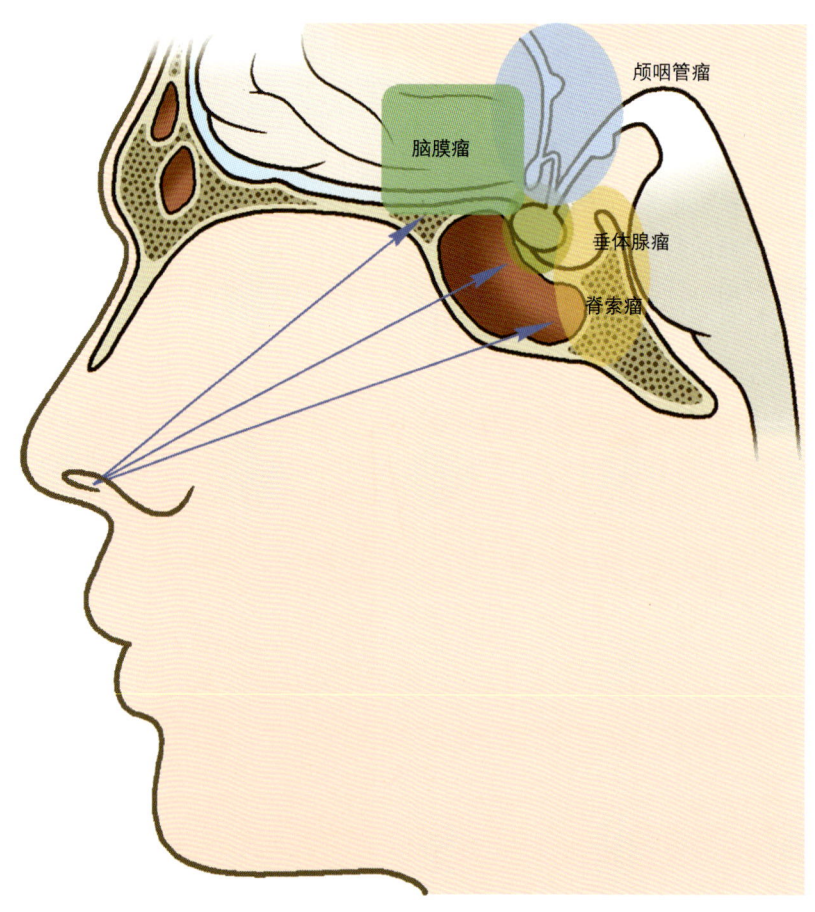

图7-2-14 适合经鼻内镜手术的常见病变类型及部位

的新热点，以下仅介绍内镜经鼻蝶入路的相关信息。

（二）体位摆放

患者取仰卧位，术前应用抗生素及激素。头部固定于马蹄形头圈，略高于心脏水平，颈部略伸。运用神经导航则要求头颅由头架固定，限制术中任何轻微的头部移动。如果需要重建颅底，应提前消毒好取筋膜及腹部脂肪的位置。

（三）手术步骤

（1）常规消毒并用呋麻或肾上腺素收缩鼻黏膜。

（2）将双侧的中鼻甲和下鼻甲向鼻腔外侧壁推移，寻找辨认蝶窦开口。

（3）鼻中隔黏膜瓣制作（非必需步骤，仅在颅底有缺损需修补时使用）：以单极电刀从蝶窦口下缘延中隔上缘向前切开至皮肤黏膜交界处，再沿后鼻孔上缘，延中隔后缘下行，根据需要黏膜瓣的宽度选择到中隔中下部、鼻底或下鼻道外侧壁再向前至皮肤黏膜交界，将这两切口相连，并在骨膜下进行钝性分离，形成以鼻中隔后动脉为蒂的黏膜瓣，可先放在同侧鼻咽部备用（图7-2-15）。

（4）切除鼻中隔后部，在两侧蝶窦开口之间定位蝶窦前壁，开放蝶窦，清理蝶窦黏膜，防止术后形成蝶窦黏液性囊肿，也能为后续的手术显露重要的骨性解剖标志。广泛开放蝶窦对后面的手术尤为重要，它能为视交叉上部这样的深部区域的手术和器械操作提供较大的空间和角度。在0°镜下应观察到两侧的视神经颈内动脉内侧隐窝。这是鞍旁颈内动脉、海绵窦、鞍隔外侧缘、视神经的内下方内侧壁的解剖标志。

（5）使用金刚石钻头磨除鞍底骨质（图7-2-16），骨质磨除的范围向外侧可到通常到视神经颈内动脉内侧隐窝，前方至鞍结节。先将骨质磨薄，然后再用椎板咬骨钳去除骨片。在磨除视神经颈内动脉内侧隐窝上方的骨质时，需用大量的水来冲洗，以预防温度过高损伤视神经。磨除鞍底骨质时若有静脉窦的出血，可用流体明胶封闭并压迫。鞍底骨质矢状位的磨除范围依肿瘤体积和位置而适当调整，必要时可以用术中还可以使用导航协助定位。

（6）电凝鞍底的前海绵间窦，十字剪开硬膜（图7-2-17），电凝烧灼硬膜的边缘使其皱缩扩大显露空

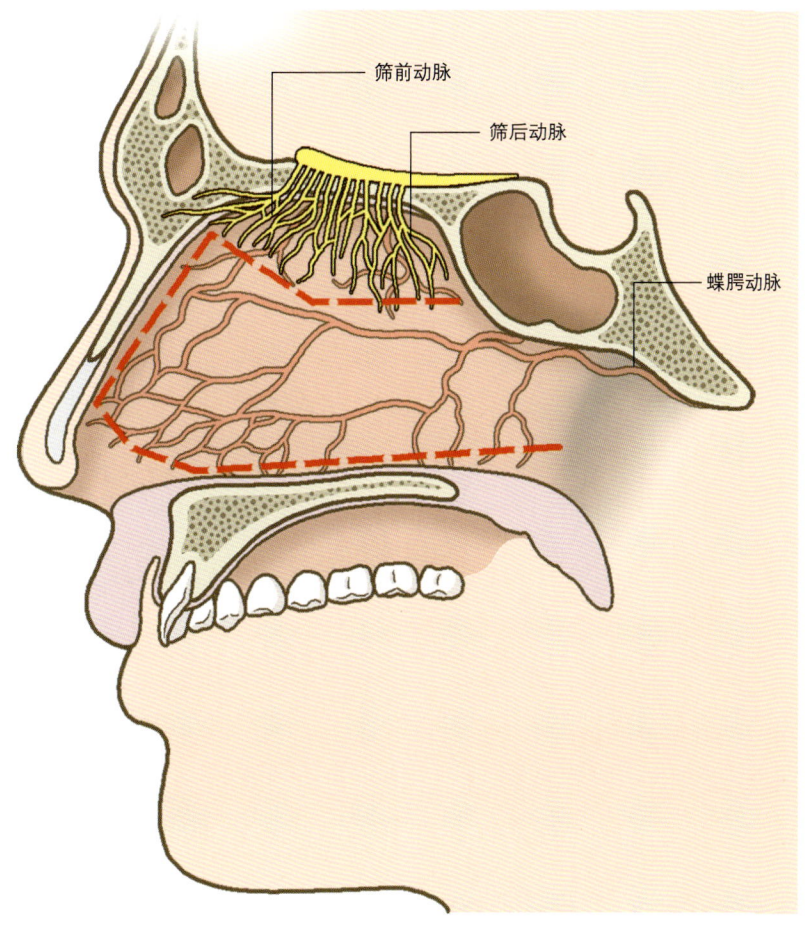

图7-2-15　鼻中隔黏膜瓣的切取范围

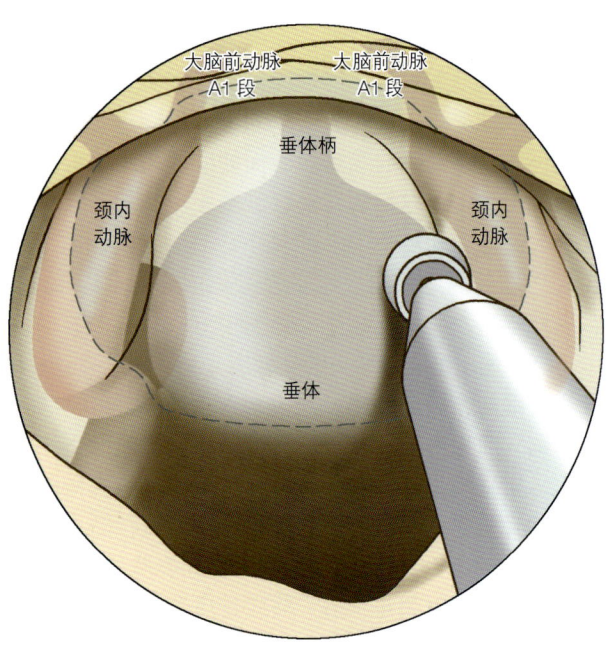

图 7-2-16 用金刚钻磨除鞍底骨质

间，在剪开硬膜之前，最好用微超声多普勒仪探测颈内动脉的走向以避免损伤，尤其是因为颈内动脉床突上段近端靠内侧。在后期肿瘤切除过程中，用 30° 内镜效果更好，既能提供足够的照明视野，又不阻碍手术器械操作，还可以显露直视下手术器械不能到达的区域，防止肿瘤残留。

（四）颅底重建

病变全切，止血满意后，可进行颅底重建。首先可请麻醉医生帮忙做 Valsalva 动作来排查明显的脑脊液漏。若无脑脊液漏，可用自体筋膜/脂肪覆盖，喷涂生物蛋白胶将其固定在位，即可完成鞍底重建。

若能看见脑脊液漏，但未进入三脑室或其他脑池，则一般为低流量脑脊液漏，多由鞍隔小的撕裂引起。应该仔细地辨认漏口的确切位置（位于蛛网膜在鞍结节的附着点），把脂肪放置在漏口，再用更多脂肪支撑、固定封闭漏口的脂肪球。不应盲目填塞人工材料，以免视神经受压。

术中若看到脑池内容物（脑血管结构）或者进入脑室，术后出现高流量脑脊液漏的风险较大，需用鼻中隔黏膜瓣进行多层修补。首先在硬膜外放置大于缺损面积的人工硬脑膜或者自体筋膜，然后放置有一定硬度卡槽式硬的植入物。轻柔地把硬质补片嵌入骨窗；随后将周围的人工硬膜展平，在硬质补片周围形成防水垫片密封，用生物蛋白胶封闭，再将鼻中隔黏膜瓣覆盖到缺损处（黏膜面朝外），再用生物蛋白胶封堵固定（图 7-2-18）。在鼻腔内置入膨胀止血棉塞来支撑颅底，术后 24～48 小时后拔除。

（五）术后注意事项

手术结束后，患者要在重症监护室 1～2 天，密切监测患者神智、视力及其他神经功能，排除术后出血等并发症，72 小时内可行 MRI 检查了解肿瘤切除情况。

如果术中鞍膈缺损较大，可行腰大池引流数日。引流期间，应预防性使用抗生素。如果脑脊液漏持续

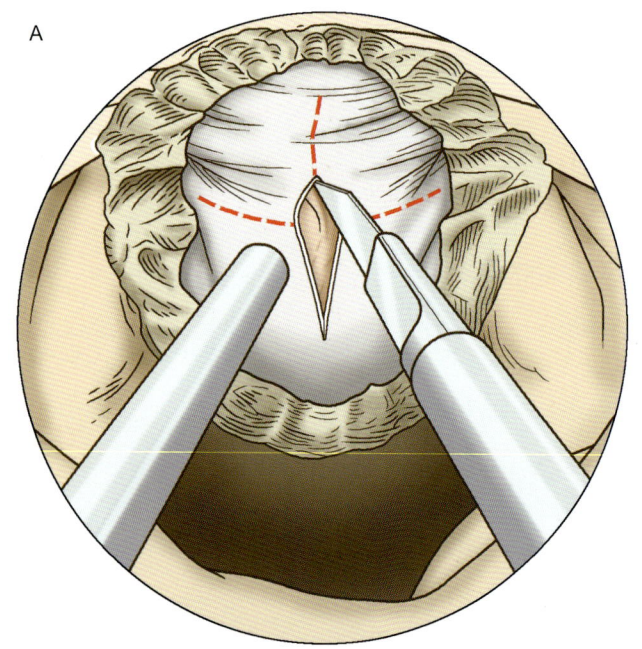
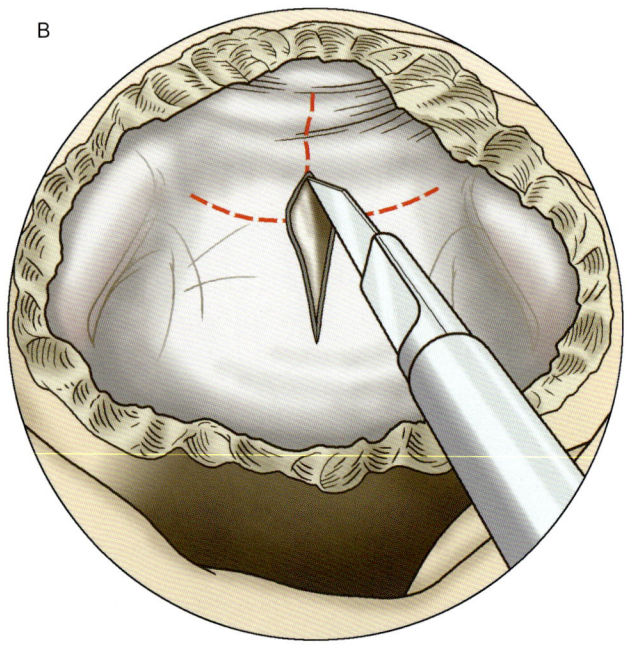

图 7-2-17 A、B. 内镜下硬膜切开的范围

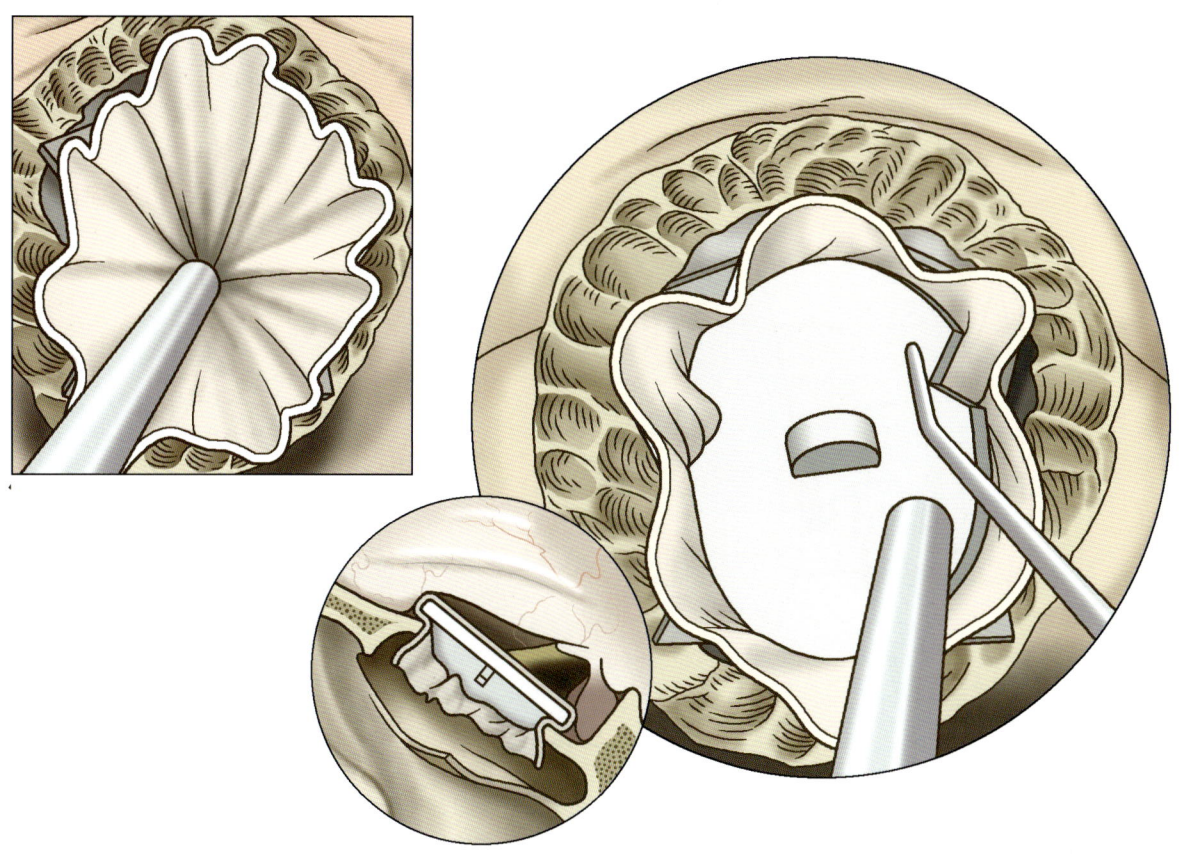

图7-2-18 颅底多层修补，适用于高流量脑脊液漏

存在，经腰大池引流一周以上仍不见好转，应再次手术寻找漏口并进行确切的修补。

监测尿量防止术后一过性的尿崩症。监测激素水平并给予对症补充处理。术后尽量避免擤鼻、打喷嚏、抠鼻以及不必要的屏气鼻部活动，预防性使用大便软化剂。术后由鼻科医生会诊清除鼻腔内血痂。

四、冠状入路

（一）概述

冠状入路是常见的手术入路之一，可应用于切除额叶前内侧病变、前循环动脉瘤、颅前窝中线部位的大型、累及双侧的肿瘤，特别是侵犯至筛窦及蝶窦等硬膜外结构的肿瘤的治疗。

冠状入路能够显露的范围包括双侧额叶前部、双侧嗅神经、视神经、颈内动脉、大脑前动脉、双侧外侧裂、前纵裂等，比单纯的翼点入路或额下入路能提供更大的手术视野和更灵活的操作空间，有助于最大限度地保护神经与血管。

当联合双侧眶上壁及鼻根部切除时，术者可获得自上而下进入筛窦与蝶窦的手术视野，用于切除前颅底累及鼻旁窦的沟通性肿瘤。

但冠状入路也有缺点：第一，技术上更困难，创伤较大，也更耗时；第二，常需打开额窦，必须妥善处理，术后有脑脊液漏、颅内感染的风险；第三，需结扎上矢状窦；第四，双侧嗅觉丧失的可能性很高。因此，应当严格遵守该入路的适应证，避免过度使用。

（二）手术体位

患者取仰卧位，头部轻微过伸，使额叶受重力牵拉远离颅底。头稍高于心脏平面。中线部位病变通过该入路手术基本不需要旋转头位。身体以手术巾单固定在手术床上，关节处垫软垫缓冲。

用Mayfield头架或Sugitar头架固定头部，其中单钉固定于一侧耳后上方，对侧两根头钉固定于耳郭上方。三钉应固定在合适的位置，避开重要结构，避免对冠状皮肤切口造成影响。

（三）切口设计及皮瓣剥离

冠状切口可呈弧形或M形，位于发际内尽可能靠前。切口下缘至少应该达到眉弓-耳郭上缘水平（图7-2-19）。注意标记中线，这在消毒铺单后是矢状窦的重要体表标记。

依次切开头皮、皮下组织和帽状腱膜，用头皮夹止血。注意切开时应保持骨膜、颞肌及筋膜的完整。

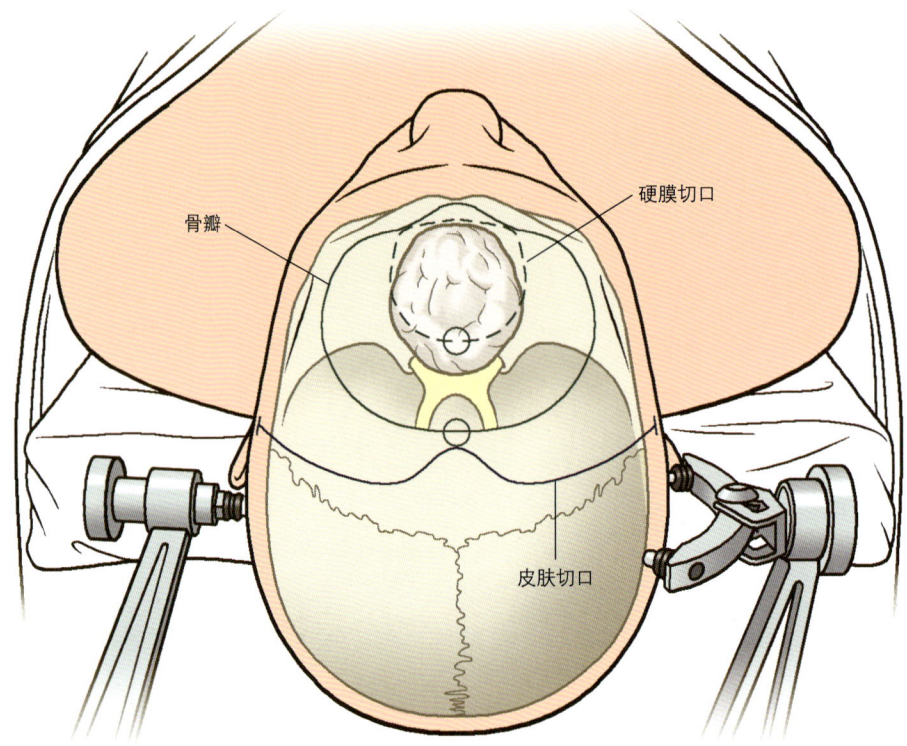

图 7-2-19　冠状入路的头位摆放、切口与骨窗设计

严格按帽状腱膜层及骨膜层之间的腱膜下间隙进行分离并向前翻起。

常规分离带血管蒂的骨膜瓣作为单独一层，若需要采取更大的骨膜瓣，可以向切口后方进行帽状腱膜下分离，以便能够翻起更大的骨膜瓣。单极电凝将骨膜后部及侧方自颞上线处离断。至此形成一以眶上缘为基底，反折的带血管蒂骨膜瓣。骨膜瓣翻向前方，伸展并用潮湿纱布包裹保持湿润（图 7-2-20）。

眶上神经孔紧贴眶上缘，剥离骨膜瓣时，应注意保护眶上神经，避免卡压。

（四）形成骨瓣

冠状入路所需的骨瓣显露远小于皮瓣。根据病变所在部位与手术角度，骨瓣设计可呈个体化。

经典的冠状入路骨瓣需沿矢状窦两旁，分别在骨窗的上下缘各钻孔 1 枚，共 4 枚骨孔。用铣刀沿骨孔稍向外延伸，连接同侧上下骨孔，此后用咬骨钳咬开矢状窦表面的骨质，防止铣刀撕裂矢状窦。若仅需单额开颅，则在骨窗上缘矢状窦旁钻孔 1 枚，即可使用铣刀完成骨瓣。

骨窗下缘无需过低，这样可避免打开额窦。若取下骨瓣后额窦已经开放，需将额窦黏膜完全剥除并用单极电凝烧灼，骨蜡填塞，必要时还可使用骨膜瓣进行覆盖，防止脑脊液漏。

（五）硬膜切开

在前颅底上矢状窦两旁将硬膜打开小口，将双侧额叶轻轻向外侧牵开，显露出大脑镰及上矢状窦。缝扎上矢状窦两针，此后离断矢状窦。

将硬膜切口向两侧弧形延伸，在上矢状窦离断处切开大脑镰，将硬膜下垂部分翻至前方。此时即可获得前颅底的良好显露。

如果需要分离纵裂，可将硬膜切口向后扩展直至获得足够的暴露视野。由于颈部稍过伸，额叶由于重

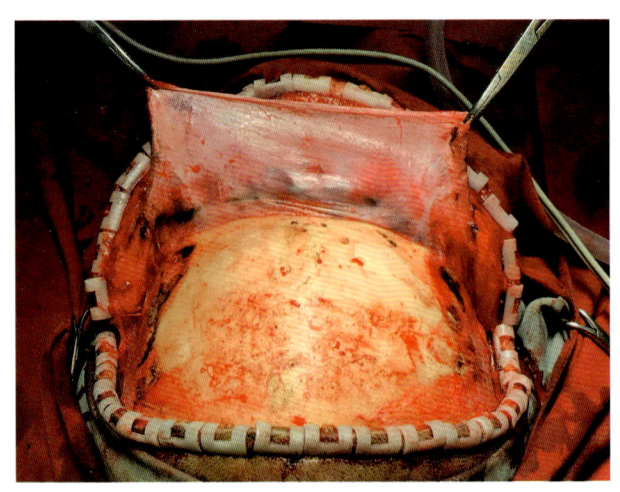

图 7-2-20　冠状入路的骨膜瓣剥离

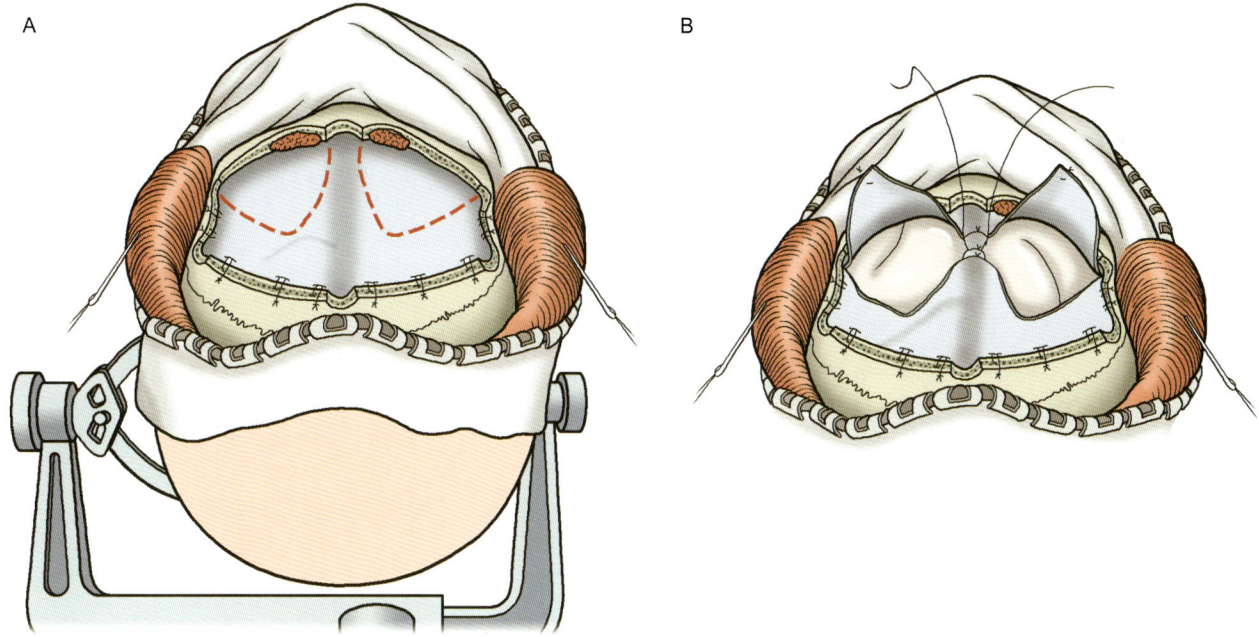

图 7-2-21 A、B.两侧硬膜切口及离断矢状窦的手术操作

力的牵拉会远离前颅底,从而获得足够的手术角度,进而通过显微手术切除病变。

(六)局部解剖

冠状切口有三个手术角度:额底、纵裂、额外侧(图7-2-22和图7-2-23)。轻轻抬起额极,锐性分离蛛网膜小梁,注意保护脆弱的嗅神经,即可经额底方向显露鸡冠、蝶骨平台、鞍结节、双侧视神经、颈内动脉、视交叉、终板等结构。分开大脑额底纵裂区域,可以对大脑前动脉、视交叉池和终板获得更好的显露,从而更好地处理鞍上区域。

额外侧角度与翼点入路类似,可利用颈内动脉与视神经间隙,切除鞍区-鞍旁的肿瘤。

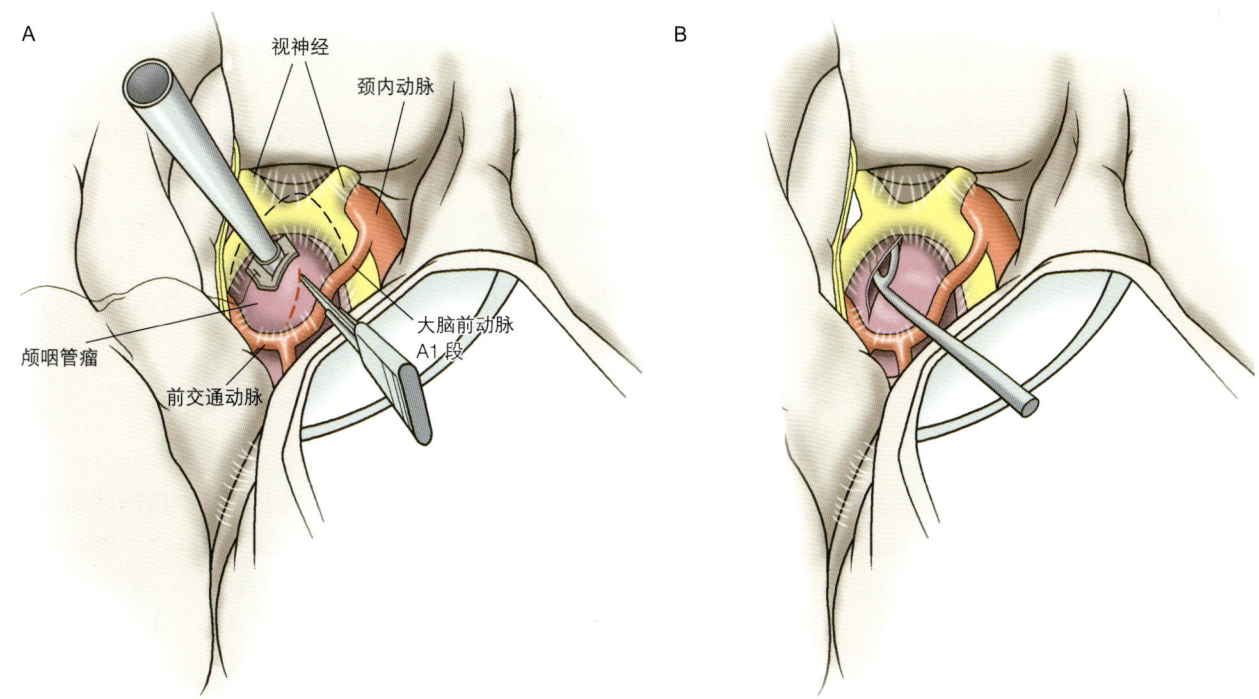

图 7-2-22 A、B.利用额底-纵裂角度切除颅咽管瘤

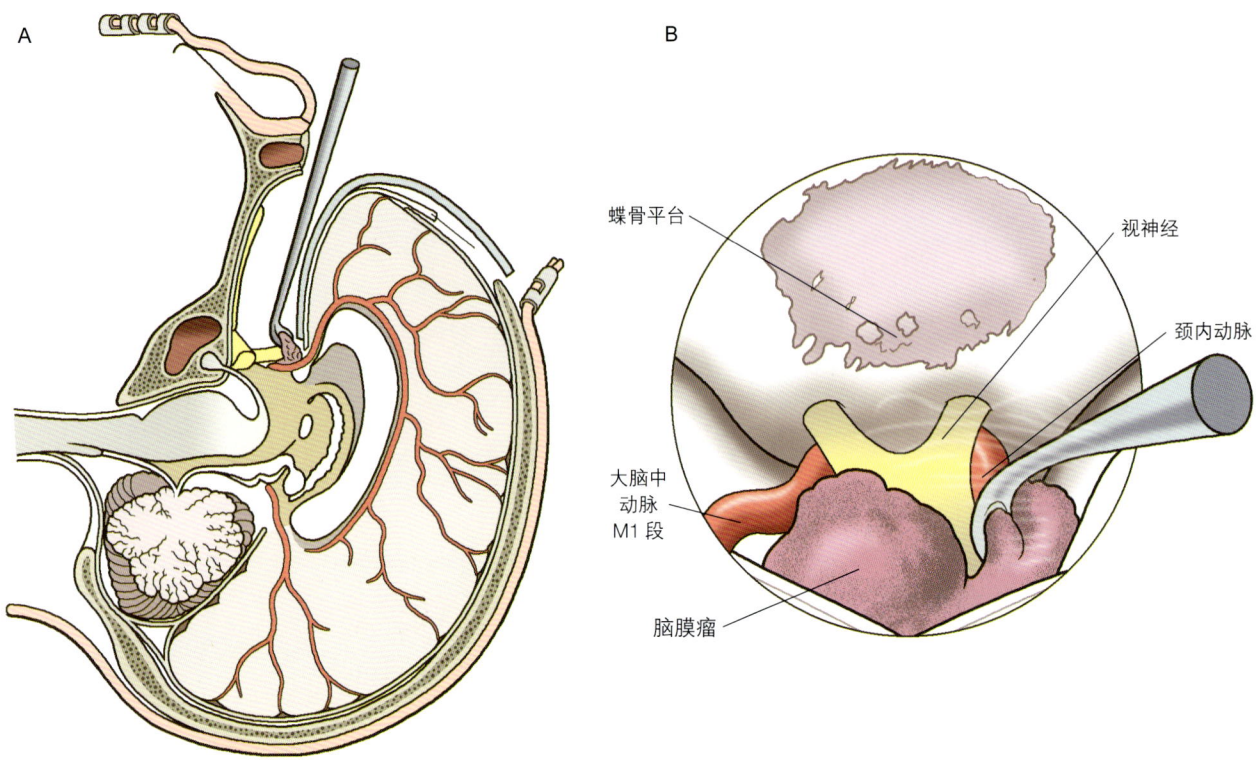

图 7-2-23　A、B. 利用额底角度切除前颅底脑膜瘤

（七）关颅

硬膜内操作完成后，应将硬膜水密缝合。若需修补硬膜，可利用预先留好的骨膜瓣行硬脑膜自体组织修补。确认额窦已经确切封闭，骨膜瓣向后反折覆盖额窦及前颅底缺损。

如果肿瘤切除后筛窦暴露并且伴有大面积骨质缺损，可以取颅骨的内板覆盖在颅底骨质缺损的骨膜瓣上方，并可以使用钛钉或生物胶将这一骨片固定。这样的骨质重建在稳固颅底结构的同时，可以避免患者因大力咳嗽或打喷嚏引起的骨膜瓣移位。

将骨瓣回纳，并以钛钉、钛帽等固定。皮下放置一根引流管，分层缝合帽状腱膜与皮肤。

（八）术后处理

术后，将患者送往 ICU 监护，注意观察神经功能，必要时复查头颅 CT，及时排除术后出血、脑脊液漏等并发症。通常，在术后第一或第二天将患者转至普通病房。术后患者可有眼睑水肿、头痛等不适，应予以对症处理。

五、颞下入路

（一）概述

颞下入路是一种简单易行的入路，它为显露颅中窝底、上岩斜区和与其相关的脑池提供了宽敞的手术通道。它广泛应用在脑内和脑外病变切除，如颞叶中后部脑实质内的肿瘤和凸面的肿瘤，靠近天幕游离缘的大脑后动脉动脉瘤、基底动脉尖端动脉瘤及复杂血管畸形等病变均可通过该入路进行切除。

颞下入路灵活多变。在常规颞下入路的基础上，可增加小脑幕切开、岩骨前部切除、侧脑室颞角切开等技术，使手术空间进一步扩大，暴露颅中窝底、基底池前方和上斜坡的多种硬膜下和硬膜外病变。

颞下入路可与扩大翼点入路相结合，取两者的长处，形成一种新的"一半－一半"（half-half）联合入路，用以暴露脚间池的复杂血管病变以及扩展到天幕裂孔和视交叉旁区的分叶状的复杂脑膜瘤。

（二）头位摆放

如果患者颈部比较灵活，可以采取仰卧位，在同侧肩部下方垫好肩垫，减少颈部的扭曲。此后将头向健侧偏转，使患侧颧弓位于最高点。如果患者颈部较僵硬，则采用侧卧位更加安全。头部应稍垂向地面，使颞叶在重力作用下离开颅中窝底，增加手术操作空间。

常规使用 Mayfield 或 Sugitar 头架固定头部，头钉应避开额窦、上矢状窦、颅后窝大静脉窦等重要结

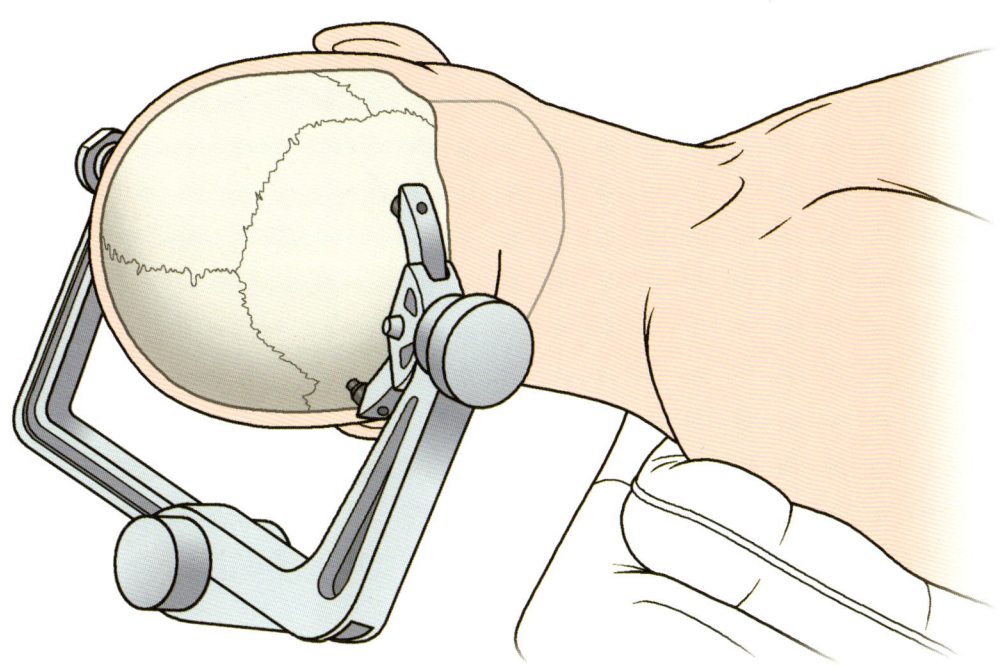

图 7-2-24　颞下入路的体位摆放要点

构。将患者的躯干及手臂确切固定在手术床上,防止术中转动手术床时造成滑脱(图7-2-24)。

(三)切口设计及皮瓣剥离

根据病变的位置和大小,可采用不同的皮肤切口。一般来说,颞上回和颞中回的小病灶常采用直切口,而大的颞下病灶采用马蹄形切口。对于扩展到颞肌前方的病灶,采用问号形切口则更为合适(图7-2-25)。

一般而言,由于该入路不能在手术开始即释放脑脊液松弛脑组织,在局部脑组织水肿张力高的情况下,应避免盲目地行小切口开颅,防止脑组织卡压造成静脉回流不畅进一步增高颅内压的恶性循环。术

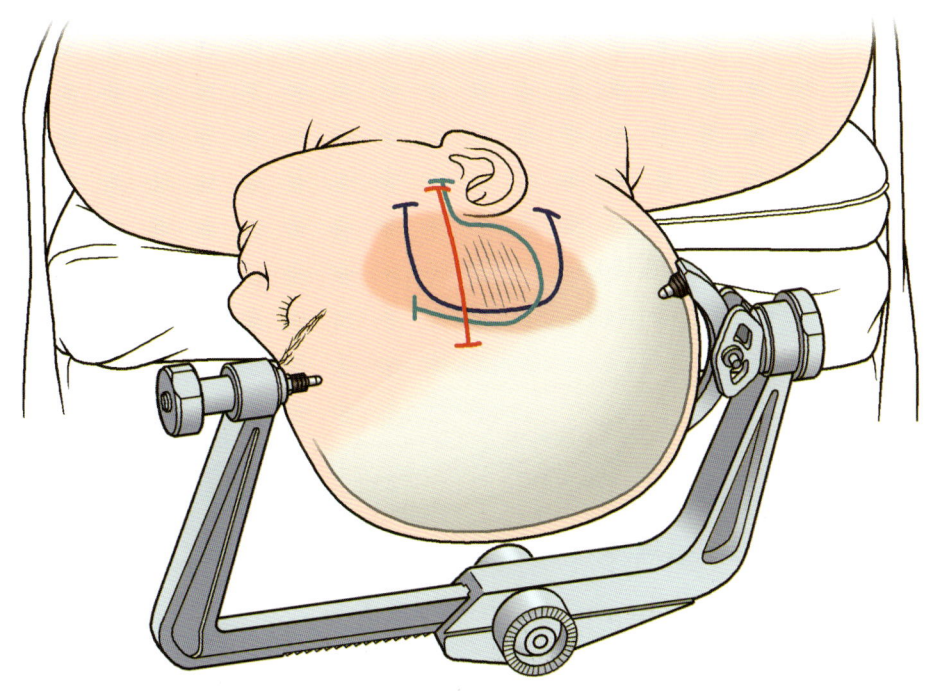

图 7-2-25　颞下入路的直切口、马蹄形切口和问号形切口

前可预先给予腰大池置管引流,在形成骨瓣前,以 10 mL/次的引流量缓慢引流 30～40 mL 脑脊液,辅以静脉滴注甘露醇,以达到松弛脑组织的目的,避免在开颅过程中铣刀撕裂硬膜及打开硬膜后过度牵拉脑组织。

以 U 形切口为例,为了避免面神经损伤,必须确保切口前肢不低于颧骨中点上方 1.0 cm。颞肌随皮瓣翻转,以鱼钩牵开。若采用直切口,则可分两层进行切开,将颞肌从附着点切开翻向前下方,避免从中间劈开颞肌。若采用问号形切口,则类似于改良翼点入路,分两层进行分离牵开,颞肌牵向前下方。

(四)形成骨瓣及硬膜打开

颧弓根部是定位颅中窝底水平的必不可少的标志,颧弓根部的上缘与颅中窝底水平平齐。这一标志可用来计划和确定第一个颅骨骨孔的位置和接下来的开颅骨瓣。使用颅钻在紧贴颧弓根部上方钻一骨孔,使用剥离子将硬脑膜从颅骨内板剥离。如果硬膜与颅骨内板没有紧密粘连,则可直接使用铣刀形成骨瓣。反之则通常需钻多个骨孔,使用剥离子充分剥离硬膜与颅骨内板之间的粘连,再用铣刀连接各个骨孔形成骨瓣(图 7-2-26)。

骨瓣翻开后,通常在骨窗下缘会有一骨条,遮挡术者沿颅中窝底进入的手术角度。应用咬骨钳或磨钻将颞骨鳞部骨质磨除至平颅中窝底,这一部分非常重要。去除的骨质越多,沿颞叶底部的视角越好,对脑组织的牵拉也就越少。如果患者的乳突气房较为发达,可能在这一步骤打开。应使用骨蜡完全封闭颞骨和乳突气房的边缘以预防术后发生脑脊液漏。

该步骤完成后,如需进一步行岩骨前部磨除术,

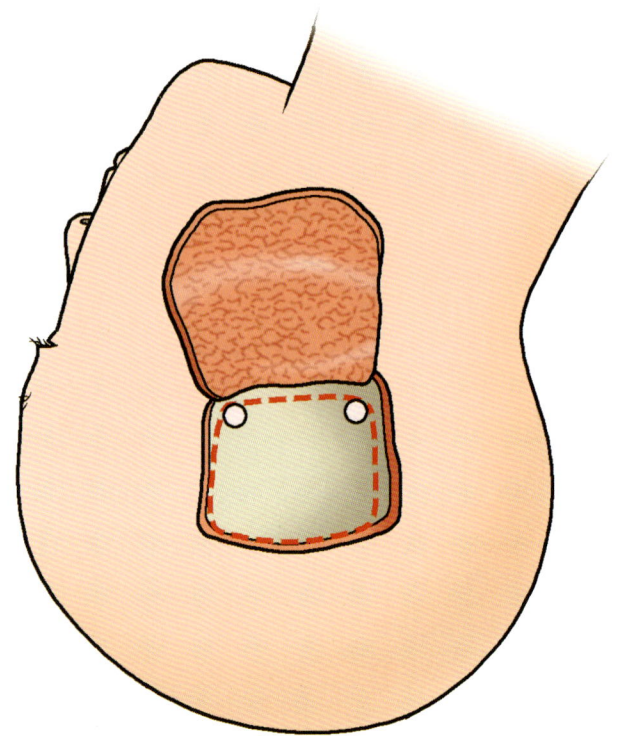

图 7-2-26　颞下入路骨窗范围

可沿颅中窝底在硬膜外继续进行分离。若直接打开硬膜,应在切开前沿骨窗周边悬吊硬膜,以 U 形打开硬膜并翻向基底(图 7-2-27)。

打开硬膜时必须注意 Labbe 静脉的保护,它的走行大概位于颧弓上界连线上方 1 cm、外耳道开口后方 2～5 cm(平均 2.9 cm)。调整硬膜剪开和硬膜外抬起颞叶的位置以保护这一重要的静脉结构。可进一步通过腰大池引流脑脊液以进一步松弛脑组织。

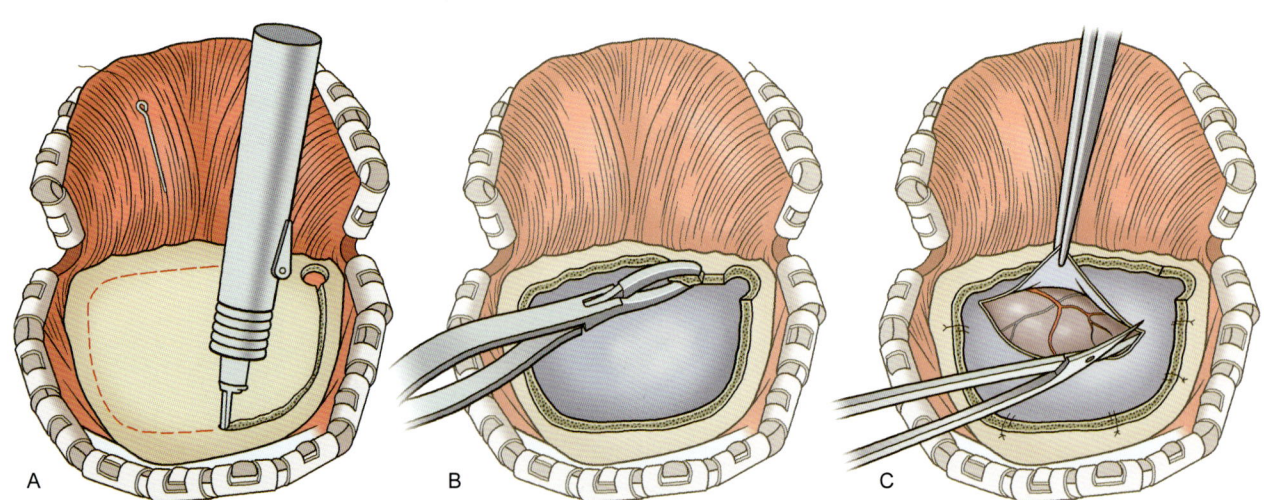

图 7-2-27　左侧颞下入路。A. 紧贴颧弓根部上方钻孔,铣刀形成骨瓣。B. 咬骨钳将骨窗下缘骨质咬除,直至颅中窝底。C. U 形切开硬膜并翻向颅底方向,注意保护 Labbe 静脉

（五）局部解剖

轻柔地牵开颞叶，打开基底池的蛛网膜，释放脑脊液（图7-2-28）。用神经钩在小脑幕边缘找到滑车神经穿入小脑幕的位置，在其前方悬吊一针并将小脑幕牵向外侧，即可显露动眼神经、滑车神经、后交通动脉、大脑后动脉、小脑上动脉、中脑等结构（图7-2-29）。

（六）关颅

硬膜下操作完成后，确切止血，将硬膜水密缝合，将乳突气房用骨蜡确切封闭，防止术后出现脑脊液漏。回纳骨瓣，按解剖结构逐层缝合头皮。

（七）术后注意事项

术后，将患者送往ICU监护，注意观察神经功能，必要时复查头颅CT，及时排除术后出血等并发症。通常，在术后第一或第二天将患者转至普通病房。建议术后预防性使用抗癫痫药物至少一周。术后患者可有咀嚼不适感，应予进食流质，待局部颞肌肿胀与疼痛消失后，再进普食。

六、枕下正中入路

（一）概述

枕下中线入路是颅后窝最常用的手术入路之一，它可以较好地暴露大部分小脑蚓、脑桥后下部和髓帆、枕骨大孔、小脑中线以及松果体区。侵及四脑室的病变可采用枕下正中＋膜髓帆入路。枕下中线入路的主要适应证如下：① 发育异常：如Chiari畸形；② 颅后窝肿瘤：如转移性肿瘤、脑膜瘤、室管膜瘤、星形细胞瘤和髓母细胞瘤；③ 血管性疾病：如动脉瘤、海绵状血管瘤和动静脉畸形；④ 累及小脑上脚的松果体区肿瘤，对于从颅后窝延伸到颅中窝的病变可采用小脑上入路或颅中后窝联合入路。

（二）头位摆放

患者可采取俯卧位或侧俯卧位。两种体位各有优缺点，取决于术者的个人偏好。

取俯卧位时，整个身体抬高20°～30°，使头部高于胸部，有利于静脉引流。Mayfield或Sugitar头架固定头部，使头部尽可能地屈曲，以获得沿小脑幕向上的手术角度，注意应避免喉部、气道受压。该体位对气道的管理造成了难度，同时肩膀的阻挡增加了术者手臂的操作距离，长时间操作易造成术者疲劳。

侧俯卧位使术者在更符合人体工程学的角度进行手术，不易于疲劳（图7-2-30）。摆体位应注意患者身体尽可能靠近床边，以缩短操作距离。头位同俯卧位一样，尽可能屈曲，同时头部与肩部应同步旋转，使中线维持在位，减少分离肌层时的出血与损伤。

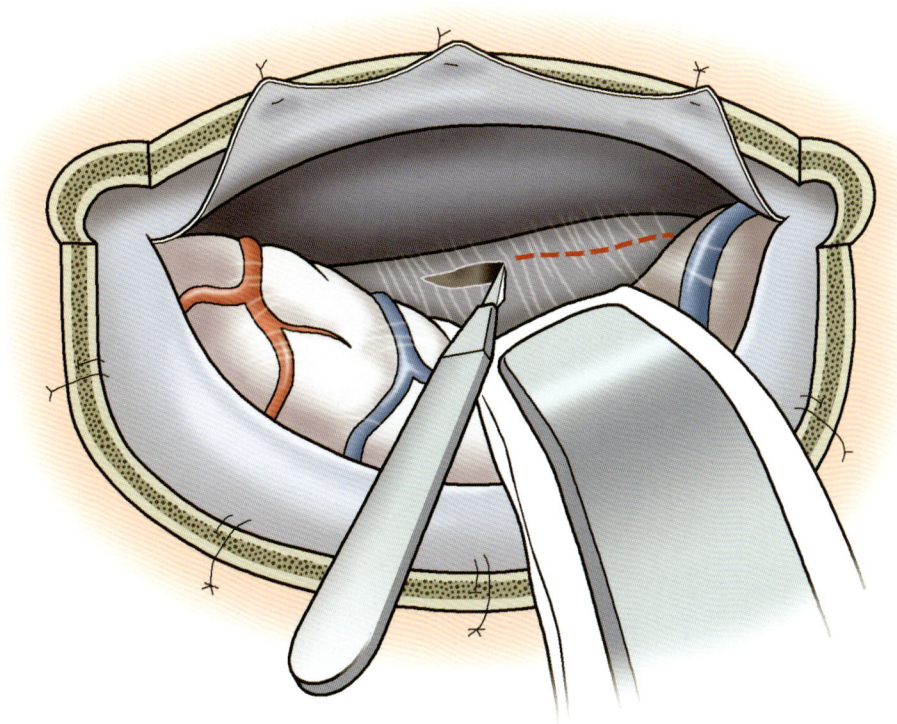

图7-2-28　轻轻抬起颞叶，打开基底池的蛛网膜，释放脑脊液

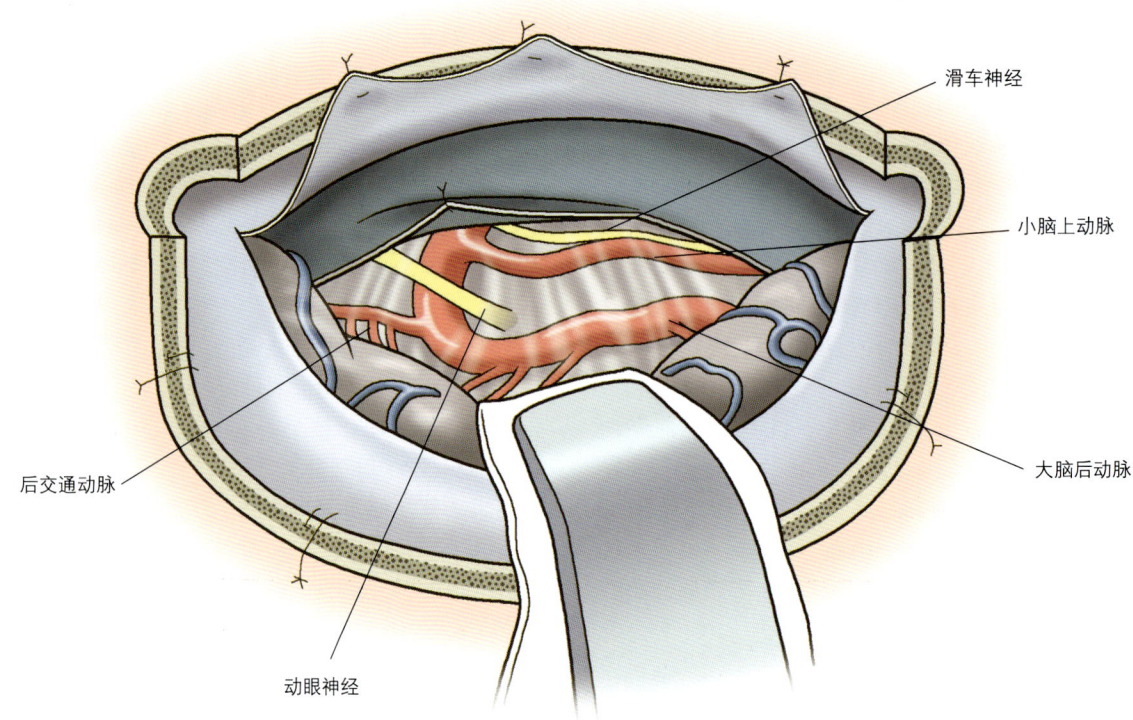

图 7-2-29 颞底相关解剖结构：动眼神经、滑车神经、后交通动脉、大脑后动脉、小脑上动脉、基底动脉、中脑

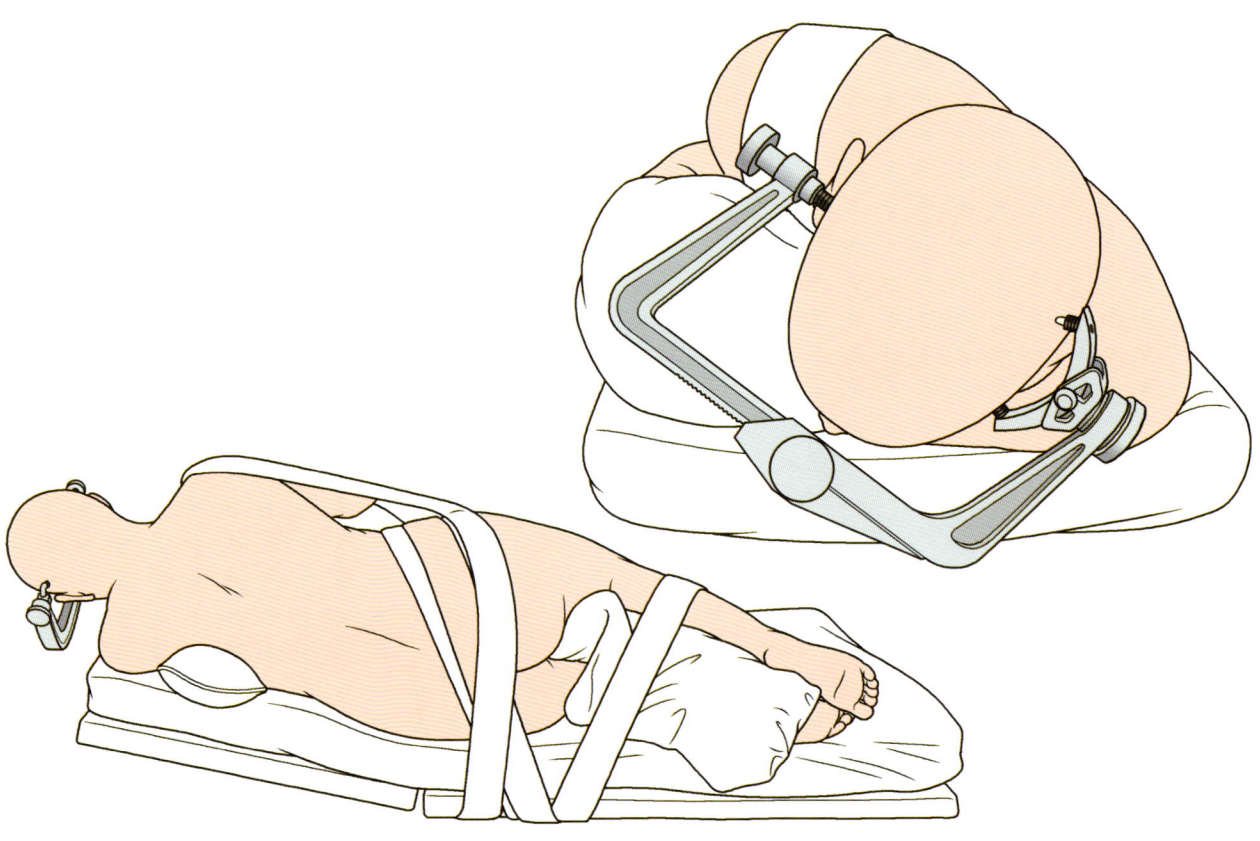

图 7-2-30 侧俯卧位行枕下正中入路手术体位

(三)切口设计及显露

与手术入路相关的重要解剖结构包括枕骨粗隆、枕骨大孔、乳突和C2~C4棘突。手术切口通常从枕骨粗隆延伸到枢椎的棘突。沿着中线无血管的筋膜区域依次切开皮肤及深部各层组织到达枕骨下部(图7-2-31)。采用单极电凝沿骨膜下分离附着在上项线的肌肉,避免切开血供丰富的肌群。

颅颈交界水平(在枕骨大孔和颈椎C1节段寰椎之间)硬脑膜没有骨性结构的覆盖。分离时应特别注意避免刺穿硬脑膜。从寰椎后弓侧方进行解剖时要仔细,推荐在此处使用钝性分离,防止对椎动脉造成损伤。椎动脉从寰椎后弓侧方的椎动脉沟中走行,穿入枕骨大孔,没有骨性结构覆盖,随意烧灼可能造成动脉损伤。椎动脉外侧有发达的静脉丛,静脉出血往往提示距离椎动脉就在附近。

该步骤完成后,应显露枕骨鳞部、寰椎后弓、枕外隆凸、上项线、下项线及枕骨大孔。

(四)形成骨瓣

标准枕下正中入路的骨窗应上达横窦下缘,下达枕骨大孔。

沿横窦下方的枕骨在中线旁钻两个孔,在枕骨大孔上方中线旁再钻两个孔,将硬脑膜从枕骨内壁分离。咬骨钳将两组骨孔在中线两旁的骨桥去除,用铣刀沿骨孔两侧向外扩展形成骨瓣。取下骨瓣后,用咬骨钳将骨窗上方扩展至横窦下缘,下方残存的枕骨大孔后缘的小块骨片也予以咬除。

寰椎后弓可以咬骨钳咬除,或使用铣刀切开,向两侧切开的距离应小于1.5 cm,这一操作可获得扩大的由下至上的手术视角,通过这一视角有利于显露头侧和外侧区域的病变(图7-2-32)。

(五)硬膜切开

Y形剪开硬脑膜,切口尽量向下延伸,使硬脑膜瓣向两侧更好地牵开(图7-2-33)。枕窦应预先缝扎处理,防止术中大量出血。

(六)局部解剖

传统上将四脑室描述成一个帐篷,基底向前,而两边分别在嘴侧和尾侧。四脑室顶的上半由上髓帆和小脑上脚组成,四脑室顶的下半由下髓帆、脉络膜、蚓垂和蚓结节组成。外侧隐窝开口于桥小脑角。小脑下后动脉(PICA)是与此入路关系密切的结构之一。PICA绕扁桃体走行,并通过四脑室顶的下半部分。然后PICA离开四脑室顶进入小脑半球、扁桃体和蚓部之间的裂隙。

经枕下后正中入路利用最多的解剖间隙为小脑延髓裂。通过此裂隙斜行打开附着在下髓帆上薄薄的脉络膜,将小脑结节与蚓垂牵开,可以较容易地进入第

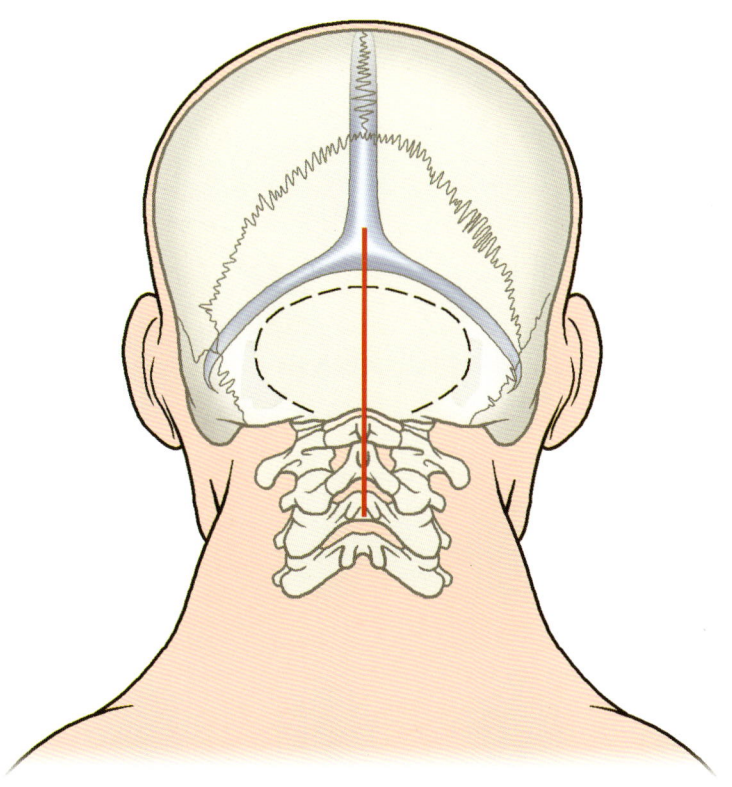

图 7-2-31　侧俯卧位行枕下正中入路手术切口

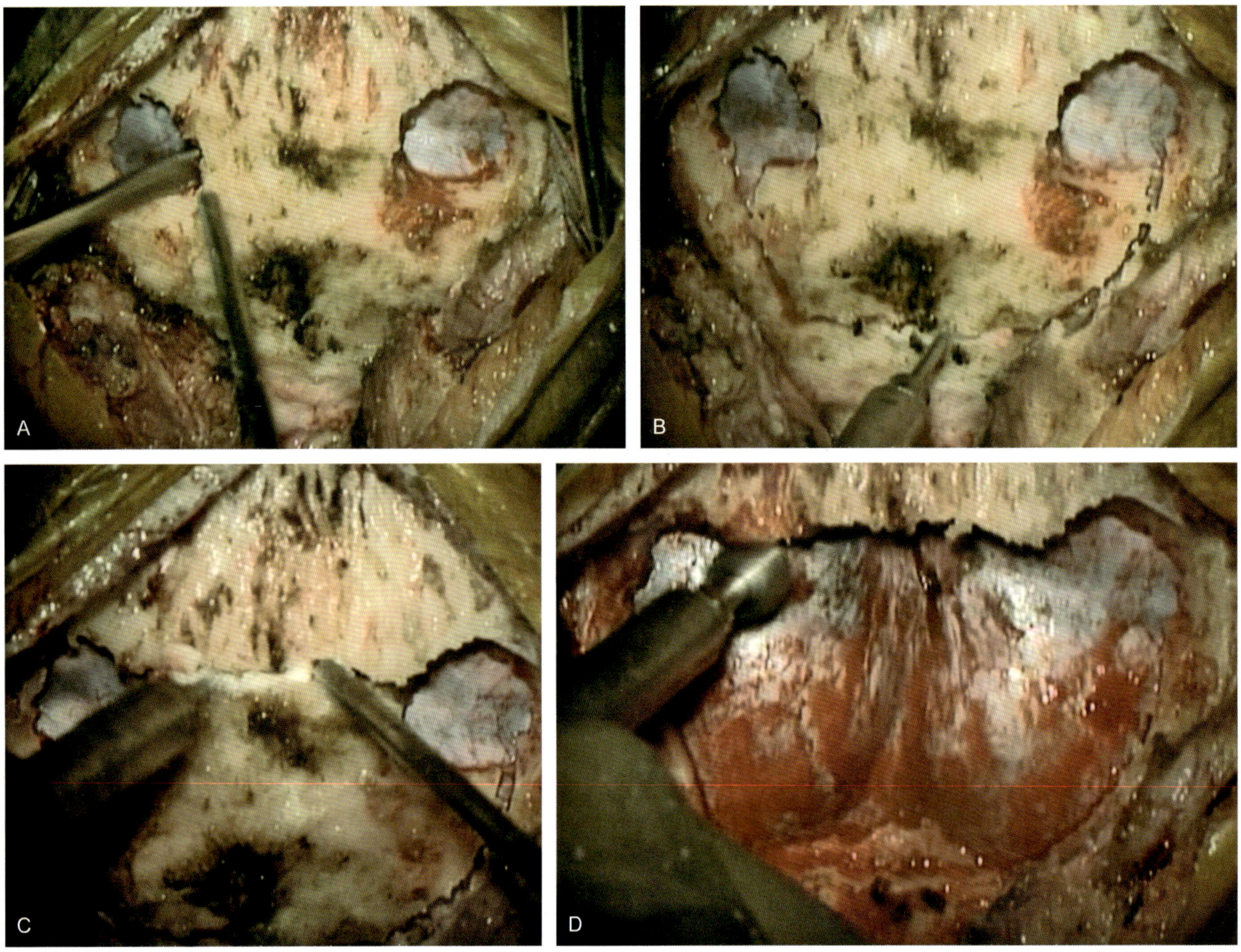

图 7-2-32　A~D. 根据病变的具体部位和性质，可以灵活调整骨窗范围，实现个体化开颅

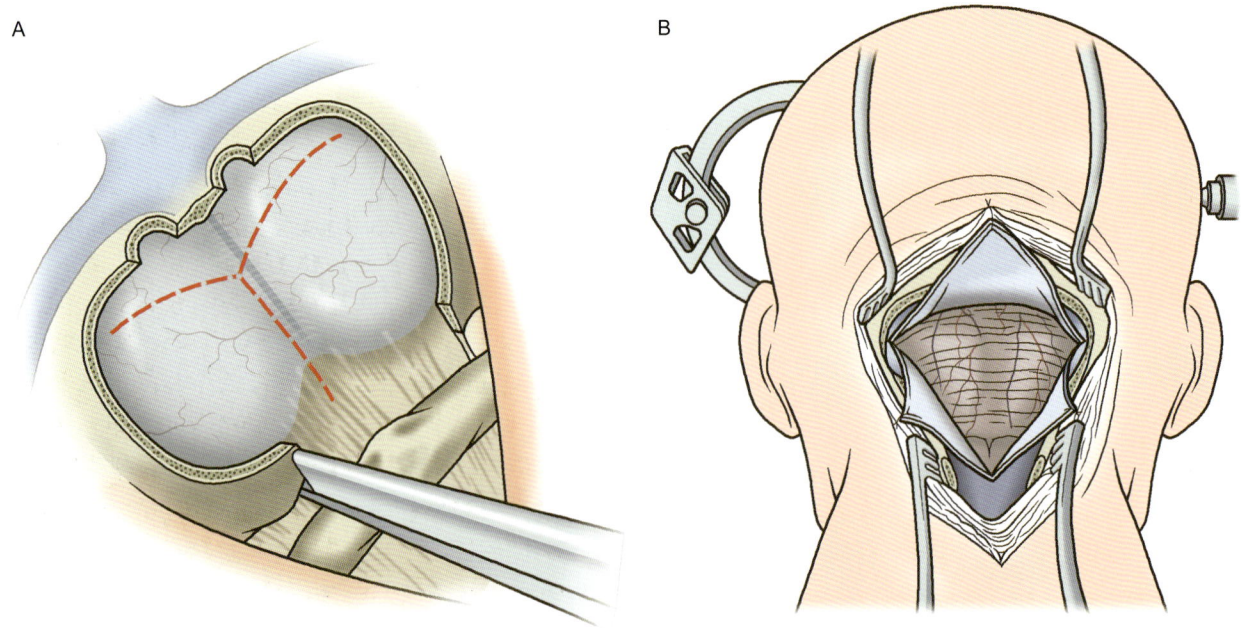

图 7-2-33　A、B. 枕下正中入路 Y 形切开硬膜并悬吊牵开。注意：C1 后弓已去除

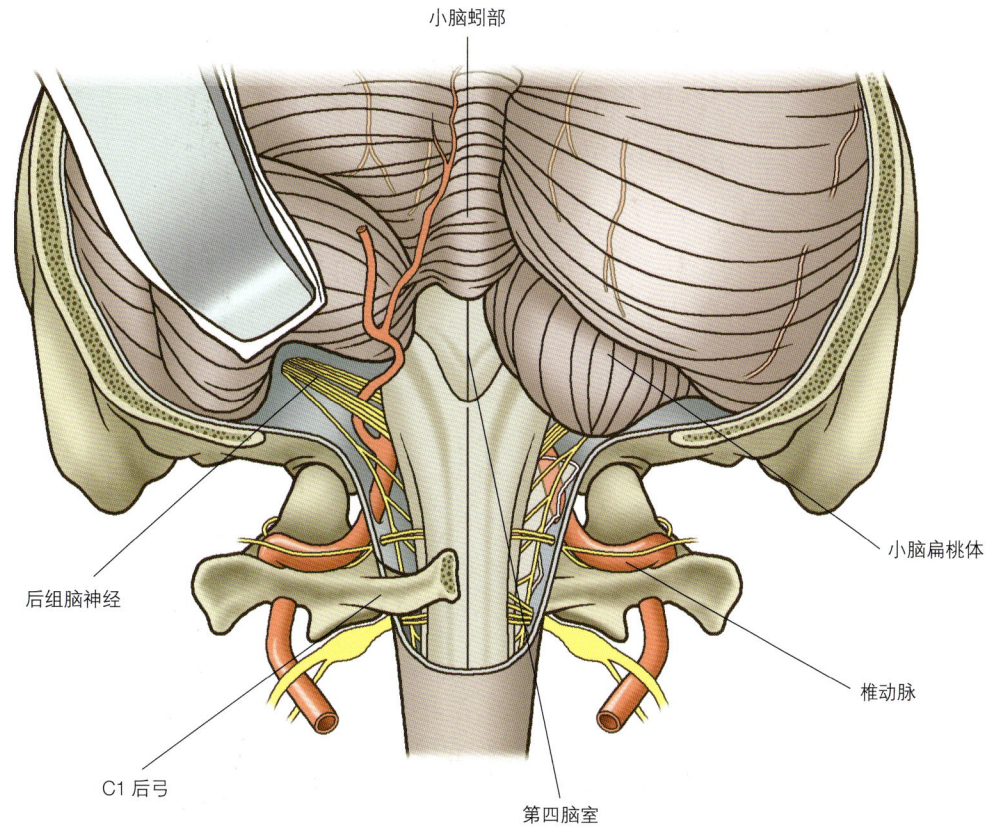

图 7-2-34 枕下正中入路相关解剖

(标注：小脑蚓部、小脑扁桃体、椎动脉、第四脑室、C1后弓、后组脑神经)

四脑室。若打开下髓帆，可探查四脑室全长，包括四脑室顶部、侧隐窝、中脑导水管等。小脑蚓部可予以切开以获得更大的操作空间，但应尽量予以保留，否则会出现步态不稳与共济失调（图 7-2-34）。

（七）关颅

硬膜内操作完成后，应将硬膜水密缝合（图 7-2-35）。若需修补硬膜，可取自体筋膜或使用人工硬膜进行缝合。还纳骨瓣，使用钛帽或钛钉加以固定。分层缝合颈部肌肉与皮肤。在关闭硬脑膜和骨瓣回纳时要非常仔细，如果脑组织出现肿胀，关闭硬脑膜时采用减张缝合，不用回纳骨瓣。

（八）术后处理

术后，将患者送往 ICU 监护，注意观察神经功能，必要时复查头颅 CT，及时排除术后出血等并发症。通常，在术后第一或第二天将患者转至普通病房。可预防性应用类固醇以减少无菌性脑膜炎的风险。如果患者术前存在脑积水，已行脑室外引流，术后应继续留置 1～2 天，廓清血性脑脊液后拔除。若术后小脑水肿导致颅后窝压力增高，需要进行二次手术减压。

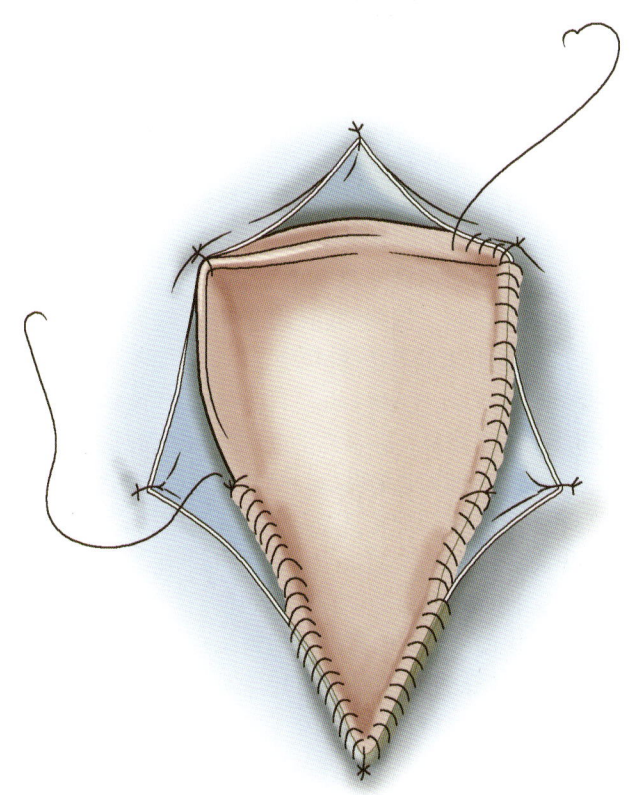

图 7-2-35 利用自体筋膜修补达到水密缝合硬膜的效果

（徐涛）

参考文献

[1] Campero A, Tróccoli G, Martins C, et al. Microsurgical approaches to the medial temporal region: an anatomical study[J]. Neurosurgery, 2006, 59(Suppl 2): S279-308.

[2] Cohen-Gadol AA. Microvascular decompression surgery for trigeminal neuralgia and hemifacial spasm: nuances of the technique based on experiences with 100 patients and review of the literature[J]. Clin Neurol Neurosurg, 2011, 113: 844-853.

[3] Figueiredo EG, Deshmukh P, Nakaji P, et al. The minipterional craniotomy: technical description and anatomic assessment[J]. Neurosurgery, 2007, 61(5 Suppl 2): 256-265.

[4] Krayenbühl N, Isolan GR, Hafez A, et al. The relationship of the fronto-temporal branches of the facial nerve to the fascias of the temporal region: a literature review applied to practical anatomical dissection[J]. Neurosurg Rev, 2007, 30(1): 8-15.

[5] Kulwin C, Matsushima K, Malekpour M, et al. Lateral supracerebellar infratentorial approach for microsurgical resection of large midline pineal region tumors: techniques to expand the operative corridor[J]. J Neurosurg, 2016, 124(1): 269-276.

[6] Nguyen HS, Sundaram SV, Mosier KM, et al. A method to map the visual cortex during an awake craniotomy[J]. J Neurosurg, 2011, 114: 922-926.

[7] Rhoton AL Jr. The cerebral veins[J]. Neurosurgery, 2002, 51(Suppl4): S159-205.

[8] Shimizu S, Tanriover N, Rhoton AL Jr, et al. MacCarty keyhole and inferior orbital fissure in orbitozygomatic craniotomy[J]. Neurosurgery, 2005, 57(1 Suppl): 152-159.

[9] Tubbs RS, Loukas M, Shoja MM, et al. Refined and simplified surgical landmarks for the MacCarty keyhole and orbitozygomatic craniotomy[J]. Neurosurgery, 2010, 66(6 Suppl Operative): 230-233.

[10] Zhou C, Evins AI, Boschi A, et al. Preoperative identification of the initial burr hole site in retrosigmoid craniotomies: a teaching and technical note[J]. The International Journal of Medical Robotics and Computer Assisted Surgery, 2019, 15: e1987.

第三节　颅底重建技术

颅底是将大脑与颈面部结构分开的区域。根据其与相应颅窝的关系，将颅底分为前、中、后颅底。颅底具有重要的神经血管结构，在这个复杂区域进行手术是相当复杂且困难的。近年来，内镜颅底手术的开展变得越来越复杂。随着颅底入路的扩大，重建的选择也越来越广泛和多样化。随着内镜技术已扩展到包括硬膜内甚至蛛网膜内手术，多种颅底重建方案已被联合使用，以达到最佳的颅底重建。

一、概述

颅底重建技术最早可以追溯到1914年，当时由Cushing率先描述了垂体手术，而在1963年Ketcham描述了前颅面切除术，但现代颅底外科手术正式开展于20世纪80年代。随着高清内镜和监视器的出现，计算机辅助导航、高速钻头的发明，以及鼻内镜鼻窦手术的经验，促进了神经内镜经鼻扩大入路（endoscopic expanded endonasal approaches，EEEA）向颅底的发展。同时，日益发展的血管吻合重建方法能够提供可靠的气密性和防水性，也为这些技术在颅底外科的应用提供了至关重要的作用。

目前，颅底重建技术大体可以分为以下三种类型。

1. **传统手术重建**

传统手术颅底重建技术是指在没有使用内镜或三维打印等辅助技术的情况下，使用传统的显微外科技术进行颅底的修复或重建，是一种成熟的手术方法。这种手术方法通常涉及较大的切口来直接暴露颅底区域，以进行必要的修复和颅底解剖结构的重建。

传统手术颅底重建技术的步骤可能包括以下内容。

（1）大切口暴露：通过较大的切口，通常是头部或面部的切口，暴露颅底区域。这可能涉及皮肤、肌肉和其他组织的切开和移动，以获得足够的操作视野。

（2）骨骼修复：在暴露的颅底区域，通过使用钛合金板、螺钉或其他骨科植入物来修复骨骼结构。这有助于稳定骨骼，恢复颅底的正常解剖结构，包括重建受损或缺失的骨骼结构，如颅底骨板、眶底或鼻底。

（3）损伤修复：如果存在颅底损伤，医生可能需要修复受损的神经、血管或其他组织。这可能涉及缝合、结扎或修复受损部位，重建周围的正常组织。

（4）术中监测和导航：在手术过程中，医生可能使用术中监测技术来监测神经功能、血流动力学或其他相关参数。这有助于减少手术风险并确保手术的安全性。

（5）创口闭合：完成颅底修复或重建后进行创口闭合。这有助于促进伤口的愈合，并减少感染和其他并发症的风险。手术完成后，患者需要进行适当的术后护理和恢复。这可能包括康复计划、药物治疗和定期随访等。

2. 内镜辅助技术

内镜辅助技术是一种微创手术方法，通过使用显微镜和内镜来进行颅底重建。内镜可以通过小切口或自然腔道进入颅底区域，医生可以通过显微镜和内镜进行观察和操作，实现准确的重建。内镜辅助技术往往还会结合导航引导技术来进行重建，结合实时图像导航和实时定位系统，可用于颅底重建手术中的精确定位和导航。通过预先获取的医学影像数据，系统可以提供实时的导航和位置信息，帮助医生准确定位和引导手术操作。

内镜辅助颅底重建技术具体步骤如下。

（1）预手术规划：医生通过使用医学影像学（如CT或MRI）来获取患者颅底的详细结构信息，并进行术前规划。这些图像可以帮助医生确定手术目标、确定手术入路和计划手术步骤。

（2）切口和进入：根据手术规划，医生在合适的位置做出小型切口或选择自然腔道进入颅底区域。这些切口或自然腔道通常较小，可以减少组织损伤和出血。

（3）显微镜操作：医生使用显微镜来进行观察和操作。显微镜提供了高放大倍率和清晰的图像，使医生能够看到细微的解剖结构和进行精确的操作。

（4）内镜导向：在显微镜的辅助下，医生将内镜插入切口或自然腔道，通过内镜的实时影像，可以进一步观察和导引手术操作。内镜可以在狭窄的颅底空间中提供更直接的视野，并帮助医生准确定位和处理目标区域。

（5）修复和重建：在完成观察和导引后，医生可以使用各种修复材料、植入物或其他手术技术来进行颅底的修复或重建。这可能涉及骨骼修复、血管修复、神经解压或肿瘤切除等操作。

3. 三维打印技术

近年来随着技术的发展，三维打印技术在颅底重建中崭露头角。通过医学影像数据，如CT或MRI扫描，可以生成患者特定的三维模型。这些模型可以用于手术规划和术前模拟，医生可以在模型上进行手术方案的制订和优化。然后，使用三维打印技术制造出患者特定的颅底重建植入物或导板，以辅助手术中的精确重建。三维打印颅底重建技术为医生提供了更准确、个性化的手术方案和工具。它可以减少手术时间、改善手术结果，并提供更好的患者体验。

三维打印颅底重建过程通常包括以下步骤。

（1）医学影像数据获取：通过CT或MRI等医学影像技术，获取患者颅底区域的影像数据。这些数据提供了颅底的详细结构信息，包括骨骼、神经、血管等。

（2）三维模型重建：使用特定的软件，将医学影像数据转换为三维模型。这些模型可以准确地呈现患者颅底的解剖结构，并成为术前规划和手术模拟的基础。

（3）手术规划和模拟：通过对三维模型进行分析和处理，医生可以进行手术规划和模拟。他们可以评估损伤区域、确定手术路径、量化植入物的尺寸和形状，并优化手术方案。

（4）三维打印植入物或导板：根据手术规划和模拟的结果，使用三维打印技术制造出患者特定的颅底重建植入物或手术导板。这些植入物可以根据患者的解剖特点和手术需求进行个性化设计，以最好地适应患者的颅底结构。

（5）手术实施：在手术中，医生根据预先制造的植入物或导板，进行颅底修复或重建。这些个性化的植入物或导板可以提供准确的定位和引导，使手术过程更加精确和安全。

这些技术通常可以结合使用，根据具体病情和医生的专业判断来选择最适合的方法。每种技术都有其优势和适用范围，最终的选择取决于患者的病情、医生的经验和医疗设施的可用性。

二、颅底重建的目标

颅底病变的手术切除、鼻窦、耳部和眼眶的外伤和医源性损伤是颅底缺损的最常见原因。受损的组织可以包括硬脑膜、颅骨、头皮、面部皮肤和骨骼、眼眶、颞骨、耳朵、上颌骨和下颌骨等。重建的主要目标是在鼻窦道和硬膜内空间之间提供气水分离，以防止术后脑脊液漏，从而降低诸如脑积气和（或）脑膜炎等破坏性后遗症的风险，同时促进伤口愈合。颅底缺损重建的一般目标如下。

（1）修复缺损的硬脑膜，维持其气密性和防水性。

（2）将颅内内容物与鼻咽、鼻旁窦或中耳的邻近污染腔分离。

（3）覆盖暴露的主要血管结构（如颈内动脉、椎动脉和基底动脉等）。

（4）导致功能或审美缺陷的大范围骨缺损的重建。

（5）修复美容上不可接受的缺陷（如来自颌面或眼眶切除术等）。

三、颅底重建的手术准备

颅底重建前，必须仔细考虑患者的肿瘤特征，包括其类型、与周边结构的毗邻情况以及预期的手术缺陷。此外，必须考虑可能影响术后愈合的患者因素，包括其他潜在的健康问题、吸烟史、既往放疗史、肥胖等。

接受内镜鼻内颅底手术的患者，无论是硬膜外还是硬膜内，大部分都以标准化的方式进行管理。一旦建立了全身麻醉，在手术开始前进行细致的定位和准备。对于已知颅内压升高、病态肥胖或者预计会导致高流量脑脊液漏的大范围硬脑膜缺损的患者，应考虑在手术开始前放置腰椎引流管。随着过去十年颅底手术的发展，在手术前放置腰椎引流管以进行脑脊液转移十分普遍。一般认为，分流可以缓解术后水肿情况下的压力。然而，与所有干预措施一样，腰椎引流具有一组独特且独立的风险和并发症，包括头痛、脑膜炎、张力性气脑和脑疝。文献报道，与腰椎引流相关的主要并发症风险为3%，轻微并发症风险为5%。正因为如此，最近进行了几项研究来评估内镜颅底切除术前是否需要腰椎引流管。Garcia-Navarro及其同事回顾了46例病例，其中67%的患者放置了腰椎引流管，只有2例患者出现术后脑脊液漏，他们发现腰椎引流管的使用与术后脑脊液漏率之间没有显著关系。Ransom及其同事回顾性分析了65名在手术时放置了腰椎引流管的患者。他们发现术后脑脊液漏率为6.2%，而腰椎引流并发症发生率为12.3%，并建议需要有选择地使用腰椎引流以避免进一步的并发症。正因为如此，腰椎引流管的使用应仍限于外科医生自行决定。

接下来，固定好患者的手术体位。患者可以保持平躺，床头抬高，双脚放低，根据手术实际对患者的头部进行固定。对于额外需要的手术部位（例如腹部、大腿外侧等）以标准方式进行准备和覆盖，以方便手术时获取相关材料。体位摆好好，通过图像引导系统，将患者以标准方式定位。

四、颅底重建的材料

颅底重建的材料有多种选择，从无修复到游离移植物、异体植入物和带血管蒂的局部、区域或游离皮瓣。重建技术的选择取决于缺损部位、脑脊液渗漏是否存在、压力、所需组织的数量和类型，以及供体组织的可用性。手术团队的技术专长以及手术方法（内镜、开放式或联合开放式内镜）也会影响这些选择。

可以使用无细胞或细胞移植物修复颅底缺损。无细胞移植物由非细胞真皮基质组成，细胞移植物包括黏膜软骨/黏膜骨膜、脂肪、真皮脂肪或筋膜。这些技术最初是从内镜鼻窦手术或创伤引起的脑脊液漏的修复过程中不断发展的。随着内镜鼻内手术的发展，游离移植物被扩大以用于更大范围的硬脑膜缺损。

无细胞移植物可以嵌体或高嵌体方式应用。在硬脑膜切除的情况下，胶原基质通常用作嵌体移植物。这种移植物放置在硬脑膜和骨性颅底（硬膜外平面）或脑和硬脑膜（硬膜下平面）之间，应在所有方向上超出硬脑膜边缘约5～10 mm以消除死腔，并能够减少脑脊液漏的发生。高嵌体或皮瓣也能达到类似的效果，更多的外科医生偏好使用高嵌体技术。脱落细胞真皮基质也可以放置在硬膜外平面或硬膜下平面。

细胞移植物可以来自多个部位。游离黏膜移植物可以取自鼻的任何部位，但在临床实践中，通常取中鼻甲用作覆盖移植物，在从骨壁清除黏膜后，将其放置在颅底缺损上。移植物为伤口愈合提供了极好的支架。然而，较小的尺寸限制了其在较大颅底切除术中的使用。其他细胞移植技术包括腹部游离脂肪移植。在脐周区域、右或左下腹象限或外侧臀部做一个小切口，然后获取所需体积的脂肪并放入盐溶液中，直到手术的摘除部分完成。脂肪通常用于帮助消除空间，从而产生层状颅底缺损。它可以与其他重建技术结合使用。最近，真皮脂肪移植物的使用越来越多。在进行脂肪去除之前，先去除表皮，从而使真皮附着在下面的脂肪上。然后沿圆周获取所需体积的脂肪，同时保持真皮连续。使用带有脂肪的真皮可以改进原位移植物的操作，并能够为随后的多层重建创建更多的层状表面。脂肪或真皮脂肪移植物的获取增加了第二个手术部位并增加了潜在的供体部位并发症，包括血肿形成、血清形成、伤口感染等，因此，应采用细致的无菌技术和多层封闭。

1. 游离移植物

自体移植物（如筋膜、黏膜、脂肪、骨骼和皮肤）可以从患者的正常部位获得。这些游离的非血管化组织可用于修复小的颅底缺损。在较大的缺损中，游离移植物的血管化不良会导致脑脊液漏、脑积气、脑膜炎甚至死亡。筋膜移植物（颅骨膜、颞筋膜和阔筋膜）可用于单层或多层闭合。从鼻底或对侧隔膜采集的黏膜可用作覆盖移植物。在内镜技术中可以从鼻中隔或中鼻甲中获取游离骨移植物，并且可以通过切除获得一定厚度的颅底移植物。尽管一些作者建议对超过 1 cm 的颅底缺损进行骨修复，但经过长期的临床随访，在没有骨重建的情况下，肿瘤切除导致的较大范围的颅底缺损不会发生脑脊液渗漏或脑膜脑膨出。各种来源的同种异体移植物（冻干硬脑膜、脱落细胞真皮、冻干骨和纤维蛋白胶）和异种移植物（牛胶原基质和猪黏膜下层），也经常应用于多层闭合中的修复。同样经常应用于颅底重建的还有人工生物材料，例如明胶海绵、羟基磷灰石和生物可吸收的丙烯酸板。通常认为同种异体移植物重建的效果不如自体移植物。

2. 局部皮瓣

局部区域皮瓣在颅底重建的外科手术中应用已经较为成熟了，改进的带血管的局部区域皮瓣也应用于一些 EEEA 手术中，以提供有限的外部软组织重建。

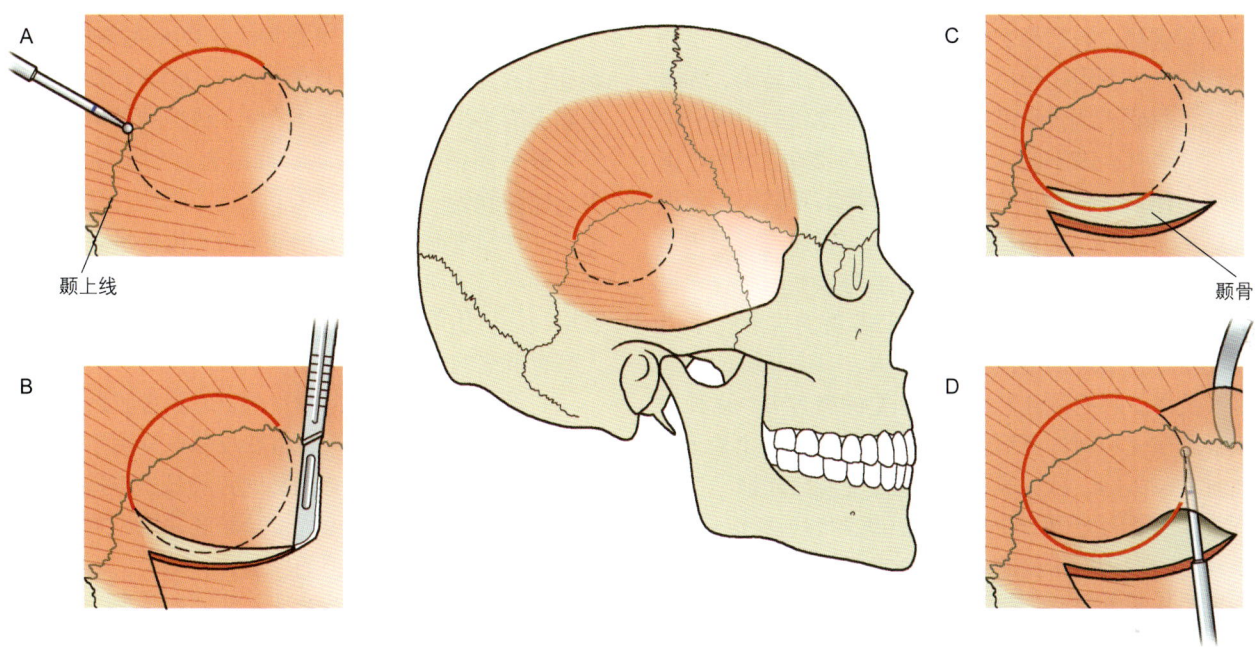

图 7-3-1　获取带蒂颞骨瓣示意图。A. 在颞上线水平标记取颞骨瓣的范围，用高速钻沿标记线切颅骨。B. 为切取颞肌下方的颞骨，将颞肌切开。C. 用高速钻继续切颞骨。D. 骨膜下形成隧道，提起颞肌，完成颞骨瓣成形。颞肌应始终确保与颞骨瓣相连

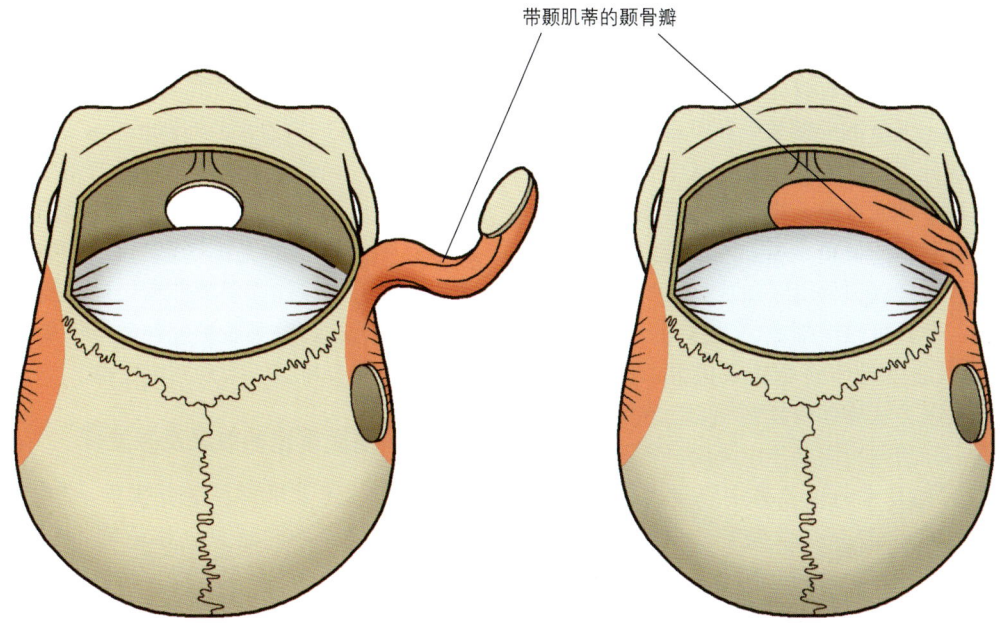

图 7-3-2　旋转颞骨瓣至颅前窝底示意图。左：前颅底缺损部位和带颞肌蒂的颞骨瓣。右：带颞肌蒂颞骨瓣置于前颅底缺损处

例如，马蹄形的颅周瓣常用于修复前颅底缺损。颅周皮瓣长期以来一直被用作颅底缺损的重建选择。这种非常坚固的皮瓣基于眶上动脉和滑车上动脉，为整个颅底提供了重建选择。随着内镜颅底手术的发展，在内镜下，通过在眉间钻一个孔，也能将颅周皮瓣用来修复前颅底的缺损，从而能够更广泛地应用这种皮瓣进行重建，尤其是在鼻中隔皮瓣不可用时作为次要选择。这种技术需要通过鼻根处的骨窗进行内镜辅助采集和引入。基于其蒂的位置，颅周皮瓣是前颅底缺损的理想选择，包括筛窦或窦旁缺损；并且，由于皮瓣面积较大，颅周皮瓣可以广泛使用。颞浅筋膜、颞深筋膜、颞肌或顶骨也可用作作为局部皮瓣的一部分进行颅底修补。基于颞浅动脉的颞顶筋膜瓣可以通过旋转以封闭颞下–颅中窝或颅后窝的硬脑膜缺损。颞顶筋膜瓣是一种众所周知的重建技术，以往多用于头颈部癌症的术后重建，而当其他皮瓣难以获取时，它也可以用于内镜鼻内重建。颞顶筋膜瓣的优点在于具有稳定的血管解剖结构，面积较大，具有足够的柔韧性。此外，在有颅底恶性肿瘤病史的患者中，这种皮瓣还为未受照射的组织参与重建提供了机会。基于其血管蒂的方向，该皮瓣不优先用于前颅底缺损。在颞顶筋膜瓣可用于重建的情况下，患者的选择很重要。既往有过颞动脉活检或头皮放射史的患者可能导致皮瓣部位出现并发症，包括局部组织坏死、脱发等。同时，应用颞顶筋膜瓣还必须考虑面神经解剖，因为该皮瓣会使面神经的额支处于损伤风险中。此外，由于皮瓣转位需要进行颞下窝剥离，上颌内动脉也存在损伤风险。在内镜下，它也可以通过经翼突隧道来修复鼻咽部的缺损。

修复颅底缺损的内镜血管化技术包括众所周知的带蒂鼻中隔皮瓣、下鼻甲皮瓣和中鼻甲皮瓣。这些都是基于蝶腭动脉分支的血管化皮瓣。基于腭大动脉的腭瓣也被描述用于颅底重建。鼻中隔皮瓣是最常用的重建大范围颅底缺损的材料。鼻中隔皮瓣以后隔动脉为蒂，由黏膜骨膜和黏膜软骨膜组成，其特点是具有长而结实的蒂，使其可以沿颅底广泛移动。鼻中隔皮瓣的大小也可以通过延伸到鼻底来扩大，使其能够从眼眶跨越到眼眶，从蝶鞍跨越到额窦。在某些情况下，开始时并不知道是否需要鼻中隔瓣进行重建。这时，为了在蝶骨切开术前保留鼻中隔皮瓣的血管供应，可以抬高鼻中隔以"抢救"皮瓣。这种技术也被证明可以缩短手术的愈合时间，利于术后恢复。下鼻甲皮瓣可以作为前部或后部带蒂皮瓣取材。在鼻中隔皮瓣无法获取的情况下，一项大型研究报告了使用"二次"皮瓣来进行颅底重建。在 330 个皮瓣中有 34 个（10%）是二次皮瓣，包括 16 个内镜辅助颅周皮瓣、7 个隧道式颞顶筋膜瓣、3 个下鼻甲皮瓣、2 个中鼻甲皮瓣、2 个前外侧鼻壁皮瓣、2 个腭瓣、1 个枕骨皮瓣和 1 个面动脉颊肌皮瓣。对于二次皮瓣术后脑脊液漏率为 3.6%，归因于 1 个中鼻甲皮瓣坏死。因此，研究表明，二次皮瓣的成功率（97%）与鼻中隔皮瓣（>95%）相当，并建议在综合颅底手术中必须通过多个皮瓣来修复复杂的颅底缺损。

最近还报道了使用双瓣来治疗较大的颅底缺损。这些包括双带蒂鼻中隔皮瓣（Janus 皮瓣）和带蒂鼻中隔皮瓣与颅周皮瓣的组合。除了传统的鼻中隔皮瓣外，最近还描述了使用具有间隔软骨和骨的复合皮瓣，即黏软骨–骨瓣用于眶底重建。此外，有文献报道了一种修复前颅底大面积缺陷的三层技术。通过使用带阔筋膜的硬脑膜重建底层，然后是无细胞真皮覆盖层，最后用带蒂鼻中隔皮瓣覆盖，该皮瓣报告 2 年无脑脊液漏的成功率为 100%。

此外，由肩胛背动脉供血的下方斜方肌岛状皮瓣可用于外侧颅底缺损，上皮或肌皮瓣可分别用于硬脑膜和皮肤重建。基于胸背动脉的背阔肌皮瓣具有很长的跨腋窝旋转弧，可触及大部分颅底缺损，主要用于侧颅底大面积软组织缺损的修复。

3. 游离皮瓣

游离组织皮瓣重建通常用于大面积颅底缺损，以及眼眶和颌面部缺损。使用的皮瓣包括桡侧前臂皮瓣、腹直肌皮瓣、背阔肌皮瓣、大腿前外侧皮瓣和肩胛/肩胛旁皮瓣。

五、颅底重建的加固

在重建工作之后，外科医生必须适当地加强修复，以促进局部愈合，尤其适用于带血管蒂的皮瓣。首先，将止血纱布放置在重建的边缘周围。在放置止血纱布后，修复的关键区域可以用可吸收止血绵加固。例如，可以加固斜坡凹槽以确保最大限度地重建缺损。最后，将脑膜胶填充在整个修复部位，通过分层填充以完全覆盖，实现三维支撑。

六、颅底重建的效果及并发症

颅底重建手术常见的并发症，包括术后脑脊液漏、脑积气、颅内感染、移植物/皮瓣失活或移位等。一项针对 673 名患者的评估内镜颅底手术重建颅底缺损的系统研究表明，颅底重建后总体脑脊液漏率为 8.5%。对于术前没有脑脊液漏的颅底缺损患者，无论采用何种重建技术，均未报告术后脑脊液漏。使用带血管蒂的带蒂皮瓣重建的患者，无论是否采用游离移植物，大约94%的患者成功闭合。而没有使用应用带蒂皮瓣的多层游离移植物的成功闭合率仅为82%。当使用脂肪和牛胶原蛋白基质材料进行重建时，成功率最低，仅为55%。

当研究缺损修复部位时，在前颅底（蝶骨平面至额窦后台），整体闭合成功率为92%，无论使用非血管化还是血管化技术都可以成功进行闭合。对于非血管化颅底重建技术，观察到成功率（67%～93%）的差异更大。使用带蒂血管化鼻中隔和带基底移植物的颅周皮瓣的成功率更高（分别为96%和100%）。绝大多数的鞍区缺陷都可以成功重建。使用血管化的带蒂皮瓣在高流量和低流量的术中鞍区脑脊液漏的情况下均能产生出色的结果（94%～100%），而在低流量脑脊液漏的情况下使用游离移植物/生物材料重建分别取得了87%和100%的成功率。斜坡重建的总体闭合率为80%。在一项非血管化皮瓣重建的研究中，多层游离移植物的成功率达到了60%。当添加带蒂的隔膜瓣作为覆盖物时，该成功率提高到100%。这意味着仅用游离移植物重建斜坡缺损可能是不够的。

极少数情况下，由于患者的依从性差，可能导致并发症的发生，这突出了与患者的沟通交流和常规随访（包括鼻窦内镜检查）的重要性。尽管大部分术后即刻关注的焦点都集中在重建上，但也可能发生脑积气，并且通常表现为头痛、恶心、呕吐和精神状态改变。仔细的病史询问、适当的放射学检查和内镜检查有助于将其识别。此外，对于腰椎引流管放置是否影响颅底重建目前尚没有一个统一的标准。放置腰大池引流管可作为术后持续性脑脊液漏的一线治疗，而在已经放置腰大管引流管的情况下，可能需要立即修复重建。

（薛强）

参考文献

[1] 冯远静，蒋陈盛，朱辉，等．一种基于图谱的颅底缺失解剖特征点的重建方法：CN202111568821.1［P］.CN202111568821.1［2024-01-22］.

[2] 姜献峰，游嘉，彭伟．用于颅顶重建外科手术的颅骨导向模板及其制作方法：CN201210034841.5［P］.CN102525608A［2024-01-22］.

[3] 严玉金，李江，王新东，等．不同方法颅底重建治疗开放性颅脑损伤合并前颅窝底粉碎性骨折［J］.中华神经外科杂志，2016，32(6)：4.

[4] 周良辅．现代神经外科学［M］.2版．上海：复旦大学出版社，2015.

[5] Anderson C, Akbar N, Colley P. Reconstruction of skull base defects in pituitary surgery[J]. Otolaryngol Clin North Am, 2022 Apr, 55(2): 449-458.

[6] El-Sayed IH, Jiam NT, Theodosopoulos PV, et al. Formal closure of endoscopic endonasal skull base defects with a "bow tie" tri-layer graft[J]. Laryngoscope, 2023 Jul, 133(7): 1568-1575.

[7] Kejner AE, Lee BJ, Pipkorn P. Lateral skull base and auricular reconstruction[J]. Otolaryngol Clin North Am, 2023 Aug, 56(4): 715-726.

[8] Klatt-Cromwell CN, Thorp BD, Del Signore AG, et al. Reconstruction of skull base defects[J]. Otolaryngol Clin North Am, 2016 Feb, 49(1): 107-117.

[9] Lal D, Cain RB. Updates in reconstruction of skull base defects[J]. Curr Opin Otolaryngol Head Neck Surg, 2014 Oct, 22(5): 419-428.

[10] London NR Jr, Rangel GG, Onwuka A, et al. Reconstruction of pediatric skull base defects: a retrospective analysis emphasizing the very young[J]. Int J Pediatr Otorhinolaryngol, 2020 Jun, 133: 109962.

[11] Ngo CV, Nguyen H, Aklinski J, et al. Reconstruction of large anterior skull base defects after resection of sinonasal tumors with intracranial extension by using pedicled double flap techniques[J]. J Craniofac Surg, 2023 Mar-Apr 01, 34(2): 611-615.

[12] Nwaba A, Ho A, Ellis MF. Microvascular reconstruction of the anterior skull base[J]. J Craniofac Surg, 2022 Nov-Dec 01, 33(8): e886-e890.

[13] Shelesko EV, Chernikova NA, Kravchuk AD, et al. Mnozhestvennye defekty osnovaniya cherepa: osobennosti patogeneza, diagnostiki i lecheniya[Multiple skull base defects: features of pathogenesis, diagnosis and treatment][J]. Zh Vopr Neirokhir Im N N Burdenko, 2021, 85(4): 58-63.

[14] Sigler AC, D'Anza B, Lobo BC, et al. Endoscopic skull base reconstruction: an evolution of materials and methods[J]. Otolaryngol Clin North Am, 2017 Jun, 50(3): 643-653.

第八章
颅底外科微创技术
Minimally Invasive Techniques for Skull Base Surgery

第一节 影像引导技术

所谓的影像引导技术，其实是一种微创外科技术，也可以广义地定义为在被治疗器官影像图像的帮助和引导下进行的任何侵入性治疗，例如立体定向手术、内镜检查、荧光透视等。其中，最常见的是影像引导下的立体定向手术，通过参考标记的基准点将术前影像资料注册到手术空间，在手术区域中的跟踪装置显示术前三维影像重建的解剖位置。在过去的几十年里，随着医学影像技术的发展，神经外科取得了巨大的进步，外科医生可以更准确地对颅内病变进行定位，并观察其具体形态及其周围组织结构。过去的神经外科手术，在术前外科医生需要仔细地在影像资料上观察脑部病变及其相关解剖结构，手术过程中需要在他们自己的头脑中抽象地重建病变的位置，根据常规 CT 扫描或 MRI 提供的二维信息选择手术入路，而且对颅内病变位置的识别主要是通过局部解剖标志来确定的。但是，如果是位于大脑颅底或者脊髓深处的病变，使用这种手术方式通常需要大面积暴露以增加手术视野来治疗或切除病变，这就会导致脑或脊髓病变周围组织潜在性的损伤。然而，影像引导技术提供了在手术过程中精确化、可视化的外科解剖和病变定位能力，可以在手术前选择最佳的手术入路，避免穿过功能性神经组织，以周围组织最小化的损伤来进行手术。此外，影像引导技术提高了识别病变边界周围关键结构的能力，从而在切除过程中可以避免对这些区域的损伤。除了结合 CT 和 MRI，新的成像技术正在被结合到影像引导神经导航系统中，以进一步改善影像引导技术的应用。这些额外的成像技术使外科医生不仅可以精确地定位病变，识别其复杂结构，还可以以对周围组织损伤最小的方式治疗病变。

一、影像引导技术的历史

（一）影像引导技术的先驱

如何在颅脑三维空间中精确地术前规划和术中定位一直是困扰神经外科的难题。早期的神经学家提出了大脑组织局部解剖的概念，通过局部解剖为精确定位头部损伤奠定了坚实的基础。一直到 20 世纪后期，随着影像技术的发展，大脑内部病变才实现可视化，然而在这之前就诞生了可以高度精确定位颅内解剖结构的技术——立体定向术。为了在三维空间中精确定位物体，必须知道其精确坐标，并设计一种方法来定义该坐标系，该过程类似于使用地图参考点来寻找地理位置，但是这种精确定位是在三维空间中而不是二维空间中。俄罗斯的外科医生和解剖学教授 D. N. Zernov 博士于 1889 年首次使用了一种用于定位人类颅内结构的仪器，它由一个固定在头骨上的铝制框架组成，使用表面解剖标志来预测颅内表面结构（图 8-1-1）。该装置于 1889 年首次成功用于从一名创伤性脑损伤的患者体内抽吸出脑脓肿，尽管该装置可以用于临床，但由于个体差异，仅根据表面解剖标志来预测大脑表面形状的准确性是有限的。在 1908 年，英国的临床外科教授 V. H. Horsley 博士和生理学家兼工程师 Robert H. Clarke 首先创建了立体定向框架，该框架使用基于笛卡儿坐标系，通过数学计算来识别颅内目标的位置（图 8-1-2）。利用已知颅骨和脑表面之间的解剖关系，将探针精确地引导至确定的颅内目标。然而，这种设备仅限于小脑结构的研究，从未用于人类外科手术，而是局限于猫和猴子的实验研究。其中，立体定向框架的概念成为影像引导技术的核心。该原理可以应用于身体的任何器官，但实际上，由于颅骨与身体的其他部位不同，可以提供一个

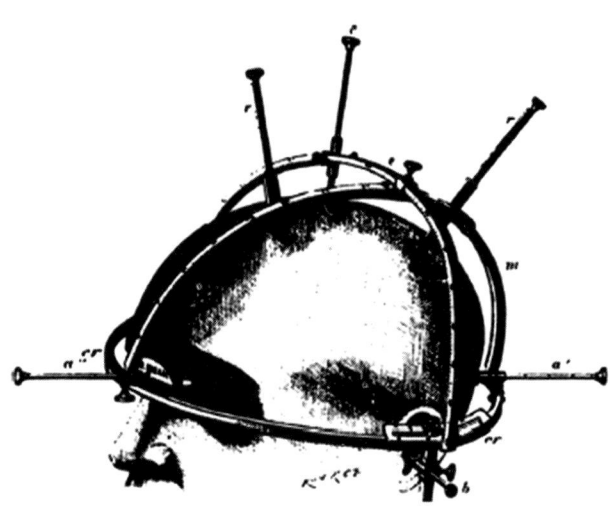

图 8-1-1　1889 年创建的 Zernov 框架利用浅表解剖标志来预测颅内目标的位置

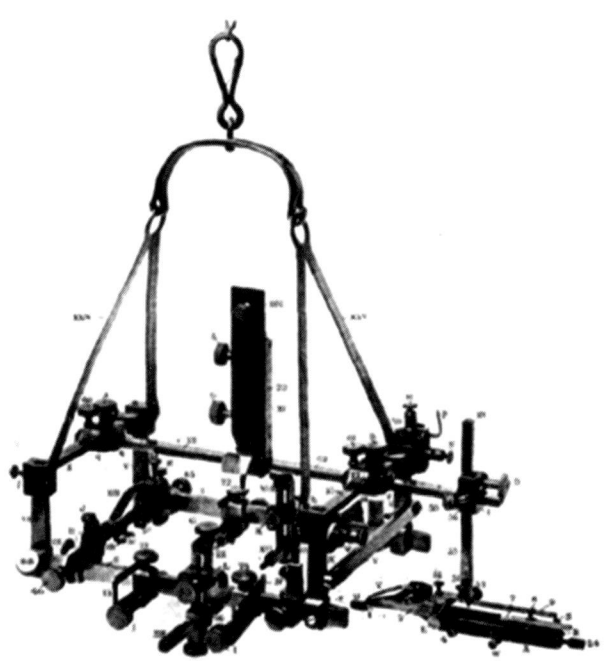

图 8-1-2　在动物实验中，Horsley 和 Clarke 框架利用基于 Carresian 坐标系的立体定向装置来定位颅内目标

刚性的稳定框架，所以在 20 世纪的大部分时间里，立体定向框架的使用仅限于神经外科。

（二）早期的影像引导技术

直到成像设备能够看到附在患者头部的金属框架，患者大脑的解剖结构才逐渐映射到外部坐标系，影像引导技术也逐渐得到发展。1918 年发明的脑室造影术提供了一种通过将空气或造影剂注入脑室利用 X 射线来观察大脑深部结构的方法，这对于识别丘脑和基底神经节中的结构特别有用，因为它们与大脑脑室系统的结构具有稳定的关系。1946 年，美国的两位神经外科医生 E. A. Spiegel 博士和 H. T. Wycis 博士基于脑室造影术将大脑的结构与脑室造影术的颅内参考点（如松果体）结合起来，根据大脑深部核团与第三脑室的已知关系计算出深部核团的准确位置，进而参考详细的大脑图谱将深部核团的位置映射到立体定向框架的坐标系中，从而开展立体定向的神经核团毁损术（图 8-1-3）。后来，瑞典的神经外科教授 Lars Leksell 博士改良了上述立体定向装置，利用极坐标替换了笛卡儿坐标系，简化了术前计算，并将其广泛用于治疗运动障碍、疼痛、癫痫和精神障碍等功能神经外科，大大扩展了立体定向框架的使用。随着神经药理学的发展，特别是发现左旋多巴可以用于治疗帕金森病，功能性等神经外科手术需求相对下降，而且这种普通的 X 射线成像技术不能清楚地显示颅内肿瘤等病变，导致这种立体定向术的临床应用也越来越少。

（三）当代影像引导技术

随着 20 世纪 70 年代 CT 成像的引入，颅内空间和相关病变的详细三维图像得到清晰的可视化，三维成像为外科医生提供了直接观察大脑解剖结构和颅内病变的能力。CT 成像的出现也使得神经外科医生

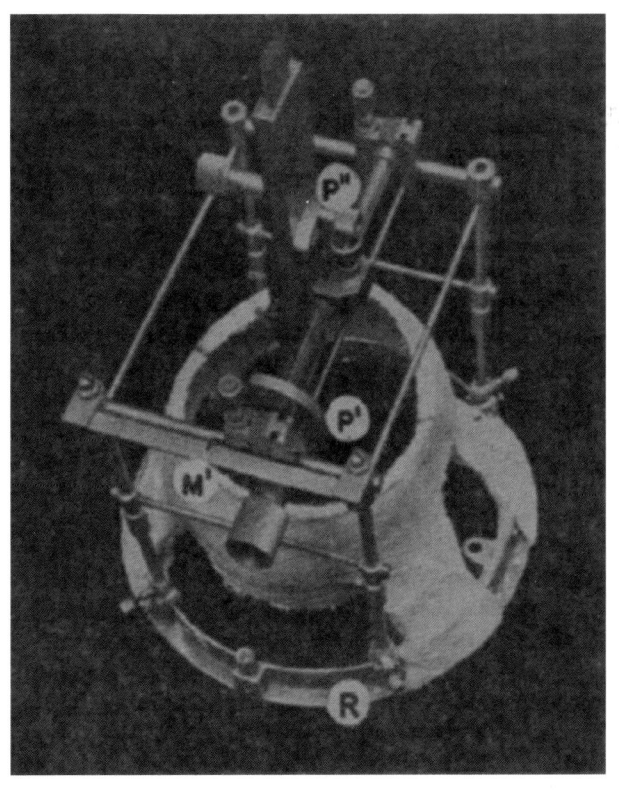

图 8-1-3　第一次在人体利用 Spiegel 和 Wycis 框架进行立体定向手术

迅速调整了现有的立体定向框架系统，并开发了新的专用系统，如 BRW（Brown-Roberts-Wells）和 CRW（Cosman-Roberts-Wells）立体定向框架。其中，R. A. Brown 医学生开发了一种立体定向头架，它将成像坐标转换为框架坐标，能够在图像采集和手术过程中通过使用固定在患者身上的定位系统来定位 CT 扫描上的任何点。该立体定向头架随后被结合到立体定向框架中。框架的定位系统由六个丙烯酸塑料杆组成，这些杆在 CT 放射图像上可见，并作为 CT 图像上的标志。使用早期的计算机在每个 CT 图像切片上标记杆的位置，然后使用该信息将 CT 切片坐标系关联到框架坐标系。计算机上的光标用于标记目标位置和附着在框架上的手术探针的插入路径。外科医生能够通过 CT 切片观察探针的点来可视化探针穿过大脑的轨迹。有了基于术前 CT 图像定位手术目标的能力，更通用的框架很快被开发出来，从而提供了更多的手术路径。在 20 世纪 80 年代，MRI 成为可能，它为外科医生提供了更高分辨率的颅内结构图像。随即由非铁磁性材料构成的框架被开发出来，这种框架适用于 MRI，可与多种不同的手术器械兼容，立体定向手术的使用范围也扩大到了 MRI 引导的活检和内镜检查等。尽管这些系统增强了颅内目标的手术定位，但是框架本身有一个主要的缺点：在手术过程中它必须固定在头部，从而机械地遮挡了手术区域，限制了手术的灵活性。

于是为了克服上述限制，一些神经外科医生引入了无框架立体定向系统，革新了影像引导手术。1986 年，Roberts 等利用基于声波的数字化仪代替显微镜的机械定位，开发出可自由调节的神经导航装置，用于 CT 引导的立体定向手术。Watanabe 于 1987 年首次描述了用于无框架神经外科手术的手持设备数字化系统，它由一个带有六个关节的传感臂组成，固定在一个坚固的底座上，并连接到计算机，确定传感臂相对于先前获得的 CT 图像的位置。每个关节都带有一个集成的高分辨率电位计，可以产生与关节角度线性相关的模拟电信号。这些信号随后被转换成数字数据，然后输入计算机，根据每个臂段的角度和长度确定传感臂的三维位置。随着影像引导技术相关的声学跟踪技术、计算机视觉系统、仪器跟踪技术等的不断完善，无框架立体定向系统也逐渐商业化，已开发出多种神经导航设备和系统。在过去十年中，影像引导技术在神经外科领域有着惊人发展，目前，它已经被大多数神经外科医生认为是临床实践的标准。

二、影像引导技术的基本要素

影像引导手术临床应用的典型步骤包括：① 术前采集图像；② 将患者的解剖结构与术前影像进行配准；③ 使用定位器跟踪手术器械；④ 显示手术器械相对于患者解剖结构的位置；⑤ 外科医生通过可视化仪器操纵器械进行手术。其中，影像引导导航系统有几个共同的基本要素，这些元素包括图像采集、注册和配准、跟踪以及可视化等。

（一）图像采集

图像采集是获取患者术前影像资料并将它们加载到图像引导软件中的过程。图像引导系统通常与医院的局域网连接，或者允许用光盘（CD/DVD）或 USB 驱动器加载医学数字成像和 DICOM 格式的图像。高分辨率 CT 和 MRI 图像最常用于神经外科手术，其切片厚度范围为 0.5～2.0 mm。根据手术的目标，CT 和 MRI 各有优势。其中，CT 有助于在经鼻内镜手术中确定鼻窦解剖结构，并且 CT 血管造影有助于动脉瘤手术；而 MRI 提供了高分辨率的软组织成像、光谱检查、扩散加权成像等，虽然 MRI 提供的软组织分辨率和对比度优于其他方式，可以显示精确的肿瘤定位和较高的边缘清晰度，但扫描时间可能会很长。此外，MRI 中使用的强磁场会对电子系统产生不利影响，并且对患者体内植入的金属物体产生吸力。CT 和 MRI 扫描可以通过软件进行融合，对比 T1 序列能够确定血管和肿瘤，T2 加权图像可以很好地显示脑脊液等特征，多个不同系列的融合更有助于神经外科手术。例如，在脑深部植入刺激器之前，MRI 序列的组合可以让外科医生在 T2 图像上确定导线的放置，并在对比 T1 图像上规划没有血管的导线轨迹。其他更专业的序列能够显示白质纤维束，可以帮助外科医生在肿瘤切除过程中避免损伤大脑功能区。除常用的 CT 和 MRI 之外，超声、光学荧光、透视等也可以用于图像的采集。

（二）注册和配准

注册和配准是所有影像引导系统的基本组成部分，所谓注册和配准是在真实空间（如手术室）和数字空间（成像数据的三维重建）中创建和链接坐标系的过程。为了向外科医生提供关于手术目标位置的有用信息，神经导航系统必须能够将选定的术中患者坐标准确地转换为术前 CT 或 MRI 上的相应成像坐标，该过程包括计算两个空间中的坐标之间的一对一映射，使得它们对应于相同的解剖位置。无框架和新的无臂系统都使用这种方法来匹配真实空间和数字空间。为了实现配准，数字空间和图像空间必须有一个共同的参考框架。神经导航系统使用成对的点变换来实现，该点变换采用术前放置标记基准点模式，使用表面轮廓匹配识别，或者结合了基准点和表面轮廓匹配的混合系统。基准点模式需要选择手术前图像基准点或解剖标志上的点，然后通过光学跟踪技术，放置在手术区域上方的摄像机发射红外波，并感应固定在患者头架或颅骨上参考物上的被动标记的反射。具有反射标记的移动探头用于连接照相机和计算机基准相对于参考系的位置，一旦每个基准点的位置信息被发送到计算机，就会生成一个变换矩阵。建立变换矩阵至少需要三个基准点，然而，大多数系统使用三个以上的基准点来提高精确度。更多的基准点可以让计算机选择最好的三个基准点，使它们在两个坐标系之间具有最小的均方根误差。表面轮廓匹配包括识别真实空间和数字空间中的对应表面，并最小化两个表面之间的特定特征的距离，通过几何变换将患者的表面与来自图像数据的相应3D重建相匹配。表面数据的采集是通过用指示器或激光轮廓装置在患者身上选择足够数量的点来实现的。当照相机系统检测激光束的反射时，激光笔用于在前额、颅骨和眼睛周围的区域上移动激光束。计算机在从CT或MRI影像创建的表面模型上拟合采集的表面数据。目前部分较新的系统通过扫描头骨上的额外点提高了表面轮廓匹配的精度。由于与术前放置标记的基准点相比，表面轮廓匹配具有更高的准确性和易用性，通常与基于皮肤的基准点模式相结合，是目前最常用的配准方法。无论使用何种技术，配准过程都是影像导航过程中对导航精度影响最大的步骤。配准精度取决于外科医生仔细选择正确的基准点或执行表面轮廓映射过程。

（三）跟踪

跟踪设备，也称为定位器，是任何影像引导系统的基本组件，主要用于跟踪仪器设备相对于患者解剖结构的位置。外科探针或手术器械的定位和实时跟踪可以使用多种方法来实现，例如可以通过声波、红外或者电磁等技术来实现。早期的跟踪设备基本上是机械数字化仪，逐渐过渡为高精度和大视野的光学跟踪系统。然而，光学跟踪系统要求跟踪设备和被跟踪的仪器保持在跟踪视线内，临床应用过程中显得较为麻烦，并且不能实现对体内仪器的跟踪。电磁跟踪系统的发展完美地解决了上述光学跟踪系统存在的问题，这种系统没有视线要求，能够跟踪体内的导管、探针等仪器。

（四）可视化

影像引导过程中的数据可视化是影像引导系统的重要环节。影像引导系统通过高清显示器清楚地显示来自多个模态的图像，外科医生不再需要针对单个CT或MRI图像进行导航，可以通过系统平台和软件在轴向、冠状、矢状甚至任意方向上滚动切片堆叠来访问大量的影像数据，而且一些系统甚至可以提供3D重建、纤维跟踪、制导视图、轨迹视图等高级功能。例如利用轨迹视图，外科医生能够看到器械穿过大脑时会遇到的所有结构。

三、影像引导技术的临床应用

近年来随着微创手术理念的继续，影像引导技术在神经外科手术过程中发挥重要作用，术前成像用于确定最佳手术入路，从而移除尽可能小的骨瓣并避免穿过功能性脑组织；使用神经导航系统创建的三维模型，可以获得实时解剖数据，从而提高定位和切除中枢神经系统病变的能力；对手术目标的准确识别能够更彻底地切除病变，避免对重要神经结构的损伤，从而降低患者的发病率和死亡率。总之，影像引导技术全程参与到术前、术中和术后各个阶段，为疾病的诊治提供有力的支撑。

（一）术前阶段：参与诊断和设计手术方案

在术前阶段，影像引导技术被整合到神经导航系统中，提高了外科医生确定脑部病变的位置、识别其特征、明确其边界以及判断其病理的能力，从而以对功能区、血管、神经元白质等周围组织损伤最小的方式规划手术方案。术前阶段可以采集多种详细的影像资料，这些高分辨率的影像资料通过配准可以与相同或不同模态的资料相互融合叠加，例如CT/MRI、CT/US、SPECT/CT、PET/CT等，相互补充，共同为外科手术提供病变的位置和手术入路的解剖信息。如MRI可以提供颅内病变位置和周围组织解剖信息，MRI灌注可以评估大脑脉管系统中的血液程度，并且可以通过检测肿瘤内新生血管的存在提示肿瘤的恶性程度以及组织病理学级别，也用于区分肿瘤和灌注不足的病变，如脓肿和放射性坏死。弥散加权MRI可以探测水分子的正常随机运动，某些细胞增殖过多的疾病如神经胶质瘤、淋巴瘤和脑膜瘤等可以使用这种成像方法来识别。磁共振波谱研究根据不同的共振频率检测初级代谢物的相对量，能够识别某些脑部肿瘤，因为与正常神经组织相比，肿瘤组织细胞更新快，含有高水平的代谢物。磁共振灌注成像、弥散加权MRI和磁共振波谱等这些独特的模式可以相对容易地与MRI图像配准融合，这种多模态融合的影像资料可以有效地评估和识别脑部病变的病理学或病因学特征（即低度恶性肿瘤与高度恶性肿瘤），减少了手术前侵入性活检的需要。同时，这些信息融合到神经导航系统中，既可以引导活检到肿瘤最具侵袭性的部分，又可以设计最佳的手术入路，避免损伤周围的神经组织。

（二）术中阶段：指导和监测手术操作

术中影像引导技术为外科医生提供了新的工具来执行精确的微创手术操作，通过实时更新的图像可以评估当前的手术轨迹、肿瘤切除范围以及手术结束时是否存在任何术中并发症，精确和彻底地去除病变，广泛应用于脑组织活检、肿瘤和癫痫病灶的切除以及脑血管病的治疗等神经外科手术中。术中导航存在一个重要的限制就是脑移位，主要受手术过程中的牵拉、病变切除后的空腔效应以及脑脊液漏等的影响，颅内的脑组织发生了物理位移，导致术前成像显示的病变位置不再代表其实际位置，导航配准不再准确。此时就需要在手术过程中将术中成像重新配准结合起来。在手术过程中，由于成像优越的软组织对比度和多平面成像能力，术中MRI已经成为引导手术器械、穿刺针、内镜和电极等仪器的首选方式，并且可以提供图像来帮助补偿脑移位。术中MRI成像系统有三种类型。第一种类型的术中成像系统包括围绕手术台的两台高场强MRI机器，鉴于手术室中MRI机器的大尺寸磁孔会干扰手术区域，而且所有手术器械和麻醉设备必须适合在磁共振环境中使用，大大增加了这些系统的成本，导致这种类型成像系统的使用受到限制。第二种类型涉及低场强可移动式磁共振机器，当需要成像时，它可以移动到手术台。这种技术虽然机器便携，但低场强磁共振的图像分辨率差。最后一种类型是在邻近的房间里放置MRI机器，患者可以在头部固定在手术台上的情况下被运送至隔壁房间进行MRI。然而，移动整个手术台离开房间会增加手术时间，同时也有头部移动的风险。三维超声是术中引导的另一种选择，因为它易于使用，需要很少的准备，并提供无辐射的实时图像。

（三）术后阶段：评估手术效果

术后影像的目的是评估手术的效果。结合在术前阶段采集的影像资料，融合叠加术后影像，更有助于确定治疗的效果，如肿瘤切除的范围以及周围组织的损伤情况，明确术后有无并发症，并为后续治疗提供依据。例如MRI提供的高分辨率软组织图像以及fMRI成像可以显示手术对功能区的影响，通过影像技术能够确定切除后残余肿瘤大小，尤其是神经胶质瘤，利用切除后残余肿瘤的大小可以预测肿瘤的复发情况，这将有助于确定手术效果，预测患者的预后，指导患者的后续治疗。

四、影像引导技术的未来发展

在过去的几十年中，随着医学成像和计算机能力的进步，影像引导技术得以快速发展，使得外科医生将能够在术前、术中和术后使用这些影像信息成功地完成各种微创外科手术，准确彻底地切除病变，尽可能减少病变周围重要结构的损伤，从而降低患者的并发症发生率和死亡率。随着科学技术的快速发展，影像引导技术的创新方法越来越多，其中影像引导技术未来有潜力的两个领域是增强现实技术和影像引导机器人技术。影像引导过程中要求外科医生在手术区域和实时图像显示器之间来回切换，这会转移手术者的注意力，增加患者损伤的风险。通过将增强现实技术与影像引导介入技术相结合，可以很好地克服上述问题，利用可穿戴透视眼镜等设备，外科医生能够在不进行开放式手术的情况下看到隐藏的病变及其周围的复杂环境，可以根据观察方向同时注意手术器械和患者的位置以及相关影像信息，更快、更准确地定位目标病变，同时精确地使用手术器械避免损伤重要结构，这可以显著提高影像引导技术的成功率和效率。另外，最近的技术进步促进机器人手术在多个专业领域中的快速实施，机器人系统可以有效地帮助执行高精度的复杂任务。鉴于机器人能够提供虚拟数据、卓越的空间分辨率和几何精度、更快的机动性和稳定性等，机器人技术在神经外科领域的吸引力越来越大。融合影像引导的机器人系统，外科机器人不仅可以辅助外科医生手术，甚至还可以通过自动执行程序和远程控制来替代外科医生的手术操作。影像引导技术的不断进步，无疑将在未来神经外科机器人手术中发挥重要作用。

（王春晖）

参考文献

[1] Abdullah J, Ariff AR, Ghazaime G, et al. Stereotactic neuroendoscopic management of hydrocephalus: a three-year follow-up and analysis of Malaysian children with aqueduct stenosis[J]. Stereotact Funct Neurosurg, 2001, 76(3-4): 175-180.

[2] Ahmed SI, Javed G, Mubeen B, et al. Robotics in neurosurgery: a literature review[J]. J Pak Med Assoc, 2018, 68(2): 258-263.

[3] Bale R, Widmann G. Navigated CT-guided interventions[J]. Minim Invasive Ther Allied Technol, 2007, 16(4): 196-204.

[4] Brown RA, Roberts TS, Osborn AG. Stereotaxic frame and computer software for CT-directed neurosurgical localization[J]. Invest Radiol, 1980, 15(4): 308-312.

[5] Castillo M, Smith JK, Kwock L, et al. Apparent diffusion coefficients in the evaluation of high-grade cerebral gliomas[J]. AJNR Am J Neuroradiol, 2001, 22(1): 60-64.

[6] Cleary K, Peters TM. Image-guided interventions: technology review and clinical applications[J]. Annu Rev Biomed Eng, 2010, 12: 119-142.

[7] Detmer FJ, Hettig J, Schindele D, et al. Virtual and augmented reality systems for renal interventions: a systematic review[J]. IEEE Rev Biomed Eng, 2017, 10: 78-94.

[8] Devic S. MRI simulation for radiotherapy treatment planning[J]. Med Phys, 2012, 39(11): 6701-6711.

[9] Doulgeris JJ, Gonzalez-Blohm SA, Filis AK, et al. Robotics in neurosurgery: evolution, current challenges, and compromises[J]. Cancer Control, 2015, 22(3): 352-359.

[10] Filippi CG, Edgar MA, Ulug AM, et al. Appearance of meningiomas on diffusion-weighted images: correlating diffusion constants with histopathologic findings[J]. AJNR Am J Neuroradiol, 2001, 22(1): 65-72.

[11] Grunert P, Darabi K, Espinosa J, et al. Computer-aided navigation in neurosurgery[J]. Neurosurg Rev, 2003, 26(2): 73-99; discussion 100-101.

[12] Grunert P, Muller-Forell W, Darabi K, et al. Basic principles and clinical applications of neuronavigation and intraoperative computed tomography[J]. Comput Aided Surg, 1998, 3(4): 166-173.

[13] Hall WA, Truwit CL. Intraoperative MR-guided neurosurgery[J]. J Magn Reson Imaging, 2008, 27(2): 368-375.

[14] Henderson JM, Smith KR, Bucholz RD. An accurate and ergonomic method of registration for image-guided neurosurgery[J]. Comput Med Imaging Graph, 1994, 18(4): 273-277.

[15] Jethwa PR, Barrese JC, Gowda A, et al. Magnetic resonance thermometry-guided laser-induced thermal therapy for intracranial neoplasms: initial experience[J]. Neurosurgery, 2012, 71(1 Suppl Operative): 133-144; 144-145.

[16] Kersten-Oertel M, Gerard I, Drouin S, et al. Augmented reality in neurovascular surgery: feasibility and first uses in the operating room[J]. Int J Comput Assist Radiol Surg, 2015, 10(11): 1823-1836.

[17] Leksell L, Leksell D, Schwebel J. Stereotaxis and nuclear magnetic resonance[J]. J Neurol Neurosurg Psychiatry, 1985, 48(1): 14-18.

[18] Lewin JS, Metzger A, Selman WR. Intraoperative magnetic resonance image guidance in neurosurgery[J]. J Magn Reson Imaging, 2000, 12(4): 512-524.

[19] Mikuni N, Okada T, Enatsu R, et al. Clinical impact of integrated functional neuronavigation and subcortical electrical stimulation to preserve motor function during resection of brain tumors[J]. J Neurosurg, 2007, 106(4): 593-598.

[20] Miner RC. Image-guided neurosurgery[J]. J Med Imaging Radiat Sci, 2017, 48(4): 328-335.

[21] Neves CA, Vaisbuch Y, Leuze C, et al. Application of holographic augmented reality for external approaches to the frontal sinus[J]. Int Forum Allergy Rhinol, 2020, 10(7): 920-925.

[22] Nguyen TB, Cron GO, Mercier JF, et al. Diagnostic accuracy of dynamic contrast-enhanced MR imaging using a phase-derived vascular input function in the preoperative grading of gliomas[J]. AJNR Am J Neuroradiol, 2012, 33(8): 1539-1545.

[23] Peters TM, Clark JA, Pike GB, et al. Stereotactic neurosurgery planning on a personal-computer-based work station[J]. J Digit Imaging, 1989, 2(2): 75-81.

[24] Thomas NWD, Sinclair J. Image-guided neurosurgery: history and current clinical applications[J]. J Med Imaging Radiat Sci, 2015, 46(3): 331-342.

第二节 颅底内/外视镜技术

光学技术和视觉成像方面的进步在神经外科的发展中发挥了重要作用。早期的神经外科手术是在肉眼下或者眼镜式放大镜下进行的，受限于细微结构以及局部视野，很多重要部位的病变难以得到有效的手术治疗，甚至被认为是手术禁区，如脑干肿瘤、脊髓内病变等。直到20世纪60年代，手术显微镜的出现彻底改变了神经外科领域，特别是颅底外科，手术区域的光学放大和手术视野的照明增强，使得外科医生能够进行显微手术治疗以前由于局部放大和照明的限制而用传统视力无法治疗的疾病，大大提高了神经外科手术的范围和安全性。随着时间的推移，光纤技术不断进步，内镜逐渐进入外科医生的视野。其视觉成像和工作轴分离的人体工程学特性极大地改善了外科医生的舒适度，同时内镜手术视野更宽、对周围结构损伤更小、手术安全性较高以及术后并发症相对少，使得内镜广泛应用于几乎所有的神经外科手术。颅底外科领域也从最初依赖显微外科技术，正转变为以内镜为基础的专业领域。然而显微镜和内镜焦距短、景深小，需要靠近手术区域，手术过程中会影响镜下手术器械的操作，干扰手术视野。为解决这一问题，近年来，科技的发展也为神经外科领域带来新的技术——外视镜技术，也就是所谓的"平视手术"系统，它能够结合传统神经外科显微镜和内镜的优点，提供高质量、高清晰度的三维实时图像以及更宽阔的手术视野，极大地提高了手术的安全性和有效性。颅底外科是外科手术中最具挑战性的领域之一，而显微镜技术、内镜技术以及外视镜技术各有优劣，颅底内/外视镜技术的联合应用能够相互补充，相互协助，共同应对颅底外科的挑战。

一、显微镜技术

（一）历史背景

外科医生精确操作的一个关键因素是解剖结构的清晰化和可视化。然而，这从来都不容易。一方面，一些解剖结构非常小，从毫米到微米不等，并且它们可能与其他器官或组织非常接近。要清楚地看到这些结构，需要的分辨率远远超过人眼的分辨率。另一方面，在神经外科、耳鼻喉外科等非常常见的窄腔和深通道缺乏照明，导致结构具有阴影，图像模糊。不良的可视化可能导致对解剖结构或附近器官的不适当操作，这将影响手术结果，甚至导致危及生命的后果。因此，足够的放大倍数和适当的照明对手术的成功至关重要。

在手术显微镜出现之前，外科医生一直使用安装在眼镜或头带上的各种放大系统。这些系统可以分为三类，即单透镜放大镜、棱镜双目放大镜和望远镜系统。单镜头放大镜使用凸透镜以固定的放大率和非常短的工作距离进行放大。为了在更长的工作距离上获得更大的放大率，人们开始使用望远镜系统。而双目放大镜，使用棱镜目镜和透镜来实现立体视觉。毫无疑问，显微镜的发明开启了通过透镜系统放大小物体的新纪元，并在细菌学领域以及后来的组织学领域引发了一场革命。显微镜的主要创新是它在视网膜上产生了一个放大的图像，提供了更多的视觉细节。到20世纪中期，医生开始使用显微镜进行手术，利用双目放大镜系统以立体视角进行精确操作，最早应用在耳鼻喉外科领域。虽然现在神经外科手术成了手术显微镜的主要市场，但是直到1957年，洛杉矶南加利福尼亚大学的Theodor Kurze从一名5岁的患者中切除了一个神经鞘瘤，这种仪器才被引入神经外科手术室，随后又被应用于颅内动脉瘤手术。手术显微镜不仅能够提供放大和照明，随着镜头质量、光学方法和仪器等其他方面的改进，显微镜还具有轻松重新调整范围和图像焦点位置的能力。

慢慢地，手术显微镜已经被改进成一种精密仪器，它们具有高精度光学器件和高功率同轴照明，为外科医生提供了可调的放大率、适当的工作距离和整个手术区域的无障碍视野。精心设计的机械系统提供了稳定性和可操作性，而平视显示器改善了人体工程学。立体视觉提供了视野的第三维，从而增加了手术的安全性。显微镜上有多个光学端口，可用于辅助观察者或适应摄像机。此外，现代手术显微镜增加了各种术中成像模块，例如荧光成像、光学相干断层扫描、超光谱成像和激光散斑对比成像等，并且作为术中诊断工具为手术提供了极大的便利。手术显微镜给神经外科手术带来了巨大的飞跃，明显改善了手术效果，降低了并发症的发生率。自20世纪70年代以来，它成为现代显微神经外科手术的主流。

（二）临床应用

精细的可视化在神经外科手术中至关重要，手术显微镜能够提供手术部位的清晰、明亮和放大的视图，并通过其高放大倍数和集成成像模式揭示了精细结构的更多细节，其集成或改造的先进技术可以极大地方便手术导航。手术显微镜下的显微外科手术切口小，组织剥离少，创伤小，缩短了住院时间，提高了患者术后的满意度。因此，手术显微镜已经广泛应用于神经外科各种手术中，例如颅内肿瘤切除。手术显微镜对于切除肿瘤是必不可少的，如神经胶质瘤、脑膜瘤、颅内动脉瘤、幕上肿瘤、幕下肿瘤、转移肿瘤等。与传统全切相比，显微全切具有更好的肿瘤局部控制，并可能降低局部复发的风险。由于肉眼看不清肿瘤边缘，通常需要影像学技术来定位肿瘤，如术中荧光或MRI图像。神经导航系统结合手术显微镜也能提供很大的帮助。脑肿瘤切除术中的手术显微镜不仅作为常规使用的仪器提供了清晰明亮的可视化，而且还作为一种框架促进影像引导的切除。

然而，手术显微镜确实有一些限制。首先，手术显微镜很重，由于头部平台的重量和尺寸，手术显微镜需要一个大而复杂的平衡系统来防止它翻倒。这种平衡块占据了手术区域内很大的空间，从而限制了手术人员的活动。此外，手术显微镜不能轻易地从一个地点移动到另一个地点。用于允许头台精确移动的液压系统同样庞大且昂贵。除了服务合同、替换零件和其他设备的成本之外，现代手术显微镜的成本也比较昂贵。第二，神经外科手术要求外科医生从各个角度观察解剖结构。直接双目视觉通常需要外科医生长时间弯曲颈部和身体，助手也经常处于类似或更糟的姿态中。这种位置导致外科医生的不适和疲劳，以及可能导致手术结果的不佳。第三，尽管手术显微镜的光学设计复杂而精密，但景深却很小，每个动作通常都需要重新聚焦。最近的手术显微镜装置通过电磁控制装置简化了这一过程，但这仍然是一个耗时的步骤。

（三）未来发展

手术显微镜经历了漫长的演变和发展，由于众多吸引人的功能和新的成像方式，手术显微镜将不会止步于此，而是将继续蓬勃发展。手术显微镜的三个主要未来方向包括：与更先进的技术相结合，开发新的可视化方法，以及越来越多的临床学科应用。首先，光声成像、高光谱成像、激光斑点对比成像和偏振成像与手术显微镜的集成以及相关的成像处理方法将变得更加成熟和完善，以提供除荧光成像和光学相干断层扫描之外的手术引导。高光谱成像和激光斑点对比成像特别有前途，因为它们是非接触式和无标记的，不需要任何造影剂或染料的注射。它们可以在手术过程中的任何时间使用，无需给药时间，并实时提供大量的定量诊断信息。同时，高光谱成像和激光斑点对比成像都有一个非常简单的适应系统和一个容易的图像解释。因此，采用这些方法与手术显微镜的集成给系统增加了很少的复杂性，医生采用起来也很容易，并且提供了更多的信息。第二，手术显微镜的可视化将得到扩展。它将不限于仅由手术室中的团队共享的清晰视图。新的可视化方式将使外科医生能够通过监视器、耳机、智能手机和会议室的大屏幕在任何地方自由地可视化手术过程。随着先进的通信技术和发达的 AR 辅助平台，更大的群体将能够远程参与手术。最后，预计手术显微镜将越来越多地用于更多的临床学科中，例如神经外科、耳鼻喉科、眼科、牙科和整形外科等。由于具有提供良好可视化的内在能力和添加的成像模块，手术显微镜在更多临床应用中的作用有待揭示，手术显微镜有望更多地应用于其他临床学科。

二、内镜技术

（一）历史背景

除了手术显微镜之外，微创神经内镜技术是过去几十年的一项重大发展，已经成为一种非常有价值的可视化技术。这项技术诞生于 20 世纪初，内镜在神经外科中的最早应用是在脑室系统中。虽然美国泌尿外科医生 Lespinasse 是第一个使用膀胱镜电灼脉络丛的人，但 Walter Dandy 被广泛认为是神经内镜之父。他于 1922 年首次尝试内镜下脉络丛烧灼术，但几乎没有成功。然而在 1932 年，他报告了成功使用内镜脑室造瘘术移除脉络丛以治疗脑积水。1923 年，美国的 Mixter 报告了第一次内镜下第三脑室造瘘术。脑室内镜手术代表了该技术在神经外科领域的最重要的初步影响。现代神经内镜技术的基础主要归功于英国应用光学物理学教授 Hopkins，他提出了用一束玻璃纤维进行远距离图像传输从而产生相干图像的想法。为了让该想法在医学领域中得到适当的应用，美国胃肠病学专家 Basil Hirschowitz 通过使用不同的玻璃纤维材料和永久性涂层改进了原始内镜技术，从而形成了柔性内镜。随着技术的进步，与冷光源结合的刚性杆状透镜内镜的发展和用于成像的摄像机的引入代替了外科医生通过内镜直接观察，使得该技术能够广泛应用于神经外科领域。然而，直到 20 世纪 90 年代后半期，随着大型临床系列研究结果的发表，神经内镜才在神经外科领域得到广泛接受，现在被认为是中枢神经系统疾病的一线治疗手段（图 8-2-1）。

几十年来，对颅底外科领域感兴趣的外科医生一直在争论哪种技术能以最小的相关风险提供进入颅底的最佳途径。传统的前、中、后颅底入路包括复杂的经颅或经面手术。这些手术因手术设计、手术器械和围手术期重症监护的进步而变得容易，开颅手术提供了良好的暴露，允许完全切除巨大的肿瘤。然而，这些开放式的手术导致了显著的并发症发生率，与长期术后康复效果有明显的关联，增加了患者的负担。因此，在过去的十年中，颅底外科发展的特点是强调微创技术的发展，这种技术不会影响手术效果，但会显著减轻患者的围手术期负担。医学技术的创新再次为神经外科的发展提供了便利。光纤技术的进步，包括内镜、光源、摄像机和特殊显微仪器的改进设计，最终发展成安全有效的微创神经内镜技术。颅底外科领域从最初依赖显微外科技术，目前正转变为以内镜为基础的专业领域，其显著特点是疗效好、手术时间短、恢复快、并发症少等。

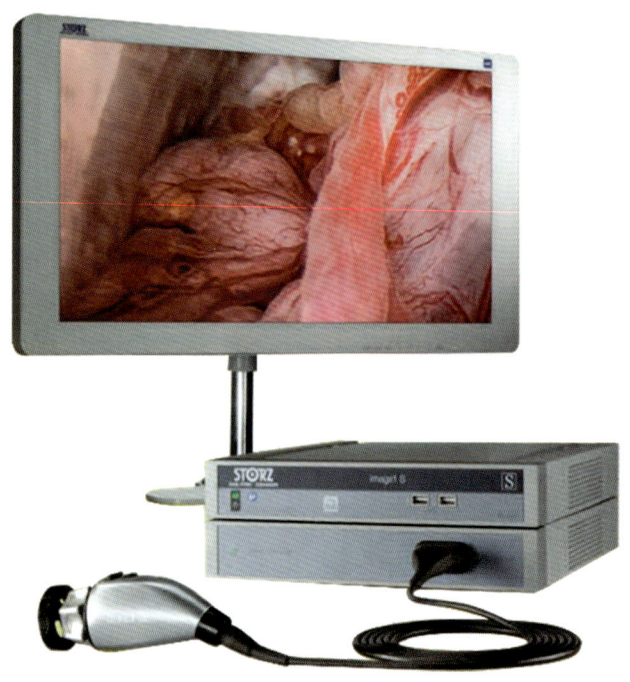

图 8-2-1　高清神经内镜应用越来越广泛

(二) 临床应用

内镜技术的不断进步逐步革新了颅底外科。神经内镜是能够以微创方式进入深层解剖结构的仪器，它可以照亮大脑深处隐藏的结构，然后将清晰的图像传送给外科医生。从 20 世纪 60 年代引入现代更小的内镜以来，神经内镜已经成为神经外科的一个扩展领域。神经内镜反映了现代神经外科以侵袭性最小化为目标的趋势，也就是说，通过最窄的实际通道进入，并对病变进行最有效的切除，同时对正常组织的破坏最小。内镜技术能够使神经外科医生优化病变切除，增加手术解剖的视野，从而限制了由功能性脑结构的外科手术操作而导致的围手术期并发症；同时，与手术显微镜相比，焦距更短，作为显微神经外科手术和神经内外科手术之间的桥梁，它改善了外科医生的舒适度，最大限度地减少了术者的疲劳以及患者的不适。经脑室神经内镜能够治疗脑室系统内的几种病变，如梗阻性脑积水和脑室内/脑室旁肿瘤或囊肿，通常避免更具侵入性的开颅方法。内镜鼻内经蝶窦手术可以治疗鞍区和鞍旁区的病变，其优点是手术视野更宽，对鼻结构的创伤更小，并且减少了并发症。此外，在任何类型的神经外科手术中，内镜都是显微外科手术的重要辅助手段，目的是通过增加照明、放大和视角来增强手术者的视野。在这种手术中，内镜只是一种光学装置；事实上，微型器械在内镜鞘外面通过，并在内镜或显微镜控制下操作。它能够使外科医生观察肿瘤残余，例如隐藏在天幕边缘、脑神经或有功能的脑组织后面的肿瘤。一旦肿瘤被切除，外科医生可以使用内镜来评估切除的程度。

虽然神经外科医生越来越提倡在他们的实践中使用内镜技术，但是当前硬性内镜存在的技术问题使得该技术适用性受限，例如精细的结构、狭窄的工作通道、脑组织对扩张的不耐受性以及不能从不同的端口引入照相机和仪器等。神经外科手术所需的小直径内镜导致非常短的焦距，这又限制了使用内镜进行许多手术的能力，因为在手术过程中，器械经常与内镜碰撞，或者镜头被血液和其他物质模糊。而且，内镜本身占据了有限的外科手术通道中的空间，在手术区域中没有足够的空间来进行手术活动。大多数颅内手术非常精细，需要双手解剖，而徒手使用内镜减少了一只手进行手术，降低了手术操作的安全性。此外，理想的内镜薄而坚固，不会产生热量，并提供高分辨率图像。内镜的这些局限性需要进一步改进，从而进一步改善手术效果和降低手术风险。

(三) 未来发展

随着技术的不断进步，内镜颅底外科医生可用的工具种类将会继续增加，从而扩大了通过这种途径进行手术的可能性。内镜目前的主要限制是它提供的二维视觉，而显微镜允许感知景深并具有更清晰的图像清晰度。现代 3D 内镜监视器的引入是有希望的，但 3D 内镜的视野还不到传统 2D 内镜的一半，当在邻近重要神经血管结构的区域内及其周围工作时，视野的损失会导致内镜医源性损伤的增加。随着与头戴式显示器相结合的 3D 内镜的出现，这一明显的限制将会得到解决。增强现实可能成为神经导航的下一个阶段，允许外科医生叠加先前分割的结构（神经、血管、骨骼、肿瘤等），实时显示在手术视图上。借助平视显示器，外科医生将能够访问图像、生命体征等。机器人技术将逐渐成为未来手术室不可或缺的一部分。声控机器人化内镜支架的使用已有报道。机器人化柔性内镜和触觉器械可能使外科医生能够更有效地处理一些当前的手术范围和自由度限制，甚至允许外科医生远程协助或指导手术。

三、外视镜技术

(一) 历史背景

视觉增强技术改变了神经外科领域。手术显微镜的引入对显微神经外科的发展至关重要，因其能够照亮和放大手术解剖结构而成为神经外科术中可视化的黄金标准。然而，传统显微镜外科手术小手术窗口和进入颅内深部结构固有的入路角度限制了外科医生的视野；而且，手术显微镜在操作机动性、稳定性和费用方面有局限性。此外，手术显微镜的操作视角仅限于操作和协助外科医生，同时也迫使外科医生保持不适的姿势，从而可能导致术中疲劳。神经内镜技术可以进一步提供深部结构的可视化，同时保持外科医生的人机工程学，但是这种技术的应用受到短焦距、小景深以及内镜紧邻手术区域所带来的技术限制。为了改善这些缺点，同时保留手术显微镜和内镜的优点，外视镜应运而生。

外视镜是神经外科医生医疗设备中的最新成员，是手术显微镜和内镜之间的桥梁。从第一台外视镜到3D高清可视化外镜再到最新的3D 4K外视镜，外视镜发展代表了现代外科实践中技术创新的奇迹，并且每年都在不断更新。该系统结合了传统神经外科显微镜和内镜的优点，具有足够大的手术视野和足够长的焦距来进行无阻碍的定位，并且易于操作，可以同时优化手术角度和外科医生人机工程学。整个手术团队也拥有与主刀医生相同的视野，有助于手术流程和培训教育。特别是，3D外视镜能够将强光和放大倍率传送到手术区域的最深处，使外科医生能够通过3D眼镜和3D监视器看到关键的神经和血管结构，以及具有高放大倍率的组织层次，显著提高了手术区域的图像质量。外科医生的位置不再限于着眼于显微镜目镜，而是在手术期间能够自由活动，具有较高的舒适度以及长时间手术后较低的疲劳感，也更加符合人体工程学。这种装置处理精密显微外科手术的能力，以及减轻外科医生疲劳的能力，显示了其在神经外科应用的巨大潜力。

（二）临床应用

目前有多种外视镜系统可用于神经外科手术，其中先进的3D外视镜系统具备4K高清清晰度和3D可视化。外视镜是最近的一项技术革新，在神经外科手术期间，3D外视镜作为术中可视化工具的主要优势是增强了手术区域的可视性和人体工程学。它作为教育工具的使用是3D外视镜的另一个有前途的特征。随着外视镜技术在过去几年中的不断进步，外视镜手术似乎从皮质颅肿瘤手术转向脑深层的病变，在临床预后和手术并发症方面与传统的显微镜相似。全世界越来越多的外科手术中不断使用外视镜，这表明它们在未来可能最终取代手术显微镜，并代表神经外科术中可视化新时代的开始。

在视觉质量方面，3D外视镜具有4K分辨率甚至超高清分辨率的能力（取决于所使用的显示器）（图8-2-2）。3D外视镜系统最大的优点是提供手术区域的3D视图。虽然较低的分辨率最初是外视镜系统的一个限制，但目前2D和3D外视镜系统的分辨率通常等于或高于光学显微镜。关于手术区域的照明，外视镜的LED光源产生的热量比手术

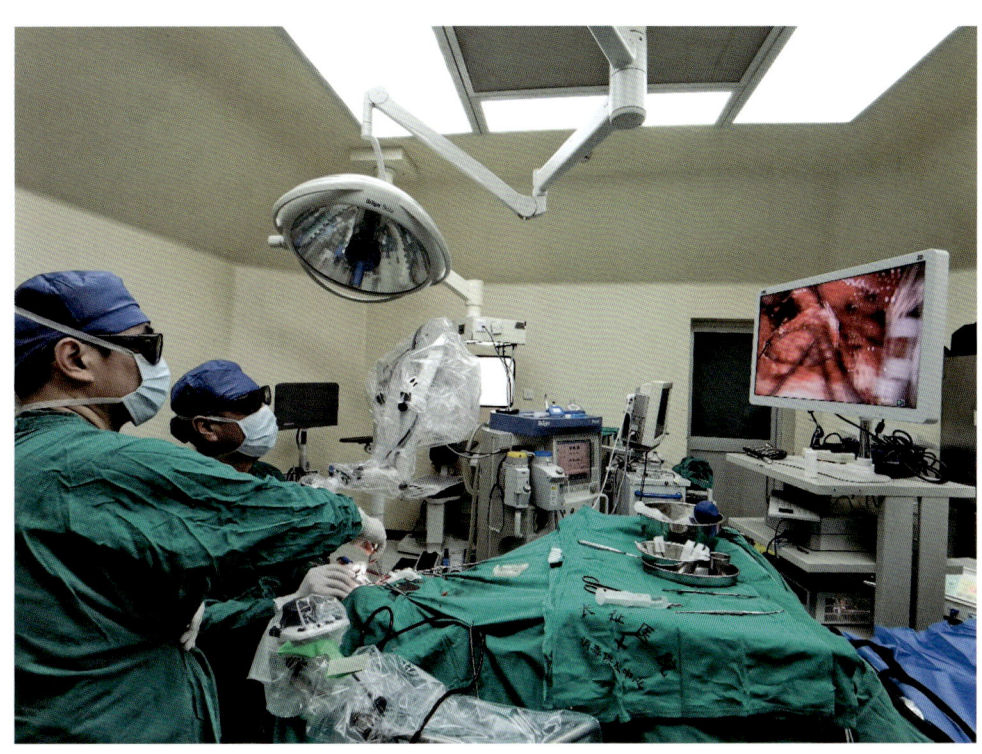

图8-2-2 在4K高清外视镜下进行创伤性眶上裂减压术

显微镜中使用的卤素灯泡少。其中一个显著的优势是可以减少手术区域内组织的热损伤；另一个显著的优势是外视镜的 LED 照明提供了更精确的手术区域颜色对比，当在手术区域的微观和宏观视图之间转换时，能够让外科医生更容易地识别结构。与手术显微镜相比，用户舒适度是 3D 手术外视镜的一个显著优势，外视镜系统允许外科医生在手术过程中采取任何位置或姿势。手术显微镜靠近手术区域，通常会阻挡穿过手术区域的物理和视觉路径。3D 外科手术外镜的伸缩式设计允许该装置悬挂在手术区域上方的高处，这使得手术过程中手术器械的可操作性更舒适，并且由于手术区域的视野路径更清晰，外科医生与护士和第一助手的沟通更容易。3D 外视镜的其他优点包括潜在的更多教学时刻和教育益处。外视镜允许外科医生面对监视器进行手术。虽然手术显微镜和内镜也可以连接监视器，以便手术室中的人员可以观看手术的显微外科部分，但在这种环境下的观察者缺乏手术的 3D 视图。此外，在使用光学显微镜时，由于直接看着光学显微镜目镜，外科医生可能不知道周围学习的医生，而且观看显微镜监视器的医生通常不能同时观看操作器械的外科医生的手，导致错过宝贵的教学机会。

3D 外视镜拥有先进视觉和图像质量，技术上的缺点相对较小。和所有新技术一样，外视镜技术也有一些缺点。首先，据报道外科医生在手术过程中长时间使用 3D 眼镜可能会出现头晕、头痛和严重的眼睛疲劳。其次是外科医生面临的学习曲线，因为他们需要在观看与手不一致的监视器时发展间接视觉策略和操纵手运动的技能。虽然经验丰富的神经外科医生可能具有出色的手眼协调能力，但在不直视运动平面的情况下协调这些运动的需求也增加了手术的复杂性。手术中对外视镜进行繁琐的重新定位也是一种限制。外视镜需要精确的旋转调节，以便外科医生的运动与屏幕上的运动方向平行。目前重新定位外视镜比调整手术显微镜更复杂、更耗时。

（三）未来发展

外视镜技术有望成为未来神经外科实践中最有效的可视化工具之一（图 8-2-3）。3D 外视镜将有可能与智能载体和机器人手术系统相结合，使其具有机器人辅助功能，包括机械臂和光源在非惯用手的引导下跟随移动的能力，以及对手术区域的自动对焦能力。机器人辅助的外视镜机械臂能够无缝地跟随手术区域，同时调整放大倍数、焦点和照明以实现最佳可视化。此外，运动跟踪辅助能力提供了一种简单的视频增强教育平台，该平台可用作远程医疗或远程教育平台，以增强外视镜手术的教育潜力。总之，3D 外视镜中自动化机器人辅助运动和声控功能的改进可能会改善并继续革新神经外科手术。

四、联合应用

（一）显微镜技术与内镜技术的联合应用

显微镜技术的发展无疑促进了神经外科疾病外科治疗的改进，使得外科医生提高了对解剖细节、

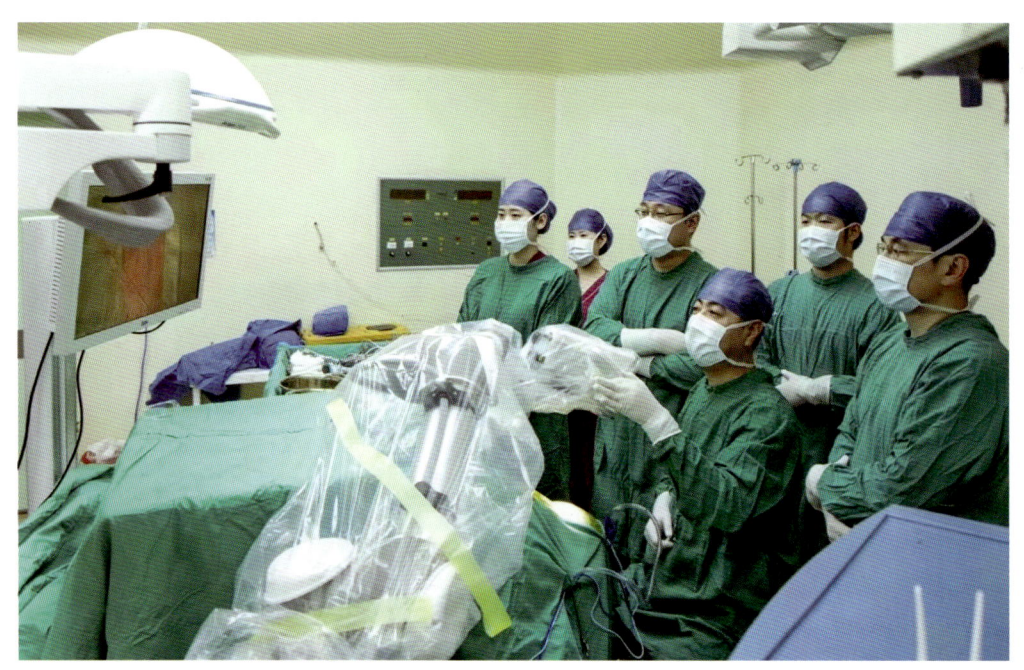

图 8-2-3 新一代裸眼 3D 外视镜国内首次用于临床

病变类型及其范围和重要的神经血管结构的认识，不仅使手术入路逐渐变窄，而且使手术更加精确，减少了并发症，加快了患者的康复。但尽管使用了显微镜，手术区域周围也会相对黑暗，而且隐藏区域通常包含重要的结构，如脑神经和血管，内镜技术的出现很好地解决了这些问题。通过将内镜技术和显微镜技术联合（图8-2-4），内镜技术提供了三个主要优势：改善照明、细节清晰度和可视角度的显著增加。内镜具有光源，该光源将光引入需要光的手术区域，能改善照明。由于观察镜的位置更近，使用高清镜头可以更好地确定细节。成角度透镜的使用能够看清显微外科手术隐藏区域的视野。而且内镜给人一种不同的解剖感觉，有利于三维感知。据报道，有五种不同的方法来整合和处理来自显微镜和内镜的图像。第一种方法是相对最简单的，外科医生在显微镜下工作，面前是一个大屏幕显示器，上面有内镜图像。该系统价格低廉，但外科医生需要不断从显微镜到监视器改变手术视野。这可能导致注意力不集中和细节丢失。第二种方法包括在显微镜视野下工作，在前额戴上高清液晶LCD护目镜，图像来自内镜。与第一种方法一样，需要不断地将眼睛从显微镜移到护目镜上。但是这种情况下，如果LCD护目镜处于良好的位置，眼睛的运动是最小的。第三种方法由一台显微镜和内镜图像监视器组成，采用画中画的形式。需要外科医生在显微镜下操作，但要看着内镜的监视器。第四种方法是通过显微镜目镜观察，同时通过画中画系统观察内镜图像。手术是用显微镜以传统方式进行的，并且可以在不移动眼睛的情况下获得内镜图像。最后一种方法是仅使用LCD护目镜，由于画中画系统，可以同时获得显微图像和内镜图像。这确实非常类似于第四种方法，其优点是外科医生的头部可以自由移动，并且由于目镜的缘故，不必停留在固定位置。传统显微外科技术与内镜辅助技术广泛联合，使得神经外科疾病手术的疗效和安全性大大提高。

（二）外视镜技术与内镜技术的联合应用

外视镜作为一项技术革新，在神经外科和其他外科领域已被用作显微镜的替代品，其主要优点包括清晰的图像质量、改进的人机工程学、更低的成本以及由使用共享的操作视图而带来的教育益处。外视镜技术的主要缺点是在深而窄的手术通道使用时，照明有限且在高倍放大时会出现像素化现象。与显微镜相比，外视镜在深部手术区域的照明和放大倍率较差。为了弥补这一缺点，可以将外视镜技术与内镜技术联合起来（图8-2-5）。使用内镜来观察肿瘤和隐藏区域以及外视镜盲点中的解剖标志。内镜在深且窄的手术区域中提供了更好的照明和可视性。此外，有角度的内镜可以更好地观察病变角落和隐藏区域，在没有直接视线的情况下进行病变切除。外视镜和内镜的小摄像头不会干扰视野或外科医生进行的操作，也为助手进入手术区域和放置其他手术设备提供了充足的空间。通过画中画视图或并排屏幕显示的形式，整合内镜和外视镜图像，外科医生只需通过轻微的眼球运动，就可以同时观察监视器上放大的手术区域，有助

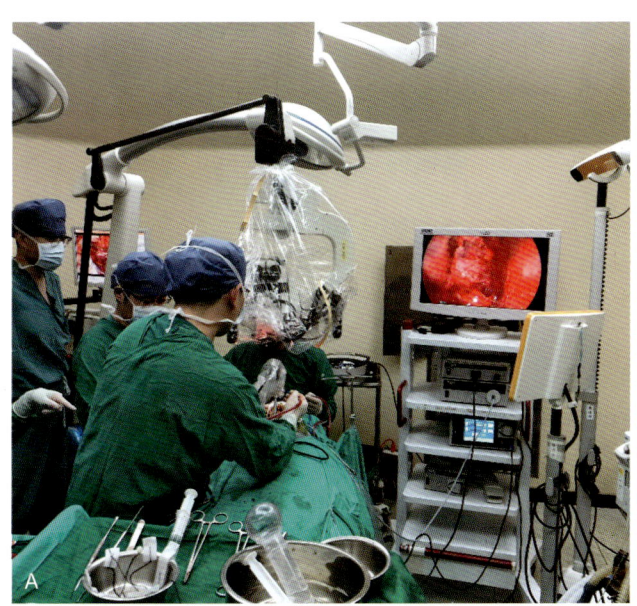
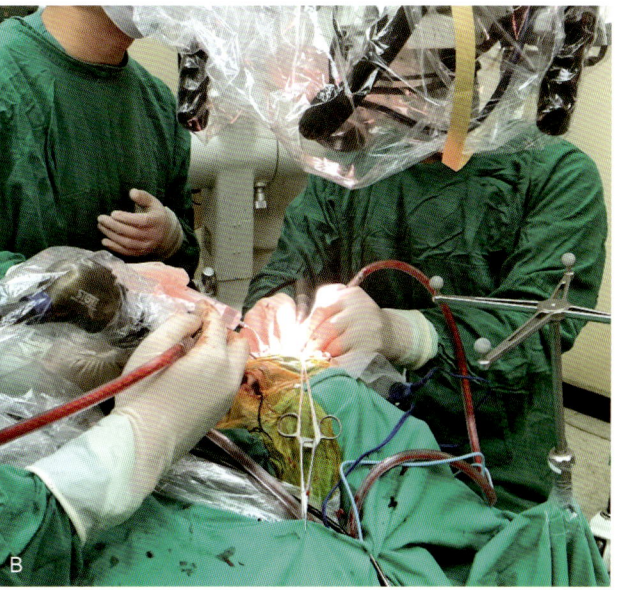

图8-2-4 A、B.显微镜-神经内镜联合下经筛经颅联合入路颅眶沟通视神经鞘脑膜瘤切除术

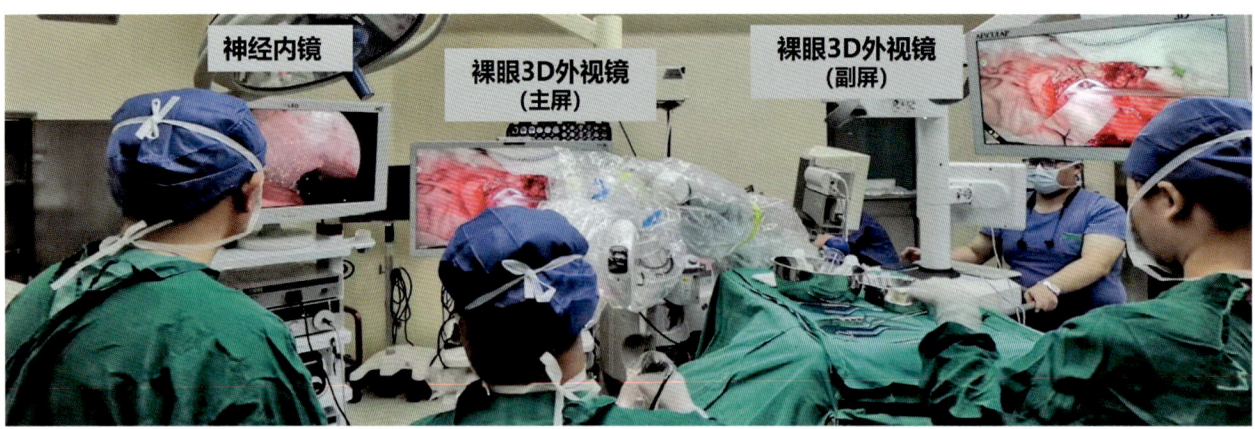

图 8-2-5　神经内镜与新一代裸眼 3D 外视镜联合治疗脑干腹侧双侧表皮样囊肿

于手术的安全性。此外，外视镜和内镜的联合使用使得多学科团队的所有成员能够共享手术区域的相同图像。总之，外视镜和内镜的联合使用提供了最佳的人机工程学工作环境，使手术视野清晰、全面，使手术操作更加容易、安全。

（王春晖　张丹枫）

参考文献

[1] Cinalli G, Cappabianca P, De Falco R, et al. Current state and future development of intracranial neuroendoscopic surgery[J]. Expert Rev Med Devices, 2005, 2(3): 351-373.

[2] Di X, Sui A, Hakim R, et al. Endoscopic minimally invasive neurosurgery: emerging techniques and expanding role through an extensive review of the literature and our own experience — part II: extraendoscopic neurosurgery[J]. Pediatr Neurosurg, 2011, 47(5): 327-336.

[3] Di X, Sui A, Hakim R, et al. Endoscopic minimally invasive neurosurgery: emerging techniques and expanding role through an extensive review of the literature and our own experience — part I: intraendoscopic neurosurgery[J]. Pediatr Neurosurg, 2011, 47(5): 315-326.

[4] Ehlers JP, Goshe J, Dupps WJ, et al. Determination of feasibility and utility of microscope-integrated optical coherence tomography during ophthalmic surgery: the discover study rescan results[J]. JAMA Ophthalmol, 2015, 133(10): 1124-1132.

[5] Harris LW. Endoscopic techniques in neurosurgery[J]. Microsurgery, 1994, 15(8): 541-546.

[6] Kriss TC, Kriss VM. History of the operating microscope: from magnifying glass to microneurosurgery[J]. Neurosurgery, 1998, 42(4): 899-907; discussion 907-908.

[7] Mamelak AN, Danielpour M, Black KL, et al. A high-definition exoscope system for neurosurgery and other microsurgical disciplines: preliminary report[J]. Surg Innov, 2008, 15(1): 38-46.

[8] Moisi MD, Hoang K, Tubbs RS, et al. Advancement of surgical visualization methods: comparison study between traditional microscopic surgery and a novel robotic optoelectronic visualization tool for spinal surgery[J]. World Neurosurg, 2017, 98: 273-277.

[9] Nikova A, Birbilis T. The basic steps of evolution of brain surgery[J]. Maedica (Bucur), 2017, 12(4): 297-305.

[10] Prevedello DM, Doglietto F, Jane JA, Jr., et al. History of endoscopic skull base surgery: its evolution and current reality[J]. J Neurosurg, 2007, 107(1): 206-213.

[11] Sack J, Steinberg JA, Rennert RC, et al. Initial experience using a high-definition 3-dimensional exoscope system for microneurosurgery[J]. Oper Neurosurg (Hagerstown), 2018, 14(4): 395-401.

[12] Uluc K, Kujoth GC, Baskaya MK. Operating microscopes: past, present, and future[J]. Neurosurg Focus, 2009, 27(3): E4.

[13] Umebayashi D, Yamamoto Y, Nakajima Y, et al. Augmented reality visualization-guided microscopic spine surgery: transvertebral anterior cervical foraminotomy and posterior foraminotomy[J]. J Am Acad Orthop Surg Glob Res Rev, 2018, 2(4): e008.

第三节 脑血管病介入技术

"介入技术"即"介入放射学"（Interventional Radiology）的相关技术。尽管早在1904年，美国的外科医生Dawbarn就介绍通过直接暴露颈外动脉的分支，注射蜂蜡和其他有机物质的混合物，以阻断肿瘤的供血（"饥饿疗法"），但一般认为介入放射学是在20世纪50、60年代随着X线和造影技术的发展、经皮穿刺技术的出现以及各种导管和材料的发展而逐渐兴起的一门新兴学科。"介入放射学"的命名源于放射科学界。1976年，美国的放射科医生Wallace在以"Interventional Radiology"（《介入放射学》）为标题的文章中介绍了在影像技术引导下利用经皮穿刺等技术进行的穿刺活检、血管内止血和栓塞等微创操作。目前，介入放射学技术在很多学科广泛普及。在神经系统疾病尤其是脑脊髓血管疾病的诊治中，"血管内治疗"也已经成为重要的治疗手段之一。

本节对在颅底血管损伤介入治疗过程中可能涉及的脑血管造影、动脉临时阻断试验以及介入治疗中常用的材料和相关技术做简单介绍。

一、数字减影血管造影（DSA）成像特点及相关技术

（一）DSA的成像特点

虽然CTA和MRA越来越多地应用于临床，在分辨率等方面也逐渐能和DSA相媲美，而且具有无创和快速等特点，但到目前为止，CTA和MRA在很多方面仍无法取代DSA检查。DSA最基本的特性是通过数字成像的原理，在影像中减去骨骼和软组织的影像，只保留血管（血液流动）的影像，使得血管显示得更清楚。由于DSA是数字成像，因此具有即时、动态、可回放和可逐帧播放等特点，并有动态旋转成像及三维重建等功能。DSA检查利用选择性插管的方法，对单根血管进行造影检查，排除了其他血管的影像干扰，还可以对侧支循环和代偿情况进行评估。影像的"路途"跟踪功能为各种插管和其他治疗操作也提供了非常重要的帮助。因此，DSA检查至今仍被认为是血管造影检查的"金标准"。

（二）经皮穿刺法（Seldinger穿刺法）

目前的DSA检查和几乎所有的血管内操作都离不开血管的穿刺和插管。1953年，瑞典的放射医生Sven-Iran Seldinger发明了经皮穿刺法，免去了之前只能通过切开皮肤肌肉直接暴露血管的损伤，且安全、方便。现在临床上使用的穿刺和插管的方法，也是在Seldinger穿刺法的基础上改良的方法，具体步骤如下（以股动脉穿刺置入动脉鞘为例）。

操作前准备、查验、并用肝素盐水湿润和冲洗所要用的各种介入材料，尤其是具有亲水功能的导丝更需要冲洗水化。确定动脉的穿刺位置。对于有些肥胖的患者，如果确定股动脉的位置有一定困难，可通过透视确定股骨头的位置作为参考。股动脉位于股骨头内侧。局部麻醉后再在拟穿刺的部位切一小口。以穿刺针穿刺动脉。如果使用套管针，当针头进入动脉或穿透下壁时，即拔出针芯。当见有动脉血从穿刺针尾端喷出时，插入导丝。进导丝应顺利、通畅、无阻碍。必要时可通过透视的方法帮助查看导丝的位置是否正确。导丝顺利进入血管后，拔出穿刺针，导丝留在血管内。将带有扩张鞘的导管鞘沿导丝插入血管。再将扩张鞘和导丝一并拔出，导管鞘留置在血管内。肝素盐水再次冲洗导管鞘。

二、颈动脉临时阻断试验

头颈部手术包括某些颅底损伤手术，有时难免会遇到需要永久或手术中临时阻断供血动脉的情况，因此做好供血动脉侧支循环的评估非常重要。

（一）颈动脉手法压迫试验

早在1911年，美国的外科医生Rudolph Matas就报道了采用手法压迫的方法来判断动脉的代偿情况。目前，临床上仍经常采用压迫一侧颈动脉，再通过对侧或后循环造影来判断侧支循环的代偿情况。该方法简单且无创。但采用手法压迫阻断血流的效果可能受操作者的手法和患者的体型等多种因素影响。而且动脉短暂的手法压迫也不能用于观察患者是否会出现相应的缺血症状。

（二）球囊闭塞试验

随着介入技术的发展，尤其是球囊等材料的出现，使得球囊闭塞试验（balloon occlusion test，BOT）成为目前常用的评估侧支循环的方法。该方法不仅可以从解剖上观察血管的侧支循环，还可以从临床症状和体征上进一步判断患者的耐受情况。以球囊闭塞的

方法评估脑血管的侧支循环最早由苏联神经外科医生 Serbinenko 于 1974 年首次报道。

1. 试验方法

在行 BOT 之前，可以通过无创检查初步评估。如 CTA 或 MRA 发现有一侧大脑前动脉缺如，或有三叉动脉等原始胚胎血管等，则患者一般很难顺利通过 BOT。BOT 一般在局麻下完成，如果患者配合，尽量不使用镇静剂以免影响观察。先通过 DSA 血管造影了解供血动脉和引流静脉情况，包括血管本身有无狭窄或其他血管性病变。可以先行手法压迫试验，观察 Willis 环发育情况。如果 Willis 环发育不好，则患者一般也很难顺利通过 BOT。全身肝素化后，将不可脱球囊置入需要闭塞的部位。充盈球囊并持续 15～30 分钟，并通过造影证实球囊闭塞确实有效。观察患者的耐受情况，包括生命体征及神经系统症状和体征。如果患者不能耐受，应立即排空球囊，恢复血流。如果患者可以耐受，行对侧或其他血管的造影检查，从影像学方面评估左右循环或前后循环的代偿情况，包括两侧毛细血管充盈是否同步等。试验结束后，应再次行血管造影，观察有球囊闭塞部位有无血管的损伤、夹层及血栓性并发症等。

2. 提高 BOT 敏感性的辅助试验

由于常规的 BOT 中，可能 5%～20% 的患者为假阴性，因此可以采用一些辅助方法来提高试验的敏感性。例如"降低血压加强试验"，即在球囊充盈的同时，静脉应用硝普钠或拉贝洛尔，将血压降至原来的 70% 左右，再观察患者是否出现相应的症状和体征。对一些"可疑"的患者，如两侧半球造影显示血管充盈不同步，或出现可疑症状或体征的患者，更有必要采取此方法进一步确认。但降低血压的方法也有假阴性的报道，如 Dare 报道的病例中，有 13 人成功通过实施"降血压加强试验"的 BOT，但其中仍有 2 人在阻断供血动脉后发生延迟性永久性神经功能缺损。其他辅助方法还包括 XeCT、单光子发射断层扫描（SPECT）、正电子发射断层扫描、CT 或磁共振的灌注扫描等。对于昏迷的患者，也可用脑电图和诱发电位来帮助判断脑组织是否有缺血缺氧。

三、常用的介入材料及相关技术

神经系统疾病的血管内治疗，不管是血管栓塞类的治疗，还是血管开通或扩张类的治疗，除了要对病变的血管解剖、血流动力学有充分了解，选择合适的介入材料也非常重要。以下介绍血管内治疗过程中常会用到的微粒、液体栓塞剂和机械装置类（如球囊和支架）等介入材料。

（一）栓塞用微粒

微粒主要用于栓塞管径较小的供血动脉。以前曾用自体血凝块、硬脑膜颗粒、阔筋膜颗粒、微球和丝线等作为栓塞剂，这些现在均已很少使用。目前仍在使用的是明胶海绵颗粒和 PVA（polyvinyl alcohol，聚乙烯醇）颗粒。微粒栓塞的机制是在注入病变的供血动脉后，通过机械性堵塞的作用，减慢血流，促进血栓形成，以达到闭塞血管的目的。尽管明胶海绵是"可吸收"材料，PVA 颗粒是"不可吸收"材料，但两者均可能在栓塞后数天或数周后再通，或者因侧支循环形成而恢复供血。微粒有一定尺寸（100～2 000 μm），仅能栓塞相应尺寸的或更粗的供血动脉，而沿途中更细小的供血动脉可能不会被误栓。栓塞血管的"暂时性"有时对脑膜瘤等肿瘤的术前栓塞以及创伤性软组织出血等的栓塞也可能是有利的。

（二）液体栓塞剂——氰基丙烯酸酯类

氰基丙烯酸酯（如 Glubran2）在 Onyx 出现之前是较常用的液体栓塞剂。当其由导管被推入靶血管与血液接触后，可以迅速聚合凝固，使血管闭塞，是一种性永久性栓塞剂。由于其聚合较快，其栓塞的部位常限于导管头端前方有限的供血动脉，因此向更远端和周围的畸形血管团弥散的能力和穿透力不如 Onyx，而且有黏附导管的风险，经常为防止导管被黏附而造成拔管困难，在栓塞尚达到理想状态即拔出微导管。

虽然目前氰基丙烯酸酯类很少作为脑颅内血管畸形（AVM）和硬脑膜动静脉瘘（DAVF）等病变栓塞的首选材料，但对于一些尺寸较小、低级别的脑 AVM 仍可以使用 Glubran2 进行栓塞。对于一些流量较大的分流性病变（包括某些急性破裂出血的病变），Glubran 仍是个很好的选择。Glubran 仍可用于栓塞某些 DAVF、头面部如组织急性出血以及脑膜瘤术前栓塞等，当然这些操作应该避开重要的分支血管。

氰基丙烯酸异丁酯（NBCA）的聚合速率也取决于 NBCA 的浓度，因此可以通过改变掺入碘油的多少来适当改变 NBCA 的聚合速率。一般稀释至 20%～50%。注射前，以葡萄糖水冲洗微导管。然后在 DSA 透视或 Roadmapping（路图）监测下，缓慢推注，尽可能在反流之前使其在病变内弥散铸形。注胶满意后，或有明显反流，应尽快拔出微导管，以避免导管黏附在血管腔上而造成拔管困难。

（三）液体栓塞剂——Onyx

Onyx 是由乙烯-乙烯醇共聚物（EVOH）、二甲

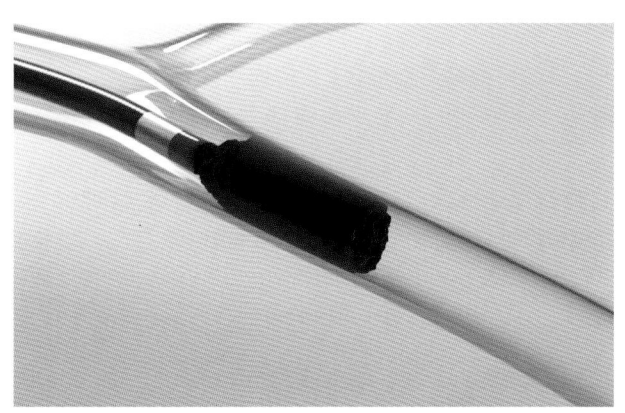

图 8-3-1　Onyx 栓塞剂

亚枫（DMSO）及钽粉微粒按一定比例组成的混悬液（图 8-3-1）。在经导管推入血管并与血液接触后，EVOH 结晶析出，发生沉淀，形成柔软的海绵状物质。EVOH 析出时，首先沿血管壁发生沉淀，而 Onyx 的液态中心仍可继续向前流动和弥散，其固化的特点是由外向内。Onyx 不会黏附微导管和血管内皮，因此属于非黏附性液体栓塞剂。Onyx 向病变的穿透弥散能力明显优于氰基丙烯酸酯类，而且不用像氰基丙烯酸酯类那样由于担心导管被黏附而需要急于拔出微导管，因此栓塞操作可以更从容。可以通过造影观察栓塞效果以随时调整栓塞的策略。Onyx 治疗脑 AVM 或 DAVF 的完全栓塞和次全栓塞的比例明显增加，因此有人将其视为 AVM 和 DAVF 栓塞治疗里程碑式的突破。

Onyx 在使用前需摇晃震荡 20 分钟。微导管到位满意后，生理盐水冲洗导管，先以 0.25 mL 的 DMSO 充满微导管，再连接 Onxy 注射器。置换 DMSO 的时间要大于 90 秒。注射 Onyx 时，每次栓塞经常包括多次的注射、反流、停顿、再注射等操作。一般每次等待时间不超过 2 分钟。

（四）弹簧圈

弹簧圈是目前颅内动脉瘤栓塞治疗常用的栓塞材料。为了某种治疗的需要，弹簧圈有时也可用来闭塞供血动脉。其栓塞的机制是通过弹簧圈的填塞，减缓或阻止栓塞部位的血液流动，并为该部位"血栓形成"提供"平台"，最终达到血栓形成和彻底闭塞的目的。因此，是否达到最终病变的血栓形成和完全闭塞，不仅取决于弹簧圈栓塞的致密程度和弹簧圈的类型，也取决于患者的凝血因素和血流动力学等多种因素。

早期的弹簧圈有游离弹簧圈和机械解脱弹簧圈（MDS）等，现已很少使用。目前使用最多的是电解脱弹簧圈（Guglielmi detachable coil，GDC）及后来的一系列更新产品。GDC 由在美国工作的意大利人 Guglielmi 于 1990 年研制，并成功地用于颅内动脉瘤的瘤内栓塞。这种弹簧圈由输送导丝推送至病变后，如果填塞满意，以通电的方式，将弹簧圈和输送导丝之间的连接点"熔断"，弹簧圈解脱。如果弹簧圈的位置或使用的尺寸不合适，只要不通电，仍可收回弹簧圈。GDC 的出现，使得颅内动脉瘤的栓塞治疗进入了一个全新的时代。而且，其与 Onyx 联合应用，使得很多外伤性颈内动脉海绵窦瘘（CCF）的栓塞治疗变得更为简单，也使得很多原来很难根治的海绵窦区硬脑膜动静脉瘘变为可以治愈的疾病。

在以弹簧圈栓塞动脉瘤时，一般先将微导管头端塑形后，直接插入动脉瘤体内。第一个弹簧圈选择和动脉瘤直径相接近的尺寸，可适当选择偏硬和贴壁性能好的弹簧圈，使其形成一个和动脉瘤大小形似的"篮筐样"结构。后续的弹簧圈尽量在这个"篮筐"内填塞，尺寸依次减小。理想栓塞效果应该是在填塞后，造影显示动脉瘤（包括瘤颈）不再显影。整个过程中，弹簧圈始终在动脉瘤体内，不能逸出至载瘤动脉。也有人将此方法称为"篮筐"技术。

在 GDC 出现以后，又陆续出现多种解脱方式的弹簧圈。这些不同的解脱方式包括"旋转方式解脱""静水压方式解脱"以及"机械解脱方式"。许多厂家在弹簧圈自身的设计上也有很多改进。例如，根据弹簧圈的柔软度：有超柔软、柔软、标准、偏硬以及抗拉伸等类型。根据弹簧圈的形状：有二维（2D）、三维（3D）以及特殊形状的弹簧圈。在材料设计上分为：普通裸弹簧圈、表面有修饰涂层的弹簧圈（如 Matrix 弹簧圈）和可膨胀的弹簧圈等。这些新型弹簧圈的出现为动脉瘤的致密和稳定栓塞、提高安全性能、增加血栓形成和降低复发率都起到了一定的作用。

（五）球囊

神经介入放射治疗所用的球囊主要有以下几种。

1. 早期的球囊

苏联神经外科医生 Sserbinenko 最早于 1971 年（英文文献见于 1974 年）设计了用于闭塞脑血管、BOT 以及治疗创伤性 CCF 的不可脱球囊和可脱球囊。我国在 20 世纪 80 年代起使用的是法国 Balt 公司生产的球囊装置。① 可脱球囊，主要用于颈动脉海绵窦瘘的栓塞以及闭塞颈内动脉或椎动脉。使用前需要手法将球囊和导管连接。将球囊送至目标位置后，以 1:1 的造影剂充盈，透视下可见充盈后球囊的大小和位置。满意后以持续的拉力解脱球囊。② 不可脱球囊，不能解脱，当时主要用于 BOT 试验。

2. 顺应性球囊（低压球囊）

以美国 EV3 公司生产的 Hyperglide 球囊和 Hyperform 球囊为代表。这两种球囊在较小的压力下（不到 1 个大气压）即可到达标定直径，增加压力后，可继续扩张，因此顺应性较好，是目前应用于载瘤动脉重塑形的较理想的球囊。具体包括：① 宽颈动脉瘤的球囊辅助弹簧圈栓塞；② 在 Onyx 栓塞颈动脉海绵窦瘘（或其他硬脑膜动静脉瘘）时，用以保护颈内动脉；③ 用于 BOT；④ 用于脑血管痉挛的血管成形；⑤ 用于支架重塑形。该球囊在使用时，可由微导丝导引，有利于在迂曲的血管内的输送。并且，由于单腔设计，稳定性更好。美国 MicroVention 公司生产的 Scepter 球囊也是一种顺应性球囊，该球囊除了可用于载瘤动脉重塑形外，还可以用于脑 AVM 的栓塞中防止液体栓塞剂反流。

3. 半顺应性球囊和非顺应性球囊（高压球囊）

这两种球囊工作压力一般为 6 个大气压，属于高压球囊，而且如果压力进一步增高，球囊只有少量的继续扩张（半顺应性）或不扩张（非顺应性）。主要适用于血管狭窄的扩张和成形。

（六）普通网孔支架

最早的支架来源于冠脉成形术。1986 年，法国医生 Ulrich Sigwart 和 Jacques Puel 实施了首例冠脉支架以防止球囊扩张后的回缩。随后支架在很多学科广泛使用。在神经系统领域，目前的普通网孔的支架按照用途可分为辅助弹簧圈栓塞的支架和治疗缺血性脑血管疾病的支架两类。

1. 辅助弹簧圈栓塞的支架

对于一些宽颈动脉瘤、梭形动脉瘤、某些夹层动脉瘤，支架辅助弹簧圈栓塞是一个可以选择的方法，尤其是无法采用球囊辅助栓塞的患者。支架不仅可以将弹簧圈阻挡在动脉瘤体内，适当改变载瘤动脉的血流动力学特性，而且据报道，支架还可以促进动脉瘤内血栓形成，新生的内膜可以覆盖支架表面，使得瘤颈处的血管得以重建，因此对动脉瘤瘤颈处的愈合也有一定的帮助作用。

虽然最早 Higashida 等人曾以冠脉支架用于颅内动脉瘤的辅助栓塞，但专门用于辅助颅内动脉瘤弹簧圈栓塞的是美国 BSC 公司生产的 Neuroform 支架，为开环式的网眼设计，贴壁性能较好，但该支架一旦推出导管即释放，不能再回收。后来又陆续出现不同解脱方式支架，如机械解脱式支架（Enterprise, Cordis）和电解脱支架（Solitaire AB, EV3）等。还有网眼较小的 Lvis 支架（MicroVention）（网眼小于 0.9 mm），适合于更小的颅内动脉瘤的辅助栓塞。

2. 治疗缺血性脑血管疾病的支架

包括取栓支架和以扩张血管为目的的支架。后者又分为球扩支架和自膨胀式支架。

（七）血流导向装置

血流导向装置（flow diverter, FD）最初是针对颅内大型和巨大型动脉瘤的栓塞而设计的。由于颅内大型和巨大型动脉瘤以单纯弹簧圈栓塞或普通支架辅助弹簧圈栓塞，复发率均很高，而且占位效应无法解决。FD 是一种密网孔和高金属覆盖率的支架。其作用机制是利用其网孔小和高金属覆盖率的特点，改变血流方向，减少血流对动脉瘤的冲击，促进动脉瘤内

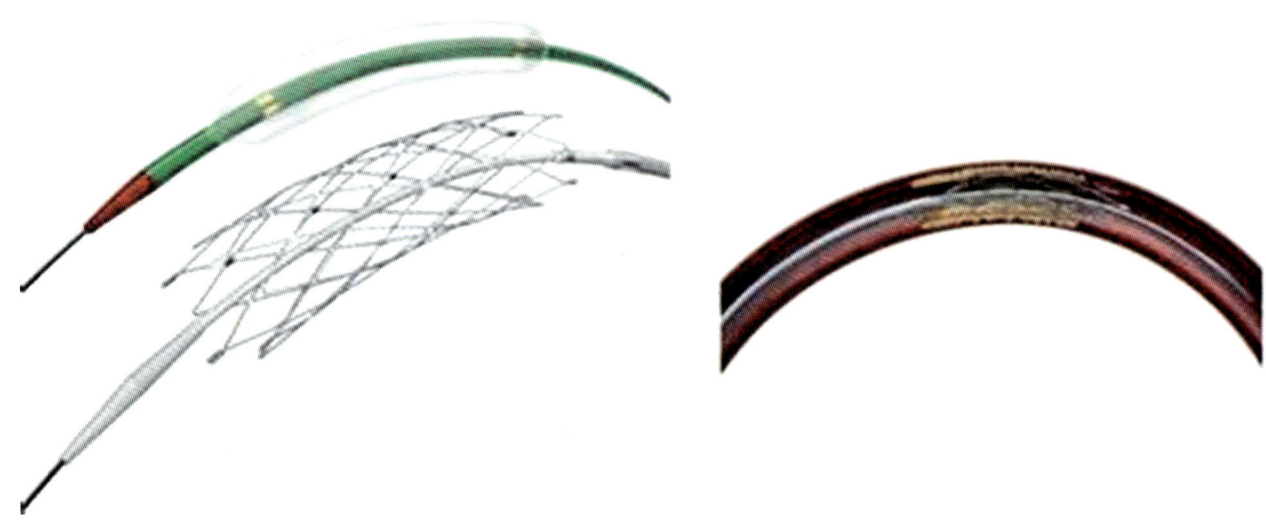

图 8-3-2　Gateway-Wingspan 支架系统

血流瘀滞和血栓形成；并为新生内膜提供生长平台，以将动脉瘤和载瘤动脉彻底隔离，达到解剖上的完全治愈。

目前在国内上市的有美国美敦力公司生产的 PED（Pipeline embolization device，Pipeline 栓塞装置）（图 8-3-3）和上海微创公司的 Tubridge。由于目前的 FD 在柔顺性方面不如普通支架，因此一般需要采用中间导管。先根据患者血管条件决定在远隔部位释放还是原位释放。在微导丝辅助下，将专用的支架微导管（如 Marksman）送至目标位置。在远端或原位将 FD 缓缓释放。释放过程中随时注意 FD 被推出的部分是否完全打开，及支架位置是否有变化。FD 完全释放后，再次确认是否有支架打开和贴壁不满意的情况。必要时可以用导丝或球囊辅助调整支架贴壁情况。对于有些需要辅以填塞弹簧圈的患者，需要另外建立通道进行插管栓塞。

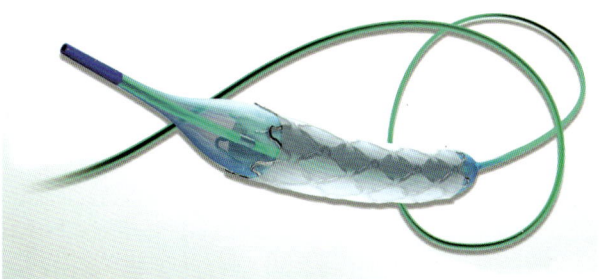

图 8-3-4　覆膜支架

自体静脉覆膜支架和冠脉覆膜支架（Jostent）治疗颈段和颅内动脉瘤和外伤性 CCF 等疾病。2013 年，国产专门为颅内而设计 Willis 覆膜支架上市（上海微创公司）。Willis 支架是在单层金属支架外面包覆有一层与组织相容的自膨胀聚四氟乙烯膜。其从支架结构、膜厚度和支架输送系统等方面都较其他支架有一些改进，提高了系统的柔顺性。由于覆膜支架的膜性结构，植入有病变的血管后，相当于是对病变血管进行了修补和重建。目前覆膜支架已较多地用于颅内动脉瘤（尤其是假性动脉瘤和血泡样动脉瘤）和外伤性颈动脉海绵窦瘘的治疗。其优点是可以立即彻底隔断动脉瘤（或动静脉瘘）与载瘤动脉之间的血流，并保持载瘤动脉的通畅。如果病例选择合适，病变即刻不再显影。手术时间短而简单，对缓解巨大动脉瘤等占位效应也有帮助，而且复发率也低。理论上讲，为防止穿支血管受影响，覆膜支架放置在眼动脉以下的颈内动脉段较为安全，但也有关于覆膜支架应用在脑池段动脉瘤的报道。

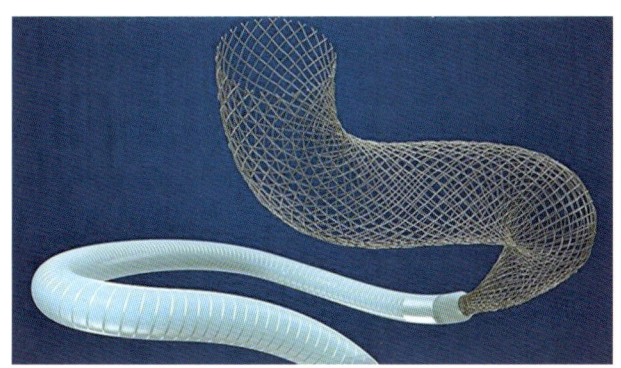

图 8-3-3　Pipeline 栓塞装置

（八）覆膜支架

覆膜支架是在金属支架表面覆盖特殊膜性材料的支架（图 8-3-4）。1991 年，阿根廷血管外科医生 Parodi 等首次应用覆膜支架成功治疗腹主动脉动脉瘤。在颅内专用的覆膜支架出现以前，曾有报道以自制的

由于构造的原因，覆膜支架在顺应性方面仍和其他支架有一定差距，通过特别弯曲的血管仍有一定难度。在如何防止支架打开不充分和如何处理支架内狭窄以及内漏等问题都需要有经验的医生操作。

（黄承光）

参考文献

[1] 王武，程英升，李明华，等.Willis 覆膜支架治疗颅内段颈内动脉病变临床研究[J].介入放射学杂志，2016，25(3)：4.

[2] 张鸿祺，支兴龙，张鹏，等.覆膜支架治疗颅内动脉疾病的临床分析[J].中国脑血管病杂志，2006，3(9)：388-394.

[3] Aenis M, Stancampiano AP, Wakhloo AK, et al. Modeling of flow in a straight stented and non-stented side wall aneurysm model[J]. J Biomech Eng, 1997, 119(2): 206-212.

[4] Dare AO, Chaloupka JC, Putman CM, et al. Failure of the hypotensive test during temporary balloon test occlusion of the internal carotid artery to predict delayed hemodynamic ischemia after therapeutic carotid occlusion[J]. Surg Neurol, 1998, 50: 147-156.

[5] Dawbarn RHM. The starvation operation for malignance in the external carotid area. Its failures and successes[J]. JAMA, 1904, 17(12): 792-795.

[6] DeVries EJ, Sekhar LN, Horton JA, et al. A new method to

predict safe resection of the internal carotid artery[J]. Laryngoscope, 1990, 100(1): 85-88.

[7] Gonzalez CF, Moret J. Balloon occlusion of the carotid artery prior to surgery for neck tumors[J]. AJNR Am J Neuroradiol, 1990, 11: 649-652.

[8] Guglielmi G, Vinuela F, Dion J, et al. Electrothrombosis of saccular aneurysms via endovascular approach. Part 2: preliminary clinical experience[J]. J Neurosurg, 1991, 75: 8-14.

[9] Guglielmi G, Vinuela F, Sepetka I, et al. Electrothrombosis of saccular aneurysms via endovascular approach. Part 1: electrochemical basis, technique, and experimental results[J]. J Neurosurg, 1991, 75: 1-7.

[10] Higashida RT, Smith W, Gress D, et al. Intravascular stent and endovascular coil placement for a ruptured fusiform aneurysm of the basilar artery. Case report and review of the literature[J]. J Neurosurg, 1997, 87(6): 944-949.

[11] Matas R. Testing the efficiency of the collateral circulation as a preliminary to the occlusion of the great surgical arteries[J]. Ann Surg, 1911, 53(1): 1-43.

[12] Raffi L, Simonetti L, Cenni P, et al. Use of Glubran 2 acrylic glue in interventional neuroradiology[J]. Neuroradiology, 2007, 49: 829-836.

[13] Seldinger SI. Catheter replacement of the needle in percutaneous arteriography; a new technique[J]. Actaradiol, 1953, 39(5): 368-376.

[14] Serbinenko FA. Balloon catheterization and occlusion of major cerebral vessels[J]. J Neurosurg, 1974, 41(2): 125-145.

[15] Strauss BH, Tanguay JF, Picard F, et al. Coronary stenting: reflections on a 35-year journey[J]. Canadian Journal of Cardiology, 2021, 1-13.

[16] Wallace S. Interventionalradiology[J]. Cancer, 1976, 37(1 suppl): 517-531.

第二篇
急性颅底损伤——颅底创伤
Acute Skull Base Injury—Skull Base Trauma

第九章
创伤性视神经损伤的外科治疗
Surgical Treatment of Traumatic Optic Nerve Injury

第一节 概 述

创伤性视神经损伤（traumatic optic neuropathy，TON）主要指眼眶外上方额、颞部突然遭受钝性外力作用后而导致的视神经病变，导致部分或全部视力缺失。视神经损伤分为直接损伤和间接损伤。直接损伤相比间接损伤，更容易造成严重损伤，且难以恢复视力。直接损伤是指锐器、异物、弹片等引起的视神经的损伤，包括牵拉、扭转、挫伤或破裂；间接损伤是指眼眶外侧（一般指眉弓、颞上部）受到撞击，外力通过颅骨传递至视神经管，引起视神经管变形或骨折、出血。间接损伤常发生在视神经管部和眶部结合处，损伤视神经血供，进而造成轻、中度的视野缺损。

一、病因及流行病学

外伤性视神经损伤主要由额面部或眼部受到直接外力作用导致。这种外力作用可以是交通事故、跌落、体育活动中的撞击、暴力袭击等。外伤性视神经损伤在所有头颅外伤中占比相对较低，但因其严重影响患者视力，故而成为临床关注的重点。男性因更频繁参与高风险活动而比女性有更高的发病率，尤其是在青壮年群体中更为常见。

二、解剖

视神经是从眼球的视网膜到大脑视觉中枢的神经通道，负责将视觉信息从视网膜传输到大脑。具体包括：① 视神经乳头（optic disc）：也称为视盘，是视神经进入眼球的地方，位于眼底。没有视觉感光细胞的存在，因此形成了所谓的"盲点"。② 视神经：从视盘开始，穿过眼球后部的视神经管，向后延伸至大脑。视神经由大约100万条神经纤维组成，这些纤维汇集来自视网膜的神经节细胞的轴突。③ 视交叉（optic chiasm）：视神经在接近大脑时，部分神经纤维会交叉到对侧。这种结构使得来自左视场的信息传递到右侧大脑，而右视场的信息则传递到左侧大脑。④ 视束（optic tract）：视交叉后，神经纤维继续以视束的形式向后传输，直至大脑的后部，特别是侧膝状体和初级视觉皮质（视皮质V1区）。视神经包含的神经纤维分为两种类型：P细胞（细胞周围）和M细胞（细胞-间隙）。P细胞主要负责颜色和细节的视觉信息，而M细胞则处理移动和视觉空间信息。

眶尖可以被视为一个横向放置的圆锥体，其尖端包含视神经及其周围的神经血管结构（图9-1-1）。眼动脉，伴随着视神经走行，限制在骨性视神经管之中。25%的视神经管被筛窦气房完全包绕。眼动脉从神经的外侧进入眶，然后经过神经鞘的上方到达眶内侧。神经本身被三层脑膜包绕：软脑膜、蛛网膜、硬脑膜。这与大脑的脑膜相似：① 硬脑膜：最外层，是一层坚固的保护层；② 蛛网膜：中间层，较薄，含有大量血管；③ 软脑膜：最内层，直接附着在视神经表面，为神经提供血液循环。因此，视神经鞘的切开可能导致脑脊液漏。

视神经起自眼球终止至大脑，被分成四段。这些片段以及长度如下：球内段（1 mm）、眶内段（25～35 mm）、管内段（5～11 mm）、颅内段（15 mm）。管内段即指视神经管包绕的那段视神经，因此其呈现在眶尖中。

视神经管开口于眶尖的上内侧角，位于蝶骨小翼和蝶骨体的连接处。与眶上部组织被骨嵴分开，这个骨嵴亦称为视柱或蝶骨小翼的后跟（图9-1-2和图9-1-3）。视柱是一个重要标志，因为颈内动脉海绵窦段的弯曲部紧贴在视柱的后面，沿着前床突的内侧

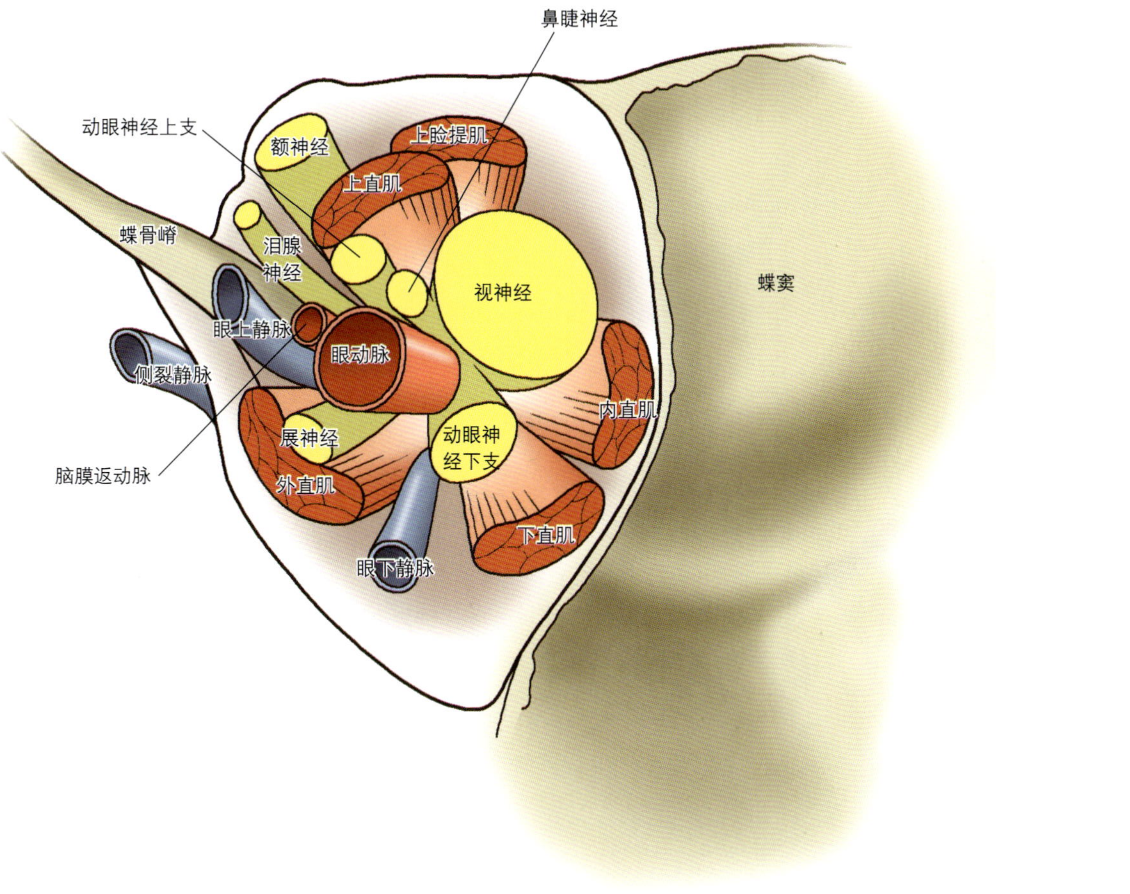

图 9-1-1　眶尖的冠状截面

面向上走行，因此叫作床突段（图9-1-4）。此处视神经和颈内动脉的距离在 2～10 mm。视柱的位置非常关键，因为动眼神经、滑车神经、展神经和眼神经均在视柱外侧进入眼眶。

总腱环或环状的腱由增厚的眶骨膜和四组直肌的肌腱组成。它包绕着视神经管，并紧贴其上缘、下缘、内侧缘走行。总腱环是视神经硬膜和眶上裂内侧部的延续，形成了动眼神经孔。

视神经管最远端的部分，也就是视环，变狭窄并形成一个增厚的骨性环包绕着视神经，最远端的平均宽度不到 5 mm，此处视神经管被认为是视神经病理性压迫的最可疑部位。此处也是骨性视神经管最宽的部位（图9-1-5）。据尸体解剖研究，平均厚度为 0.62 mm，这也可以解释为什么术中这个部位常常需要磨除。作为对比，视神经管近端的内侧壁平均厚度在 0.20 mm。

眶后部的内侧壁通常邻近蝶窦。但这一部位可因蝶窦气腔形成模式的不同而异，可表现为后置的筛窦气房，称为蝶筛气房。蝶筛气房被定义为一个后置的延伸至跨越蝶窦前壁的筛窦气房（图9-1-6和图9-1-7），可见于12%～25%的个体中，视神经位于蝶筛气房侧壁之内或突出于蝶窦内。外科医生必须对蝶窦的解剖有一个全面的认识，因为可有多达4%的人群存在裸露的视神经，8%的人群存在裸露的颈动脉，并且88%的人蝶窦内保护颈动脉的骨质厚度小于0.5 mm。对于蝶窦内有分隔并偏向一侧甚至紧贴颈动脉的并不少见，根据影像学辨别这些解剖结构能够提示术者在此部位高度注意。

据文献报道，视神经损伤的发病率为0.7%～2.5%，见于0.5%～5%闭合性颅脑外伤患者和2.5%面中部骨折患者中。间接损伤相比直接损伤发病率更高。视神经管段是最常见的损伤部位（71.4%），其次是眶尖部（16.7%）。管内段合并眶尖部（11.9%）。邻近镰状韧带的视神经颅内段是另一个易伤部位。好发于年轻男性，摔倒、交通事故和打击是最常见的原因。

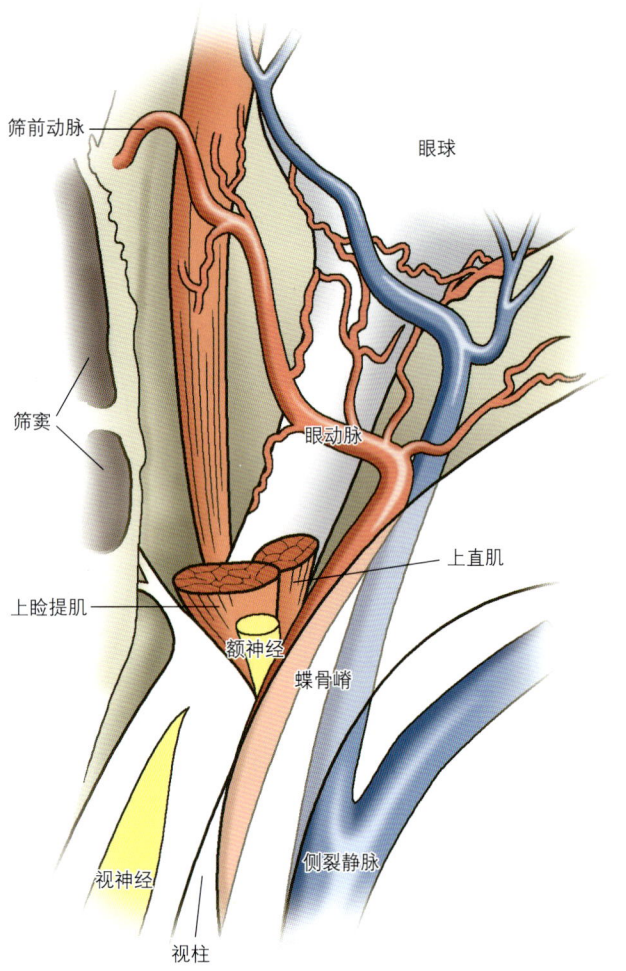

图 9-1-2 切除 Zinn 环和视神经鞘之后眶尖上面观

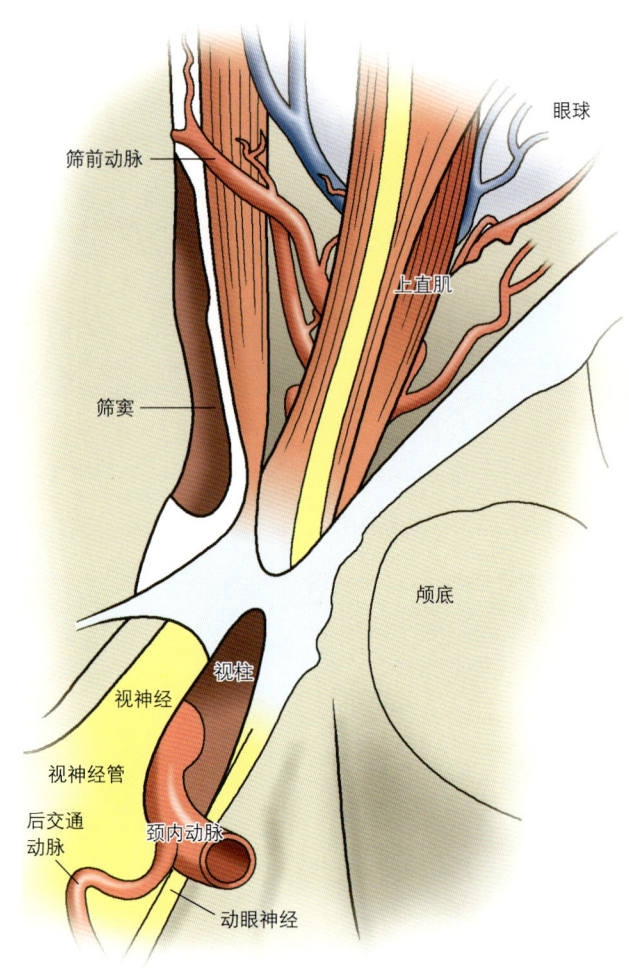

图 9-1-4 眶尖的上面观显示颈动脉和视神经和视柱的毗邻关系

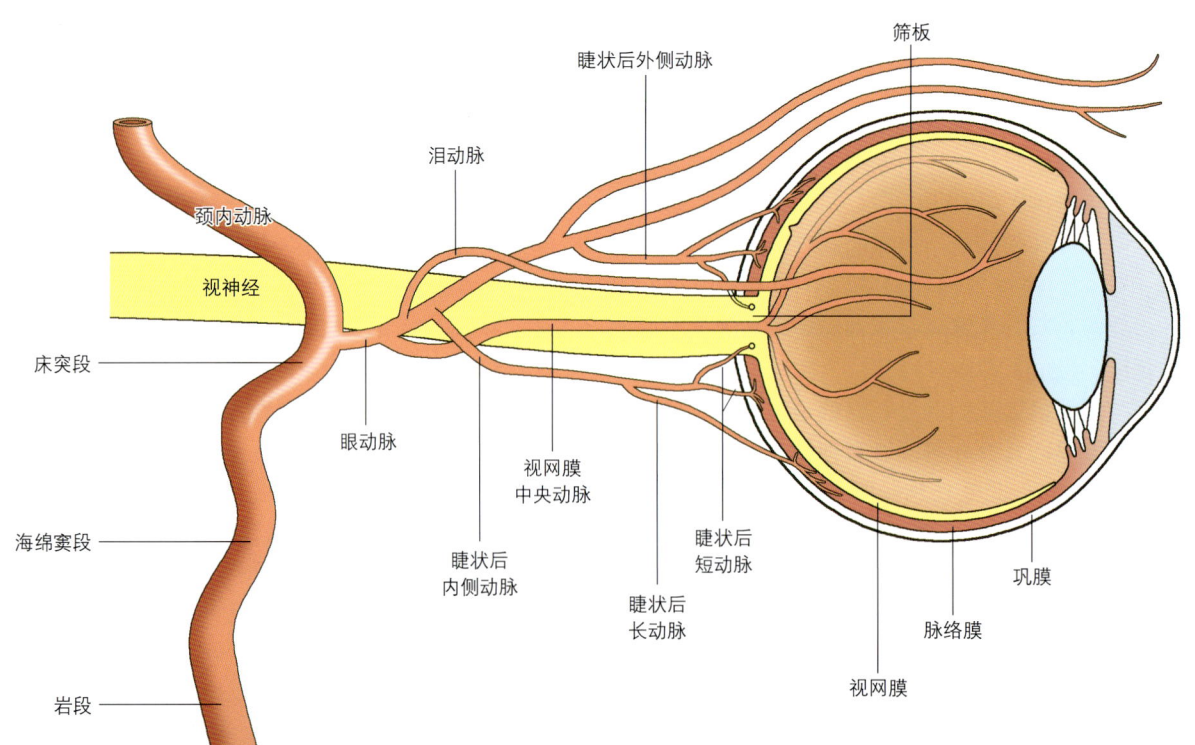

图 9-1-3 眼动脉和视网膜中央动脉的关系

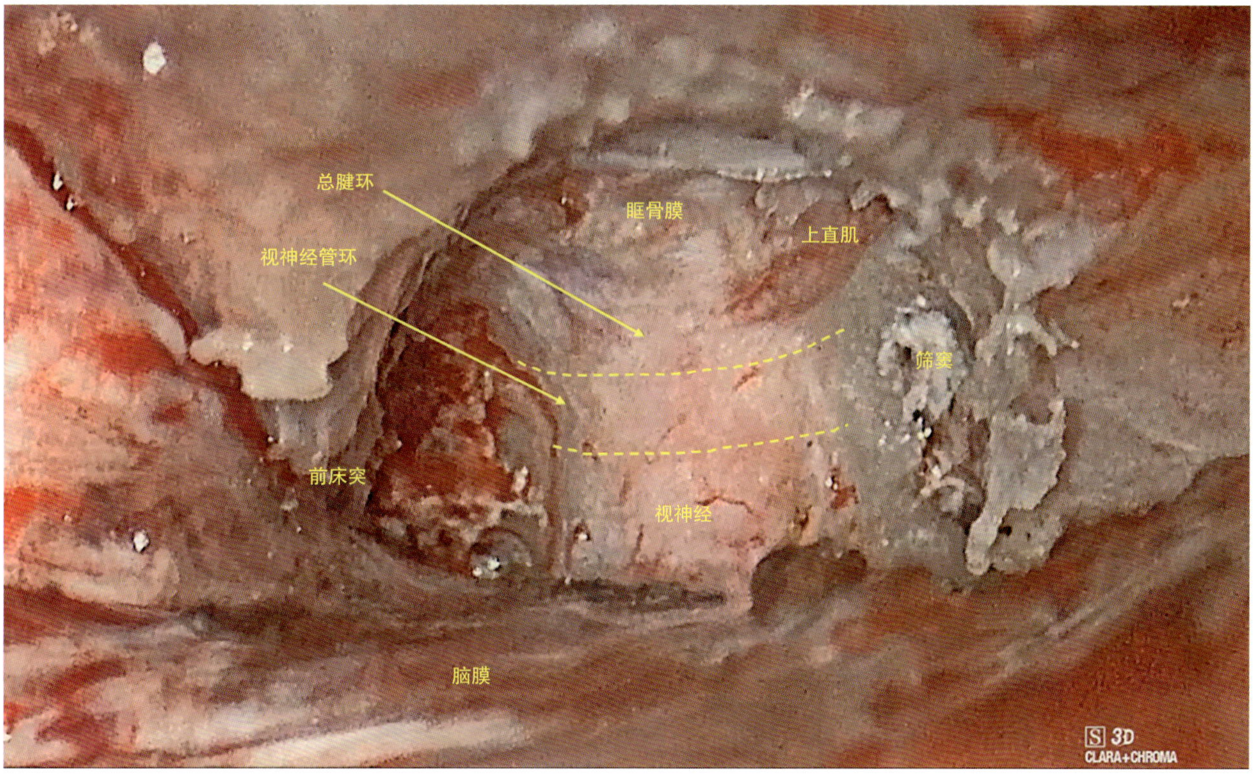

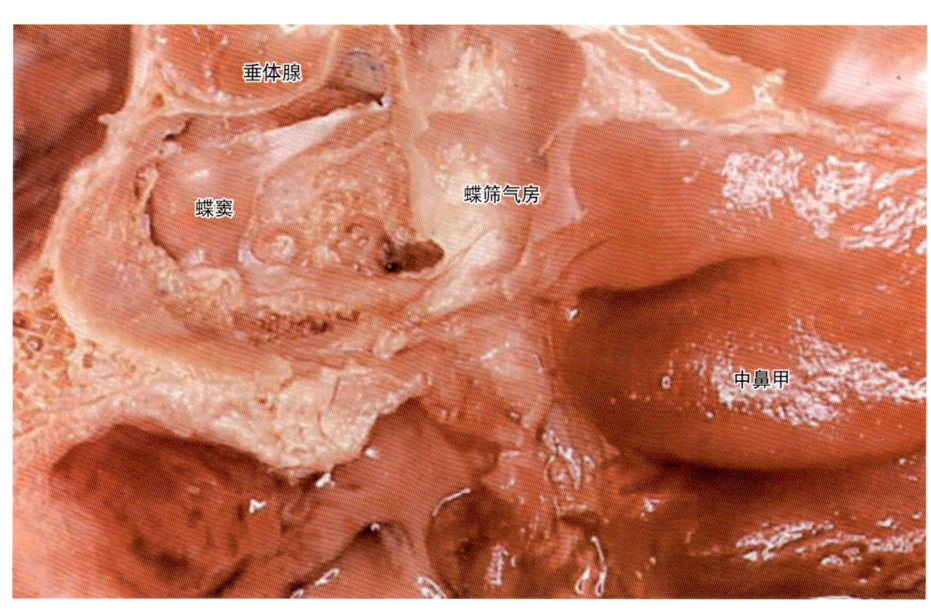

图 9-1-5　视神经管远环已被打开，视神经管充分减压

图 9-1-6　尸解显示蝶筛气房

三、临床表现

视神经损伤的临床表现多种多样，常见的症状包括视力下降、视野缺损、色觉异常和视盘水肿。在某些情况下，患者可能出现突发性视力丧失，特别是在视神经缺血或炎症的情况下。在一些病例中，患者可能完全丧失视力（即盲）。部分患者可能有瞳孔对光反射减弱或消失。视神经头部的直接检查可能显示正常，特别是在伤后早期。

四、术前评估和计划

绝大多数创伤性视神经损伤是因额、颞部受钝性物体撞击所致，视力有不同程度下降，严重者可丧失光感。合并闭合性颅脑损伤者常伴随昏迷、嗜睡、意

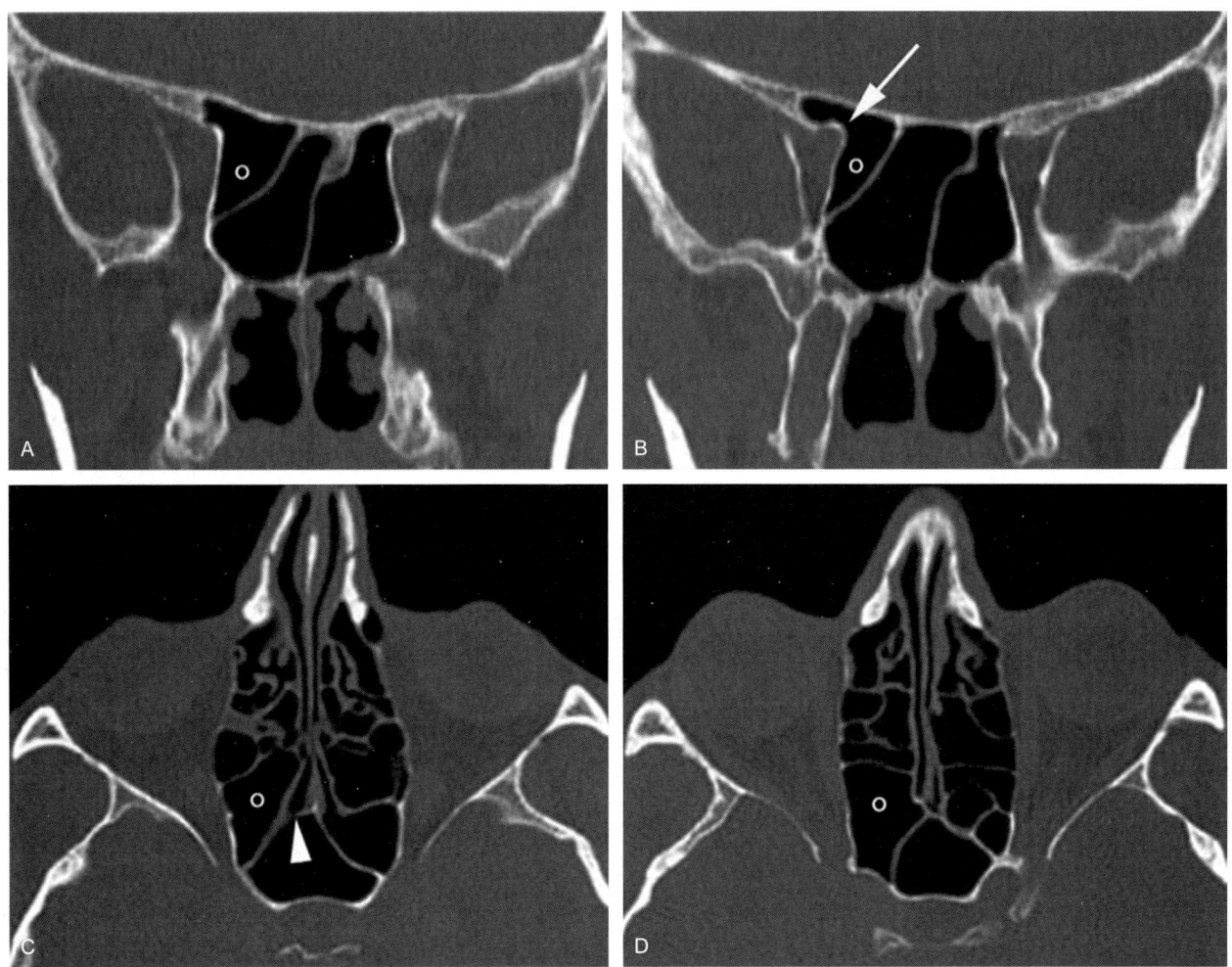

图 9-1-7　A～D. 右侧 Onodi 气房的 CT 表现

识淡漠、言语不清、呼吸异常、肢体活动障碍等颅脑损伤症状。此类患者应该在检查生命体征的同时，注意瞳孔反射情况。

创伤性视神经损伤的症状和体征多样。除视力下降外，单眼受累或双眼受累程度不一致时，受伤较重侧眼出现相对性传入性瞳孔传导阻滞（relative afferent pupillary dysfunction，RAPD），多表现为伤侧眼瞳孔散大；双眼受累程度相似时可能无 RAPD，而仅表现为瞳孔对光反应异常。对伴有意识障碍者，瞳孔直接对光反应异常是判断创伤性视神经损伤最有价值的体征。绝大多数未累及视网膜及视神经前段创伤性视神经损伤患者，早期眼底检查无异常改变，后期常出现视乳头苍白、萎缩。部分表现出视乳头消肿、视网膜出血等。少部分患者会因眼底大量出血而无法进行检查。

对颌面部受伤患者，除尽快完善上述眼部常规检查外，有条件的可根据患者情况，完善各项视觉功能检查，包括色觉、视野、闪光视觉诱发电位（flash visual evoked potential，F-VEP）和光学相干断层扫描（optical coherence tomography，OCT）。创伤性视神经损伤患者伤侧眼多表现为 F-VEP 的 P100 波潜伏期延长、波幅降低或波形消失，色觉异常，以及各种类型的视野缺损。

除上述眼科检查外，还须进行头部、眼眶包括视神经管在内的高分辨率 CT 薄层扫描（high resolution computer tomography scanning，HRCT），必要时进行 MRI 检查，以判断视神经受损部位和严重程度，为视神经管减压手术提供解剖依据。

眼眶 HRCT 检查可显示视神经管、蝶筛骨及前床突骨折，但对视神经管内及周围软组织损伤显示欠佳。钝性外伤后预示视神经损伤的 HRCT 征象：① 后组筛窦或蝶窦腔内积血；② 视神经管骨折；③ 视神经显著增粗、扭曲扩张；④ 球后肌锥内，尤其眶尖部血肿或气肿。MRI 可以显示视神经水肿、出血、撕裂及周围软组织病变，脂肪抑制检查序列可以避免脂肪信号干扰，增强扫描可以更清晰地显示视神经的损伤情况。

五、影像学表现

1. CT 检查

眼眶 CT 薄层扫描是首选检查方式，可明确视神经管骨折、眶壁骨折、眶内出血和副鼻窦出血、气化情况等，鉴别视神经直接损伤和间接损伤，指导手术方案设计。CT 上显示后眶壁骨折患者的预后明显差于前眶壁骨折患者。

2. 头颅 CTA 和 DSA

有颅面骨折、特别是蝶窦外侧壁骨折严重者，需行 CTA 或 DSA 检查来评估颈内动脉、眼动脉，有助于术前评估血管损伤情况，排除创伤性动脉瘤及颈内动脉海绵窦瘘，可有效降低手术风险。建议有条件者将其列为常规检查。

3. MRI 检查

MRI 对骨性结构显示不清，但 MRI 检查可以了解视神经完整性和神经鞘内血肿。弥散加权成像（DWI）上表现为高信号有助于诊断视神经间接损伤。另一项研究显示，弥散张量成像（DTI）上第一周无明显异常，第二周开始分数各向异性（fractional anisotropy，FA）降低，至 1 个月后恢复正常。这些研究显示 MRI 检查在视神经损伤晚期比早期显示效果明显。

4. 视觉诱发电位

视觉诱发电位不是诊断视神经损伤的必要条件，主要用于鉴别可疑病例，尤其适用于忘记准确受伤时间、瞳孔反射差以及双侧视神经损伤的患者。有研究证明，视力障碍严重者 P100 消失且伴有波幅低平。相比波幅完全消失的患者，波幅下降 50% 的患者视觉恢复更好。当 P100 波消失时，患者视力恢复的可能性较小，因而视觉诱发电位有助于预后的判断。但视觉诱发电位有其局限性，它无法放置在多发伤患者的床边进行检测。

5. 光学相干断层扫描

研究显示，视神经损伤患者进行光学相干断层扫描后发现，视神经纤维层变薄。但这项检查难以早期进行，且患者必须坐着配合检查。光学相干断层扫描更适合于长期随访视神经损伤患者。

6. 多普勒超声

可用于评估视网膜中央动脉的血液动力学情况，多项研究证实，视神经损伤后，收缩期峰值速度、舒张末期速度和平均血流速度均会减少。

六、诊断

视神经损伤的诊断标准根据具体原因而定，通常包括临床表现、辅助检查结果和可能的病因分析。视神经损伤一般可被明确诊断，必要条件包括：① 存在颅、眶、颌面部，尤其额、颞部直接暴力外伤史；② 伤后急性视功能受损，如视力减退或失明、视野缺损、色觉障碍等，排除既往疾病所致。支持条件包括：① 相对性传入性瞳孔传导阻滞阳性，而眼内无导致相对性传入性瞳孔传导阻滞阳性的异常改变；② 视觉诱发电位检查视觉波形消失或 P100 波潜伏期延长、波幅降低，眼底未见视网膜严重病变。单眼受累或双眼受累程度不一致时，具备支持条件①；而双眼受累程度相似时，具备支持条件②；再具有两条必要条件，即可确诊视神经损伤。

眼眶 HRCT（水平位和冠状位）、MRI 亦可提供参考依据。值得注意的是，HRCT 发现视神经管骨折则多存在视神经损伤。即便没有明确的视神经管骨折影像，只要具备上述诊断标准，亦可确诊视神经损伤。确诊通常需要排除其他可能导致类似症状的疾病，如青光眼、视网膜疾病等。

七、鉴别诊断

视神经损伤的鉴别诊断包括各种可能导致视力下降和视野缺损的疾病，如青光眼、视网膜脱落、脑肿瘤等。详细的病史收集和全面的眼科检查对于正确诊断至关重要。

八、影像导航

手术涉及多个重要结构包绕的狭窄部位，损伤这些重要结构将是灾难性的。这些结构，尤其是视神经和颈动脉，在此部位变异很大，可有骨质覆盖，也可裸露，就像内镜评价所见一样。因此，眶尖的任何手术都非常需要图像导航系统的辅助（图 9-1-8），可根据外科医生习惯选择 CT 或 MRI，或系统融合，都可起到非常重要的作用。

内镜手术中图像导航的主要目的是帮助术者对后移筛房的定位，辅助辨认视神经、颈动脉和颅底。它必须被视为手术的辅助，而不能取代解剖学知识和手术经验。在那些筛窦和蝶窦气腔形成存在变异的患者中，应用影像导航尤其有价值。影像导航系统的精准度取决于术前校准。

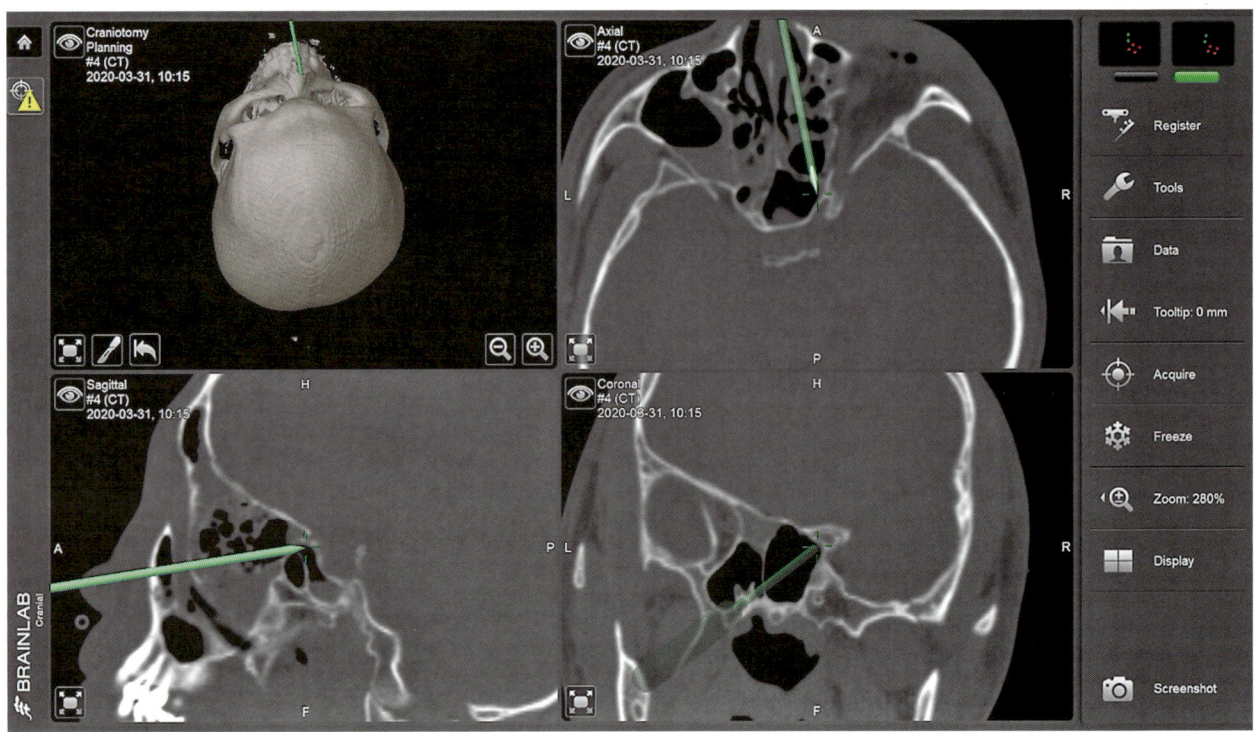

图 9-1-8　视神经管减压术中应用影像导航系统定位视神经管内壁

九、保守治疗

保守治疗的目的在于尽可能保护视神经元和轴突，挽救视功能。目前治疗方法主要包括糖皮质激素治疗、手术治疗、神经保护剂以及改善视神经微循环等。但是，目前尚无有力的循证医学证据证实任何单一或联合治疗方法对创伤性视神经损伤有确切疗效。

关于急性脊髓损伤的研究提示，脊髓损伤 8 小时内给予大剂量糖皮质激素有利于运动与感觉功能的恢复。鉴于此，建议伤后尽早给予创伤性视神经损伤患者糖皮质激素治疗，剂量根据患者个体情况而定，常规方法为甲基泼尼松龙 500～1 000 mg/d，冲击治疗 3 天治疗，可提高创伤性视神经损伤的疗效。但需小心并发症，如急性精神病发作、急性胰腺炎或暂时性低血压。

（侯立军　李一明　金海）

参考文献

[1] Chalela JA. Traumatic optic neuropathy: the forgotten concussion[J]. Mil Med, 2023 Jan 4, 188(1-2): 398-400.

[2] Chen B, Zhang H, Zhai Q, et al. Traumatic optic neuropathy: a review of current studies[J]. Neurosurg Rev, 2022 Jun, 45(3): 1895-1913.

[3] Karimi S, Arabi A, Ansari I, et al. A systematic literature review on traumatic optic neuropathy[J]. J Ophthalmol, 2021 Feb 26, 2021: 5553885.

[4] Lin J, Hu W, Wu Q, et al. An evolving perspective of endoscopic transnasal optic canal decompression for traumatic optic neuropathy in clinic[J]. Neurosurg Rev, 2021 Feb, 44(1): 19-27.

[5] Machado LF, Furlanetto RL, Gracitelli CPB. Anatomy and evaluation of the optic nerve head[J]. Arq Bras Oftalmol, 2022 Feb 14, 85(6): 636-643.

[6] Yu-Wai-Man P, Griffiths PG. Steroids for traumatic optic neuropathy[J]. Cochrane Database Syst Rev, 2013 Jun 17, 2013(6): CD006032.

[7] Yu-Wai-Man P, Griffiths PG. Surgery for traumatic optic neuropathy[J]. Cochrane Database Syst Rev, 2013 Jun 18, 6(6): CD005024.

第二节 经鼻筛入路内镜下视神经管减压术

近年来，视神经损伤的治疗策略在不断演变，得益于神经内镜的微创理念、增加照明和视野放大的特点，内镜下视神经管减压一直受到世界各地的临床医生的青睐。内镜下经鼻/经蝶筛视神经管减压术（endoscopic transnasal/transethmosphenoid optic canal decompression，ETOCD）可以充分减压受损的视神经管和眶尖。

一、手术入路

1. 内镜下经鼻/经蝶筛视神经管减压术（ETOCD）操作基本原则

鉴于视神经本身及其邻近结构复杂的解剖特点、创伤性视神经损伤致病机制的复杂性与不确定性、鼻腔鼻窦手术径路的特殊性以及鼻内镜鼻窦外科操作特点，ETOCD被确定为高难度、高风险、精细手术。秉着规范、安全、高效的宗旨，该手术操作需注意以下基本原则。

（1）全程与充分解除压迫因素：建议从前往后去除骨质的范围为自视神经入眶口（外口）至入颅处（内口）。视神经骨管管壁应去除至少周长的1/2～2/3，即内侧、内上与内下方骨质。如果存在明显压迫性视神经管骨折，应彻底清除压迫的骨折片；当眶尖部存在出血、视神经鞘下出血、严重组织水肿等时，应充分切开眶尖部眶筋膜、视神经鞘膜以缓解神经受压；除此之外，无需常规切开视神经鞘膜。

（2）尽可能避免对视神经造成医源性创伤：去除骨质时应细致、轻柔操作，手术时尽可能避免对视神经造成压迫、钳夹及剪切等损伤；切开视神经鞘膜时需注意尽可能避开眼动脉、视神经鞘膜下粗大血管以及Zinn-Haller动脉环血管网等。

（3）尽可能避免并发症：因为视神经管及周围邻近组织解剖结构复杂，变异程度极大，加之可能合并复杂性颅底骨折、术中出血等，极易引起严重并发症，甚至危及生命，如脑脊液鼻漏、海绵窦损伤、颈内动脉损伤等。因此，减压术应由具有丰富鼻内镜鼻窦外科手术与眼眶手术操作经验、具有高级卫生专业技术职称的医生，在具备手术设备、器械和麻醉等条件的三级医院施行ETOCD，有条件者手术过程中经由神经导航辅助定位。

2. 手术操作过程

在进行这些精确的操作前应该仔细选择手术器械，当不得不磨除眶尖骨质或需要视神经减压时，必须有一个细长的同轴金刚头磨钻（包括1 mm、2 mm、3 mm金刚砂磨头），另外吸引器也是实用的附件（一般吸引器的管径为磨头直径的1.5倍）。因为术中30°和45°的镜头比0°的镜头显示解剖关系更清楚，术者应当备有多个镜头可供选用。笔者除了使用直镜头，还常常应用30°、45°镜头。最新的内镜固定器已可以提供术者鼻腔内四手操作的机会，这一技术在眶尖手术特别有用（图9-2-1）。

如果颅底磨除或疑有脑脊液漏，鞘内应用荧光素对于判断漏口位置和修补完整与否很有价值。腰椎穿刺后，放出10 mL脑脊液，混入0.25 mL荧光素，注入鞘内。同样剂量的荧光素注入静脉，之前需注射25 mg苯海拉明和8 mg地塞米松。

全麻经口腔插管成功后，双侧鼻腔用点尔康棉签消毒后，鼻窦内镜手术开始必须减轻鼻腔充血，用肾上腺素棉片填塞鼻腔（1 mg 1%肾上腺素+20 mL 2%利多卡因），收敛鼻腔黏膜10～20分钟，以减少出血。患者采用仰卧位，床头右斜20°～30°，患者上半身抬高20°～30°，头后仰10°～20°，右偏5°～10°。神经内镜系统放在患者头端40～60 cm处，术者站在患者右侧肩旁，一般选用0°、4 mm、17 cm鼻内镜。取患侧单鼻孔入路，取适量肾上腺素盐水（1 mg 1%肾上腺素+100 mL生理盐水配比）注射在中鼻甲根部黏膜下

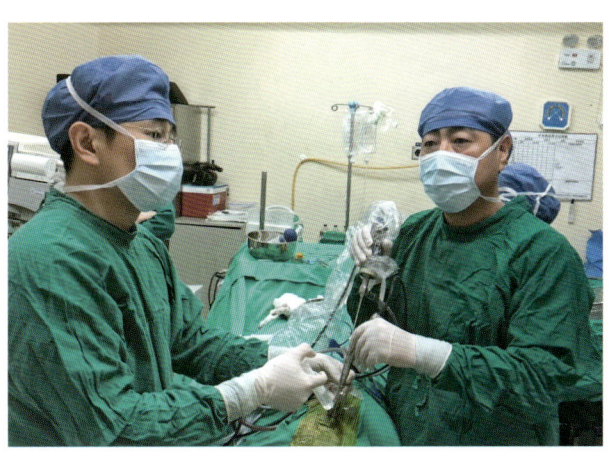

图9-2-1　内镜颅底外科的单鼻孔两人四手操作技术

注射，电刀切开中鼻甲根部，将中鼻甲向下推向后鼻道，切除部分钩突，进入筛泡，清除筛窦内分隔及黏膜，打开Onodi气房，去除部分上鼻甲，向内方扩大蝶窦开口，切除部分蝶窦前壁，暴露蝶窦顶壁、外侧壁、筛顶及眶纸板。如果筛骨眶板是开裂的或已磨除的，不要一开始就切开眶骨膜，这样会导致眶内脂肪的脱出，影响视野，阻碍手术通路。找到视神经颈内动脉隐窝（OCR），辨认视神经和颈内动脉隆起，沿视神经隆起向后外寻找眶尖，用高速磨钻，先从眶尖部磨开视神经管，暴露总腱环，再向OCR方向逐渐磨开视神经管。为避免热损伤，适当的冲洗很必要。开放视神经管径达120°以上，向前外至总腱环，向内上至鞍结节，充分暴露管段视神经，笔者建议常规不需要打开视神经鞘膜（图9-2-2）。有脑脊液漏者，可在大腿外侧做一直切口，取带脂肪的阔筋膜覆盖在漏口表面，必要时取带蒂鼻中隔黏膜瓣，进行鞍底重建；取合适长度膨胀海绵伸入筛窦内，压迫阔筋膜，术后7～10天取出；无脑脊液漏者，生物蛋白胶喷洒术区；膨胀海绵填塞患侧鼻腔直至后鼻道，术后24～48小时取出。

内镜入路的主要优点是充分的显露和内镜下手术部位的视野。联合应用0°和带角度的镜头，进行视神经管减压术。影像导航可进一步提高手术安全性，避免损伤重要结构。该内镜手术一般通过单侧鼻孔即可完成，也可以切开鼻中隔后部，便于术者通过两侧鼻孔双手操作，必要时也允许两名外科医生同时操作。内镜入路的其他优点是没有面部切口和减少术后患者发病率。虽然内镜手术是微创的，但要求精细操作，往往需要术中直视操作。经鼻腔内镜术后早期必须对鼻腔创面结痂进行仔细清理，术后对这些患者进行常规的清创和随访。

二、疗效客观评价及影响因素

ETOCD手术前后中心视力（矫正视力）和（或）视野改善为评价创伤性视神经损伤者疗效的主要指标。视力评价标准分为5个级别，即无光感、光感、眼前手动、眼前指数和LogMAR视力表0.02及以上。术后视力较术前提高1个级别及以上，或较术前LogMAR视力表提高2行及以上定义为有效。对视力高于0.06者，采用大光标测量中心视野，术后视野缺损范围≥15%或平均阈值增加≥10%，亦定义为有效。有条件的机构亦可在此基础上，采用色觉、对比敏感觉、OCT测量视乳头神经纤维厚度、视觉诱发电位改善等指标，进行综合分析和判断。

因缺少大样本、随机、双盲、对照研究资料，迄今为止影响创伤性视神经损伤疗效的因素尚无定论。少数患者伤后视力存在一定的自我修复能力。根据目前现有文献结果和临床实践经验，影响创伤性视神经损伤患者ETOCD疗效的因素众多：① 术前视力水平：伤后无光感者预后差，伤后有残存视力者疗效相对较好；② 年龄因素：年龄越大者预后越差，儿童恢复相对较好；③ 视功能受损性质：伤后即刻视力完全丧失者效果差，伤后视力逐渐丧失者相对较好；④ 意识情况：合并严重颅脑外伤，伤后意识丧失者疗效差；⑤ 糖皮质激素治疗：糖皮质激素冲击治疗有效者术后视力恢复相对较好；⑥ 视神经管骨折情况：MRI或CT提示有明显视神经管骨折者较无骨折者疗效相对差；⑦ 伤后

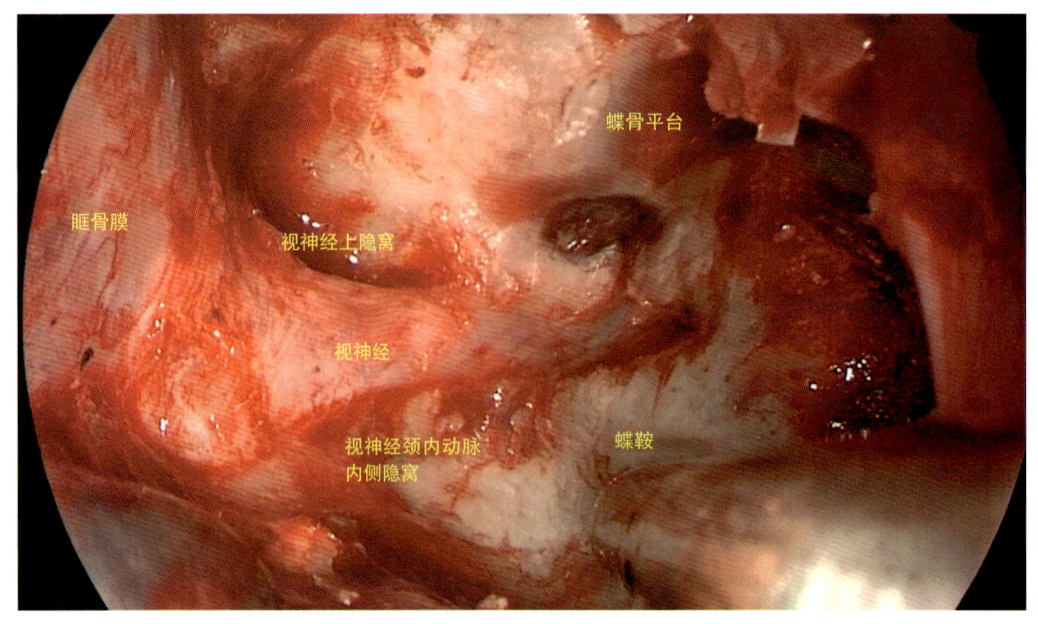

图9-2-2 内镜经鼻筛入路视神经管全程减压

时间：伤后 7 天内接受手术治疗者疗效相对理想。

三、ETOCD 术后视功能康复治疗

ETOCD 的作用主要在于防止继发性视神经损伤，仅为受损的视神经提供了功能恢复的基本解剖条件。同时，手术本身亦为一种创伤，术中手术器械损伤、术后缺血再灌注损伤以及炎性反应等，均有可能导致受损的视神经进一步损伤。因此，术后全身应用一定剂量的糖皮质激素、神经营养药物等药物，早期行高压氧等康复治疗，均对提高疗效有积极的作用。

四、手术并发症

手术中最灾难性的并发症是损伤颈动脉和视神经。因可能发生颈动脉损伤，应常规备血。此外，进行血管造影检查有助于发现颈动脉损伤。多普勒超声可用于跟踪颈动脉走行和辨别它的位置。术前通过 CT 和 MRI 图像了解窦腔的形式，有助于帮助外科医生识别被骨折包绕的视神经。全面的眼科检查将有助于医生根据视神经的状况向患者交代预后和视力恢复可能性。

其他的一些并发症包括其他的脑神经麻痹，尤其是第Ⅲ、Ⅳ、Ⅴ和Ⅵ对脑神经，还包括不恰当的操作导致的球后血肿，术后脑脊液漏。保护视神经鞘的完整和避免颅底损伤，可以避免脑脊液漏。术前研究 CT 影像可让外科医生了解颅底到眶尖的关系。术中发现脑脊液漏时应立即修补。内镜入路相关并发症还包括鼻腔粘连形成和鼻窦炎，这些并发症常常在门诊就能简单地控制。

五、典型病例（由上海长征医院侯立军教授提供）

病史： 男性，22 岁。骑电瓶车摔伤头部后诉右眼视物不清，伴头晕头痛 4 天。

查体： 右侧瞳孔直径约 4 mm，直接光反射消失，间接光反射存在。左侧瞳孔直径 2.5 mm，直接光反射灵敏，间接光反射消失。双侧眼球运动正常，粗测右侧视力下降，无光感，左侧视力正常。

手术方式： 经鼻筛入路视神经管减压（图 9-2-3～图 9-2-9；表 9-2-1）。

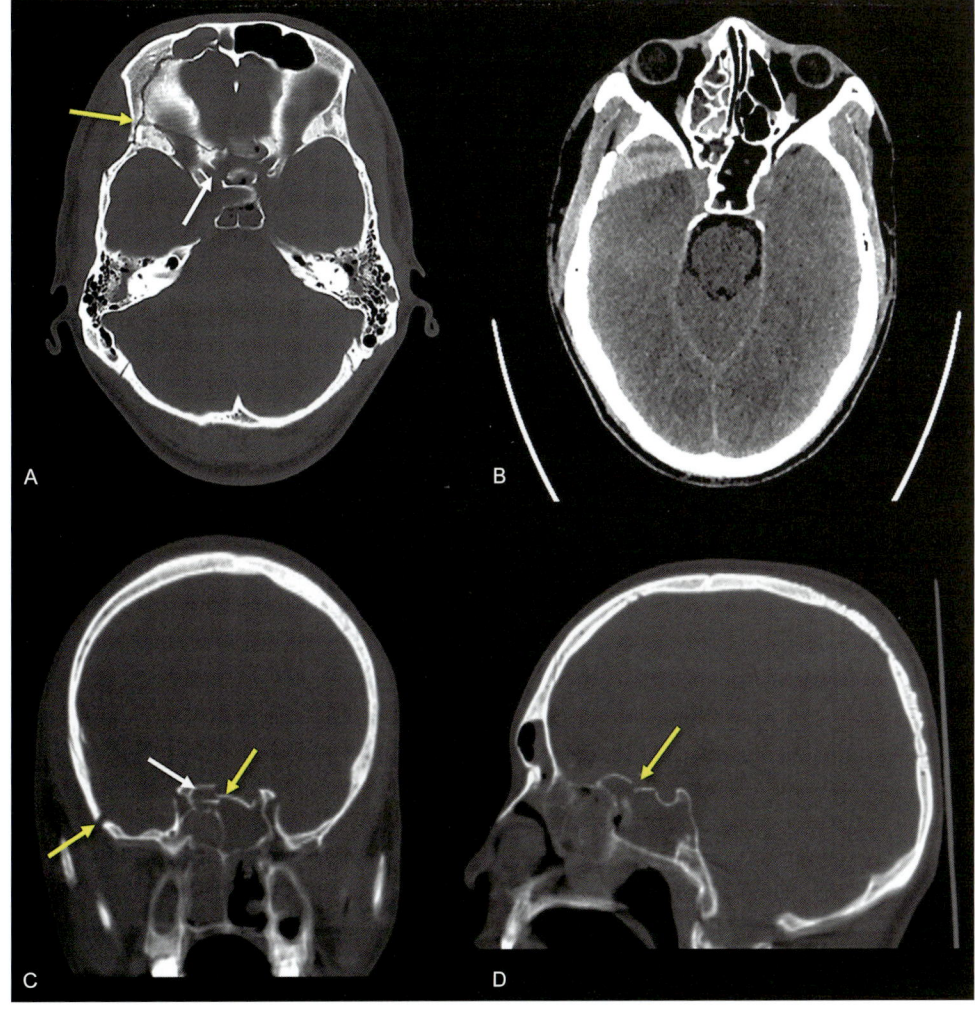

图 9-2-3　术前薄层 CT 表现。A. 薄层 CT 三维重建后轴位，显示前颅底骨折线向后累及视神经管。B. CT 平扫可见右侧筛窦积血，右侧颞极硬膜外血肿。C. 薄层 CT 三位重建后冠状位，显示右侧蝶骨平台骨折、颞骨骨折。D. 薄层 CT 三位重建后矢状位，显示右蝶骨平台骨折、右侧额窦积血。黄色箭头所指为前颅底骨折线；白色箭头为视神经管

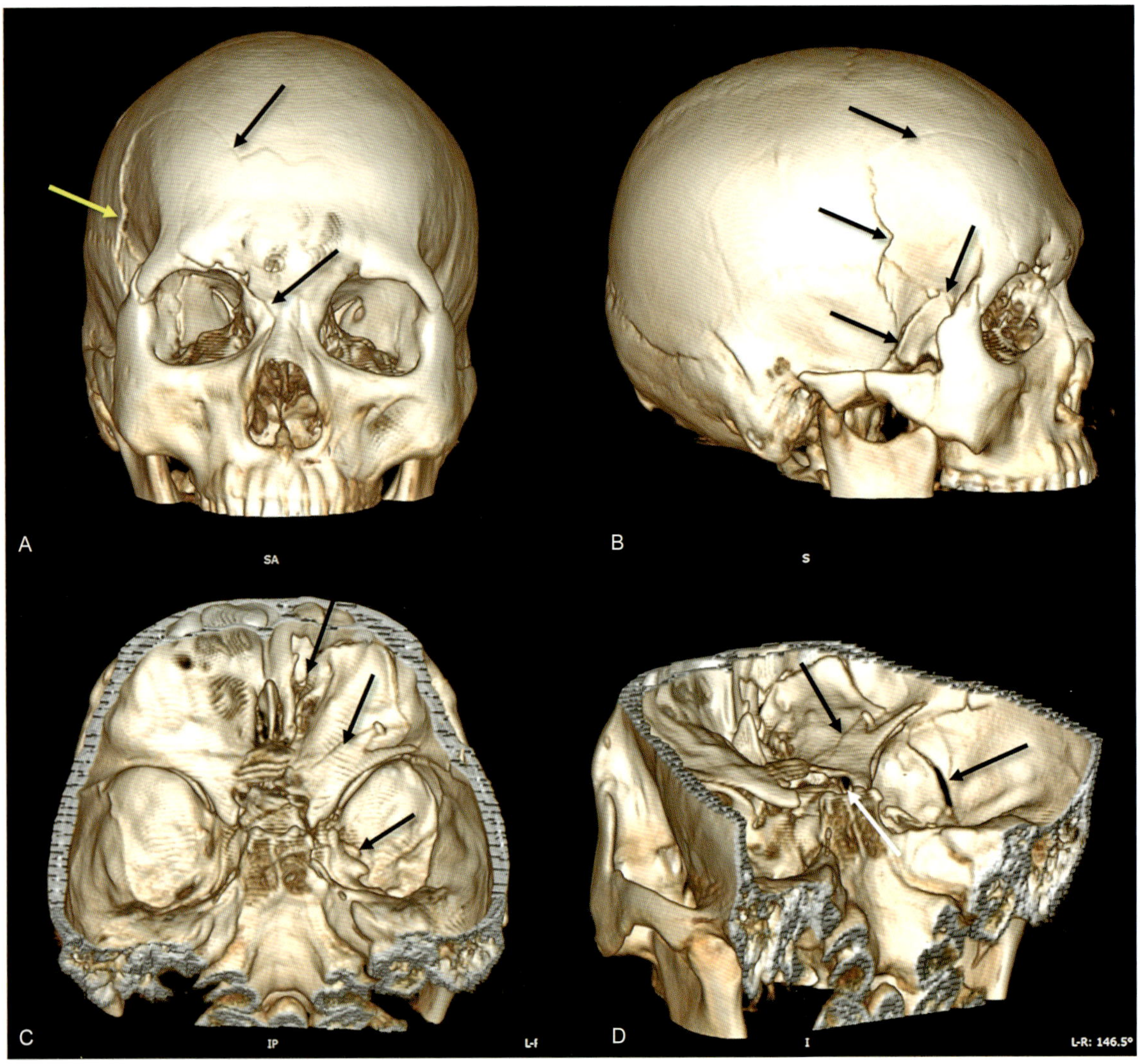

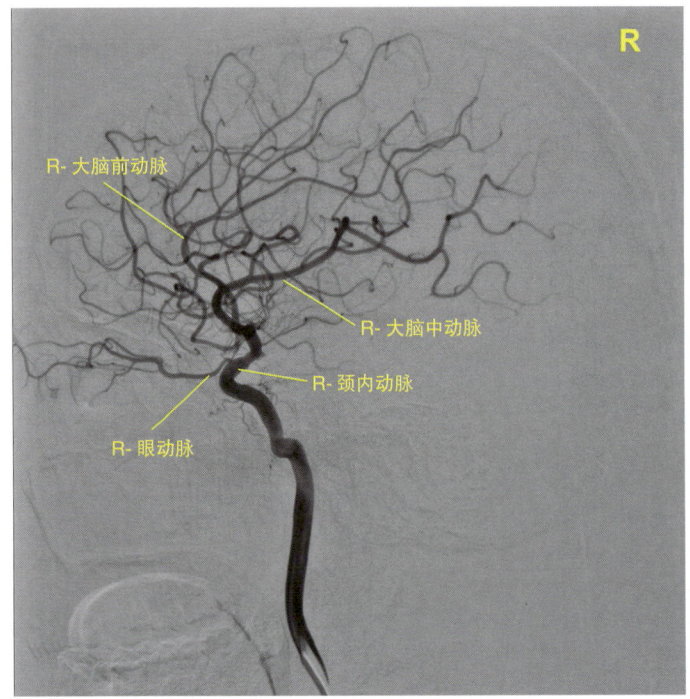

图 9-2-4 A～D. 术前薄层 CT 三维重建。黑色箭头所指为右侧额骨、颞骨、前颅底、中颅底骨折线；白色箭头所指为视神经管

图 9-2-5 术前 DSA 造影（右侧颈内动脉造影侧位），未见异常血管损伤

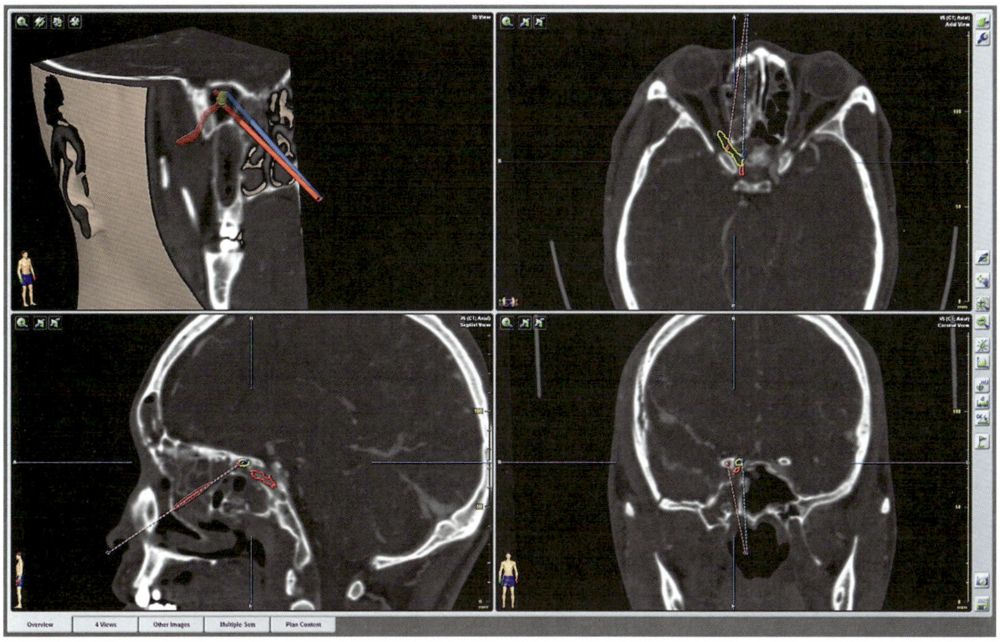

图9-2-6 术前手术设计图，模拟经鼻筛入路视神经管减压

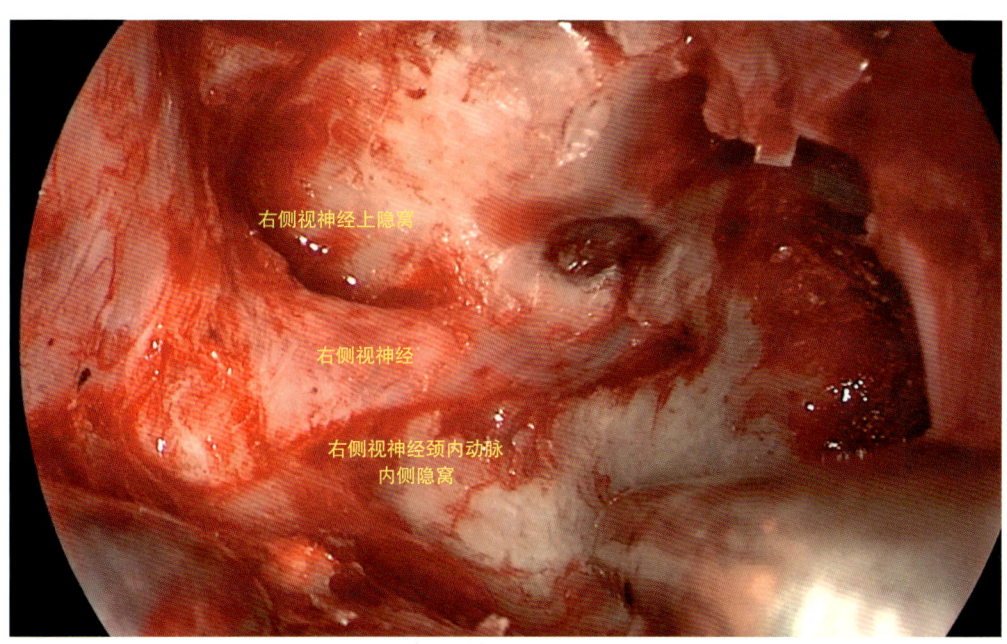

图9-2-7 术中神经内镜下见视神经管全程减压

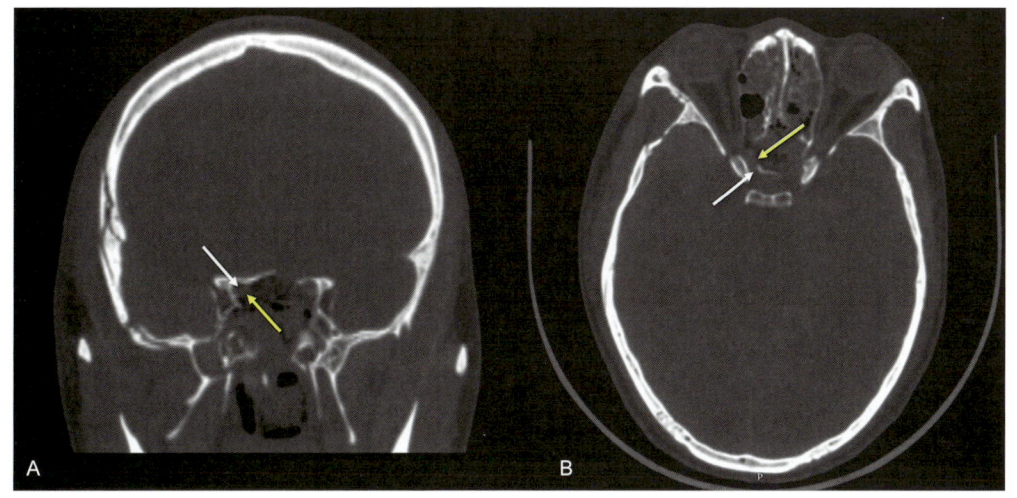

图9-2-8 术中薄层CT复查，见右侧视神经管减压充分。A. CT三维重建冠状位。B. CT三维重建轴位。黄色箭头指示减压范围；白色箭头指示视神经管

表 9-2-1 患者术前术后视力对比

视力对比	左/右侧	术前	术后1周
视力	左	0.4	0.7
	右	指数 30 cm	0.05

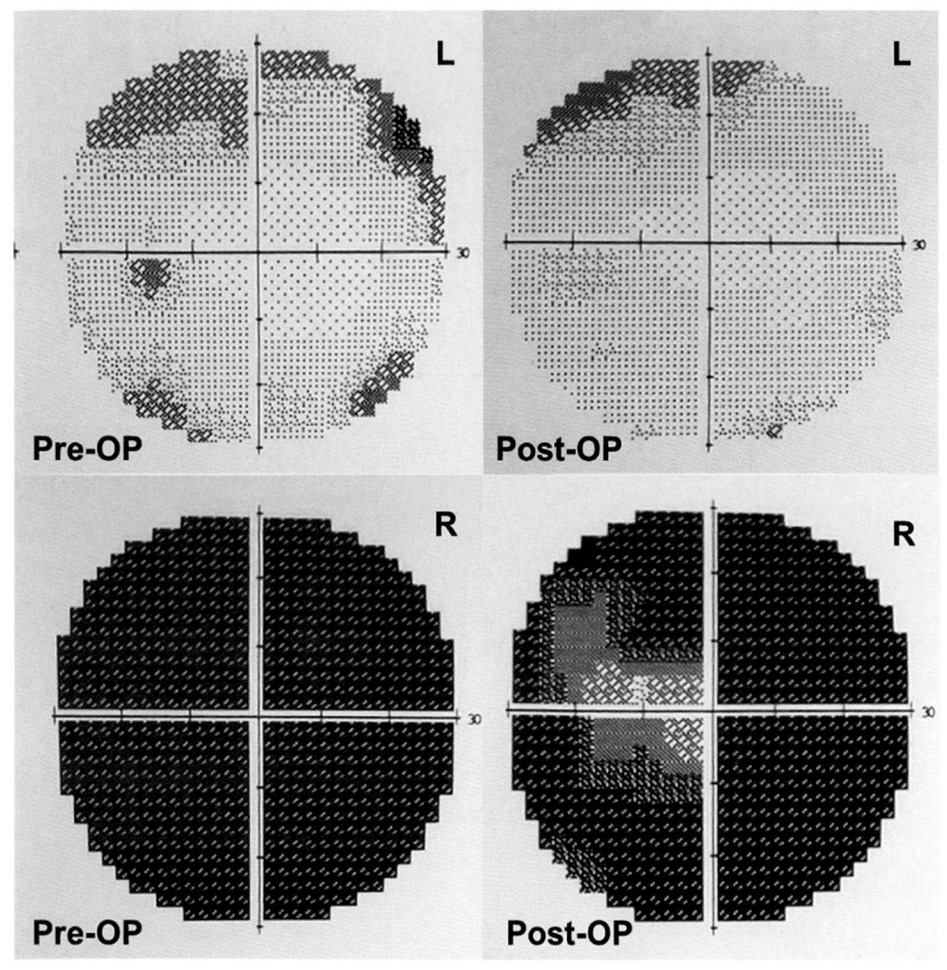

图 9-2-9 视力视野的改变

视频 9-2-1 经鼻筛视神经管减压术

（侯立军　李一明　韩硕）

参考文献

[1] 金海，潘承光，侯立军. 三种不同入路视神经减压术治疗创伤性视神经损伤回顾分析（近五年文献复习）[J]. 临床军医杂志，2008，36(6)：3.

[2] Cabrilo I, Dorward N L. Endoscopic endonasal intracanalicular optic nerve decompression: how I do it[J]. Acta Neurochirurgica, 2020, 162(9).

[3] Chen HH, Lee MC, Tsai CH, et al. Surgical decompression or corticosteroid treatment of indirect traumatic optic neuropathy: a randomized controlled trial[J]. Annals of Plastic Surgery, 2020, 84.

[4] Karimi S, Arabi A, Ansari I, et al. A systematic literature review on traumatic optic neuropathy[J]. J Ophthalmol, 2021, 5553885.

[5] Lin J, Hu W, Wu Q, et al. An evolving perspective of endoscopic transnasal optic canal decompression for traumatic optic neuropathy in clinic[J]. Neurosurgical Review, 2019: 1-9.

[6] Martinez-Perez R, Albonette-Felicio T, Hardesty DA, et al. Outcome of the surgical decompression for traumatic optic neuropathy: a systematic review and meta-analysis[J]. Neurosurgical Review, 2020.

[7] Rhoton AL. The Orbit. In: Rhoton AL, ed. Cranial anatomy and surgical approaches[J]. Philadelphia, Pa: Lippincott Williams & Wilkins, 2003, 331-362.

[8] Talwar AA, Ricci JA. A meta-analysis of traumatic orbital apex syndrome and the effectiveness of surgical and clinical treatments[J]. Journal of Craniofacial Surgery, 2021, Publish Ahead of Print.

[9] Zhao SF, Yong L, Zhang JL, et al. Role of delayed wider endoscopic optic decompression for traumatic optic neuropathy: a single-center surgical experience[J]. Annals of Translational Medicine, 2021, 9(2): 136.

第三节　经颅眉弓锁孔入路内镜下视神经管减压术

一、手术入路

视神经损伤减压术包括翼点入颅、锁孔入路、内镜下经鼻入路以及经眶入路（表9-3-1）。相比经眶入路和经颅入路，内镜下经鼻入路不存在影响面容的问题，但会面临手术视野暴露狭窄操作困难的问题。经颅眉弓锁孔入路神经损伤风险小、减压充分且切口较小，是临床应用较广泛的手术入路（图9-3-1）。

表9-3-1　视神经管减压术的主要术式比较

	翼点入路	额颞入路	内镜经鼻入路	锁孔入路
切口和骨瓣大小	大	大	无	小
大脑牵拉	小	小	无	小
面神经损伤风险	中	小	无	小
无磨钻技术	可能	可能	不可能	可能
技术难度	简单	简单	具有挑战性，尤其是磨除眶上壁	中等
最大减压程度	270°（外、下、上壁）	270°（外、下、上壁）	180°～270°（内、下、上壁）	270°（外、下、上壁）
影响外观	中	中	无	小

注：术前放置腰大池，术中释放脑脊液，可减少大脑牵拉。

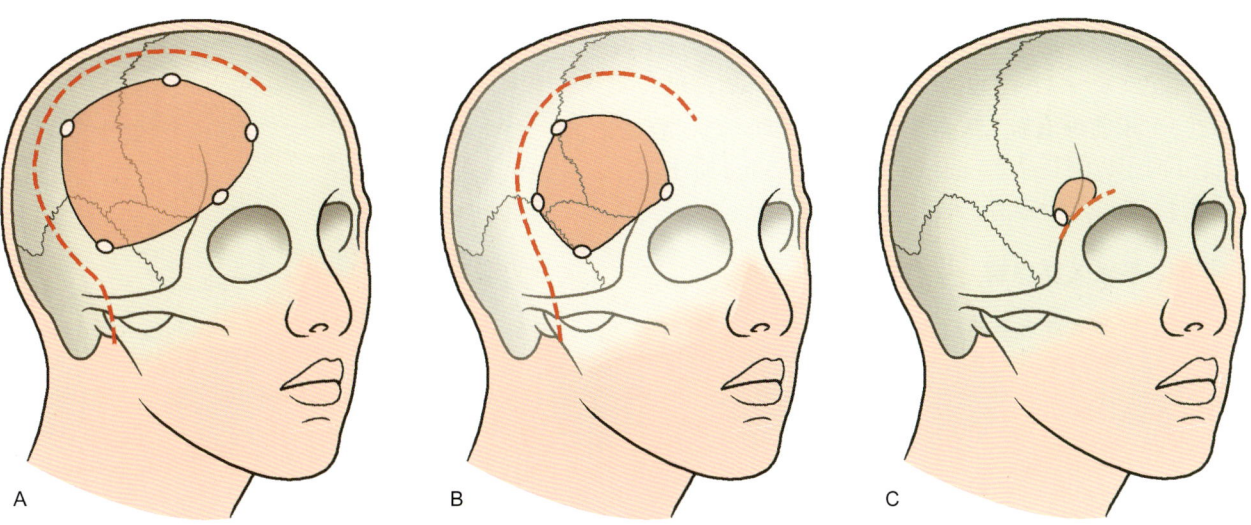

图9-3-1　额颞、额颞入路的逐步发展过程（皮肤切口和开颅骨窗逐渐在缩小）。A. Dandy 的额颞入路大骨窗开颅术。B. Yasargil 采用显微手术技术的翼点开颅术。C. 眶上锁孔开颅术，涵盖了 Yasargil 翼点入路的额底部分，显著缩小了开颅范围，从而减少了颅内外结构的手术损伤

经眶上锁孔入路可达到额颞和翼点入路同样的暴露效果（表9-3-1），并且更靠近颅底，经第Ⅰ间隙暴露垂体柄、下丘脑、视交叉及对侧的颈内动脉、海绵窦、动眼神经等，经第Ⅱ间隙暴露颈内动脉、后交通动脉等，经第Ⅳ间隙暴露垂体柄、漏斗和鞍膈，优点在于：① 切口长约4 cm，位于眉弓，无需剔除眉毛和头发，对外貌影响小，切口愈合快，更易被患者接受；② 小骨孔和硬膜外操作可以避免对脑组织的过度牵拉以及损伤脑组织，减少颅内感染和医源性损伤的风险，降低平均住院日和医疗费用；③ 内镜有深部照明和广角视野的优点，不同角度内镜能减少直视下的视觉盲区，且能够简化磨除骨质的步骤，手术时间短，更加安全、有效、清晰地减压视神经。

二、术前注意事项

精确的术前计划应包括详细评估患者病史、查体和影像学检查。根据患者的个体解剖结构确定最安全有效的手术入路，还必须注意准确定位病灶和摆放患者头部，控制皮肤切口、肌肉、骨窗、硬脑膜和蛛网膜切口大小。术前还需要明确额窦大小，术中注意保护额窦避免开放，一旦术中打开需双氧水反复冲洗预防颅内感染。术中磨除视神经管上外侧（骨小翼前根的外侧部分）的骨质非常困难，需要使用外侧视神经颈内动脉隐窝作为区别孔前段（以镰状韧带为顶）和管内段视神经的解剖标志，还可以根据术前影像学明确视神经与骨折的位置关系。

三、术前准备

（1）皮肤准备，手术前清洗头部，翼点入路和额颞入路需剔除术区部分头发，而眶上锁孔入路不需剃头。

（2）手术当日提前12小时禁食，提前4小时禁水。

（3）术前可予苯二氮䓬类药物口服帮助睡眠，术前1小时予以阿托品0.4 mg或东莨菪碱0.3 mg肌注。

（4）备好术中带药（抗生素和止血药）。

四、手术入路详解

关于额颞入路和翼点入路的相关内容，详见第七章第二节。以下重点介绍内镜辅助下经眉弓锁孔入路视神经管减压术。

全麻经口腔插管成功后，患者取平卧位，头稍后仰5°～10°，并向对侧旋转20°～30°，三钉头架固定头部。常规消毒铺巾，沿眉弓于眉部中外侧做长约4 cm弧形切口，内侧起自眶上切迹外侧，注意保护眶上神经及伴行动脉。关键孔处钻孔1枚，铣刀形成骨瓣，大小约3 cm×2 cm，并磨除眶缘内板，沿颅底弧形切开硬脑膜，并向眶侧悬吊，抬起额叶底部，在第一或第二间隙开放蛛网膜下腔，释放脑脊液，待额叶塌陷后，在硬质神经内镜（0°、30°；4 mm、17 cm）照明下，在硬膜外磨除颅底骨嵴，硬膜外继续探查至视神经管内口处，探查视神经管骨折情况，建议由视神经管外口向内口方向，选用长柄2 mm或3 mm直径高速金刚磨钻磨薄视神经管上壁，使用1 mm显微剥离子剥离"蛋壳化"的视神经管的顶壁，在剥离该处骨质时，用力的方向应朝向前颅底硬脑膜，以防挤压下方视神经，一般可见视神经鞘膜表面苍白，呈缺血表现。再进一步去除视神经管的内侧壁和外侧壁。视神经管需要做到全程充分减压。视神经管外口需要暴露到总腱环，内侧注意筛窦黏膜的保护，外侧注意辨认视柱，注意保护眼动脉，内口边缘减压时通常需要更换为1 mm金刚砂磨头，注意硬膜保护，避免脑脊液漏。使视神经管段得到全程180°～270°松解。如有脑脊液漏口，予以带蒂肌皮瓣封堵脑脊液漏口，生物蛋白胶封闭，水密缝合硬脑膜，骨瓣回纳并以钛连接片固定，逐层缝合颞肌、帽状腱膜、皮下组织和头皮，无菌敷料覆盖（图9-3-2～图9-3-5）。

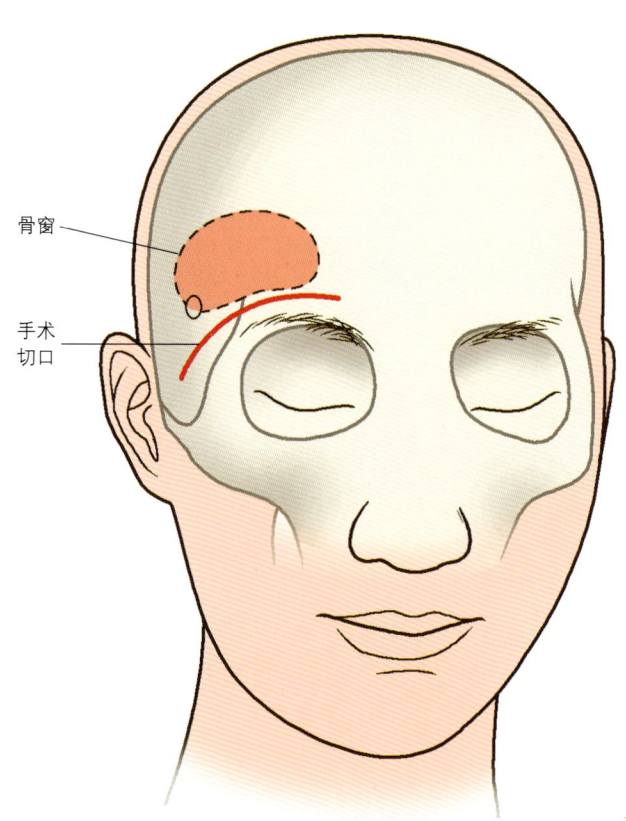

图9-3-2 眶上眉弓锁孔入路示意图。可通过小切口暴露前中颅底

如果硬膜外手术难以实施，则选择硬膜内手术。视神经减压术依照前述硬膜外方法进行。此时发现硬脑膜存在缺损，大部分撕裂位于筛板附近的额部。用两块阔筋膜修补缺损，一块放置在硬膜外，另一块放置在硬膜内。

五、手术要点

（1）骨窗缘尽量贴近额底，不足之处，可以通过磨除眶上缘内板骨质弥补，这有利于从额底直接越过眶回、直回观察视神经管骨折处。

（2）眶上眉弓锁孔入路的重要解剖标志为眶顶、蝶骨嵴、前床突和视神经管眶口和颅内口。磨除眶顶骨质，显露眶骨膜，磨除眶的侧壁直到眶尖漏斗部，此处即为视神经管眶口。磨除蝶骨嵴，剪开眶脑膜韧带，显露并磨除前床突以及视柱，即可显露视神经管外侧壁以及颅内口。

（3）不一定要完全磨除额底骨性隆起进而暴露视神经管后孔，因为内镜可以抵近观察。

（4）磨除视神经管的上壁和外侧壁需要特别小心，应先将硬脑膜从颅骨上完全游离后再用合适大小的高速磨钻轻柔磨除骨质，最后留薄层"蛋壳样"骨质，用显微骨膜剥离子剥离即可。不需要用磨钻将骨质全部磨除。

（5）鉴于眼动脉多位于视神经侧下方，磨除视神经管不太可能发生严重出血。但需注意磨除部分视柱时可能损伤眼动脉和颈内动脉，一般不建议去除前床突。

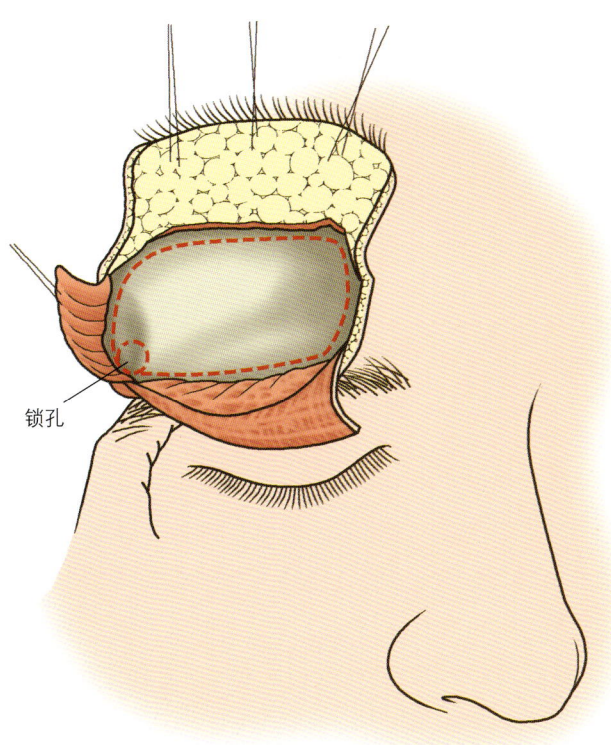

图 9-3-3　在眉弓的外侧半部（即眶上孔的外侧），做一个长约 4 cm 的弧形切口。切口避开了眉弓的内侧半部以保护眶上神经。皮肤切开后暴露眼轮匝肌。颞肌向外侧牵拉，眼轮匝肌向下牵拉，暴露颞前线和开颅区域。在关键孔处钻一枚，铣刀形成一 3 cm×2 cm 骨瓣。显露硬脑膜后，根据需要去除眼眶上缘内板骨质

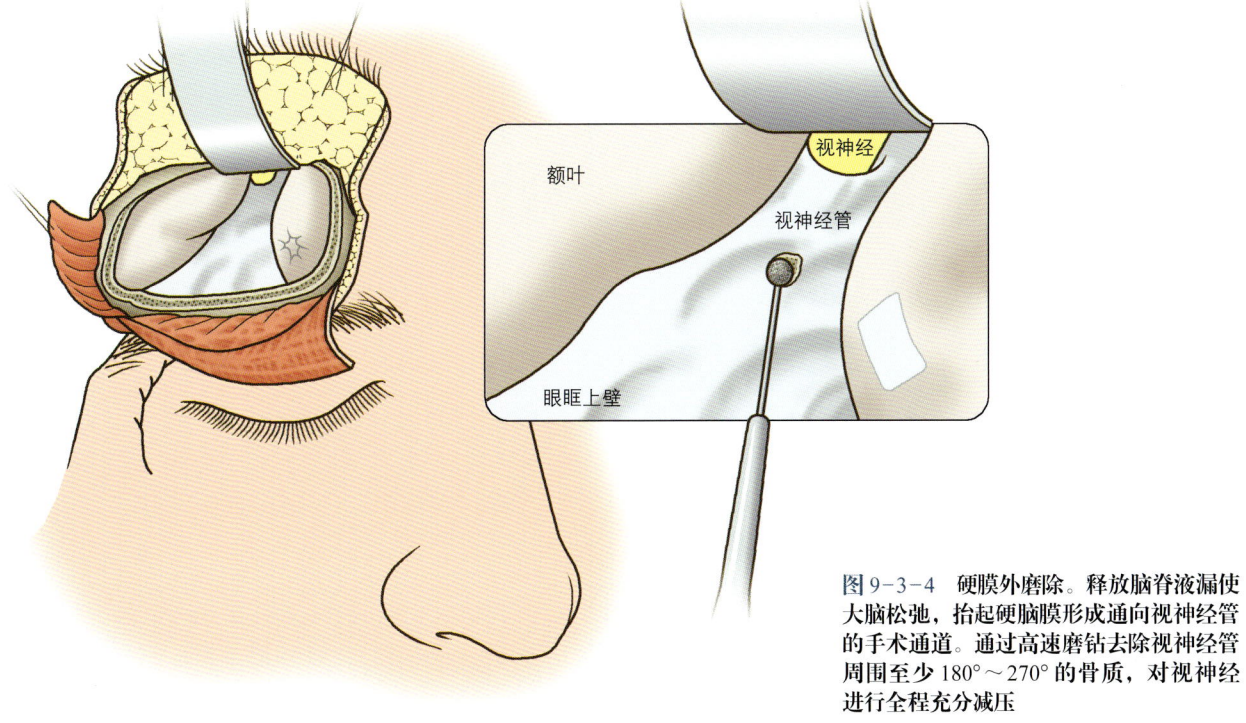

图 9-3-4　硬膜外磨除。释放脑脊液漏使大脑松弛，抬起硬脑膜形成通向视神经管的手术通道。通过高速磨钻去除视神经管周围至少 180°~270° 的骨质，对视神经进行全程充分减压

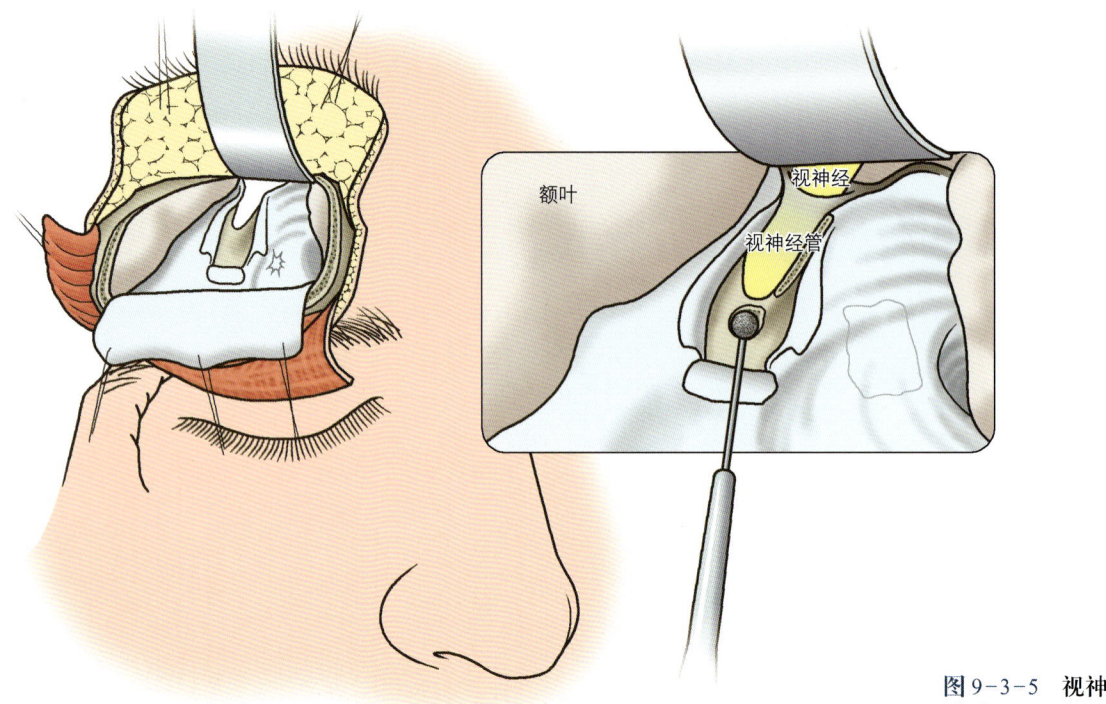

图 9-3-5 视神经管全程减压

（6）大部分情况下，不需要切开视神经鞘膜；确实需要者，可沿视神经长轴，进行视神经鞘切开，进一步膜性减压视神经。

（7）术中如额窦或筛窦开放，不仅要按常规处理窦内黏膜，还要严密缝合颅底硬脑膜，并选用带蒂肌肉条或带脂肪的阔筋膜进行颅底重建，以防术后脑脊液漏。

六、术式优点和局限

内镜辅助下经眶上眉弓锁孔入路避免了传统翼点入路的长切口，而且可以利用内镜抵近观察的优点。相比翼点入路还有其他优点，包括：① 开颅步骤简单，且对颞肌损伤小。② 切口隐蔽，不会出现切口处秃头。③ 只需要一处钻孔且被颞肌遮挡，不影响美观。④ 只要骨瓣下方与眶顶齐平，就对脑组织牵拉小；若需增加暴露，则需去除眶顶。

缺点包括：① 小骨窗影响视野和照明，必要时需去除眶顶。② 开低骨窗可能打开额窦，必须修复额窦以免脑脊液鼻漏和继发感染。③ 可能出现部分眉毛缺失，影响容貌。④ 如果额叶水肿严重，为避免过度牵拉脑组织，则无法选择经颅锁孔入路。

眶上眉弓锁孔入路也有局限性，包括：① 不适合视神经管下壁或内侧壁骨折。② 手术硬件要求高，内镜、头架、高速磨钻、铣刀必不可少。③ 空间狭小，修补颅底硬膜时难以操作。④ 术中出现急性脑肿胀，快速出血等突发意外时，处理较额颞和翼点入路困难，需要更娴熟的显微手术技巧和详细的手术计划。⑤ 额部脑组织水肿严重者，锁孔入路可能需要过度牵拉脑组织，手术宜采用翼点、额颞等常规入路。

七、术后处理

术后尽量在ICU监护，无监护条件时需严密观察患者的意识、瞳孔及生命体征变化，根据病情需要每1小时测量观察1次，并认真记录。若患者长时间不清醒或者意识状态恶化，常表示颅内出血，必要时应做CT扫描，一旦证实，应及时清除血肿。若有脑水肿，需加强脱水治疗。输血、补液不宜过多过快，以免加重脑水肿。麻醉未清醒前应仰卧或侧卧。清醒后应予床头抬高20°~30°，以利于头部血液回流，减轻脑水肿。为防止坠积性肺炎和褥疮，应定时翻身。术后1天内一般不予饮食，以免呕吐引起颅压升高。

八、典型病例（由上海长征医院侯立军教授提供）

病史： 男性，7岁。机动车撞伤头部后诉左眼视物不清1周。

查体： 左侧瞳孔直径约4 mm，直接光反射消失，间接光反射存在。右侧瞳孔直径2.5 mm，直接光反射灵敏，间接光反射消失。双侧眼球运动正常，粗测左侧视力下降，无光感，右侧视力正常。

手术方式： 右侧经额入路内镜下视神经管减压术（图9-3-6~图9-3-10；表9-3-2）。

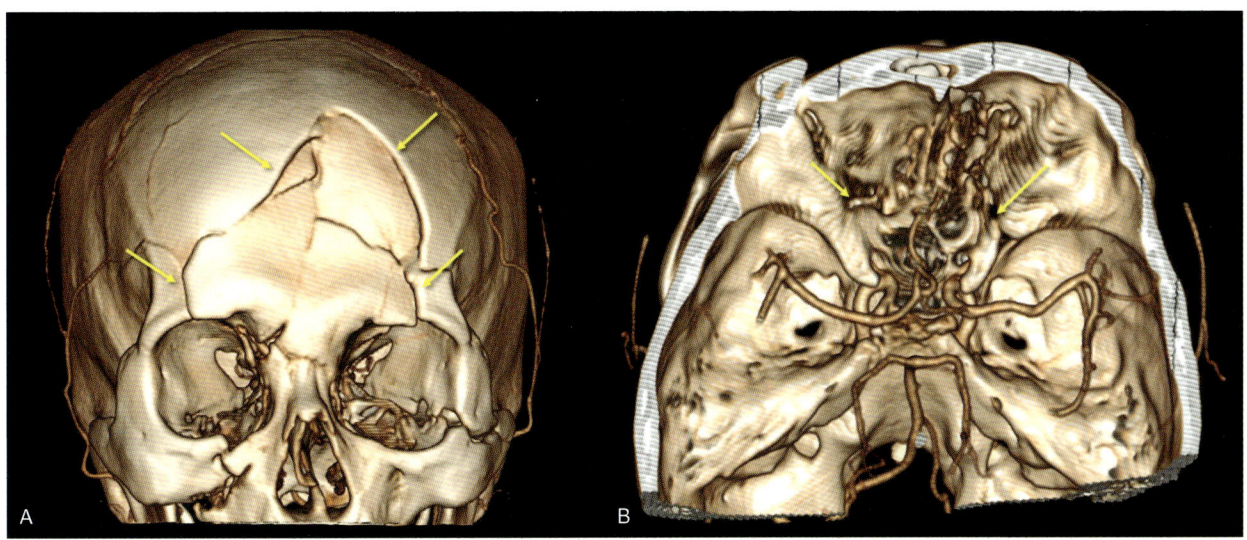

图 9-3-6　A、B. 术前 CT 三位重建，显示前额骨凹陷性骨折，前颅底骨折

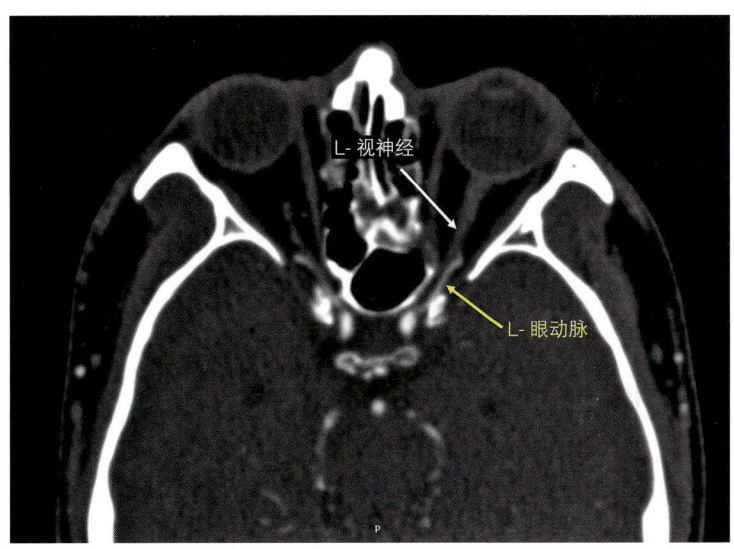

图 9-3-7　术前 CTA。三维重建，显示左侧眼动脉正常显影

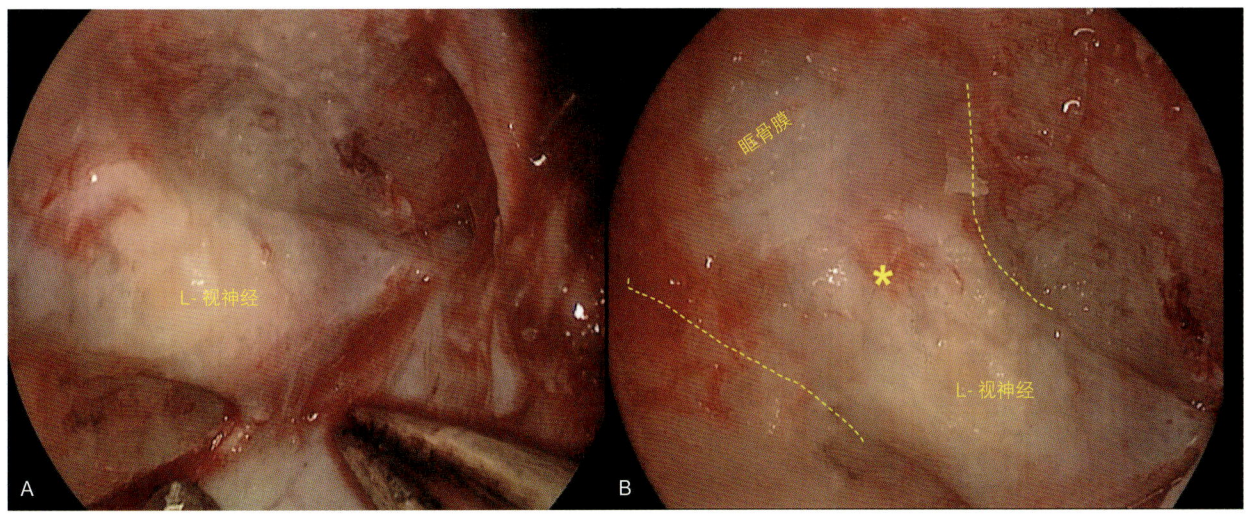

图 9-3-8　内镜下硬膜外视神经管全程减压。A. 显示视神经管内口（颅口）完全减压。B. 视神经管外口（眶口）完全减压。*，视神经管环

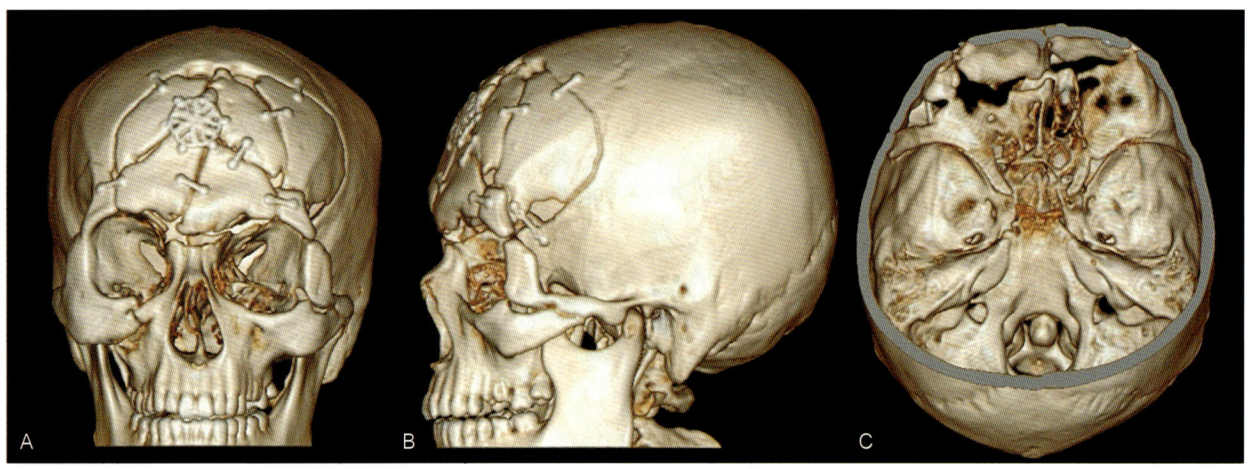

图 9-3-9 术后CT三维重建图。A.正面观。B.侧面观。C.颅底观。显示额骨凹陷性骨折整复良好,左侧视神经管减压充分

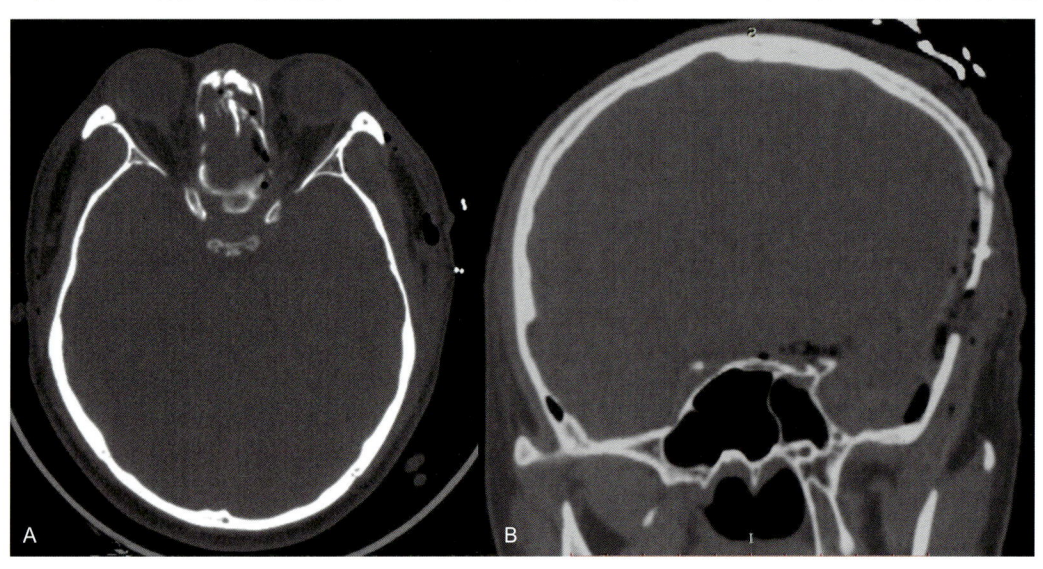

图 9-3-10 术后CT薄扫重建。A.轴位。B.冠状位

表 9-3-2 患者术前术后视力对比

视力对比	左/右侧	术　前	术后1周
视力	左	0.04	0.1
	右	0.8	0.8
视野	左		
	右		

视频 9-3-1 开颅视神经管减压术

(侯立军　李一明　韩硕)

参考文献

[1] 巩顺, 侯立军. 视神经损伤治疗方式选择的相关问题[J]. 中华创伤杂志, 2018, 34(3): 3.

[2] Beer-Furlan A, Evins AI, Rigante L, et al. Endoscopic extradural anterior clinoidectomy and optic nerve decompression through a pterional port[J]. Journal of Clinical Neuroscience, 2014, 21(5): 836-840.

[3] Chen YH, Lin SZ, Chiang YH, et al. Supraorbital keyhole surgery for optic nerve decompression and dura repair[J]. Journal of Neurotrauma, 2004, 21(7): 976-981.

[4] Chiarullo M, Mura J, Rubino P, et al. Technical description of minimally invasive extradural anterior clinoidectomy and optic nerve decompression. study of feasibility and proof of concept[J]. World Neurosurgery, 2019, 129: 502-513.

[5] Jallo GI, Bognár L. Eyebrow surgery: the supraciliary craniotomy: technical note[J]. Neurosurgery, 2006, 59.

[6] Otani N, Wada K, Fujii K, et al. Usefulness of extradural optic nerve decompression via trans-superior orbital fissure approach for treatment of traumatic optic nerve injury: surgical procedures and techniques from experience with 8 consecutive patients[J]. World Neurosurg, 2016, 90: 357-363.

[7] Simone P, Paul C, Paul N, et al. From above or from below? That is the question. Comparison of the supraorbital approach with the endonasal approach. A cadaveric study[J]. British Journal of Neurosurgery, 2018: 1-5.

[8] Wang X, Wu W, Zhang H, et al. Endoscopic optic nerve decompression through supraorbital keyhole extradural approach: a cadaveric study[J]. Turk Neurosurg, 2017, 27(2): 212-216.

第四节　经颅视神经管减压联合带蒂嗅神经贴敷术

一、新术式的由来

创伤性颅脑损伤合并视神经损伤的发病率高（5%～10%）、致残率高，严重影响患者的生活质量。视神经为中枢神经，缺乏施万细胞，视神经损伤后，尤其是被切断后，视神经纤维再生十分困难，切断中枢神经元的轴突最终将导致受损神经元死亡；除非神经轴索能再生，轴索末端能与靶神经元形成突触联系。实现这一目标十分困难，目前仍未得到圆满解决。现有的治疗方式包括大剂量激素冲击治疗、视神经管减压手术等，常见的视神经管减压手术包括"经颅视神经管减压术"和"经鼻视神经管减压术"，虽然在国内外开展已有一定时间，但相关技术尚未形成公认的统一标准，尤其在减压时机、减压手术方式等问题上仍存在一定争议，依然有超过50%的患者术后视力无改善，甚至进一步恶化。不同文献之间结果报道也存在较大差异。创伤性视神经损伤的临床治疗，尤其是手术治疗，仍任重道远。

针对上述难题，基于前期研究结果，侯立军教授在国际上首次提出"视神经管减压联合原位带蒂嗅神经贴敷术"这一创新术式。一方面，该术式利用嗅束内富含具有干细胞特性的嗅鞘细胞作为修复视神经的原料；另一方面，其利用嗅鞘细胞分泌的相关因子营造神经修复的微环境；同时，其利用视神经减压解除神经的机械压迫与水肿，从主动治疗与被动治疗两方面出发，改善临床治疗效果。其团队目前已开展创新术式治疗创伤性视神经损伤50余例，整体治疗效果如下：① 术前视力有光感的患者术后视力改善率较传统手术有所提升；② 部分术前无光感的患者，术后出现光感；③ 视神经受损最长7个月的患者术后视力仍有改善。上述结果，初步证实了该创新术式的临床价值。

二、新术式提出的理论依据

1. 干细胞技术与再生医学有可能是解决世界性难题的钥匙

在硬骨鱼中，视神经被切断后，视神经不仅能再生，而且还能准确中止在顶盖，并重建精确的视力；在爬虫类动物中，视神经被切断后，视神经能再生，亦能到达顶盖，但联接区域是随机的，其机制仍不清楚。动物界的例子给了研究者最好的启示。目前的临床治疗方法，均属于"被动治疗"，即解除视神经周围的不利因素，如炎症反应、机械性压迫等，期待视神经自行修复，重建功能，但事实已经证明其效果十分有限。需要更多"主动治疗"的方法，干细胞技术和再生医学可能是解决这一世界性难题的钥匙。

受损的神经如需修复，必须：① 克服受损部位的抑制因素；② 具备足够的生长条件，诱导轴突再生；③ 保证髓鞘再生。因此，神经移植是一条可行的路径。国外学者通过插入或在视神经上移植周围神经等方法修复视神经，约10%视神经轴索可以长入自体移植的周围神经中，再生的纤维束终止于上丘后，与神经元形成突触联系，获得光信号的传导。当然自体神经移植也有它的缺点，需要另行一个神经分离手术，带来局部的神经功能的缺失及神经性疼痛的可能；此外，周围神经移植的效果并不稳定，可能是和神经缺乏足够的干细胞，造成修复能力不足。

侯立军团队在前期针对视神经损伤获得多项重点课题资助，从基础实验与临床前实验的角度展开探索，寻找适合移植治疗视神经损伤的干细胞来源。

在军队十二五重点课题《视神经减压与自体干细胞移植联合治疗视神经损伤的实验研究》和上海市科委国际合作项目《视神经减压术与自体干细胞移植联合治疗视神经损伤的临床前研究》的资助下，研究有如下发现。

（1）骨髓间充质干细胞移植治疗创伤性视神经损伤的实验研究：成功建立视神经钳夹损伤动物模型，研究急性视神经损伤后视网膜神经节细胞（RGC）的凋亡的动态变化，探讨胶质纤维酸性蛋白（GFAP）在急性视神经损伤中的作用机制，为创伤性视神经损伤的临床治疗和预后判断提供实验依据。分离、纯化、培养骨髓间充质干细胞并予以鉴定；构建骨髓间充质干细胞植入支架。利用形态学分析、电镜技术、神经轴索示踪技术、视觉诱发电位等多种检测手段，检测视网膜节细胞再生程度及电活动的改变，发现骨髓间充质干细胞的移植可以减缓视网膜节细胞的凋亡，具有一定视网膜节细胞保护作用，延缓脱髓鞘病变，并且有利于视神经髓鞘的修复（图9-4-1和图9-4-2）。

（2）人源性脂肪间充质干细胞移植治疗创伤性视神经损伤的实验研究：选择视神经钳夹损伤动物模型，分别采用尾静脉和视神经损伤部位注射人源性脂肪间充质干细胞，观察人源性脂肪间充质干细胞对视网膜节细胞的保护作用和对GAP43、GFAP的表达影响以及对视神经轴突再生和轴突运输的作用，探讨人源性脂肪间充质干细胞对全身的毒性和炎症因子的影响，为评估体外扩增的人源性脂肪间充质干细胞作为临床使用的安全性问题提供重要的实验依据（图9-4-3）。

（3）全层嗅黏膜移植治疗创伤性视神经损伤的临床前研究：在Lewis大鼠右侧视神经损伤后，将同种异体全层嗅黏膜（OM）移植到损伤处，在移植后3、7、14和28天进行观察，可见OM移植明显促进RGC存活和轴突生长（图9-4-4）。

根据上述研究结果，研究团队选择了嗅鞘细胞作为修复视神经的干细胞来源，并据此设计新型创新术式，开展临床探索性研究。

2. "视神经减压联合原位带蒂嗅神经贴敷"结合"主动治疗"与"被动治疗"理念，有望改善创伤性视神经损伤的疗效

嗅鞘细胞（OEG）被认为是中枢神经系统疾病及损伤后最有潜力移植物之一。即使在成年动物体内，OEG诱导嗅神经轴索细胞由嗅觉神经上皮穿过筛板到达嗅球并持续更新，这使得OEG具备外周神经和

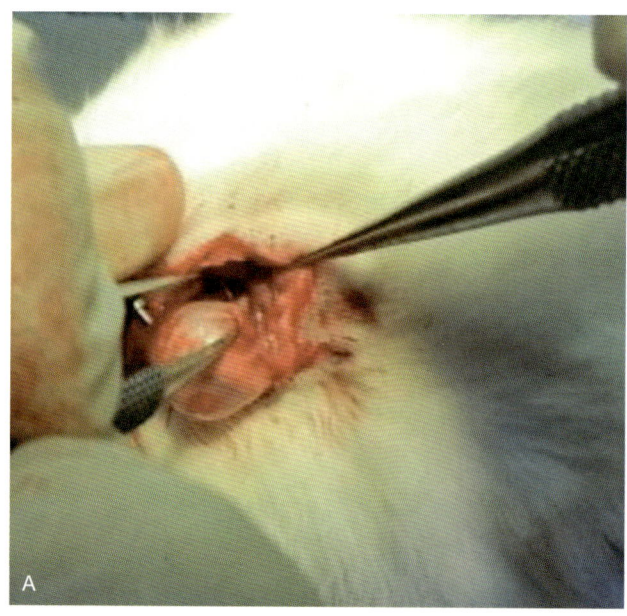
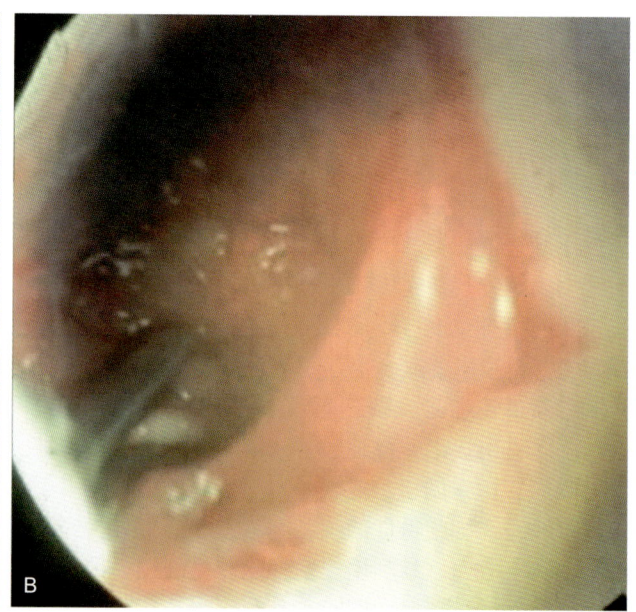

图9-4-1 视神经钳夹损伤动物模型的建立。A. 充分显露视神经。B. 20 g动脉瘤夹夹持视神经9 s

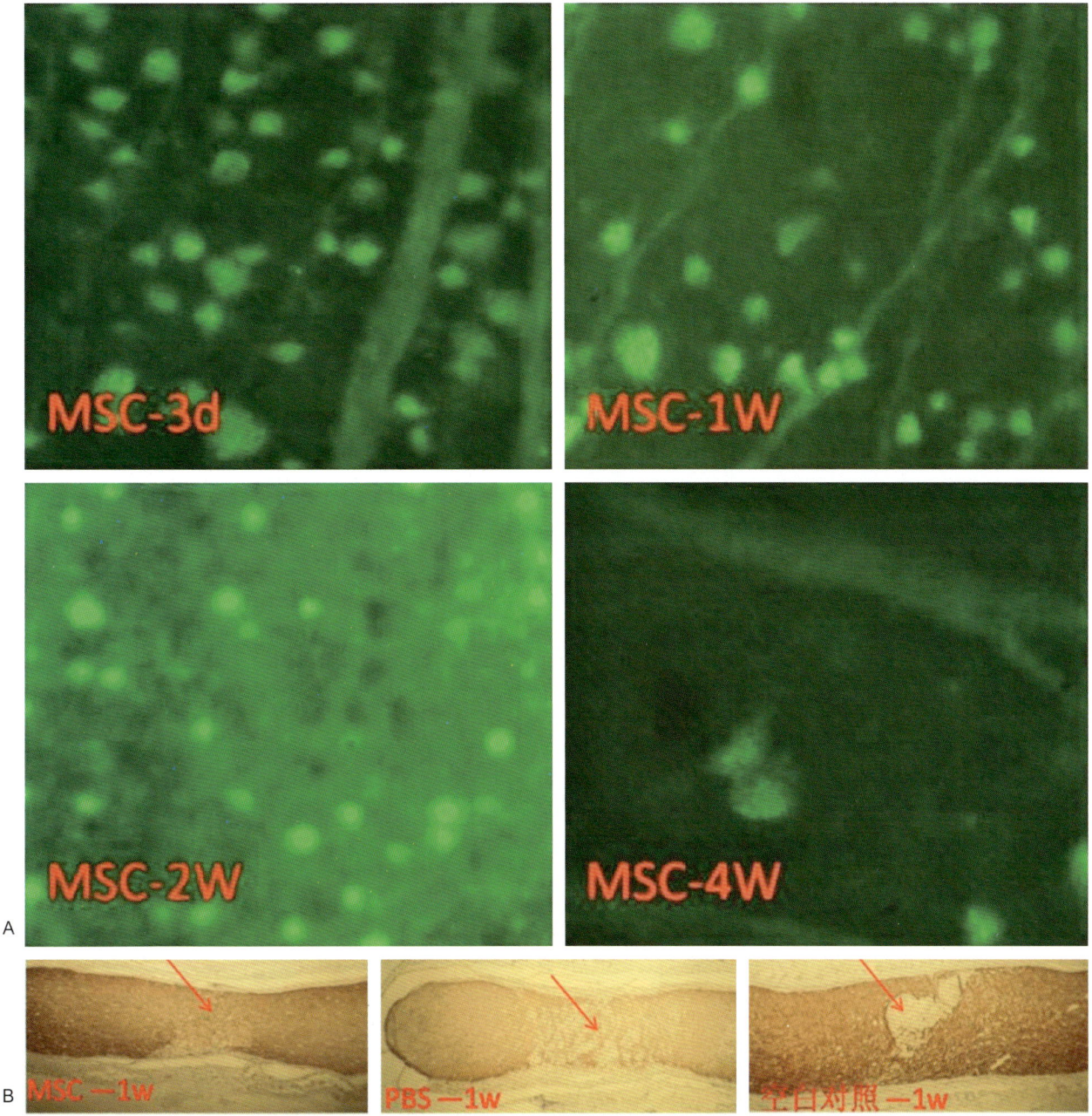

图9-4-2 骨髓间充质干细胞移植治疗创伤性视神经损伤的实验研究。A. 视网膜节细胞：骨髓间充质干细胞治疗组数量增多。B. 免疫组化：骨髓间充质干细胞治疗组表达增多

中枢神经双重特征。在脊髓损伤的实验研究中，已有大量的报道证明：各种不同的OEG细胞均可诱导轴索再生并提高功能康复。被用于移植的OEG细胞包括：纯化的OEG，来源于嗅球的非纯化细胞，甚至直接移植鼻腔内的嗅神经组织。OEG细胞的主要功能在于与成纤维细胞构成一个利于轴索生长的管道。此外，如果联合移植脑膜细胞和OEG有助于提高移植后脊髓的髓鞘再生。OEG不仅能支持已有的轴索存活和延伸，还能分泌神经生长因子（如BDNF和CNTF等）促进神经再生。

基于上述特点和前期研究结果，侯立军教授在国际上首次提出"视神经管减压联合原位带蒂嗅神经贴敷术"这一创新术式。

三、手术入路

1. 视神经管减压联合原位带蒂嗅神经贴敷术操作基本原则

该手术操作需注意以下基本原则。

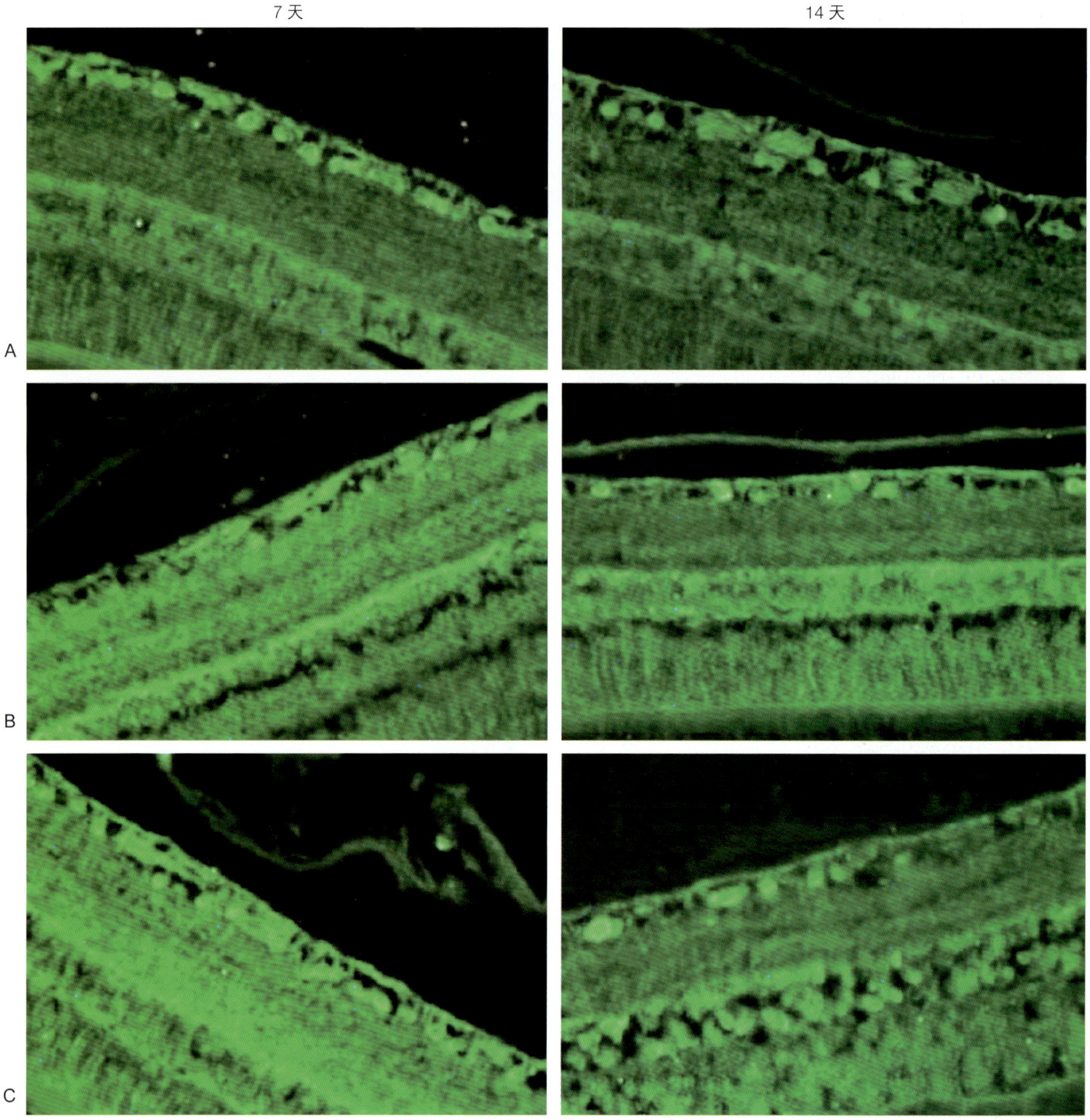

图9-4-3 人源性脂肪间充质干细胞移植治疗创伤性视神经损伤的实验研究，研究显示尾静脉干细胞组和损伤部位干细胞组与单纯损伤组相比较，分别在7天和14天，有统计学差异。A. 单纯损伤组。B. 损伤部位干细胞组。C. 尾静脉干细胞组

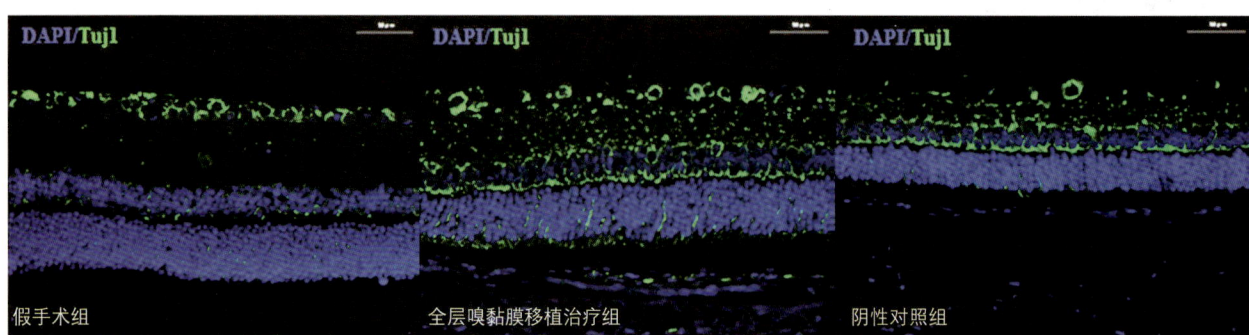

图9-4-4 全层嗅黏膜移植治疗创伤性视神经损伤的临床前研究。用抗Tuj1（绿色）抗体和DAPI（蓝色）染色的视网膜切片图像显示各组大鼠中RGC的存活率

（1）全程与充分解除压迫因素：建议从前往后去除骨质的范围为自视神经入眶口（外口）至入颅处（内口）。视神经骨管管壁应去除至少周长的1/2～2/3，即内侧、内上与内下方骨质。如果存在明显压迫性视神经管骨折，应彻底清除压迫的骨折片；当眶尖部存在出血、视神经鞘下出血、组织水肿等时，应充分切开眶尖部眶筋膜、视神经鞘膜以缓解神经受压；除此之外，无需常规切开视神经鞘膜。

（2）尽可能避免对视神经和嗅神经造成医源性创伤：去除骨质时应细致、轻柔操作，分离和松解视神经颅内段和嗅神经周围蛛网膜时尽可能避免对视神经和嗅神经造成压迫、钳夹及剪切等损伤；切开视神经鞘膜时需注意尽可能避开眼动脉、视神经鞘膜下粗大血管以及Zinn-Haller动脉环血管网等。

（3）尽可能避免并发症：因为视神经管及周围邻近组织解剖结构复杂，变异程度极大；加之可能合并复杂性颅底骨折、术中出血等，极易引起严重并发症，如海绵窦损伤、颈内动脉损伤等，甚至危及生命。

2. 手术操作过程

（1）患者常规术前禁食、禁饮，进入手术室后建立外周静脉通路，监测ECG、SpO_2和动脉血压，常规全身麻醉。

（2）体位及切口：患者取平卧位，头向对侧偏斜约15°～20°，Mayfield三钉头架固定。取额颞入路切口，切口需过中线（图9-4-5）。

（3）常规消毒铺单，依次切开皮肤、皮下组织、帽状腱膜，沿颞肌深筋膜表面分离，保护面神经额支。将皮瓣翻向前下方，沿颞上线切开颞肌并翻向后方，悬吊固定（图9-4-6）。

（4）铣刀形成额颞骨瓣，高速磨钻磨平蝶骨嵴，悬吊固定后弧形切开硬膜（图9-4-7）。

（5）棉片保护，牵开额底，剪开视神经颅内段周围的蛛网膜，释放脑脊液（图9-4-8）。

（6）硬膜外完成视神经管全程（自视神经开口至Zinn环）、大于120°的骨性减压（图9-4-9）。

（7）沿额底分离找到视神经及嗅束，剪开嗅束周围蛛网膜袖套，由前向后分离（图9-4-10）。

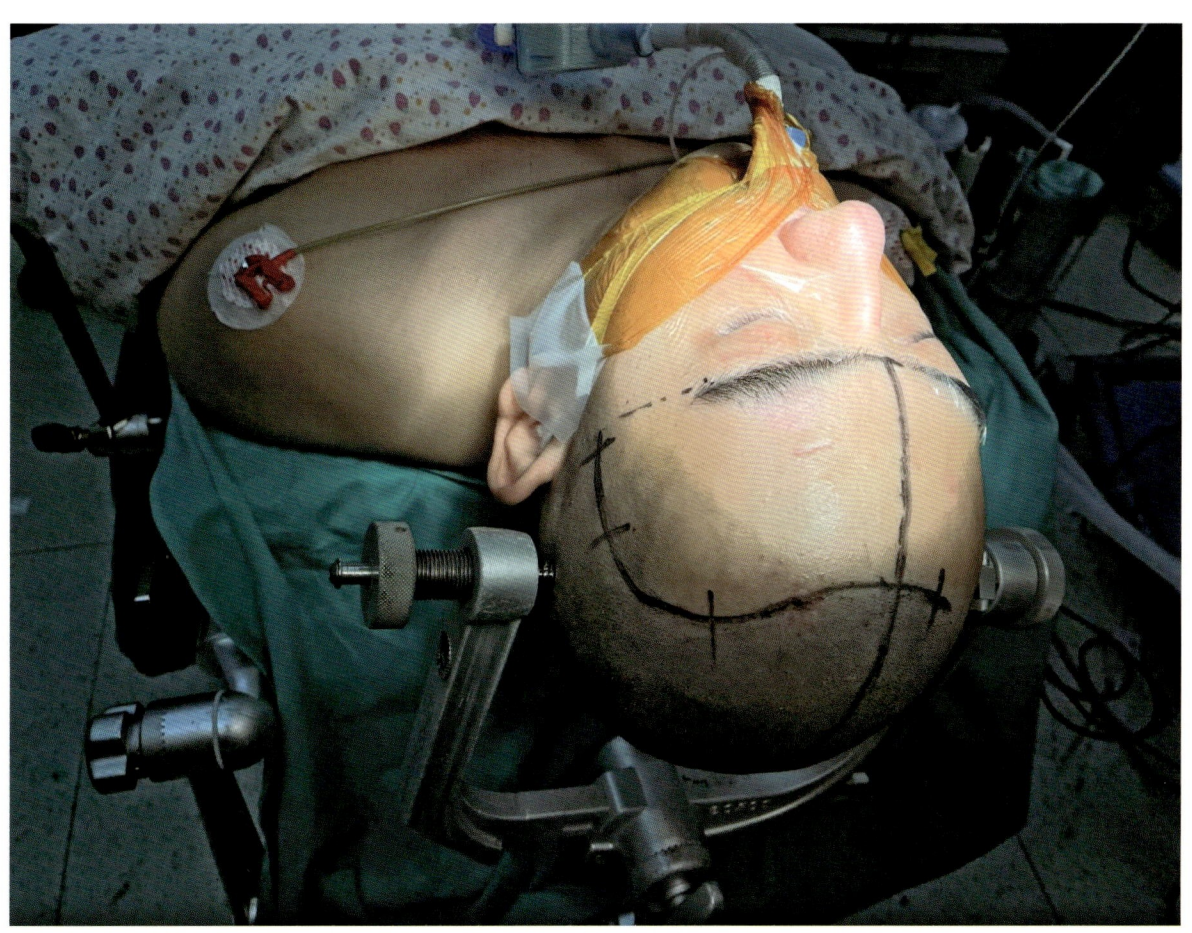

图9-4-5　创新术式体位及切口

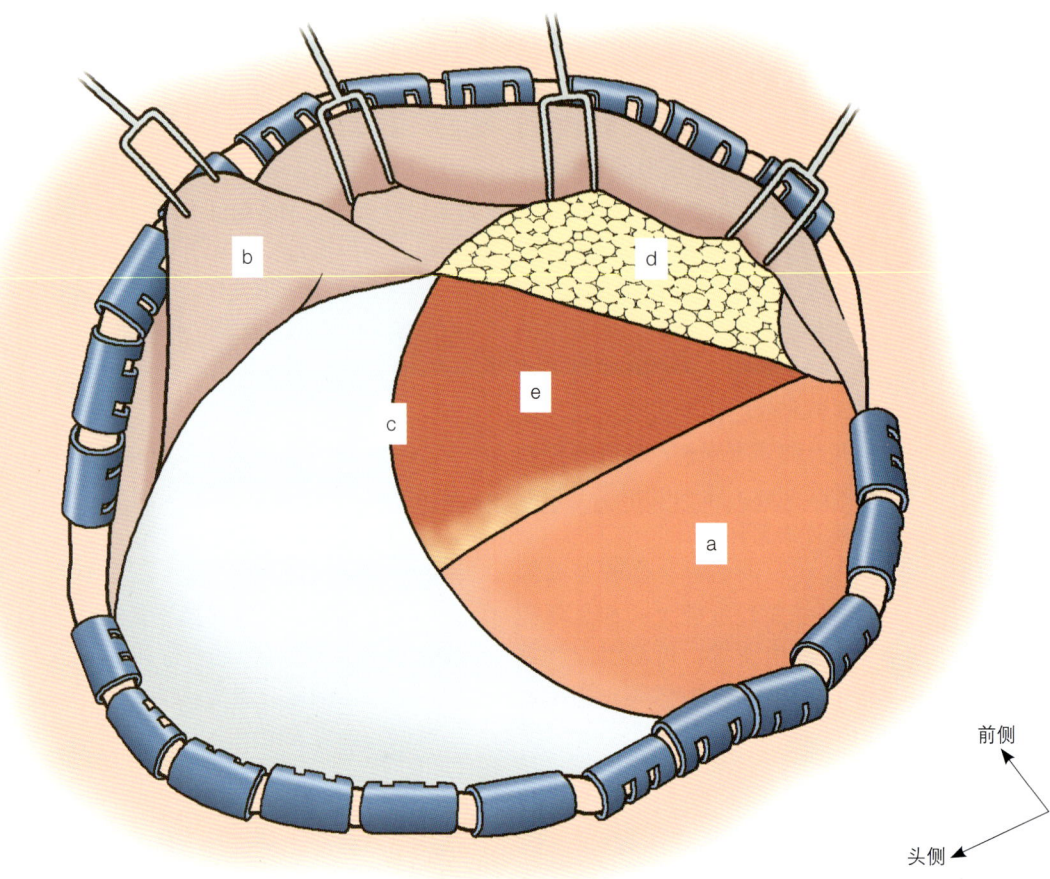

图 9-4-6　创新术式开瓣过程。a，颞线筋膜；b，额部骨膜；c，颞上线；d，脂肪；e，颞深筋膜

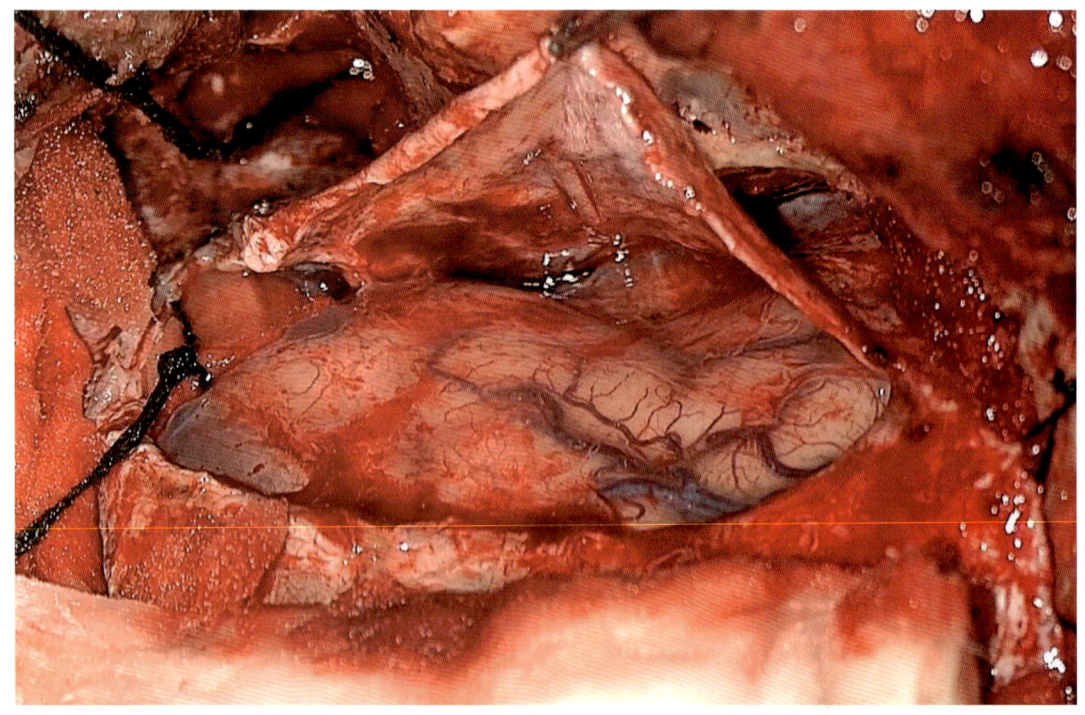

图 9-4-7　创新术式手术过程：形成骨瓣后，弧形剪开硬膜

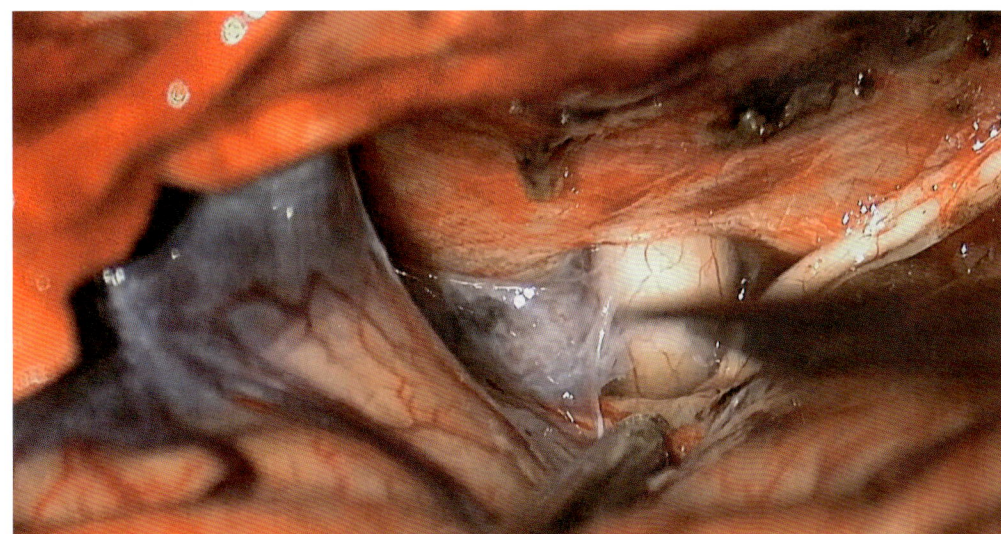

图9-4-8 创新术式手术过程：剪开视神经颅内段周围的蛛网膜，释放脑脊液

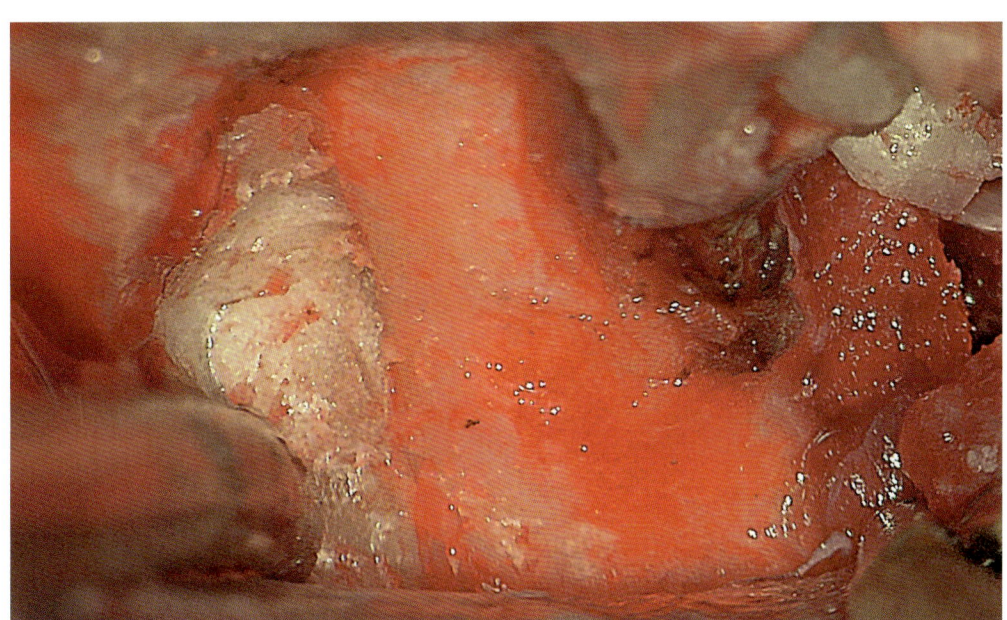

图9-4-9 创新术式手术过程：硬膜外视神经管全程减压

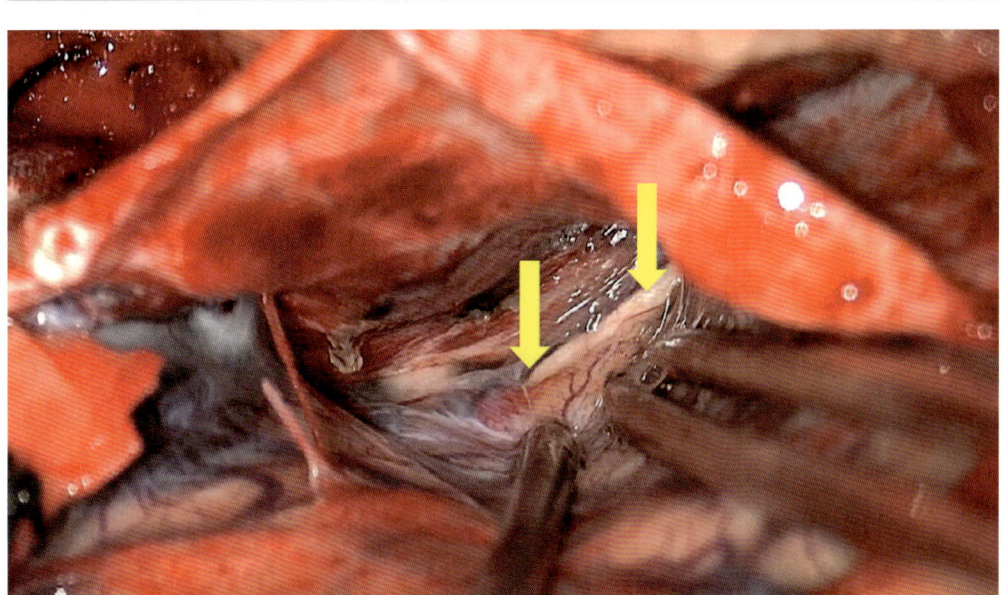

图9-4-10 创新术式手术过程：沿额底分离找到视神经及嗅束

（8）充分游离视神经及嗅神经，进行带蒂贴敷移植（图9-4-11）。

（9）嗅神经全程游离后，嗅神经根部贴在视神经颅内段（图9-4-12和图9-4-13）。

（10）局部止血，骨瓣回纳，逐层缝合帽状腱膜及皮肤，无菌敷料覆盖，撤除头架，术毕。

四、疗效客观评价及影响因素

相关内容同前述，详见本章第二节。

五、术后视功能康复治疗

手术的作用主要在于防止继发性视神经损伤，仅为受损的视神经提供了功能恢复的基本解剖条件。同时，手术本身亦为一种创伤，术中手术器械损伤、术后缺血再灌注损伤以及炎性反应等，均有可能导致受损的视神经进一步损伤。因此，术后全身应用一定剂量的糖皮质激素、神经营养药（神经节苷脂等）、中成药（推荐"明目地黄丸""石斛夜光丸"等药物），早期行高压氧等康复治疗，均对提高疗效有积极的作用。

六、并发症

手术中最灾难性的并发症是损伤颈动脉和视神经。因可能发生颈动脉损伤，应常规备血。此外，术前进行血管造影检查有助于排除颈动脉及眼动脉损伤。外科多普勒超声可用于跟踪颈动脉走行和辨别它的位置。

其他的一些并发症包括其他的脑神经麻痹，尤其是嗅神经以及第Ⅲ、Ⅳ、Ⅴ和Ⅵ对脑神经，还包括不恰当的操作导致的球后血肿，术后脑脊液漏。保护视

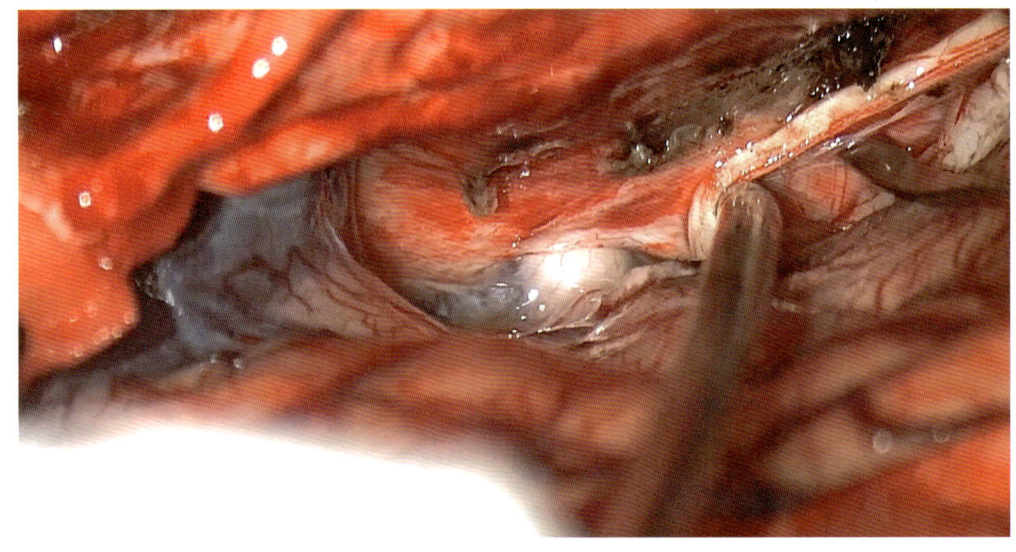

图9-4-11 创新术式手术过程：充分游离视神经及嗅神经，进行带蒂贴敷移植

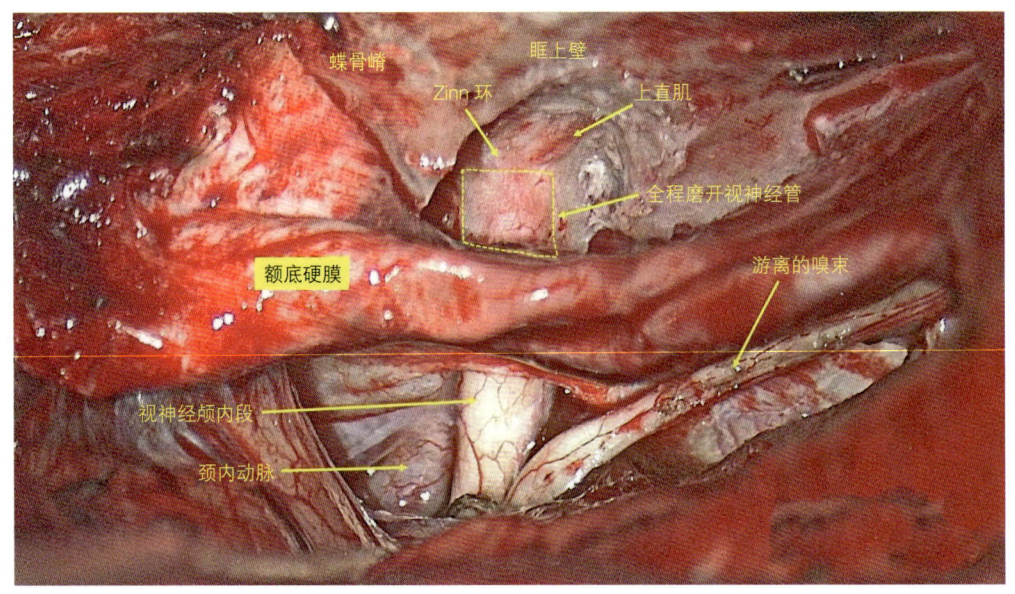

图9-4-12 创新术式最终效果图

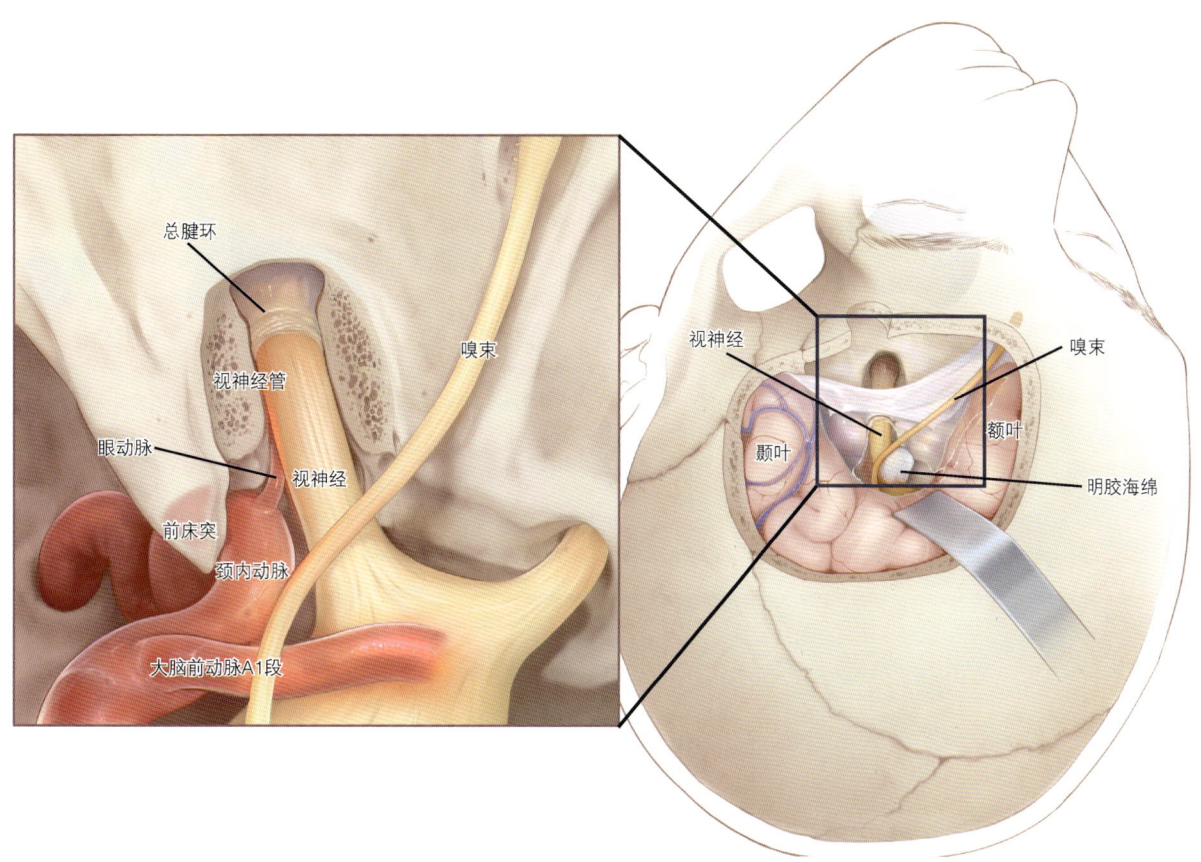

图 9-4-13 创新术式示意图

神经鞘的完整和避免颅底损伤,可以减少脑脊液漏的风险。术中发现脑脊液漏时应立即修补。

七、典型病例(均由上海长征医院侯立军教授提供)

(一)病例 1

病史:患者男性,38 岁,"车祸致伤头部伴右侧视力下降 3 天"入院。

查体:右侧瞳孔直径约 4 mm,直接光反射消失,间接光反射存在。左侧瞳孔直径 2.5 mm,直接光反射灵敏,间接光反射消失。双侧眼球运动正常,粗测右侧视力下降,无光感,左侧视力正常。

手术方式:经颅右侧视神经管减压联合带蒂嗅神经贴敷术(图 9-4-14~图 9-4-17;表 9-4-1)。

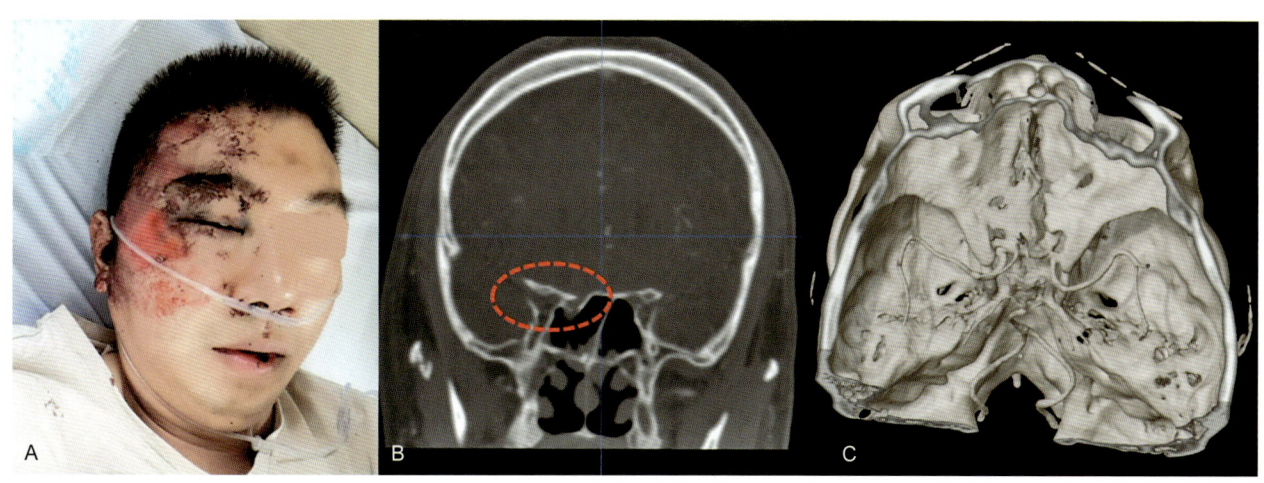

图 9-4-14 A~C. 术前头颅 CT 及三维重建示右侧视神经管骨折

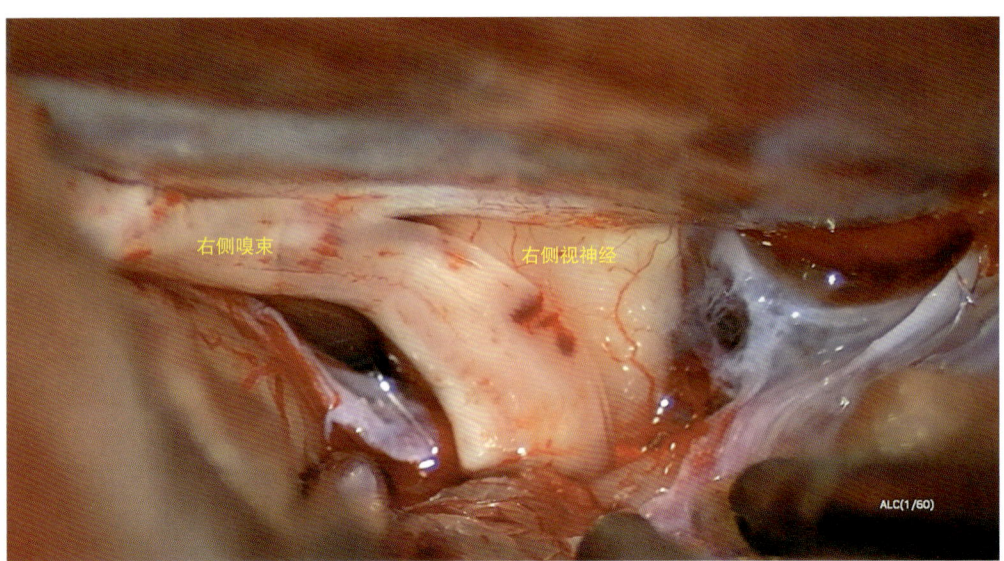

图 9-4-15 术中进行带蒂嗅神经贴敷

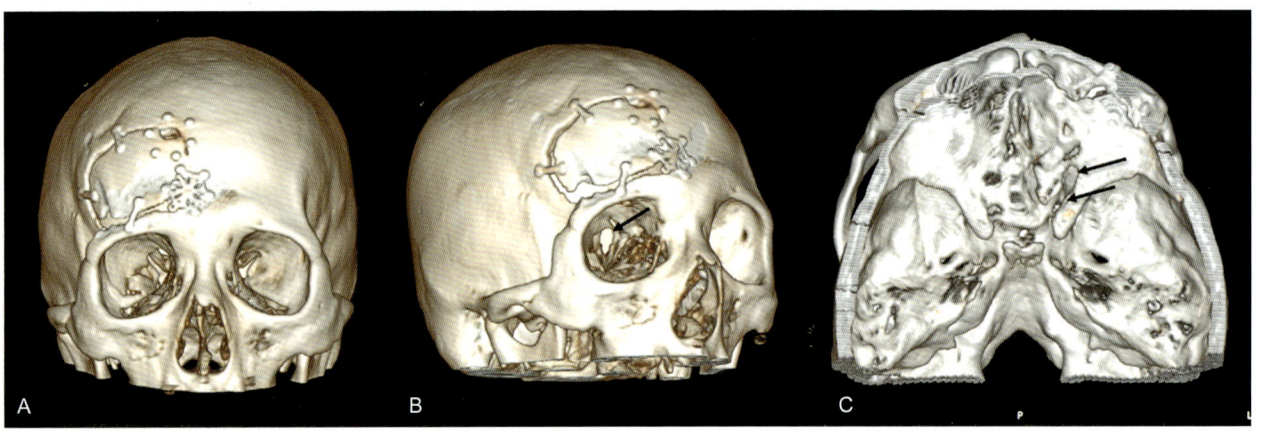

图 9-4-16 A～C. 术后：复查 CT 提示右侧视神经管减压充分；粗测嗅觉正常

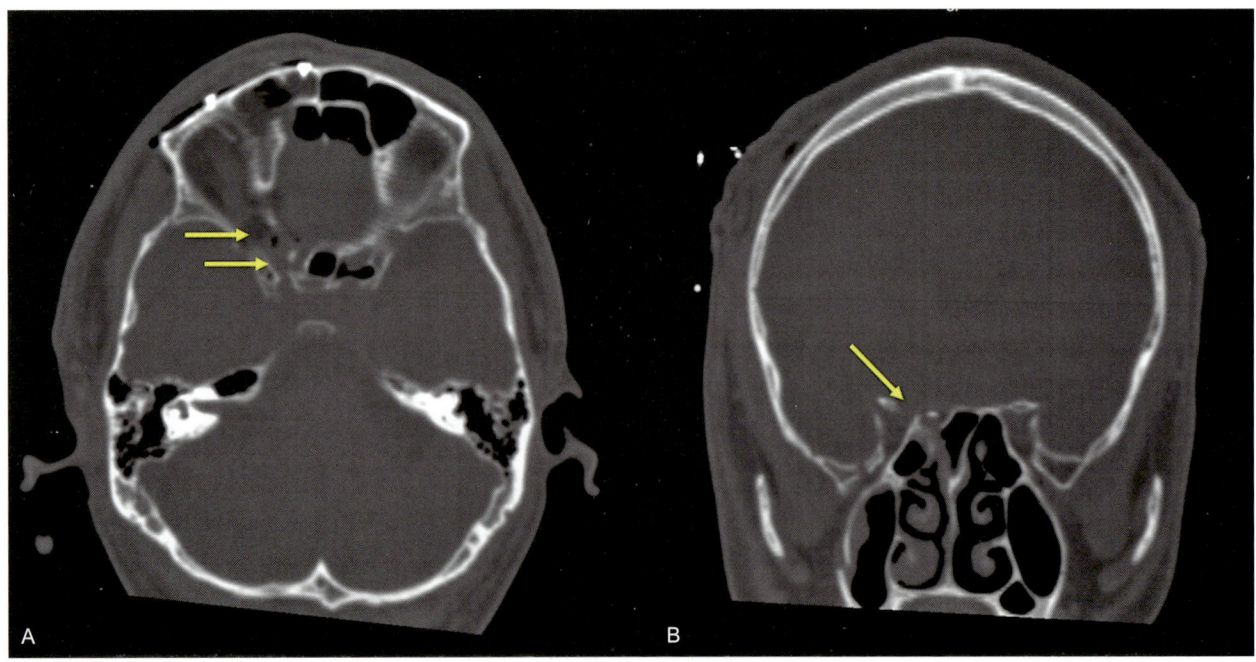

图 9-4-17 A、B. 术后 CT 示右侧视神经管充分减压

表9-4-1 术后右眼视力随访

时间	术前	术后1天	术后1个月	术后3个月
右眼视力	无光感	0.01	0.1	0.5

（二）病例2

病史：患者男性，14岁，"右侧视神经管减压术后3个月"入院。

查体：右侧瞳孔直径4mm，直接对光反射消失，间接对光反射灵敏；右眼运动正常。左侧瞳孔直径2.5mm，直接光反射灵敏，间接反射消失。双侧眼球运动正常，粗测右侧视力下降，无光感，左侧视力正常。

手术方式：经颅右侧视神经管减压联合带蒂嗅神经贴敷术（图9-4-18～图9-4-23；表9-4-2）。

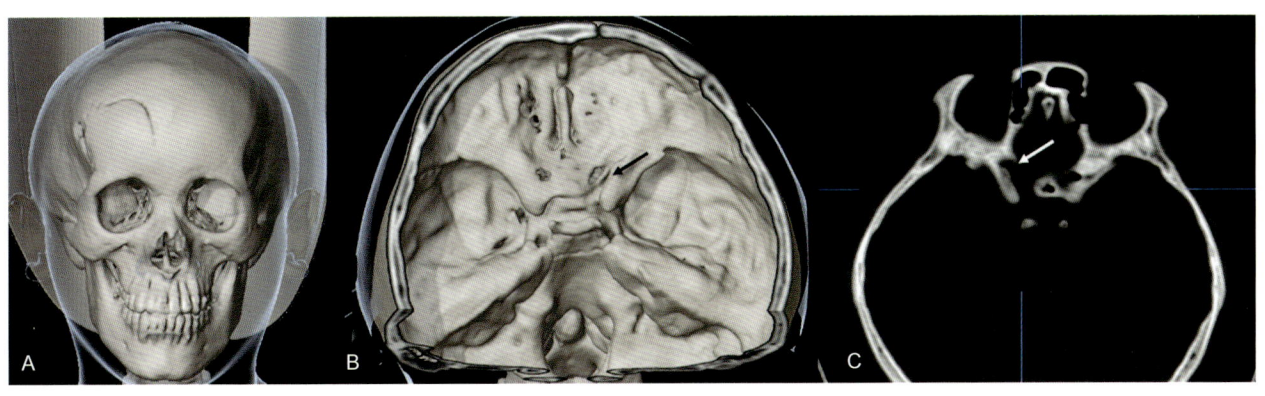

图9-4-18　A～C.第一次术后CT见视神经减压不充分

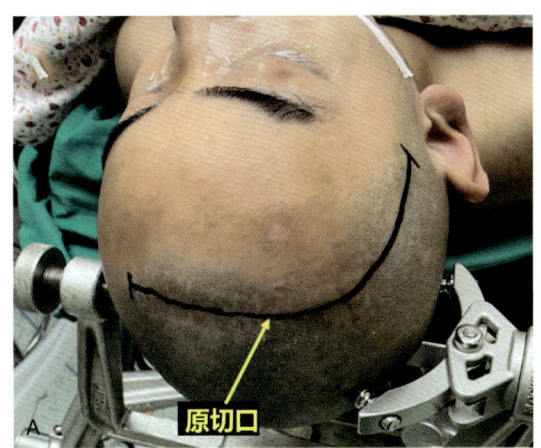
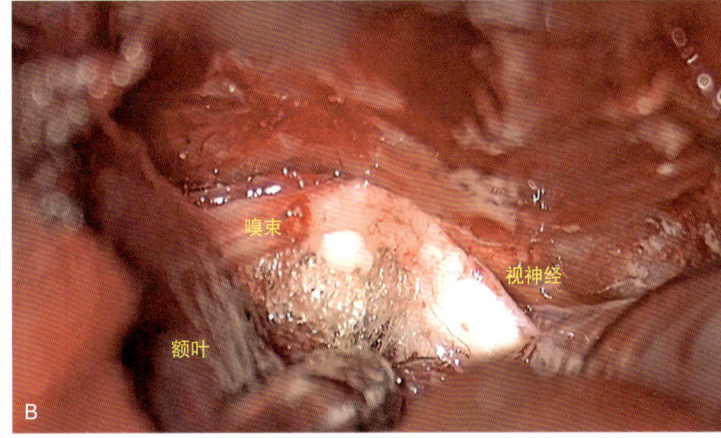

图9-4-19　A、B.手术沿原切口进入，带蒂嗅神经贴敷术

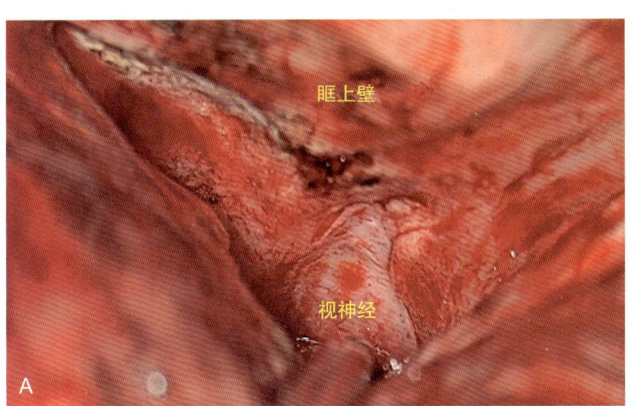
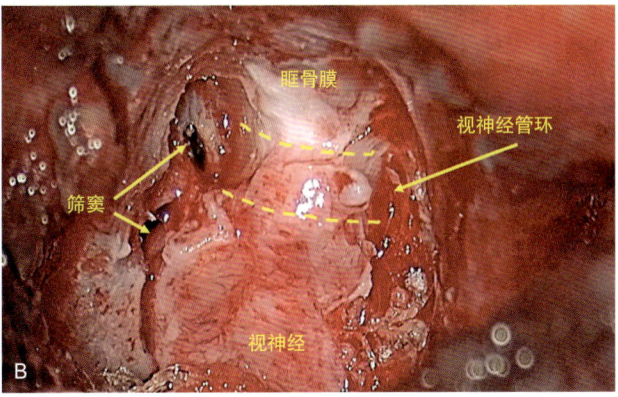

图9-4-20　术中进行视神经全程减压。A.术前视神经管减压范围。B.术后视神经管减压范围

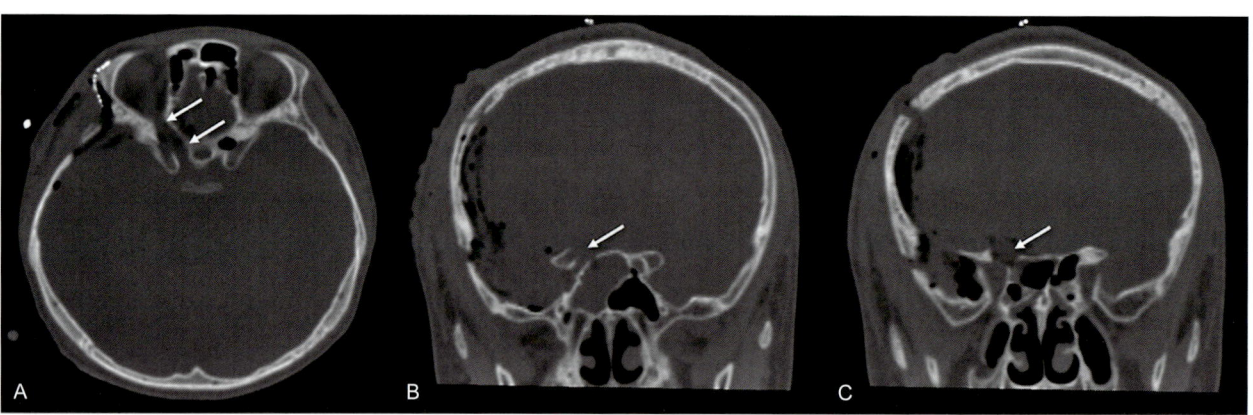

图9-4-21　A～C.术后CT复查见视神经充分减压

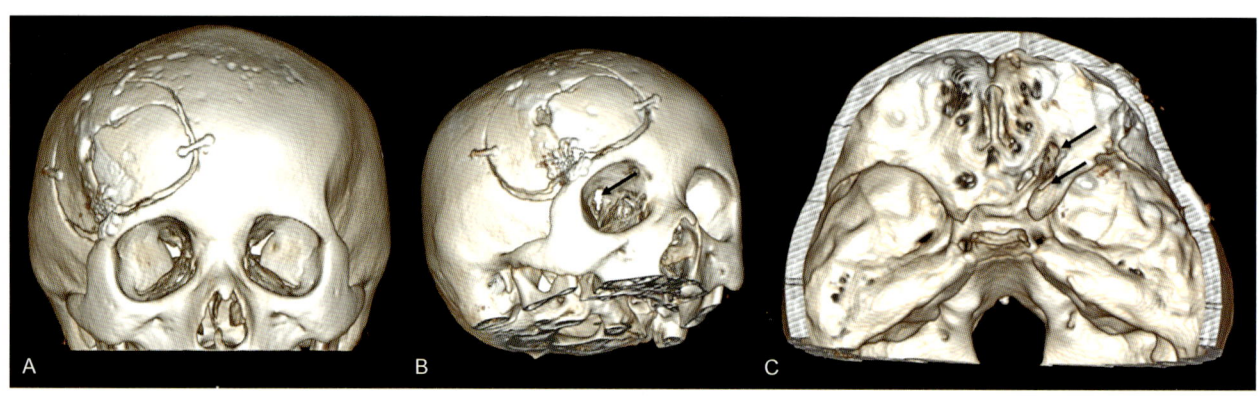

图9-4-22　A～C.术后CT三维重建，提示视神经充分减压

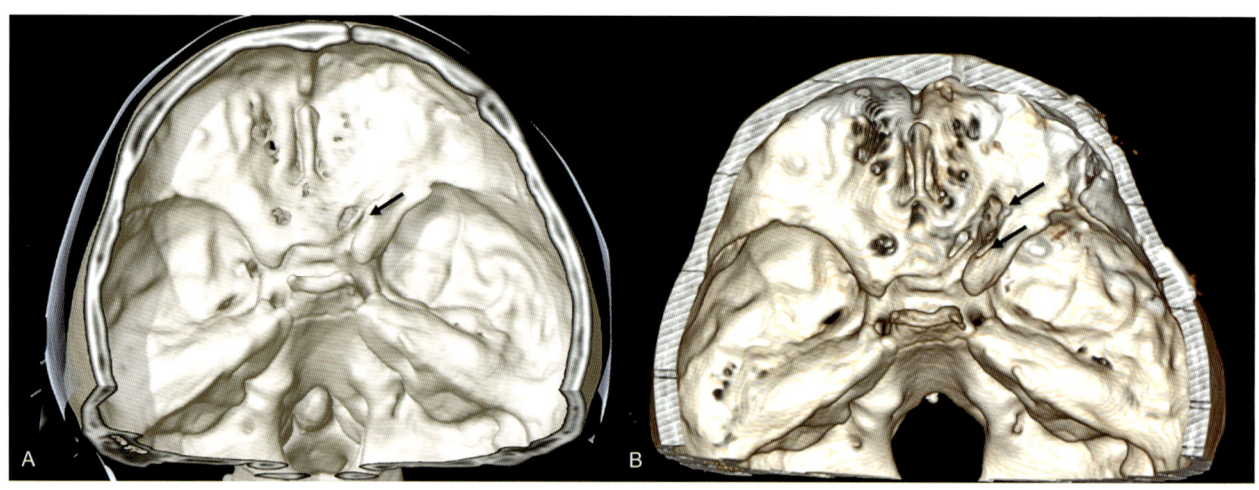

图9-4-23　术前术后视神经管减压范围对比。A.术前。B.术后

表9-4-2　术后右眼视力随访

时间	外院术前	外院术后	本院术前（外院术后3个月）	本院术后1个月	本院术后3个月
右眼视力	无光感	无光感	无光感	有光感	眼前手动

视频9-4-1　视神经管减压联合嗅神经贴附术

视频9-4-2　3D外视镜下经颅视神经管减压联合带蒂嗅神经贴附术

（侯立军　李一明　赵亮）

参考文献

[1] 林超. 骨髓间充质干细胞对大鼠钳夹视神经损伤影响的初步探讨[D]. 上海：第二军医大学，2012.

[2] 邹伟. 人源性脂肪间充质干细胞治疗视神经损伤的临床前研究[D]. 上海：第二军医大学，2016.

[3] Charalambous P, Hurst LA, Thanos S. Engrafted chicken neural tube-derived stem cells support the innate propensity for axonal regeneration within the rat optic nerve[J]. Invest Ophthalmol Vis Sci, 2008, 49(8): 3513-3524.

[4] Gong S, Jin H, Zhang D, et al. The therapeutic effects after transplantation of whole-layer olfactory mucosa in rats with optic nerve injury[J]. Biomed Res Int, 2018 Mar 11, 2018: 6069756.

[5] Harting MT, Baumgartner JE, Worth LL, et al. Cell therapies for traumatic brain injury[J]. Neurosurg Focus, 2008, 24(3-4): E18.

[6] Mahmood A, Lu D, Qu C, et al. Treatment of traumatic brain injury with a combination therapy of marrow stromal cells and atorvastatin in rats[J]. Neurosurgery, 2007, 60(3): 546-553; discussion 553-554.

[7] Pellitteri R, Spatuzza M, Russo A, et al. Olfactory ensheathing cells represent an optimal substrate for hippocampal neurons: an in vitro study[J]. Int J Dev Neurosci, 2009, 27(5): 453-458.

[8] Plant GW, Harvey AR, Leaver SG, et al. Olfactory ensheathing glia: repairing injury to the mammalian visual system[J]. Exp Neurol, 2010.

[9] Vidal-Sanz M, Bray GM, Aguayo AJ. Regenerated synapses persist in the superior colliculus after the regrowth of retinal ganglion cell axons[J]. J Neurocytol, 1991, 20(11): 940-952.

第十章
创伤性眶上裂综合征的外科治疗
Surgical Treatment of Traumatic Supraorbital Fissure Syndrome

第一节 创伤性眶上裂综合征概述

颅脑外伤后眼球运动障碍主要表现为斜视、凝视缺陷和眼球震颤，通常是由支配眼外肌的脑神经损伤或相应的中枢核团损伤引起的。控制眼球运动的脑神经包括第Ⅲ对脑神经（动眼神经），第Ⅳ对脑神经（滑车神经）和第Ⅵ对脑神经（展神经）。创伤性眶上裂综合征（traumatic superior orbital fissure syndrome，TSOFS）是由各种原因引起眶上裂区骨折压迫眶上裂内血管和神经（CN Ⅲ、Ⅳ、V_1、Ⅵ，即"眼动神经"）所致的一组临床症候群。单纯性动眼神经损伤的病例报道相对较多，但是创伤引起的单纯性滑车神经和展神经损伤少有报道，临床上更常见的是混合性的眼动神经损伤，即创伤性眶上裂综合征和眶尖综合征。

一、概念和流行病学

"眶上裂综合征"这一概念由来已久。1858年，Hirschfeld通过对一例脑外伤患者的观察首次描述了一组包括眼外肌麻痹、眼睑下垂、眼球突出、三叉神经第一支支配区感觉障碍和瞳孔固定散大的临床综合征。1896年，法国眼科医生André Rechon Duvigneaud通过对大量临床病例的观察，将包括复视、眼球运动麻痹、眼球突出、眼睑下垂等症状的一组临床综合征命名为sphenoidal fissure syndrome（蝶骨裂孔综合征），并指出其发病与眶上裂周围病变有关。1927年，C. Déjean等学者对一系列类似病症作了更详细的报告，因此这一综合征又称Rechon-Duvigneaud's syndrome、DéJean's syndrome或Rochon-Duvigneaud's sensorimotor ophthalmoplegia。随着颅底解剖学的进一步发展，学者们逐渐根据病因及解剖位置将这一综合征命名为superior orbital fissure syndrome（眶上裂综合征）并沿用至今。

引起眶上裂综合征的原因多种多样，主要包括眶内非特殊性炎症、炎性肉芽肿、眼眶软组织炎、中枢神经系统感染、眶内肿瘤、颅内肿瘤、颅底骨折、出血压迫等。日本学者Nakagawa在1974年提出了traumatic superior orbital fissure syndrome（创伤性眶上裂综合征）的概念，即由外伤引起眶上裂骨折压迫眶上裂内血管和神经（CN Ⅲ、Ⅳ、V_1、Ⅵ）所致的一组临床症候群。

创伤性眶上裂综合征可能发生在任何颅面损伤后，其创伤原因可以进一步概括为两个机制：① 眶上裂周围移位的骨折碎片直接压迫；② 继发于创伤的间接损伤，产生血肿、水肿和肿胀，这些损伤均会增加了眶上裂内的压力，导致神经损伤。眶上裂内有动眼神经、滑车神经、三叉神经眼支、展神经穿行，创伤性眶上裂综合征临床症状可以从解剖学上解释为神经受累。眼肌麻痹继发于动眼神经、滑车神经和展神经受损。上睑下垂的原因是动眼神经上支受累导致的上睑提肌的张力和功能丧失，以及海绵窦发出的交感纤维受累导致的Müller肌张力下降。眼球突出是由眼外肌张力降低引起的，眼外肌通常是眼球的牵拉肌，从而使得眼球向前运动。瞳孔固定扩大及调节能力的丧失是由与动眼神经内的副交感神经纤维损伤导致的。三叉神经眼支的泪腺神经和额神经受损可导致前额和上眼睑的麻木、泪腺分泌减少，并可能导致眶后疼痛和沿该神经路径的神经痛。三叉神经眼支的鼻睫状神经受损，可能导致角膜和鼻梁感觉麻木，角膜反射消失。当鼻睫状神经部分损伤，角膜反射可保持正常。

在创伤性眶上裂综合征提出后的很长一段时间里，学者普遍认为这是一种非常罕见的临床综合征，这与当时颅脑创伤的救治成功率低以及影像学诊断技术相对落后有关。随着交通伤的日益增多（此类患者多为青壮年），由于颌面部正面受到暴力打击而造成的创伤性眶上裂综合征逐渐增多；随着颅脑创伤救治流程的规范化和救治技术的提高，颅脑创伤的死亡率有所下降，随之而来的各类合并症正逐渐引起学者的重视；CT、MRI等影像学诊断设备不断更新迭代，三维重建技术也已得到广泛的开展，使创伤性眶上裂综合征的诊断率得到很大的提高。基于以上原因，创伤性眶上裂综合征的发生率与诊出率正逐年上升，得到愈加广泛的重视。

创伤性动眼神经损伤，即动眼神经麻痹，多由直接暴力损伤或继发性（颅内血肿、骨折等）压迫导致，是比较少见的颅脑外伤并发症，发病率约为1%~5.8%。TSOFS不包括视神经损伤，视力一般不会受到影响。如果同时伴有视神经受累的情况，临床称为创伤性眶尖综合征（traumatic orbital apex syndrome，TOAS），是由眶尖区域骨折、异物、出血或严重水肿导致的神经血管结构受压引起的。创伤性动眼神经损伤可见于眼眶骨折或颅脑损伤致脑疝形成，同时眼眶、眶尖、海绵窦及岩斜区肿瘤（如蝶骨嵴内侧脑膜瘤、颅眶沟通性肿瘤）手术术中分离及牵拉等操作亦可造成动眼神经损伤。颅脑损伤可导致动眼神经眶内段、海绵窦段及岩斜段受损。动眼神经在眼眶内分支多、分布广，眼眶外伤骨折所致的牵拉及割裂可损伤动眼神经；岩床段动眼神经在鞍背外侧紧贴后岩床皱襞上方走行，在颅脑损伤患者中，脑干突发移位易引起此段动眼神经损伤，其原因可能是由动眼神经副交感神经纤维与后床突或床突间韧带发生摩擦造成的。

二、眶上裂的解剖

1. 眶上裂的骨性形态

眶上裂是蝶骨大翼与小翼之间的缝隙，为连接眼眶与颅中窝的通道，其内有重要的神经、血管穿行，周围结构紧密、复杂，与视神经管、颈内动脉、海绵窦等关系密切。眶上裂位于眶顶壁与眶外侧壁交界处，由蝶骨体及蝶骨大、小翼围成。眶上裂外形类似于梨形，并非完全处于冠状位。眶上裂外侧壁最为锐利，上壁及内侧壁相对宽大。眶上裂外侧壁为颞极前壁和眼眶外侧壁的交汇转折，从前外上至后内下倾斜，内侧与上颌柱前缘延续，外侧中止于眶上裂外侧角；外侧壁中部向眶上裂内突出的部位为外直肌棘肌腱外侧部附着处，同时也是总腱环外侧附着处，将眶上裂外侧壁分为上半边及下半边两部分。眶上裂内侧壁上部为视柱下外壁构成，前界为视柱前缘构成，后界为视柱后壁下缘构成；眶上裂内侧壁下部为视柱前缘下端、视柱后壁下缘内侧端与上颌柱上壁前缘内侧端之间的三角形蝶窦外侧壁构成，该部蝶骨体向前下移行为眶下裂内侧壁前部，眶上裂内侧壁上接视柱，下接上颌柱。眶上裂上壁由蝶骨小翼构成，内侧至视柱外下表面的上缘，外侧与眶上裂外缘交汇于眶上裂外侧角。眶上裂的外侧壁平均长度为20.5 mm（12.3~28.7 mm），内侧壁平均长度为7.3 mm（6.2~8.4 mm），上壁平均长度为18.7 mm（11.8~26.7 mm），左右侧数据差异没有统计学意义（图10-1-1）。

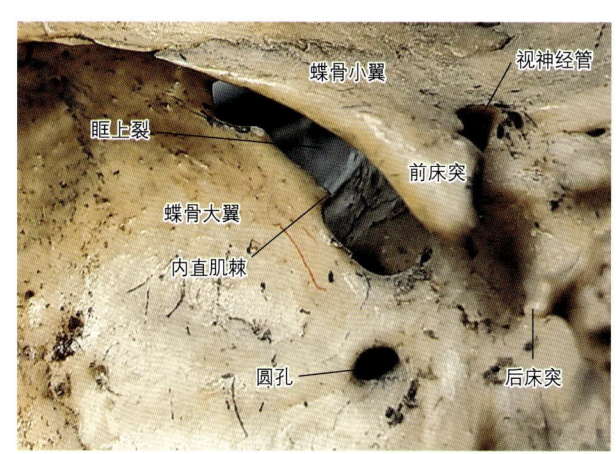

图10-1-1 眶上裂的骨性结构（内面观）

2. 眶上裂区的软组织结构（眶骨膜、硬脑膜、总腱环等结构）

眶上裂及其周围骨性结构均被眶骨膜覆盖，穿过眶上裂的神经、血管包膜、眶周膜、眼外肌肌腱及韧带与之融合并延续，将鞍旁间隙与眶腔分离。在眶上裂上壁、蝶骨小翼上表面被眶骨膜覆盖，蝶骨小翼下表面由向前折叠的壁层硬膜覆盖，眶上裂顶壁骨膜由壁层硬膜覆盖，并向后延续与滑车神经、额神经、泪腺神经包膜及眼上静脉周围纤维结缔组织融合。在眶上裂内侧壁和下壁，覆盖视柱后壁的骨膜向前下移行后与展神经、动眼神经包膜相融合；覆盖蝶骨体表面的骨膜向前延续到上颌柱表面及视柱下方，并与眶平滑肌表面及眼上静脉的结缔组织包膜融合，继续向前作为眶底壁的眶骨膜。在眶上裂外侧缘，眶顶壁和眶外侧壁的眶骨膜与覆盖在颅中窝底颞极部的壁层硬膜相互融合延续，并在眶上裂外侧角附近形成眶上裂外侧韧带，即眶脑膜韧带（meningo-orbital band，MOB）。眶上裂外侧壁上界是蝶骨小翼后缘，后界为前床突根部与上颌神经前缘的连线，外下界是眶上裂外缘，其内空间由神经、血管和韧带组织封闭。覆盖前床突表面和蝶骨小翼的脏层硬膜向下与眶上裂外侧壁延续，颅中窝底硬膜向上内与之延续，鞍旁间隙外侧壁向前与之延续。总腱环是由视神经鞘、眶尖部的眶骨膜、眶上裂及视神经管硬脑膜的纤维成分融合而成的，该腱环围绕眶上裂的上内侧和视神经孔前端。4条眼直肌起源于总腱环，并在眶尖形成肌锥。一部分总腱环附着于蝶骨大翼在蝶骨体的起源处，斜向上内跨过眶上裂；另一部分总腱环附着于视柱下方的蝶骨体，其从外侧边的突起处水平向内跨过眶上裂（图10-1-2）。

3. 眶上裂的空间分布及神经血管走行

许多结构从眶上裂中穿行出颅，包括：动眼神经，滑车神经，展神经，眼神经的三个分支，脑膜中动脉眼眶支，泪道动脉的脑膜回流支，以及眼静脉。外直肌的肌腱将眶上裂分成上、下两部分，上部包括滑车神经、眼神经的额支和泪腺支，以及眼上静脉；而下部则包括动眼神经的上、下两支，鼻睫神经，以及展神经（图10-1-3）。

眶上裂内的神经、血管走行位置基本固定，有学者根据不同解剖标志把眶上裂分为3个部分：外侧部、中间部和下部。眶上裂外侧部为外直肌棘和视柱外下壁上缘平面外上方的空间，由眶上裂最窄的部分组成，包括滑车神经、额神经、泪腺神经和眼上静脉从中穿过。眶上裂中间部为外直肌棘与视柱外下壁之间的空间，与总腱环侧面对齐，包括动眼神经上支和下支、鼻睫神经、展神经和睫状神经节的感觉和交感

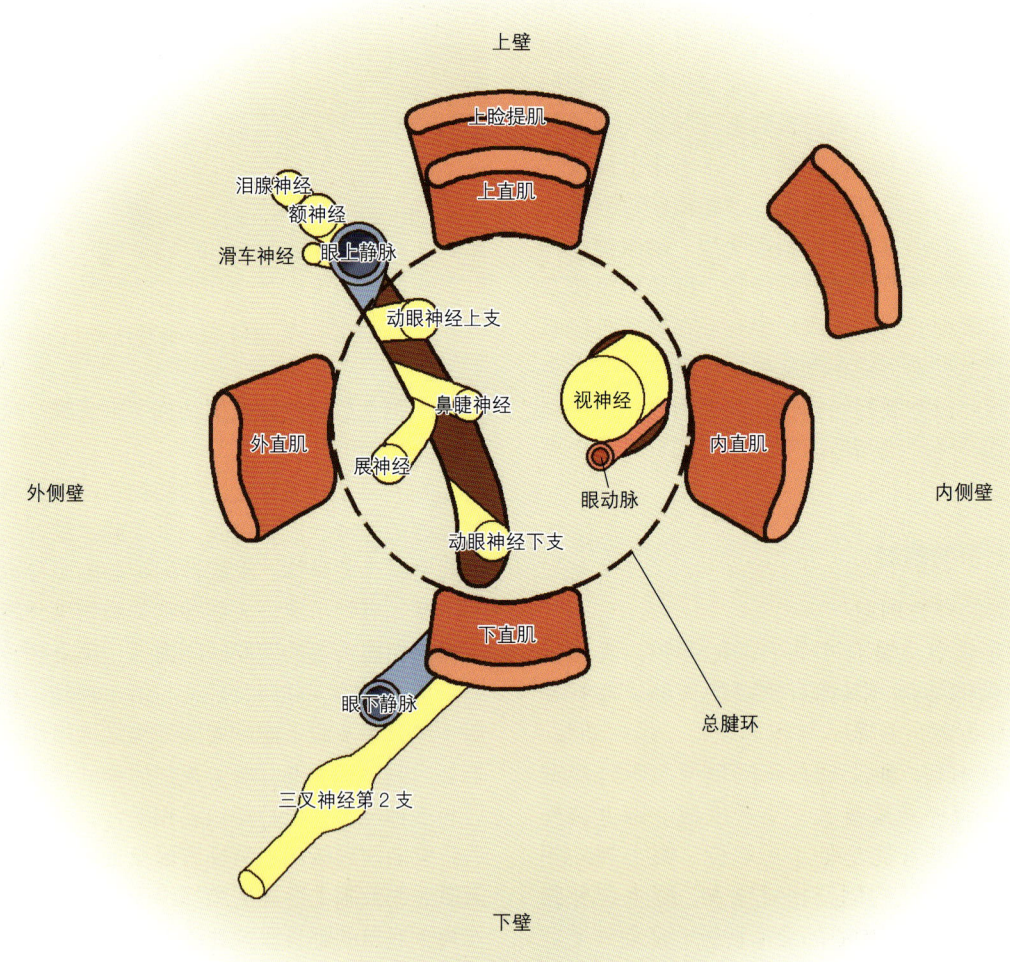

图10-1-2 眶上裂的解剖结构，眼眶前观

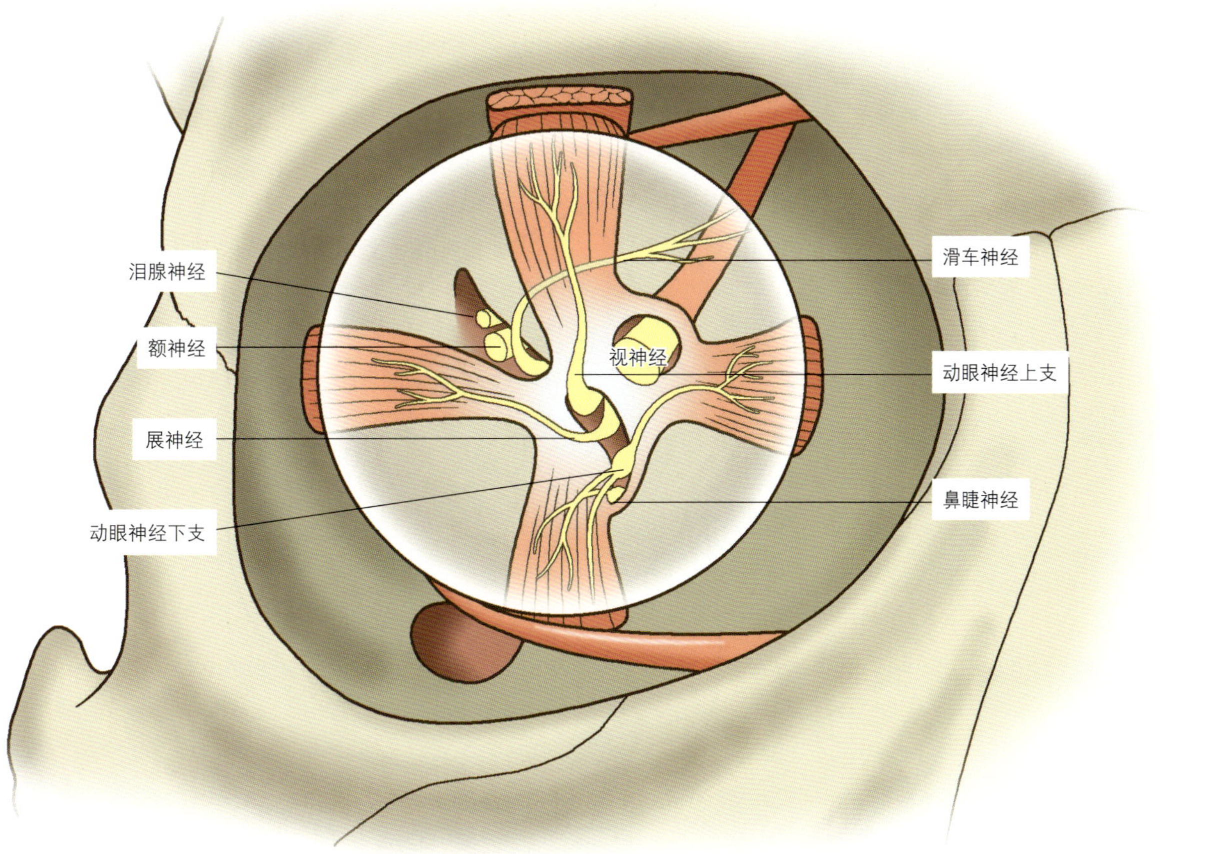

图 10-1-3　眶上裂的解剖结构和内部神经分布

神经根，它们从中间部及总腱环中穿过。眶上裂下部为外直肌棘与视柱外下壁下缘平面以下的空间，于总腱环下方，其中被球后脂肪组织填充，并有眼下静脉从中穿过。尽管各个学者对于眶上裂的区域划分不同，但穿行于眶上裂的各个神经及血管的位置基本固定（图 10-1-4）。动眼神经上支最靠近眶上裂的内缘，滑车神经最靠近上缘，展神经最靠近下缘。经外侧部入眶的脑神经自内向外依次为滑车神经、额神经和泪腺神经。其中，泪腺神经距眶上裂外侧端最近，且直径最小；额神经入眶后沿眶骨膜下前行，且直径最大。滑车神经紧靠总腱环外侧进入眶上裂，位于动眼神经外上方。经中间部入眶的脑神经自下而上主要有展神经、动眼神经下支、鼻睫神经、动眼神经上支。动眼神经在进入眶上裂前 2~3 mm 处分为较粗的下支及较细的上支，其紧贴视柱外侧面前行，并穿过动眼神经孔。眶上裂中心部位为动眼神经孔，其内侧以蝶骨体和视柱为界，外侧以总腱环及其附着的眶上裂外侧缘上的隆起为界，上方以总腱环和蝶骨小翼的相邻部分为界，下方以总腱环为界。鼻睫神经自眼神经内下方发出，在视神经上方行向前内到眶内壁；

展神经在海绵窦前部走行在动眼神经下方，渐转至鼻睫神经下方、动眼神经下支外侧穿过眶上裂，外行到外直肌内表面。眼上静脉起自眶上内侧部分静脉系统的支流，向后至上斜肌，在视神经上方穿行至眶外侧。然后，它沿着总腱环的外侧缘向下运动，并通过纤维束固定在眶上裂外侧部。在眼上静脉汇入海绵窦前下段处，其壁由硬脑膜形成，较为脆弱，具有静脉窦结构。有报道部分人群存在脑膜中动脉发出的分支穿过眶上裂外侧部，并与眶内泪道动脉和直肌上动脉吻合。

三、临床表现

创伤性动眼神经损伤多见于伴有前额叶损伤的患者，主要表现为眼睑下垂、眼球运动障碍、复视、瞳孔散大等症状。在伴有意识障碍的患者中，其经常被忽视，待患者意识清醒后才被发现。

TSOFS 的临床表现与眶上裂区神经受累的程度有关。瞳孔散大固定是因为动眼神经受损影响瞳孔括约肌。眼球麻痹可以由动眼神经、滑车神经与展神经等眼动神经受损引起。上睑下垂是由支配上睑提肌的

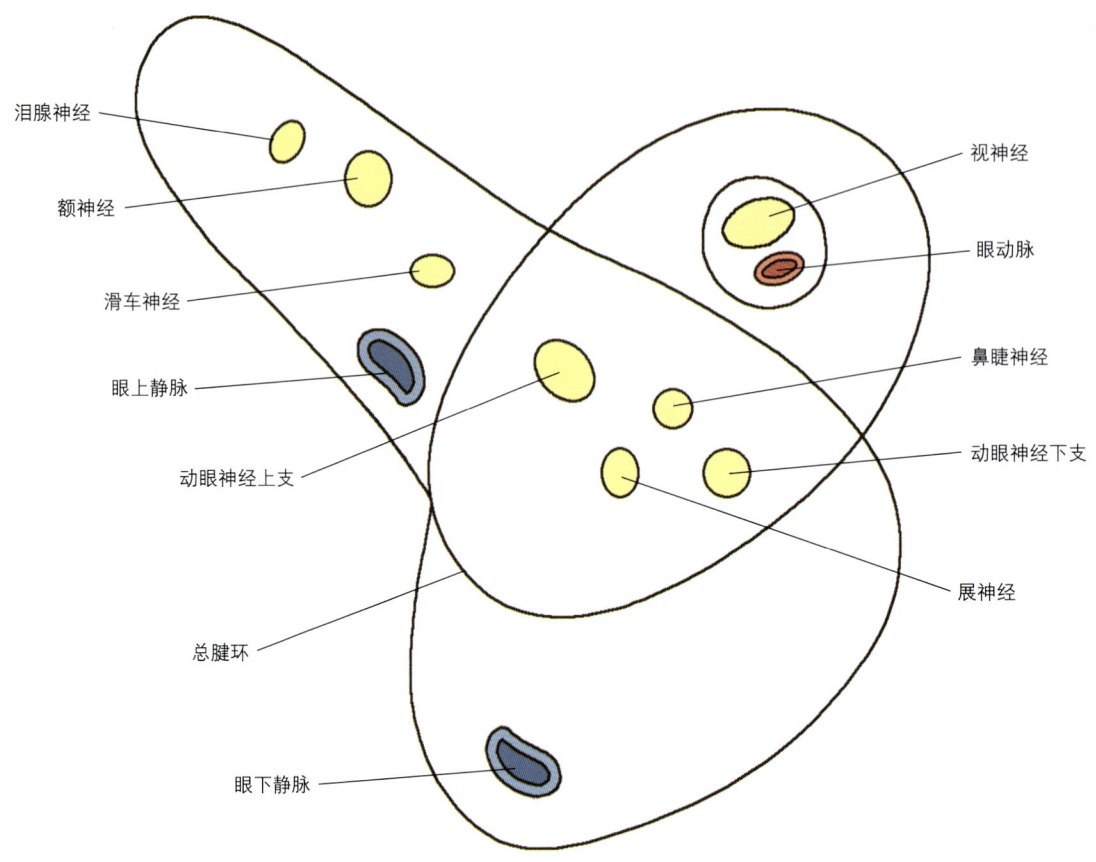

图 10-1-4　右侧眶上裂区神经、血管结构

动眼神经分支受损及支配 Müller 肌的交感神经纤维受损所致。眼球突出是由眼球外肌张力丧失导致的眼球前脱垂所致。三叉神经的第一支眼神经及其分支损伤后也具有相应的临床表现。额神经和泪腺神经的损伤会导致额头和上眼睑的麻痹，泪腺分泌不足，以及可能伴有眶后疼痛，鼻睫神经破坏可能影响角膜反射。TOAS 的临床表现为 TSOFS，同时合并视力下降的症状。

四、临床分型

侯立军教授根据眼动神经损伤程度的不同将创伤性眶上裂综合征分为以下三型。

（1）轻型损伤：外力冲击造成眶上裂对其中通过的神经血管产生一过性的压榨，使神经暂时性麻痹，其可表现为典型眶上裂综合征症状或仅发生单根眼动神经损伤症状，CT、MRI 检查可见眶上裂无狭窄、其周围不存在碎骨片等压迫因素。

（2）中型损伤：外力冲击使眶上裂骨折，造成眶上裂狭窄压迫眼动神经，或者骨折碎骨片压迫神经，其临床症状表现为典型眶上裂综合征，CT、MRI 检查可见狭窄的眶上裂或者其中的碎骨片。

（3）重度损伤：损伤程度严重，通常造成一根或者多根动眼神经损伤，甚至神经离断。常伴有严重的颅脑损伤症状，早期诊断及鉴别困难，救治时由于存在颅脑损伤，对于动眼神经损伤的治疗，时机难以准确把握。

五、诊断

创伤性眶尖综合征的诊断主要依据颅脑外伤病史及临床表现决定，影像学显示的骨折及压迫证据更有辅助意义。

创伤性眶上裂综合征的临床症状主要表现为动眼神经、滑车神经、展神经和眼神经麻痹。动眼神经麻痹主要表现为眼睑下垂，瞳孔朝向外下放，瞳孔散大，直接间接对光反射以及调节反射消失。滑车神经、展神经麻痹主要表现为其支配的相应肌肉无力而造成斜视和复视。眼神经麻痹则引起眼球的感觉缺失，造成角膜反射的迟钝或消失。

影像学检查主要依靠 CT 检查。因眶上裂位置深在，结构复杂，在常规的 CT 图像上既不能在同一层面上观察到各主要结构全长的连续形态，也不能观察到垂直于结构长轴的横断面，其在横断层上多呈短条状的斜断面，连续层面间差异较大。随着影像学技术的发展，颅底 CT 三维重建已成为创伤性眶尖综合征首选的影像学方法，能够显示眶上裂区骨折线、游离骨片、眶上裂是否变形以及视神经管骨折。高分辨率 CT 在明确视神经骨折以及异物残留方面非常有意义。

传统意义上来说，MRI 对骨性结构的显示并不理想，但是随着 MRI 三维重建技术的发展，MRI 在创伤性眶上裂综合征的诊断上也逐渐发挥出越来越大的作用，Schuknecht 等通过大量的临床工作，总结出了一些通过 MRI 区分与辨认碎骨片的经验。同时，血管造影也能很好地显示动眼神经周围血供状况，为明确诊断提供了更多的影像学依据。眼眶薄层 MRI 在判断眶尖部位神经损伤、水肿及软组织的改变方面有重要意义。

有些患者会存在创伤性动脉瘤、颈内动脉海绵窦瘘等血管损伤性病变，因此，头颅 MRA 和 CTA 应列为常规检查，必要时行 DSA 全脑血管造影。但是需要指出的是，有些创伤性眶尖综合征的患者，在影像学上并没有看到明确的眶上裂或者视神经管骨折或压迫，但根据典型的症状和体征，药物治疗无效的情况下，仍可以做出手术减压的临床决策。

在诊断创伤性眶上裂综合征的同时，我们需要判断其损伤的分型。通过临床症状的严重程度、CT 三维重建提示的眶上裂狭窄程度，为临床治疗提供依据。

六、鉴别诊断

1. 与创伤性眶尖综合征鉴别

创伤性眶尖综合征（TOAS）是指创伤性眶上裂综合征（TSOFS）与创伤性视神经损伤两种损伤同时存在的一种症候群，除了有创伤性眶上裂综合征所具有的相关症状，还伴有视力下降、视野缺损等视神经损伤的症状。创伤性眶尖综合征最常见的病因即是颅脑外伤，外界冲击力常常先作用于额颞部或颧骨部位，沿着眶骨各个方向传导至眶尖部位，引起眶尖部骨折，眶上裂和视神经孔内的神经、血管等组织被骨片分离或者压迫。此外，外伤后眶内水肿和出血也会引起眶尖部压力增高，从而压迫到神经，引起不同程度的神经损伤症状。

2. 与海绵窦综合征鉴别

第Ⅲ、Ⅳ、Ⅴ、Ⅵ对脑神经穿出海绵窦后，经眶上裂进入眼眶内，因此 TSOFS 与海绵窦综合征在临床表现上相似不易区别。但展神经早期受损是 TSOFS 的主要特点。因为展神经位于 CN Ⅲ、Ⅳ、Ⅴ 的内侧，因此海绵窦综合征展神经受损相对较晚，海绵窦综合征还存在球结膜水肿、眼球突出、眶内血管杂音等表现。海绵窦综合征包括三叉神经第二支（上颌神经，V_2）受损的症状。因为三叉神经第二支不会穿过眶上裂，而是由圆孔穿出，因此 TOAS 和 TSOFS 不会有上颌神经受损的症状。

七、治疗

由于缺乏足够的循证医学证据，创伤性动眼神经损伤的治疗尚未达成共识。一般对于有骨折卡压或血肿较重的患者，推荐尽早进行手术治疗，术后给予脱水药、激素等对症治疗。如果没有明确的影像学证据，可以进行保守治疗或仅观察随访。对于急性期的动眼神经麻痹，有学者建议可以外直肌注射肉毒杆菌毒素，恢复率有 77% 左右。国内有学者采用针灸、高压氧等治疗也取得了一定效果。

TSOFS 和 TOAS 的治疗策略包括保守观察、激素冲击治疗和手术治疗。如果影像学检查提示眶上裂区有明显的骨折、血肿等神经受压或眶上裂变形的证据，可以考虑手术治疗。原则上，尽早手术有助于早期缓解对神经的压迫，预后效果也就越好。术前有光感的 TOAS 患者比没有光感的患者术后视力改善的机会更大，因为及时的手术减压可能会在神经损伤不可逆之前终止视神经的缺血坏死过程。一般 3～6 个月后眼动神经的功能会得到部分或完全的恢复，而视神经的恢复效果相对欠佳。

根据创伤性眶上裂综合征损伤程度的不同，其救治方法也不尽相同。

（1）轻型损伤的患者：通过大剂量糖皮质激素冲击治疗，神经功能可以得到部分甚至全部的恢复。侯立军教授建议静脉应用甲基泼尼松龙负载剂量（loading dose）：30 mg/kg，再按照 5.4 mg/kg/h 的维持剂量给药，取得了良好的治疗效果。国外也有应用大剂量糖皮质激素冲击治疗创伤性眶上裂综合征取得良好疗效的相关报道。通过保守治疗，患者平均在 8 个月内神经与视力能得到部分恢复。

（2）中型损伤患者：建议以减压术为主的手术治疗，即手术扩大变窄的眶上裂，通过磨除部分蝶骨大翼，解除变形的蝶骨大翼对眶上裂内神经/血管的压迫。早在 1982 年，Ukleja 就提出对此类患者实行外科减压手术治疗，Stanley 等人根据他们的临床经验，建议对此类患者要尽早手术。

（3）重型损伤患者：由于神经损伤严重甚至发生

神经离断，治疗效果并不确切。随着断裂脑神经吻合技术的发展，目前已经可以对 12 对脑神经的大部分进行断裂后的吻合，不管是神经断端直接重建、神经断端间接重建还是整形手术，均有一定疗效。但是由于眼动神经为复合神经，要准确地对其进行吻合，还有很长的一段路要走。

创伤性眶上裂综合征手术时机的选择主要取决于受伤时间及患者 GCS 评分。患者受伤后，原则上是越早手术，对神经功能的恢复越有利，3 天以内及时手术者其手术效果最佳，7 天以上手术者其恢复率有所下降。总之，对于创伤性眶上裂综合征患者，在排除神经完全断裂的情况下，尽可能及时行减压术，即使受伤时间较长（受伤 1 年以上，手术减压后仍有功能改善），也不应轻易放弃。

而对于同时存在颅内血肿且需要手术的患者，建议：① 颅内血肿同侧者，GCS 3～5 分的特重型颅脑创伤患者 45 岁以下者可同期行眶上裂减压术；GCS 6 分以上者，均可同期行眶上裂减压术。② 颅内血肿对侧者，GCS 9 分以上者建议同期行神经减压术。

眶上裂减压术，即将变窄的眶上裂再拓宽。早期采用的方法是采用额颞翼点入路（具体详见第七章第二节），以蝶骨嵴为中心形成骨瓣，沿着硬膜外找到变窄的眶上裂，在显微镜下，用高速磨钻磨掉部分眶上裂的骨质，把变窄的眶上裂拓宽。这个手术方式的优点是技术成熟，较容易推广，安全性好，损伤较小。缺点是切口损伤较大。在 4K 高清外视镜的辅助下，通过解剖定位 MacCarty 孔，可以将切口进一步缩小，达到手术的"精准化"与"微创化"，但这对术者的技术要求较高，故需要规范化的操作来保证手术的顺利实施。

八、预后

创伤性动眼神经损伤患者的神经功能恢复情况与损伤程度有关，大多数预后尚可，部分或完全恢复的时间一般为损伤后 0.5～18 个月左右。此外，眼外肌比眼内肌较易恢复，但多遗留部分眼球运动障碍及瞳孔散大。其早期治疗对患者的预后较为重要。

（侯立军　李一明　王光明　李振兴）

参考文献

[1] 李振兴, 王春晖, 陈荣彬, 等. 创伤性眶尖综合征的诊断与治疗进展[J]. 现代生物医学进展, 2017, 17(4): 4.

[2] 潘承光, 侯立军, 金海, 等. 颅脑创伤合并创伤性眶上裂综合征的手术治疗[J]. 中华创伤杂志, 2009, 25(03): 202-202.

[3] 石献忠, 韩卉. 眶上裂区显微外科解剖学[J]. 解剖学杂志, 2001, 24(6): 594-596.

[4] 陶存山, 楼美清, 卢亦成, 等. 眶上裂及海绵窦前部的显微外科解剖[J]. 中华神经医学杂志, 2004, 3(3): 174-176.

[5] 赵杰, 袁贤瑞, 姜维喜, 等. 眶上裂的显微外科解剖及其手术入路[J]. 中国耳鼻咽喉颅底外科杂志, 2004, 10(6): 321-323.

[6] Caldarelli C, Benech R, Iaquinta C. Superior orbital fissure syndrome in lateral orbital wall fracture: management and classification update[J]. Craniomaxillofac Trauma Reconstr, 2016 Nov, 9(4): 277-283.

[7] Govsa F, Kayalioglu G, Erturk M, et al. The superior orbital fissure and its contents[J]. Surg Radiol Anat: SRA, 1999, 21(3): 181-185.

[8] Katzen JT, Jarrahy R, Eby JB, et al. Craniofacial and skull base trauma[J]. J Trauma, 2003, 54: 1026-1034.

[9] Natori Y, Rhoton AL Jr. Microsurgical anatomy of the superior orbital fissure[J]. Neurosurgery, 1995, 36(4): 762-775.

[10] Reymond J, Kwiatkowski J, Wysocki J. Clinical anatomy of the superior orbital fissure and the orbital apex[J]. J Craniomaxillofac Surg, 2008, 36(6): 346-353.

第二节　经 MacCarty 孔入路眶上裂减压术

一、MacCarty 孔的定义

"MacCarty 孔"概念的提出可以追溯到 1961 年 Collin MacCarty 的相关文献。MacCarty 孔位置在额颧缝后方 1 cm 的额蝶缝上，位于 Dandy 先前描述的标准翼点锁骨孔以下 5～10 mm，几乎是普通单孔的两倍大。MacCarty 孔形成后，孔的上半部分显露额叶硬脑膜，下半部分显露眼眶内的眶骨膜，眶顶壁将两部分分开。MacCarty 孔起初在经额叶或额颞开颅治疗眶部或蝶骨嵴脑膜瘤时，用于去除眶顶和眶侧壁。目前，MacCarty 孔作为眶颧入路的起点，广泛应用于颅底神经外科。

二、手术步骤

经 MacCarty 孔入路行眶上裂减压术，是利用了该孔的特殊位置，设计最小的皮肤切口，采用筋膜间（或筋膜下）分离技术，显露以此孔为中心的小骨窗，暴露额骨、颞骨、蝶骨交界处，铣刀形成小骨窗，然后在显微镜或者外视镜下，行眶上裂外侧壁周围蝶骨大翼部分骨质磨除，实现眶上裂减压的目的。在实际手术中，因为不涉及眶内操作，我们不需要显露眶骨膜，所谓对 MacCarty 孔孔径要求更小。与传统翼点入路的术式比较，经 MacCarty 孔入路整体对切口、颞肌、骨质的损伤都会减轻，而且手术时间大大缩短，手术效率大大提高。经 MacCarty 孔入路的术式需要筋膜间（或筋膜下）分离技术来分离颞肌，否则无法实现颞肌的有效牵拉，造成操作空间及术野受限。此种术式需要更高的技术及更精确的定位。

（1）体位：与翼点入路要求相同。

（2）切口设计：以 MacCarty 孔为中心，设计颞部发际线内弧形小切口，长约 5 cm（图 10-2-1）。

（3）切开皮肤，分离冒状腱膜下疏松结缔组织，在颞浅脂肪垫处采用筋膜间（或者筋膜下）分离技术进行分离，方法同于"翼点入路"。但是由于切口小，层次的辨认难度加大，需要仔细辨别，避免损伤面神经。如果无法辨认颞浅脂肪垫，可以采用筋膜下分离技术在皮肤切口处切开颞筋膜，在颞肌纤维表面分离筋膜组织。

（4）将颞筋膜及脂肪垫一起翻向皮瓣，并将皮瓣牵开，显露额颧缝，颧骨表面分离颞肌，并牵拉至颧弓方向。

（5）显露额颧缝、额蝶缝、蝶颧缝、蝶骨嵴，确认 MacCarty 孔位置。

（6）定位 MacCarty 孔，局部磨孔，形成额颞蝶骨小骨窗，约 3 cm×3 cm 大小（图 10-2-2）。

（7）后续操作同于翼点入路的处理。

（8）眶上裂减压完成后，骨瓣回纳，骨缺损处钛板修补，颞肌、筋膜解剖复位，分层缝合皮肤。

三、术后注意事项

眶上裂减压术虽然是相对安全的手术，但是不管是翼点入路还是 MacCarty 孔，手术都涉及额颞蝶骨质、眶上裂骨质的处理，术后需关注以下注意事项。

（1）心电监护，观察患者神志、瞳孔变化情况。

（2）眼球活动情况，关注眶上裂减压术后神经功能恢复情况。

（3）关注伤口引流、渗出情况。MacCarty 孔创

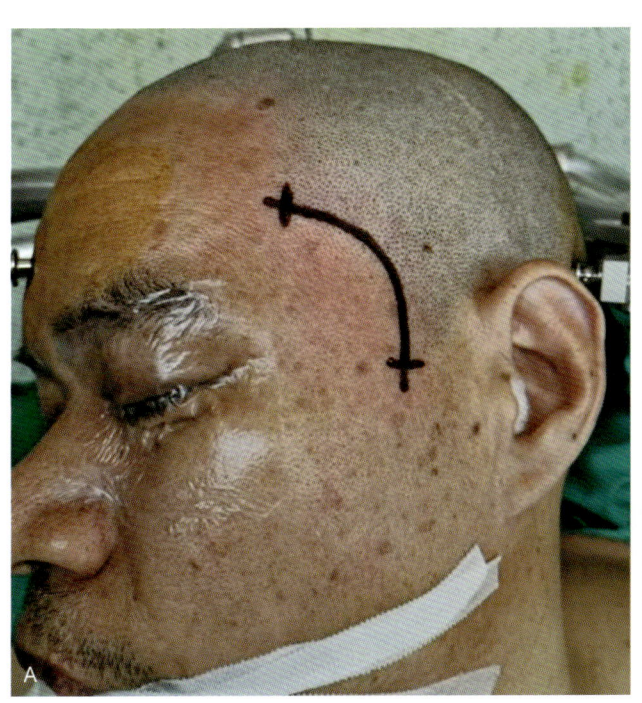
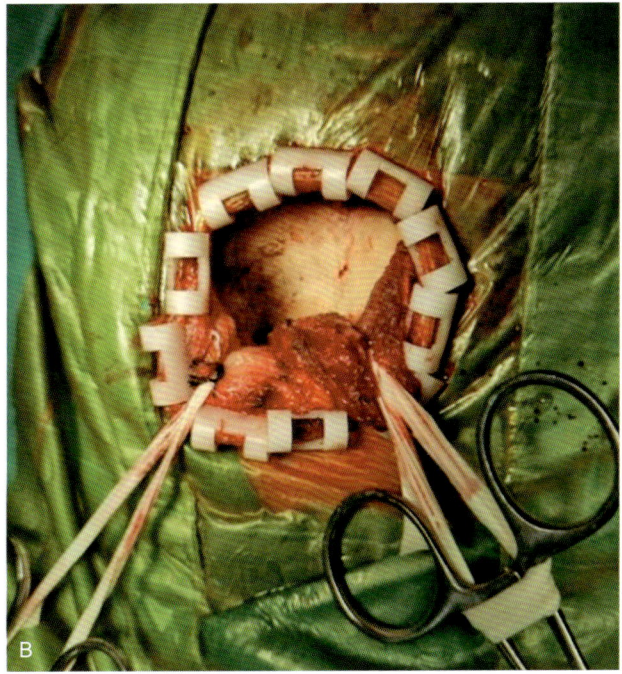

图 10-2-1　A、B. 经 MacCarty 孔入路切口设置

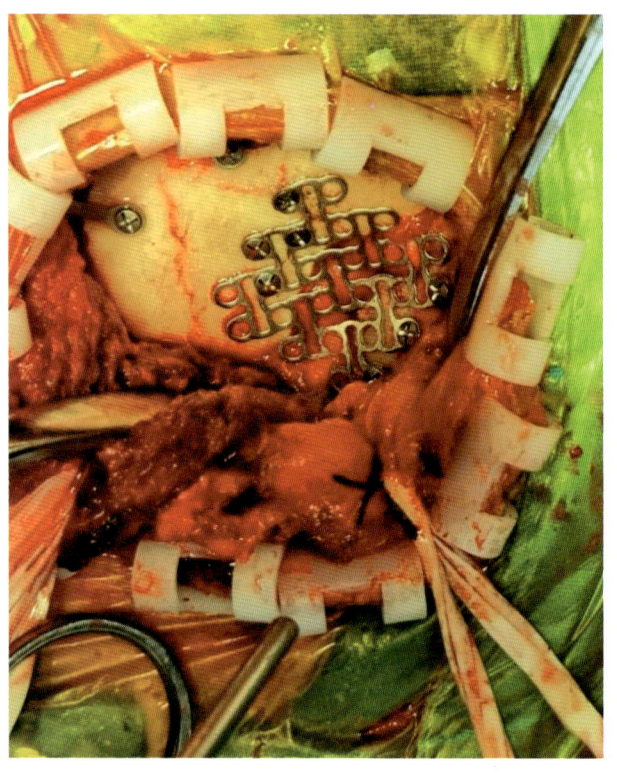

图10-2-2 经MacCarty孔入路的骨瓣固定

面小，无需放置引流管，仍需要关注切口愈合情况，及时换药。

（4）术后常规复查CT，观察术区有无出血、水肿及眶上裂减压后骨窗变化情况。

（5）予以应用神经营养药物、高压氧治疗等，促进神经功能恢复。

四、并发症及其预防、处理措施

眶上裂减压术是相对安全的手术，术后并发症发生得很少，但是理论上仍可能有以下并发症发生的风险。

（1）术中不适当的牵拉引起颞叶挫伤，甚至出血、水肿，严重者甚至影响意识，优势侧大脑半球可能会出血失语，所以术中牵拉颞叶需小心轻柔，不可过分牵拉。磨钻磨除蝶骨大翼部分骨质时，避免钻头压迫或者损伤硬膜。如术后发生上述情况，轻者可予以止血、脱水等对症治疗，并动态复查头颅CT，关注神志、瞳孔变化情况，如出现占位，必要时可行手术清除血肿。

（2）术中硬膜破损，术后脑脊液漏。硬膜破裂可能发生在开颅时，例如钻孔、铣刀铣骨瓣；也可能出现在探查眶上裂的过程中，例如硬膜粘连紧密或骨折对硬膜损伤；也可能发生在磨除眶上裂的过程中磨钻对硬膜的损伤。出现硬膜破损要予以缝合修补，恢复硬膜的完整性；颞肌及筋膜解剖复位；术后用弹力绷带对切口加压包扎。如脑脊液漏至眼眶，可能出现眼球水肿、结膜水肿、眼周水肿，甚至可能出现视力障碍，除脱水治疗、局部眼保护治疗，CT检查排除颅内或者球后出血，予以腰大池置管引流或者再次手术修补漏口。

（3）切口感染，切口愈合不良。术中应严格无菌操作，术后定期换药，关注切口愈合情况。如出现切口红肿热痛、异常渗出等情况，需加强换药，并予以抗生素抗感染治疗。

五、典型病例

（一）内镜下经MacCarty孔左侧眶上裂减压术（上海长征医院侯立军教授提供病例）

病史： 患者男性，41岁，主因"头部外伤致左侧眼睑下垂2个月"入院。

查体： 神志清楚，眼球固定于外展位，瞳孔散大，对光反射消失，外院保守治疗3个月无效来诊。

手术方式： 行内镜下经MacCarty孔左侧眶上裂减压术（图10-2-3～图10-2-7）。

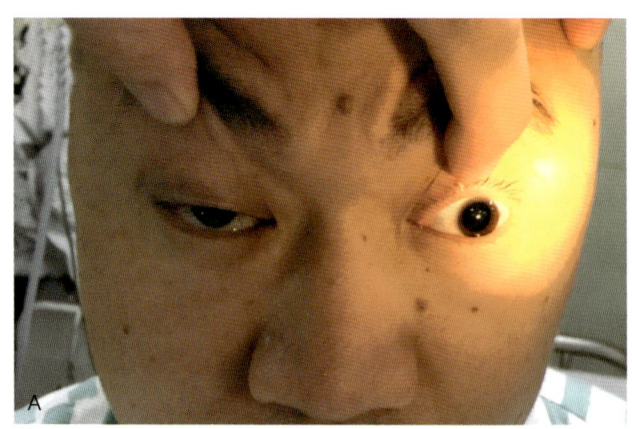
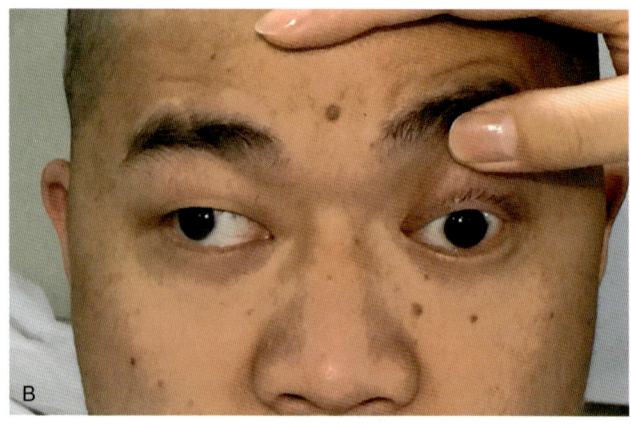

图10-2-3 A、B. 术前查体提示左侧瞳孔散大（A），对光反射消失，眼球固定于外展位（B）

第十章·创伤性眶上裂综合征的外科治疗 | 197

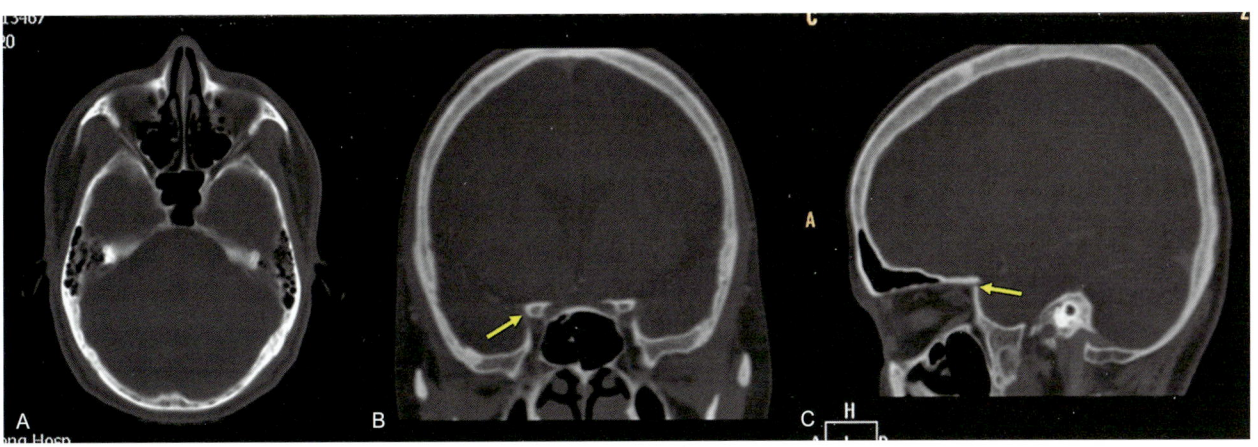

图 10-2-4　A～C. 术前 CT 薄层扫描＋重建，提示左侧眶上裂变窄（B、C）。箭头所示为狭窄的眶上裂

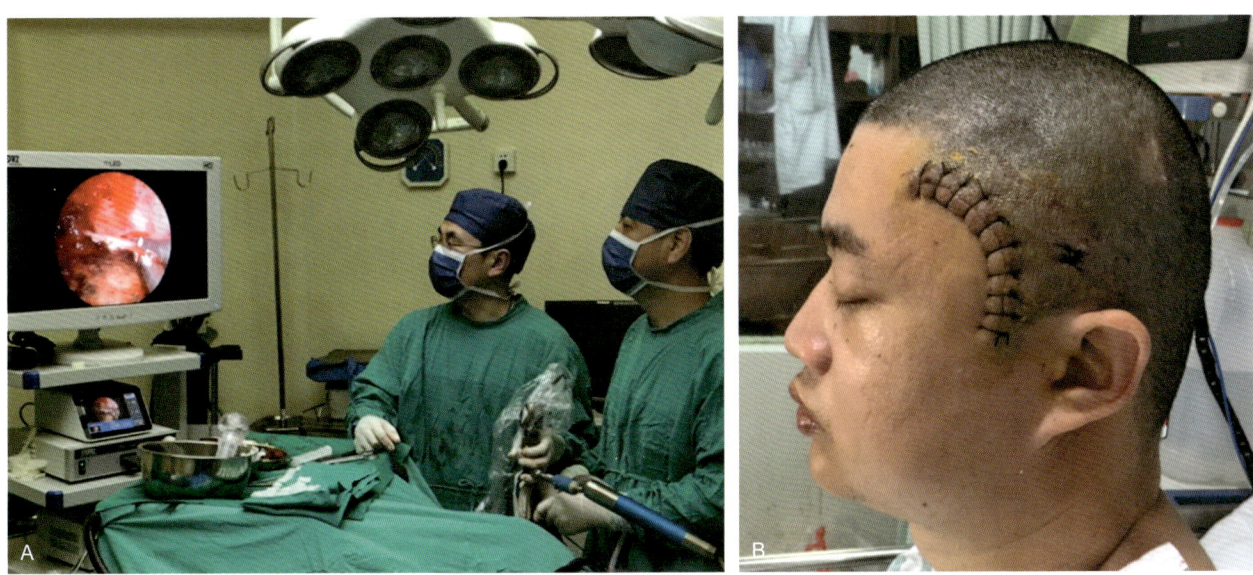

图 10-2-5　A. 术中情况。B. 术后第 2 天切口图

图 10-2-6　神经内镜下眶上裂充分减压

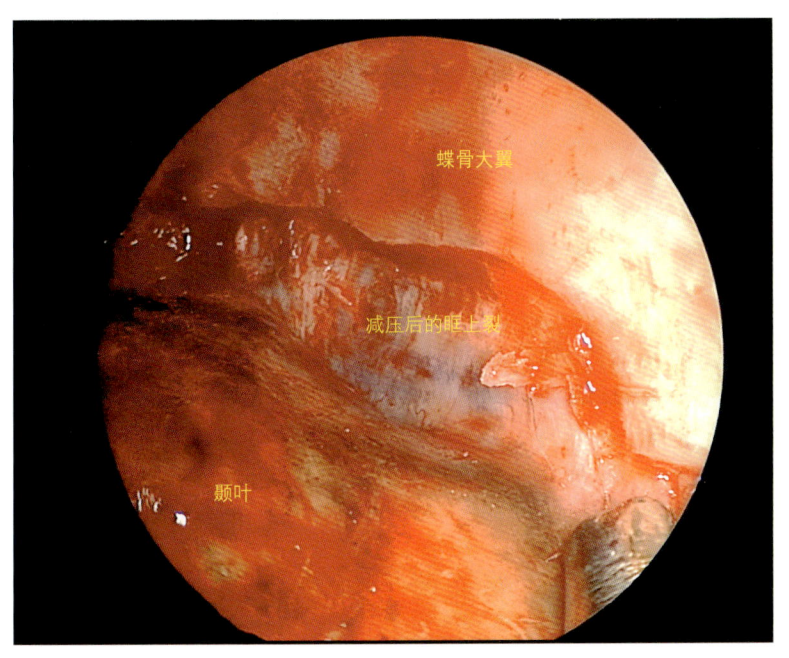

视频 10-2-1　内镜下 MacCarty 孔入路眶上裂减压术

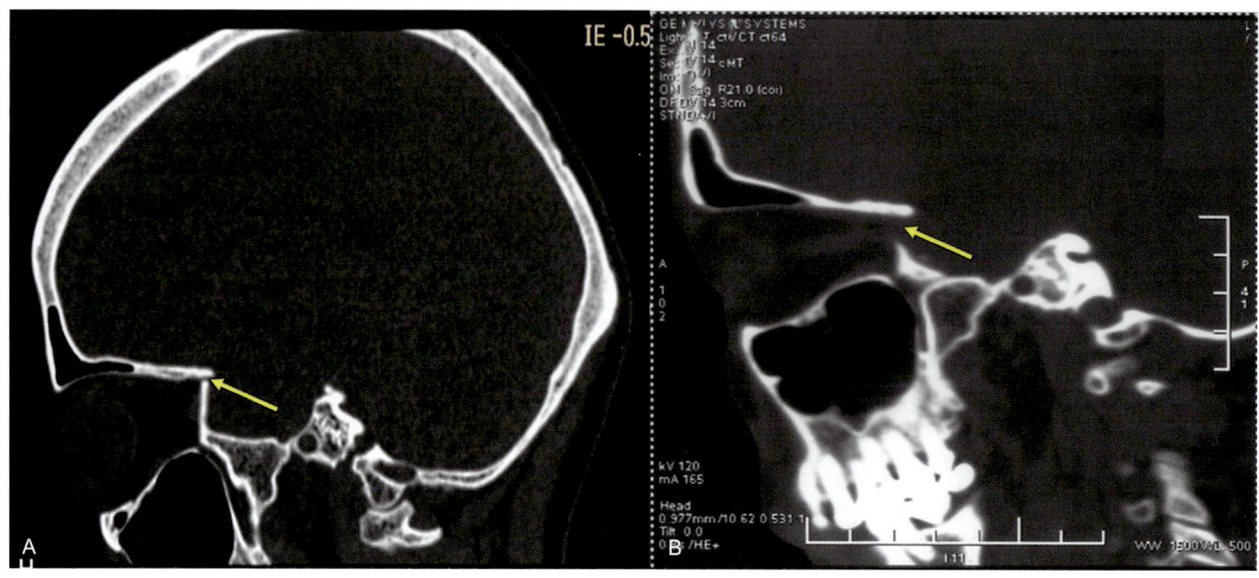

图10-2-7 A、B. 术前（A）和术后（B）的CT对比，术后眶上裂明显扩大

患者术后复查，眼睑下垂及眼球活动明显好转。

（二）外视镜下经MacCarty孔右侧眶上裂减压术（上海长征医院侯立军教授提供病例）

病史：患者女性，51岁，主因"车祸外伤后右眼模糊，眼球运动困难，复视伴头晕1年"入院。

外院查头颅CTA提示右侧颈内动脉床突段动脉瘤，后行"支架辅助脑动脉瘤栓塞术"（图10-2-8）。患者经过保守治疗，仍有复视，头晕。遂来就诊。

手术方式：行外视镜下经MacCarty孔右侧眶上裂减压术（图10-2-9～图10-2-13）。

患者术后复视明显好转。

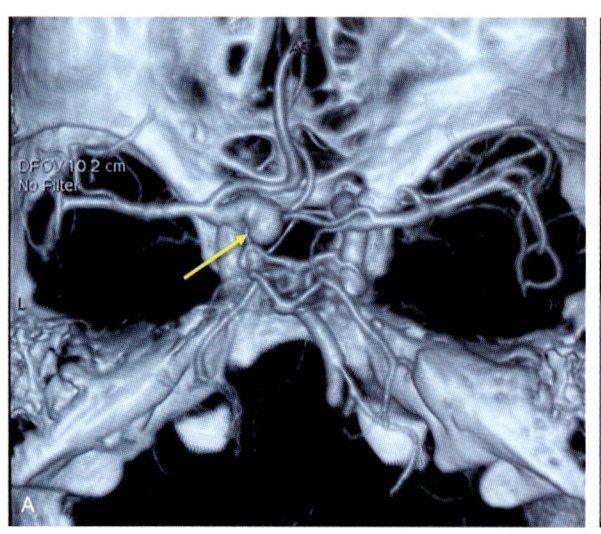
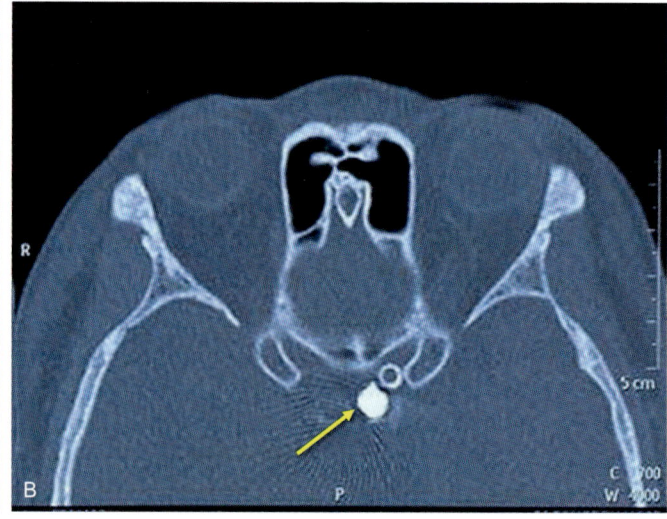

图10-2-8 A、B. 外院查头颅CTA（A）和术后复查CT（B）

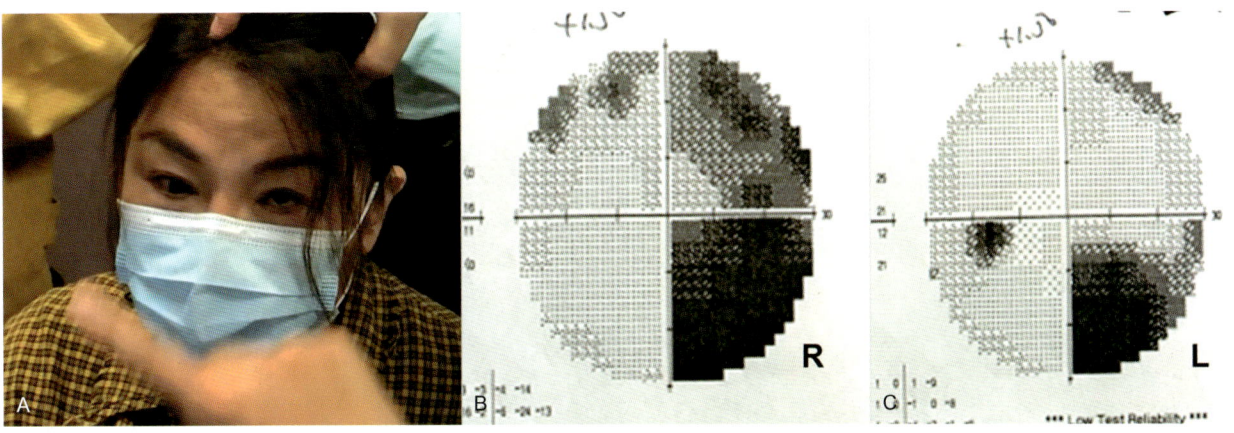

图 10-2-9　A~C.查体见左侧眼球活动尚可（A）。双侧视野同向偏盲（B、C）

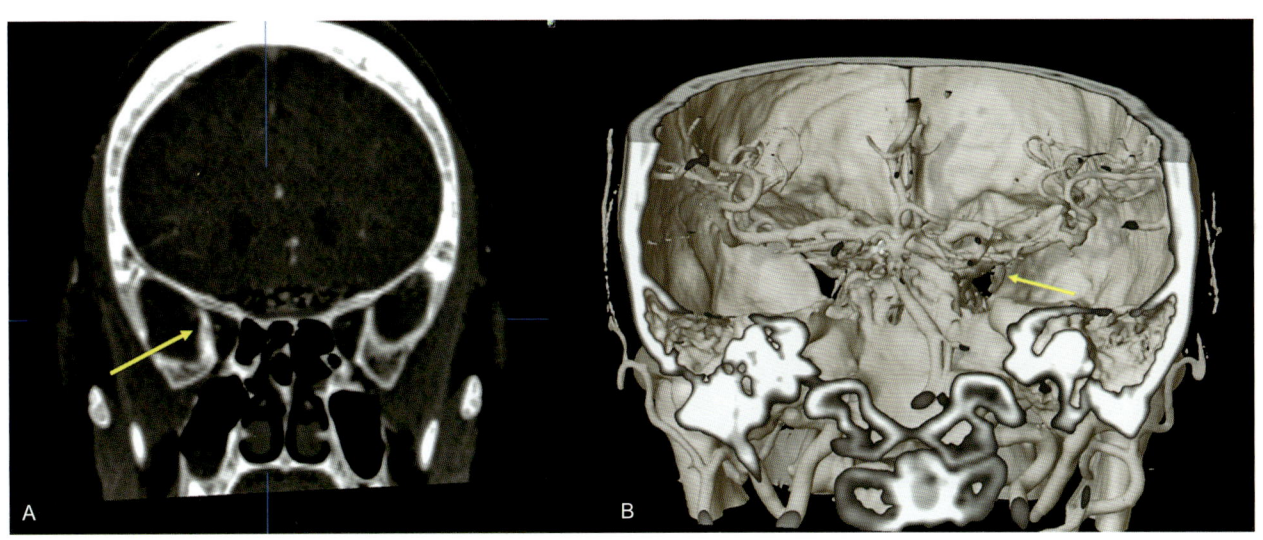

图 10-2-10　A、B.经过术前评估，发现左侧蝶骨大翼骨折（黄色箭头所指），左侧眶上裂变窄

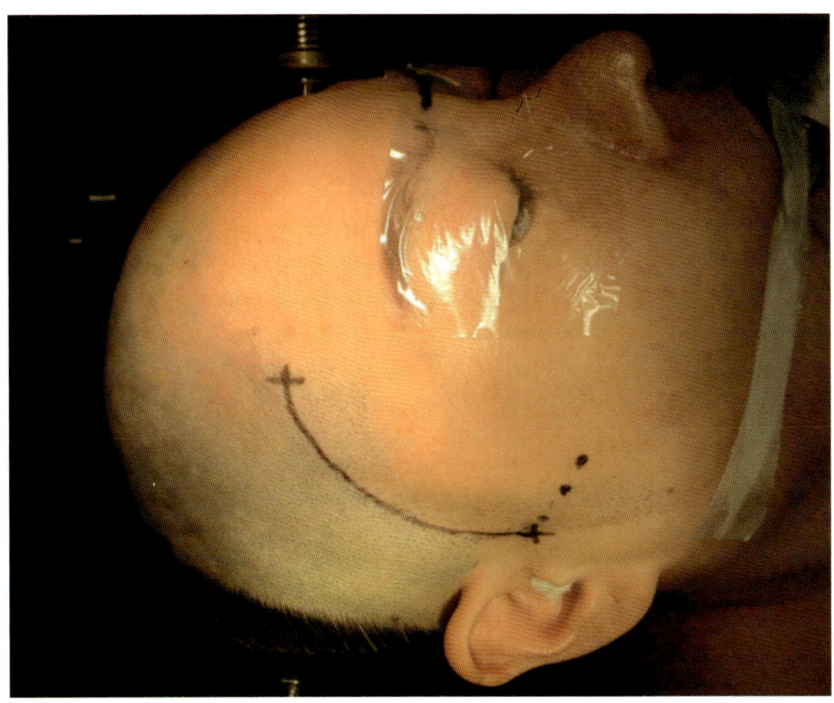

图 10-2-11　手术切口

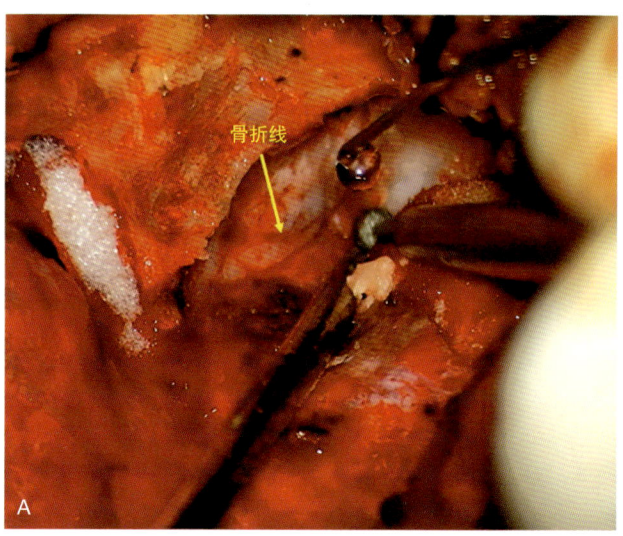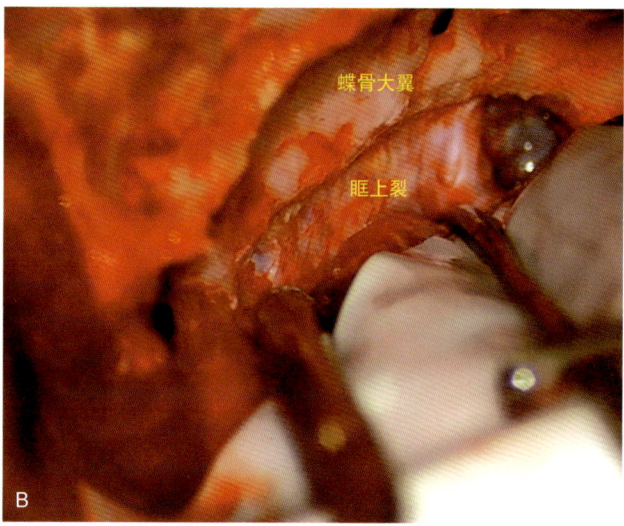

图 10-2-12 在外视镜下手术过程。A. 减压前可见蝶骨大翼骨折线。B. 眶上裂减压彻底

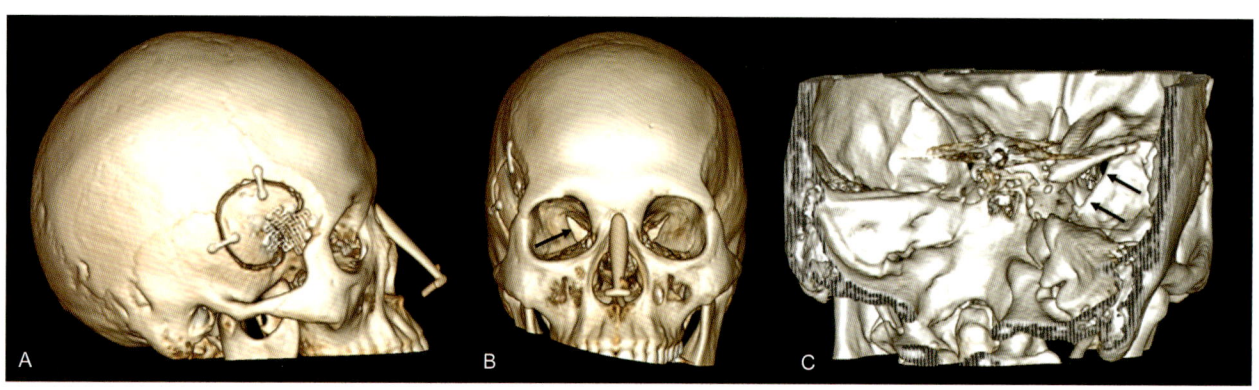

图 10-2-13 A~C. 术后 CT 三维重建示眶上裂减压充分

视频 10-2-2 创伤性眶上裂减压术

（侯立军　李一明　王光明　李振兴）

参考文献

[1] 陈吉钢，张丹枫，侯立军，等. 创伤性眶上裂综合征的治疗[J]. 中国临床神经外科杂志，2016，21(4)：200-202.

[2] Chen CT, Wang TY, Tsay PK, et al. Traumatic superior orbital fissure syndrome: assessment of cranial nerve recovery in 33 cases[J]. Plast Reconstr Surg, 2010, 126: 205-212.

[3] Jin H, Gong S, Han K, et al. Clinical management of traumatic superior orbital fissure and orbital apex syndromes[J]. Clin Neurol Neurosurg, 2018 Feb, 165: 50-54.

[4] Jin H, Wang S, Hou L, et al. Clinical treatment of traumatic brain injury complicated by cranial nerve injury[J]. Injury, 2010, 41: 918-923.

[5] Joo W, Yoshioka F, Funaki, et al. Microsurgical anatomy of the abducens nerve[J]. Clin Anat, 2012, 25(8): 1030-1042.

[6] Park HK, Rha HK, Lee KJ, et al. Microsurgical anatomy of the oculomotor nerve[J]. Clin Anat, 2017, 30(1): 21-31.

第三节 全内镜下经口腔上颌窦 Müller 肌入路眶上裂减压术

经传统翼点入路眶上裂减压术或者经 MacCarty 孔眶上裂减压术是安全有效的手术方式，操作相对简单，但是头皮表面依然有切口，少数患者可能出现切口愈合欠佳，瘢痕愈合，最终影响容貌，特别是对容貌要求高的年轻女性患者。为了避免经颅入路带来的损伤，笔者开发了一种全内镜下经口腔上颌窦经 Müller 肌入路眶上裂减压术。该入路提供了充分的内镜可视化和可靠的眶上裂减压，同时避免了大脑受影响、颞肌操作以及任何外部切口，提供令人满意的美学效果和良好的功能恢复。

一、Müller 肌解剖

Müller 肌作为桥状结构横跨整个眶下裂，从一个骨缘到另一个骨缘，将眼眶部和颞部、翼腭窝和颞下窝分离。该肌肉经过上颌柱（上颌柱是分开圆孔和眶上裂的骨）上方和总腱环下方，通过眶上裂的内侧和下方，延伸至海绵窦前静脉汇合处。Müller 肌被一层与眶骨膜周紧密融合的薄筋膜鞘覆盖，并由脂肪组织与下直肌和下斜肌分隔，肌肉的下表面形成了翼腭窝的顶部。

如图 10-3-1 所示，Müller 肌（MM）填充眶下裂（IOF）的开口（细实线）。IOF 从最前到最后可分为三个部分：前外侧、中间和后内侧。注意眶下沟（IG），动脉和神经在此走行。圆孔和眶上裂（SOF）的内侧下方用虚线表示，上颌柱在两者之间。眼下静脉（IOV）与眼上静脉（SOV）连接进入海绵窦（CS）最前方的区域称为眼前汇合。总腱环（AZ）的大致位置在眶尖水平，用粗实线表示。

二、手术步骤

内镜下到达 SOF 分为四个步骤：① 上颌窦前壁造口；② 眶底剥离；③ 肌肉分离；④ 眶周钝性剥离。路径示意图如图 10-3-2B 所示。

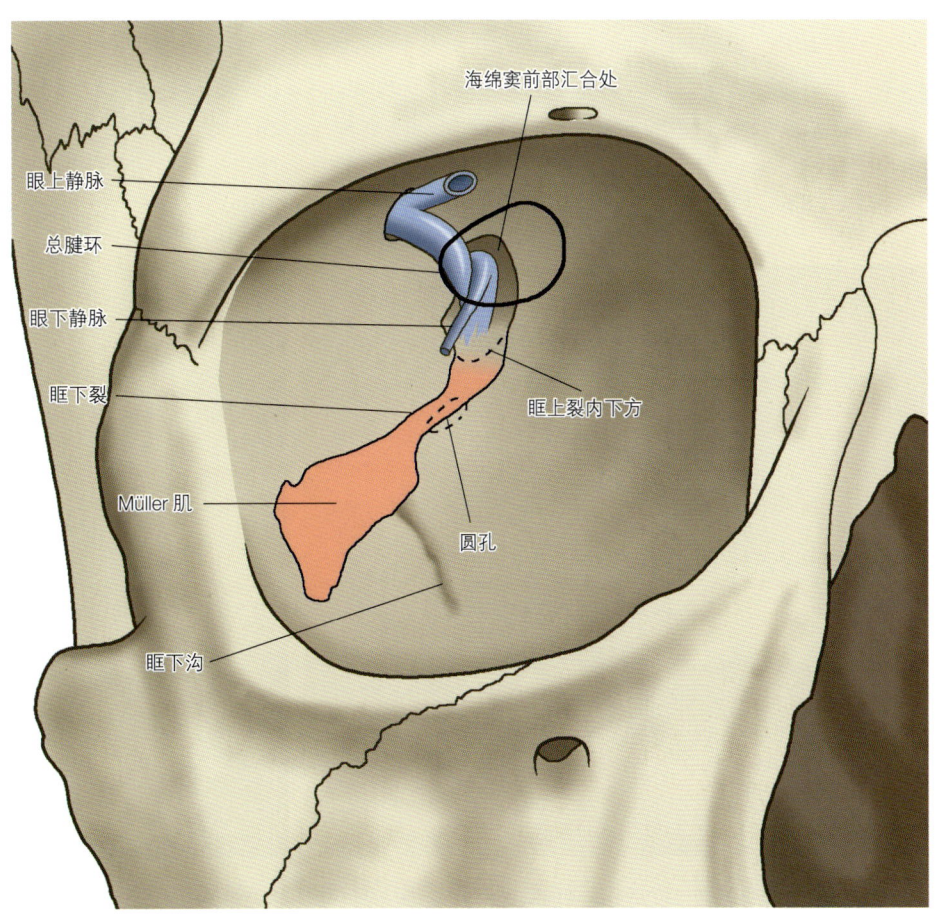

图 10-3-1　眶下裂的骨性解剖

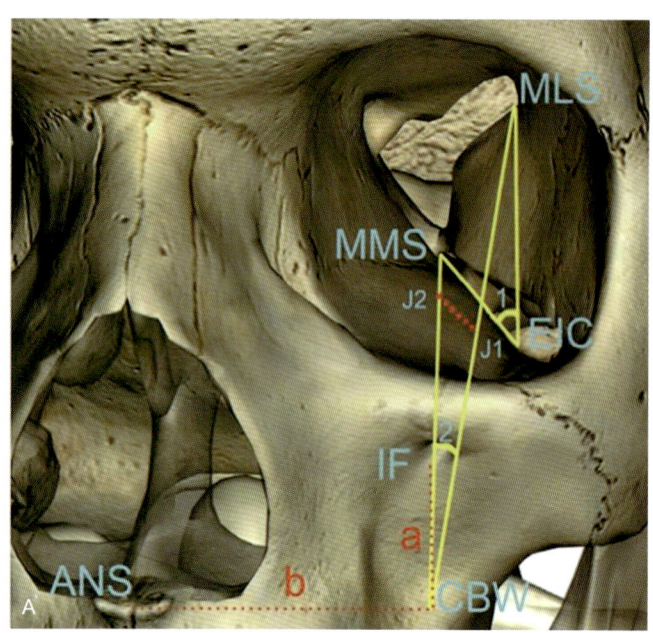
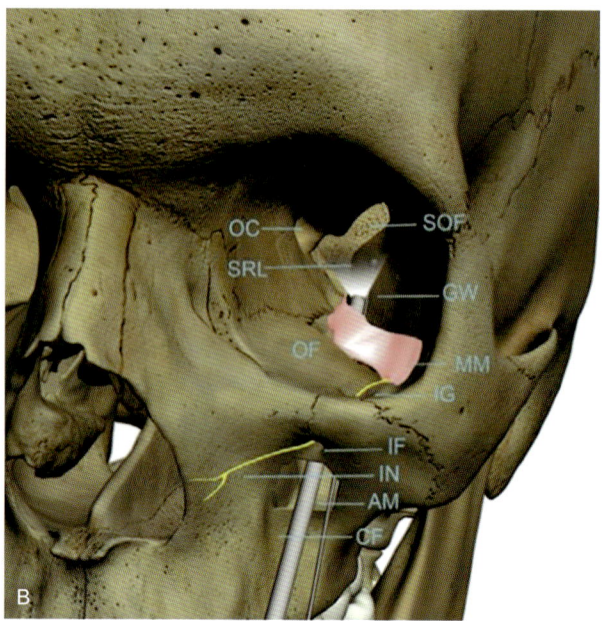

图 10-3-2 经上颌窦 Müller 肌入路至眶上裂的解剖数据测量。A. 图中显示了测量的距离和角度。红色虚线 a：骨窗中心（CBW）与眶下孔（IF）之间的距离；红色虚线 b：骨窗中心（CBW）与鼻前棘（ANS）之间的距离。∠1：EIC-MLS 线与 EIC-MMS 线之间的夹角。∠2：CBW-MLS 线与 CBW-MMS 线之间的夹角。眶底磨开区域在 J1-J2 后面。EIC：眶下管进入点；MLS：眶上裂外侧壁最外侧的点；MMS：眶上裂外侧壁最内侧的点；J1：CBW-MLS 线与眶底的交界处；J2：CBW-MMS 线与眶底的交界处。B. 放大图显示手术通道的详细解剖结构。内镜通过上颌窦前壁磨孔区进入上颌窦，经过 Müller 肌下方到达眶上裂。AM：上颌窦前壁磨开处；CF：尖牙窝；GW：蝶骨大翼；IF：眶下孔；IG：眶下沟；IN：眶下神经；OC：视神经管；OF：眶底；SRL：外直肌腱

1. 上颌前壁造口

一般采用 Caldwell-Luc 入路。从侧切牙到第二或第三磨牙做一个颊沟切口。在内镜下切开软组织，暴露上颌骨，骨膜下剥离至眶下孔水平。识别眶下神经和眶下动脉并向上分离。使用高速磨头在上颌打开 1.5 cm × 1.5 cm 的骨窗（图 10-3-3）。

2. 眶底剥离阶段

内镜进入上颌窦腔，可见上颌窦口。剥离窦后上侧的黏膜后，可以看到一个凸起。凸起部分显示眶下神经和动脉在眶下管中走行的位置。在眶下管的下侧面，使用高速磨钻钻开覆盖神经血管结构的骨质，暴露眶下神经的后外侧走行，这是一个重要的标志（图 10-3-4）。

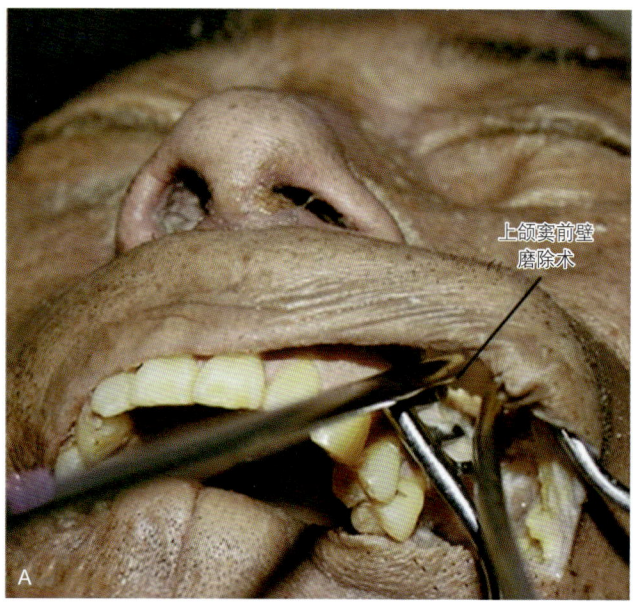
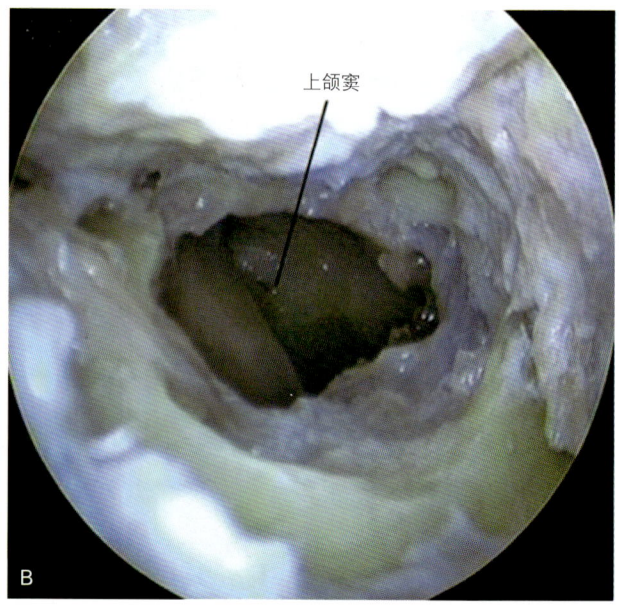

图 10-3-3 经口腔切口打开上颌窦前壁。A. 内镜 Caldwell-Luc 入路颊沟切口。B. 上颌窦前壁磨开后上颌窦腔内镜下的视野

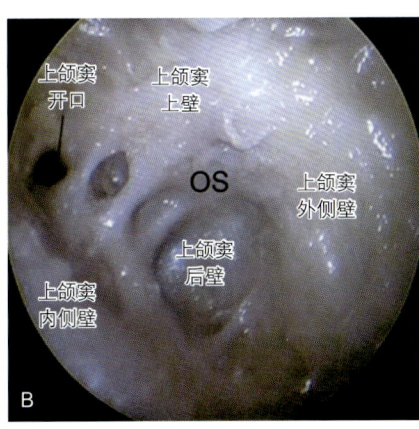
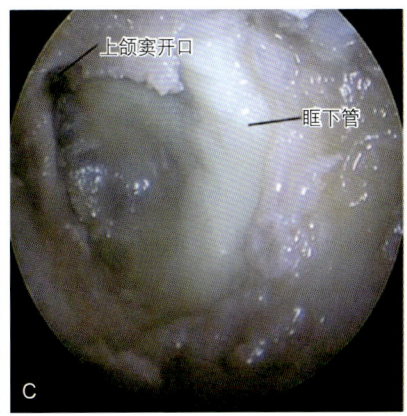

图 10-3-4　神经内镜下上颌窦后壁解剖标志。A. 上颌窦解剖标志的内镜视野，请注意钻孔区（红色区域）包括上颌窦的上壁、后壁和内侧壁，它们位于眶下管的内侧。B. 上颌窦黏膜内镜视图。上颌窦开口位于窦腔的前内侧。C. 去除部分上颌窦黏膜显露上颌窦腔后上部骨质。红色区域：磨除骨质区域

3. Müller 肌分离

磨除眶底眶下神经后内侧部分和上颌窦的后上壁部分骨质，显露 Müller 肌，它该肌肉在覆盖于眶下裂（IOF）。分离 Müller 肌以显露沟通颞下窝和翼腭窝与眼眶的 IOF。为了使眶内容物的内侧回缩，笔者磨除部分与眶底相连的内侧壁，即纸样板，以充分释放 Müller 肌周围空间，从而进一步分离 Müller 肌。

4. 眶周组织钝性分离

眶周组织松散地附着在眶壁上，用神经剥离子小心地从眶壁上剥离。内镜沿眶外侧壁进入眶周下间隙，即蝶骨大翼。将眶内容物向眶内侧剥离牵拉。向上和向内分离眶周，直到显示出 SOF 外侧标志外直肌棘。使用内镜磨钻头通过该空间对 SOF 进行减压。

图 10-3-5 显示在尸体标本上实施经上颌

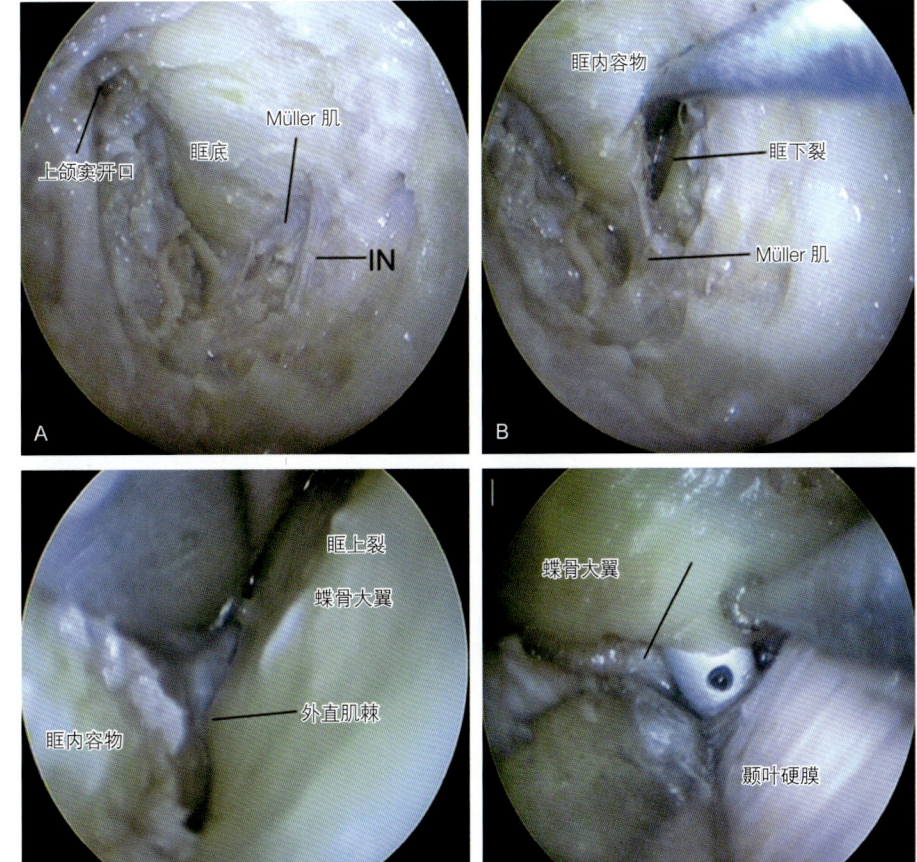

图 10-3-5　打开上颌窦后壁，经由眶下裂到达眶上裂示意图。A. 显露覆盖眶下裂（IOF）的 Müller 肌。B. 进入眶周下间隙的解剖。C. 显露眶上裂（SOF）外侧壁的标志外直肌棘（SRL）。D. 经上颌窦入路于眶内将神经剥离子置于眶上裂眶侧，内镜经颞下入路用脑压板牵开颞叶硬膜，显露眶上裂颞侧，并看到眶侧的神经剥离子头端，以确认眶上裂位置，用磨钻于颞下磨除眶上裂骨质

窦-Müller 肌入路与内镜下经颞下入路联合，可通过此种练习，熟练掌握经上颌窦-Müller 肌入路，并充分了解解剖标志。在日常经上颌窦-Müller 肌入路眶上裂减压手术中，不需要联合颞下入路。

三、手术注意事项

全内镜下经口腔上颌窦经 Müller 肌入路眶上裂减压术是内镜技术在颅底外科的拓展应用，显示了内镜技术向眶尖外侧延伸的可能性，不但具有临床价值，而且具有创新意义。

根据外侧裂解剖特点以及穿行神经血管分布情况，经口腔上颌窦经 Müller 肌入路眶上裂减压术以 Müller 肌、外直肌棘为重要解剖标志（图 10-3-6），以磨除眶上裂外侧壁的外侧部及中央部为目标，在眶内进行手术操作，避免了对颞肌损伤及脑组织的牵拉损伤，手术安全有效，同时避免皮肤表面的切口，达到良好的美学效果。

由于颅面骨折多涉及眶底骨折、上颌窦骨折，而眶底骨折可在内镜下经上颌窦进行治疗，所以对于合并眶底骨折的创伤性眶上裂综合征，尤其适合此手术入路。上颌窦的目标手术区域包括上颌窦的上壁、内侧壁和后侧壁。需要注意的是，窦内可能存在显著的变异，黏膜分隔多个间隙，造成视野难辨。眶下神经在笔者的入路中是一个重要的标志，在磨除上颌窦前壁骨窗和上颌窦上壁时应注意保护该神经。Müller 肌在眶底覆盖眶下裂（IOF），是此手术入路的重要解剖标志。IOF 与颞下窝、翼腭窝相沟通。穿过 IOF 结构包括上颌动脉的小支、眼下静脉的支、翼腭神经节的眶支以及上颌神经的眶下支和颧支。为了显露 IOF，笔者也磨开了上颌窦后壁的上侧面，沟通翼腭窝。磨除骨质时应避开上颌神经、翼腭神经节等关键结构。

该入路的工作空间是有限的，只局限于 MMS-CBW-MLS 角度范围，而且 MMS-EIC-MLS 三角作为眶内需要处理的手术操作区域相对较宽，同时 MMS-EIC-MLS 角度较大，使得该方法操作难度加大。在进行颊沟入路时，由于上颌窦前壁骨窗无法更靠外侧，入路到达眶下管内侧的角度有限，从而在一定程度上限制了 SOF 的充分减压。在眶下管内侧寻找一个适当的小角度，几乎覆盖 SOF 的整个侧壁，从而实现对 SOF 外侧壁的有效减压。此外，CBW-MLS-MMS 平面与眶外侧壁夹角较小，可直接接近 SOF 外侧壁，最大限度减少眶内容物受压。

该入路依赖于内镜技术，技术门槛较高，手术只应由经验丰富、训练有素的内镜外科医生进行。与口腔科医生、耳鼻喉科、眼科医生和整形医生之间的合作可以提高手术效率及降低手术并发症的发生率。

四、手术相关并发症

此手术入路存在潜在的并发症，包括：与 Caldwell-Luc 入路相关的并发症；眶底相关损伤、眶内容物损伤；感染性并发症。

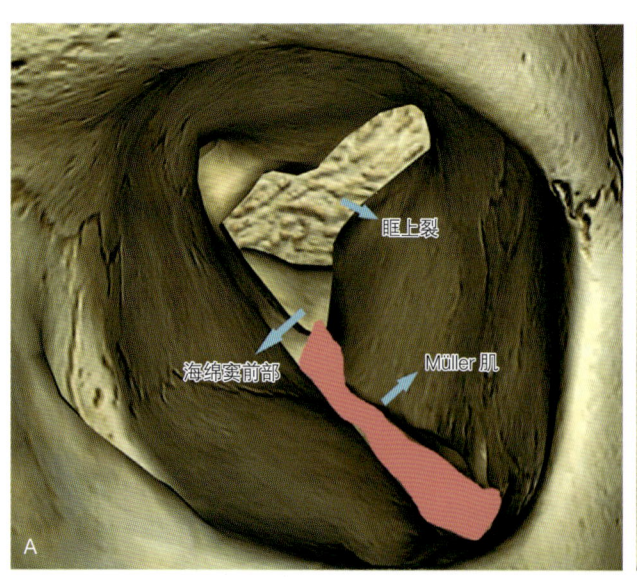 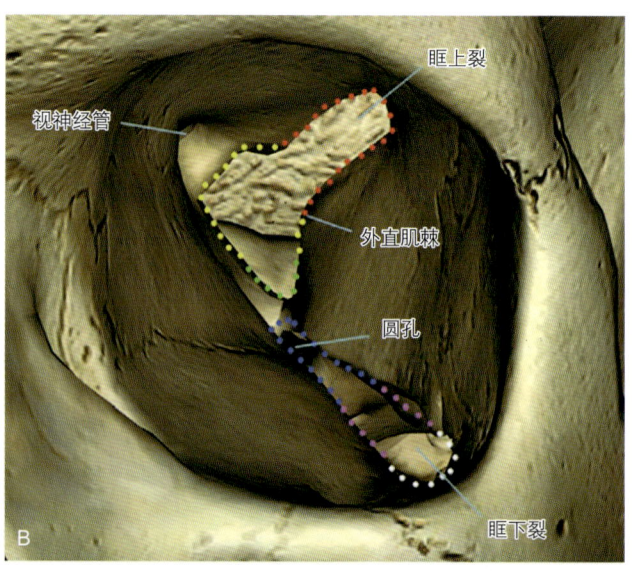

图 10-3-6 眶上裂、眶下裂和 Müller 肌的关系。A. 显示了 MM 的位置，它覆盖在 IOF 上，并通过 SOF 的下半部分向 ACVS 延伸。B. SOF 和 IOF 的划分示意图。SOF 分为三个部分：外侧部（红色虚线）、中央部（黄色虚线）和下部（绿色虚线）。IOF 分为三个部分：前外侧部分（蓝色虚线）、中间部分（紫色虚线）和后内侧部分（白色虚线）

1. 与 Caldwell-Luc 入路相关的并发症

通常情况下，Caldwell-Luc 入路的并发症较少见。即刻的并发症包括面部肿胀和脸颊不适。长期并发症包括面部感觉异常、面部不对称、口腔上颌窦瘘和龈唇伤口裂开。与显微手术相比，内镜上颌窦造口术体积更小，并发症尤其是神经损伤的风险更低。在上颌窦造口术中，仔细保护眶下神经和前上牙槽神经的分支是至关重要的。

2. 眶底相关损伤

眶底相关损伤包括眶下复合体损伤、眶底缺损和 IOF 内容物损伤。眶底手术区域位于眶下管内侧，建议全程显露眶下管以减少干扰。眶底缺损是无法避免的，较大的眶底缺损有很高的概率发展为眼球内陷。当骨缺损面积小于 $2\ cm^2$ 或者占眶底的比例小于 30%～40%，则不需要重新植入骨碎片，再生的鼻窦黏膜和结缔组织将覆盖创面，形成新的支撑组织覆盖骨缺损。笔者的入路引起眶底医源性缺损面积明显小于 $2\ cm^2$，可以通过钻孔上颌窦后壁进行部分补偿，无需进行眶底重建。解剖 Müller 肌可能会使眼球轻微突出。颧神经在肌肉内的损伤可能导致其分布区域的感觉减退，甚至感觉麻痹。分离 Müller 肌应该小心以尽可能地保存颧神经。眶骨膜、眶筋膜鞘和覆盖 SOF 的硬脑膜的损伤是一种罕见但灾难性的事故。这可能发生在高速钻孔过程中，并可能导致眶脂体脱出以及 SOF 周围神经血管结构的损伤，而且可能发生脑脊液漏至眶内，导致眶周水肿。

3. 感染性并发症

潜在的感染包括眶感染和继发于上颌窦和筛窦开放的鼻窦炎。慢性鼻窦炎患者可以通过术前 CT 扫描诊断，预防性使用抗生素治疗。鼻窦冲洗和术后适当的抗生素治疗也有助于减少感染并发症。

五、预后

总而言之，经口腔上颌窦经 Müller 肌入路眶上裂减压术是一项安全有效的手术，并发症发生率低，效果良好。

六、典型案例

（一）全内镜下经口腔上颌窦 Müller 肌入路右侧眶上裂综合征减压术（上海长征医院侯立军教授提供病例）

40 岁的女性患者，因交通事故导致轻度创伤性脑损伤，并伴有右侧 TSOFS。主要症状为复视约 1 个月。阳性体征为右侧眼睑下垂，瞳孔固定和放大，无直接或间接光线反射，前额感觉减退。术前 CT 扫描显示右侧 SOF 变窄。予以行经上颌窦 Müller 肌的内镜下 SOF 减压术。术后眼眶 CT 三维重建显示受损 SOF 得到充分的减压。手术后，她的眼部运动神经功能逐步改善，整个过程非常顺利。随访 6 个月，神经功能几乎完全恢复（图 10-3-7～图 10-3-10）。

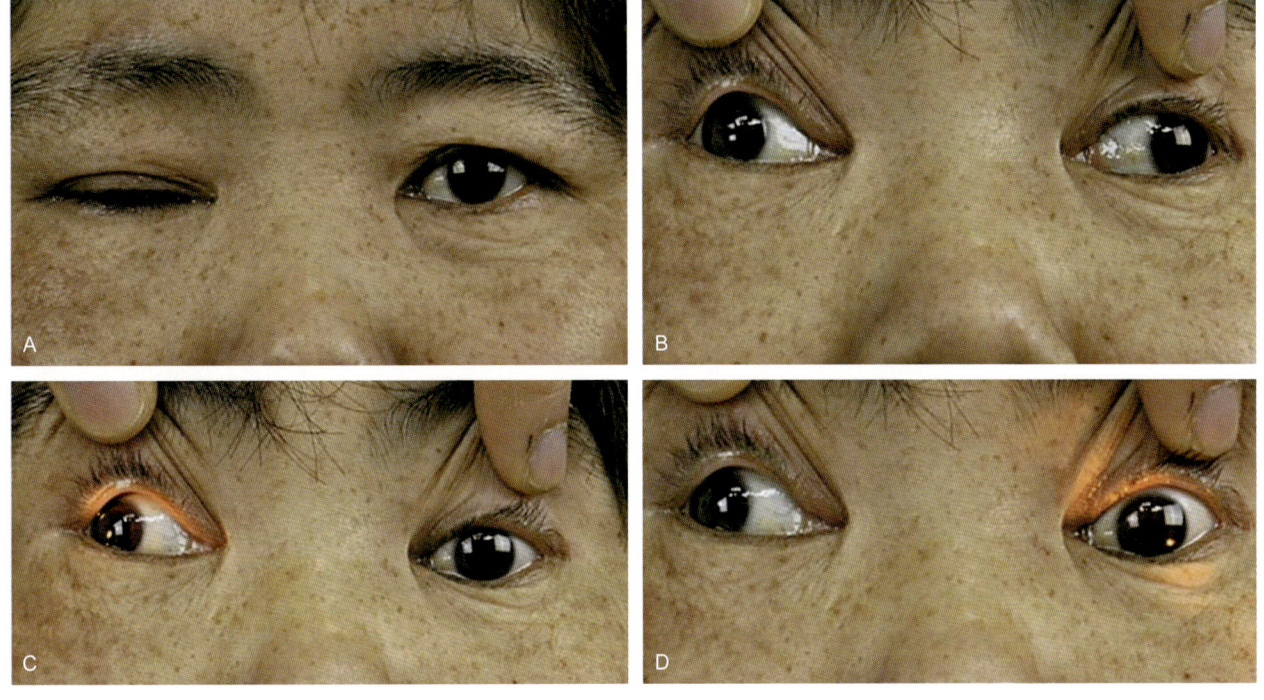

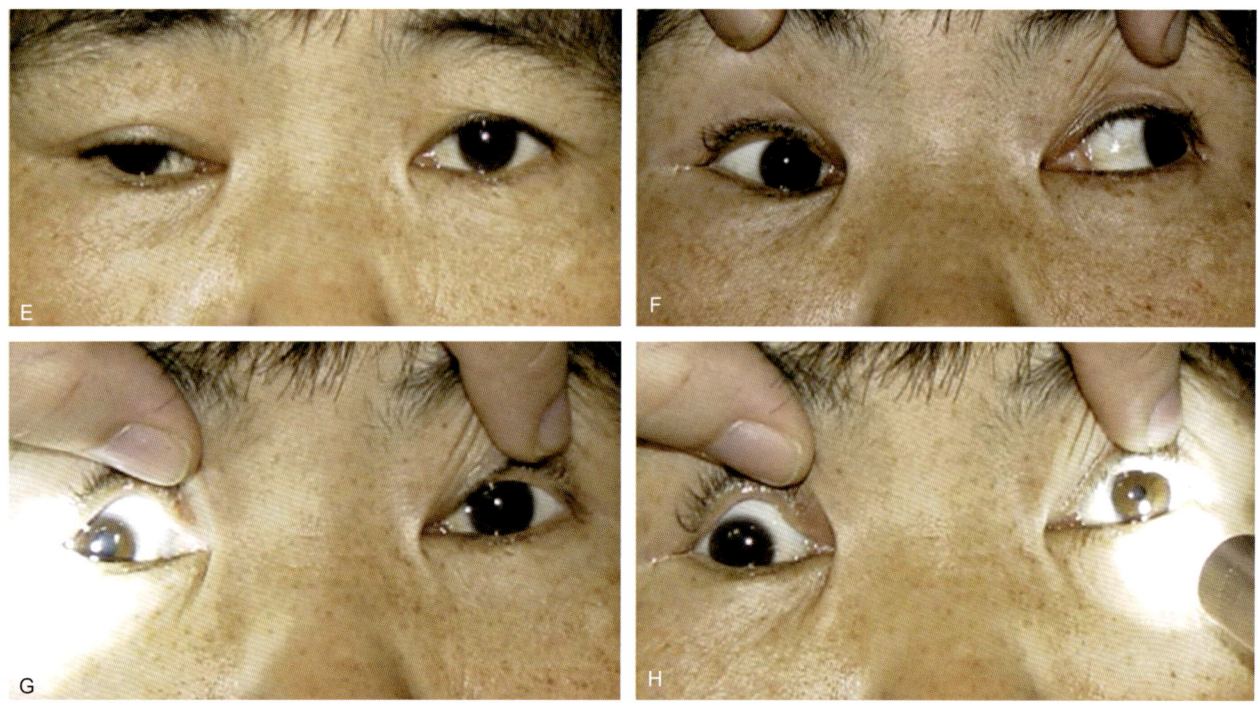

图 10-3-7 右侧 TSOFS 患者的术前（A~D）和术后（E~H）眼部表现。A. 上睑下垂。B. 内收功能障碍。C. 瞳孔扩大固定。D. 左侧瞳孔正常。E. 改善上睑下垂。F. 内收完全恢复。G. 轻度反射下瞳孔大小可部分恢复。H. 左侧瞳孔正常

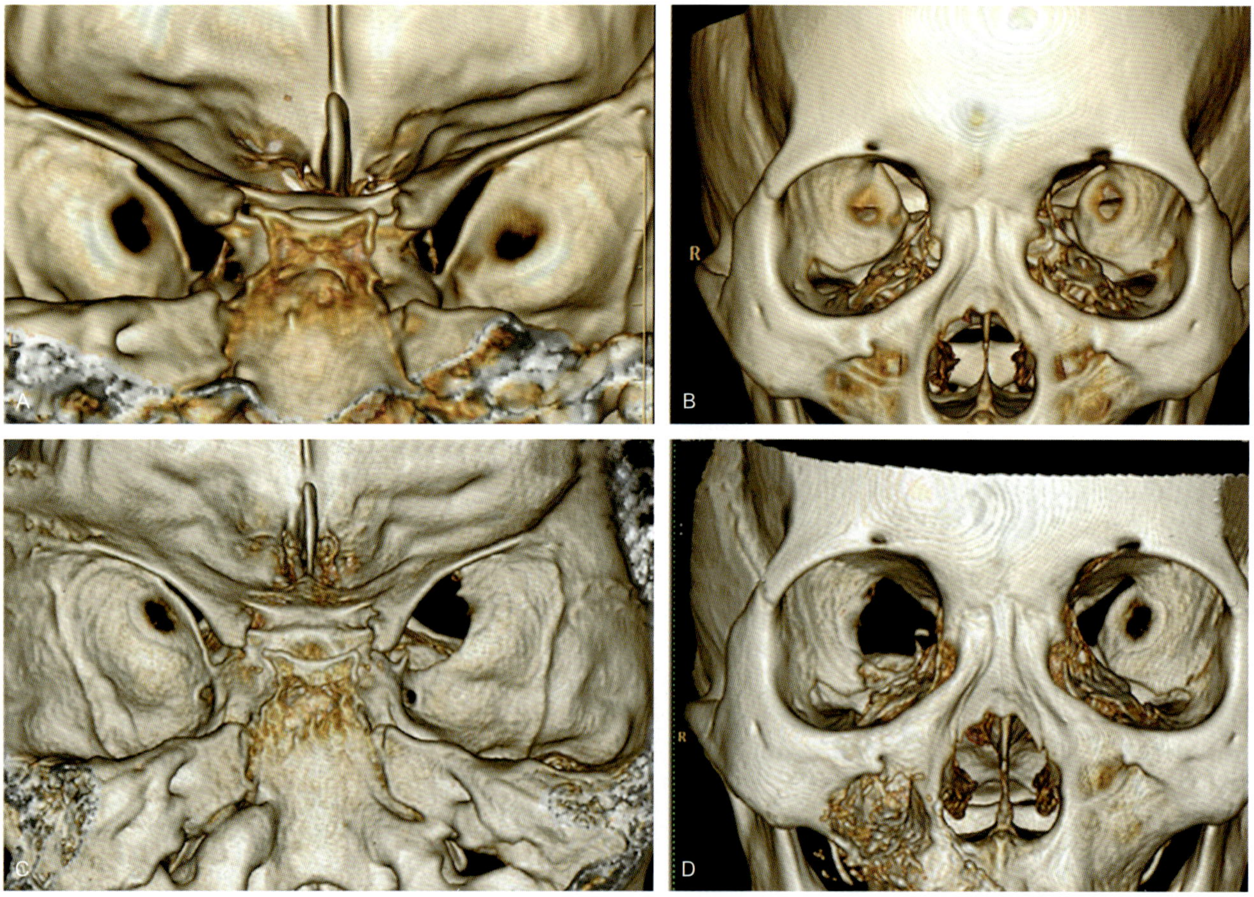

图 10-3-8 术前、术后 SOF 的三维 CT 扫描比较。A. 右侧 SOF 术前变窄后视图。B. 右侧 SOF 术前狭窄的前视图。C. 右侧术后 SOF 后视图显示减压充分。D. 右侧术后 SOF 前视图显示减压充分

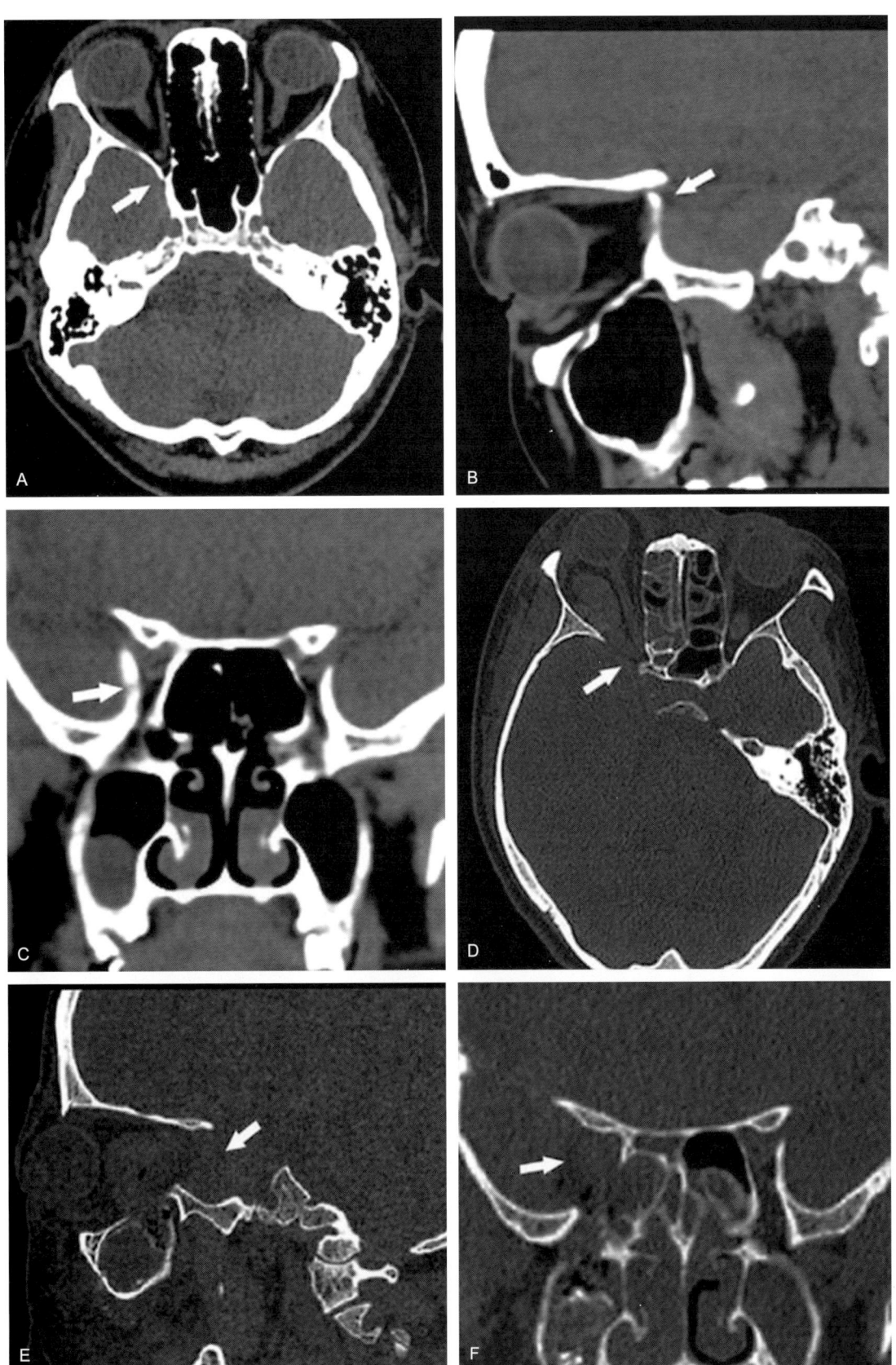

图 10-3-9 右侧 SOF 术前、术后 CT 对比（白色箭头）。A. 术前轴位 CT 扫描显示 SOF 凹陷伴间隙狭窄。B. 术前矢状位 CT 扫描显示 SOF 骨折。C. 术前冠状位 CT 扫描显示 SOF 骨折。D. 术后轴位 CT 扫描显示 SOF 减压充分。E. 术后矢状位 CT 扫描显示 SOF 充分减压。F. 术后冠状位 CT 扫描显示 SOF 减压充分

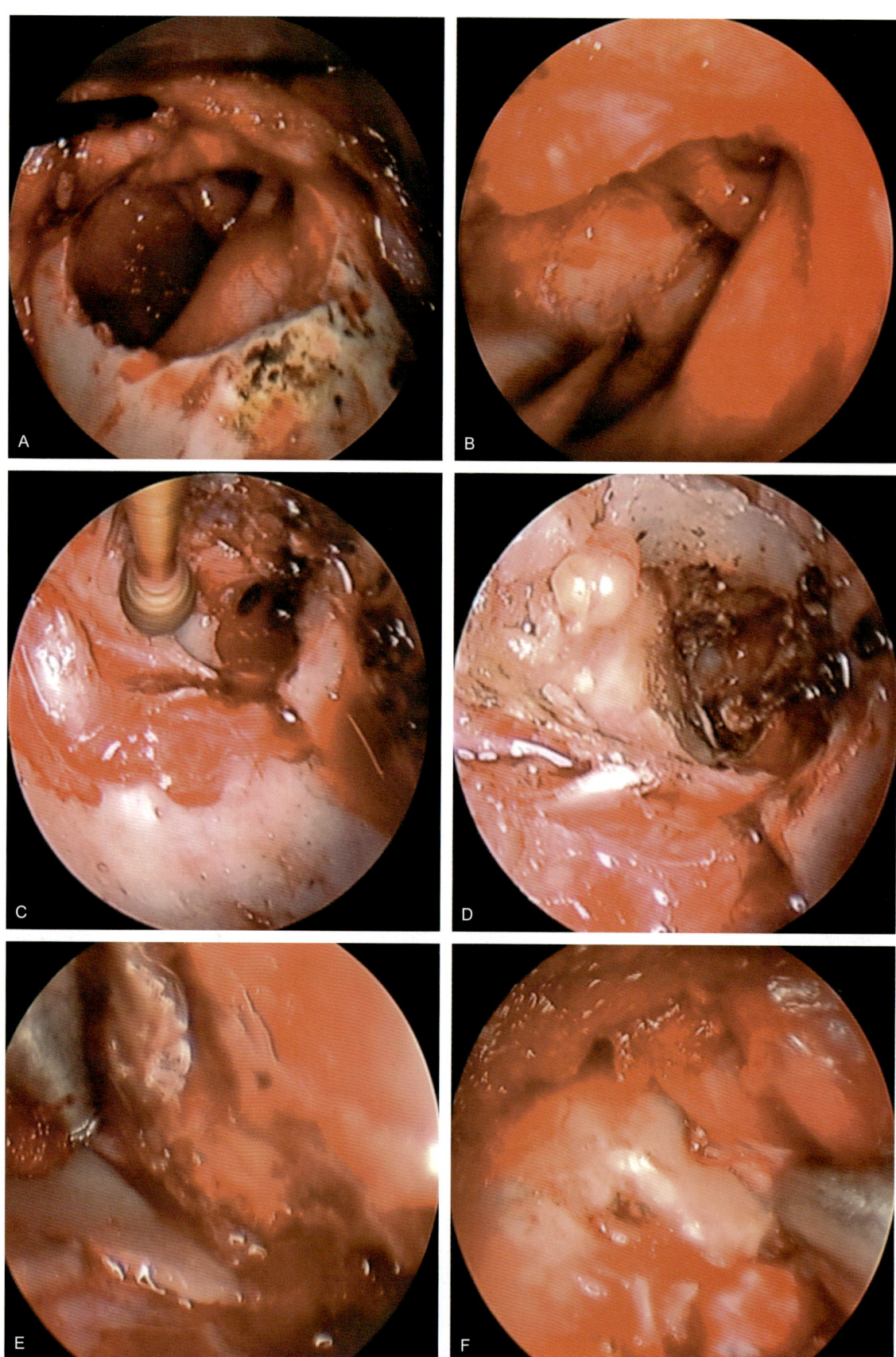

图 10-3-10　手术过程。A. 上颌窦前壁造口。B. 上颌窦顶部的显露。C. 磨除上颌窦顶部，显露眼眶。D. 显露 Müller 肌。E. 沿眶外侧壁剥离。F. 以外直肌棘为标志显露 SOF，并磨除 SOF 外侧壁

（二）全内镜下经口腔上颌窦 Müller 肌入路左侧眶上裂综合征减压术（上海长征医院侯立军教授提供病例）

女性患者，50 岁，车祸外伤致右侧额顶部硬膜外血肿，术后 1 个月，发现有左侧眼睑下垂，当地医院眼科医生建议肉毒毒素治疗。

术前查体提示：左侧眼睑下垂，左侧瞳孔散大，对光反射消失，左侧眼球外展固定。

完善术前检查后，行全内镜下经口腔上颌窦 Müller 肌入路左侧眶上裂综合征减压术（图 10-3-11～图 10-3-17）。

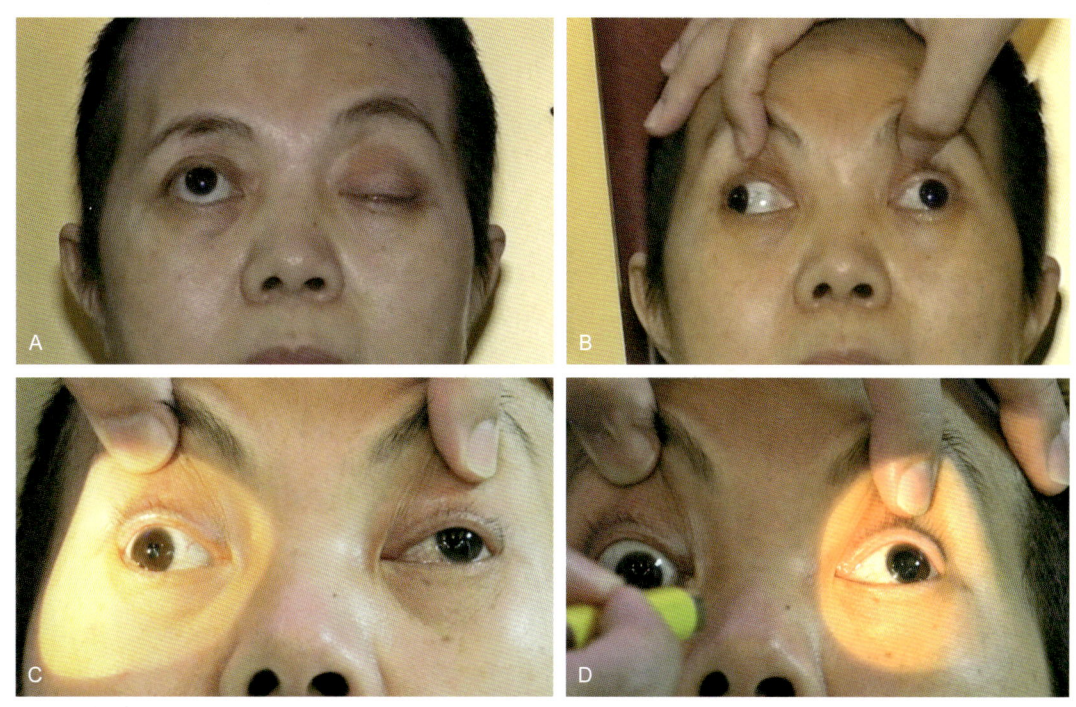

图 10-3-11　A～D. 术前查体

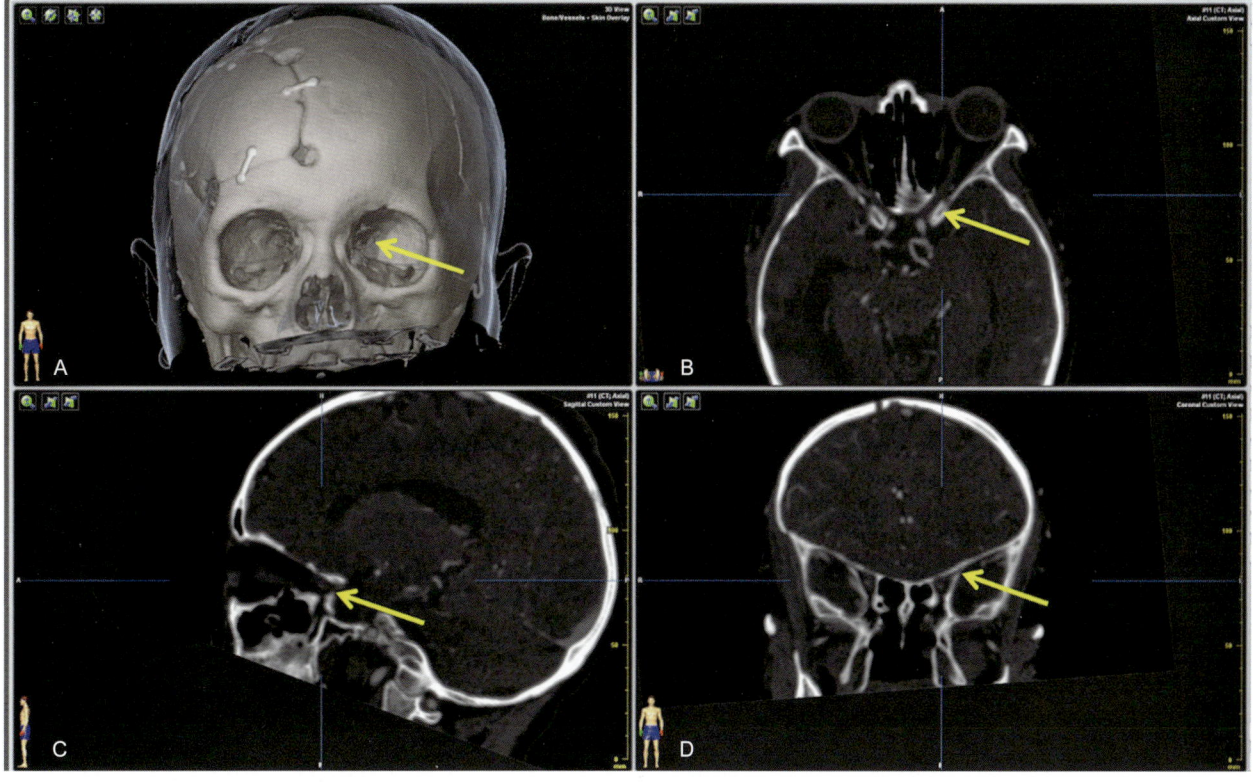

图 10-3-12　术前影像评估。A. 头颅 CT 三位重建。B～D. CT 薄层扫描，均提示左侧眶上裂变窄

图 10-3-13　A、B. 术前在导航工作站中规划手术路径

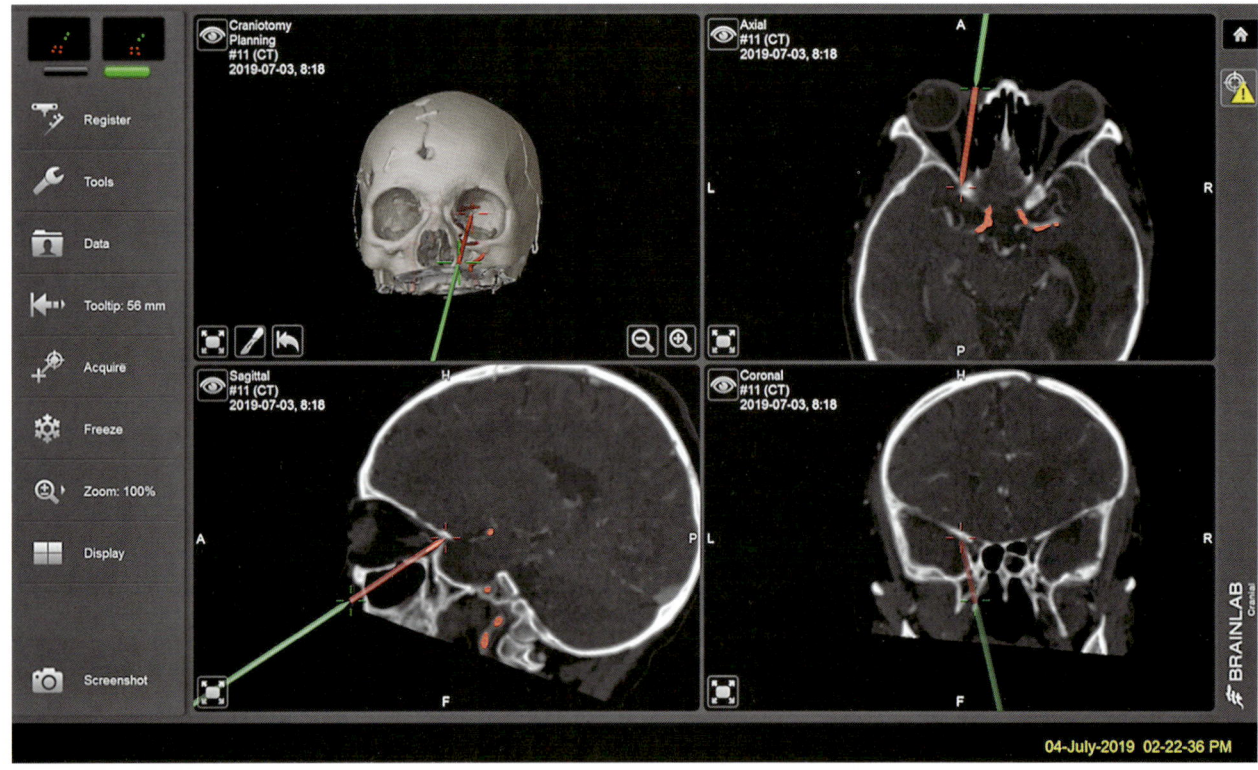

图 10-3-14　术中导航，根据术前规划，定位左侧眶上裂

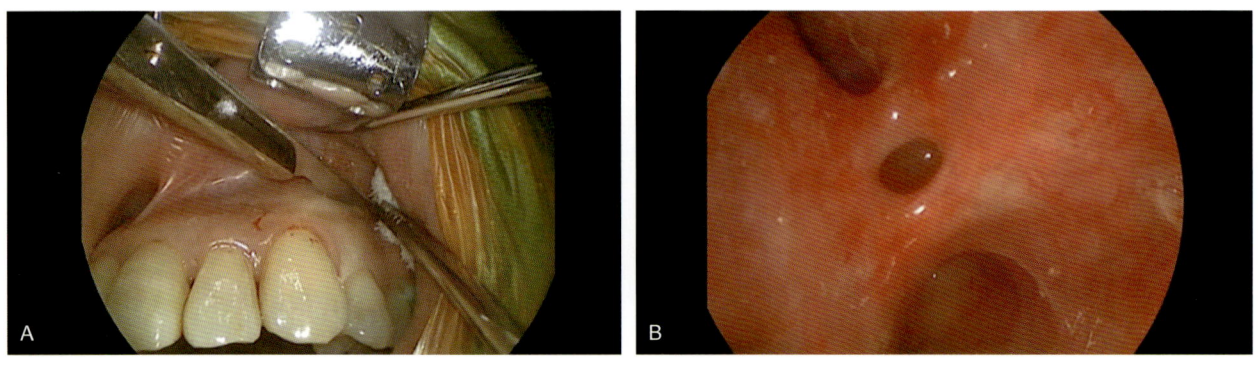

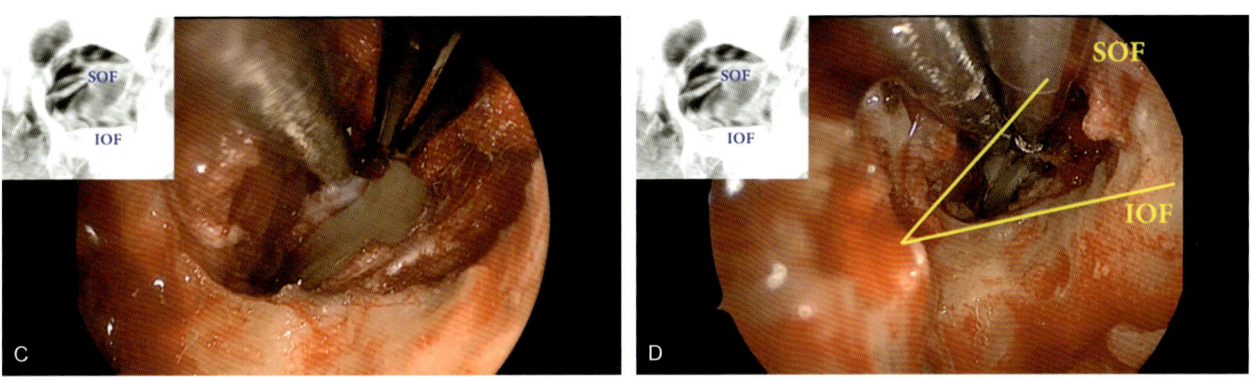

图 10-3-15 手术过程。A. 在第三~第四切牙牙龈处切开。B. 进入上颌窦后，观察上颌窦内上壁。C. 磨除上颌窦部分后、上壁，经过眶下裂，眶上裂。D. 高速磨钻磨除部分蝶骨大翼，扩大变窄的眶上裂

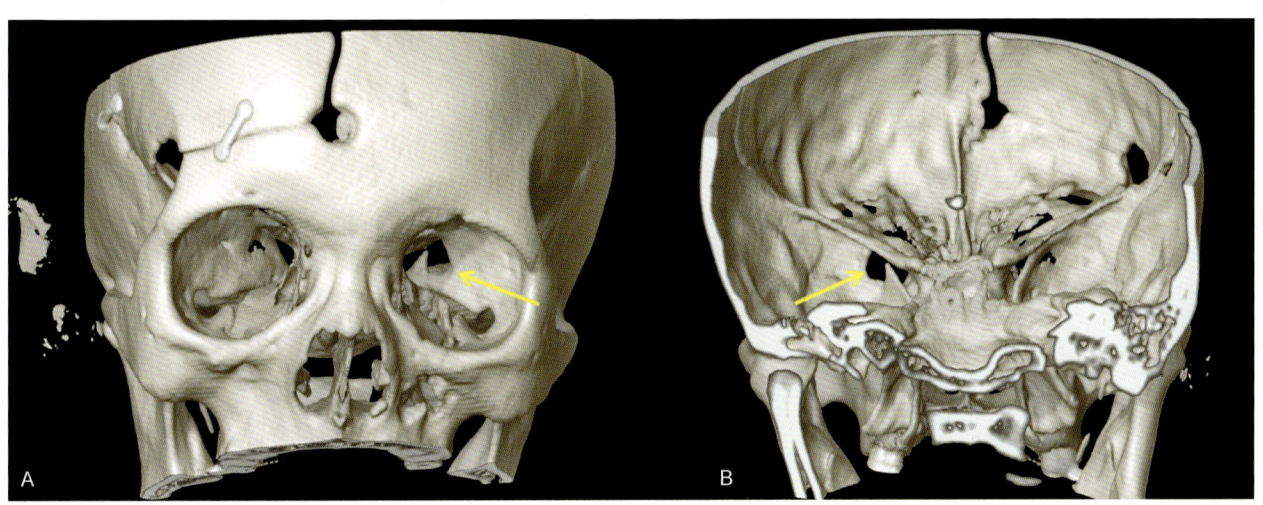

图 10-3-16　A、B. 术后 CT 复查，提示左侧眶上裂变宽

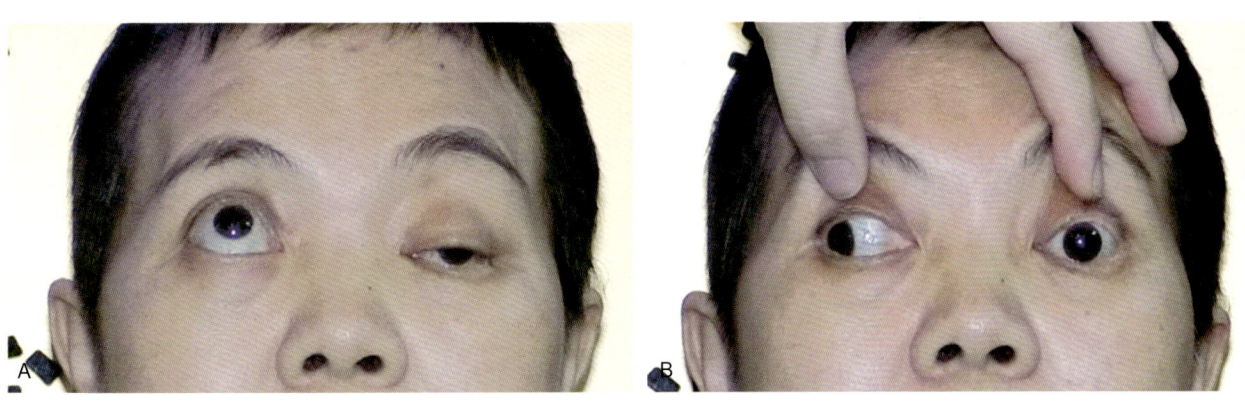

图 10-3-17　A、B. 患者术后 1 个月复查，眼睑下垂，眼球固定情况好转

视频 10-3-1　内镜下经口腔-上颌窦-Müller 肌入路眶上裂减压术

（侯立军　李一明　王光明　李振兴）

参考文献

[1] Alfieri A, Jho HD, Schettino R, et al. Endoscopic endonasal approach to the pterygopalatine fossa: anatomic study[J]. Neurosurgery, 2003, 52: 374-378. discussion 378-380.

[2] Al-Mefty O, Anand VK. Zygomatic approach to skull-base lesions[J]. J Neurosurg, 1990, 73: 668-673.

[3] Ammirati M, Bernardo A. Anatomical study of the superior orbital fissure as seen during a pterional approach[J]. J Neurosurg, 2007, 106: 151-156.

[4] Ammirati M, Bernardo A. Anatomical study of the superior orbital fissure as seen during a pterional approach[J]. J Neurosurg, 2007.

[5] Chen CT, Wang TY, Tsay PK, et al. Traumatic superior orbital fissure syndrome: assessment of cranial nerve recovery in 33 cases[J]. Plast Reconstr Surg, 2010, 126(1): 205-212.

[6] Clarke H, Clarke V, Gill J, et al. Painful ophthalmoplegia secondary to a mucocele involving the sella turcica, superior orbital fissure, and sphenoid sinus[J]. J Natl Med Assoc, 1992, 84: 279-280.

[7] Currie JN, Coppeto JR, Lessell S. Chronic syphilitic meningitis resulting in superior orbital fissure syndrome and posterior fossa gumma. A report of two cases followed for 20 years[J]. J Clin Neuroophthalmol, 1988, 8: 145-159.

[8] Dallan I, Castelnuovo P, De Notaris M, et al. Endoscopic endonasal anatomy of superior orbital fissure and orbital apex regions: critical considerations for clinical applications[J]. Eur Arch Otorhinolaryngol, 2013, 270(5): 1643-1649.

[9] De Battista JC, Zimmer LA, Rodriguez-Vazquez JF, et al. Müller's muscle, no longer vestigial in endoscopic surgery[J]. World Neurosurg, 2011, 76: 342-346.

[10] Fujiwara T, Matsuda K, Kubo T, et al. Superior orbital fissure syndrome after repair of maxillary and naso-orbito-ethmoid fractures: a case study[J]. J Plast Reconstr Aesthet Surg, 2009, 62(12): e565-e569.

[11] Govsa F, Kayalioglu G, Erturk M, et al. The superior orbital fissure and its contents[J]. Surg Radiol Anat, 1999, 21(3): 181-185.

[12] Joo W, Rhoton A L, Jr. Microsurgical anatomy of the trochlear nerve[J]. Clin Anat, 2015, 28(7): 857-864.

[13] Natori Y, Rhoton A L, Jr. Microsurgical anatomy of the superior orbital fissure[J]. Neurosurgery, 1995, 36(4): 762-775.

[14] Park Y, Kim Y. A statistical analysis of superior orbital fissure width in Korean adults using computed tomography scans[J]. Arch Craniofac Surg, 2017, 18(2): 89-91.

[15] Sharma PK, Malhotra VK, Tewari SP. Variations in the shape of the superior orbital fissure[J]. Anatomischer Anzeiger, 1988, 165(1): 55-56.

[16] Suojanen JN, Mukherji SK, Dupuy DE, et al. Spiral CT in evaluation of head and neck lesions: work in progress[J]. Radiology, 1992, 183(1): 281-283.

[17] Zimmerman RA, Gusnard DA, Bilaniuk LT. Pediatric craniocervical spiral CT[J]. Neuroradiology, 1992, 34(2): 112-116.

第十一章
经改良翼点入路创伤性眶尖综合征的手术治疗
Surgical Treatment of Orbital Apex Syndrome Through Improved Pterional Approach

创伤性眶尖综合征（traumatic orbital apex syndrome）是颅脑外伤中一种少见的并发症，其发病率很低，文献鲜有报道。同时，创伤性眶尖综合征通常合并其他颅脑损伤性改变，尤其在昏迷的患者中，因此在早期是容易被忽视的。创伤性眶上裂综合征的发病率约为0.3%～0.8%，创伤性视神经损伤的发生率约为0.8%～6.0%。创伤性眶尖综合征是以上两种损伤同时存在，其发生率比任何一种都低。

眶尖部位空间狭窄，解剖结构复杂，许多神经和血管在此通过，因此，即使有轻微的病变，也会引起多种神经功能障碍。外伤引起的眶尖综合征主要是由于骨折、异物或出血对邻近结构造成的直接损伤和继发性炎症、水肿压迫引起的间接性损伤。创伤性眶尖综合征最常见的病因即是颅脑外伤，外界暴力常常直接作用于额颞部或颧骨部位，冲击力沿着眶骨各个方向传导至眶尖部位，引起眶尖部骨折，以及眶上裂和视神经孔内的神经、血管等组织受压或损伤。此外，外伤后眶内水肿和出血也会引起眶尖部压力增高，从而压迫到神经和血管，引起不同程度的神经损伤症状。

一、解剖

眶尖是一个极其复杂的解剖区域（图11-1-1）。首先，它是神经血管进出海绵窦外侧间隙和视神经管的交汇点（详见第十章第一节）；其次，眶尖位置是颅中窝硬脑膜和海绵窦与眶上裂硬脑膜、视神经鞘和眶周膜融合形成总腱环，四个眼直肌由此产生。总腱环也称为"Zinn环"，包裹视神经、眼动脉和大多数与视觉、眼球运动和调节有关的脑神经。总腱环将眶上裂分为三个独立的间隙：上外侧间隙、中央间隙和下内侧间隙（图11-1-2）。上外侧间隙由三叉神经眼支的泪腺支和额支、滑车神经和眼上静脉穿过。中央间隙包含所有进出眼眶的神经血管结构，包括动眼神经，鼻睫神经，展神经的上、下分支，经眶上裂的睫状神经节的副交感神经和感觉纤维，以及经视神

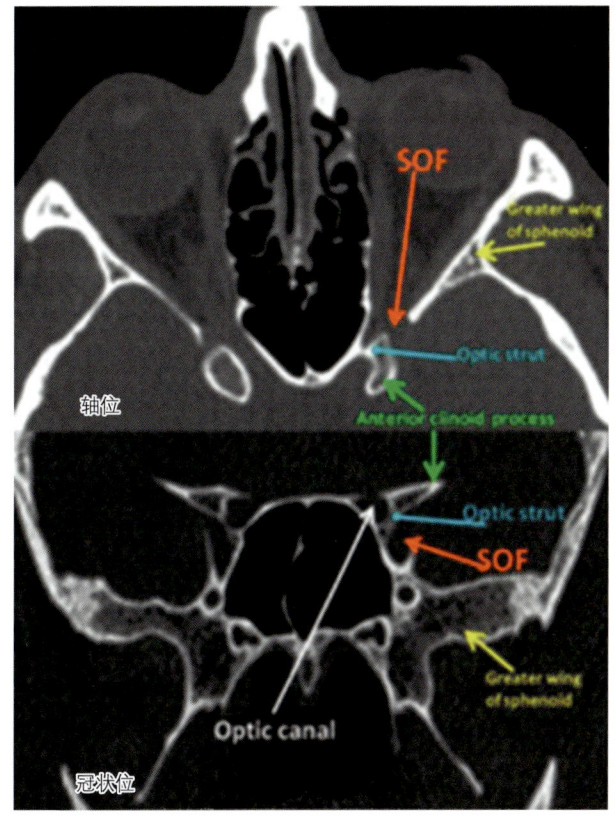

图11-1-1 眶尖解剖：CT。轴位CT显示眶尖临床解剖。红色箭头：眶上裂；黄色箭头：蝶骨大翼；蓝色箭头：视柱；绿色箭头：前床突；白色箭头：视神经管

管的视神经和眼动脉。下内侧间隙只包含眼下静脉和颈交感神经丛的分支。

二、临床特点

创伤性眶尖综合征症状的出现可能是伤后即刻发病，也可能伤后几天出现。根据眶上裂和视神经管受损的程度不同，创伤性眶尖综合征表现为完全和不完全的复杂多样的脑神经受损的形式。眶尖综合征最常见的临床特点是视力下降及眼肌麻痹。眼肌麻痹继发于动眼神经、滑车神经及展神经受损。眼睑下垂的出现是因为动

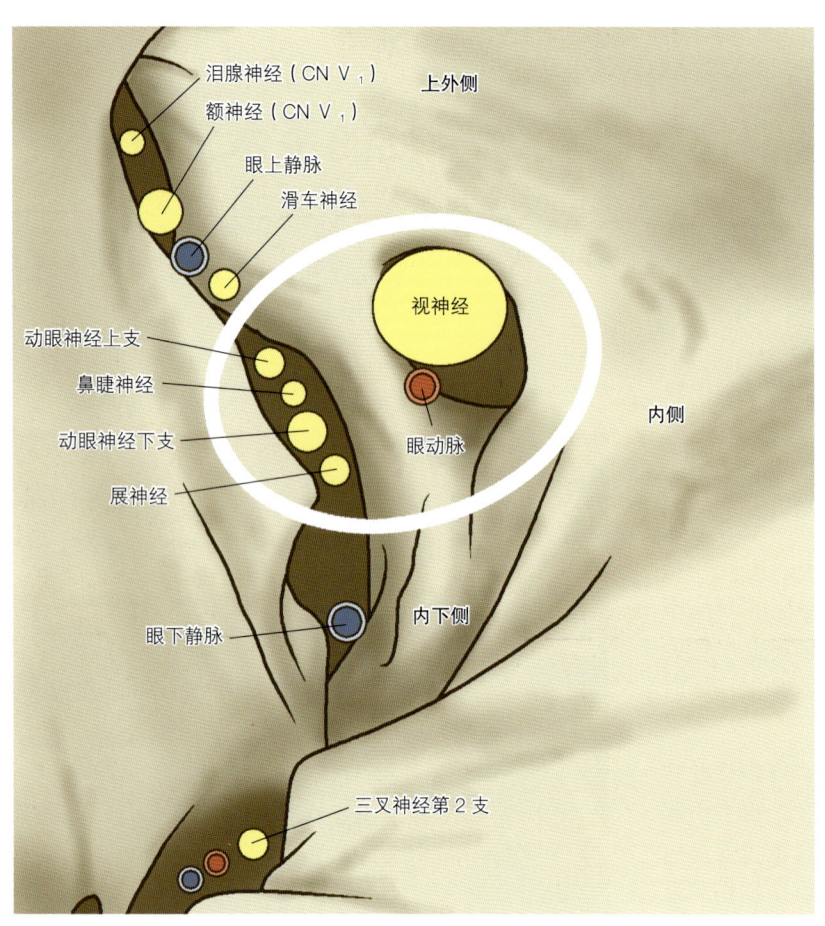

图 11-1-2 眶上裂间隙。总腱环附着在视神经管的上、下、内侧以及眶上裂外侧缘的最内侧面。由于它只包绕视神经管和眶上裂的中部,又将眶上裂分为三个独立的间隙:上外侧间隙、中央间隙和下内侧间隙

眼神经上支受累,眼提肌失去张力和功能。眼球突出是因为通常使眼球牵张的眼外肌张力下降,导致眼球向前移。动眼神经的副交感神经破坏造成眼球固定散大、对光反射消失。三叉神经眼支的泪腺神经和额神经损伤会导致前额及上眼睑麻痹,泪腺分泌不足,以及可能会产生眶周疼痛及神经通路神经痛。由于感觉性鼻睫状神经的破坏,可能会出现角膜麻痹及角膜反射消失。

三、影像学表现

(1) CT 检查:外伤性眶尖综合征的最常见影像学表现是多处粉碎性骨折,常累及颅底、眶、高位跨面部(Le Fort 骨折)、颧上颌复合体或鼻-眶-筛区。薄层轴位骨窗 CT 的多平面重建是首选检查(图 11-1-3)。颅底 CT 三维重建能够显示眶上裂区游离骨片、骨折线、眶上裂是否变形以及视神经管骨折,有助于制订手术计划、术中导航和复杂颅面骨折重建手术。

(2) 头颅 CTA 和 DSA:有颅面骨折,特别是蝶窦外侧壁骨折严重者,需行脑血管 CTA 或全脑血管 DSA 检查来评估颈内动脉、眼动脉,有助于术前评估血管损伤情况,排除创伤性动脉瘤及颈内动脉海绵窦瘘。可有效降低手术风险,建议有条件者,脑血管 CTA 列为常规检查。

(3) MRI 检查:MRI 对骨性结构显示不清,但 MRI 检查在判断眶尖部位神经损伤、水肿及软组织的改变方面有重要意义。

(4) 其余视神经损伤相关检查包括视觉诱发电位、光学相干断层扫描、多普勒超声等(详见第十章相关内容)。

四、诊断与鉴别诊断

创伤性眶尖综合征的诊断主要依据颅脑外伤病史及临床表现决定,影像学上的骨折及压迫证据更有辅助意义。影像学检查主要依靠 CT 检查。颅底 CT 三维重建是创伤性眶尖综合征首选的影像学方法,能够显示眶上裂区游离骨片、骨折线、眶上裂是否变形以及视神经管骨折。高分辨率 CT 在明确视神经骨折及异物残留方面非常有意义。MRI 在判断眶尖部位神经损伤、水肿及软组织的改变方面有重要意义。有些患者会存在颈内动脉海绵窦瘘等血管损伤性病变,因此 MRA 或者 DSA 全脑血管造影在鉴别血管损伤方面是非常有必要的。但是需要指出的是,有些创伤性眶尖综合征的患者在影像学上并没有看到明确的眶上裂或者视神经管骨折或压

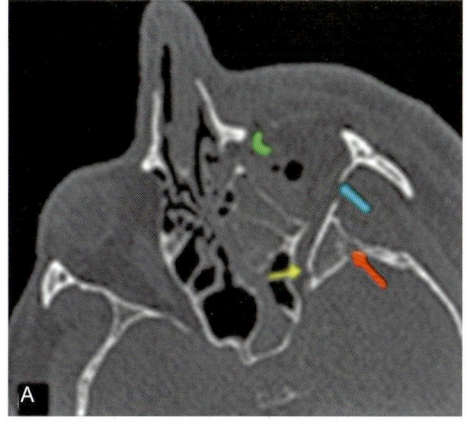
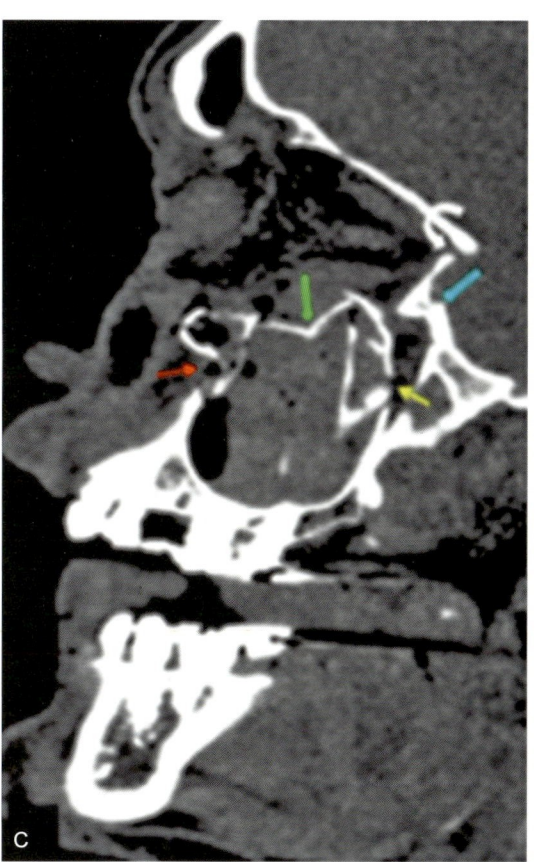
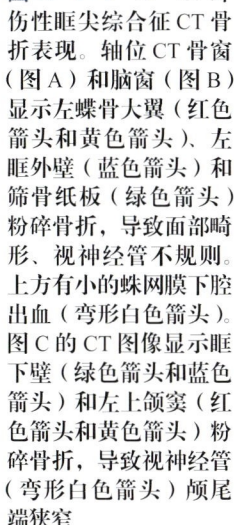

图11-1-3 A～C. 外伤性眶尖综合征CT骨折表现。轴位CT骨窗（图A）和脑窗（图B）显示左蝶骨大翼（红色箭头和黄色箭头）、左眶外壁（蓝色箭头）和筛骨纸板（绿色箭头）粉碎骨折，导致面部畸形、视神经管不规则。上方有小的蛛网膜下腔出血（弯形白色箭头）。图C的CT图像显示眶下壁（绿色箭头和蓝色箭头）和左上颌窦（红色箭头和黄色箭头）粉碎骨折，导致视神经管（弯形白色箭头）颅尾端狭窄

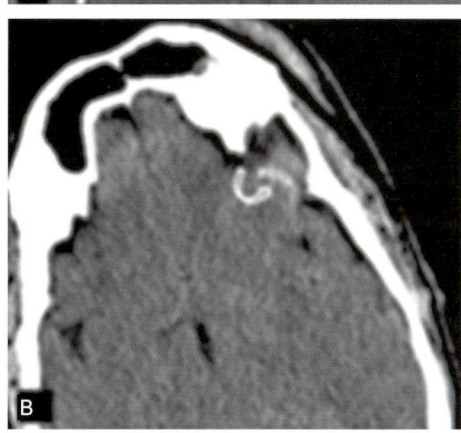

迫，这对于临床决策及手术评价是很关键的。

创伤性眶尖综合征主要与非创伤性眶尖综合征、眶上裂综合征以及海绵窦综合征相鉴别。其他原因造成的眶尖综合征是眶尖本身及其周边结构的非特异性炎症、感染以及肿瘤等因素所引起的，这种鉴别对于临床决策是非常重要的。眶上裂综合征不伴有视力下降等视神经损伤的症状。而海绵窦综合征除了眶上裂综合征的表现外，还存在球结膜水肿、眼球突出、眶内血管杂音等表现，此时脑血管造影检查是非常有意义的。

五、治疗决策

创伤性眶尖综合征的治疗有三种观点：单纯观察、保守治疗和手术治疗。手术决策方面需要结合患者外伤后时间、脑神经损伤的程度及影像学上是否有明确的骨折等决定，但是尚无统一的标准。外伤后的时间是考虑手术的关键因素，这关系到神经修复的机会以及手术的疗效。有研究认为，对于视神经损伤的患者，首先用大剂量激素冲击治疗后24～72小时，然后行视神经管减压是手术的最好时机。然而，眶尖综合征涉及多根脑神经，神经损伤后出现水肿、缺血甚至坏死，其病理过程跟单纯的视神经损伤不能一概而论，因此其外伤后手术的最佳时机尚有待明确。目前普遍认为，创伤性眶尖综合征的患者，一旦有确切的临床表现和影像学骨折片压迫证据，原则上越早手术，越能早期解除对神经的压迫，也就越能得到良好的效果。术前视力下降但是有光感的患者比没有光感的患者有更多的恢复机会，及时的手术治疗会在神经损伤不可逆之前终止视神经的缺血坏死过程。但是对于伤后视力立即丧失且有恢复趋势的患者，手术反而有加重损伤的可能。视力完全丧失且具有眶上裂综合征表现的患者，手术减压可能无法解决视力恢复的问题，但是可能会解决眼睑下垂、眼球固定的问题，对于改善患者外观方面具有益处。

六、手术入路

创伤性眶尖综合征的手术方式一般为同时行眶上裂减压术和视神经管减压术。手术术式有经颅入路和经鼻入路两种。本章着重介绍经改良翼点入路创伤性眶尖综合征的手术治疗。

推荐的主要手术策略为经扩大翼点入路创伤性眶尖综合征减压术，具体步骤为：经扩大翼点入路后，先行眶上裂减压术，再行视神经管减压联合带蒂嗅神经贴敷术。

1. 经扩大翼点入路眶上裂减压术

具体步骤详见第十章第二节"经MacCarty孔入路眶上裂减压术"相关内容（图11-1-4）。

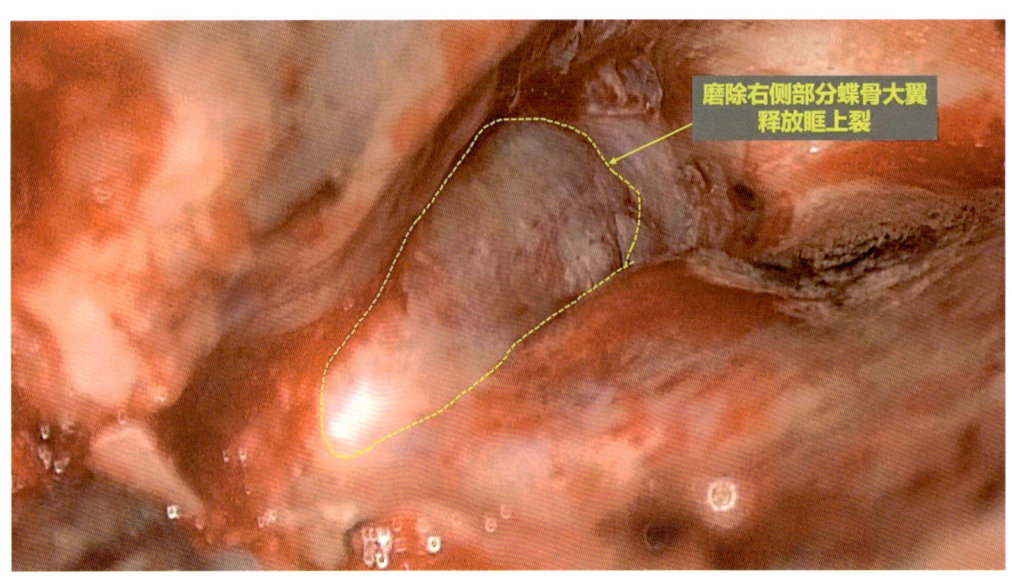

图 11-1-4 经扩大翼点入路眶上裂减压术效果图：磨除右侧部分蝶骨大翼释放眶上裂

2. 视神经管减压联合带蒂嗅神经贴敷术

具体步骤详见第九章第四节"经颅视神经管减压联合带蒂嗅神经贴敷术"相关内容（图 11-1-5 和图 11-1-6）。

七、疗效客观评价及影响因素

1. 视神经损伤相关评价

手术前后中心视力（矫正视力）和（或）视野改善为评价创伤性视神经损伤患者疗效的主要指标。视力评价标准分为 5 个级别，即无光感、光感、眼前手动、眼前指数和 LogMAR 视力表 0.02 及以上。术后视力较术前提高 1 个级别及以上，或较术前 LogMAR 视力表提高 2 行及以上定义为有效。对视力高于 0.06 者，采用大光标测量中心视野，术后视野缺损范围 ≥ 15% 或平均阈值增加 ≥ 10%，亦定义为有效。有条件的机构亦可在此基础上，采用色觉、对比敏感觉、OCT 测量视乳头神经纤维厚度、VEP 改善等指标，进行综合分析和判断。同时，由于游离了嗅神经，术后需对患者的嗅觉进行评估。

2. 眶上裂综合征相关评价

创伤性眶尖综合征除了视神经损伤表现外，还包括眶上裂综合征的表现。主要特征是眼肌麻痹、眼球突出、上睑下垂，由动眼神经、滑车神经和展神经麻痹引起；同侧额部、上睑和角膜知觉减退，是三叉神经眼支受累所致。因此，术后的效果评价主要为临床相关症状是否有所改善。

八、预后及康复治疗

创伤性眶尖综合征手术减压的效果跟术前神经损伤的程度、伤后残余视力、损伤后手术的时间以

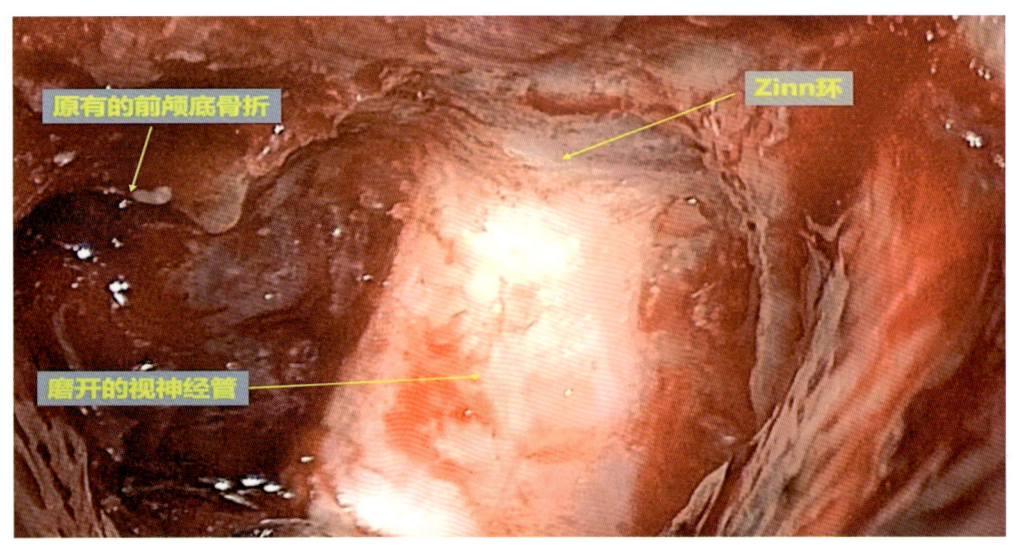

图 11-1-5 硬膜外视神经管全程减压

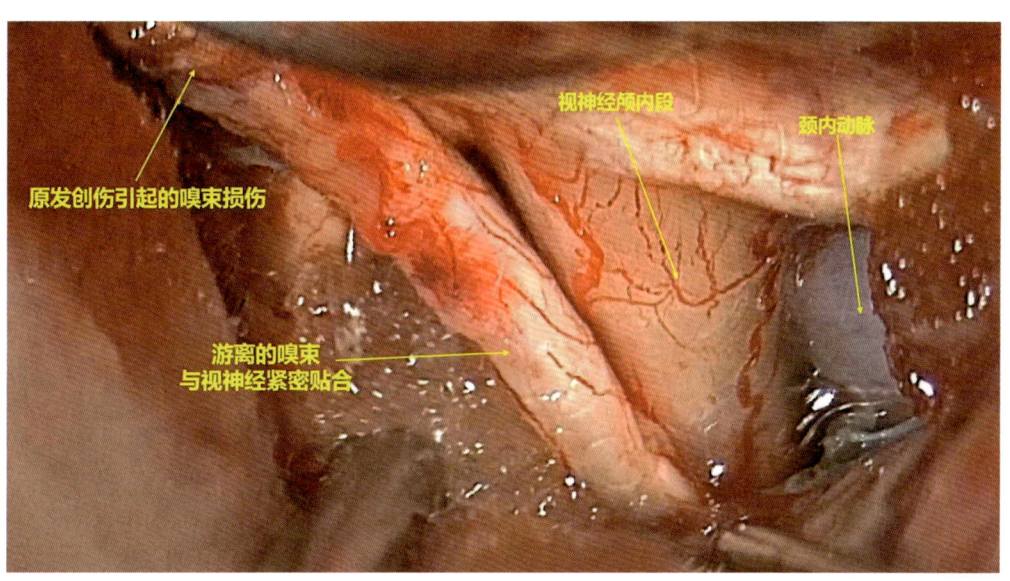

图 11-1-6 硬膜内带蒂嗅神经贴敷术

及手术方式等复杂因素有关。手术减压术后患者可能短期不会出现眼动神经或视神经功能改善，这需要长期随访，术后复发情况尚未见报道。同时，手术本身亦为一种创伤，术中手术器械损伤、术后缺血再灌注损伤以及炎性反应等，均有可能导致受损的视神经进一步损伤。因此，术后全身应用一定剂量的糖皮质激素、神经营养药（神经节苷脂等）、中成药（推荐明目地黄丸、石斛夜光丸）等药物，早期行高压氧等康复治疗，可以减少术后微血管痉挛及神经水肿，促进神经修复，均对提高疗效有积极的作用。

九、典型病例（由上海长征医院侯立军教授提供）

病史：患者女性，31岁，"车祸致左侧眼球活动障碍伴视力下降3个月余"入院。

查体：左眼上睑下垂，左侧瞳孔直径4 mm，直间接对光反射消失，左眼内收固定；右侧瞳孔直径3.5 mm，直接对光反射灵敏，间接对光反射减弱，右眼运动正常。视力：右眼0.8，左眼（矫正）0.15（图11-1-7）。

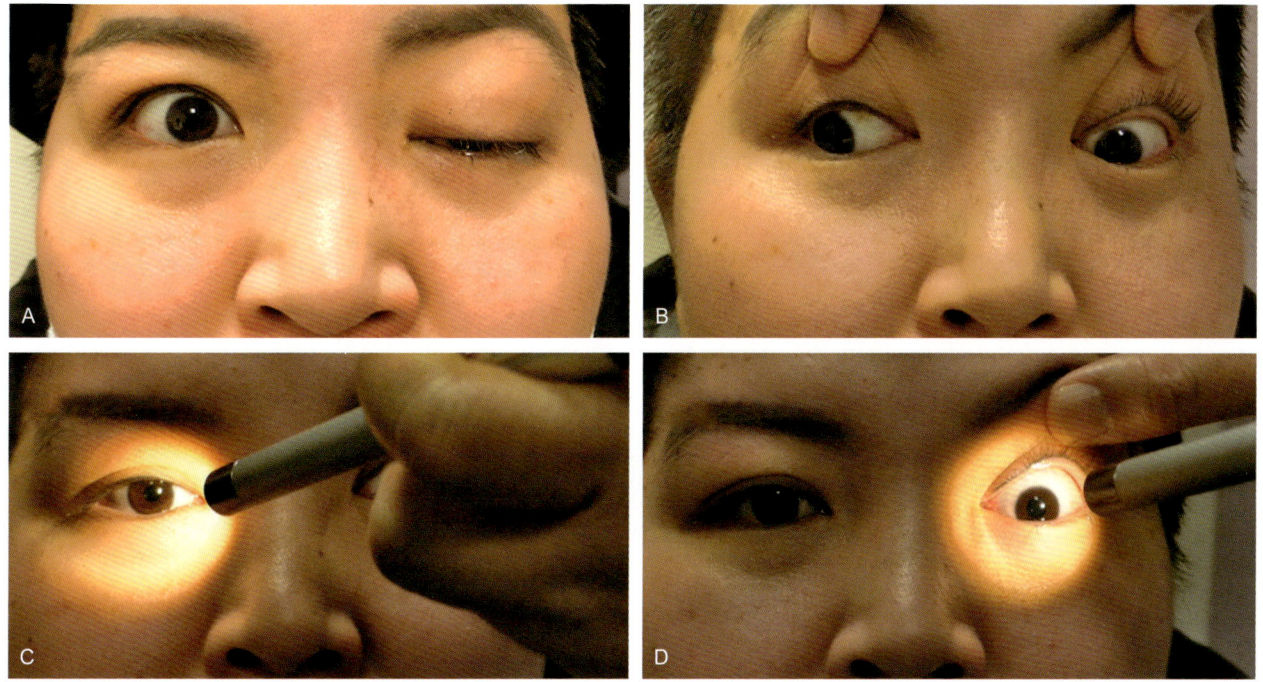

图 11-1-7 A～D. 术前查体，左眼上睑下垂，左侧瞳孔直径 4 mm，直间接对光反射消失，左眼内收固定

诊断： 左侧眶尖综合征。

手术方式： 经扩大翼点入路左侧眶上裂减压术+视神经管减压联合带蒂嗅神经贴敷术（图11-1-8～图11-1-12）。

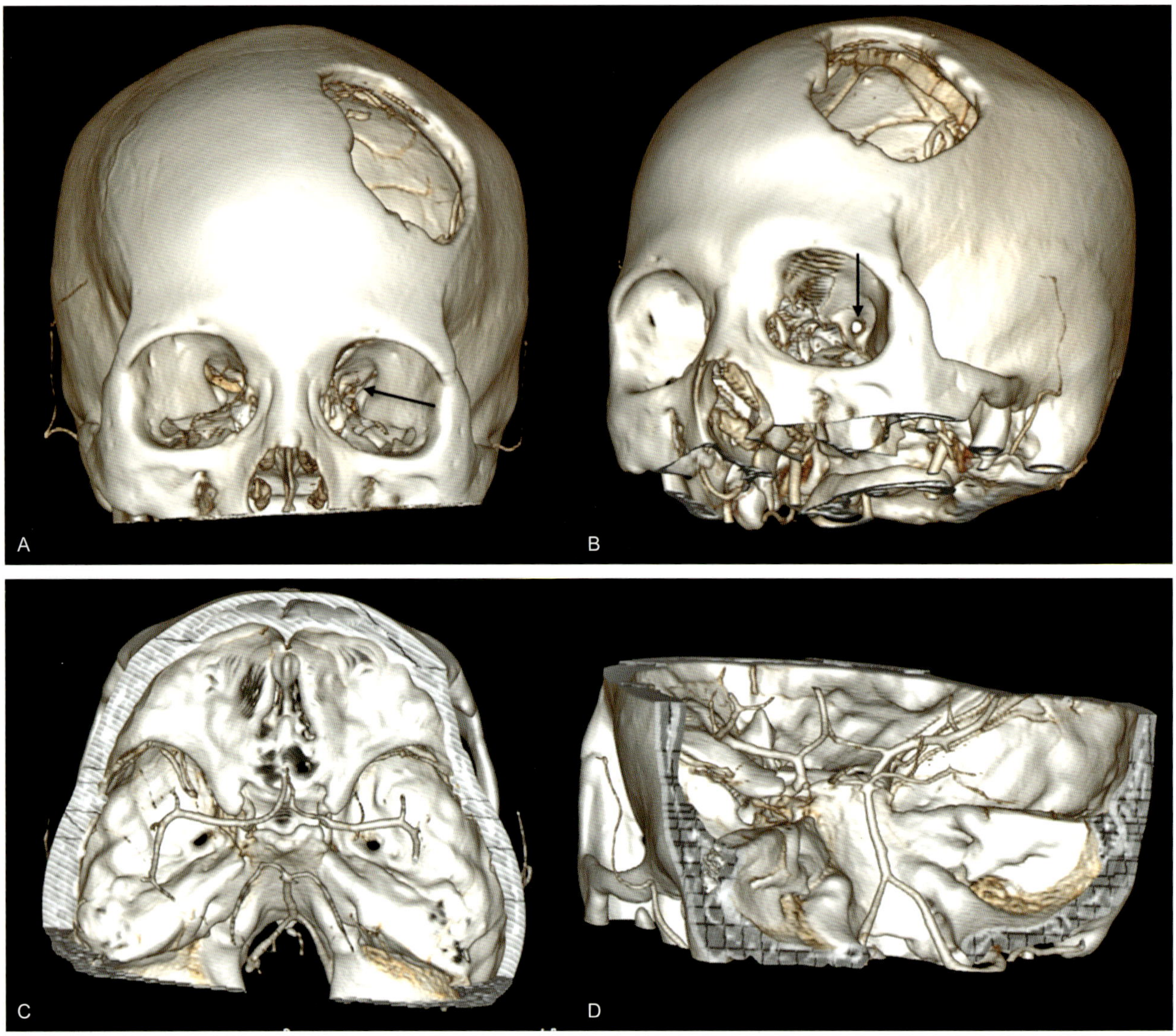

图11-1-8　A～D. 术前CT三维重建。示眶内侧壁、蝶骨大翼等多发骨折

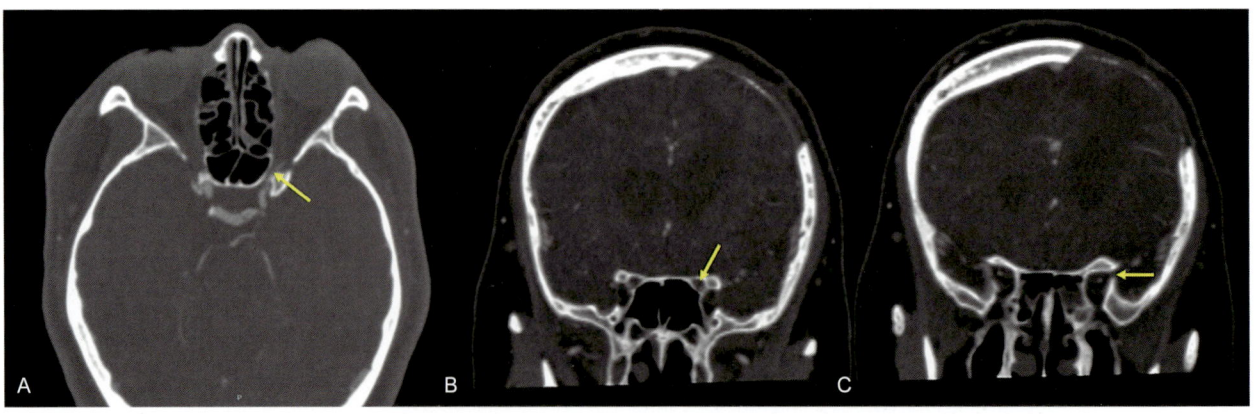

图11-1-9　术前头颅CTA。A. CT轴位重建，箭头所指为左侧眼动脉。B. 冠状位重建，箭头所指左侧视神经管。C. 冠状位重建，箭头所指为左侧眶上裂

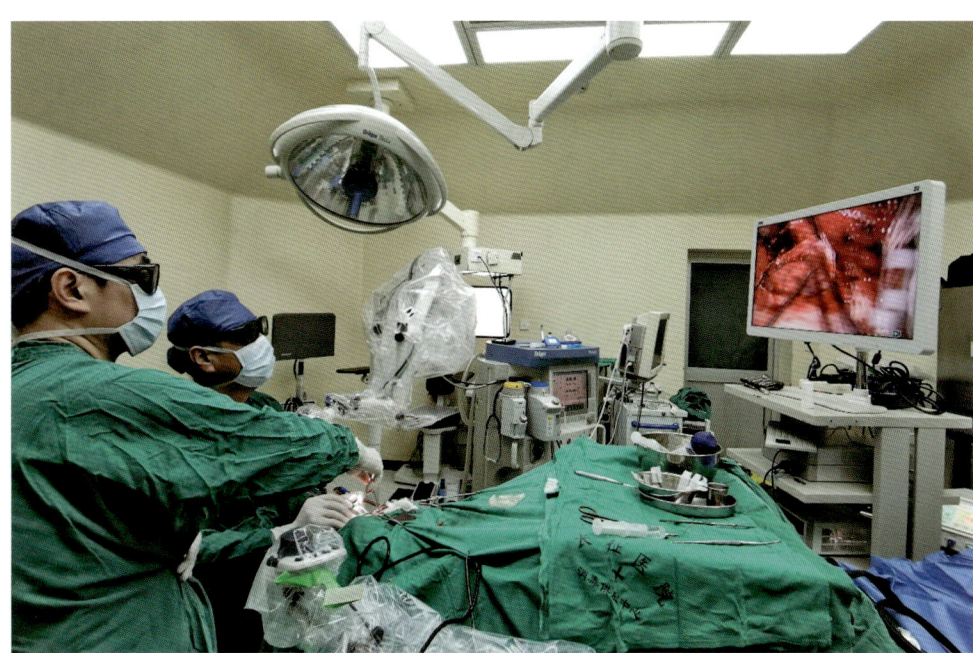

图 11-1-10　在 4K 高清外视镜下进行手术操作

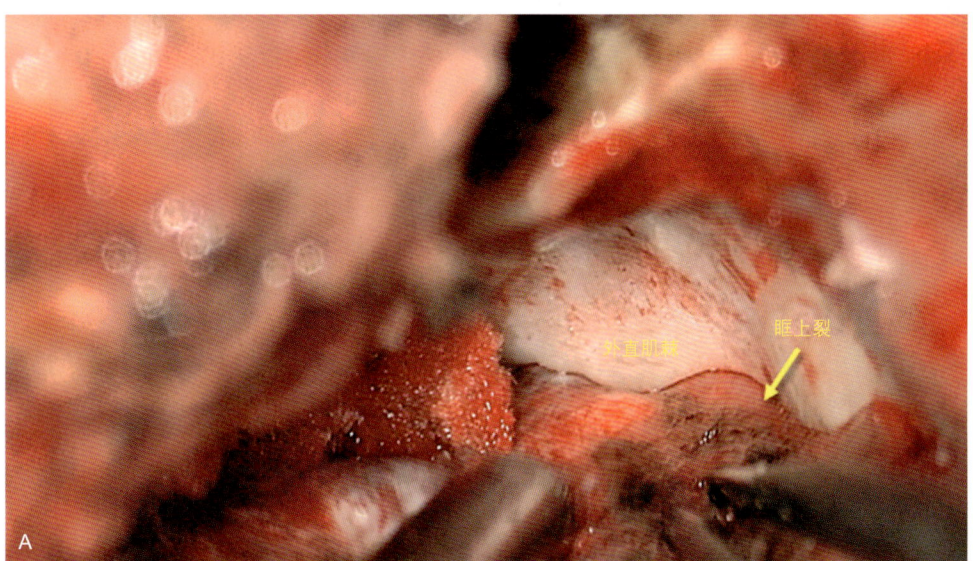

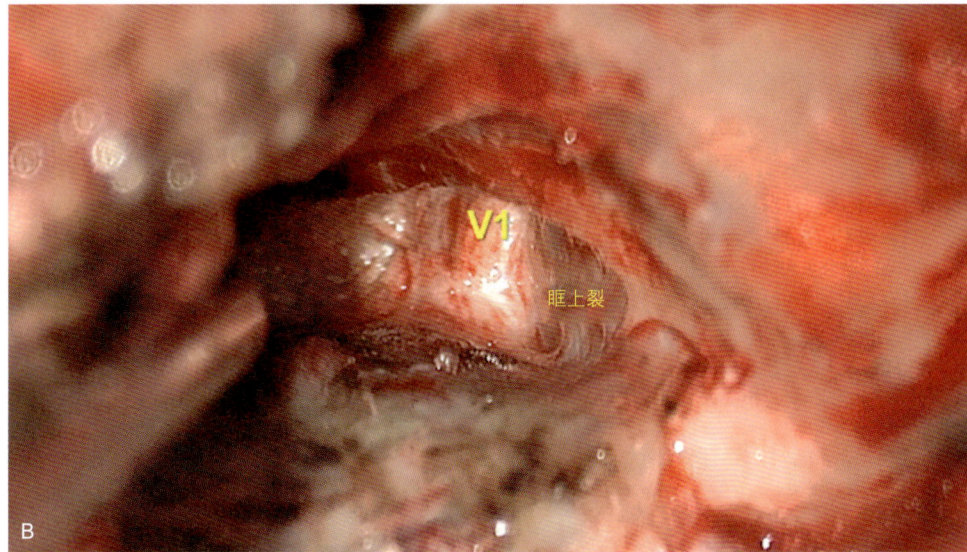

图 11-1-11　外视镜下眶上裂减压。A. 减压前。B. 减压后

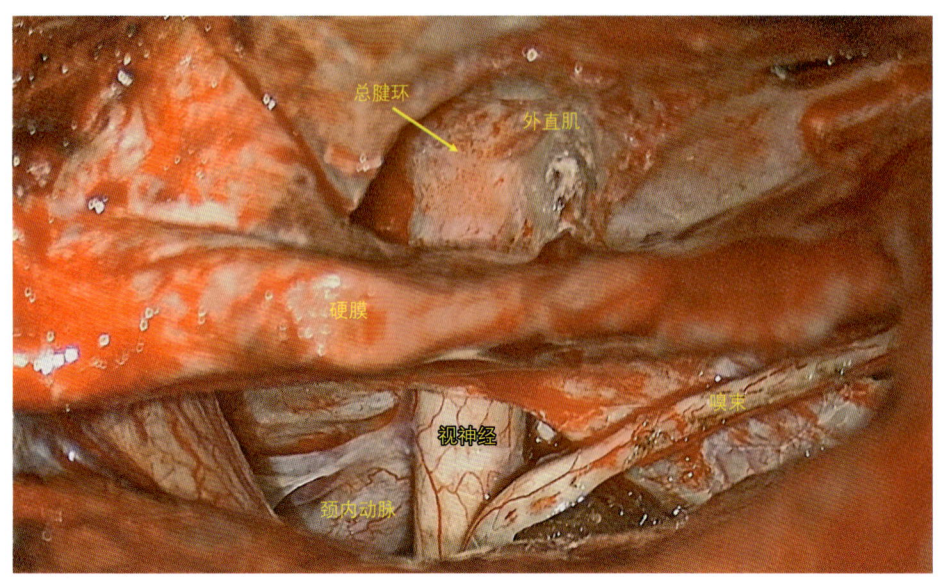

图 11-1-12 外视镜下视神经管全程减压+嗅神经移植

术后复查：复查 CT 提示左侧眶上裂及视神经管减压充分；粗测嗅觉正常（图 11-1-13 和图 11-1-14）。

术后查体：术后左侧眼睑上抬及眼球运动好转（表 11-1-1 和图 11-1-15）。

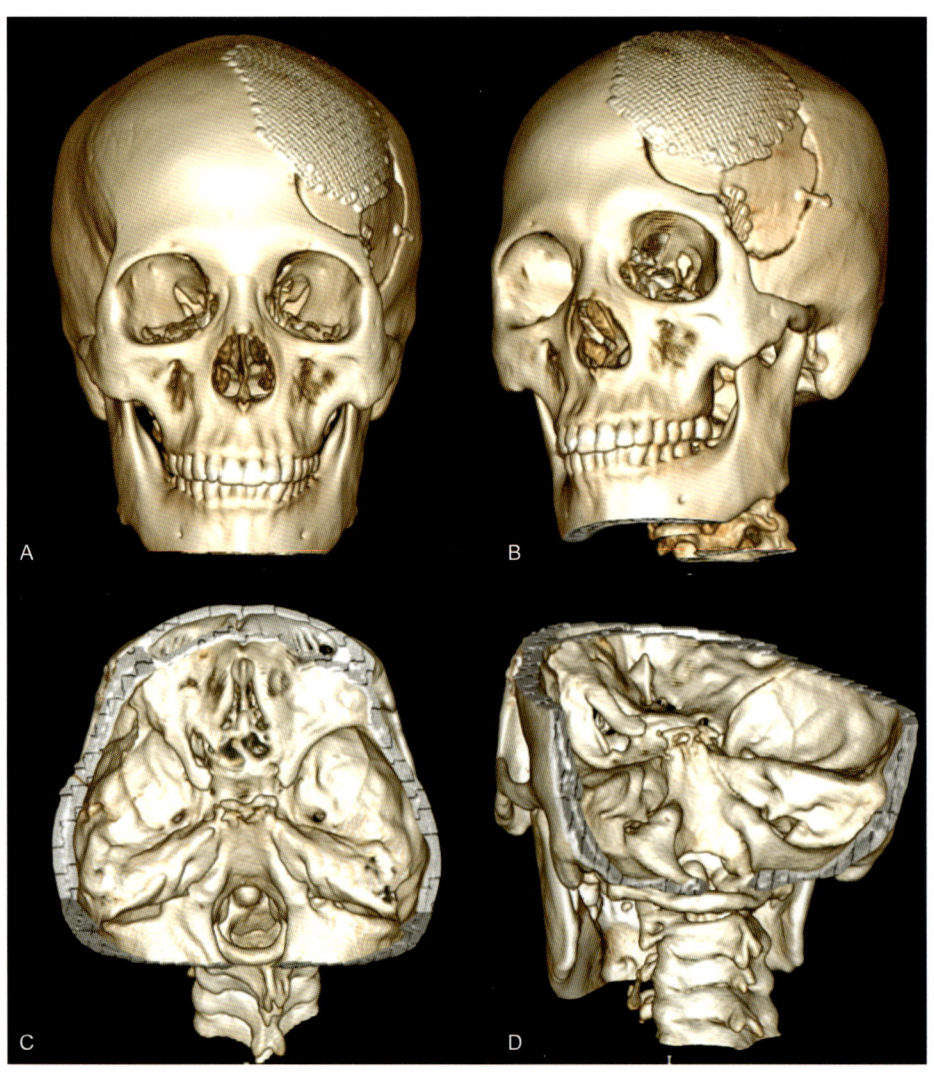

图 11-1-13 A～D. 术后 CT 三维重建提示左侧眶上裂和视神经管均减压充分

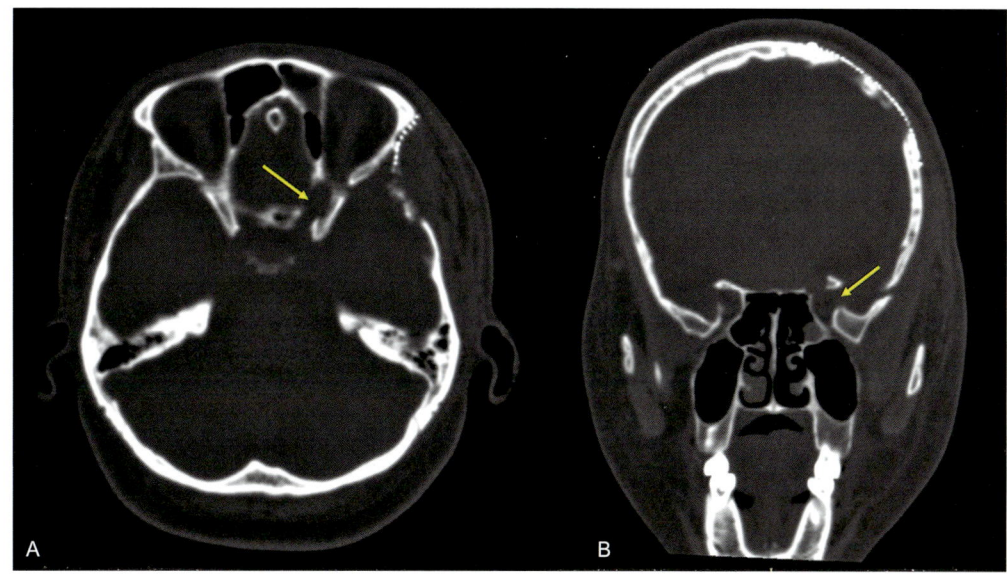

图11-1-14 A、B. 术后头颅CT薄层扫描示，左侧眶上裂及视神经管减压充分

表11-1-1 术后左眼视力随访

时间	术前	术后7天
左眼视力	矫正0.15	裸眼0.3

视频11-1-1 3D外视镜下经颅眶上裂和视神经管减压联合带蒂嗅神经贴附术

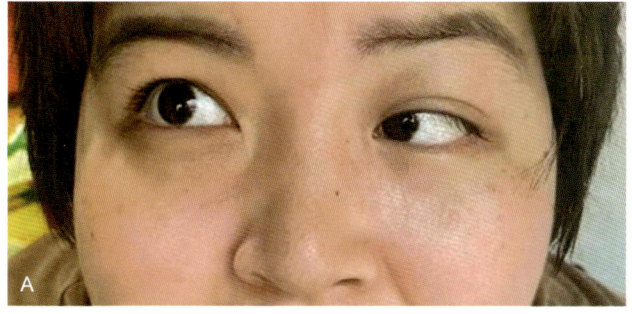
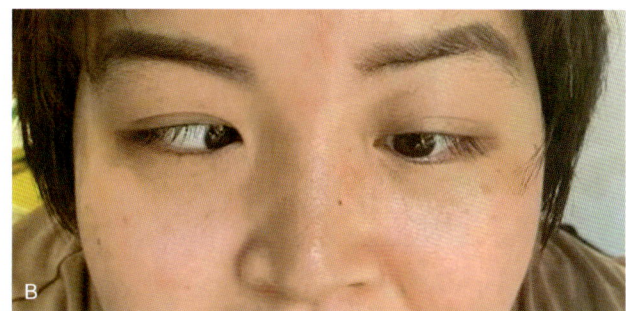

图11-1-15 术后查体示左侧眼睑上抬及眼球运动明显好转

（侯立军　李一明　赵亮）

参考文献

［1］李振兴, 王春晖, 侯立军, 等. 创伤性眶尖综合征的诊断与治疗进展［J］. 现代生物医学进展, 2017, 17(4): 798-800.

［2］潘承光, 侯立军, 金海, 等. 颅脑创伤合并创伤性眶上裂综合征的手术治疗［J］. 中华创伤杂志, 2009, 25(3): 202-205.

［3］Akira Sugamata. Orbital apex syndrome associated with fractures of the inferomedial orbital wall[J]. Clinical Ophthalmology, 2013, 7(8): 475-478.

［4］Antonyshyn O, Gruss JS, Kassel EE. Blow-in fractures of the orbit[J]. Plast Reconstr Surg, 1989, 84(1): 10-20.

［5］Chen CT, Chen YR. Traumatic superior orbital fissure syndrome: current management[J]. Craniomaxillofac Trauma Reconstr, 2010, 3(1): 9-16.

［6］Chen CT, Wang TY, Tsay PK, et al. Traumatic superior orbital fissure syndrome: assessment of cranial nerve recovery in 33 cases[J]. Plast Reconstr Surg, 2010, 126(1): 205-212.

［7］Gupta R, Khan YA. Traumatic orbital apex syndrome[J]. Can J Ophthalmol, 2015, 50(1): e8-e11.

［8］Lieber S, Fernandez-Miranda JC. Anatomy of the orbit[J]. J Neurol Surg B Skull Base, 81(4): 319-332.

［9］Pradeep G, Steven L, Nishant G, et al. Orbital apex disorders: imaging findings and management[J]. Neuroradiol J, 2018 Apr, 31(2): 104-125.

［10］Zachariades N, Vairaktaris E, Papavassiliou D, et al. Orbital apex syndrome[J]. Int J Oral Maxillofac Surg, 1987, 16(3): 352-354.

第十二章
创伤性眶下神经损伤的外科治疗
Surgical Treatment of Traumatic Infraorbital Nerve Injury

眶下神经是三叉神经第二分支（上颌神经）的远支，经过眶下沟、眶下管及眶下孔出眶，支配下睑中部、鼻翼皮肤、上唇皮肤黏膜及同侧上1～6牙、牙龈及牙槽骨的感觉。眶下神经损伤会引起其支配部位（主要为患侧脸颊和上唇）感觉的异常，典型的感觉不适包括麻木、刺痛、灼烧、瘙痒、爬行、肿胀、震颤、暂时性或持续性疼痛，常见于颌面部外伤后，还与长时间接吻、咀嚼、酗酒等有关。眶下神经损伤的原因主要有：① 外伤直接或间接所致的眶内容物移位嵌顿压迫导致眶下管内压力升高，神经严重受压；② 累及眶下管、眶下沟的骨折碎片直接压迫神经；③ 局部的骨折碎片扎破神经纤维束导致神经发生断裂。

眶下神经损伤治疗主要有保守治疗和手术治疗两种方案。对于骨折后移位不明显或未发生移位者，主张先行激素、营养神经等对症治疗。组织水肿及局部出血逐渐吸收后，患者局部感觉异常多会消退。但是对于有明显骨折端移位或骨折片嵌顿者，应尽早行手术治疗。

近年来，得益于神经内镜的微创理念、照明增加和视野放大的特点，内镜下经口腔眶下神经减压术可以充分减压受损的眶下神经。

一、解剖

眶下神经的分段：眶下神经可以作为定位深部结构的表浅标志，理论上可以将上颌神经/眶下神经复合体分为4段，即由浅至深为皮支段、眶上颌段、翼腭窝段和海绵窦段，编号为Ⅰ～Ⅳ（图12-1-1）。

第Ⅰ段，即皮支段，为眶下神经的终末支，始于眶下孔，终于多支皮支。皮支段包含5～11支终末支，内镜下经唇下上颌窦入路时，需用骨膜起子完整地将这些终末神经刮起，避免损伤。经鼻上颌窦入路一般不会碰到这些神经，除非为了扩大手术入路而需切除上颌窦前内壁时。

第Ⅱ段，即眶上颌段，为眶下神经出翼腭窝经眶下管走行于眶下沟内。眶上颌段走行于眶下沟内，位于上颌窦的后壁。该段神经对内镜下确定手术方向有重要意义，0°内镜下，眶下神经位于内镜视野的1点钟方向，这样就可以清楚地辨认上颌窦后壁、蝶腭神经及蝶腭动脉。内镜进入上颌窦内后，可在上颌窦的顶壁看到眶下神经，眶下动脉位于眶下神经的内侧。

第Ⅲ段，即翼腭窝段，位于圆孔和眶下沟之间的翼腭窝内，包含了眶下神经的近端和上颌神经干的远端。内镜下切除上颌窦后壁，暴露翼腭窝内的结构，保持眶下神经位于1点钟方向，可以将翼腭窝内的结构完全暴露在内镜视野中，其中翼腭神经节在视野正中。内镜下切除上颌窦后壁后，可见翼腭窝内的眶下神经。另外，该段神经也是区分翼腭窝和颞下窝的解剖标志。同时，和翼管结合，对确认海绵窦前壁和骨化包裹的颈内动脉有重要意义；颈内动脉岩骨段位于圆孔后下方，颈内动脉海绵窦段位于圆孔的内侧。

第Ⅳ段，海绵窦段，始于三叉神经节，止于圆孔（图12-1-2）。上颌神经经海绵窦的外侧分为上颌神经和眼神经之间的前内侧三角，及上颌神经和下颌神经之间的前外侧三角，上颌神经出海绵窦外侧壁的前下隐窝，继续前行经圆孔出颅。海绵窦内上颌神经和主要神经血管结构的关系为：颈内动脉位于上颌神经内侧，上方为眼神经和展神经，下方为下颌神经和海绵窦的硬膜。

二、眶下神经损伤的影像学检查

眶下神经（上颌神经）通过眶下裂进入眼眶，与眶下动脉一起位于眶下沟内，之后一起通过眶下管到达面部的眶下孔。眶上神经管发生骨折、眶下动脉破裂出血都可能导致眶下神经损伤。针对眶下神经损伤的诊断和评估，除了根据患者眶下区麻木等体征外，

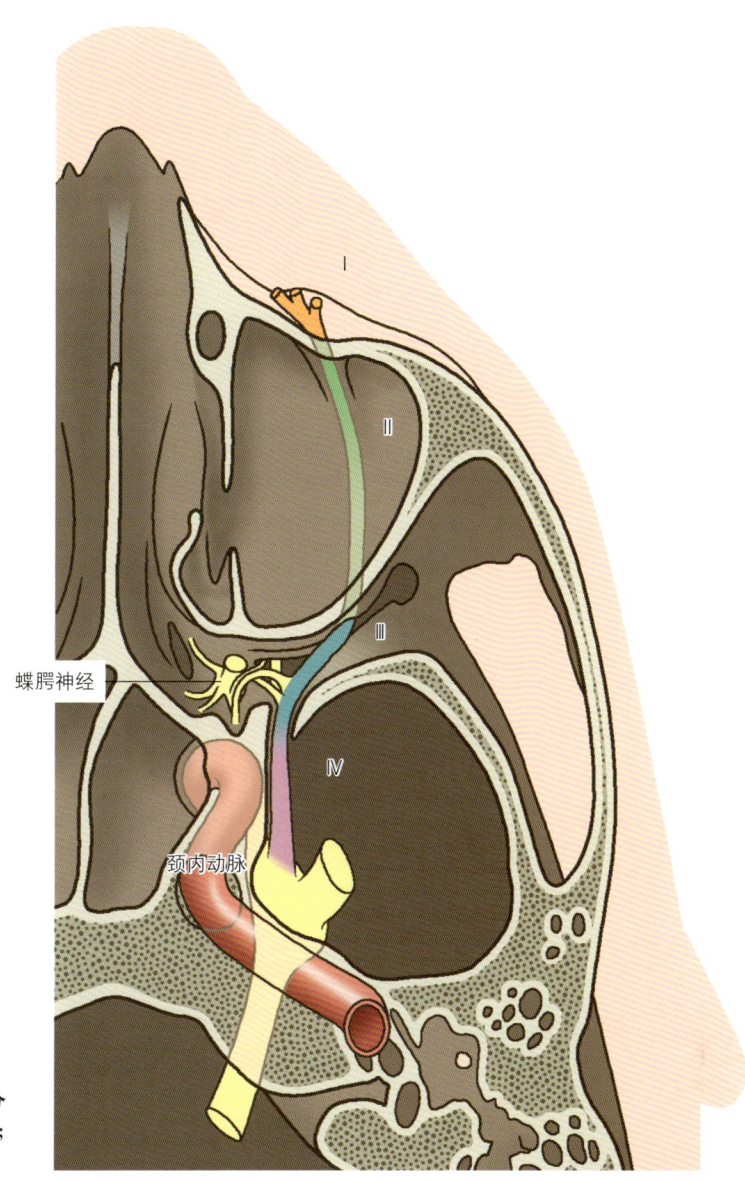

图12-1-1 眶下神经/上颌神经复合体的4段分法。橘色（Ⅰ）：皮支段；绿色（Ⅱ）：眶上颌段；蓝绿色（Ⅲ）：翼腭窝段；粉色（Ⅳ）：海绵窦段

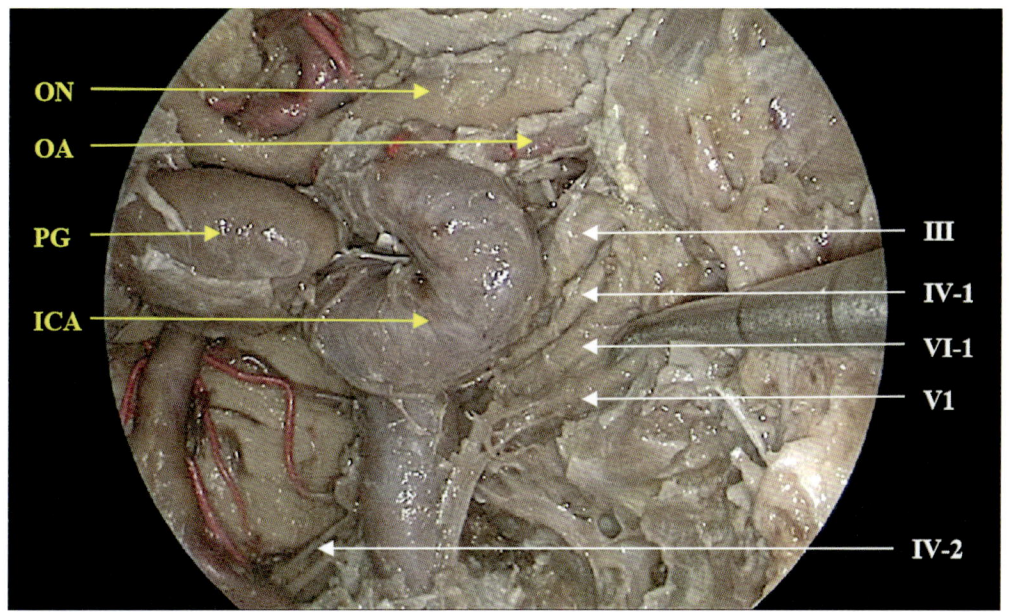

图12-1-2 内镜下观海绵窦段。ON，视神经；OA，眼动脉；PG，垂体；ICA，颈内动脉

最主要的依据是影像学检查。眼眶及颌面部骨折后，X线片往往无法准确确定骨折线的数量和移位情况。CT对骨性结构的显示有其优势，但常规眼眶CT大多采用横断扫描，眶底及眶顶均为倾斜骨面，无法全面反映解剖形态，如对其认识不够，很容易漏诊。而采用薄层高分辨率CT（HRCT）扫描，大大提高了影像的空间分辨率，细小的结构也能显示清楚。对眶底骨折移位方向及程度的显示，冠状位扫描也优于横断扫描。HRCT冠状位扫描更有利于全面观察眶底骨折的范围、程度。随着影像学技术的发展，螺旋三维CT成像的出现，为眶底骨折的诊断和评估提供更有力的影像学依据，它可以进行多方位、多角度的旋转观察，立体、逐层地显示眶下管、眶下沟和眶下孔的解剖结构，真实地显示骨折部位。

眶下神经损伤的常见CT表现：① 眶底下陷，可见骨折、裂口和骨折片。眶底中央部骨折常累及眶下沟和（或）眶下管。② 下直肌嵌于骨壁裂口处，软组织通过裂口疝入上颌窦内。眶底骨折损伤严重时，疝入物内可见眶下神经，手术时应小心剥离。③ 眶内软组织改变，如眼外肌肥厚、血肿形成、软组织嵌顿等都有可能造成眶内压力升高，造成眶下神经压迫症状。MRI在诊断眼眶骨折的软组织损伤中有一定价值，但对骨折本身的显示并无优势，而且价格昂贵，并不作为眼眶骨折的首选检查。

三、眶下神经功能测定及损伤的诊断

1. 眶下神经功能的功能测定

对于眶下神经功能的测定方法，可采用外周神经功能的检查方法。例如，患者在术前感觉方面检查时发现：患者存在颧部、鼻旁、上唇或牙根部浅感觉及痛温觉减退。这说明眶下神经的不同分支受到损害，基于创伤的机制与位置，可为眶下神经损伤分类评分提供依据。感觉神经主要包括：① 粗有髓鞘神经纤维（Aβ类）传导振动觉、轻压觉、触觉的功能；② 细有髓鞘神经纤维（Aδ类）传导温觉、压觉及痛觉；③ 无髓鞘神经纤维（C类）传导痛觉及温觉等伤害性感受。有研究发现，感觉神经中Aδ纤维和C类纤维可传导保护性感觉（温觉和痛觉等），若受到损伤，患者首先出现保护性感觉丧失，对疼痛及温度不敏感。对于外周神经感觉功能测定，有报道应用感觉神经定量检测仪进行快速电流感觉阈值（rapid current perception threshold，R-CPT）测定，通过测定神经对电流刺激的敏感性来评价神经功能。

2. 眶下神经损伤的诊断

累及眶下神经损伤的骨折常见于眶底的爆裂性骨折和颧上颌骨复合体骨折。眼眶爆裂伤后如出现同侧的面颊部、牙龈、上唇等眶下神经支配区域的感觉异常，常提示眶下神经受累。部分患者此症状会在短时间内消失，可能是神经周围水肿消退或出血已吸收，眶下管内压降低，神经压迫解除。但仍有一些患者长期存在眶下神经痛的症状，可能神经损伤程度较重；或是神经持续受压或受压时间过长，无法完全恢复。

四、手术入路

对于单纯由外伤所致的眶下神经管骨折的患者，根据入路不同主要有犬齿窝入路、面颊部眶下神经孔下1 cm左右切口入路及结膜下穹隆切口3种手术方式。面颊部切口入路术后面颊部瘢痕明显，影响美观，临床并不常用。结膜下穹隆切口入路术后可能会出现下睑皮肤瘢痕及下睑退缩，加之眶下孔距眶下缘较近（约为9 mm），可能会造成神经的二次损伤，加大手术风险。传统的犬齿窝入路直视下分离视野不清晰，分离过程中容易造成神经的再次损伤，甚至离断。加入内镜的辅助，可为手术提供清晰的视野，定位更准确，避免了神经的再损伤。Cheong等报道，微小的眶下壁骨折也可使用内镜下的柯陆入路，较其他手术方式更安全、有效。

五、手术操作过程

患者全身麻醉后，取平卧位，头偏向右侧约15°，头后仰15°～20°，头架固定头部，牵开患侧上唇，移入神经内镜，在患侧第2～4上切牙处，口腔黏膜做一直切口，全层切开口腔黏膜，神经剥离子沿骨膜下至上颌骨面剥离，直至眶下神经孔，注意保护眶下神经血管束，将其用神经拉钩拉起，高速磨钻打开上颌窦前壁，磨开眶下神经管，全程松解眶下神经，用0.9%的氯化钠注射液20 mL+地塞米松注射液10 mL冲洗创区，关闭创口（图12-1-3）。

六、疗效客观评价

（一）对疼痛缓解的评价

1. 评价内容

评价内容包括疼痛程度（Degree，D）、疼痛发作频率（Frequency，F）、疼痛持续时间（Time，T）、疼痛对药物治疗的反应（Medicine，M）。

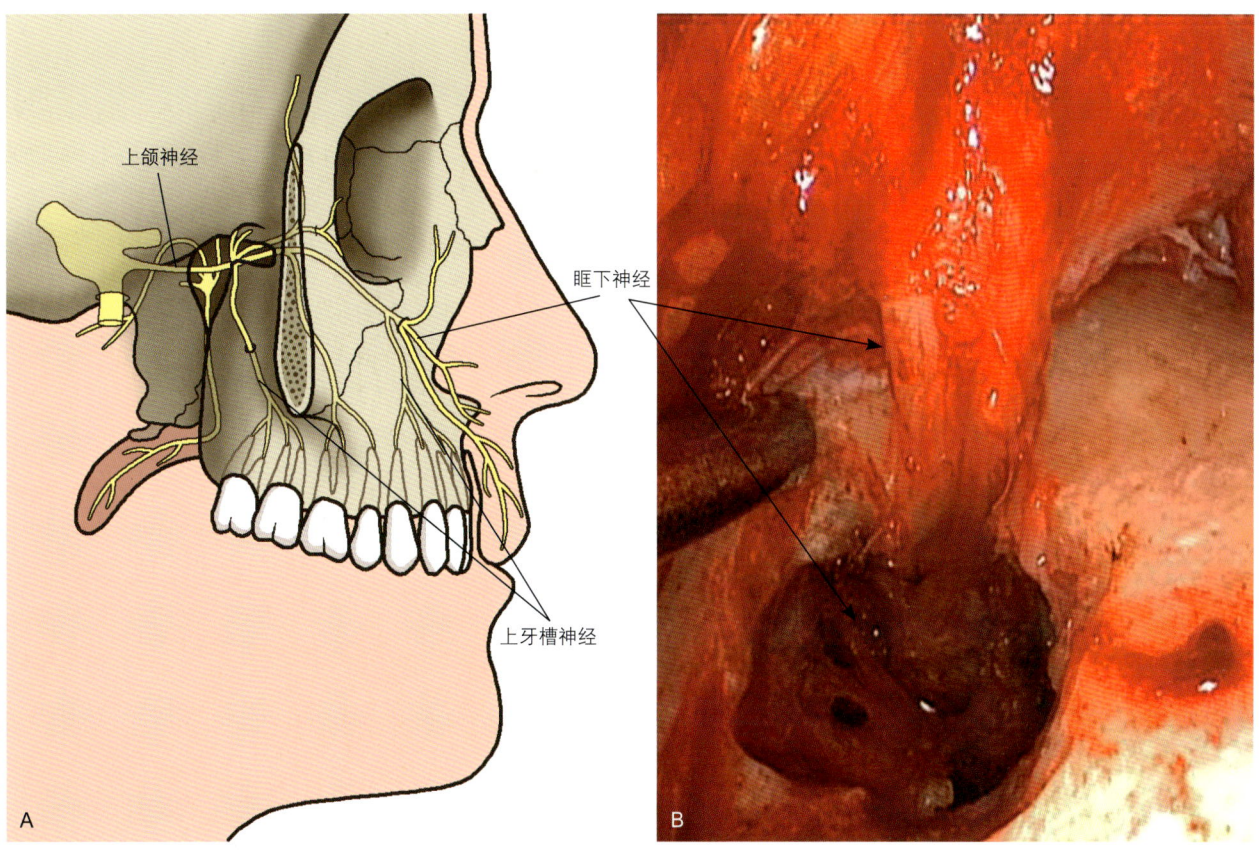

图 12-1-3 A、B. 神经内镜眶下神经全程减压

2. 评价方法

（1）疼痛程度（D）。由患者自行选择，具体方法是：术前个体化疼痛按 100% 计算，以术后疼痛递减的百分比来分级，共分五级。"0"：疼痛 100% 完全缓解；"1"：疼痛缓解 75%～99%；"2"：疼痛缓解 50%～75%；"3"：疼痛缓解 25%～50%；"4"：疼痛缓解 0%～25% 或较术前加重。

（2）疼痛发作频率（F）。"0"：无发作；"1"：1 周 1～2 次；"2"：1 周 2～4 次；"3"：1 天 1～5 次；"4"：1 天 5 次以上。

（3）疼痛持续时间（T）。"0"：无发作；"1"：1 分钟以内；"2"：10 分钟左右；"3"：1 小时或更长；"4"：无明显间歇期。

（4）疼痛对药物治疗的反应（M）。"0"：无需服药；"1"：药量减少 50% 以上而无痛；"2"：药量减少 50% 以上而疼痛缓解 50%；"3"：药量减少 50% 以下而疼痛缓解 50%；"4"：药量无减少而疼痛亦无缓解。

3. 评价标准

"优"为无痛，不发作，无需服药，即 D、F、T、M 均为 0；"良"为在药量减少 50% 以上的状态下达到无痛、不发作或偶发作，或疼痛大部分缓解、发作次数和每次发作持续时间均减少 50% 以上，即 D=0、M=1、F=0～1 或 D=1～2、M=2、F 和 T 均比术前减少 50%；"差"为疼痛无明显缓解甚至较术前加剧、药量无明显减少，即 D=3～4、F=3～4、T=3～4、M=3～4。"优""良"为手术成功，"差"为手术无效。以术后 1 年随访为近期疗效，术后 1～3 年随访为中期疗效，术后 3 年以上随访为远期疗效。

（二）对面部感觉障碍的评价

"0"为无面部麻木；"1"为面部麻木，但对患者的生活工作无影响；"2"为面部麻木，对患者的生活、工作有极大影响。患者对本次手术的自我评价包括：满意、较满意、不满意。其中，满意、较满意为手术成功，不满意为手术失败。

七、术后眶下神经功能康复治疗

眶下神经减压手术作用主要在于防止继发性神经损伤，仅为受损的眶下神经提供了功能恢复的基本解剖条件。同时，手术本身亦为一种创伤，术中手术器械损伤、术后缺血再灌注损伤以及炎性反应等，均有可能导致受损的神经进一步损伤。因此，术后全身应用一定剂量的糖皮质激素、神经营养药物等药物，早期行高压氧等康复治疗，均对提高疗效有积极的作用。

八、并发症

面部麻木及感觉障碍是眶下神经减压术患者最多出现的手术后并发症，其症状多在4~6周后会有改善，可予以随访观察或神经营养药物口服对症治疗，由于该类患者面部麻木合并温度觉减退，应注意进食食品的温度，避免烫伤。

其他术后并发症包括术后角膜过敏、单纯疱疹等，发生率较低，根据患者具体情况制订对症治疗方案。

九、典型病例（由上海长征医院侯立军教授提供）

病史：女性，56岁，车祸致伤头部后右侧颜面部感觉丧失1周。

查体：右侧眼睑青紫肿胀，右侧颜面部感觉丧失，右上牙感觉减退，双侧瞳孔等大等圆，直径3 mm，直接间接对光反射灵敏。

手术方式：内镜下右侧眶下神经减压术（图12-1-4～图12-1-7）。

术后患者诉右侧颜面部感觉较前明显恢复，自我评价为满意。

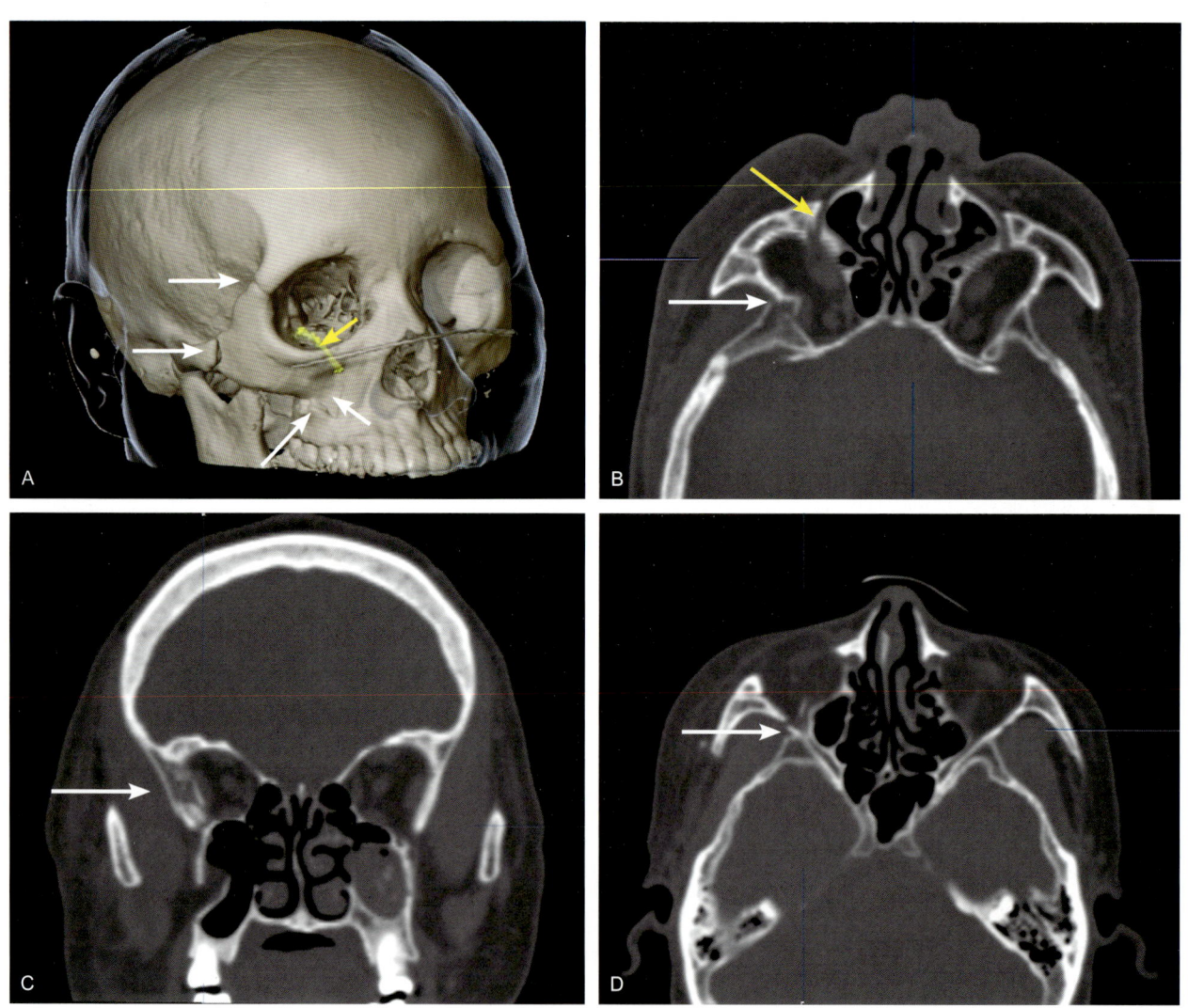

图 12-1-4　A~D. 术前CT表现。黄色箭头指示眶下神经管，白色箭头指示骨折

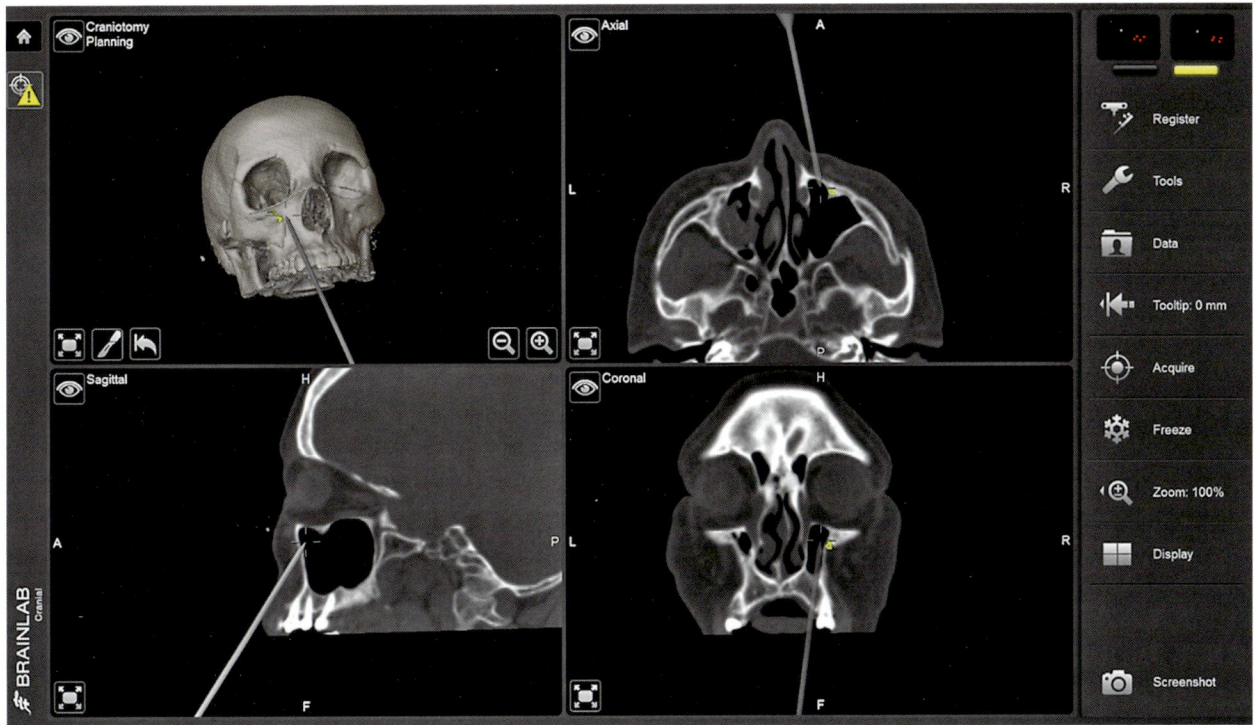

图 12-1-5　术中导航定位

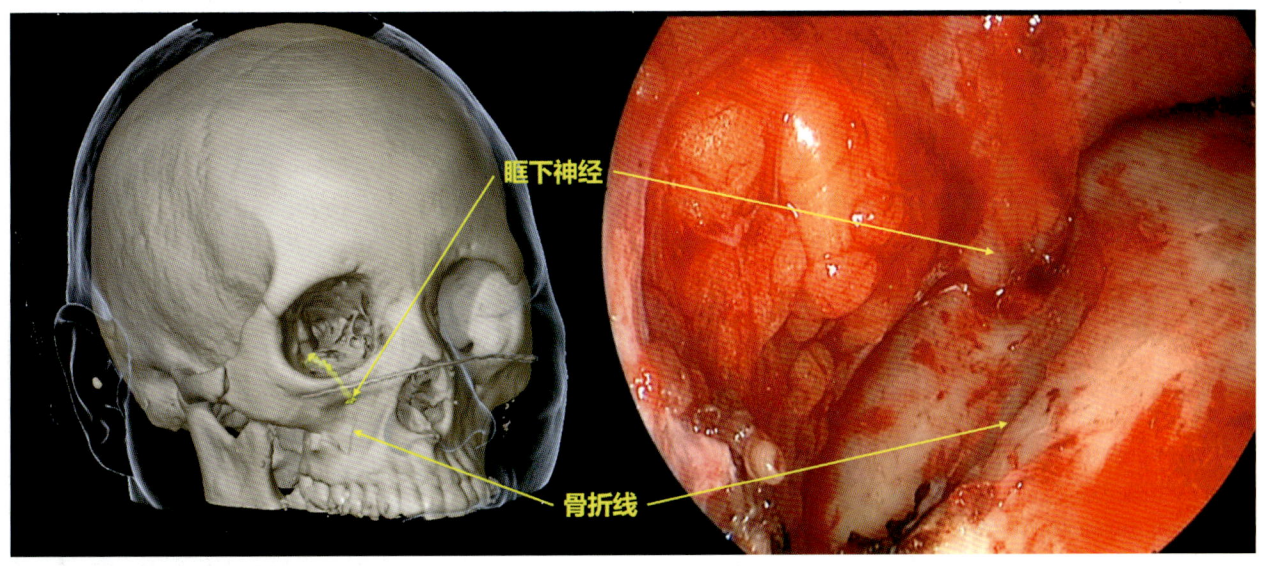

图 12-1-6　内镜下观察眶下神经与骨折位置

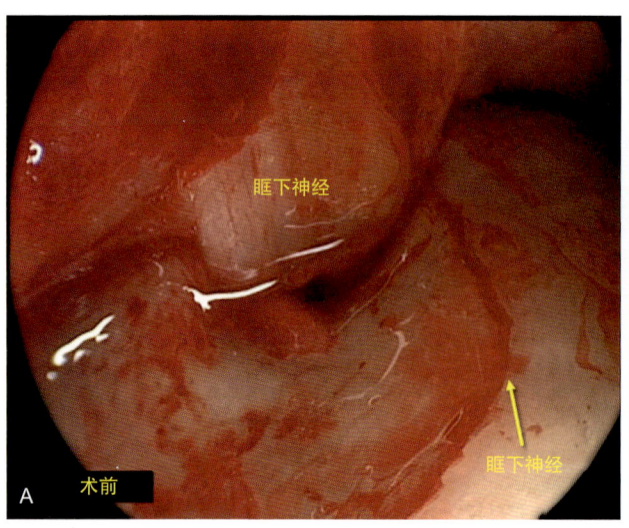 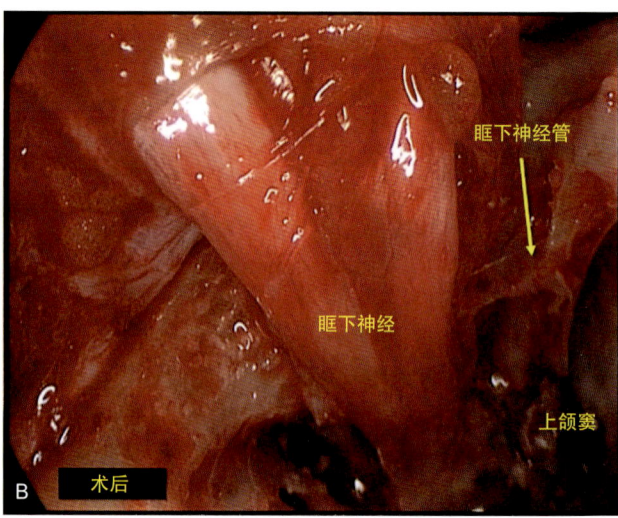

图12-1-7 A、B.术前（A）和术后（B）对比，眶下神经管充分减压，眶下神经移位

视频12-1-1 内镜下经口腔上颌窦眶下神经减压

视频12-1-2 内镜下经口腔上颌窦眶下神经减压术后恢复

（侯立军　李一明　赵育庆）

参考文献

[1] 黄立新，丁世斌.HRCT诊断眼眶底壁骨折[J].中国医学影像学杂志，2002，10(6)：442-443.

[2] 潘雪，顾峻菱，胡华斌，等.电流感觉阈值检测在2型糖尿病周围神经病变诊断中的应用[J].解放军医学杂志，2016，41(11)：970-972.

[3] 苏佳楠，徐兵.颧上颌复合体骨折中眶下神经损伤的研究现状[J].华西口腔医学杂志，2016，34(5)：531-533.

[4] Burnstine MA. Clinical recommendations for repair of isolated orbital floor fractures: an evidence-based analysis[J]. Ophthalmology, 2002, 109(7): 1207-1213.

[5] Burnstine MA. Clinical recommendations for repair of orbital facial fractures[J]. Curr Opin Ophthalmol, 2003, 14(5): 236-240.

[6] Cok OY, Deniz S, Eker HE, et al. Management of isolated infraorbital neuralgia by ultrasound-guided infraorbital nerve block with combination of steroid and local anesthetic[J]. J Clin Anesth, 2017, 37: 146-148.

[7] Lee SY, Kim SH, Hwang JH, et al. Sensory recovery after infraorbital nerve avulsion injury[J]. Arch Craniofac Surg, 2020, 21(4): 244-248.

[8] Nardi NM, Alvarado AC, Schaefer TJ. Infraorbital nerve block. In: StatPearls[J]. Treasure Island (FL): StatPearls Publishing, August 8, 2023.

[9] Nather A, Keng Lin W, Aziz Z, et al. Assessment of sensory neuropathy in patients with diabetic foot problems[J]. Diabet Foot Ankle, 2011, 2: 10.3402/dfa.v2i0.6367.

[10] Ploder O, Klug C, Voracek M, et al. A computer-based method for calculation of orbital floor fractures from coronal computed tomography scans[J]. J Oral Maxillofac Surg, 2001, 59(12): 1437-1442.

第十三章
创伤性面神经损伤的外科治疗
Surgical Treatment of Traumatic Facial Nerve Injury

一、流行病学

面神经损伤是颅脑创伤常见的合并症之一，颅脑损伤合并面神经损伤的概率约为5.04%。外伤可造成面神经挫伤、挤压甚至离断，导致其所支配的面部肌肉功能丧失，这也是颅脑创伤后造成面瘫的主要原因，给患者生活、工作带来很大影响。

二、面神经的解剖

1. 面神经（第Ⅶ对脑神经）和中间神经

面神经分两支，较大一支为面神经本部，为单纯运动性神经，支配面部表情肌，它伴有另一支很细的神经，即含内脏和躯体传入性纤维以及内脏传出性纤维的中间神经。

2. 面神经运动支

面神经运动核位于桥脑被盖的腹外侧。运动核相当于运动性前角细胞，它是第二鳃弓的衍生物。运动核的根纤维走行非常复杂，它们围绕展神经核（面神经内膝）在菱形窝底形成一个小的隆丘，然后它们合并成一束，与中间神经和第Ⅷ对脑神经（前庭蜗神经）一起进入内耳道。在内耳道内，面神经和中间神经与第Ⅷ对脑神经分离，继续在面神经管内向外侧走行，达膝状神经节水平，面神经管在此处向后锐转（面神经外膝），在面神经管下端，面神经穿过茎乳孔出颅。各运动性神经纤维分布于面部，部分纤维穿过腮腺，面神经运动纤维支配由第二鳃弓衍生而来的面部表情肌（额肌、眼轮匝肌、口轮匝肌、颧大肌、颊肌、皱眉肌、降眉间肌、降眉肌、鼻肌、降鼻中隔肌、提上唇肌、颈阔肌）。

面神经参与的反射：运动性面神经核参与多个反射弧。角膜反射见前述；强光刺激时，神经冲动从四叠体上升经过延髓束传导，便眼睑团合（瞬目反射）；同样地，听觉冲动通过斜方体背核传导至面神经运动核，依据噪声的强弱不同引起镫骨肌的松

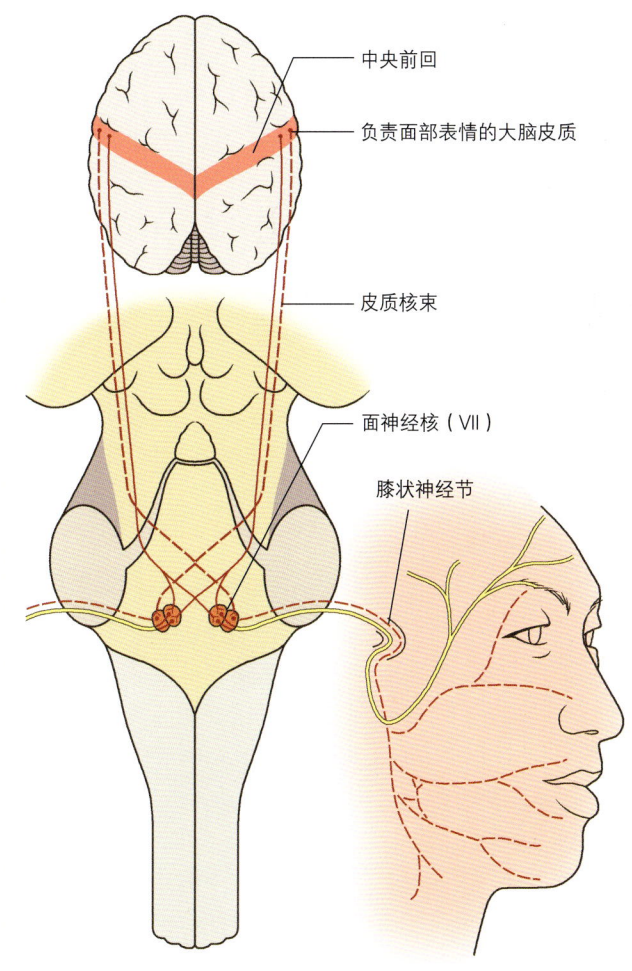

图13-1-1 脑干面神经核团的中枢性神经支配

弛或收缩（骨肌反射）。

3. 中间神经

中间神经含有各种不同的传入性和传出性神经纤维。

4. 传入性味觉神经纤维

传入性纤维的胞体位于膝状神经节内，与神经节一样含有假单极神经元。一部分传入性纤维起始于舌前2/3的味蕾，这些味觉纤维先伴随舌神经、三叉

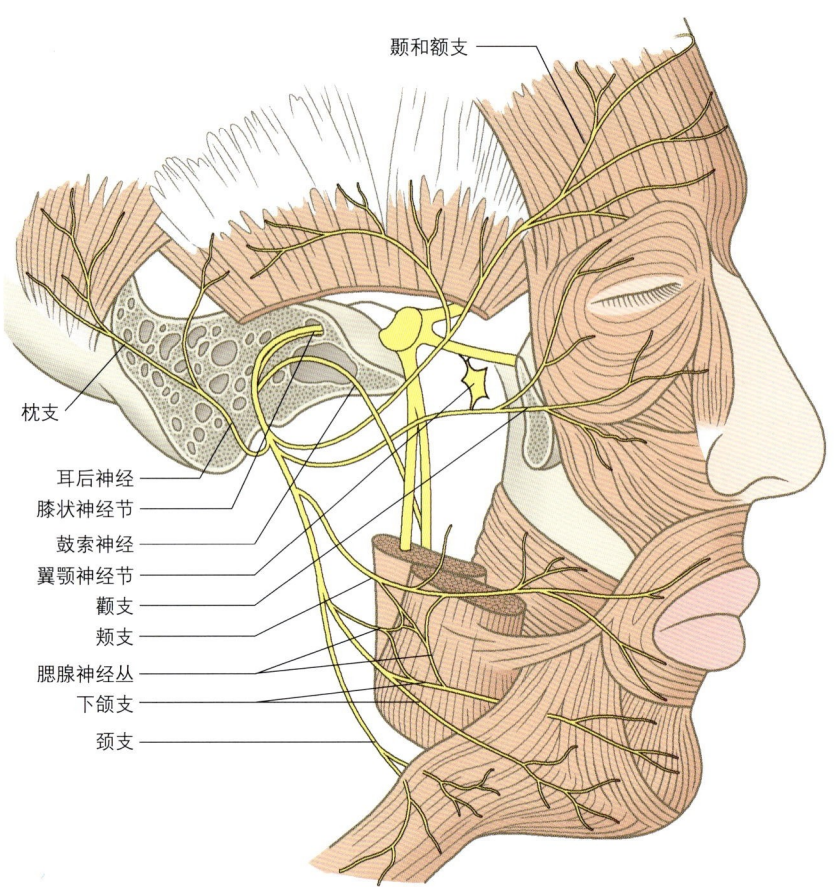

图 13-1-2　面神经的周围支

神经行走，然后经过鼓索到达膝状神经节之后，随中间神经到达孤束核。舌咽神经的味觉纤维（支配舌后 1/3 轮状乳头）和迷走神经的味觉纤维（会厌）也达孤束核。由此可见，味觉冲动由两侧的三组脑神经（面神经、舌咽神经和迷走神经）向中枢传导，所以几乎从不出现完全性失味症。

5. 味觉冲动的中枢性传导

孤束核是所有味觉纤维的公共中继站。味觉冲动由该核团传导到对侧丘脑（具体通路尚不清楚），终止于腹后内侧核的最内侧部。味觉通路由丘脑继续走行到脑岛上方的中央后回下部。

6. 传入性躯体神经纤维

一些来自外耳的一小部分区域、耳道以及鼓膜外表面的躯体传入性纤维加入面神经，经膝状神经节至三叉神经核群。耳部带状疱疹时皮肤起疱说明了这支纤维的存在。

7. 传出性分泌纤维

中间神经中还有上涎核发出的传出性副交感纤维，上涎核位于运动性面神经核的下内侧，上涎核的根纤维部分在膝状神经节水平离开面神经干，然后经过翼腭神经节至泪腺和鼻黏膜腺体。另一部分纤维则继续下行，伴随鼓索和舌神经至颌下神经节，节前纤维在颌下神经节交换神经元，然后节后纤维分布到舌下腺和下颌下腺促进唾液分泌。如前所述，上涎核接受经背侧纵束传来的嗅觉系统的冲动，食物香味刺激可通过其传导引起反射性唾液分泌。泪腺的中枢性冲动则源于丘脑（情感）通过网状结构和通过三叉神经脊束核（结合膜刺激）获得（图 13-1-3）。

三、神经生理学检查及术中监测

（一）面神经功能检查

1. 泪液分泌试验（Schirmer 试验）

该试验将厚度约 5 mm 的册状滤纸的一端略卷曲并刺激外侧眼睑内部一段时间，可见泪液逐渐将滤纸润湿，并以滤纸湿润程度评价试验结果。5 分钟内滤纸湿润长度未满 10 mm 时可判定为阳性（异常）结果。听神经瘤患者常有患侧泪腺分泌功能降低的症状，与泪腺分泌相关的神经是由上唾液核发出的副交感神经节前纤维。构成面神经一部分的中间神

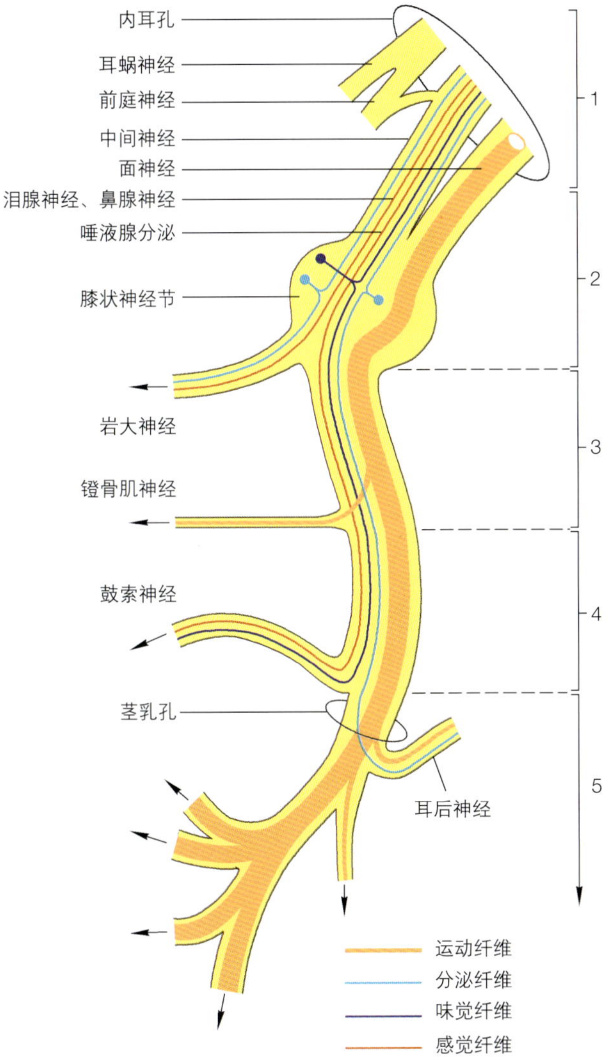

图13-1-3 面神经的各部分纤维组成和神经索各平面损害时的典型症状。1. 面神经支配的肌肉（表情肌）的周围性运动瘫，伴重听或耳聋和前庭反射减低；2. 表情肌周围性运动瘫、味觉障碍、泪腺和唾液腺分泌障碍；3. 表情肌周围性运动瘫、味觉障碍、唾液腺分泌障碍和听觉过敏；4. 表情肌周围性运动瘫、味觉障碍和唾液腺分泌障碍；5. 表情肌周围性运动瘫

经经膝状神经节后分出岩大神经。岩大神经与交感神经节后纤维的岩深神经汇合组成翼管神经并继续走行到达翼腭窝，并在此处进入翼腭神经节，通过神经突触结合交换神经元形成泪腺神经，并最终进入泪腺等结构。

2. 电味觉检测

舌前2/3的味觉由面神经支配。电味觉检测是评价此部分味觉功能的检查。将电味觉检测仪的电极接触舌并接通微弱的电流，受检者可感知金属性味觉。通过调节电流的值对测定结果进行比较。味觉相关的特殊内脏感觉神经纤维由舌前2/3部的味蕾细胞发出，经舌神经及鼓索神经后进入构成颅内

面神经一部分的中间神经，并经过膝状神经节最终到达位于脑桥被盖的孤束核。除此之外，测定味觉功能的检查尚有滤纸圆盘法。此法是将直径5 mm的圆形滤纸以不同浓度的甜、咸、酸、苦4种有味液体（蔗糖、食盐、酒石酸、奎宁）浸湿并置于舌上来检测味觉功能。

3. 听小骨肌反射消退试验

由于听小骨肌受面神经支配，听小骨肌反射可应用于面神经麻痹的检查。此反射的路径为：蜗神经—蜗神经核—面神经核—听小骨神经。上述路径中任何一环节出现功能障碍均可导致反射消失。另外，传导性耳聋的患者由于声音刺激无法传入蜗神经，反射亦消失。检查时，向受检侧对侧耳提供声音刺激并记录结果，这是因为声音刺激可诱发双侧的听小骨肌反射。持续进行声音刺激后，记录到的反射波形出现波幅衰减，此现象被认为与一过性反射阈值升高有关。

4. 面部表情肌功能的评价

对面部表情肌功能的评价较为普遍应用的方法为House-Brackmann面神经功能分级标准（表13-1-1）。

表13-1-1 House-Brackmann面神经功能分级标准

级别	面神经功能描述
Ⅰ级	各区面肌运动正常
Ⅱ级	轻度功能异常
Ⅲ级	明显面肌无力；用力后闭眼完全
Ⅳ级	闭眼不完全；静止状态下伸舌居中，口角对称
Ⅴ级	仅有几乎不能察觉的面部运动；静止状态下面部不对称
Ⅵ级	完全性面肌麻痹，面部无任何运动

（二）影像检查

由于高分辨率CT（HRCT）薄层采集与多平面重组图像在检查诊断面神经损伤方面，具有可以清晰显示骨折线的特点和优势，且能明确显示骨折线与面神经管的关系，因而术前通常采用HRCT检查确定面神经损伤部位，根据面神经损伤的部位合理选择手术入路。由于MRI可以显示面神经损伤的情况，因而对于行面神经减压术的患者，关于面神经减压范围的确定，通常根据MRI检查进行确定。确定面神经减压范围的原则是：面神经减压范围一般控制在面神经损伤部位两端各5 mm，减

压面积不宜过大，以便能加快面瘫恢复时间，如若面神经损伤面积超过 3 mm，需同时行耳大神经移植术。

此外，HRCT 与肌电图结果是其他情况下实施手术的主要依据。随着神经电图（ENoG）检查在临床应用中的检验，ENoG 检查成为判断患者面神经变性程度的标准，以 ENoG 减少大于 90% 为手术减压的标准。

四、诊断与鉴别诊断

创伤性面神经损伤引起的面瘫属于周围性面瘫，需同中枢性面瘫相鉴别。额肌的核上性神经支配来自两侧大脑半球，而其余的面肌则仅受对侧中央前回的控制。下行通路单侧受损时，例如大脑病灶，不出现额支神经瘫；患侧还可以皱额和闭眼（中枢性面瘫）。相反地，如果核性或周围性损伤，则导致同侧面肌全部瘫痪，因此可以借助于临床征象，鉴别中枢性和周围性病变引起的面肌瘫痪。

特发性面神经瘫（idiopathic facial nerve paralysis）：其发病率为每年每 10 万人中有 25 人发病。病因仍不明确。临床表现为所有表情肌（包括额肌）弛缓性轻瘫。依据损害平面的不同，还伴有其他不同的症状。鉴别诊断时要考虑到，急性周围性面瘫时，10% 病例可由耳部带状疱疹引起，4% 病例可由中耳炎引起，2% 可由肿瘤（腮腺瘤、神经鞘瘤）引起。

五、脑创伤合并面神经损伤手术方式的选择

根据患者的具体情况，选择经颅中窝入路，行迷路段、面神经裂孔以及膝状神经节减压。

六、面神经损伤的修复时机选择

不论采取何种修复方式，一般均主张面神经损伤后尽早进行神经修复。对于外伤致神经离断或术前未出现面瘫，行腮腺区肿瘤切除＋面神经一期桥接手术者，其面肌功能恢复效果一般优于术后面神经损伤二期重建的患者。但由于涉及神经恢复的影响因素众多，包括移植物长度、吻合端口数量、吻合方式等，仍需更多临床数据以便进行有意义的比较对照。

这一标准逐渐成为目前选择手术适应证的主要标准。为了初步确定患者的面神经损伤部位以及损伤的程度，进而能够选择合适的手术时间及合适的手术入路，可以依据患者受伤的部位、患者的听力、前庭功能，同时结合各种定位及定性检查。手术中的面神经的减压范围不宜过大，否则会损伤正常的面神经，从而加重患者的面瘫状况。要确定合理的面神经减压范围的大小，应根据术中观察到患者的实际面部神经损伤情况来确定。若患者面神经缺损 > 3 mm，可在减压的同时行耳大神经移植术；若患者的面神经缺损 < 3 mm，则可同时行面神经端吻合术。

外伤性面神经损伤所致面瘫的处理至今仍存在争议，且主要争论点在于哪些病例需手术探查，何时和如何去探查面神经。有学者认为外伤后立即出现完全的面肌麻痹并伴有听力曲线异常是外科修复的手术指征。面神经损伤的手术指征为：伤后立即出现完全的面神经麻痹并且伴有异常肌电图图像，其他情况下决定手术主要依据 HRCT 和肌电图的结果。Fisch 等提出通过 ENoG 检查来判断面神经变性程度，并以 ENoG 减少大于 90% 作为手术减压的标准。随着临床应用的检验，这一标准逐渐成为目前选择手术适应证的主要标准。

七、术前准备与麻醉

气管插管保持患者呼吸通畅，立即建立 2 条或 2 条以上静脉通道，给予利尿剂和 20% 甘露醇进行颅内降压，迅速止血，清洗创面，出血过多的迅速输血，确保患者的电解质平衡。采取全身麻醉的麻醉方式，麻醉成功后进行手术治疗。

八、手术治疗方法

1. 手术路径的选择依据

手术路径的选择主要依据患者受伤部位以及患者的听力、前庭功能，通过术前各种定位和定性检查即可初步确定面神经损伤的部位和程度，从而为选择合适的手术时间和手术入路提供必要的依据，为手术的成功提供必要的条件。术前 HRCT 检查确定面神经损伤部位，合理选择手术入路，选择性进行面神经减压术或面神经移植术进行治疗。

（1）如果损伤部位在膝状神经节下，则选择乳突入路。

（2）如果损伤定位在膝状神经节以下（如横行骨折）并且伴有听力损失，则选择迷路入路。

（3）如果损伤定位在膝状神经节以上（如纵行骨折）并且有好的耳蜗功能保存，则选择颅中窝进路与乳突联合入路。

（4）如有碎骨片压迫的情况，需要取出碎骨片。

（5）面神经减压范围根据患者实际损伤情况进行

确定，减压范围一般控制在面神经损伤部位两端各5 mm，减压面积不宜过大，以利于加快面瘫恢复时间。若面神经损伤面积超过3 mm，需同时行耳大神经移植术。

（6）术中注意事项：① 经创口入路或者耳屏切口入路，选择性地对患者进行面神经端吻合或耳大神经移植修复手术；② 在患者的面部损伤部位寻找面神经断端。若患者的神经断端无变性，则可直接进行吻合；若患者的面神经断端变性，则需要修剪变性的神经断端，将游离的神经断端进行无张力缝合；若患者的面部神经损伤程度较大，则需要进行耳神经移植术。

2. 面神经损伤的手术入路

（1）经颅中窝入路，行迷路段、面神经裂孔以及膝状神经节减压术。

（2）经颅中窝与耳后乳突联合入路，行全程面神经减压术。

（3）单纯耳后乳突入路。

（4）膝状神经节减压术同时行大耳神经移植术。

3. 腮腺区面神经损伤手术方法

腮腺区面神经损伤有面神经松解、端端吻合、腓肠神经桥接以及面神经颊支-咬肌神经吻合等手术方式。进行治疗手术均采用面神经主干解剖法，并在术前连接面神经监护仪。一般于耳屏前下方做一"S"形切口，根据患者损伤区域及手术目标的不同，可适当调整切口长度或增加耳后切口。充分暴露腮腺后缘及二腹肌后腹，在面神经监护下，于乳突尖与外耳道底壁之间找到面神经主干，并沿面神经主干向腮腺内追踪，解剖面神经主干直至分叉处。此时，根据患者损伤部位，损伤限于面神经主干以上者，无需进一步向下解剖腮腺及腮腺内分支；损伤部位可能累及面神经分支者，进一步沿面神经上、下两主干向远端解剖面神经各分支，直至充分暴露损伤部位；对于腮腺区恶性肿瘤可能的患者，应将肿瘤与面神经一并切除后行同期面神经重建。一期修复为：① 腓肠神经桥接；② 腓肠神经桥接+咬肌-颊支吻合。二期修复为：① 松解减压；② 面神经端端吻合；③ 腓肠神经桥接；④ 腓肠神经桥接+咬肌-颊支吻合。

手术注意事项如下。

（1）腮腺区外伤致面瘫的患者，如充分解剖面神经后未发现明显离断，不进行神经吻合或桥接。

（2）面神经端端吻合是较为理想的吻合方式，但前提是需避免对两侧神经的牵拉以及吻合后张力过大的情况。

（3）出现面神经多分支损伤，需要桥接面神经主干与分支时，优先修复颊支。

（4）若患者愿意接受患侧咬肌神经离断的代价，可考虑在桥接术基础上行咬肌-颊支吻合，以降低联带运动出现的可能性。

（5）吻合及移植神经避免悬空，以获得更好的血供。

（6）神经吻合口的双侧鞘膜无须严密缝合，如移植神经与面神经断端直径匹配度较差，采取定向定位吻合方法即可。

（7）缝合时避免鞘膜嵌入吻合的神经接口，可适当修整鞘膜。

（8）吻合神经移植物时注意避免扭转、挫伤、钳夹等。

（9）术中严密止血。

4. 腮腺区面神经松解术

相较于面神经颞骨段而言，腮腺区面神经周围并无硬质骨壁包绕，因此在神经未离断的情况下，单纯因腮腺区软组织挫伤等导致的面瘫较为少见。但仍有一部分腮腺区外伤后面瘫患者在手术中未发现神经断端，遂单纯进行面神经松解。其损伤原因可能与神经纤维受牵拉、局部缺血等有关。笔者认为，对于一部分病因明确为腮腺区顿挫伤的患者，在其颞骨未受累、面瘫程度较轻的情况下，可考虑优先予以保守治疗，一定时间内无好转再考虑行手术修复，避免过于积极手术导致术中二次损伤。

5. 面神经端端直接吻合

端端吻合是神经修复手术中创伤最小的一种方式，且无需额外牺牲自体神经移植物的功能。但其限制条件较苛刻，一般仅在锐器伤导致面神经离断的部分患者中适用。神经断端距离往往需在0.5 cm以内，才可能在面神经充分解剖后满足神经两端的无张力吻合。Mailk等比较了三种手术方式治疗下的70例面神经损伤患者，认为术后效果最佳的为端端吻合术，其次为自体神经桥接，最后为舌下-面神经吻合。然而，无论何种缝合方式，端端吻合似乎依然无法完全避免联带运动的出现。其发生机制可能与面神经断端纤维杂乱再生、异常突触传递或大脑皮质突触重组等具有相关性。

6. 面神经-腓肠神经桥接

神经桥接术是在神经缺损段过长，无法满足直接吻合情况下的常规术式。在国内外各文献报道中，常用的神经移植物包括腓肠神经、耳大神经乃至胸背神经等，均取得了不错的疗效。以腓肠神经作为移植物，制取简便，对患者损伤较小，直径近似，且有一定分叉数目便于吻合面神经分支。神经桥接的优势在于利用了原本离断的面神经近中枢端，无需牺牲舌下神经、咬肌神经等其他神经主干。但因其有至少2处吻合口，且神经移植物存在直径差异，较易出现联带运动，尤其是在主干桥接主干，或主干桥接多个分支的情况下。因此，近年来对于多分支的复杂面神经损伤，往往更倾向于多重面神经修复，制订个体化的修复方案。

7. 咬肌神经-面神经颊支吻合

由于距离面神经较近，咬肌神经的主干也可替代面神经主干进行面神经功能的重建。Biglioli 等采用咬肌神经-胸背神经-面神经各分支的桥接方式，对腮腺肿瘤扩大切除术后的患者进行了重建，取得了一定的疗效。此类术式，包括传统的舌下神经-面神经桥接/吻合术，其本质与面神经桥接术并无明显差异，均为"一主干、多分支"的连接方式，也就从根本上无法避免联带运动的出现。因此，为避免联带运动的出现，在一部分愿意牺牲患侧咬肌功能，或面神经失能时间较长、主干存在萎缩可能的患者中，笔者考虑在腓肠神经桥接的基础上行咬肌-面神经颊支吻合术，也就使得口轮匝肌的运动得到独立控制，与其他面肌活动不相联系，有效避免了联带运动的出现。而 Beutner 等采用舌下神经和面神经分别连接上、下部面肌分支的方式，同样避免了联带运动的出现。

腮腺区面神经损伤情况复杂，根据面神经损伤的原因、损伤的位置、损伤的程度、损伤的时程等可选择不同的特定的个体化治疗方案。考虑到严重面瘫后极大影响患者的生活质量，原则上患者面神经损伤后需及时地积极修复，以尽量减少持续损伤状态带来的损害。大体上，面神经离断后以面神经端端吻合的效果最好，面神经桥接的效果次之；在复杂情况下，多重面神经修复可带来多重良好效果，如减少联动等。

总之，腮腺区面神经损伤导致面瘫的患者，根据损伤的不同情况，需采取具有针对性的个体化的治疗方案，及时手术干预，多能达到较好疗效。随着技术不断进步，在手术方式选择上，我们仍有一定的余地可以发挥，各种不同的神经移植方式都值得被尝试，需要高质量的临床研究以证实不同修复方案的效果。

九、手术效果

对于面神经损伤患者，目前临床上主要有保守治疗和手术治疗两种方式。当面神经损伤比较严重或保守治疗无效的情况下，应尽早及时施行手术治疗，而手术治疗通常是根据患者面神经损伤部位及严重程度合理选择手术入路，采用面神经减压术进行治疗。有研究认为，手术治疗颅脑损伤合并面神经损伤的效果与手术时机、外伤的严重程度和患者的身体状况有关，手术时间在致伤1个月内进行手术为最佳时机，术后20天以内恢复。

Weber 等认为面神经缺损达 3 mm 的情况下，耳大神经移植修复效果最佳，因为该神经具备手术在同一切口、取材方便、神经直径相近等优点。自体移植手术效果与患者年龄、手术时间、损伤性质、损伤程度等因素有关：20岁以下年龄组的手术效果好于20以上年龄组；损伤后3个月内进行修复的总有效率达70.6%，明显好于损伤3个月后手术者。

自体神经来源有限，限制了这种术式的广泛应用。研究表明，动物神经切取后经加工处理，有可能取代人体自体神经移植修复周围神经缺损，为面神经缺损修复提供了一种可能途径，具有潜在的应用价值，但许多方面还值得继续研究。也有学者利用自体静脉套接吻合口并注入神经生长素来修复面神经损伤，减少了瘢痕，促进神经再生及损伤的修复，切实缩短了神经损伤后恢复的时间。

十、预后与展望

对于颅脑损伤所致周围性面瘫，很多学者认为面神经减压术是最为有效的方法，因其可以彻底释放受压迫的面神经，但关于面神经减压术的手术指征、手术时机、手术入路等问题仍有争议。各种术式有效率的提高、复发率的下降、合并听觉障碍的减少得益于术前诊断、术式选择、手术技术、术中监护的技术、术后处理等方面的不断完善。

Bento 等随访156例经颅中窝入路治疗创伤性面神经麻痹患者，按照 House 分级，完全恢复68例（占43.6%）、Ⅱ级57例（占36.5%）、Ⅲ级19例（占12.2%）、Ⅳ级11例（占7.1%）、Ⅴ级1例（占0.6%）。颅脑创伤合并面神经损伤是导致面瘫的重要原因，医源性损伤不容忽视。面神经损伤要尽早诊断，尽早治疗，根据损伤的程度不同选用保守疗法或是手术治疗。笔者认为有必要根据现有证据，进一步规范面神经手术治疗，并进行大样本、多中心的对照研究，从而制定最合理的手术原则，并在临床上加以运用并验证，以达到最大限度的面神经功能的恢复。

十一、典型病例

该病例为创伤性眶上裂综合征合并创伤性面神经损伤，行外科治疗，由上海长征医院侯立军教授提供。

病史：患者因"颅脑外伤术后上睑下垂、视物重影2个月余"入院（图13-1-4）。

查体：意识清楚，言语确切。右侧额颞部颅骨缺损，可见陈旧性手术瘢痕，可见皮瓣稍凹陷，范围约10 cm×10 cm，右侧额纹变浅，眼睑闭合不全，嘴角向对侧歪斜，右眼上睑下垂。左侧瞳孔直径约3 mm，直间接光反射迟钝；右侧瞳孔直径3.5 mm，直接光反射缺失，间接光反射减弱。双侧眼球上转、内转、下转受限。双侧肢体肌力、肌张力正常。粗测双侧视力视野正常，双侧躯体感觉正常。余神经系统查体无阳性体征。

手术方式：入院后完善各项检查，明确诊断，于2023年10月12日在全麻下行内镜下右额颞开颅MacCarty孔入路眶上裂减压＋面神经减压＋颅骨修补术（图13-1-5～图13-1-8）。

术后予以预防颅内感染、脱水、神经营养、补液、对症治疗。术后一般情况好，眼球运动障碍较术

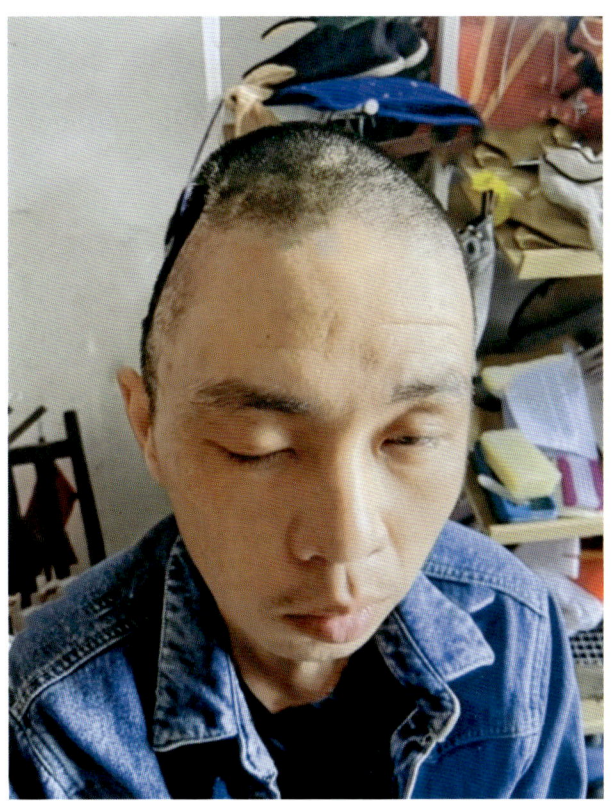

图13-1-4　外院手术后照片

前好转，眼睑上抬及闭合较前术前好转，体温正常，切口愈合佳，恢复过程正常，无不良并发症发生（图13-1-9）。

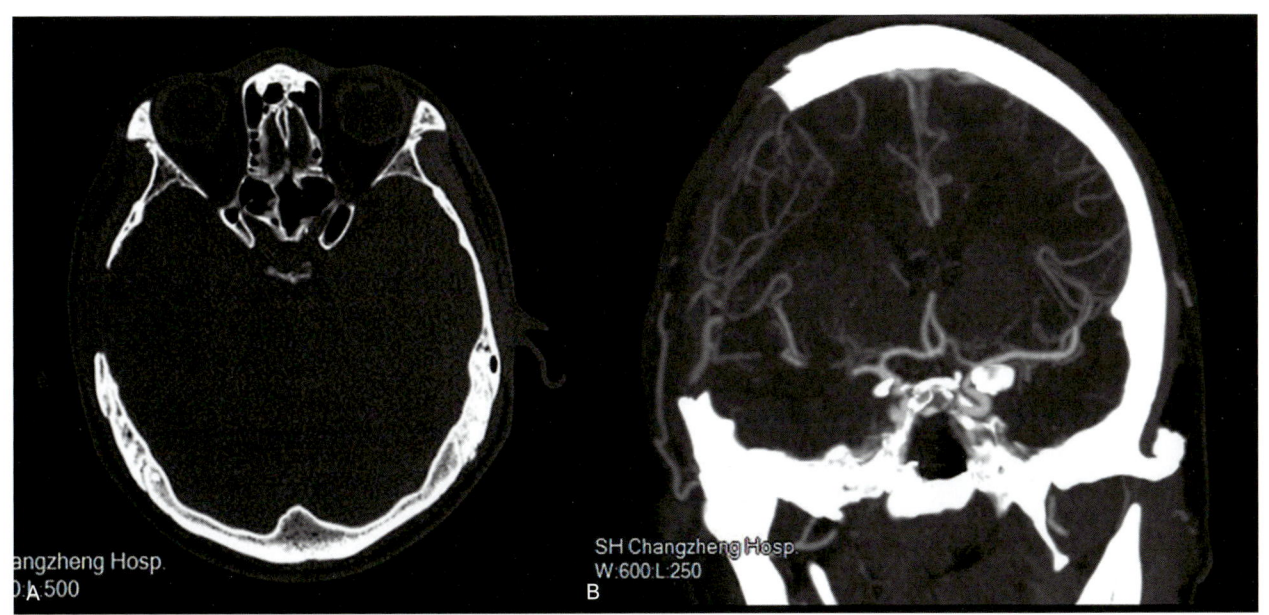

图13-1-5　术前影像评估。A. 头颅CT平扫。B. 头颅CTA未见动脉瘤

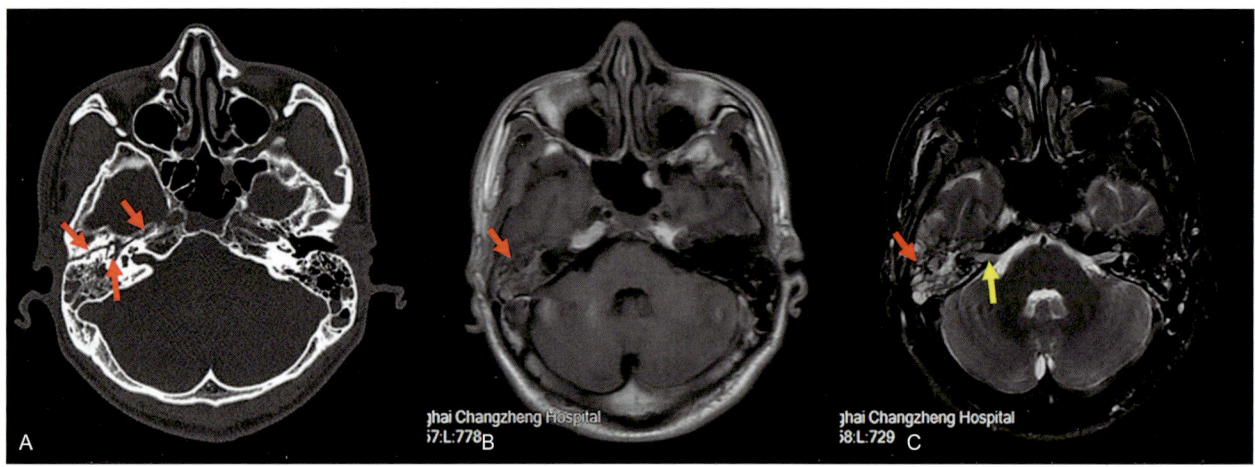

图 13-1-6　术前影像评估提示右侧面神经损伤。A. 头颅薄层 CT 薄层扫描提示右侧岩骨骨折（红色箭头）。B、C. MRI T1（B）和 T2（C）提示乳突气房水肿（红色箭头），黄色箭头指示同侧面听神经

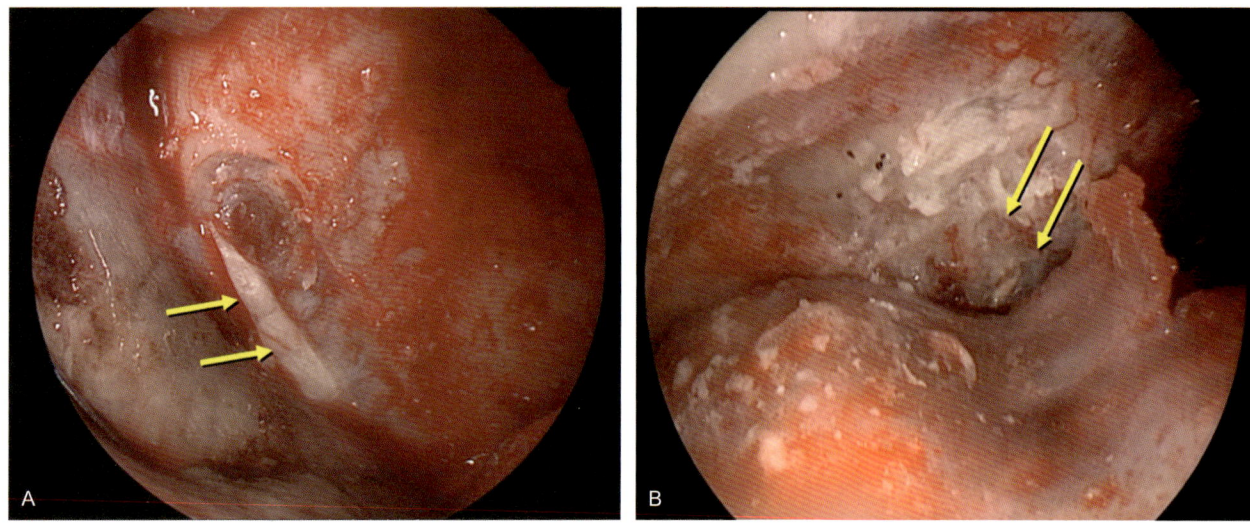

图 13-1-7　A、B. 内镜下 MacCarty 孔入路眶上裂减压（A）和面神经减压（B）

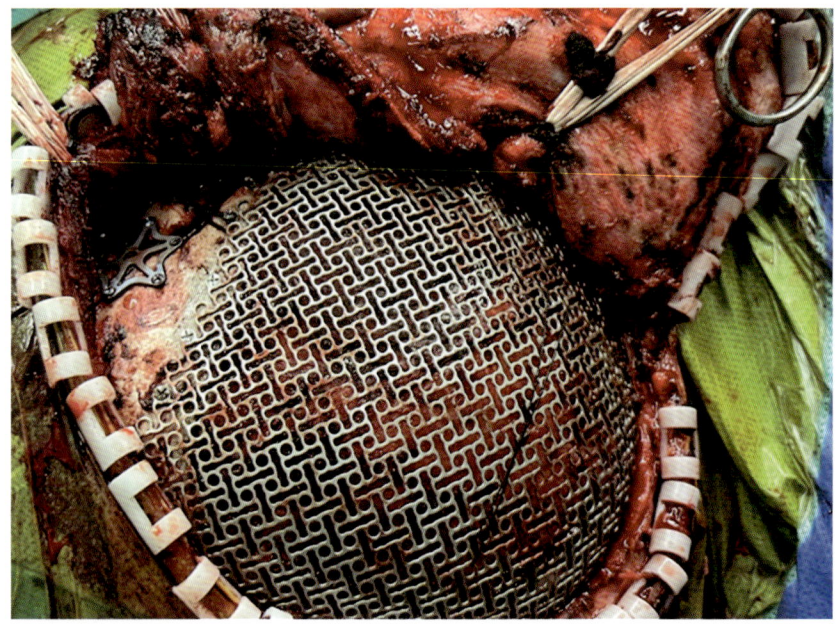

图 13-1-8　同期进行颅骨修补术

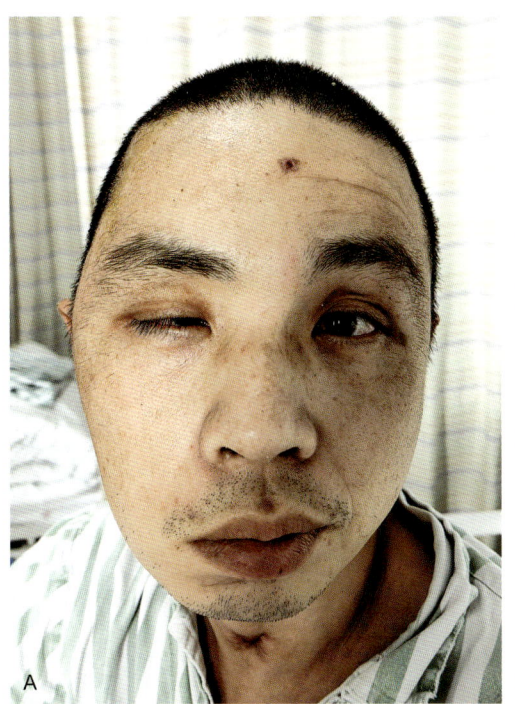
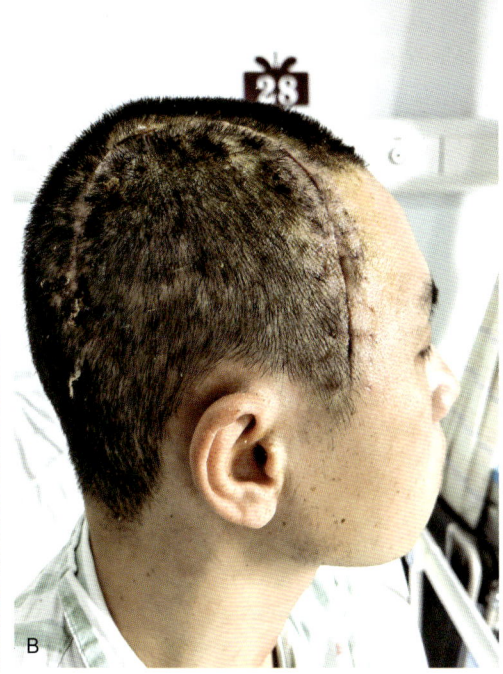

图 13-1-9 A、B. 术后 1 周随访

(王君玉　张凯)

参考文献

[1] Alicandri-Ciufelli M, Fermi M, Di Maro F, et al. Endoscopic facial nerve decompression in post-traumatic facial palsies: pilot clinical experience[J]. Eur Arch Otorhinolaryngol, 2020 Oct, 277(10): 2701-2707.

[2] Fliss E, Yanko R, Zaretski A, et al. Facial nerve repair following acute nerve injury[J]. Arch Plast Surg, 2022 Jul 30, 49(4): 501-509.

[3] Habeeb A. Delayed lower motor neurone facial nerve palsy following a traumatic head injury[J]. Cureus, 2022 Jun 8, 14(6): e25753.

[4] Kim J, Lee JM, Nam SI, et al. Surgical reconsideration of traumatic facial paralysis[J]. Otol Neurotol, 2022 Sep 1, 43(8): 968-972.

[5] Lee LN, Lyford-Pike S, Boahene KD. Traumatic facial nerve injury[J]. Otolaryngol Clin North Am, 2013 Oct, 46(5): 825-839.

[6] Markiewicz MR, Callahan N, Miloro M. Management of traumatic trigeminal and facial nerve injuries[J]. Oral Maxillofac Surg Clin North Am, 2021 Aug, 33(3): 381-405.

[7] Mistry RK, Hohman MH, Al-Sayed AA. Facial nerve trauma. 2023 Mar 1. In: StatPearls[J]. Treasure Island (FL): StatPearls Publishing, 2023 Jan.

[8] Mizuki M, Suzuki F, Amemiya S, et al. Traumatic facial nerve injury: a case of facial nerve avulsion at the cerebellopontine angle[J]. Radiol Case Rep, 2022 May 7, 17(7): 2404-2407.

[9] Pamuk AE, Pamuk G, Bajin MD, et al. Traumatic facial and vestibulocochlear nerve injury in the internal acoustic canal in the absence of a temporal bone fracture[J]. J Int Adv Otol, 2018 Aug, 14(2): 330-333.

[10] Shankar A, George S, Somaraj S. Evaluation of clinical outcome in traumatic facial nerve paralysis[J]. Int Arch Otorhinolaryngol, 2021 Feb 19, 26(1): e010-e019.

第十四章
其他创伤性脑神经损伤的临床诊治
Clinical Diagnosis and Treatment of other Traumatic Cranial Nerve Injuries

第一节 创伤性嗅神经损伤

一、概述

嗅觉障碍是指部分或全部嗅觉功能下降、丧失或异常。嗅觉功能障碍的风险随着年龄的增长而增加，也可能由慢性鼻窦疾病、严重的头部创伤、上呼吸道感染或神经退行性疾病引起。这些障碍损害了感知食物和环境中的警告气味的能力，也阻碍了与社会互动、饮食和等相关的生活质量。嗅觉功能障碍在创伤性脑损伤后很常见，可对生活质量产生重大影响。对食物、饮料和其他充满气味的感官体验减少，会造成失业，对于那些职业在很大程度上依赖于自己嗅觉能力的患者尤其如此，例如厨师、化学家、水管工、消防员、花商、美容师等。此外，环境危害（如挥发性物质/气体、火灾、变质食物）造成的危险增加是脑外伤后嗅觉缺陷最明显的潜在后果之一。

创伤性嗅神经损伤是一种由头部外伤引起的嗅觉功能障碍。这种损伤通常发生在交通事故、跌倒、体育活动中的撞击或其他形式的头部冲击后。创伤性嗅神经损伤对患者的生活质量有显著影响，包括食欲减退、情绪变化、安全隐患等。

二、病因及流行病学

嗅神经（第Ⅰ对脑神经）由位于鼻腔顶部的嗅上皮中的嗅细胞的轴突组成。这些轴突穿过颅骨底部的筛板进入大脑。由于嗅神经的这种独特位置，头部前部的撞击容易导致筛板损伤，进而影响嗅神经。创伤性嗅神经损伤主要由头部直接外力作用引起，特别是当冲击导致颅骨前部受损时，可能会直接或间接影响到嗅神经。这种损伤可能由于嗅神经纤维在颅脑撞击时从嗅裂处断裂或因脑震荡而间接损伤。已知的最早的关于创伤后嗅觉功能障碍的报告出现在19世纪末，主要归因于从马身上摔下来或对头部的打击。尽管确切的流行病学数据因地区而异，但研究表明创伤性头部损伤后嗅觉丧失的发生率在5%～20%不等。男性因更频繁参与高风险活动而比女性有更高的发病率。有关文献报道，25%～30%的严重头部损伤患者的嗅觉缺失，中度头部损伤患者15%～19%，轻度损伤患者0%～16%。也有其他研究报道了损伤的严重程度和嗅觉功能障碍的程度之间类似的相关性。相关文献发现嗅觉障碍最常发生在年轻的成年男性中，最常见的是由于机动车碰撞。尽管最近人们关注到轻度创伤性脑损伤（TBI）对运动员的影响，但关于嗅觉影响的文献仍然很少。在老年人群中，跌倒和攻击是导致嗅觉功能障碍最常见的原因，当坠落导致枕骨骨折时尤其如此。

三、解剖特点

嗅神经是唯一直接投射到大脑皮质的感觉神经，负责嗅觉信息的传递。嗅神经的解剖结构较为独特，可以从以下几个方面进行描述。

1. 嗅上皮

嗅神经的起点是位于鼻腔顶部的嗅上皮，这是一个特殊的感觉上皮组织，包含嗅细胞、支持细胞和基底细胞。嗅细胞是一种神经感受器细胞，具有向外伸展的纤毛，能够捕捉空气中的气味分子。外围元素在鼻腔上凹、鼻中隔和中鼻甲之间以及筛板下方约22 cm² 的假层状柱状呼吸上皮中发现。这个区域被称为嗅觉裂，包含大约600万个双极嗅觉受体细胞。

2. 嗅细胞

嗅细胞是一种特殊的感觉神经元。首先，它们位于嗅觉神经上皮内的水平和球状基底细胞中，甚至可以在创伤后不断再生。这种再生能力使基底细胞成熟为神经元，然后神经元可以生长回嗅球，甚至重新建立功能连接。其次，这些双极受体细胞既作为感觉受体，也作为直接投射到大脑的一级神经元——这在感觉系统中也是独一无二的。第三，每个受体细胞表达一个来自单一等位基因的单一气味受体基因。大约有1 000个不同的跨膜g蛋白嗅觉受体基因已经被鉴定出来，占整个哺乳动物g蛋白的3%～5%。除了双极受体细胞外，各种其他重要的细胞和结构也构成了嗅觉神经上皮细胞。维持（支持）细胞产生的黏液对维持上皮细胞和将气味从气相传导到上皮细胞的水相至关重要。黏液数量或黏度的破坏或改变可能会影响嗅觉功能。嗅细胞的树突末端扩展成为嗅纤毛，暴露在鼻腔内，能够与气味分子结合。其轴突穿过鼻腔顶部的筛板孔（位于颅底），汇聚成多根嗅神经丝。

3. 嗅神经丝

嗅细胞的轴突穿过筛板进入颅内，形成嗅神经丝。这些丝状结构汇聚在颅骨的筛板下方，这些束继续形成嗅球的第一层和最外层的同心层。在球茎的下一层更深处，轴突汇聚并突触到二级神经元的树突上，形成嗅球。

4. 嗅球

嗅球位于颅前窝的底部，是嗅神经的主要中枢神经结构。在嗅球内，嗅神经丝与第二级神经元（称为嗅束细胞）的树突形成突触连接。嗅球内的神经元将信号传递到嗅束。

5. 嗅束和嗅径

从嗅球开始，嗅束细胞的轴突形成嗅束，通过嗅觉束离开嗅球后，二级嗅觉神经元在初级嗅觉皮质的区域发生突触。该区域由嗅结节、梨状皮质、杏仁核、杏仁核周围复合体和内嗅复合体组成。一个次级嗅觉皮质位于大脑的眶额区域。初级皮质和次级皮质之间的许多连接通过丘脑的背内侧核传播；这一过程中，嗅觉信息被进一步处理并投射到大脑的不同区域。然而，在嗅球和皮质区域之间直接存在着一些联系——这是感觉系统的另一个独特特征。所有这些区域在气味感知的中央处理过程中都起着关键作用，包括学习、记忆、视觉和味觉输入的整合，以及情感意义的分配。

除了嗅觉系统外，三叉神经系统在化学刺激的检测中起着重要的作用，但在气味辨别中不是。三叉神经的纤维支配整个鼻腔，可以感知触觉、疼痛、温度和有害刺激——通常会导致反射性反应，导致黏液产生、黏膜充血、打喷嚏等。这可以间接影响嗅觉。由于三叉神经具有更有深的、受保护的过程和双侧神经支配，因此对损伤更有抵抗力，甚至在严重损伤的情况下也可以避免。因此，患者在主观上无法检测到强烈的有害刺激（即氨气），这可能为装病提供了线索。

6. 血供

嗅上皮和嗅球的血供主要来自前颅底的小动脉，这些动脉是颈内动脉和颈外动脉分支的一部分。

四、病理生理机制

嗅觉需要一个通畅的鼻气道，完整的鼻黏膜和适当的黏膜涂层，以及从鼻腔到高级皮质处理中心的完整的神经通路。因此，任何创伤后嗅觉功能障碍来自以下组件的损坏：① 鼻窦束；② 剪切的嗅觉神经筛状板；③ 焦点创伤嗅球，扩散损伤初级或二级嗅觉皮质，或损伤中央嗅觉结构之间的连接（图14-1-1）。

（一）鼻窦道中断

鼻骨或面中部骨折会扭曲正常的气流，从而通过阻止气味到达嗅觉神经上皮而造成传导性嗅觉丧失。损伤越广泛，嗅觉丧失的发生率就越高。鼻腔内的软组织损伤导致腔内血液、黏膜或鼻中隔血肿、水肿和瘢痕形成（从最初的损伤或复苏气道支持）都可能扭曲解剖结构，从而影响功能。此外，损伤可能导致鼻窦流出物阻塞，导致鼻窦炎和炎症变化，从而进一步限制气流或黏液特征。由于鼻窦束的破坏是最容易接受药物或手术治疗的，这些潜在的病因不应被忽视，即使是在复杂损伤的情况下。

（二）嗅觉神经损伤

嗅神经丝穿过筛状板的小孔是特别容易受到损伤的部位。这种情况发生的机制通常是由于筛顶或筛状板的直接骨破坏，或由于大脑相对于颅底位置的快速变化。后一种机制通常出现在机动车碰撞时突然减速。嗅球和大脑在颅内腔室内是可移动的，被硬脑膜内的脑脊液（脑脊液）隔离。然而，嗅觉受体的轴突是固定在筛状孔内的。这种类型的损伤可导致嗅觉纤维的完全剪切或显著拉伸，随后导致轴突变性。这些损伤，通常被称为牵缩损伤，通常是严重的和双侧的。

（三）中枢性病变损伤

任何中枢成分或嗅觉连接均可导致功能障碍。这可能包括挫伤，但通常是由于水肿、出血或血肿。嗅球位于额叶下方，位于固定的筛状板上方，特别容易受到压迫力或继发性缺血。

部分创伤性患者嗅觉功能障碍由非创伤性原因造成。在某些情况下，可能很难确定是否缺乏对缺陷的

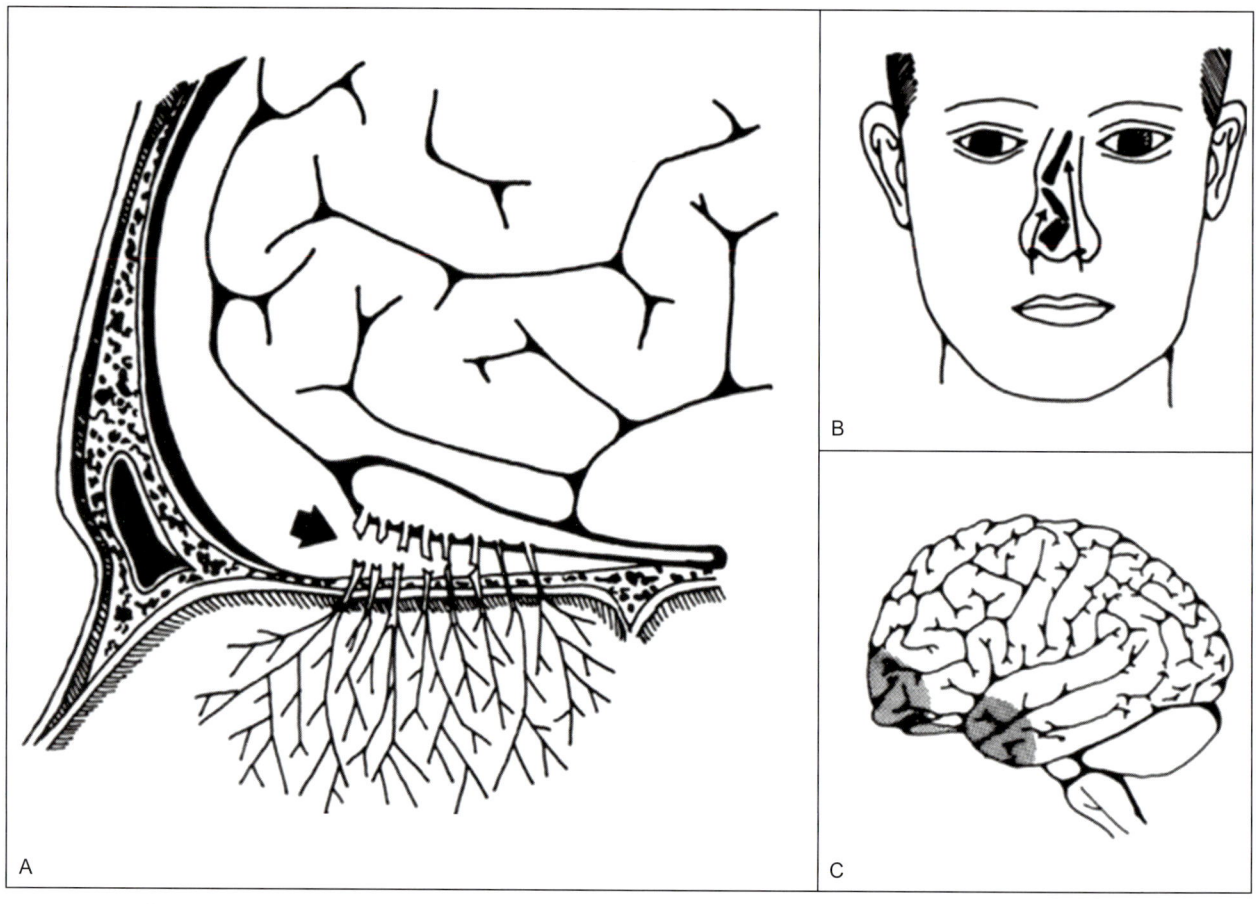

图14-1-1 嗅觉损伤机制。任何创伤后嗅觉功能障碍来自以下组件的损坏：A. 鼻窦束的损伤。B. 剪切的嗅觉神经筛状板。C. 焦点创伤嗅球，扩散损伤初级或二级嗅觉皮质，或损伤中央嗅觉结构之间的连接

意识，或者创伤后认知功能障碍是否阻止了对创伤前状态的回忆。必须考虑鼻-鼻窦炎、息肉病、变应性鼻炎、鼻窦肿瘤或既往鼻或经鼻手术等既往史。对嗅觉丧失的感音神经性原因的鉴别诊断更广泛，包括衰老、痴呆和其他神经退行性疾病、病毒后嗅觉丧失、以前的头部创伤、毒素或先天嗅觉受损等。应该特别注意药物治疗，因为针对头部创伤患者开出的一些药物（即抗惊厥药物）可能会干扰气味。

五、临床表现

创伤性嗅神经损伤的主要临床表现为嗅觉减退（hyposmia）或嗅觉完全丧失（anosmia）。在一些案例中，患者可能经历嗅觉扭曲（parosmia）或幻嗅（phantosmia）。

六、辅助检查

1. 嗅觉测试

头部外伤后出现嗅觉缺陷的患者应进行嗅觉测试，以确认丧失并量化丧失的严重程度。然而没有一种单一的测试被接受为嗅觉功能的标准测试，尽管有几种有效的方法常被使用。所有测试都涉及气味检测或气味识别，尽管它们在测试时间、成本、管理难度和方式、所需用品和自我管理的潜力方面有很大差异。

在最常用的测试中，宾夕法尼亚大学气味识别测试（UPSIT）是一种自我管理的多项选择测试，使用包含10个气味的小册子。阿尔伯塔省的气味测试使用了分别吸入每个鼻孔的香味标记物，这是"强制选择"测试的另一个例子。这是一种很好的筛查工具，因为这些标记物是可重复使用的，因此价格便宜，尽管检测结果异常的患者应该进行更全面的检测，如UPSIT。

在欧洲，最常用的方法是"嗅探"棒测试，包括气味阈值、气味识别和气味识别。它与UPSIT和阿尔伯塔省的气味测试都很相似，因为它涉及对7种气味的强制多种选择。在日本，常用的测试是T&T嗅觉测定。T&T使用一种试剂盒，其中包括5种不同浓度的气味，以确定检测和识别阈值。最近，喷射流

嗅觉测定仪（长岛医疗仪器公司，东京，日本）已与T&T一起使用，以避免被其他环境气味污染。

康涅狄格大学化学感觉临床研究中心（CCCRC）的测试通过双盲、强制选择丁醇连续稀释与水进行评估。检测阈值定义为患者连续四次正确识别丁醇瓶的稀释度。嗅觉丧失的患者大约有50%的患者能识别出正确的瓶子，如果得分始终低于50%（或连续选择四次使用的水），则表明可能出现装病。通过评估受试者识别7种常见气味的能力来测试辨别能力（包括三叉神经刺激）可以用来检测装病，因为双侧完全三叉神经丧失是极其罕见的。

2. **神经影像学**

虽然在许多患者中嗅觉丧失的严重程度可以通过上述测试来确定，但如果没有高分辨率成像，就很难确定损伤的确切位置。评估骨性和软组织结构和鼻腔损伤的选择方式是CT扫描。轴向和冠状面均应采用薄切（1mm或更少），但冠状图像通常是患者俯卧拍摄的，颈椎损伤的患者可能仅限于轴向图像。CT对检测任何可能阻碍气流的鼻窦区域的异常都非常敏感。脑CT可以检测到高级嗅觉通路和嗅觉处理中心的出血或水肿区域，但通过MRI可以更好地评估。MRI优于检测脑实质的异常，包括出血、梗死、挫伤或弥漫性轴突损伤。它在评估颅底附近的结构如嗅球等时特别有用（图14-1-2）。

其他成像方式如单光子发射计算机断层扫描（SPECT）和正电子发射断层扫描（PET）已经在嗅觉功能障碍患者中进行了研究，然而这些测试的诊断作用仍有待阐明。尽管如此，随着现有成像技术的改进和新技术的发展，将主观测试与客观检测结果在解剖学上相互关联的能力将继续提高。

3. **体格检查**

体格检查应包括对整个头颈部的彻底检查，而不仅仅是上述那些病理生理功能障碍的区域。仔细检查撕裂伤、瘀斑、水肿、压痛等。乳突瘀斑和眶周瘀斑（"熊猫眼"）均提示基底颅骨骨折，可能预测鼻筛复杂骨折及筛板上嗅觉神经的剪切或拉伸。应触诊上颌骨-面部骨骼，存在台阶性或活动节段提示更严重的损伤。外鼻应评估骨或软骨位移，影响鼻气流，从而影响嗅觉。最初的鼻前鼻镜检查可以帮助排除鼻中隔或鼻血肿、鼻中隔偏曲、鼻甲增大或畸形、撕裂伤、水肿、瘀斑或脑脊液漏。在使用局部减充血剂（喷雾剂或出质剂）后，可以进行更彻底的评估。鼻内镜检查是一个有价值的工具，在评估整个鼻窦区，包括后鼻腔和鼻咽部。它可以在脱充血前后进行，以便更好地了解可逆性黏膜水肿的程度。该技术提供的改进的可视化进一步允许评估嗅觉神经上皮本身，并检测黏膜损伤、瘢痕、息肉样疾病，甚至肿瘤。

4. **嗅觉诱发电位**

嗅觉诱发电位评估嗅觉通路的功能性检查。

七、诊断标准

诊断创伤性嗅神经损伤主要依据病史（如头部外伤史）、临床表现以及辅助检查结果。重要的是要排除其他可能导致嗅觉丧失的原因，如鼻炎、鼻窦炎等。

八、鉴别诊断

鉴别诊断应包括其他导致嗅觉丧失的疾病，如神经系统疾病（如帕金森病）、鼻部疾病（如慢性鼻窦炎），以及某些药物的副作用。

九、治疗进展

创伤性嗅神经损伤的治疗目前主要是对症治疗，包括嗅觉训练和使用某些药物（如皮质类固醇）减少炎症。尽管存在一些治疗方法，但目前还没有明确有效的治疗方案。外伤性嗅神经损伤的手术治疗主要侧重于恢复嗅觉功能，但这一领域的手术治疗相对有限，并且具有一定的争议。外伤后嗅觉丧失的患者中，大多数治疗都是对症治疗，包括药物治疗和嗅觉训练。由鼻窦骨或黏膜损伤引起的气流限制可能对各种局部喷雾剂反应良好。在短期内使用缩血管剂可以帮助减轻黏膜水肿的影响，就像简单的鼻生理盐水冲洗也可起到一定作用。使用鼻皮质类固醇喷雾剂通常用于治疗鼻过敏或鼻窦炎。当手术失败时，或在鼻中隔骨或软骨明显结构紊乱的情况下，可能需要进行手术干预，以恢复嗅上皮的适当气流。此外，直接由外伤或鼻插管引起鼻阻塞的鼻窦炎可能受益于功能性内镜鼻窦手术。

然而，在某些情况下，当嗅神经损伤与筛板骨折或颅内血肿等结构性问题有关时，手术治疗可能是必要的。以下是一些可能采用的手术治疗方法。

（1）筛板修复术：对于那些因筛板骨折导致嗅神经损伤的患者，筛板修复术可能有助于恢复嗅觉。这种手术旨在修复骨折的筛板，减少对嗅神经的压迫或损伤，从而有可能恢复或改善嗅觉功能。这通常通过鼻内镜手术完成，最小化了手术的侵入性。

（2）颅内压减轻术：在某些情况下，颅内血肿或肿胀可能压迫嗅神经，导致嗅觉丧失。通过颅内减压手术，可以减轻对嗅神经的压迫，可能有助于恢复嗅

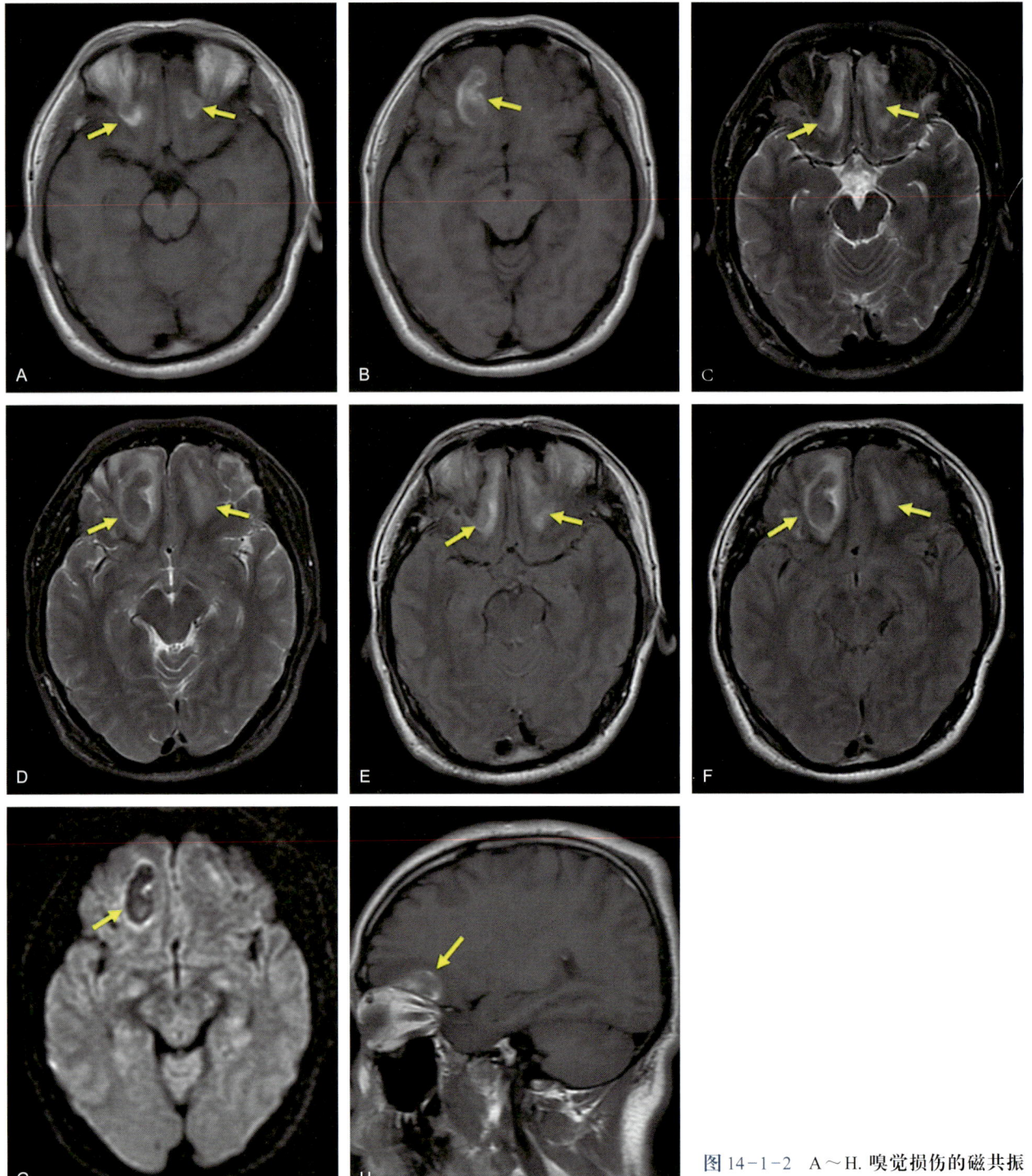

图14-1-2 A～H. 嗅觉损伤的磁共振特点

觉。这种手术需要根据患者的具体情况来定,且风险和收益需要仔细权衡。

(3)嗅神经解剖术:虽然不常见,但在特殊情况下,如果嗅神经受到持续的压迫或有明显的解剖学异常,可能会考虑进行嗅神经解剖术。这种手术目的是释放嗅神经,减少其受到的压迫或纠正解剖异常。然而,这种手术的成功率和适应证仍然是研究和讨论的对象。

值得一提的是,虽然目前商业上还没有治疗创伤后感音神经性嗅觉丧失的具体治疗方法,但治疗临床医生必须提供支持和咨询。这对于这一独特的患者群体是至关重要的,因为他们可能已经承受了继发于初始损伤的其他生理或神经精神缺陷。嗅觉丧失,尽管其表现相对无害，但在最初的危及生命的伤害已经消失或稳定下来很久之后，可能会产生毁灭性的长期影响。患者还必须接受营养学方面的建议，一些患者试图通过添加咸、甜、脆或辛辣的食物来弥补味觉的丧失，从而刺激完整的三叉神经通路或鼓索的通路。然而，这本身可能会对营养和健康的产生负面影响。除了对健康的风险外，嗅觉减弱的患者可能在个人卫生、儿童护理和宠物护理方面存在问题。应该让患者意识到这种潜在危害，并明确制定时间表。大量研究表明，嗅觉障碍与临床抑郁症之间有很强的关系。患者的心理治疗是至关重要的，安抚患者群体可能有助于减轻身体和心理负担。心理治疗再加上来自新兴技术的希望，可以大大减轻患者的恐惧感、挫折感和进一步的伤害。

目前还没有治疗嗅觉通路神经损伤的有效方法，改善预后应将注意力集中在任何逆转病因的识别和管理上。这包括与损伤直接相关的功能障碍或间接作为损伤治疗后遗症的功能障碍。

十、预后

创伤性嗅神经损伤的预后因人而异，部分患者可能随时间恢复部分嗅觉功能，但许多患者可能遭受长期甚至永久的嗅觉丧失。虽然没有外科手术的方法来修复嗅觉神经，但可能会发生自发性恢复。据估计，大约1/3的创伤后嗅觉丧失患者可能会经历某种程度的自发性恢复性。在大多数创伤后损伤病例中，如果要恢复，通常在损伤后6个月到1年内观察到。虽然有可能，但损伤后2年以上的恢复概率变得非常低。

了解损伤的程度、年龄和中枢损伤的程度是咨询嗅觉丧失患者的重要组成部分。虽然年轻患者发生创伤性头部损伤的可能性更高，但动物模型表明，年轻患者比老年患者从损伤后更有可能恢复。嗅觉受体细胞的再生能力和皮质挫伤的相对弹性在这方面起着重要的作用。然而，在所有患者中，轴突损伤后可能在嗅球中建立的不完全或异常的神经元再连接通常会导致嗅觉障碍，或在恢复过程中嗅觉改变——即使是在早期完全嗅觉丧失的情况下。

尽管缺乏解决嗅觉神经损伤的选择，患者不应该被告知没有希望。许多实验方法已经取得了进展，新的治疗方法即将到来。嗅觉神经和筛状板区域的损伤往往会导致局部的炎症反应和瘢痕组织的形成。瘢痕组织为轴突创造了一个障碍，无法再生嗅觉神经元，这些神经元可能正在向嗅球生长。虽然鼻定向类固醇在创伤性脑损伤患者中并不常见，但试图调节损伤时的炎症反应和抑制瘢痕组织的形成可能被证明是有用的。在一个小鼠模型中使用类固醇治疗可以改善嗅觉神经损伤后的恢复结果。此外，阻断介导炎症反应的特定通路也可能为创伤后嗅觉功能障碍的治疗提供一种新的策略。白细胞介素-6可减少嗅觉损伤区域的星形胶质细胞和巨噬细胞，有助于改善嗅觉神经的再生和恢复。

嗅觉训练和早期干预可能有助于改善预后。其他修复和恢复嗅觉功能的方法包括将嗅觉上皮组织移植或移植到损伤部位。有研究将化学损伤后的嗅觉祖细胞移植到小鼠的嗅觉上皮细胞中，发现这些祖细胞产生了球状基底细胞、神经元和支持细胞。嗅觉移植物在移植到嗅球时存活，保留了正常嗅觉上皮的特性，包括双极嗅觉受体细胞。将嗅上皮直接移植到嗅球腹侧表面并进入鼻腔，为新的手术治疗恢复嗅觉提供基础。

直接刺激大脑的各个区域来激活感觉感知的能力并非没有先例。耳蜗植入物用于恢复听力和其他传感器-大脑界面是一种日益流行的对那些感音神经性丧失的方式。那些使得人工耳蜗植入术如此成功的方法可用于治疗嗅觉缺失的探索。研究人员一直在探索使用直接电刺激嗅球作为一种绕过受损的嗅觉神经的方法。正在动物模型中进行的测试已经产生了希望的结果，未来的嗅觉植入装置的临床试验正在计划之中，虽然还没有上市，但神经假体在未来几年很可能成为治疗嗅觉丧失的主导技术。

创伤性嗅神经损伤是一种复杂的临床症状，对患者的生活质量有重大影响。尽管目前的治疗选项有限，但随着对其病理机制更深入的了解和治疗方法的不断探索，未来有望为这些患者提供更有效的治疗策略。持续的研究和临床试验对于开发新的治疗方法和改善患者预后至关重要。

（金海　王申浩）

参考文献

[1] AbdelBari Mattar M, El Adle H. Prognostic factors for olfactory dysfunction in adult mild head trauma[J]. World Neurosurg, 2020 Sep, 141: e545-e552.

[2] Ahmedy F, Mazlan M, Danaee M, et al. Post-traumatic brain injury olfactory dysfunction: factors influencing quality of life[J]. Eur Arch Otorhinolaryngol, 2020 May, 277(5): 1343-1351.

[3] Altundag A, Saatci O, Kandemirli SG, et al. Imaging features to predict response to olfactory training in post-traumatic olfactory dysfunction[J]. Laryngoscope, 2021 Jul, 131(7): E2243-E2250.

[4] Coelho DH, Costanzo RM. Posttraumatic olfactory dysfunction[J]. Auris Nasus Larynx, 2016 Apr, 43(2): 137-143.

[5] Costanzo RM, Miwa T. Posttraumatic olfactory loss[J]. Adv Otorhinolaryngol, 2006, 63: 99-107.

[6] De Luca R, Bonanno M, Rifici C, et al. Post-traumatic olfactory dysfunction: a scoping review of assessment and rehabilitation approaches[J]. Front Neurol, 2023 Jul 13, 14: 1193406.

[7] Howell J, Costanzo RM, Reiter ER. Head trauma and olfactory function[J]. World J Otorhinolaryngol Head Neck Surg, 2018 Mar 14, 4(1): 39-45.

[8] Hsieh JW, Lenoir V, Sipione R, et al. Can MRI predict olfactory loss and improvement in posttraumatic olfactory dysfunction?[J]. Rhinology, 2023 Nov 13.

[9] Huang T, Wei Y, Wu D. Effects of olfactory training on posttraumatic olfactory dysfunction: a systematic review and meta-analysis[J]. Int Forum Allergy Rhinol, 2021 Jul, 11(7): 1102-1112.

[10] Kim SW, Park B, Lee TG, et al. Olfactory dysfunction in nasal bone fracture[J]. Arch Craniofac Surg, 2017 Jun, 18(2): 92-96.

[11] Limphaibool N, Iwanowski P, Kozubski W, et al. Subjective and objective assessments of post-traumatic olfactory dysfunction[J]. Front Neurol, 2020 Aug 26, 11: 970.

[12] Marin C, Langdon C, Alobid I, et al. Olfactory dysfunction in traumatic brain injury: the role of neurogenesis[J]. Current Allergy and Asthma Reports, 2020, 20(10).

[13] Tai K, Leland EM, Seal SM, et al. Olfactory dysfunction following moderate to severe traumatic brain injury: a systematic review and meta-analysis[J]. Neuropsychol Rev, 2023 Dec, 33(4): 717-732.

[14] Whitcroft KL, Hummel T. Clinical diagnosis and current management strategies for olfactory dysfunction: a review[J]. JAMA Otolaryngol Head Neck Surg, 2019 Sep 1, 145(9): 846-853.

[15] Yousem DM, Geckle RJ, Bilker WB. Posttraumatic olfactory dysfunction: MR and clinical evaluation[J]. AJNR Am J Neuroradiol, 1996 Jun-Jul, 17(6): 1171-1179.

第二节　创伤性听神经损伤概述

一、病因

在颅脑外伤时前庭蜗神经损伤（听神经损伤，auditory nerve injury）发生率为0.8%，多为颞骨岩部横行骨折所致。骨折常使听神经受牵扯、撕裂挫伤、出血以及血供障碍，造成感觉神经性听力丧失及耳鸣；迷路耳囊亦常破裂，导致严重的前庭和耳蜗功能损伤，包括半规管、椭圆囊和球囊功能破坏。由于横行骨折的骨折线垂直于面神经，约有50%患者出现两对脑神经同时损伤。

二、临床表现与诊断

由于前庭神经和耳蜗神经解剖关系紧密，两者常共同累及，出现听力障碍和前庭功能紊乱。外伤后的传导性耳聋通常为中耳内积血所引起，一旦血肿吸收，听力可逐渐恢复。内耳结构受伤和耳蜗神经在外伤时挫伤、水肿，可致神经性耳聋。在听神经损伤中，耳鸣也是常见症状。耳鸣的程度和持续时间各不相同，多为连续性的蝉鸣音，患者难以忍受；愈后也不尽相同，大部分患者可望在伤后3～4周逐步缓解，少数可表现为永久性耳鸣。

前庭神经损伤的突出表现为眩晕和眼球震颤，通常由迷路的创伤或其内出血引起，特别是枕部受伤。伤后并不一定有意识丧失，严重的前庭功能受损出现眩晕、呕吐和水平眼颤。急性发作持续一般不超过48小时，之后渐次减轻，进入恢复期。眩晕多在3～4周内缓慢消退。

耳蜗电图（ECochG）是临床听力测试中唯一能了解单耳功能状态的方法，可对耳聋进行辅助定性及定位诊断。眼前庭反应可为前庭系统的状态提供早期信息，眼震图标记对确诊前庭神经损伤有一定帮助，但尚无可靠的中枢前庭神经功能诊断试验。脑干听力诱发电位（BAEP）对评价听神经和耳蜗神经核的完整性有显著意义，但对观察前庭神经结构和功能作用有限。

三、治疗

前庭蜗神经损伤无特殊治疗，仍以药物治疗为主，包括激素、神经营养药物、抗眩晕药等。此外，也可通过心理治疗及加强平衡训练来补偿前庭功能。有残余听力者，若药物或手术治疗无效，病情稳定后可选配助听器。听小骨脱位所致听力障碍严重者可考虑行听小骨复位术。外伤性迷路损伤通常是自限性的，随着出血的吸收消退，眩晕症状也逐步缓解。若眩晕症状频繁发作，严重影响患者生活和工作时，根据患者受累耳的听力情况，可考虑手术治疗，如破坏迷路或选择性切断前庭神经等。

听神经损伤引起单侧或双侧耳聋是颅脑损伤的重要并发症，据报道约占颅脑外伤的0.8%，且均伴有岩骨骨折并累及中耳腔。患者伤后患侧听觉立即失聪，其原因可能有以下几种情况：中耳腔积血最为常见，因属传导性耳聋，当血液吸收后听力即有所改善或完全恢复；其次是直接损伤内耳结构，听神经遭受牵扯、撕裂及挫伤等，系神经性耳聋，听力往往完全丧失，恢复亦差；另外，偶有因听骨链受损，为锤骨和砧骨脱位引起的传导性耳聋，常残留不同程度的听力障碍，尤其是老年人恢复较差。据一组岩骨纵行骨折引起听力障碍的统计，传导性损伤占65%，神经性损伤占22%，混合性损伤占13%。

听神经又名位听神经，包含有耳蜗和前庭两部分神经纤维，故受损后有部分患者表现耳鸣及眩晕症状。耳鸣多与耳蜗神经受激惹或因供应血管被波及有关，其性质、强度和持续时间各异，但多为连续性的蝉鸣或嗡嗡声，患者常为此而焦躁不安，惶惶不可终日。眩晕则与前庭神经受累波及迷路有关，由于耳蜗支与前庭支紧密相邻，两者往往同时受伤，故失聪、耳鸣、眩晕、头昏、恶心甚至呕吐等症状亦此起彼落、相互掺杂，不能截然划分。另外，眩晕也可由脑干损伤而引起，或因迷路振荡而致，后者常于伤后出现明显的位置性眩晕、眼震、恶心及呕吐，而于48~72小时渐次好转，在此期间前庭反应亦受抑或消失。通常单从临床上较难识别究竟是中枢性眩晕还是周围性眩晕，须结合特殊检查，详加分析，才能作出正确的估计。

听神经损伤的治疗，目前尚无良策，仍以药物治疗为主，急性期可给予激素及适量脱水以减轻局部水肿、促进神经营养及供血状况，使用神经生长因子改善神经功能等。对后期经久不愈的耳鸣及眩晕，则需依靠适量的镇静剂来抑制或减轻其症状，如苯巴比妥、氯苯甲嗪、氯丙嗪或异丙嗪等。对于个别严重耳鸣或眩晕、久治无效者，可考虑耳科手术治疗，破坏迷路或选择性切断前庭神经。

内耳是重度颅脑损伤后最易受损的感觉器官，前庭器官损伤或迷路挫伤可引起眩晕。骨传导链的破坏或中耳出血导致传导性听力丧失。骨传导链的破坏常位于砧镫骨关节处。手术治疗和修复脱臼的结构对恢复听力非常重要。

四、预后

（1）皮质损伤：单侧初级听皮质（颞横回）的损伤可引起轻微的声音空间定位障碍。听觉相关区域损伤可导致声音感知障碍。影响双侧颞横回或在此期间相互联系的颞叶损伤可引起听觉性言语认识障碍。

（2）脑干损伤：耳蜗核以上的脑干损伤一般不引起全聋。外侧丘系损伤可引起双侧部分神经性耳聋，对侧耳较重。定位听觉脑干损伤部位可通过脑干听力诱发反应来辅助判别。

（3）桥小脑脚及外周听觉损伤：通常引起感音神经性耳聋（感知声音和语言障碍），同时伴有高调耳鸣。

从外周到中枢的听神经的损伤，听力损伤程度越重，恢复越难，效果越差。越靠近外周神经的损伤，可修复及听力重建的可能性较大；越靠近中枢端的听神经损伤预后越差，干预的手段越有限。听毛细胞及听神经修复未来有待于基因组织工程学及神经干细胞移植等技术手段来实现，一定会成为将来研究的热点。

（王君玉　刘海斌）

参考文献

[1] Abrashkin KA, Izumikawa M, Miyazawa T, et al. The fate of outer hair cells after acoustic or ototoxic insults[J]. Hear Res, 2006 Aug, 218(1-2): 20-29.

[2] Bergemalm PO, Borg E. Long-term objective and subjective audiologic consequences of closed head injury[J]. Acta Otolaryngol, 2001 Sep, 121(6): 724-734.

[3] Bohne BA, Harding GW. Degeneration in the cochlea after noise damage: primary versus secondary events[J]. Am J Otol, 2000 Jul, 21(4): 505-509.

[4] Emerson LP, Mathew J, Balraj A, et al. Peripheral auditory assessment in minor head injury: a prospective study in tertiary hospital[J]. Indian J Otolaryngol Head Neck Surg, 2011 Jan, 63(1): 45-49.

[5] Fitzgerald DC. Head trauma: hearing loss and dizziness[J]. J Trauma, 1996 Mar, 40(3): 488-496.

[6] Frijns JH, Briaire JJ, Grote JJ. The importance of human cochlear anatomy for the results of modiolus-hugging multichannel cochlear implants[J]. Otol Neurotol, 2001 May, 22(3): 340-349.

[7] Johnson F, Semaan MT, Megerian CA. Temporal bone fracture: evaluation and management in the modern era[J]. Otolaryngol Clin North Am, 2008 Jun, 41(3): 597-618.

[8] Kiang NY, Rho JM, Northrop CC, et al. Hair-cell innervation by spiral ganglion cells in adult cats[J]. Science, 1982 Jul 9, 217(4555): 175-177.

[9] Makishima K, Snow JB. Pathogenesis of hearing loss in head injury. Studies in man and experimental animals[J]. Arch Otolaryngol, 1975 Jul, 101(7): 426-432.

[10] Muhr P, Rosenhall U. The influence of military service on auditory health and the efficacy of a hearing conservation program[J]. Noise Health, 2011 Jul-Aug, 13(53): 320-327.

[11] Munjal SK, Panda NK, Pathak A. Audiological deficits after closed head injury[J]. J Trauma, 2010 Jan, 68(1): 13-18; discussion 18.

[12] Wong AC, Ryan AF. Mechanisms of sensorineural cell damage, death and survival in the cochlea[J]. Front Aging Neurosci, 2015 Apr 21, 7: 58.

[13] Yetiser S, Hidir Y, Gonul E. Facial nerve problems and hearing loss in patients with temporal bone fractures: demographic data[J]. J Trauma, 2008 Dec, 65(6): 1314-1320.

第三节 创伤性后组脑神经损伤

创伤性后组脑神经损伤是指机体受到创伤后出现的后组脑神经的损伤，即舌咽神经（CN Ⅸ）、迷走神经（CN Ⅹ）、副神经（CN Ⅺ）及舌下神经（CN Ⅻ）在创伤后出现的单根或多组、单侧或双侧的损伤，而引起相应的功能障碍。大多数颅底骨折与头部创伤有关，颅底骨折可导致这些神经的损伤，并引起相应的神经系统并发症。后组脑神经从脑干脊髓发出通过颅底后部离开颅骨。舌咽神经、迷走神经和副神经可穿过颈静脉孔；舌下神经穿过枕髁附近的舌下神经管。因此，颅底后部骨折，特别是颈结节和枕髁，可导致后组脑神经损伤。严重时可伴发面、听神经损伤。后组脑神经损伤虽然较少发生，但损伤后往往伴随周围重要组织损伤，导致这类患者的死亡率较高。

一、病因及流行病学

后组脑神经与脑干密切相关，这些神经在遭受损伤时，常伴脑干损伤，而且损伤比较严重，伤后患者多难以生存。因此，在仍然生存的颅脑损伤患者中，伴有后组脑神经损伤的病例少见。临床诊断存在的一定困难以及数据收集的差异，使其流行病学难以准确描述。创伤性后组脑神经损伤的数据收集的问题包括：许多重度颅脑创伤患者一直处昏迷状态，可能无法完成评估；恢复相对良好患者，不按要求复查，同样无法汇总报告；且与临床医生的临床意识存在一定关系。目前大宗病例报道少，个案报告居多。据报道，3 417 例颅脑创伤患者中合并 312 例脑神经损伤，占比 9.13%；后组脑神经损伤 30 例（0.88%），后组脑神经全部累及 10 例（0.29%），合并后组脑神经损伤的死亡率高达 73.3%。

二、解剖特点

后组脑神经中的舌咽神经、迷走神经和副神经均起于延髓脑桥沟。经延髓后外侧发出入颈静脉孔，由一系列根丝附着于延髓的橄榄后沟，纤维细小，彼此不易区分，形成舌咽-迷走-副神经复合体，并由鞘膜包绕，位于颈静脉孔的前内侧的神经部。其中，舌咽神经最靠前内侧，离颈内动脉也最近，由单独的神经束膜所包绕，迷走神经、副神经位于舌咽神经的后外侧。

舌咽神经起源于橄榄后沟上部（根丝 4～6 条，直径 0.5～1.2 mm），上方距桥延沟约 2 mm，它由背侧较大的感觉根和腹侧较小的运动根组成。神经根沿小脑绒球前端、第四脑室侧孔脉络丛腹侧行向前外，经桥小脑角下部进入颈静脉孔的前内侧，在颈静脉孔外口有致密结缔组织将其固定于骨缘、颈内动脉和颈内静脉交界处。上神经节位于椎体窝，下神经节（发出鼓室神经）位于颈静脉孔外口，两者相距约 3 mm。

迷走神经根位于舌咽神经根尾侧（根丝 8～10 根，直径 0.2～1.5 mm），与舌咽神经并行。在颈静脉孔中，舌咽神经、迷走神经根之间相距 1.5～2 mm。迷走神经进入颈静脉孔即膨大为灰红色、长约 3.5 mm 的上神经节，然后行向前下外。下神经节位于下方 2～3 mm，长约 10 mm，内侧与舌下神经紧密相连。迷走神经耳支源自上神经节并接受舌咽神经下神经节的纤维，进入乳突管。

副神经由颅根和脊髓根组成，颅根的根丝有4～13支，汇合成3～4支后和脊髓根一起穿过颈静脉孔，有时分别穿过颈静脉孔，然后再合成1支。

后组脑神经中的舌下神经由舌下神经核发出，自延髓的前外侧沟出脑，走行经舌下神经管出颅，下行于颈内动、静脉之间，弓形向前达舌骨舌肌的浅面，在舌神经和下颌下腺管的下方穿颏舌肌入舌，主要由躯体运动纤维组成，支配全部舌内肌和舌外肌。

三、临床表现

舌咽神经受损后患者吞咽困难，患侧咽反射消失或减弱，舌后1/3味觉丧失；迷走神经受损表现为伤侧软腭运动障碍，声带麻痹而神经嘶哑；副神经受损时可见患侧胸锁乳突肌及斜方肌瘫痪，患者出现垂肩；舌下神经损伤侧半侧舌肌萎缩，伸舌偏向患侧（图14-3-1）。多个后组脑神经损伤比单独一个更常见。下面列举多个后组脑神经损伤的综合征。

（1）Vernet综合征：颅底骨折可引起CN Ⅸ、Ⅹ、Ⅺ的运动麻痹。临床表现为严重的同侧麻痹以及胸锁乳突肌和上斜方肌萎缩，伴有呕吐反射消失和舌后针刺感觉减弱。

（2）Collet-Sicard综合征：是指最后4条脑神经（CN Ⅸ、Ⅹ、Ⅺ、Ⅻ）的单侧瘫痪，导致运动障碍，例如声带、腭、斜方肌和胸锁乳突肌麻痹，以及感觉障碍（如喉、咽和软腭麻痹）。枕髁突骨折是Collet-Sicard综合征的罕见病因。虽然它们是颅底较罕见的创伤性病变之一，但由于其特定特征，枕髁突骨折被确定为一种独特的临床实体。枕髁与舌下神经管和颈椎孔密切相关，后者包含CN Ⅸ、Ⅹ和Ⅺ。它们还与脑干和血管结构具有重要的解剖学关系。大多数颅颈交界处损伤（包括枕髁突骨折）在高速机动车事故或从高处跌落时持续存在，可导致立即死亡。

（3）Tapia综合征：由CN Ⅹ、Ⅻ的损伤引起，常见症状包括发音障碍、舌头向患侧偏离、舌动力障碍和吞咽困难。

（4）Villaret综合征：临床表现包括舌后1/3味觉丧失、软腭感觉信息丢失、舌头同侧偏斜和构音障碍，胸锁乳突肌和斜肌麻痹与同侧部分上睑下垂、瞳孔缩小和眼球突出和无汗症。它是由4个后组脑神经和颈交感神经丛纤维在颅底受压时的病变

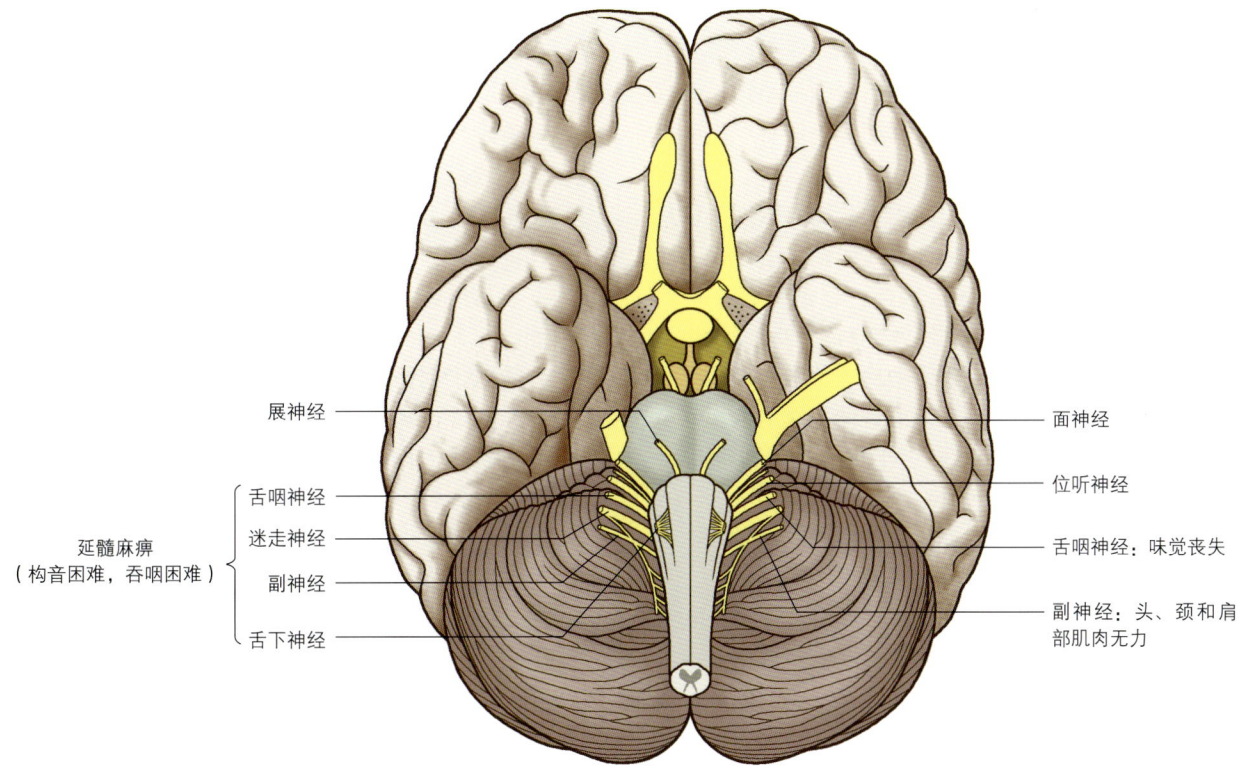

图14-3-1 后组脑神经损伤的主要临床表现

（5）Jackson 综合征：是指 CN Ⅹ、Ⅺ、Ⅻ 损伤时表现为软腭、喉、胸锁乳突肌、斜方肌和舌头的单侧麻痹。

（6）Schmidt 综合征：描述为 CN Ⅹ、Ⅺ 的损伤。常表现为单侧发音障碍和胸锁乳突肌麻痹。

四、辅助检查

在与机动车事故或从高处跌落相关的头部损伤的病例中，颅骨 X 线片采用颅底位可显示颈静脉孔，但是由于各骨质重叠，对于颅底骨折累及颈静脉孔、舌下神经管，造成的脑神经损伤很难显示。常规脑部 CT 能够显示颈静脉孔的骨性结构，但是由于颈静脉孔直径较大，后组脑神经并非整个填充于这一管道中，内有颈静脉穿过，单从骨折线、骨折片或异物很难判断骨折是否累及后组脑神经，因而也只能作为一种辅助诊断证据。颅底和颅颈交界处的高分辨率薄层 CT 扫描是诊断骨折较为重要的方法。MRI 检查能较好地显示后组脑神经，但要把后组脑神经很好地区分开来是十分困难的，从而对于具体神经损伤也不能达到确切定位。

五、诊断及鉴别诊断

诊断标准：患者存在外伤病史；伤后出现后组脑神经损伤症状；CT 多显示颅后窝岩骨骨折；排除其他因素引起的后组脑神经症状。后组脑神经损伤必须排除外伤性中枢原因才能确定，损伤一般有严重的神经体征。

引起后组脑神经症状的病因可分为血管性、创伤性、医源性、免疫性、感染性、代谢性、遗传性、营养性、退行性或肿瘤性等。因此，诊断过程中需要一一鉴别，只有真正知道病因才能对因治疗，这也是治疗的根本之一。虽然临床体格检查是确定哪些神经受累以及是否存在哪种综合征的最佳选择，但影像学检查（如 MRI 和 CT 等）可用于定位，可以明确导致症状发现的原因。

六、治疗进展

后组脑神经损伤的治疗，近来取得一定疗效和成果，但总体上仍需进一步探讨及研究。主要包括以下几个方面。

（1）药物治疗：主要以神经营养药物、血管扩张剂为主，及其早期的激素冲击，可能取得一定疗效。

（2）手术：早期准确定位，局部给予清创缝合，若明确存在骨折、异物等的压迫、卡压，可早期行手术去除骨折片、异物等，使其得以减压。Sekhal 等曾行副神经颅内、外神经移植吻合获得成功，但试行舌下神经吻合失败。神经的移植吻合是一个可行的办法，但目前效果未达预期，需进一步探索及提高。

（3）针灸、理疗及功能训练：对脑神经分部区域行针灸、理疗可取得一定疗效，包括功能锻炼，如 Shaker 运动、面部表情运动和声乐运动、吞咽训练及摄食训练等。

（4）高压氧：目前认为能取得比较满意的效果，因此若无明显禁忌证，可行高压氧治疗。

（5）其他重要治疗：如影响呼吸者注意预防误吸和肺部感染，必要时行气管切开。对于因头部外伤引起的声音嘶哑和吞咽困难的患者，可以通过鼻胃管、鼻肠管或胃造瘘术营养支持进行保守治疗，以避免窒息和误吸。另外，一些患者因面瘫、吞咽功能缺损、构音障碍、面容形象发生变化，易产生自卑感，同时往往缺乏与社会的联系和交流，易出现心理抑郁、性格和行为等改变，甚至轻生等情况，所以心理健康支持治疗也尤其重要。

七、预后

随着现代医学技术的发展进步，创伤性后组脑神经损伤的诊断和治疗取得了巨大的进步，但由于颅底骨性结构复杂且涉及众多神经、血管，临床难以对颅底创伤的严重程度做出及时、准确的判断，特别是由于对并发后组脑神经损伤患者的重视不足而导致漏诊的可能。

目前对于创伤性后组脑神经损伤的治疗，存在一定困难，甚至也缺少多中心的随机对照研究，尚不能准确评价各种治疗的疗效、手术及术后并发症的发生情况，同时各种手术方法修复脑神经的效果亦不够理想。随着对影像融合技术、颅底修复材料及基础神经科学等方面研究的深入，颅底创伤及相关并发症的诊疗水平将大幅度提升，创伤性后组脑神经的治疗也将更加多样化。

（韦武亭　李振兴）

参考文献

[1] 侯立军, 潘承光, 金海, 等. 颅脑创伤合并颅神经损伤的手术治疗[J]. 中华医学会神经外科学分会第九次学术会议论文汇编, 2010-09-10.

[2] 张丹枫, 陈吉钢, 魏嘉良, 等. 后组颅神经的临床应用解剖及其研究进展[J]. 中华神经外科疾病研究杂志, 2016, 15(6): 570-572.

[3] Bozkurt G, Hazer B, Yaman ME, et al. Isolated paralysis of glossopharyngeal and vagus nerve associated with type II occipital condyle fracture: case report[J]. Childs Nerv Syst, 2010 May, 26(5): 719-722.

[4] Chen CT, Liu ZH, Lee ST, et al. Delayed unilateral vocal cord paralysis caused by minor head trauma[J]. Formosan Journal of Surgery, 2016 Dec, 49(6): 230-232.

[5] Gutierrez S, Warner T, McCormack E, et al. Lower cranial nerve syndromes: a review[J]. Neurosurg Rev, 2021 Jun, 44(3): 1345-1355.

[6] Lee S, Oh JS, Kim DE, et al. Concomitant injury of vagus and hypoglossal nerves caused by fracture of skull base: a case report and literature review[J]. Korean J Neurotrauma, 2020 Oct, 16(2): 284-291.

[7] Miyazaki C, Katsume M, Yamazaki T, et al. Unusual occipital condyle fracture with multiple nerve palsies and Wallenberg syndrome[J]. Clinical Neurology and Neurosurgery, 2000 Dec, 102(4): 255-258.

第十五章
创伤性颅底血管损伤概述
Overview of Traumatic Skull Base Vascular Injury

创伤性脑血管损伤（traumatic cerebral vascular injury，TCVI）是指由创伤引起的颈动脉（颈内、颈外动脉）、椎动脉以及静脉系统发生不同组织的病理性结构损伤，包括血管痉挛、夹层或血栓栓塞引起的血管闭塞、假性动脉瘤、动静脉瘘及血管横断等，发生率约为0.8%～1.7%，易继发卒中或者大出血，造成严重神经功能障碍甚至死亡。而创伤性颅底血管损伤（traumatic skull base vascular injury，TSBVI）往往特指位于颅底部位的一类脑血管损伤，涉及的血管大多为颈内动脉和椎动脉颅底段及其分支，常继发于颅底骨折、颅底贯通伤等。此类损伤由于存在手术入路困难和手术视野显露等问题，常常无法进行直接的外科开放手术，致死、致残率较高。1872年法国医生Vemeuil首先通过尸检发现颈动脉损伤，1967年Yamada等报道了颈动脉损伤的临床病例。到了20世纪80～90年代，由于TSBVI患者往往多合并脑实质损伤，所以脑血管损伤所致的不良预后往往被归结于脑损伤所致，导致脑血管损伤被大大地忽略。近年来，随着神经影像学技术的发展与进步，对高危患者筛查的增加，以及对此类疾病出现症状前的潜伏期认识的深入，大量病例被越来越多的神经外科中心所报道，对于其发生、发展机制和治疗方法的选择也有了更深入的认识。对于颅脑外伤患者，创伤性颅底血管损伤属于一种隐匿性损伤，虽然并不常见，但如未能及时诊断发现并采取合理的治疗手段，则可能出现严重的不良后果。基于受伤方式和损伤机制筛查高风险患者，并早期干预治疗，能有效降低其致死、致残率。

一、流行病学

新近研究认为，TCVI患者占外伤性住院患者的1.2%～2.0%，对于多发伤患者甚至可达2.7%。其中，TCVI患者约占头颈部损伤患者的13%～39%。而TSBVI患者人群发病率等流行病学指标目前尚无公认的数据。在对TCVI患者的研究中发现，颈动脉损伤占所有外伤性患者的0.1%～1.55%，椎动脉损伤占所有外伤性患者的0.2%～0.77%。在颈动脉系损伤中，约72.2%合并脑损伤，约55.6%合并颅底骨折；在椎动脉系损伤中，70%～100%合并有颈椎骨折，高达28%的椎动脉损伤患者存在双侧损伤。

二、病因与病理生理机制

创伤性颅底血管损伤最常见的原因为交通事故伤，其次是高处坠落伤、暴力打击伤。其他亦有悬吊伤、不正确的体育运动、习惯性转头等因素致颅底血管损伤的报道。

TSBVI主要涉及的血管为颈内动脉及椎动脉颅底段，依据Bouthillier等于1996年提出的分段方法，颈内动脉颅底段特指颈内动脉颈段远端、岩骨段、破裂孔段、海绵窦段及床突段，而椎动脉颅底段则指自椎动脉入枢椎横突孔至双侧椎动脉汇合成基底动脉之前，即V2～V5段。TSBVI的基本病理生理机制包括：①由于颅底骨折而被周围骨折片刺破等因素致血管内膜破裂、管壁分离，血小板激活和聚集，以及随后血栓形成，从而导致管腔狭窄、栓子脱落引发的脑缺血及管壁破裂导致的出血；②血管过度牵拉或旋转，导致血管壁平滑肌或内膜损伤，继发夹层或者动脉瘤；③血管直接撕裂或横断；④颅内静脉窦损伤致静脉窦血栓形成或静脉窦破裂出血，静脉回流障碍性颅内高压或颅内血肿。

TSBVI的病理学改变包括：血管内膜分离或撕裂、血栓形成、夹层动脉瘤、动静脉瘘、假性动脉瘤形成、血管闭塞、血管断裂、静脉窦血栓形成或破裂，抑或上述类型的联合。颅外段颈内动脉、椎动脉及静脉窦发生创伤性损伤时往往可见上述组织病理改变，而颅内段颈内动脉创伤损伤则多见于颈内动脉-海绵窦瘘及创伤性动脉瘤。

三、临床表现

TSBVI 的临床表现往往是多变的，大多数患者在损伤最初往往并无症状，随着时间推移，在伤后几天，甚至几个月可突然出现神经功能障碍。可根据损伤发生的时间、动脉损伤的严重程度、致伤原因及颅底动脉损伤的病理类型有不同的分类方法，例如按损伤发生的时间可分为特急性（伤后3小时内）、急性（伤后3小时～3天）、亚急性（伤后3天～3周）以及慢性（外伤3周后）；按照动脉损伤的病理类型可分为创伤性动脉瘤、创伤性动脉夹层、创伤性假性动脉瘤及创伤性动静脉瘘等。可表现为：① 自发性颅内出血，以硬膜下出血和蛛网膜下腔出血多见；② 创伤性假性动脉瘤；③ 创伤性颅内动静脉瘘（以创伤性颈内动脉-海绵窦瘘最为多见）；④ 创伤性动脉瘤；⑤ 创伤性动脉夹层继发缺血性脑卒中；⑥ 创伤性静脉窦损伤等。临床常见的症状是头痛和（或）颈痛、眼球突出、球结膜水肿、颅内杂音等。颅底骨折并发严重的鼻出血则是临床处理中最为棘手的问题之一，颅底血管丰富，一旦被伤及必然造成严重的出血，短时间内即可造成患者休克，往往因来不及抢救而死亡。

对 TSBVI 进行损伤分级则有利于治疗方法的选择和预后的评估。目前最常用脑血管损伤分级方法是 Biffl 等根据血管形态学变化制定的脑血管损伤分级。Ⅰ级：内膜不规则断裂/撕裂或夹层/壁间血肿造成管腔狭窄＜25%；Ⅱ级：夹层、血栓形成、壁间血肿致管腔狭窄＞25%；Ⅲ级：假性动脉瘤；Ⅳ级：管腔闭塞；Ⅴ级：血管断裂。

四、诊断流程和方法

TSBVI 患者的早期症状往往是多样的，甚至可无症状。此外，对于多发伤患者，其症状易被其他脏器损伤的症状所掩盖。因此，TSBVI 的早期诊断往往非常困难，而一旦延误诊治则大大增加其致残率、致死率。为提高 TSBVI 的早期诊断率、改善患者预后，越来越多的学者提出对创伤患者应进行脑血管损伤筛查。但是，对所有创伤患者均进行脑血管损伤筛查无论从经济学还是临床可行性显然都是不合适的，因此多数学者还是提倡对危险人群进行相关筛查。研究表明，对于建立在风险因素之上的筛查，脑血管损伤的发生率最高可达 44%。此外，早期诊断并及时进行抗凝或抗血小板聚集治疗，可将卒中风险从 30%～50% 降至 2%～10%。所以绝大部分的学者均认为，针对性地有效科学筛查在经济学上是合理的，在临床实际过程中也是有效和必要的。

因此，创伤患者如存在下列临床症状和体征时应进行相关脑血管检查：① 颅底骨折达中线部位，尤其是波及颈动脉管的骨折，副鼻窦积血或积液；② 颅颈交界区损伤，尤其是横突孔骨折、齿状突骨折、C1/C2/C3 骨折等；③ 颅底蛛网膜下腔积血；④ 原发伤不能解释的头痛头晕、黑蒙、视力下降或视野缺损、颅内异常血管杂音、耳鸣、步态不稳等；⑤ 伤后迟发性眼球突出、球结膜水肿、鼻出血、颈部搏动性包块等；⑥ 神经功能障碍而无明显神经影像学损伤征象、不明原因的意识障碍加重、弥漫性轴索损伤等。对于全身多发性损伤，即使不存在上述临床表现，也可能存在脑血管损伤，需结合患者自身情况进行相关判断和检查。

对可疑颅底血管损伤的患者，首先要详细询问病史，了解受伤经过及致伤机制，在此基础上可进一步行相关检查明确诊断。目前的主要诊断方法有数字减影血管造影（DSA）、颅脑 CT、脑血管 CTA 及颅底 CT 三维重建、颅脑 MRI 和脑血管 MRA、多普勒超声等。

（1）数字减影血管造影（DSA）：DSA 是诊断颅底血管损伤的"金标准"，可发现损伤血管部位、性质及近端、远端血管情况，同时还可了解颅内血流代偿及侧支循环情况，对决定下一步治疗方案的选择有至关重要的意义。TSBVI 典型 DSA 可表现为：颅底部位血管壁毛糙不规则、管腔变细狭窄甚至出现"一线征"，动脉瘤样扩张、管壁成双腔样改变、造影剂滞留、远端血管不显影等，偶尔仅表现为血管壁毛糙不规则。但是，DSA 属有创检查，时间较长，相对昂贵，对于无症状及轻微症状患者不作为首选检查方法。

（2）头颅 CT、颅底 CT 三维重建和 CT 脑血管成像（CTA）：CT 检查有利于早期发现脑出血、脑损伤等，对于急性期脑缺血发现不如磁共振敏感，往往用于缺血超过 24 小时患者的检查。颅底 CT 三维重建可对颌面部骨折、颅底骨折进行全面评估，对明确有骨折片损伤的患者有明确的指导意义，对后期治疗方法的选择也有一定的临床价值。脑血管 CTA 检查的优点是无创、检查时间短、可三维成像等，其缺点是可能低估血管损伤所致血管狭窄的程度，且漏诊率较高。但是，目前随着多排螺旋 CT 的应用，CTA 已成为脑血管损伤可靠的筛查工具，其敏感性、特异性分别达 97.7%、100%，漏诊情况亦明显下降。

（3）头颅MRI、磁共振血管成像（MRA）：常规MRI可获得脑组织完整的形态学资料，对于发现急性期脑缺血也有较大的临床价值，同时，利用磁共振血管壁成像的方法还可以了解夹层血管病变的长度、测定管壁厚度、管壁间血肿时间等；而MRA还可了解血管腔内的血流状况，发现动脉瘤样扩张、血管壁双腔征和线样征、管壁增厚以及管腔狭窄程度等。MRA虽然具有无创、无需对比剂，且可更早发现脑梗死等优点，但也存在费时、相对昂贵、对危重患者或机械通气患者检查不便、易夸大血管狭窄程度的缺点。

（4）多普勒超声：多普勒超声在检测、诊断非创伤性动脉病变方面具有便携、费用低廉等优点。对于TSBVI，由于损伤部位多位于颅底及颅颈交界区的骨孔内，易受颅底骨质影响导致漏诊。所以多普勒超声仅用于治疗期间的监测和随访，而不用于初始诊断。

五、治疗方法

目前对TSBVI治疗尚无统一的标准，因按颅底动脉解剖部位和血管损伤的病理类型进行分类，根据患者的全身状况、受累动脉的结构和血流动力学特点、脑组织血供的改变，以及侧支循环情况等综合判断，采取个体化的治疗策略和方法，但对于不同致伤因素导致的动脉损伤，处理原则不尽相同。目前主要治疗方法如下。

（1）观察随访：仅适用于Ⅰ级损伤患者，需严密动态观察患者的神经功能状态，定期进行血管相关检查。

（2）药物治疗：主要用于创伤性动脉夹层的首选治疗，规范的抗凝及抗血小板治疗可预防夹层动脉血栓的形成和继发的血管闭塞。Fabian等首次提出对此类患者进行全身抗凝治疗以减少神经系统的并发症，尽管目前尚未有循证医学证据证实其有效性，但该方法是此类患者的首选治疗措施。但是抗凝治疗仍存在颅内出血、消化道出血等不良并发症，对于大面积脑梗患者用药期间存在缺血向出血的转化可能，所以在用药期间需要严密动态监测凝血功能，及时合理调整用药方案。近期研究表明，抗血小板治疗可作为一线治疗方案，且其并发症较抗凝治疗低。对抗凝治疗有禁忌的患者可首选考虑给予抗血小板聚集治疗，尤其是Ⅰ级损伤患者。常用药物治疗包括低分子量肝素、华法林、阿司匹林、氯吡格雷等。严重创伤、多发伤、需要手术治疗的患者如存在药物治疗禁忌证，可考虑行血管内介入治疗。

（3）开颅手术：TSBVI需采用外科开放手术治疗的病例较少，是否需进行手术取决于血管损伤后的脑血流状态、继发脑缺血的程度及侧支代偿情况、保守治疗过程中血肿是否进行性增大，以及神经功能障碍是否加重等。对于血管内治疗困难的创伤性动脉瘤患者，只要技术可行，均建议外科干预。手术方法包括直接开颅夹闭动脉瘤、动脉瘤孤立＋搭桥、姑息性动脉瘤包裹等。对于动脉夹层经过正规药物治疗仍进行性加重或伴发血管闭塞的患者，如出现局灶神经功能缺失，脑CT血流灌注成像（CTP）及MRI检查提示局部脑组织低灌注或者呈梗死前改变，则可考虑行颅内外血管旁路手术，最常见的手术方式为颞浅动脉-大脑中动脉搭桥术（STA-MCA），目前大多数神经外科中心开展的是联合旁路手术，在直接血管重建（血管搭桥）的基础上再进行颞肌贴敷、硬脑膜翻转等间接血管重建，相关报道显示均取得了不错的疗效和预后。对于椎动脉夹层致后循环缺血的患者可行枕动脉-椎动脉或小脑后下动脉搭桥术（OA-VA/PICA）。

（4）血管内治疗：随着影像学的发展进步及介入材料的不断更新改进，血管内治疗目前已成为TSBVI最主要的治疗手段，主要用于创伤性动脉瘤、假性动脉瘤、夹层动脉瘤、动静脉瘘等。创伤性颅内动脉瘤占脑血管损伤的15%～20%，创伤性囊性动脉瘤增大的可能性较大，故建议早期患者条件允许应积极处理，首选血管内介入栓塞治疗。而创伤性夹层动脉瘤自愈的概率较高，早期可首选药物保守治疗。对于创伤性动脉瘤患者急性期行血管内治疗，除宽颈动脉瘤需要支架辅助外，一般不建议早期行支架置入。早期支架置入易致血栓形成及血管闭塞，可能与未进行充分的抗血小板治疗准备有关。但是，此类患者多为年轻人，需要关注治疗后的血管狭窄或闭塞。对于支架置入后的患者，需进行规范化的抗血小板聚集和抗凝治疗。创伤性假性动脉瘤患者，需结合病变部位、血流动力学特点、周围穿支血管情况、侧支代偿情况等，可考虑行覆膜支架置入术、支架辅助弹簧圈栓塞术、球囊载瘤动脉孤立术、载瘤动脉结扎术等。创伤性动静脉瘘患者首选血管内介入治疗，根据瘘口位置、大小、流量及血流动力学特征，可考虑经动脉途径或者经静脉途径，依据不同瘘口类型选择相应材料，临床常用的为覆膜支架、球囊、弹簧圈、液体栓塞剂等。

六、预后及随访

随着影像学技术的不断发展，以及血管内治疗方法不断的创新及材料的不断更新，TSBVI 患者的疗效及预后得到了较大的提高。但是 TSBVI 发病率总体还是不高，这就导致了我们很多时候还是认识不够，不能够第一时间发现并诊断，尽管目前采用的抗凝或抗血小板治疗、外科治疗或血管内治疗大大改善了此类患者的预后，但其预后好坏仍取决于诊断的时间。另外，患者的预后与血管损伤分级有明确的关系。研究表明，颈内动脉损伤预后也较椎动脉损伤预后差，椎动脉损伤患者大多数可能无症状，这可能与椎动脉有大量潜在吻合及侧支代偿有关，但椎动脉损伤一旦出现症状，则可能为灾难性的。

总之，TSBVI 是头颈部外伤的罕见并发症，临床表现多变，对高风险患者应进行积极对血管筛查，必要时可同时行药物和（或）血管内治疗。目前世界范围内尚无公认的治疗标准和指南，其预后与诊断时间、病变部位部位及损伤严重程度明显相关。

虽然随着手术技术的提高及介入治疗材料的不断更新，TSBVI 患者的治疗效果越来越好，但是不管是保守治疗还是经外科治疗的患者，均应进行密切的血管情况复查。如对于球囊闭塞的患者，发生球囊早脱或者早泄还是有一定的发生率，对于海绵窦填塞不完全而导致引流残留或引流方式的改变亦常有报道，所以对于此类患者进行密切的随访观察是肯定及必需的。对于保守治疗的患者，一般于伤后 7~10 天或 2 周即行血管方面的检查；对于治疗后的患者，一般间隔 3~6 个月左右进行第一次复查，随后间隔 1 年，然后再延长间隔时间直至病情稳定或痊愈。随着社会的日益进步，期待这样的疾病发生率会进一步下降。同时，随着对此类疾患的认识越来越深入，可信、统一的治疗标准一定会早日实现，治疗效果亦会有显著的提升。

（许政　刘燕飞）

参考文献

[1] 林清松，康德智. 创伤性脑血管损伤[J]. 中华神经创伤外科杂志，2016，2(3)：178-180.

[2] 梅其勇，白如林，黄承光，等. 创伤性颅底动脉损伤的临床特征及规范化治疗[J]. 中华创伤杂志，2015，31(11)：981-986.

[3] 曾而明，徐春华，洪涛. 创伤性脑血管损伤的研究进展[J]. 中华神经外科杂志，2016，32(9)：969-972.

[4] Batzdorf U, Bentson JR, Machleder HI. Blunt trauma to the high cervical carotid artery[J]. Neurosurgery, 1979, 5(2): 195-201.

[5] Bouthillier A, Van Loveren HR, Keller JT. Segments of the internal carotid artery: a new classification[J]. Neurosurgery, 1996, 38(3): 425-432; discussion 432-433.

[6] Burlew CC, Biffl WL, Moore EE, et al. Blunt cerebrovascular injuries: redefining screening criteria in the era of noninvasive diagnosis[J]. J Trauma Acute Care Surg, 2012, 72(2): 330-339.

[7] Carter DA, Mehelas TJ, Savolaine ER, et al. Basal skull fracture with traumatic polycranial neuropathy and occluded left carotid artery: significance of fractures along the course of the carotid artery[J]. J Trauma, 1998, 44(1): 230-235.

[8] Crissey MM, Bernstein EF. Delayed presentation of carotid intimal tea following blunt craniocervical trauma[J]. Surgery, 1974, 75(4): 543-549.

[9] Cuellar TA, Lottenberg L, Moore FA. Blunt cerebrovascular injury in rugby and other contact sports: case report and review of the literature[J]. World J Emerg Surg, 2014, 9: 36.

[10] Kenney K, Amyot F, Haber M, et al. Cerebral vascular injury in traumatic brain injury[J]. Exp Neurol, 2016, 275(Pt 3): 353-366.

[11] Martinakis VG, Dalainas I, Katsikas VC, et al. Endovascular treatment of carotid injury[J]. Eur Rev Med Pharmaeol Sci, 2013, 17(5): 673-688.

[12] Matsuura JH, Rosenthal D, Jerius H, et al. Traumatic carotid artery dissection and pseudoaneurysm treated with endovascular coils and stent[J]. J Endovase Surg, 1997, 4(4): 339-343.

[13] Mei Q, Sui M, Xiao W, et al. Individualized endovascular treatment of high-grade traumatic vertebral artery injury[J]. Acta Neurochir(Wien), 2014, 156(9): 1781-1788.

[14] Mokri B, Piepgras DG, Houser OW. Traumatic dissections of the extracranial internal carotid artery[J]. J Neurosurg, 1988, 68(2): 189-197.

[15] Ozkan Arat Y, Arat A, Aydin K. Cerebrovascular complications of transorbital penetrating intracranial injuries[J]. Ulus Travma Acil Cerrahi Derg, 2015, 21(4): 271-278.

第十六章
创伤性颈内动脉海绵窦瘘的介入栓塞治疗
Interventional Embolization Treatment of Traumatic Carotid Cavernous Fistula

颈内动脉海绵窦瘘（carotid cavernous fistula，CCF）是指颈内动脉和海绵窦之间的异常交通。据统计，75% 以上的颈内动脉海绵窦瘘为外伤引起，常常由颅底骨折所致，在颅脑外伤中发生率约为 2.5%。

一、海绵窦区的相关解剖

（一）海绵窦的解剖

海绵窦位于蝶鞍、垂体和蝶窦的两侧。每侧的海绵窦是硬脑膜包绕形成的静脉腔，从眶上裂向后延伸至鞍背外侧，外侧壁毗邻颞叶，顶壁毗邻基底池，内侧壁毗邻蝶鞍、垂体和蝶骨体。海绵窦的内侧壁由组成蝶鞍的外侧壁及蝶骨体外侧面的硬膜构成。外侧壁前方到眶上裂的外侧缘，后方至 Meckel 腔的内侧缘，上方到前岩床，下方至颈内动脉沟。动眼神经、滑车神经和三叉神经眼支（眼神经）在其外侧壁走行。展神经位于眼神经内侧，在其与颈内动脉之间走行。后壁位于内侧的鞍背和外侧的 Meckel 腔开口之间，由岩尖上方和鞍背外侧的硬膜包裹。海绵窦的内侧壁和外侧壁在下方汇合，构成海绵窦的下缘，位于颈内动脉海绵窦段水平部下方。由于海绵窦在鞍背后方相通，形成基底窦，海绵窦的范围向后可能会在后床突后方。海绵窦的顶壁由前床突下缘的硬膜以及后床突和岩尖的硬膜构成。颈内动脉的一段穿行于其中，称为颈内动脉海绵窦段。海绵窦与大脑、小脑、脑干、面、眼、眶、鼻咽、乳突和中耳之间都存在静脉联系（图 16-1-1）。

（二）海绵窦和颈内动脉的位置关系

颈内动脉的一段穿行于海绵窦中，其从破裂孔至前床突一段有岩舌韧带固定，经过韧带的下方向前急转，沿着颈动脉沟和蝶骨体外侧部走行，在水平向前走行约 2 cm 后沿着前床突内侧和视柱的背侧向上走行，穿出海绵窦顶壁。在侧位投影上，正常人海绵窦上缘不超过颈内动脉 C2 段，下缘在颈内动脉 C4 段下方。当发生颅脑创伤时，由于外力的拉伸同时伴有骨碎片的刺入，会在颈内动脉韧带固定点之间导致损伤。多数时候，颈内动脉的损伤是单一的，极少数时候损伤会是双侧或者多发的。

（三）海绵窦的静脉系统及引流途径

（1）海绵窦主要的静脉属支（图 16-1-2）：① 眼眶静脉，包括眼上静脉（superior ophthalmic vein）和眼下静脉（inferior ophthalmic vein）；② 内眦静脉（angular vein）；③ 大脑中浅静脉（superficial middle cerebral vein）；④ 沟回静脉（uncal vein）；⑤ 蝶顶窦（sphenoparietal sinus）；⑥ 脑膜静脉；⑦ 圆孔静脉（veins of the foramen rotundum）。

（2）海绵窦的引流静脉（图 16-1-2）：① 岩上窦（superior petrosal sinus）；② 岩下窦（inferior petrosal sinus）；③ 基底静脉丛（basilar plexus）；④ 翼静脉丛（pterygoid plexus）；⑤ 岩斜下静脉（inferior petroclival vein）；⑥ 岩枕窦（petro-occipital sinus）；⑦ 颈内动脉周围静脉丛（internal carotid venous plexus）；⑧ 卵圆孔静脉丛（foramen ovale plexus）；⑨ 破裂孔静脉丛（foramen lacerum plexus）。

（3）海绵窦静脉引流途径（图 16-1-3）：① 向前经眼上静脉、眼下静脉、角静脉、面静脉引流；② 向后经岩上窦、岩下窦及基底静脉丛引流，也可向小脑表面引流；③ 向上由海绵窦经蝶顶窦流入外侧裂静脉，然后经皮质静脉引流；④ 向下经颅底或颅骨上的导静脉流向翼窝；⑤ 经海绵间窦向对侧海绵窦引流。

二、颈内动脉海绵窦瘘的分型

CCF 按照病因可分为创伤性和自发性。根据血流动力学，可分为高流量型和低流量型。根据血管造影结果，瘘口位于颈内动脉上，称为直接型；瘘口位于颈内动脉或颈外动脉硬膜分支上，称为间接型。Barrow 等人将 CCF 按照动脉供血分为以下四种类型（图 16-1-4）。

（1）A 型：颈内动脉直接和海绵窦交通。

（2）B 型：CCF 由颈内动脉的硬膜分支供血。

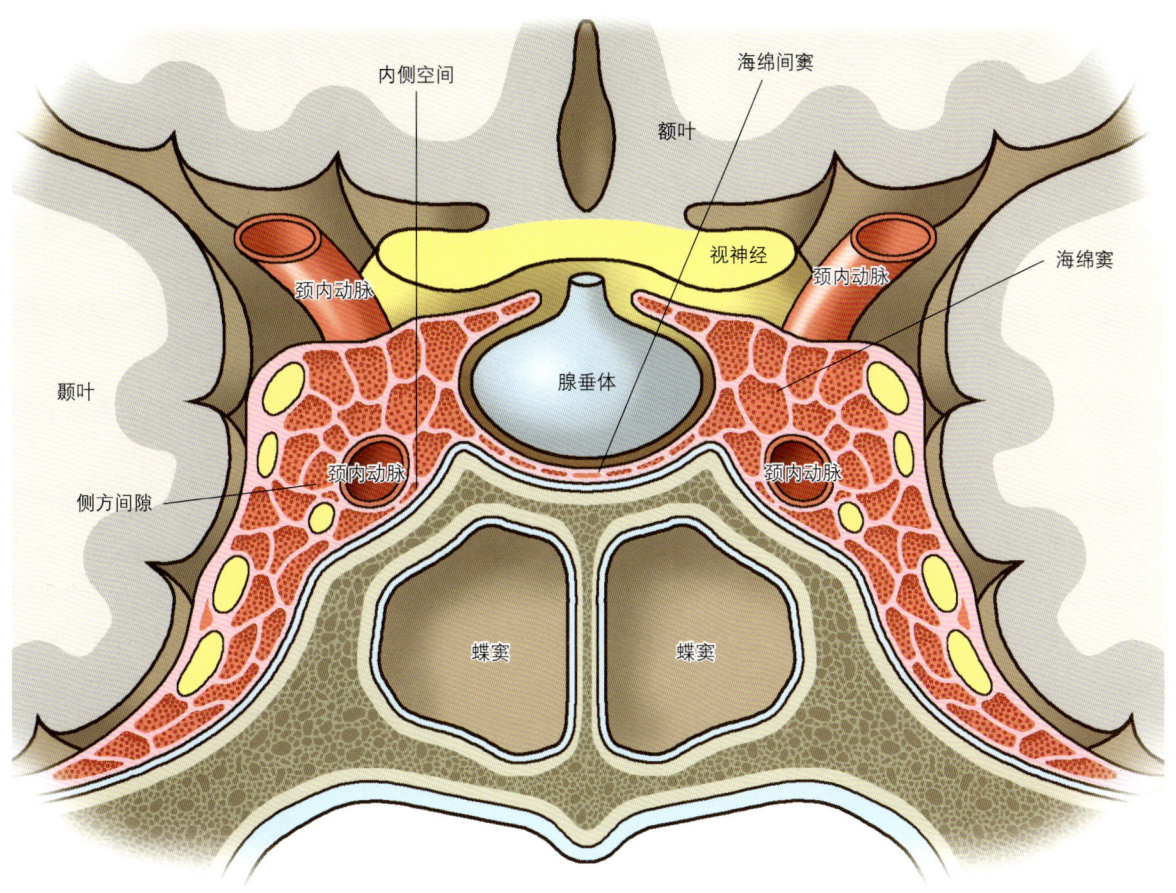

图16-1-1　海绵窦冠状位毗邻示意图

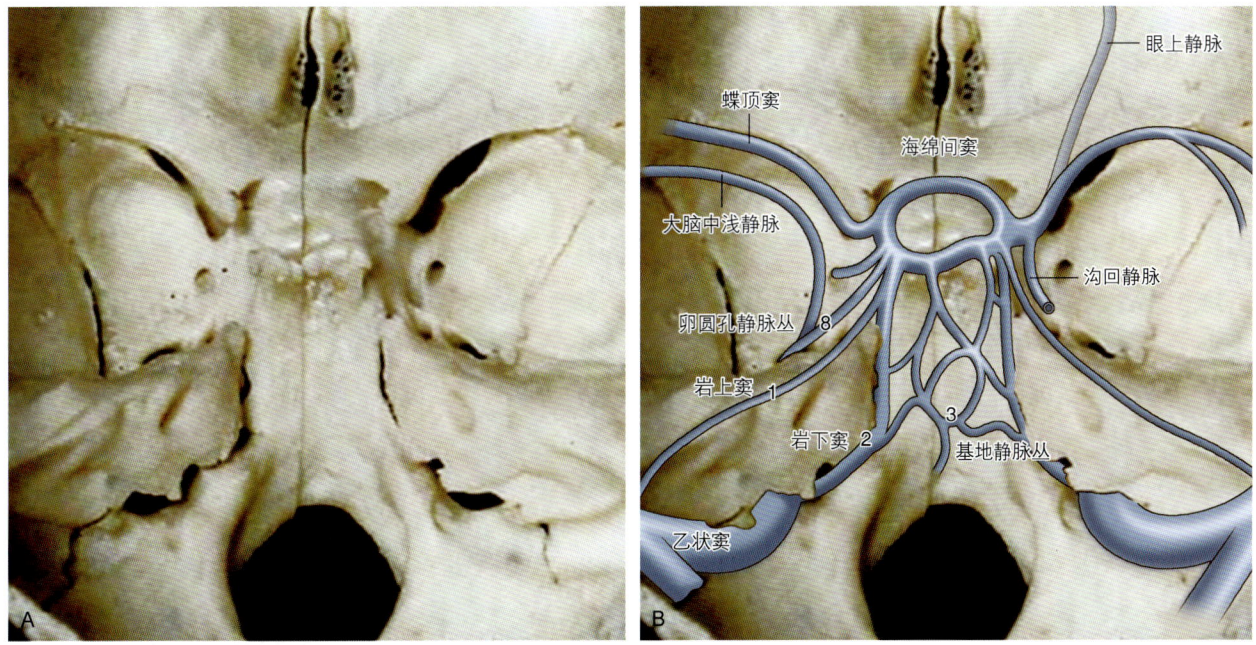

图16-1-2　颅底结构和颅底静脉窦。A. 颅底标本。B. 海绵窦及其连通静脉示意图

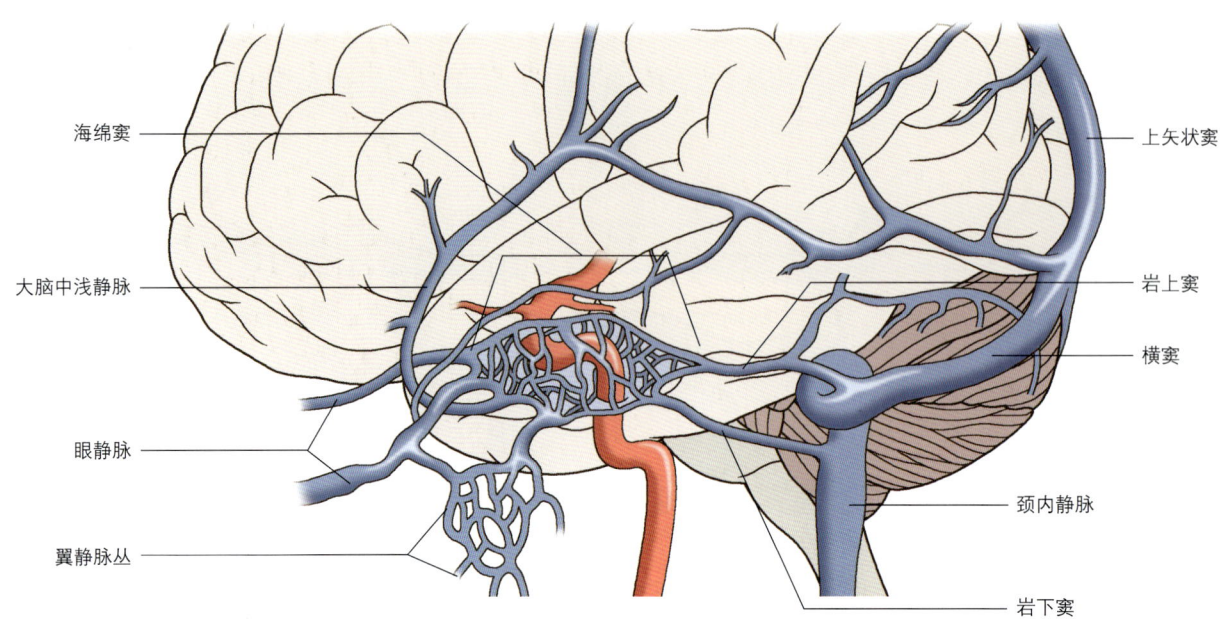

图 16-1-3　海绵窦的位置和静脉连接示意图

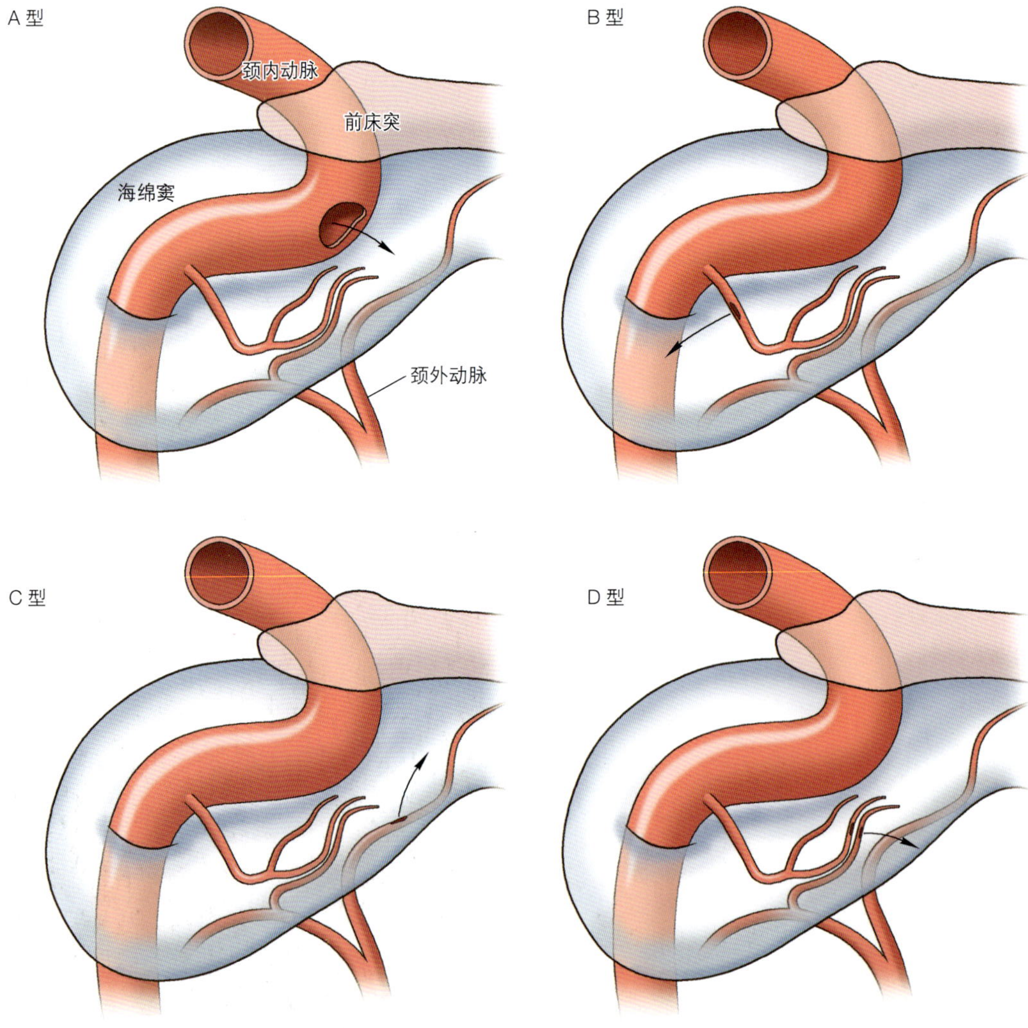

图 16-1-4　Barrow 颈内动脉海绵窦瘘分型模式图。A 型：颈内动脉直接与海绵窦交通；B 型：颈内动脉硬膜分支供血；C 型：颈外动脉硬膜分支供血；D 型：颈内动脉和颈内动脉硬膜分支共同供血

（3）C型：CCF由颈外动脉的硬膜分支供血。

（4）D型：CCF由颈内动脉和颈外动脉的硬膜分支共同供血。

三、颈内动脉海绵窦瘘的发病机制

直接型颈内动脉海绵窦瘘，又称为Barrow A型，是颈内动脉直接和海绵窦异常交通引起，为高流量型，常常由严重的颅脑外伤引起，包括开放性或闭合性。大多数直接型CCF由闭合性颅脑外伤引起，合并有颅底骨折，故常称为创伤性CCF。部分也可由医源性损伤所致，多见于经蝶的鞍区肿瘤切除手术。较少一部分由颈内动脉海绵窦段动脉瘤破裂引起或者是自发性的。间接型颈内动脉海绵窦瘘，由颈内动脉或颈外动脉的分支供血（Barrow B、C、D型），往往考虑由于海绵窦流出段血栓形成，静脉流出口受阻，从而导致动静脉瘘的形成。

四、创伤性CCF临床表现

（一）眼部症状

最典型的临床表现是搏动性突眼，动脉血经眼静脉引流使眶组织静脉引流障碍而导致眼结膜充血、水肿、渗出，从而造成突眼，表现为突眼与脉搏的搏动同步。突眼多发生于瘘的同侧，如海绵间窦开放，可导致双侧突眼（图16-1-5）。

（二）颅内杂音

常常是最早发生的症状，患者可听到颅内与脉搏一致的吹风样杂音，安静、夜间睡眠时尤为明显。临床查体可闻及颅内杂音，杂音最明显的地方提示引流方向，如流量加大，可闻及全颅杂音。

（三）脑神经麻痹

由于海绵窦的扩张影响到CN Ⅲ、Ⅳ、Ⅴ、Ⅵ，从而导致眼球的运动障碍、瞳孔放大以及上睑下垂，伴有复视及角膜和面部感觉障碍。

（四）眼眶部的疼痛、鼻出血和颅内出血

创伤性CCF伴海绵窦内侧壁骨折，同时伴硬膜破裂时，可发生致命性鼻出血，患者往往因短时间出血量较大发生失血性休克甚至死亡，是临床需要紧急处理的危重症。

（五）颅高压症状、癫痫、精神症状甚至导致偏瘫、失语等

由于颈内动脉严重"盗血"，再加上侧支循环代偿不良，使患者大脑半球长期处于缺血状态。同时，CCF造成颅内静脉高压和静脉回流障碍，可使大脑半球长期处于淤血状态。

五、创伤性CCF影像学表现

（一）头颅CT及CT三维重建

头颅CT扫描可发现副鼻窦积血及颅内出血等情况，同时行颅底CT薄层扫描+三维重建，可明确颅底骨折及骨折碎片与颈动脉的关系（图16-1-6）。

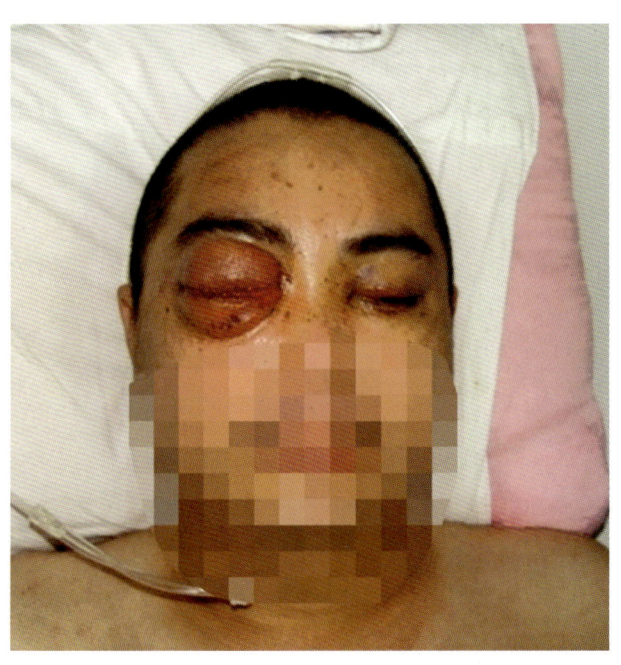

图16-1-5　颈内动脉海绵窦瘘的眼征

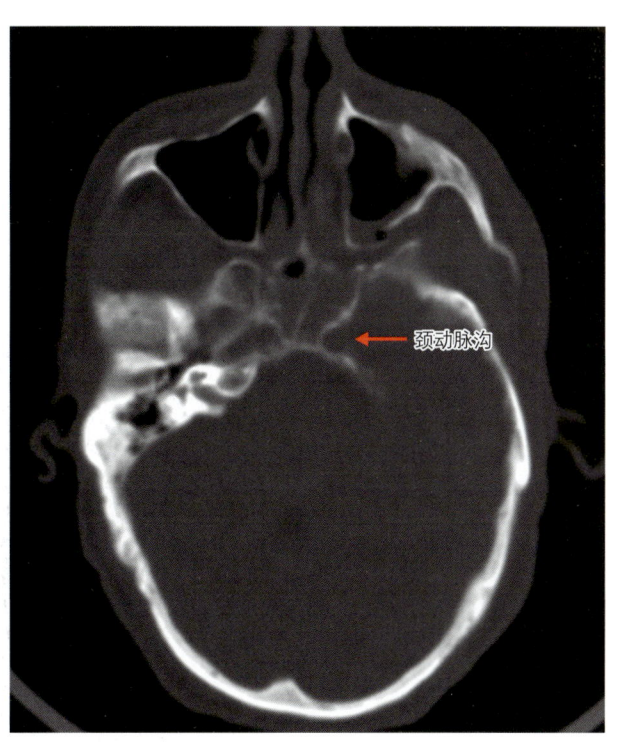

图16-1-6　颅底CT：左侧颈动脉沟骨折

（二）头颅 MRI 和脑血管 MRA

可发现软组织损伤、颅内损伤情况，如海绵窦扩大，血管流空信号影增多、迂曲、粗大、不规则，正常颈内动脉海绵窦断面结构消失。眼静脉、岩上窦和基底静脉丛扩张迂曲，眼部肌肉增厚，皮质静脉充血及海绵窦横向移位（图 16-1-7）。

（三）脑血管 CTA 和 DSA

有颅脑外伤后耳鼻大量出血的，特别是蝶窦外侧壁骨折严重的，需行急诊 CTA 或 DSA 检查评估是否存在颈动脉破裂。DSA 检查可确诊 CCF，动态显示动脉与引流静脉、瘘的分型及大小，明确瘘口位置及瘘口与颈内动脉的关系以及术前评估血管条件（图 16-1-8），为 CCF 诊断的"金标准"。

六、创伤性 CCF 的诊断

CCF 的临床诊断并不困难，直接型 CCF 的诊断是基于它的临床表现和神经系统检查。其临床表现主要与瘘口、流量的大小和引流静脉有关。CCF 最终的确诊是通过脑血管造影检查。

七、创伤性 CCF 的血管内治疗

目前，创伤性颈内动脉海绵窦瘘的治疗方法主要采用血管内介入治疗，CCF 的治疗的关键就是闭合瘘口，打断颈内动脉和海绵窦之间的异常交通。一旦瘘口被治愈，海绵窦内的压力将恢复正常，随之而来的症状也会消退。

（一）术前评估和计划

绝大多数颈内动脉海绵窦瘘是由外伤引起的，受损的动脉或当即破裂或延迟破裂，故伤后动静脉瘘症状出现的时间不一，急性者立即出现，迟发者数日或数周不等，也可经过无症状的间歇期后再发病。

在实施最佳的治疗方案之前，需详细的体格检查、影像学检查及血管评估。术前评估患者是否患有糖尿病、高血压及动脉硬化等相关疾病以及血管条件。头颅 CT 可以明确是否存在颅脑损伤，如颅骨骨折、颅内血肿以及颅底骨折。头颅 MRI 可评估软组织受损情况，如眶内组织水肿、眼静脉增粗、眼部肌肉挤压、皮质静脉充血及海绵窦横向膨出等。脑血管造影是必不可少的检查，是诊断 CCF 的"金标准"，可明确 CCF 的分类，动态显示动脉系统及引流静脉，明确瘘口的位置、大小及瘘口与颈内动脉的关系。其他相关的损伤，如创伤性假性动脉瘤、动脉夹层及静脉窦血栓形成均可通过造影明确诊断。

（二）手术入路

随着介入材料的不断更新，血管内治疗的方法包括动脉入路、静脉入路的栓塞方法。栓塞材料包括可解脱球囊、弹簧圈、氰基丙烯酸异丁酯（NBCA）、Onyx 胶等。

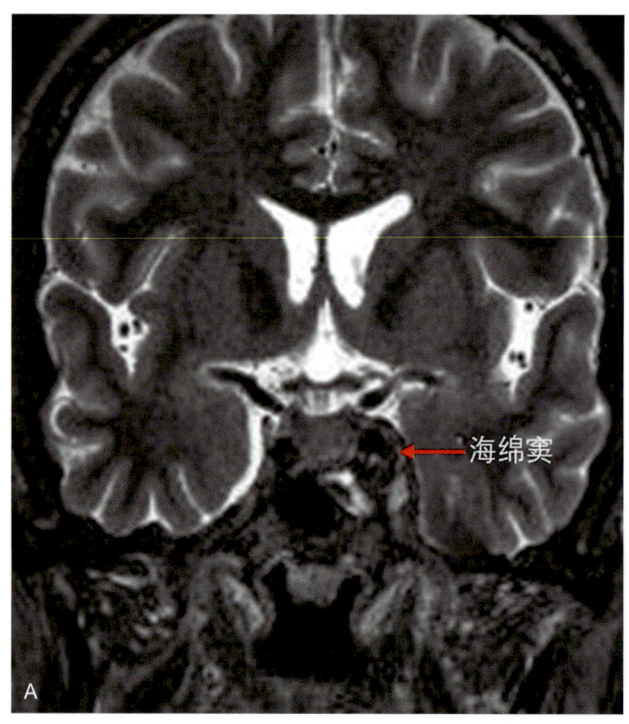 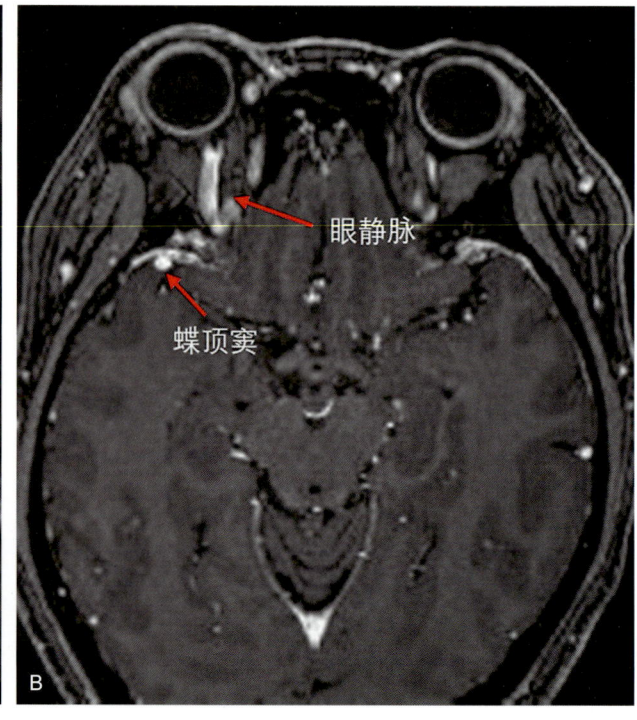

图 16-1-7 头颅 MRI。A. 冠状位 T2 像示左侧海绵窦异常向外膨出。B. 增强示异常增粗的眼静脉和蝶顶窦

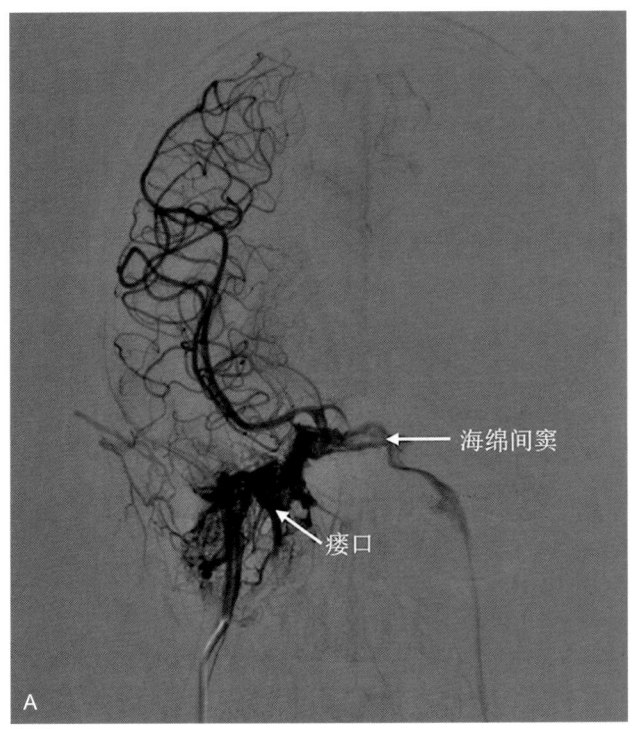
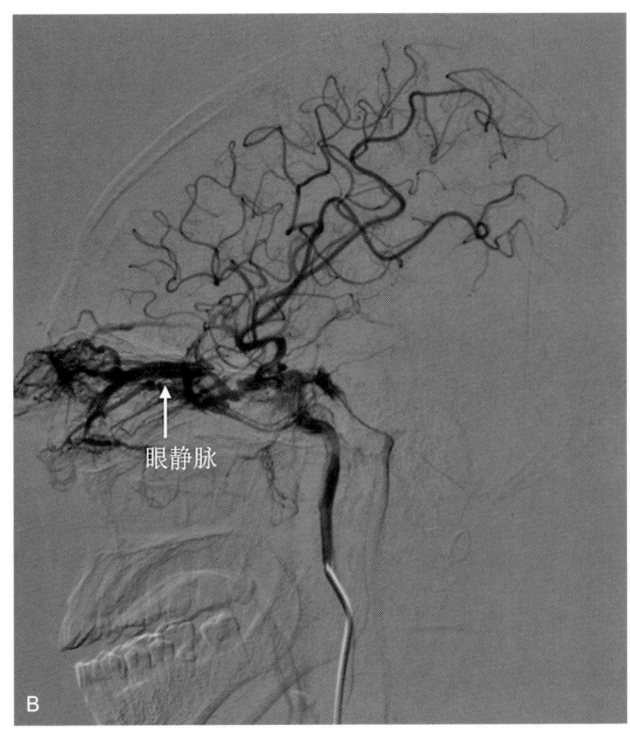

图16-1-8 头颅DSA。A. 右侧颈内动脉造影正位示直接型CCF，通过海绵间窦向对侧引流，瘘口位于颈内动脉下方。B. 右侧颈内动脉造影侧位示通过眼静脉向前引流

1. 动脉入路

经动脉入路治疗CCF的金标准是闭塞瘘口，保持颈内动脉血流通畅。

（1）可脱性球囊栓塞技术：经动脉可脱性球囊栓塞术是直接型CCF血管内治疗的常用方法，自1970年以来，就有报道使用可脱性球囊成功治疗CCF。3D-DSA可以显示瘘口周围复杂的解剖结构，有助于球囊进入。术中球囊通过血流漂浮经瘘口直接进入海绵窦，随后用等渗造影剂充盈球囊，球囊的尺寸应比瘘口大才能紧紧压住瘘口，避免球囊脱入颈内动脉。往往单个球囊就能治疗大多数CCF，但有时也需要使用多个球囊。球囊到位、充盈后，需再次造影检查以确保瘘口的闭塞和ICA通畅情况。

然而，可脱性球囊栓塞技术有一定的局限性，在一些国家，比如美国，这种栓塞技术不被使用。另外，球囊选择栓塞瘘口的失败率高达10%，失败的原因有：① 瘘口较小球囊进入困难；② 海绵窦较小球囊不能充分充盈；③ 瘘口位于颈内动脉C4段，由于血管成角明显，微导管超选困难；④ 颅底骨折碎片的存在，在球囊充盈期间破裂；⑤ 球囊栓塞技术导致血栓事件的发生，主要和球囊操作过程中损伤血管内皮有关；⑥ 对于一些复杂的CCF，有栓塞不全可能，甚至形成假性动脉瘤。瘘管周围的复杂解剖结构可能阻碍了球囊漂浮进入海绵窦，增加血流压力可以辅助球囊进入海绵窦。

病例：患者男性，45岁，车祸外伤后出现左侧结膜充血水肿，伴左侧颅内异响。进行CCF经动脉途径以球囊栓塞治疗（图16-1-9）。

（2）单纯弹簧圈栓塞或联合液体栓塞材料栓塞技术：微导管通过颈内动脉经瘘口进入海绵窦，然后通过填塞弹簧圈或者联合注入液体胶来闭塞海绵窦，达到治疗CCF的目的。一般选用6F导引导管，双微导管通过颈内动脉超选进入瘘口，1根微导管用于填弹簧圈，1根用于注胶，栓塞时弹簧圈无需致密填塞，残留空隙用胶封闭。为了防止弹簧圈脱入颈内动脉，可以通过支架或球囊辅助避免其发生。弹簧圈填入后，通过微导管注入Onyx胶或NBCA，由于NBCA容易黏管，目前大部分使用Onyx胶。注胶时最好用球囊封堵避免胶逸到颈内动脉造成分支血管栓塞事件。在注胶过程中，通过造影可观察到瘘口是否完全闭塞。对于较小瘘口，单纯使用弹簧圈栓塞有时也可达到治愈目的。也有单纯使用Onyx胶栓塞成功的报道，但临床并不多见。

病例：患者女性，50岁，骑电瓶车被汽车撞伤，伤后20天出现右眼红肿及颅内杂音，诊断为CCF。入院2周前在外地某医院行CCF球囊栓塞术，手术

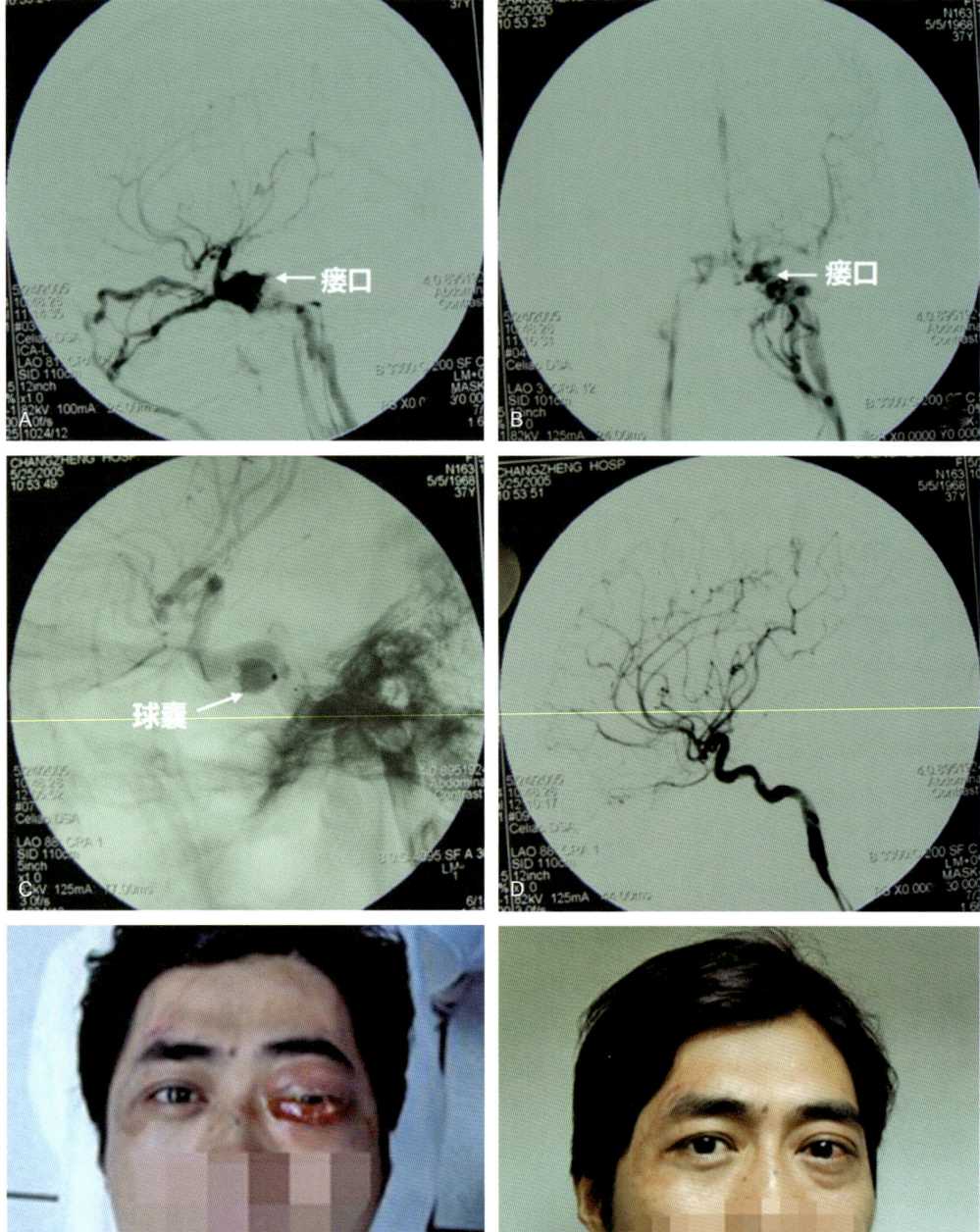

图16-1-9 CCF动脉途径球囊栓塞治疗。A. 左侧颈内动脉造影侧位像，海绵窦及相关引流静脉早显。B. 左侧颈内动脉造影正位像，海绵窦及相关引流静脉早显，并经海绵间窦向对侧引流。C. 单个球囊栓塞，侧位显示充盈的球囊，同时发现瘘口即刻消失。D. 术后颈内动脉造影侧位像，见瘘口完全消失，颈内动脉通畅。E、F. 治疗前及治疗一周后患者左侧球结膜水肿明显消退，颅内杂音消失

顺利，术后症状好转；术后2天患者杂音复发，头痛加重，伴呕吐，右眼视物模糊、复视，遂转来本院，进行单纯弹簧圈栓塞治疗（图16-1-10）。

（3）覆膜支架和血流导向装置：Willis覆膜支架应用于CCF的治疗，近年来已有较多学者报道。Willis覆膜支架是一种球扩式支架，由裸支架、可膨胀聚四氟乙烯膜和球囊导管组成。研究发现，该支架能完全封堵CCF瘘口，既能有效防止颈内动脉血直接流入海绵窦，又能保持颈内动脉通畅。但是，覆膜支架顺应性较差的特点决定了其使用的局限性，尤其在血管扭曲较大的位置可能会导致支架打开不佳或贴壁不良。随着介入材料的发展，血流导向装置的使用也越来越广泛，最初用于动脉瘤的治疗，也有学者成功用于CCF的治疗。覆膜支架和血流导向装置是目前非常有前景的介入技术，但是，目前还缺乏可靠的循证医学依据。

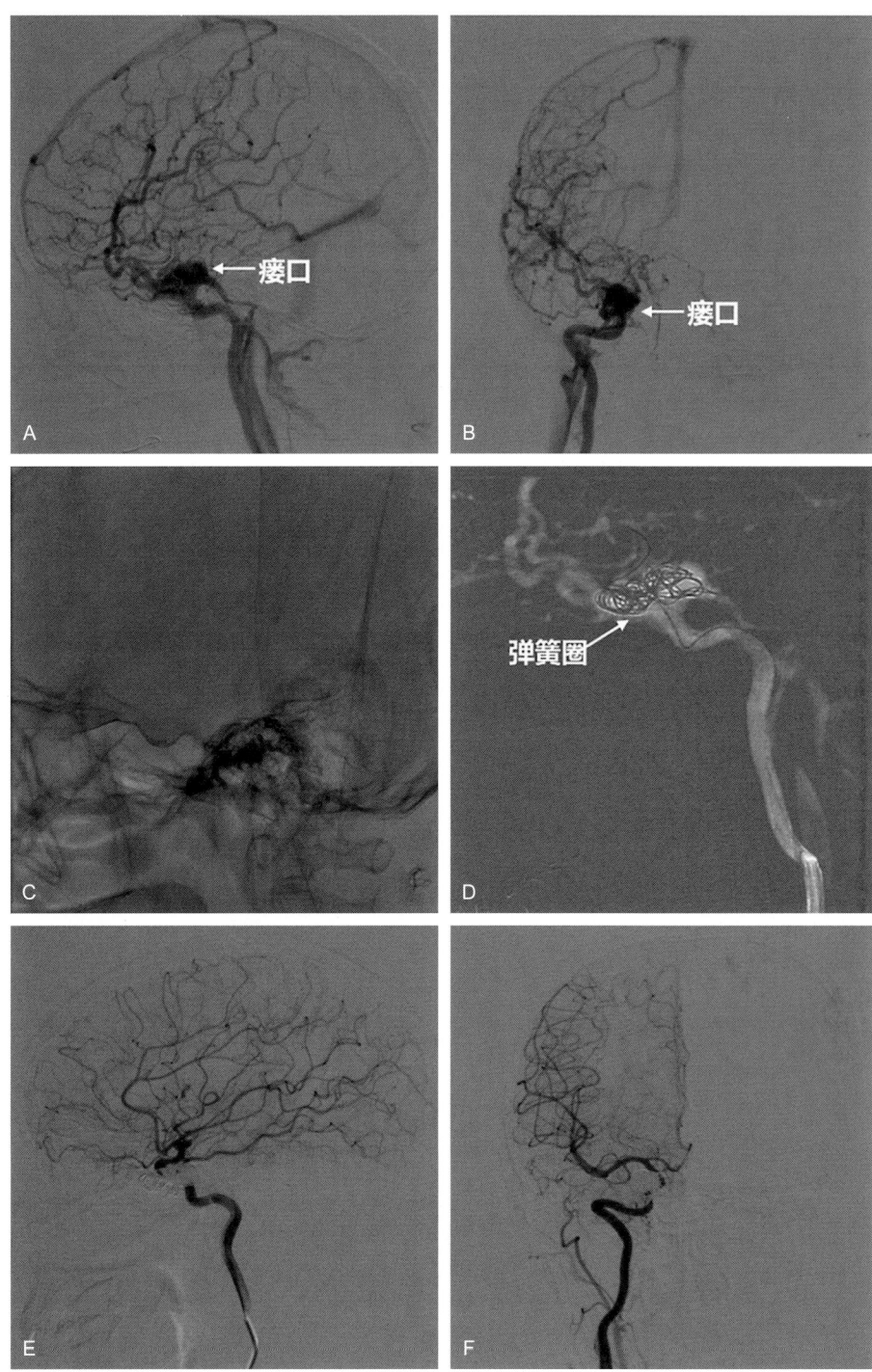

图 16-1-10 CCF 球囊栓塞后复发单纯弹簧圈栓塞。A~C. 颈内动脉造影复查见瘘口复发，未见球囊充盈，考虑球囊早泄。D~F. 经动脉途径以弹簧圈栓塞，再次造影见瘘口消失，颈内动脉通畅

（4）颈内动脉闭塞术：随着介入材料的不断发展和介入技术的不断成熟，颈内动脉闭塞的方法已基本不用。创伤性CCF，往往合并有颅底骨折，常常导致大量的鼻出血，甚至危及生命。在这种紧急情况下，CCF的瘘口较大，需要闭塞颈内动脉才能达到治疗的目的。需要临时的球囊闭塞实验，证实侧支循环代偿足够后，再行颈内动脉闭塞。闭塞颈内动脉可使用弹簧圈，也可使用球囊。弹簧圈栓塞时，应从瘘口远端向近端填塞，可脱性球囊闭塞颈内动脉时，球囊应放在瘘口处，或分别于瘘口远端和近端各置入一枚球囊，必要时可再置入一枚保护球囊以防止球囊移位。

2. 静脉入路

经静脉栓塞治疗可以用于直接型和间接型的CCF，常常通过后方或前方入路完成。后方入路通过股静脉到颈内静脉、岩下窦再进入海绵窦，这种入路最常用。前方入路是通过面静脉到达眼上静脉再进入海绵窦。

（1）直接型CCF：双微导管通过静脉入路超选至海绵窦，球囊导管通过动脉入路超选至颈内动脉瘘口，先填入弹簧圈，如单纯弹簧圈未达到治愈目的，可在球囊保护下注入液体栓塞材料（Onyx等），这一过程类似于弹簧圈联合液体胶栓塞术。

（2）间接型CCF：由颈内动脉或颈外动脉的硬膜分支供血，瘘口相对较小。对于这种类型的CCF，笔者的经验是，在血管造影下，通过三维图像多角度、多方位的旋转判断，初步确定瘘口位于海绵窦的前、后、内、外侧间隙的哪一个间隙内，通过静脉入路，微导管超选到位，有时单纯使用弹簧圈即可闭塞瘘口，但大多数情况下需联合液体胶栓塞才能完全闭合瘘口。这一方法的优点是可以达到靶向栓塞，从而减少栓塞材料的使用，一次性治愈CCF。微导管能否成功超选进入目标海绵窦间隙并确认瘘口位置是这一技术的关键所在（见下文"典型病例"）。

八、并发症及预后

颈内动脉海绵窦瘘通过血管内介入栓塞治疗，治愈率可以达到90%～100%，其并发症较低，死亡率不到1%。短暂的并发症包括血肿、面部疼痛和动眼神经麻痹，其发生率为1%～30%。其主要后遗症包括轻偏瘫、永久性动眼神经麻痹，这在正常人群中发生率较低。

九、典型病例

患者女性，59岁，右眼视物模糊伴球结膜水肿2个月余，既往有头部外伤史。入院后行全脑血管造影提示：Barrow D型CCF，进一步行经眼静脉穿刺单纯弹簧圈栓塞术（图16-1-11），术后恢复良好。

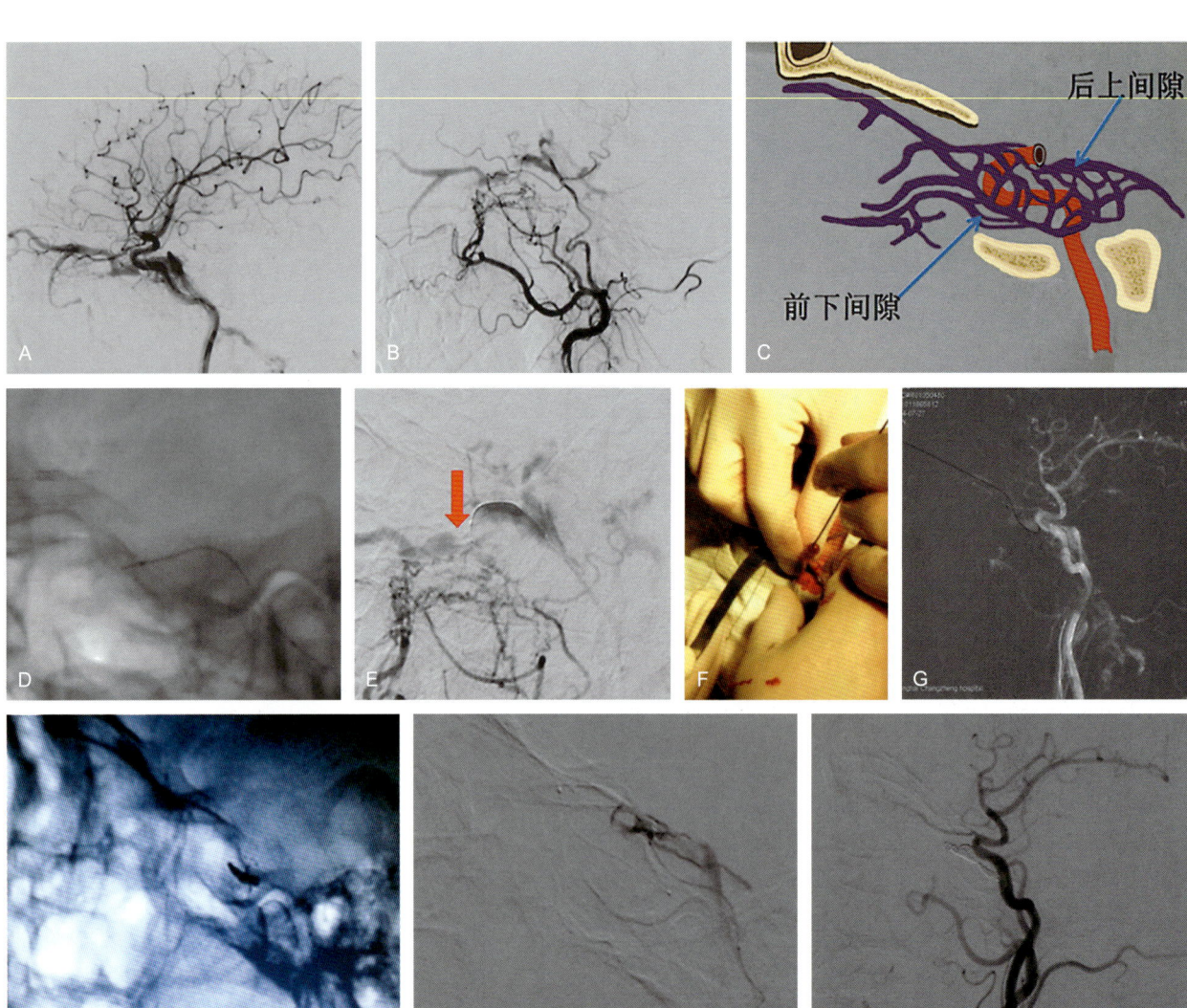

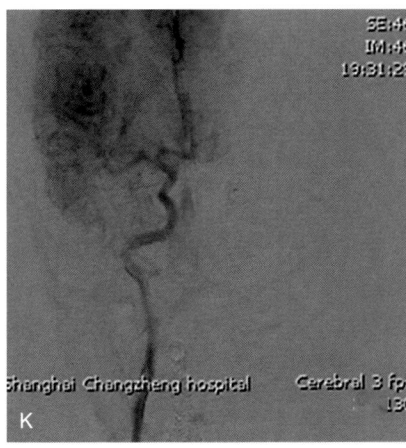 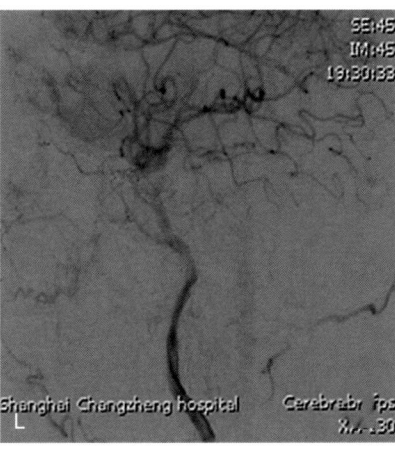 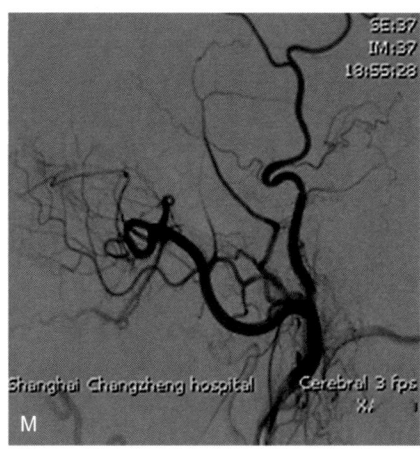

图16-1-11 经静脉途径单纯弹簧圈栓塞。A、B. 右侧颈内及颈外动脉造影侧位像，海绵窦及相关引流静脉早显。C. 海绵窦区颈内动脉示意图，提示瘘口可能位于右侧海绵窦前下或后上间隙。D、E. 一根微导管经岩下窦插入后上间隙，由于海绵窦间隔存在（红色箭头），反复尝试无法到达前下间隙和眼静脉近端。F~J. 另一根微导管经眼静脉穿刺置入海绵窦前下间隙，先以弹簧圈填塞前下间隙，即刻造影发现瘘口消失。K~M. 术后右侧颈内动脉造影正侧位及颈外动脉造影侧位像，提示瘘口消失

（许政　刘燕飞）

参考文献

[1] 白如林，张光霁，朱诚，等. 血管内栓塞治疗颈动脉海绵窦瘘6例[J]. 中国神经精神疾病杂志，1994，20(2)：115-116.

[2] 陈怀瑞，白如林，黄承光，等. 创伤性颈动脉海绵窦瘘合并蝶窦假性动脉瘤的诊断和治疗[J]. 介入放射医学杂志，2008，17(8)：543-546.

[3] 陈怀瑞，白如林，吴小军，等. n-BCA胶在介入治疗创伤性颈动脉海绵窦瘘中的应用[J]. 中华神经外科杂志，2011，27(3)：257-260.

[4] 罗顿. 颅脑解剖与手术入路[M]. 刘庆良，译. 北京：中国科学技术出版社，2010.

[5] 张光霁，白如林，胡国汉. 颈动脉海绵窦瘘的血管内治疗[J]. 第二军医大学学报，1996，17(2): 177-179.

[6] 赵继宗. 血管神经外科学[M]. 北京：人民卫生出版社，2013：420-423.

[7] Barrow DL, Spector RH, Braun IF, et al. Classification and treatment of spontaneous carotid-cavernous sinus fistulas[J]. J Neurosurg, 1985, 62(2): 248-256.

[8] Cho KC, Seo DH, Choe IS, et al. Cerebral hemorrhage after endovascular treatment of bilateral traumatic carotid cavernous fistulae with covered stents[J]. J Korean Neurosurg Soc, 2011, 50: 126-129.

[9] De Aguiar GB, Jory M, Silva JM, et al. Advances in the endovascular treatment of direct carotid-cavernous fistula[J]. Rev Assoc Med Bras (1992), 2016, 62(1): 78-84.

[10] Henderson AD, Miller NR. Carotid-cavernous fistula: current conceptsinaetiology, investigation, and management[J]. Eye (Lond), 2018, 32: 164-172.

[11] Kanamalla US, Jungreis CA, Kochan JP. Direct carotid cavernous fistula[M]. Interventional neuroradiology. New York: Informa Health care USA, 2008, 231-238.

[12] Kaplan JB, Bodhit AN, Falgiani ML. Communicating carotid-cavernous sinus fistula following minor head trauma[J]. Intl J Emerg Med, 2012, 5(1): 10.

[13] Liu QL, Qi CJ, Wang YY, et al. Treatment of direct carotid-cavernous fistula with Willis covered stent with midterm follow-up[J]. Chinese Neurosurgical Journal, 2021, 41(7): 1-8.

[14] Mercado GB, Irie K, Negoro M, et al. Transvenous embolization in spontaneous direct carotid-cavernous fistula in childhood[J]. Asian J Neurosurg, 2011, 6(1): 45-48.

[15] Mergeani A, Popescu D, Laza C, et al. A review on endovascular techniques for treatment of direct post-traumatic carotid-cavernous fistula supported by case presentations[J]. A Journal of Clinical Medicine, 2012, 7(4): 332-228.

[16] Ono K, Oishi H, Tanoue S, et al. Direct carotid-cavernous fistulas occurring during neurointerventional procedures[J]. Interv Neuroradiol, 2016, 22(1): 91-96.

[17] Robert T, Sylvestre P, Blanc R, et al. Thrombosis of venous outflows of the cavernous sinus: possible aetiology of the cortical venous reflux in case of indirect carotidcavernous fistulas[J]. Acta Neurochir(Wien), 2017, 159(5): 835-843.

[18] Sumdani H, Aguilar-Salinas P, Avila MJ, et al. Carotid cavernous fistula treatment via flow diversion: a systematic review of the literature[J]. World Neurosurgery, 2021, 149(5): 369-377.

第十七章
创伤性颅内动脉瘤的外科治疗
Surgical Treatment of Traumatic Intracranial Aneurysm

颅底创伤后出现血管损伤的情况并不罕见，但由于早期颅脑创伤症状的掩盖，部分患者的症状会隐匿或迟发出现，容易造成误诊和漏诊。随着非侵入性血管成像技术的广泛应用，以及对创伤性动脉瘤和夹层动脉瘤的病因和临床特征的认识进一步加深，人们越来越认识到它们是导致颅内出血和影响患者预后的一个罕见但重要的病因。目前，临床上多采用CT血管成像技术或数字减影造影筛查可疑的颅底血管损伤患者，而数字减影血管造影更是诊断颅底创伤后血管并发症的金标准。本章概述了颅底创伤所致的颅内创伤性动脉瘤和颅内动脉夹层动脉瘤的发病率、临床表现和治疗。

第一节 颅内创伤性动脉瘤

一、概述

创伤性颅内动脉瘤（traumatic intracranial aneurysms，TICA）是由头部的各种创伤引起的，最常见的创伤是道路交通事故，体育运动损伤、头部直接钝性或穿透性损伤，甚至战争伤害也可导致创伤性动脉瘤发生。值得一提的是，医源性损伤也是导致颅内创伤性动脉瘤的一个重要组成，颅内肿瘤和血管病变的开颅手术或内镜手术，甚至单纯的脑室置管外引流手术均有相关病例报道。颅内创伤性动脉瘤的确切发病率尚不清楚，评估值因所分析患者人群特征而异。现有文献中，颅内创伤性动脉瘤占所有颅内动脉瘤的不到1%，其中20%~30%的TICA发生在18岁以下的患者，占所有儿童动脉瘤类型的30%，是儿童和青少年中第二常见的动脉瘤类型。在发病人群中，男性高于女性。

二、病理生理

颅内几乎所有的主要动脉都有创伤性动脉瘤的报道，但大多数涉及颈内动脉（internal carotid artery，ICA）（46%）、大脑中动脉（middle cerebral artery，MCA）（25%）和大脑前动脉（anterior cerebral artery，ACA）（22%）。根据对创伤性动脉瘤组织学研究发现，创伤性动脉瘤可分为真性动脉瘤、假性动脉瘤和混合型动脉瘤。真性动脉瘤与囊状动脉瘤类似，混合型动脉瘤通常是破裂的囊状动脉瘤，在破裂处形成假性动脉瘤成分。创伤性假性动脉瘤是血管周围血肿血管连续性直接中断的结果，假性动脉瘤壁仅由部分组织化血肿周围的纤维蛋白组织构成，纤维蛋白重塑和血肿的血流动力学再通是导致假性动脉瘤形成的重要原因。假性动脉瘤为创伤性颅内动脉瘤最常见类型，这也决定了其较囊性动脉瘤的存在不同的处理方式。

三、临床表现

患者有明确头部外伤史或医源性手术操作史，可合并有颅底骨折、脑挫裂伤或脑内血肿，部分可伴有意识障碍。

外伤后不明原因的颅内出血，依据出血部位的不同，可表现为迟发性蛛网膜下腔出血、硬膜下出血、硬膜外出血、脑内出血或混合类型出血。

伤后不明原因神经功能恶化，脑神经麻痹。

鼻出血：突发不明原因鼻腔出血，严重时可致失血性休克，多见于合并颅底骨折患者，尤其是海绵窦或岩骨骨折外伤后。

临床医生需对创伤性颅内动脉瘤发生有充分

认识,对有明确头部外伤,对血管损伤的高度怀疑应行脑血管成像检查。这对于穿透伤后的创伤性血肿患者和既往有外伤的迟发性蛛网膜下腔出血(subarachnoid hemorrhage,SAH)或颅内出血(intracranial hemorrhage,ICH)患者尤为重要。脑膜中动脉的创伤性动脉瘤可导致硬膜外血肿的延迟扩张,甚至脑实质内出血。

四、影像学诊断

(1)多普勒超声:多普勒超声检查被认为是筛查创伤患者的一种快速、廉价的检查方法。但是常规超声在检测脑血管方面的准确性有限,尤其是在诊断小病变和颅内动脉损伤方面,仅能作为初始筛查。

(2)头颅CT和脑血管CTA:CT检查可以快速识别出血、颅脑、脊柱骨折或亚急性缺血性梗死,但其不能直接显示血管损伤,只能提供间接征象(图17-1-1A)。值得注意的是,除常规头颅CT外,需重视颈部CT检查,临床上颅外段损伤并不少见。由于影像学技术的进步,快速、高分辨率的头颈部CTA在临床上得以普及。CTA目前是筛查有创伤性动脉瘤风险的外伤患者的快速筛查诊断方法,可以早期显示一些察觉不到的动脉瘤。精细切割的CTA图像可以提供有关血管结构、骨骼、某些软组织结构和异物的信息,并且头颈部CTA可一次注射造影剂完成。

(3)磁共振血管造影(magnetic resonance angiography,MRA)和血管壁高分辨率MRI(high-resolution MRI,HRMRI):MRA对诊断夹层动脉瘤的敏感性很高,HRMRI可显示动脉腔、动脉壁以及壁间血肿,然而,

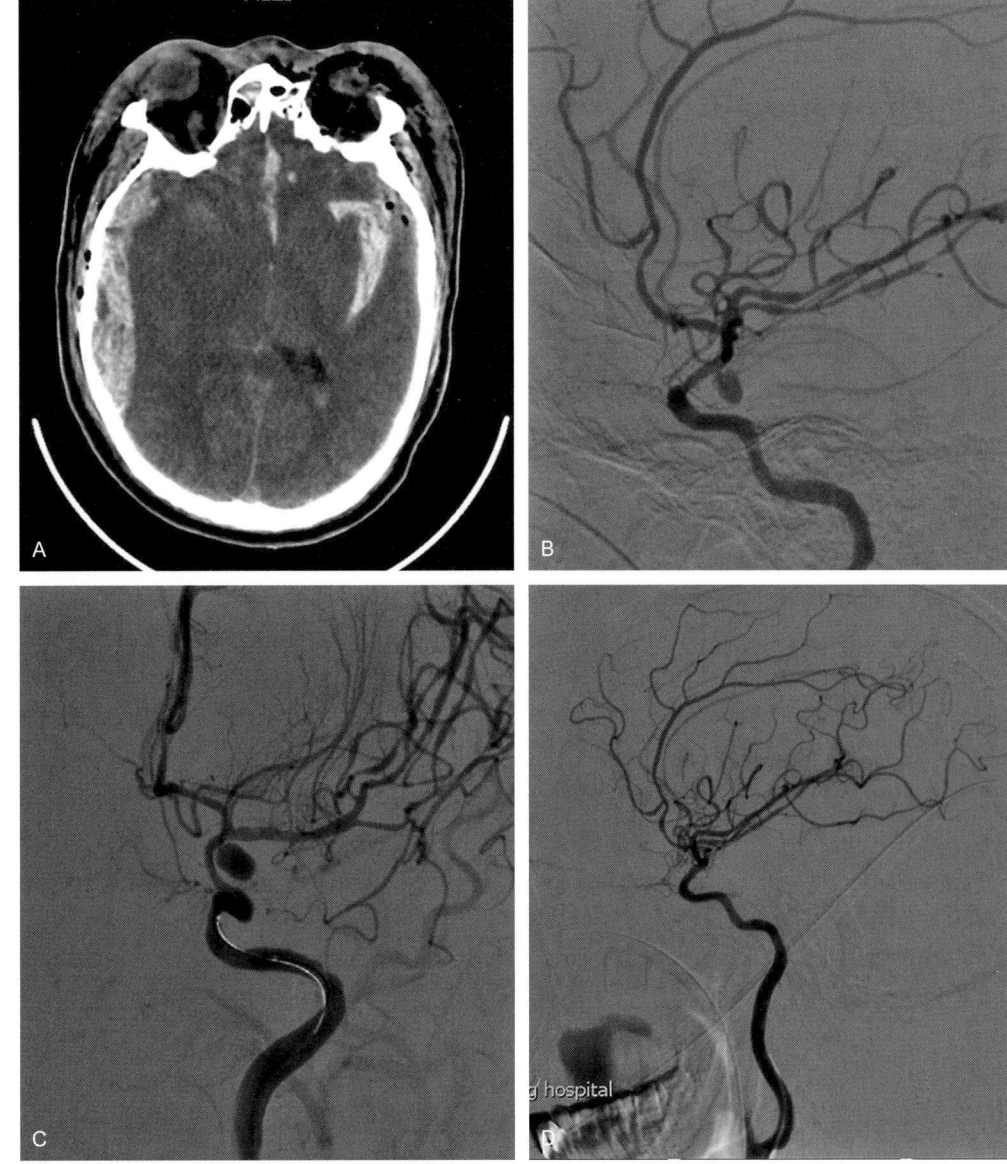

图17-1-1 左侧颈内动脉床突上段创伤性动脉瘤典型影像表现。男性,43岁,骑自行车摔伤后言语之体反应下降就诊。A.头颅CT见右侧颞顶部创伤性硬膜下血肿合并颅内多发挫裂伤,迟发性左侧侧裂区不典型外伤出血。B.脑血管造影,提示左侧颈内动脉床突上段创伤性动脉瘤。C.行单纯支架植入。D.术后7天复查,提示动脉瘤治愈,未见复发

由于MRI检查时间较长，需要患者配合，在危重患者中的实际应用受限，不适合作为常规诊断筛查方式，可在病情稳定后，再行磁共振检查。

（4）数字减影全脑血管造影（digital subtraction angiography，DSA）：DSA长期以来被视为创伤性动脉瘤诊断的"金标准"，通常适用于影像学表现不清楚或血管内介入指征明确的患者。它可以提供颅内和颈部血管的精细解剖细节，可以显示血管损伤、动脉瘤体形态、大小及颅内血管分布代偿情况，为后续诊断和治疗提供依据。然而，DSA同样受限于患者的全身状态，同时其费用远高于常规CT和MRI检查，并对相关医院有着设备和人员培训要求。

临床影像学诊断技术日新月异，现有的临床检查项目需根据患者全身状态、损伤机制和模式或临床/放射学图像灵活选择，评估患者血管损伤的可能性很高，即使CTA为阴性，也应进行导管血管造影，哪怕首次造影结果阴性也不能完全排除创伤性动脉瘤可能，可在3周后或患者颅内情况稳定后再行脑血管造影检查。

五、治疗

由于颅内创伤性动脉瘤通常缺乏真正的动脉瘤壁，缺失真正的瘤颈与瘤体，瘤壁和瘤颈多由机化的血凝块和纤维组织构成，术中高破裂率风险始终无法回避。在临床的治疗上与真性颅内动脉瘤存有一定区别，无论是开颅手术还是介入栓塞治疗，风险均高于真性动脉瘤，并且许多患者往往合并颅脑外伤，病情危重或仍处于创伤恢复期，增加了术后并发症的可能。

（一）外科手术治疗

1. 颅内创伤性动脉瘤手术夹闭

手术夹闭是理论上有效的治疗方法，但要结合病变的解剖部位评估开颅手术切除的风险和获益后谨慎选择。创伤性动脉瘤中，假性动脉瘤多见。由于假性动脉瘤没有明确的瘤壁及瘤颈结构，瘤壁和瘤颈多由机化的血凝块和纤维组织构成，且往往与周围组织粘连严重，术中显露分离动脉瘤时易出血，同时在夹闭或孤立过程中可能造成瘤体瘤颈撕脱，引发术中大出血，危及生命，严重时不得不牺牲载瘤血管。术前需详细评估患者影像学图像及全身状态，术中显露至有血管搏动的血肿机化团块，往往提示动脉瘤所在，需小心分离，可联同瘤体周围增生的蛛网膜组织结构，用动脉瘤夹一并夹闭。如果术中假性动脉瘤整体剥落，载瘤血管撕裂大出血，可以临时阻断载瘤动脉并显示破口，采用多动脉瘤夹塑形的方法夹闭破口，然后进行术中荧光造影对载瘤动脉各段的血流检测，并依此调整动脉瘤夹位置，以避免载瘤动脉误夹或继发血管狭窄或重要穿支血管误夹，避免引发缺血性卒中事件。

2. 创伤性颅内动脉瘤孤立和（或）血流重建

术前需充分评估患者颅脑血供情况，可使用全脑血管造影明确动脉瘤形态评估颅内侧支循环情况，可联合球囊闭塞试验（BOT试验）、脑灌注CT，评估脑组织耐受缺血能力，依据评估结果选择合适的手术方式，单纯颅内动脉瘤孤立或选择不同流量脑血管搭桥术，如颈外动脉-颈内动脉搭桥术、颈外动脉-大脑中动脉搭桥术、枕动脉-小脑后下动脉搭桥术、双侧大脑前动脉侧侧吻合术等来重建脑血流，以避免缺血性脑损害。

（二）血管内治疗

1. 单纯弹簧圈瘤内栓塞术

由于颅内创伤性动脉瘤往往没有完整的血管壁结构，单纯弹簧圈瘤内填塞容易突破血管，导致灾难性后果。即使术中栓塞成功，随着颅内创伤性动脉瘤血肿及假血管壁的机化吸收，弹簧圈有移位可能，导致创伤性颅内动脉瘤复发并再破裂出血。

2. 载瘤动脉血管内闭塞术

采用血管内治疗方法，弹簧圈闭塞联合Onyx胶水闭塞载瘤动脉，行载瘤动脉闭塞时，动脉瘤体与载瘤动脉的远近段需一同闭塞，不然术后动脉瘤有通过侧支循环复发可能。闭塞术前同样需充分评估患者颅脑血供情况，可使用全脑血管造影明确动脉瘤形态评估颅内侧支循环情况，通过BOT试验评估脑组织耐受缺血能力。但往往即使评估时，患者能耐受血管闭塞，术中患者缺血性卒中事件仍有发生。

3. 支架辅助弹簧圈栓塞术

血管内支架不仅可作为一种重要的辅助手段防止弹簧圈突入载瘤动脉内而提高动脉瘤的栓塞程度，而且可以改善动脉瘤局部的血流动力学环境，促进瘤颈处内膜覆盖，降低动脉瘤的复发率（图17-1-2）。

4. 覆膜支架封堵术

创伤性颅内动脉瘤的本质是动脉壁的缺损，理论上覆膜支架可覆盖动脉壁缺损，隔绝血流对动脉瘤壁的冲击，在术中即刻阻断动脉瘤内的血液循环，并保留载瘤动脉通畅，实现动脉的解剖重构，做到即刻对动脉瘤的治愈，是理想治疗方式。但覆膜支架不能应用在有重要侧支或穿支的血管，否则会导致严重的功能障碍（图17-1-3）。

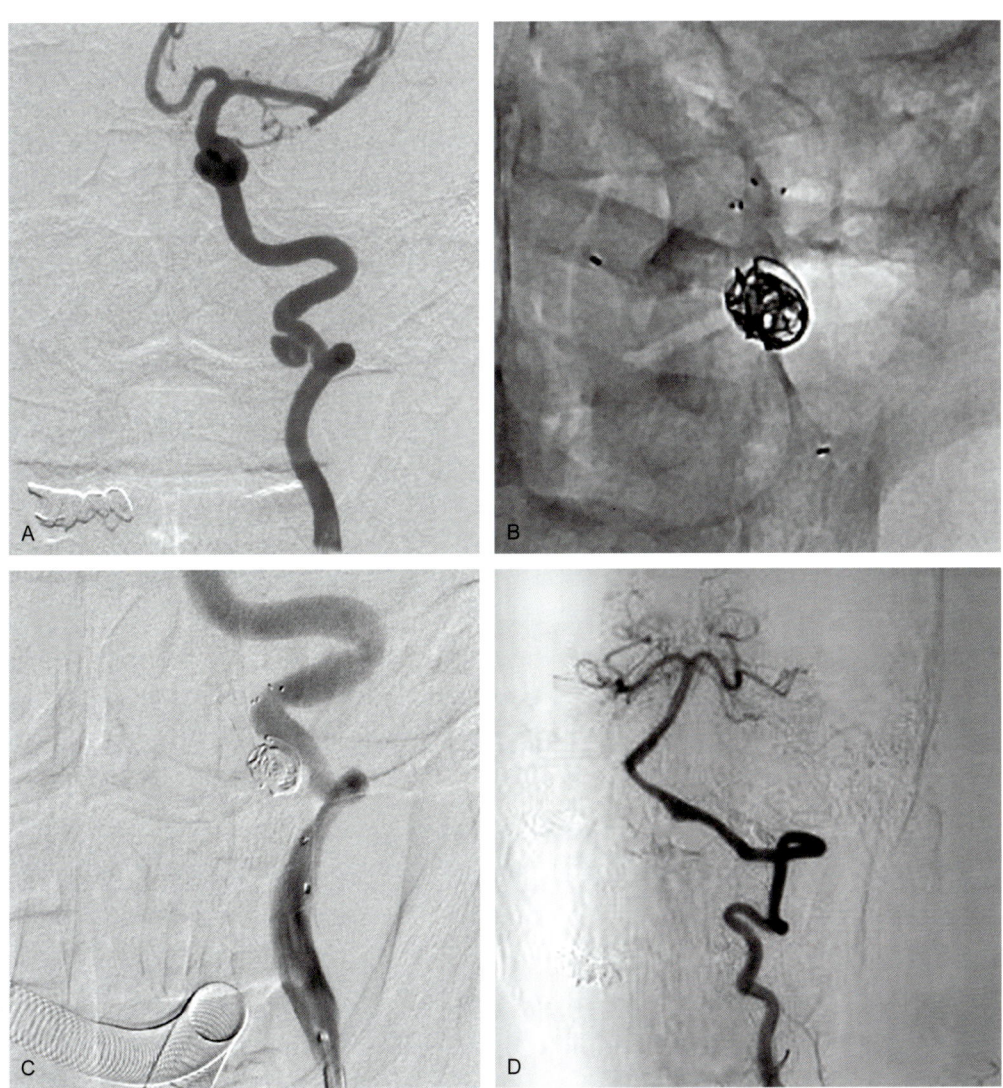

图 17-1-2 左侧椎动脉创伤性动脉瘤支架辅助弹簧圈栓塞术。男性，48岁，枕部外伤后反复枕颈部不适3个月就诊。A. DSA 提示左侧椎动脉创伤性动脉瘤。B. 行支架辅助弹簧圈栓塞术，致密栓塞。C. 术后即刻造影，动脉瘤无显影。D. 术后1年复查，未见动脉瘤复发

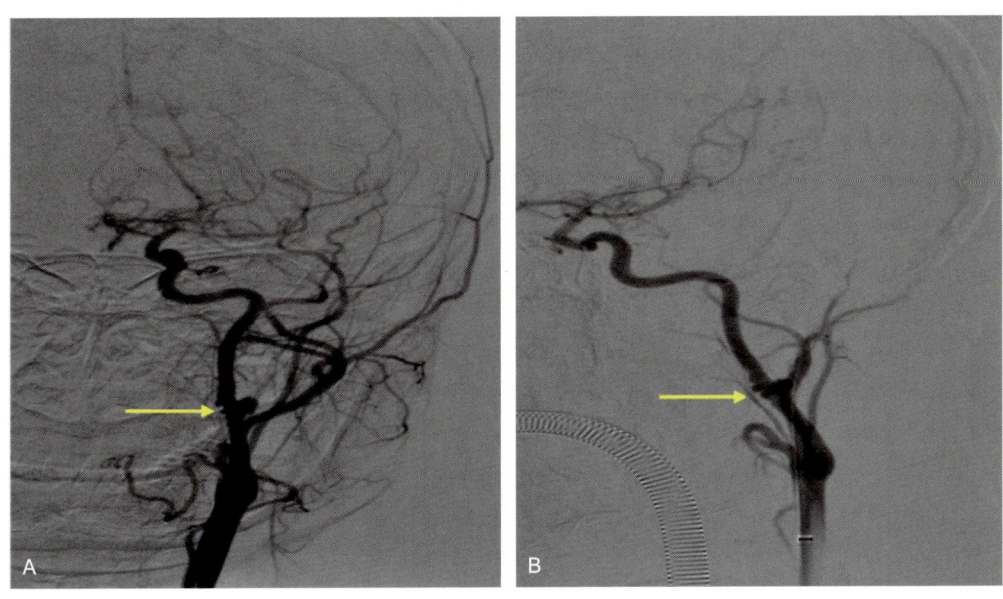

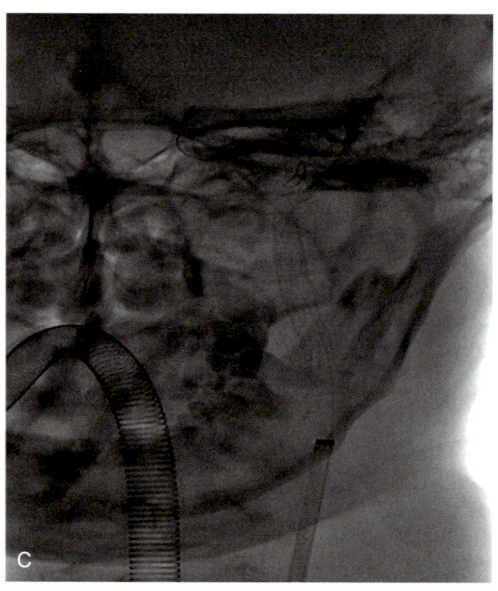
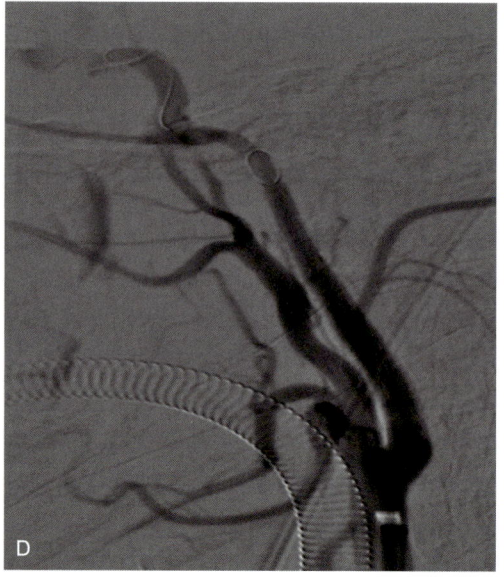

图 17-1-3　左侧颈内动脉颈段夹层动脉瘤覆膜支架植入术。女性，头颈部外伤后反复头疼头晕不适半年。A、B. 脑血管造影提示左侧颈内动脉颈段夹层动脉瘤。C. 行覆膜支架植入术，覆盖瘤颈。D. 术中支架放置完毕后，即刻造影未见动脉瘤显影

5. 血流导向装置

目前市面上常用的是 Pipeline、Silk、Surpass 和国产的 Tubridge 支架，单独应用或联合弹簧圈栓塞，通过更高的金属覆盖率及改善动脉瘤附近的血流动脉瘤环境达到治愈目的（图 17-1-1B～D）。

无论采用何种血管内治疗方法，密切的随访至关重要，且随访间隔应缩短，以 2 周到 1 个月为宜，尽可能早期发现动脉瘤复发，及时进行二次治疗。

六、总结

颅脑外伤后出现颅内创伤性动脉瘤虽然是一种罕见情况，但对于闭合性颅脑损伤或存在穿透性血管损伤可能的患者都需要考虑颅内创伤性动脉瘤发生可能。对于颅脑外伤早期不典型外伤症状或影像学表现的患者，需早期行脑血管 CTA 检查，必要时行脑血管造影明确诊断和治疗。创伤性颅内动脉瘤早期诊断延误或临床管理缺失均会导致严重后果，手术夹闭、血管内治疗需依据动脉瘤特征进行个体化选择和治疗。由于创伤性颅内动脉瘤以假性动脉瘤多见，瘤壁往往由血肿和周围组织组成，手术治疗后，血肿的吸收可能导致动脉瘤复发和再出血。术后需加强患者的随访，复查脑血管造影以早期发现动脉瘤进展情况，必要时再次手术治疗补救，以防止可能出现的动脉瘤破裂或缺血性脑卒中可能。

（黄振宇）

参考文献

[1] Burton C, Velasco F, Dorman J. Traumatic aneurysm of a peripheral cerebral artery. Review and case report[J]. J Neurosurg, 1968, 28: 468-474.

[2] Holmes B, Harbaugh RE. Traumatic intracranial aneurysms: a contemporary review[J]. J Trauma, 1993, 35: 855-860.

[3] Jung SH, Kim SH, Kim TS, et al. Surgical treatment of traumatic intracranial aneurysms: experiences at a single center over 30 years[J]. World Neurosurg, 2017, 98: 243-250.

[4] Kakarla UK, Beres EJ, Ponce FA, et al. Microsurgical treatment of pediatric intracranial aneurysms: long-term angiographic and clinical outcomes[J]. Neurosurgery, 2010, 67(2): 237-249.

[5] Liu LX, Song MY, Xie XD. In-stent stenosis in the patient with internal carotid aneurysm after treated by the Willis covered stent: two case reports and literature review[J]. Medicine (Baltimore), 2017, 96: e6101.

[6] Nerva JD, Morton RP, Levitt MR, et al. Pipeline embolization device as primary treatment for blister aneurysms and iatrogenic pseudoaneurysms of the internal carotid artery[J]. J Neurointerv Surg, 2015, 7: 210-216.

[7] Ventureyra EC, Higgins MJ. Traumatic intracranial aneurysms in childhood and adolescence. Case reports and review of the literature[J]. Childs Nerv Syst, 1994, 10: 361-379.

第二节 颅内动脉夹层动脉瘤

一、概述

颅内动脉夹层动脉瘤（intracranial dissecting aneurysm，IDA）是动脉血流经过血管内膜上的破损侵入，导致血液进入动脉壁的各层组织结构中，颈内动脉（internal carotid artery，ICA）和椎动脉（vertebral artery，VA）均可发生，血管壁的不同层之间通过内膜撕裂聚集血液，且往往硬膜内和硬膜外均可受累。夹层动脉瘤在儿童和成人中均可发病，平均发病年龄为50岁，成人发病率不受性别影响，而儿童患者中的男童比例更高。在成人中，颈内动脉夹层的发生率为2.5/10万～3/10万，稍高于椎动脉夹层的1.0/10万～1.5/10万。但由于部分患者症状轻微或无症状，以及受限于诊治水平差异，这些数据可能无法精确反映真实的发病率。

IDA以后循环夹层动脉瘤多见。后循环IDA中，最常累及的部位是椎动脉V4段，VA硬膜内夹层占硬膜内夹层的80%。前循环IDA中，最常累及的部位是ICA床突上段，其中ICA硬膜外夹层占所有颈部动脉夹层的70%～80%，ICA硬膜内夹层约占所有硬膜内夹层的20%。而有趣的是，在儿童中，前循环夹层动脉瘤多见。

二、发病机制

病因可分为外伤性和自发性。外伤性多见于颅脑外伤或头颈部按摩；自发性主要与结缔组织疾病（如Marfan综合征、Loeys-Dietz综合征、Ehlers-Danlos综合征等）、高血压、高脂血症、糖尿病、吸烟相关，其他易感因素包括口服避孕药、妊娠、外伤和感染等。

夹层动脉瘤的发病机制尚未完全明确，可能与外源性和内源性损伤因素及修复机制缺失相关。动脉壁可分为三层：内层（内皮质、内膜），中层（肌层、中膜），外层（结缔组织层、外膜）。颅内动脉与颅外动脉相比，无外弹力层，内弹力层较厚，中膜弹性纤维较少，外膜较薄。因此颅内动脉夹层动脉瘤易破裂形成SAH。动脉夹层通常是血液成分通过破损的动脉内膜进入血管壁形成分离，内膜逐步剥离、扩展，导致血管壁间形成透壁性夹层，透壁性夹层发生在不同位置，将导致不同后果。发生在硬膜内，将导致SAH；发生在被静脉丛包围的血管段将发生动静脉瘘；软组织发生透壁性夹层，将发生假动脉瘤（即壁外血肿），可能导致占位效应、载瘤血管狭窄或闭塞。壁间血肿的演变结果决定了相关的临床症状：血肿吸收，血管重新开放，血肿在假腔中凝结脱落，导致远端栓塞，这是成人颅外颈内动脉夹层中卒中事件发生最常见的病理机制；血肿在血管壁内增大，自身血管管壁将变大，导致血管真腔进行性缩小，夹层载瘤血管发出的穿支闭塞诱发缺血性卒中事件发生；慢性壁内血肿可在血管壁内机化，由于反复夹层的形成可能发生不断增长的壁内血肿，最终导致"巨大血栓性动脉瘤"，产生局部占位效应。

三、临床表现

（1）缺血症状：前驱性头痛是本病的主要症状，常隐匿性发作。脑缺血、初始症状后数天发生卒中，2周内症状呈反复性，Horner综合征，血管搏动性杂音。脑干缺血表现为Wallenberg综合征，共济失调，偏头疼和意识障碍，此后还有颈部疼痛、颈强直及突发耳鸣等。

（2）占位效应：大型或有占位效应的夹层动脉瘤患者可出现局限性神经功能缺失和脑神经症状。

（3）SAH：主要表现突发剧烈头痛伴恶心呕吐明显，脑膜刺激征明显。后循环IDA发生SAH高于前循环，后循环夹层主要发生在椎动脉上，颅内段椎动脉夹层多见于小脑后下动脉起始部，夹层反复出血与夹层分离部位有关，夹层分离在动脉壁外层的夹层动脉瘤再出血率高。

四、影像学诊断

（1）CTA检查：夹层动脉瘤可表现为线珠征，鼠尾征，可显示动脉瘤腔血栓即钙化情况，其优势在于其可现实病变与邻近骨质结构之间的位置关系，但受限于颅底骨性结构影响，检测出病变敏感度较低。

（2）磁共振血管造影（MRA）：MRA对诊断夹层动脉瘤的敏感性很高，高分辨率的MRI可显示动脉腔、动脉壁以及壁间血肿，而且随着血肿的吸收，其信号强度也发生变化。亚急性期T1、T2相动脉夹层表现为新月形壁间高信号，但在区分血管狭窄，缓慢血流和壁间血肿机双腔中应用受限。MRA 可提示诊断和随访诊断参考，但不能作为金标准。

（3）血管壁高分辨率 MRI（high-resolution MRI，HRMRI）：通过采用基于快速自旋回波序列的黑血技术及基于梯度回波序列的亮血技术实现了血管壁的高分辨率成像，可清晰显示动脉夹层的直接征象，在壁间血肿，内膜瓣和血管壁成像上有显著优势，有助于夹层动脉瘤诊断。

（4）全脑血管造影：夹层动脉瘤在 DSA 可表现不规则管腔合并近端狭窄，梭形扩张，近端和（或）远端狭窄（串珠或线样征），不规则扇形狭窄，静脉期造影剂滞留。如壁间血肿与血管腔再通，可出现双腔、内膜瓣，有的在造影的动脉期可见到真血管腔或其和假腔混在一起，而在静脉期仅见到因造影剂滞留而形成的假腔。夹层动脉瘤破裂后可形成假性动脉瘤，缺乏完整血管壁组织，易再次破裂。

五、治疗

由于 IDA 的罕见性，目前还没有针对 IDA 治疗的循证指南。对于未破裂的夹层动脉瘤，无任何相关症状，且形态规则、体积较小的，不推荐抗血小板聚集药物治疗；有出血倾向者禁忌抗凝治疗；有缺血相关症状的患者，建议口服抗血小板聚集药物治疗，每 3 个月复查 MRI 和（或）DSA。急性缺血性脑卒中如发病就诊在时间窗内，无抗凝禁忌，可以行静脉溶栓治疗；急性期过后，抗血栓治疗仍继续推荐维持，有新发症状可随时行影像学复查。

对于内科治疗无效，反复缺血发作，有持续缺血症状，血管受累而恢复缓慢，夹层动脉瘤持续存在或逐渐扩展，血流动力学改变引起缺血性卒中者；影像学随访中出现明显体积增大或形态学变化者；夹层动脉瘤破裂者，建议手术治疗。手术以重建血管真腔、闭塞血管假腔、减少动脉栓塞的危险和解除局部占位效应为目的。手术治疗方法可有血管内治疗和外科手术治疗。

（一）血管内治疗

血管内治疗包括闭塞性治疗和重建性治疗。闭塞性治疗即采用栓塞材料闭塞载瘤动脉；而重建性治疗则借助血管内支架保持载瘤动脉通畅，同时利用栓塞材料和支架的血流导向作用促进动脉瘤腔内的血栓形成，达到栓塞动脉瘤并重建夹层病变血管的目的。单纯弹簧圈栓塞 IDA，不易完全闭塞 IDA，且单纯动脉瘤腔内栓塞后有破裂出血的风险（占 33%），因此不推荐用于治疗 IDA。

1. 载瘤动脉血管内闭塞术

同时闭塞夹层病变近端及远端，采用弹簧圈闭塞载瘤动脉，闭塞时夹层病变近端及远端均需封堵，避免血流逆流进入 IDA 内引起破裂出血和术后动脉瘤通过侧支循环复发可能。闭塞术前同样需充分评估患者颅脑血供情况，可使用全脑血管造影明确动脉瘤形态评估颅内侧支循环情况，通过 BOT 试验评估脑组织耐受缺血能力。但往往即使评估时，患者能耐受血管闭塞，术中患者缺血性卒中事件仍有发生。

2. 单纯支架置入术

主要用于未破裂 IDA 的治疗，在破裂 IDA 中治疗仍存有争议。目前主要使用多支架重叠放置技术、提高支架的金属覆盖率或使用新型血流导向装置（如 Pipeline 支架）（图 17-2-1 和图 17-2-2），能增加血流导向作用来对载瘤动脉进行血管重塑和重构。因血管夹层通常累及载瘤血管的近段和远段，而不仅仅是假性动脉瘤部分，支架植入可能有助于重塑载瘤动脉，降低瘤腔内血流流速，促进瘤腔内血栓形成，改善血流动力学，闭合假腔，提高治愈效果。对夹层节段较小、无重要分支且血管条件允许支架到位的 IDA，覆膜支架也可应用于治疗。对重要分支和穿支较多的血管，尚不适合应用。术后需长期应用抗血小板药物，仍需进一步随访跟踪远期疗效及并发症。

3. 支架辅助弹簧圈栓塞术

这是当前治疗 IDA 的主要方式，理论上 IDA 内弹簧圈置入可闭合动脉瘤腔，支架支撑血管壁可保持载瘤动脉的通畅，促进动脉瘤腔内的血栓形成，同时支架的径向支撑力压迫内膜瓣使其贴附于血管壁，促使 IDA 闭塞；另外，支架还可作为新生血管内皮细胞附着点，促进血管内皮的修复，促进瘤颈血管壁的愈合。但支架植入术后仍存在再次破裂出血可能，且同样需长期口服抗血小板药物，术后长期疗效仍需随访进一步评估。

（二）外科手术治疗

血管内治疗已成手术治疗夹层动脉瘤主流，但开放性手术仍无法完全替代。梭形/复杂性不适合手术血管内栓塞的夹层动脉瘤、夹层广泛或形成蛇形扩张并伴有多支穿通动脉发出的夹层和蛇形动脉瘤可采用手术治疗，通过手术方式来改变血流动力学方向，促使剥脱分离血管壁夹层复位，达到恢复的目的。

手术方式主要为夹层动脉瘤切除或孤立、载瘤动脉闭塞术和（或）血流重建。理论上夹层动脉瘤切除是治愈夹层动脉瘤的理想手术方式，但实际上，许多夹层动脉瘤无法手术切除，只能行载瘤动脉闭

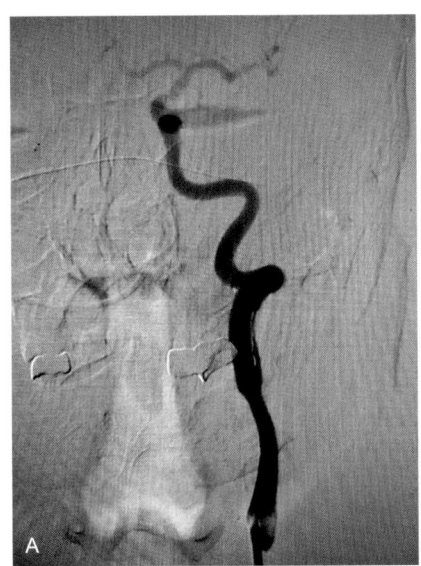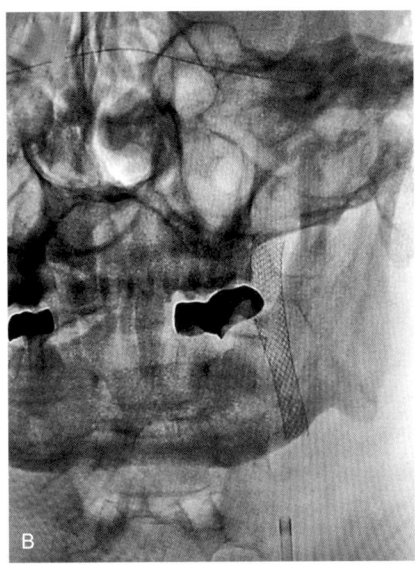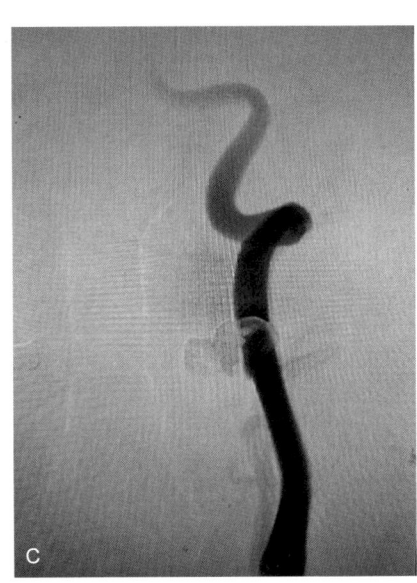

图17-2-1 男性，52岁，因"右侧肢体乏力1个月"就诊。A. 脑血管造影提示左侧颈内动脉颈段夹层动脉瘤。B. 行常规颈部自膨支架植入，覆盖夹层。C. 支架放置完毕后，即刻造影未见夹层动脉瘤显影

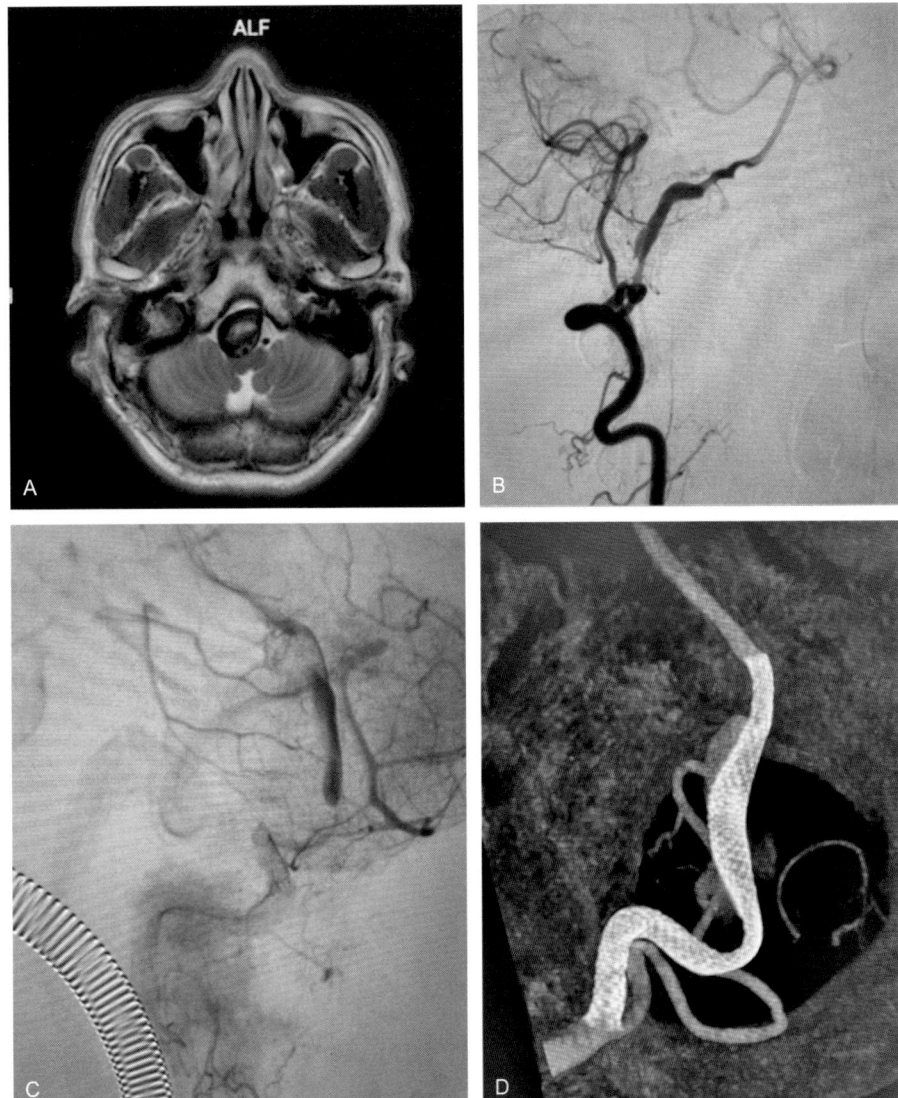

图17-2-2 男性，53岁，"反复头晕不适1年"就诊。A. T2加权提示椎动脉夹层动脉瘤伴血栓形成。B. 脑血管造影提示右侧椎动脉夹层动脉瘤。C. 密网支架植入即刻造影见造影剂滞留。D. 密网支架术后重建，见支架打开满意，贴壁良好

塞术。载瘤动脉闭塞术需同时闭塞夹层病变近端及远端，避免血流逆流进入动脉夹层内引起破裂出血，被认为是治疗出血性夹层动脉瘤的可靠手段。但术前需充分评估患者颅脑血供情况，可使用全脑血管造影明确动脉瘤形态评估颅内侧支循环情况，可联合球囊闭塞实验、脑灌注CT，评估脑组织耐受缺血能力，必须明确患者有足够血管代偿方能行此手术。如存在代偿不足，必要时可联合施行脑血管搭桥术，以避免缺血性脑损害。

六、结论

随着影像技术的发展，IDA的检出率不断提高。IDA的临床表现通常包括前驱头痛，然后是缺血性卒中或蛛网膜下腔出血。典型的放射学表现包括壁间血肿、双腔、内膜瓣和串珠样外观以及局部血管狭窄和囊状血管扩张，HRMRI和DSA对确诊至关重要。无症状或偶发头痛为表现的病变通常可以定期随访，病变进展、症状加重、缺血或出血事件发生往往需要治疗。血管条件允许下，优先使用血管内技术进行治疗。但需注意，放置支架一个月内的完全闭塞率仅为50%。随着时间的推移，由于血管壁重塑和支架结构的内皮化，完全闭塞率增加到80%。因此，约有50%的患者依然术后存有再破裂的高风险，并且当患者植入支架后接受双重抗血小板治疗时，以SAH起病的患者如需放置脑脊液分流装置的风险也存在出血问题。对于部分血管条件差、血管内治疗无法进行的复杂IDA，夹层动脉瘤切除或孤立、载瘤动脉闭塞术和（或）血流重建依然是有效的手术方式。但无论何种手术方式，术后均需长期随访治疗。

（黄振宇）

参考文献

[1] 马廉亭. 颅内动脉夹层与夹层动脉瘤的诊断与治疗[J]. 中国临床神经外科杂志, 2008, 13(10): 2.

[2] Bond KM, Krings T, Lanzino G, et al. Intracranial dissections: a pictorial review of pathophysiology, imaging features, and natural history[J]. J Neuroradiol, 2021, 48: 176-188.

[3] Burton C, Velasco F, Dorman J. Traumatic aneurysm of a peripheral cerebral artery. Review and case report[J]. J Neurosurg, 1968, 28: 468-474.

[4] Jung SH, Kim SH, Kim TS, et al. Surgical treatment of traumatic intracranial aneurysms: experiences at a single center over 30 years[J]. World Neurosurg, 2017, 98: 243-250.

[5] Kakarla UK, Beres EJ, Ponce FA, et al. Microsurgical treatment of pediatric intracranial aneurysms: long-term angiographic and clinical outcomes[J]. Neurosurgery, 2010, 67(2): 237-249.

[6] Liu LX, Song MY, Xie XD. In-stent stenosis in the patient with internal carotid aneurysm after treated by the Willis covered stent: two case reports and literature review[J]. Medicine (Baltimore), 2017, 96: e6101.

[7] Nerva JD, Morton RP, Levitt MR, et al. Pipeline embolization device as primary treatment for blister aneurysms and iatrogenic pseudoaneurysms of the internal carotid artery[J]. J Neurointerv Surg, 2015, 7: 210-216.

[8] Ritchey Z, Bernard TJ, Fenton LZ, et al. Stroke recurrence in children with vertebral artery dissecting aneurysm[J]. AJNR Am J Neuroradiol, 2022.

[9] Schievink WI. Spontaneous dissection of the carotid and vertebral arteries[J]. N Engl J Med, 2001, 344: 898-906.

第十八章
创伤性硬脑膜动静脉瘘的外科治疗
Surgical Treatment of Traumatic Dural Arteriovenous Fistula

第一节 颅内硬脑膜动静脉瘘

硬脑膜动静脉瘘（dural arteriovenous fistula，DAVF）是指发生于硬脑膜动脉与硬脑膜静脉、脑静脉窦及皮质静脉间的异常动静脉吻合，也称为颅内血管畸形（AVM）。DAVF 与位于脑实质内或软脑膜上动静脉畸形的区别在于其存在硬脑膜动脉供血但没有实质性病灶。颅内 DAVF 的年发病率估计为 0.15～0.29/10 万，约占颅内血管畸形的 5%～15%；可发生于硬脑膜的任何部位，但以海绵窦、横窦、乙状窦、上矢状窦多见，横窦区 50%，海绵窦 16%，小脑幕 12%，上矢状窦 8%。尽管 DAVF 属于良性病变，但因存在静脉窦和脑皮质静脉逆行引流，可导致非出血性神经功能恶化及发生自发出血，并引起神经损伤，有导致患者致死致残的风险。创伤后发生 DAVF（traumatic dural arteriovenous fistula，TDAVF）已有多个病例报道，但大样本的病例报道还比较缺乏。据报道，创伤性脑膜中动脉损伤者中发生 TDAVF 的比例约为 1.8%。

一、病因

TDAVF 发病原因尚不清楚。一般认为大多数成年人 DAVF 是获得性的，与头部外伤、手术、创伤后静脉窦狭窄或静脉窦血栓形成关系密切。小儿人群中的 TDAVF 认为与产伤、感染、子宫内静脉血栓形成或母体激素水平异常相关。可能致病因素包括：①颅脑外伤；②体内雌激素水平改变；③开颅手术；④先天性血管发育不良；⑤静脉窦炎及血栓形成。

TDAVF 病因认为是由伤后颅骨骨折引起的骨折区域动脉壁撕裂或颅骨和下面的硬脑膜分离造成的，在后期发生硬脑膜动脉和静脉的沟通而形成 TDAVF。生理情况下，硬脑膜动脉发出许多极细分支营养静脉窦壁，硬脑膜上也存在动静脉的吻合支或潜在连接，正常情况下这些潜在连接并不开放。在外伤情况下，静脉窦壁损伤时，脑膜动脉的末端向静脉窦开放，硬脑膜动静脉直接沟通，形成瘘口，血流持续快速通过使瘘口越来越大，发生 TDAVF。外伤导致硬脑膜窦及硬脑膜静脉炎，血栓形成，引起硬脑膜窦或硬脑膜静脉阻塞，形成区域性静脉高压，回流受阻淤积，引起静脉窦内高压，使静脉窦附近的生理性动静脉通道持续开放，形成病理性动静脉短路，进而通过硬脑膜壁内丰富的微小动脉系统吸引大量脑膜动脉参与供血，从而形成 TDAVF（图 18-1-1）。

脑膜中动脉（MMA）通过棘孔进入颅中窝后，在蝶骨上横向走行，与广泛的多变的数支小型静脉窦网相靠近。这种复杂的解剖结构在各种创伤性 MMA 供血的 TDAVF 形成成为可能，MMA 可以和脑膜中静脉、翼丛和乙状窦相沟通而形成 DAVF。MMA 和海绵状瘘区静脉沟通则形成海绵窦区 TDAVF。通常在创伤后数月开始出现。

血管生成因子在 TDAVF 发病中也是不可忽略的因素。脑创伤后可诱导新生血管形成，在这一过程中伴随众多促进血管生成的刺激因子。创伤组织中急性和慢性炎性细胞所分泌的各种细胞分裂-促有丝分裂因子，如 TGF-β、IL-1、HBGF-2，都是很强的促进血管生成的刺激因子。这些新产生的血管生成生长因子可能有助于 TDAVF 的形成。

虽然 TDAVF 确切的机制仍有争议，但静脉窦血栓形成和静脉高压认为与硬脑膜动静脉瘘的发生有关。钝性外伤性脑损伤和颅骨骨折导致硬脑膜静脉窦血栓形成的并发症逐渐被认识。一项荟萃分析发现邻近静脉窦的颅骨骨折患者中，静脉窦血栓发病率约为 26.2%（*95% CI* 为 19.4%～34.4%）。其中，成人发生率约为 23.8%（*95% CI* 为 16.2%～33.5%）；在小儿群

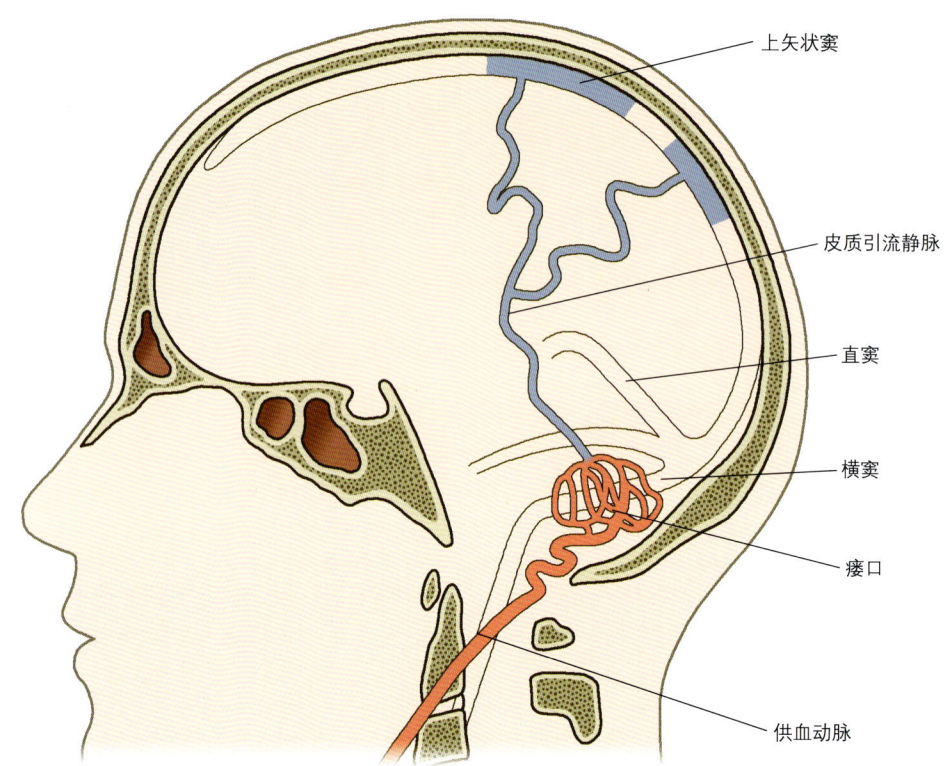

图 18-1-1　硬脑膜动静脉瘘示意图。由枕动脉供血在横窦区硬脑膜形成瘘口，经皮质静脉回流到上矢状窦

体中发生率约为31.3%（95% Cl 为19.1%～46.9%）。静脉窦血栓形成会引起血流动力学紊乱和颅内静脉高压，一旦静脉高压和静脉血栓形成，就会触发供血动脉通过新生血管形成，导致 TDAVF 的发生。首先，脑膜动脉和硬脑膜静脉窦之间的生理性动静脉分流开放形成病理性分流，这是对静脉窦血栓形成导致的局部静脉压升高的反应；其次，流出道阻塞引起的静脉高压导致脑灌注减少，并促进新生血管形成。在这个过程中，缺氧诱导因子-1（hypoxia-inducible factor-1）、血管内皮生长因子（vascular endothelial growth factor）、基质细胞衍生因子α（stroma-cell derived factor α）和 MMP-9 等的过表达有关。

二、分型

无论何种原因引起的 DAVF，其分类方案均依据瘘口部位及静脉引流方式进行分型。目前常用的主要有 2 种，分别是 Borden-Shucart 分型和 Cognard 分型。

最简单和最常用的方案是 Borden-Shucart 分型。该分型方案根据 DAVF 静脉引流特征来划分：无皮质静脉引流（Cortical Venous Drainage，CVD）为 I 型，或有皮质静脉引流为 II 型和 III 型（表 18-1-1）。Borden-Shucart I 型瘘口有硬脑膜动脉，这些动脉引流到具有顺行静脉血流的硬脑膜窦中。Borden-Shucart II 型瘘口引流到硬脑膜静脉窦，静脉流动既顺行进入硬脑膜窦，也逆行进入皮质静脉。Borden-Shucart III 型瘘管以逆行方式完全进入皮质静脉。由于皮质静脉引流模式易引发颅内出血，故把 II 型和 III 型 DAVF 定义为高级别。同时，依瘘口数量多少 DAVF 可进一步细分为单个瘘口型（a 亚型）或多个瘘口型（b 亚型）。

表 18-1-1　Borden-Shucart 硬脑膜动静脉瘘分型

分型	特　　征
I	直接引流向静脉瘘，无皮质静脉引流
II	直接引流向静脉瘘，伴有皮质静脉引流
III	直接向皮质静脉引流

注：依瘘口数量可分为单个瘘口型（a 亚型）或多个瘘口型（b 亚型）。

Cognard 分型依据瘘口位置、静脉引流方向和静脉流出部位血管结构进行分型，不仅考虑静脉窦和皮质静脉引流特征，还包括流入静脉窦血流方向和引流的皮质静脉是否扩张（表 18-1-2）。Cognard I

型和Ⅱa型DAVF类似于Borden-Shucart Ⅰ型（无CVD），Ⅰ型病变顺行流入硬脑膜静脉窦，Ⅱ型病变逆行流入硬脑膜静脉窦。Ⅱb型血流顺行流入静脉窦，静脉回流到皮质静脉。Ⅱa+b型血流逆行流入硬脑膜静脉窦，静脉回流到皮质静脉。Ⅲ型直接向皮质静脉引流。Ⅳ型直接向皮质静脉引流，并出现引流静脉扩张。Ⅴ型血流脊髓髓周静脉引流。Ⅱb型到Ⅴ型，因为都向皮质静脉引流，因此具有相对更高的出血风险，是高级别DAVF。

表 18-1-2　Cognard 硬脑膜动静脉瘘分型

分型	特征
Ⅰ	正向静脉窦引流
Ⅱa	反向静脉窦引流
Ⅱb	正向静脉窦引流伴皮质静脉引流
Ⅱa+b	反向静脉窦引流伴皮质静脉引流
Ⅲ	皮质静脉引流
Ⅳ	皮质静脉引流伴引流静脉扩张
Ⅴ	脊髓周围静脉引流

Zipfel通过分析DAVF患者的发生自发性出血风险和非出血性神经功能障碍的数据，对Borden-Shucart分型方案进一步做了修改（表18-1-3）。新分类方法将Borden-Shucart Ⅱ型和Ⅲ型DAVF分为两类：①病变表现为无症状皮质静脉引流（即没有与增加静脉窦流量相关的症状，包括耳鸣或眼部症状）——2a型和3a型。②有症状的皮质静脉引流（即与皮质静脉高压相关的症状，包括颅内出血和非出血性神经功能障碍）——2s型和3s型。将血管造影血流方式（存在或不存在皮质静脉引流）和临床表现（无症状与有症状皮质静脉引流）整合到一个分型方案中，更准确地预测将来出血性和非出血性事件的风险，改进了患者的风险分层，可以更好地指导DAVF治疗的时机和方式。没有皮质静脉引流的DAVF自然病程良好，绝大多数患者表现的是硬脑膜静脉窦引流量增加的相关症状，而不是皮质静脉高压的症状。伴有皮质静脉引流的DAVF，有发生颅内出血或非出血性神经功能障碍的高风险事件，作者强烈主张对伴有皮质静脉引流的DAVF进行"全面和早期治疗"。

不同部位的静脉引流发生出血的风险也具有差异。基底节、乙状窦部位DAVF在女性中比较常见，静脉引流直接流向颅外静脉窦，一般临床结局良好。横窦、上矢状窦部位DAVF通常自硬脑膜静脉窦引流。岩骨、筛窦、镰幕交界处DAVF大多引流直接进入皮质静脉，是最具出血风险的类型，在男性患者中更常见，正是由于DAVF性别特异性解剖部位和静脉引流模式造成男性患者自发颅内出血率较高。

三、自然史

DAVF出血风险与分级相关。Gross报道在409个BordenⅠ型、CognardⅠ～Ⅱa型患者，在随访期间均没有发生颅内出血或新的神经功能障碍。Cognard报告了84名Ⅰ型DAVF患者中有83例没有发生颅内出血或新的神经功能障碍，随访111名Ⅰ～Ⅱa级患者也没有发生颅内出血。

另一方面，皮质静脉反流与颅内出血风险相关。皮质静脉反流患者颅内出血的优势比为17.5。多伦多脑血管畸形研究组报告了未治疗或治疗不充分的皮质静脉反流患者的随访结果，每年非出血性神经功能障碍发生率约为6.9%，年颅内出血发生率为8.1%，死亡率为10.4%。按静脉引流模式分层分析DAVF自然

表 18-1-3　Zipfel 基于脑血管造影结果提出的硬脑膜动静脉瘘分型

Zipfel 分型	Borden-Shucart 分型	Cognard 分型	引流静脉	是否皮质静脉引流	推荐治疗策略
1	Ⅰ	Ⅰ, Ⅱa	静脉窦	否	选择性治疗有症状患者
2w/aCVD	Ⅱ	Ⅱb, Ⅱa+b	静脉窦	是	选择性治疗以预防 ICH/NHND
2w/sCVD	Ⅱ	Ⅱb, Ⅱa+b	静脉窦	是	立即治疗以预防 ICH/NHND
3w/aCVD	Ⅲ	Ⅲ, Ⅳ, Ⅴ	皮质静脉	是	选择性治疗以预防 ICH/NHND
3w/sCVD	Ⅲ	Ⅲ, Ⅳ, Ⅴ	皮质静脉	是	立即治疗以预防 ICH/NHND

注：aCVD，无症状的 CVD；sCVD，有症状的 CVD；ICH，颅内出血；NHND，非出血性神经功能障碍。

史的研究报告表明，有皮质静脉反流的患者年出血率为6%，其中中皮质静脉引流为10%，皮质静脉伴扩张为21%。自出现非出血性神经功能障碍开始，年出血风险约为10%，一旦发生颅内出血，其后年出血率升高到46%。35%患者在首次出血后的前2周内发生再出血，作者建议对发生颅内出血的患者应该采取更加积极的治疗措施。

四、临床表现

TDAVF临床表现复杂多样。患者既往有头部外伤、开颅手术病史需要考虑有DAVF可能。

颅内杂音是最常见的症状，发生率约为40%～80%。由于颅内静脉压增高，故有搏动性头痛、耳鸣和颅内压增高症状。

非出血性TDAVF的临床表现包括搏动性耳鸣（尤其是邻近岩骨或乙状窦的病变）、水肿和眼球突出（由于眼静脉充血导致的颈动脉海绵状瘘）、进行性早发性痴呆（由于间脑和纹状体深静脉系统充血）和癫痫发作（由于皮质浅静脉系统充血）。

TDAVF出血性表现通常表现为突然发作的剧烈头痛、癫痫发作、局灶性神经功能缺损或意识丧失。如引流静脉为海绵窦，则可出现突眼、结膜充血水肿、视力下降及视野改变，类似外伤性颈内动脉海绵窦瘘。有些病例因鼻腔大出血就诊，可能由海绵窦内压增高，突破颅底骨折缝所致。

五、影像学检查

全脑血管造影（DSA）是诊断TDAVF的金标准，但它是一种有创性检查，无法常规应用于可疑患者的筛查。所幸的是，随着MRI和CT等诊断技术的不断进步，为无创诊断TDAVF提供了有益的补充。

头颅CT平扫骨窗位有时能看到头部外伤后的陈旧性骨折线。平扫和增强能显示TDAVF的一些继发改变，包括蛇形扩张的皮质静脉（平扫CT上表现为轻度高密度，MRI T2/FLAIR上显示血管流空影），继发于静脉充血的血管源性水肿，以及在颞部和枕部血管骨性通道扩张。发生颅内出血DAVF中的表现可包括硬膜下、蛛网膜下腔、脑实质内和（或）脑室内出血，一般多发生在静脉引流一侧，可能是静脉阻塞所引起的。一个特别具有诊断价值的发现是硬膜下和脑实质内同时出血，这种情况最常见于创伤性脑损伤；但对有外伤史患者，应高度怀疑TDAVF。因为与出血相关的动脉瘤或脑实质内AVM可能发生脑实质内出血和蛛网膜下腔出血，但通常蛛网膜下腔出血不会同时进入硬膜下腔。但是，对于TDAVF患者，扩张的皮质静脉会同时穿过蛛网膜下腔和硬膜下腔；因此，创伤引起的TDAVF患者引流静脉破裂可能出现硬膜下和脑实质内同时出血，对TDAVF有一定鉴别价值。

CTA可显示异常增粗的动脉、扩张的静脉及静脉窦，但对瘘口及细小的供血动脉不能显示，不能确定血流方向及血流量情况，因此不具备血管造影中的分型诊断并指导治疗的作用。

MRI平扫可见血管流空现象，严重时可见大脑皮质静脉蚯蚓状广泛迂曲。MRA能显示异常增粗、迂曲的血管。因此，头部MRI平扫如见广泛的血管"流空"现象，常提示有DAVF的可能，应进一步结合MRA或建议行DSA检查明确诊断。

癫痫发作患者非出血性TDAVF的临床表现通常与浅表静脉充血有关，MRI特征是皮质下白质血管源性水肿和T2/FLAIR大脑凸面蚯蚓状血管扩张流空影。进行性痴呆患者MRI通常有深静脉充血表现，特别是丘脑/基底节水肿，以及脑室扩大。瘘口位于海绵窦区DAVF的MRI表现为受累眼球突出和眼上静脉扩张。

TOF-MRA是一种有用的血管成像技术，可用于检测高流量DAVF引起的异常早期静脉充盈。高流量DAVF是由于在动脉晚期受到激发的血管内质子直接传输到皮质静脉或硬脑膜静脉窦，因此可获得颅内静脉结构内的异常高信号。

CTA和MRA可用于显示DAVF早期静脉充盈，但需要注意在注射造影剂后比较精确的图像采集时间，以确保静脉增强确实是动静脉瘘分流的结果，而不是晚期静脉造影剂污染。增强CT和MRI显示大脑或小脑凸面的软脑膜静脉蚯蚓状扩张的特征性表现，间接提示静脉充血或皮质静脉反流。增强CT或T2 FLAIR序列上，同侧白质血管源性水肿和扩大的葡形表面血管也间接证实静脉充血和皮质静脉反流。

DSA是诊断和评估TDAVF的金标准。在临床实践中，笔者建议进行头颈部血管造影。评估颈部和头面部所有血管，检查所有TDAVF供血动脉，评估TDAVF静脉引流模式和对正常脑实质静脉引流的影响。此外，建议使用以瘘口为中心的放大的高帧率（通常为每秒6帧）进行造影检查，以充分了解瘘口部位的供血动脉、瘘口结构和引流静脉血流动力学。推荐使用3D旋转血管造影重建，实时显示供血动脉和静脉引流路径，详细评估所有供血动脉及与颅底的位置关系。尤其需要指出的是，通过脑血管造影和 3D 旋转技术，认真分析可能存在颈外动脉至颈内动脉的危险吻合和脑神经供血动脉。超选择性咽升动脉、枕动脉和（或）上颌内动脉（结合 3D 旋转血管造影）有助于进一步了解重要的供血动脉和瘘口，当多个动脉供血点之间存在吻合或异常分流时可能无法在主干血管造影时显影并识别这些供血动脉。全面有效的造影评估使我们能够在血管内治疗时最大可能地减少和避免误栓塞正常血管，从而降低治疗风险。

六、治疗

治疗原则为永久、完全地闭塞硬脑膜静脉窦壁上的瘘口。治疗方法包括：观察、血管内栓塞治疗（经动脉入路或静脉入路或联合）、显微外科手术治疗、立体定向放射外科（伽马刀）及联合治疗。目前尚无某一种方法可以处理所有的病变，近年来血管内栓塞治疗逐渐成为治疗 TDAVF 的发展趋势。

术前对 DSA 图像（包括 3D 重建图像）进行详细的影像评估非常重要，主要内容包括：① 出血风险等级：根据是否存在皮质静脉逆流或引流来确定 DAVF 在血管影上是否具有较高的出血风险。② 供应动脉和引流静脉：确定 DAVF 的所有可见供血动脉、瘘口的位置和主要引流静脉起始点。治愈性栓塞 DAVF 需要完全闭塞瘘口和引流静脉起始部。③ 评估经动脉入路栓塞的风险：根据供血动脉走行和分布，需要特别注意颈外动脉和颈内动脉（ECA-ICA）危险吻合的潜在栓塞风险。④ 评估经静脉入路栓塞的风险：根据引流静脉引流模式，评估可能发生的颅内出血、静脉梗塞或长期颅内静脉高压的风险（例如，闭塞单侧或优势侧横窦治疗 TDAVF 是否可能会造成颅内静脉高压的风险）。

（1）血管内介入治疗方法：血管内介入治疗技术和策略在过去 20 多年中不断发展，临床治愈率不断提高，已逐渐成为治疗颅内 DAVF 的首选方法。随着液体栓塞剂的使用，治疗更可控，使用更安全，提高治愈率。这些液体栓塞剂的进步也出现新的血管内治疗技术，例如双微导管技术（压力锅）或通过双腔球囊阻断血流来顺行（经动脉入路）或逆行（经静脉入路）控制栓塞剂的推进以栓塞瘘口，显著提高了治疗效果。

（2）显微外科手术治疗：在血管内入路困难且或存在较高治疗风险的情况下，显微手术切除瘘口是一种有效的治疗手段。而显微手术选择相对易达到瘘口的病例，例如位于颅前窝底的由眼动脉筛支供血的 DAVF，介入难以达到或存在误栓塞眼动脉而导致失明的高风险，可以选择开颅夹闭瘘口。手术目标是使用动脉瘤夹或电凝切断瘘口和引流静脉起始部。

（3）伽马刀放射治疗：有作者认为伽马刀放射治疗 DAVF 的作用有限，长期结果也不是很理想，一些患者需要通过介入或显微的手术进一步治疗。但是对于治疗失败或者不愿进行血管内治疗或显微外科手术的患者可以作为替代治疗方案，希望起到缓解症状或达到一定的治疗目的。Dmytriw 对伽马刀放射治疗 DAVF 的临床随访发现，86% 患者的临床症状得到改善，50% 患者获得血管造影上的治愈。Park 等报道了 20 例单独接受伽马刀治疗的患者。平均辐射量为 4.8 cc，平均最大剂量为 33.5 Gy。平均随访 29.1 个月，放射学随访结果显示 90%（18 例）患者完全治愈，10% 患者（2 例）次全治愈。作者认为无论皮质静脉引流模式如何，除非存在高出血风险，都可以把单独伽马刀放射治疗作为 DAVF 患者的主要治疗方法。对没有皮质静脉引流的 DAVF 患者，应用伽马刀放射治疗，能达到完全闭塞的治疗效果。

（张建忠）

参考文献

[1] Bokhari R, You E, Bakhaidar M, et al. Dural venous sinus thrombosis in patients presenting with blunt traumatic brain injuries and skull fractures: a systematic review and meta-analysis[J]. World Neurosurg, 2020, 142: 495-505.

[2] Borden JA, Wu JK, Shucart WA. A proposed classification for spinal and cranial dural arteriovenous fistulous malformations and implications for treatment[J]. J Neurosurg, 1995, 82(2): 166-179.

[3] Cuoco JA, Guilliams EL, Klein BJ, et al. N-butyl cyanoacrylate embolization of a traumatic pseudoaneurysm and arteriovenous fistula of the middle meningeal artery[J]. Radiol Case Rep, 2020, 15(4): 321-325.

[4] Dahl RH, Born AP, Borresen ML, et al. Traumatic arteriovenous fistula of the middle meningeal artery during infancy: case report and review of the literature[J]. Clin Neuroradiol, 2020, 30(2): 403-408.

[5] Elhammady MS, Ambekar S, Heros RC. Epidemiology, clinical presentation, diagnostic evaluation, and prognosis of cerebral dural arteriovenous fistulas[J]. Handb Clin Neurol, 2017, 143: 99-105.

[6] Freckmann N, Sartor K, Herrmann HD. Traumatic arteriovenous fistulae of the middle meningeal artery and neighbouring veins or

dural sinuses[J]. Acta Neurochir (Wien), 1981, 55(3-4): 273-281.

[7] Friedman JA, Pollock BE, Nichols DA. Development of a cerebral arteriovenous malformation documented in an adult by serial angiography. Case report[J]. J Neurosurg, 2000, 93(6): 1058-1061.

[8] Martinez M, Pergami P, Murnick J, et al. Embolization of a traumatic arteriovenous fistula between the middle meningeal artery and middle meningeal vein in a child with pulsatile tinnitus[J]. Childs Nerv Syst, 2018, 34(3): 571-575.

[9] Morita A, Meyer FB, Nichols DA, et al. Childhood dural arteriovenous fistulae of the posterior dural sinuses: three case reports and literature review[J]. Neurosurgery, 1995, 37(6): 1193-1199; discussion 1199-1200.

[10] Reynolds MR, Lanzino G, Zipfel GJ. Intracranial dural arteriovenous fistulae[J]. Stroke, 2017, 48(5): 1424-1431.

[11] Sim SY. Pathophysiology and classification of intracranial and spinal dural AVF[J]. J Cerebrovasc Endovasc Neurosurg, 2022.

第二节　创伤性海绵窦区硬脑膜动静脉瘘

海绵窦区硬脑膜动静脉瘘（cavernous sinus dural arteriovenous fistula，CSDAVF）是海绵窦与颈内动脉（ICA）和颈外动脉（ECA）的硬脑膜动脉之间的异常沟通（图18-2-1）。在CSDAVF中，由于海绵窦（CS）内血流的动脉化，相应引流静脉中是逆行的动脉血，因此海绵窦TDAVF临床上类似于颈内动脉海绵窦瘘（carotid cavernous fistula，CCF），症状也与CCF类似，临床症状表现为颅内杂音、眼球突出、水肿、眼肌麻痹、视力下降、眼睑肿胀和结膜血管扩张。低流量无症状CSDAVF可以自发关闭，但高流量有症状CSDAVF很少会自发消失。因此，建议对有症状的CSDAVF进行治疗。

一、TCSDAVF的血管构筑

创伤性海绵窦区硬脑膜动静脉瘘（TCSDAVF）主要供血动脉来自颈外动脉和（或）颈内动脉分支，其中脑膜中动脉、脑膜副动脉和咽升动脉（APhA）是最重要的供血动脉。在正常情况下，这些小的硬脑膜分支在脑血管造影时可能不可见，但在发生DAVF时因血管增粗或扩张而显影。值得注意的是，在大部分情况下，DAVF血供来自双侧。TCSDAVF引流静脉多变，最常见引流是眼上静脉（SOV），约有88%患者出现，42%的患者经岩下窦（IPS）引流，经皮质静脉引流的发生率为34%。引流静脉可以向对侧或双侧引流。极少数情况下，静脉回流可通过桥接静脉流入颅后窝和脑干。

DAVF瘘口部分也称为分流袋（shunted pouch，SP）。SP是一个管状或椭圆形结构，与主窦腔分离，和多条供血动脉汇合并延续到CS的部位。海绵窦有几个隔室，但通常瘘口部分不涉及整个海绵窦；SP主要位于海绵窦的后隔室，并与海绵间窦相连。可以是单个也可以是多个，根据供血动脉的汇合部位可分为硬脑膜型、硬膜外型或骨型。DAVF瘘口在脑血管造影上可以有以下特征：①造影动脉早期出现的片状染色区域；②供血动脉分支在瘘口汇合处显示的水母样征象；③造影剂的密度从动脉中的深黑色到瘘口处静脉中的灰色；④直接指向瘘口的增粗扭曲的供血动脉。

二、临床表现

TCSDAVF多有明确的头部或眼部外伤史，临床症状表现多样，与瘘口的数量、大小、血流速度及引流静脉等因素相关。瘘口多为单个，血流速度快。出现症状多在伤后数日到数月不等，在伤后早期，也可因瘘口小，血液引流通畅，海绵窦内压力低，临床症状不典型，也缺乏特异性。随着瘘口扩张和引流量增加，临床表现逐渐明显。

海绵窦汇集包括眼静脉分支、大脑中浅静脉和蝶顶窦的静脉血，并通过岩窦、卵圆孔静脉以及颅底导静脉回流至心脏。在TCSDAVF中动脉化的静脉通常会经眼静脉正常方向的入口处逆流至眼静脉，导致绝大多数病例临床症状以眼部为主，可表现为突眼、视物模糊、复视、上睑下垂、球结膜充血水肿等，常被误诊为眼科疾病。此外，海绵窦内压力增高使血液回流不畅，会导致患者颅内压增高引起头痛。当患者出现眼部症状和头痛等特点时，往往容易诊断。

三、影像检查

CT：平扫和增强能显示TDAVF的一些继发改变和间接特征。如前颅底和中颅底部位的骨折，异常增粗的供血动脉、扩张的眼上静脉及海绵窦。破裂出血后表现为蛛网膜下腔出血或脑实质内出血。CTA可清晰显示与动脉期一致或稍晚期出现的异常增粗引流静脉，提示有TDAVF的可能，但对瘘口及细小的供血动脉显示不清。

MRI：作为一种无创检查方法，对 DAVF 检出有相对较高的敏感性。MRI 能够清晰显示是否有异常血管流空信号或异常血流相关强化影。在硬脑膜静脉窦周围的任何可疑的流空信号都提示存在 DAVF 的可能性，尤其对位于海绵窦区的硬脑膜动静静脉瘘 MRI 诊断敏感性较高。头部 MRI 平扫有广泛的血管"流空"现象，可见眼静脉扩张增粗、眼外肌增粗、海绵窦扩大、海绵窦有团雾状血管影等征象，严重时可见大脑皮质静脉蚯蚓状迂曲流空影。提示有 DAVF 的可能，MRA 能显示异常增粗、迂曲的与动脉相一致的引流静脉。

全脑血管造影是确诊 TCSDAVF 的金标准；DSA 检查能对 TCSDAVF 确诊并了解供血动脉和瘘口部位、瘘口大小以及引流静脉模式。根据造影结果进一步确定治疗方案。

四、诊断

对既往有头部外伤史的患者出现不明原因头晕、头痛且药物治疗欠佳，有颅内杂音及眼球突出、球结膜充血等症状，应警惕有 TCSDAVF 可能。

头颅 CT、CTA、MRI 及 MRA 显示增宽的海绵窦、增粗的眼静脉以及海绵窦区团雾状血管影等特征，有助于确诊。但上述检查阴性并不能排除 TCSDAVF，DSA 可检查可明确瘘口的位置和大小，清晰地显示供血动脉和引流静脉，是确诊的金标准。

五、治疗

TCSDAVF 治疗的主要目的是封闭瘘口，消除异常的动静脉交通。硬脑膜动静脉瘘治疗成功的关键是闭塞瘘口。单纯闭塞供血动脉而不闭塞瘘口，DAVF 仍会复发。治疗方法主要包括开颅手术治疗和介入栓塞以及放射治疗。开颅手术治疗风险高，创伤大，难以完全切除，术后并发症多，容易复发，现已很少使用。与开颅手术治疗相比，介入栓塞治疗方法简单，创伤小，完全栓塞率高，术后并发症少，不易复发，现已广泛使用。

TCSDAVF 治疗的适应证为有明显症状，如明显颅内杂音、眼球突出、视力下降等，或向皮质静脉引流出血风险较高的患者。主要路径包括经静脉入路栓塞和经动脉入路栓塞；另外，在前两种路径均难以到达的情况下，可以据引流情况采用经眶穿刺方法，以及直接穿刺或手术暴露相关引流静脉以获得静脉入路。

（一）经静脉栓塞

经静脉栓塞主要有 2 种途径：经岩下窦（inferior petrosal sinus，IPS）和眼上静脉（superior ophthalmic vein，SOV）。IPS 通过岩枕裂与颈内静脉（IJV）直接相连，经岩下窦插管路径较短、并发症少，因此是静脉途径栓塞首选的方法。但在造影中经常遇到岩下窦不显影的病例，插管十分困难。岩下窦未显影可能

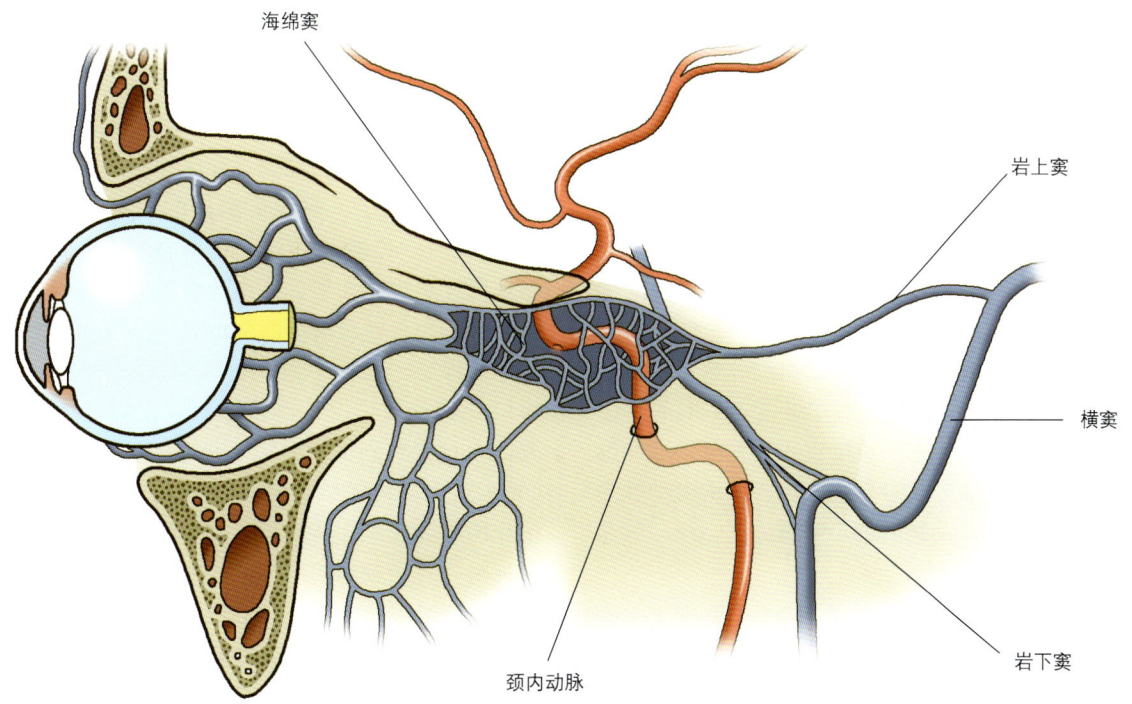

图 18-2-1　海绵窦区硬脑膜动静脉瘘示意图

是血流动力学因素造成的，可利用导丝探明其位置后再行插管，动脉造影的静脉晚期或重复颈内静脉造影有时仍可以看到岩下窦显影。也可能因岩下窦内血栓形成，可通过较硬的导丝将血栓机械穿通，再将微导管插入海绵窦，真正岩下窦不发育只占少数。因此，对岩下窦不显影的病例，亦可顺利插管行栓塞治疗。既使同侧 IPS 插管不成功，也可尝试经对侧 IPS 再通过海绵间窦进入同侧 CS。

在将微导管安全地插入海绵窦后部时，通常可以将微导管在微导丝导引下继续插至海绵窦前部接近 SOV 和海绵窦之间的入口处。外科医生在经静脉闭塞 TCSDAVF 时应注意以下几点：① 如果存在皮质静脉引流，应首先闭塞瘘口；② 如果引流流向对侧海绵窦，在闭塞同侧瘘口之前微导管应穿过海绵间窦至对侧，先将对侧瘘口闭塞；③ 弹簧圈填塞时应从前到后方向填塞，完全阻塞 SOV 和海绵窦之间瘘口；④ 应尽可能避免栓塞 IPS。

TCSDAVF 的治疗相对复杂而且比较困难，如果 IPS 入路失败，可以考虑尝试通过 SOV 入路。通过 SOV 进入 CS 有两种方法：一种是股静脉穿刺通过面静脉进入 SOV，另一种是直接经皮穿刺 SOV 方法。在经股静脉进入 SOV 入路因路径迂曲，微导管到位会比较困难，选择稍硬的微导管可能会有所帮助；但同时也有刺破静脉血管的风险。因此，可以考虑经皮穿刺 SOV 的方法。在超声和双平面路图指导下穿刺可以提高成功率。当经皮切开或直接穿刺 SOV 失败时，还可进行眼眶切除暴露 SOV 进行插管。

除了以上静脉途径，有一些作者报道了经面部静脉、颞浅静脉和额静脉的直接插管。在发生颅内出血情况下，手术清除血肿的同时，经血管内手术直接插入大脑中浅静脉对 DAVF 栓塞。

（二）经动脉栓塞

当经静脉入路栓塞困难或 DAVF 仅涉及 CS 的单侧硬脑膜，并且硬脑膜上供血动脉很少时，微导管到位容易可选经动脉途径栓塞。供血动脉数量也不是 TDAVF 手术或者栓塞的主要治疗难度。手术的难度在于瘘口的寻找，而栓塞的难度在于导管能否准确到达瘘口位置。对供血方式复杂的病例，如供血动脉为来自颈内动脉和颈外动脉的细小硬膜分支，经动脉途径栓塞很难根治。

脑膜中动脉和脑膜副动脉是 TCSDAVF 常见的供血动脉，经此动脉入路栓塞提供了良好路径。此外，在由 APhA 供血的 DAVF，通过 APhA 或结合其他供血动脉途径进行栓塞也可以有效达到治疗目的。

血管内栓塞常用各种材料，包括弹簧圈、液体栓塞剂 Onyx 和氰基丙烯酸正丁酯（NBCA）。对于经静脉入路栓塞，弹簧圈是首选材料，可以联合使用 Onyx 或单独使用 Onyx。与单独使用弹簧圈相比，使用与弹簧圈加液态栓塞剂有更高的完全闭塞率。单独使用弹簧圈栓塞 DAVF 的总闭塞率从 51.7% 到 90% 不等，弹簧圈加 NBCA 闭塞率为 80%～100%，弹簧圈联合 Onyx 闭塞率为 76.9%～100%。

液体栓塞剂、微导管及微导丝工艺的发展，大大提高了治疗的效果，得到了广泛应用。良好的液体栓塞剂要求聚合的速率可以根据需要进行调节，避免过早在供血动脉中发生聚合反应或者过晚地在引流静脉处发生聚合。早在 20 多年前，NBCA 就用于治疗 CSDAVF，因为它具有良好的远端弥散能力。对于经动脉栓塞，NBCA 是一种有效的栓塞剂。但使用 NBCA 栓塞，微导管应该插入到供血动脉远端并接近瘘口边缘，让胶水向远端弥散和适度反流。NBCA 栓塞的主要问题是胶水聚合速度较快，要求注射时间非常短。因此，使用 NBCA 对术者操作技巧要求较高，要有良好的介入操作技能和经验，以提高治疗的安全性和有效性。

Onyx 是一种较为新型的液体栓塞剂，它是乙烯-乙烯醇共聚物溶解在二甲基亚砜（DMSO）中的液体混悬液，并且在溶液中添加了钽粉以实现射线下良好的显影性，使用前须将 Onyx 混合物震荡摇匀 20 分钟。手术中使用的所有材料（包括微导管、注射器等）必须与 DMSO 兼容。Onyx 在与血液接触时具有特征性"熔岩样"流动模式，在血管内固化沉淀从而闭塞血管。因为它具有非黏性，允许更长的注射时间，使用起来更加安全。允许适度的反流形成一个防止逆流的塞子，有利于更好的向前弥散。在注射 Onyx 之前，必须先用 DMSO 灌注/冲洗微导管。然后在荧光透视下注射，注射速度可以可根据胶弥散情况随时调整，注意观察胶弥散方向和反流长度。术中采取"停顿—凝固—再注射"的方法，监测 Onyx 在瘘口处的弥散情况，严格控制胶在动脉内的反流距离。一旦观察到反流，应停止注射约 30～90 秒，待 Onyx 固化，再继续注射。反流形成的塞子是 Onyx 治疗的重要技术，特别是微导管头端位置离瘘口位置较远时，对于胶的前向弥散闭塞瘘口十分重要。若胶向瘘口或动静脉端的共有通道弥散，不应停顿，需密切监视向其他动脉端的弥散距离，当弥散至皮质静脉内或静脉窦内，立即停止推注。经过以上操作反复多次进行，达到完全封闭瘘口。

（三）立体定向伽马刀放射治疗

立体定向伽马刀放射外科也在 CSDAVF 的治疗中发挥了一定的作用，甚至对于有些类型的患者是主要治疗方法。当血管内介入治疗不能完全闭塞 DAVF 瘘口时，可以考虑行放射治疗。使用 20～50 Gy 的治疗辐射剂量，可以实现高达 90% 的闭塞率和 85% 的症状改善率。然而，放射外科治疗的主要缺点是患者会症状仍会持续一段时间，对伴有皮质静脉引流的患者仍存在出血风险。

六、并发症

血管内栓塞并发症可分为技术性并发症、脑神经麻痹、出血性和缺血性并发症等。技术并发症主要发生于治疗过程中微导丝和微导管损伤或刺破血管。在经眶入路中，可能损伤眶上神经和脑神经、眼球，造成感染，以及蛛网膜下腔出血。仔细的术前计划、手术过程中的细致操作可以有效减少这些并发症。

七、典型病例（由上海长征医院黄承光教授提供）

病史： 男性，35 岁。车祸伤头部后 6 个月，诉左眼球突出、球结膜充血 15 天。

查体： 左眼球突出，球结膜充血，双侧瞳孔直径 3.0 mm，直间接光反射灵敏。双侧眼球运动正常，视力检查：左眼 0.3，较右眼 1.0。听诊：左眼球及左颞部可闻及与心搏一致的吹风样杂音。

手术方式： 经股动脉入路左侧海绵窦区 TCSDAVF 栓塞术（图 18-2-2 和图 18-2-3）。

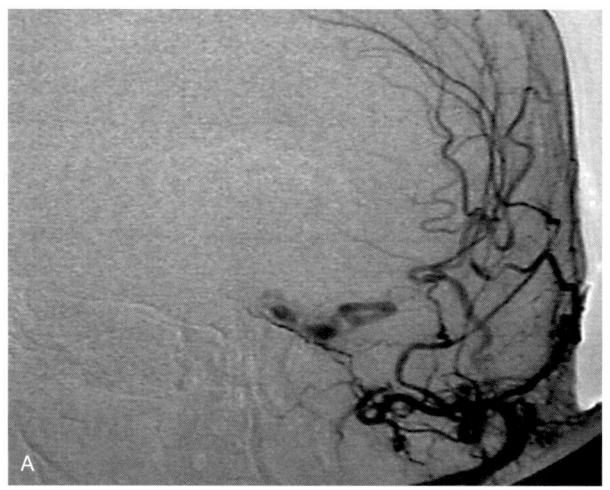
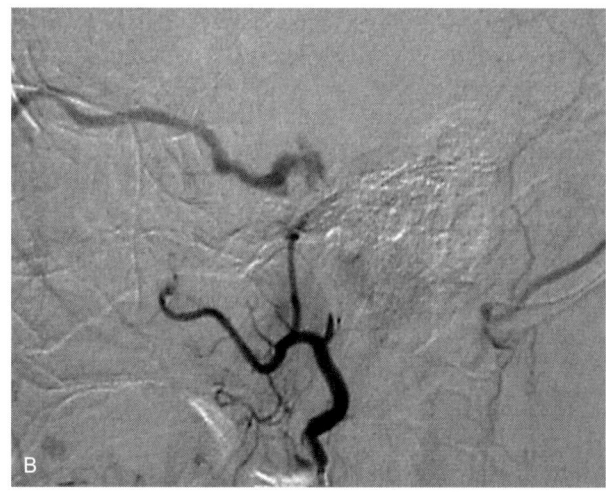

图 18-2-2　左侧创伤性海绵窦区硬脑膜动静脉瘘（TCSDAVF）的脑血管造影图像。A. 左侧海绵窦区 TCSDAVF 由左侧颈外动脉颞浅动脉分支供血。B. 引流静脉为左侧 SOV

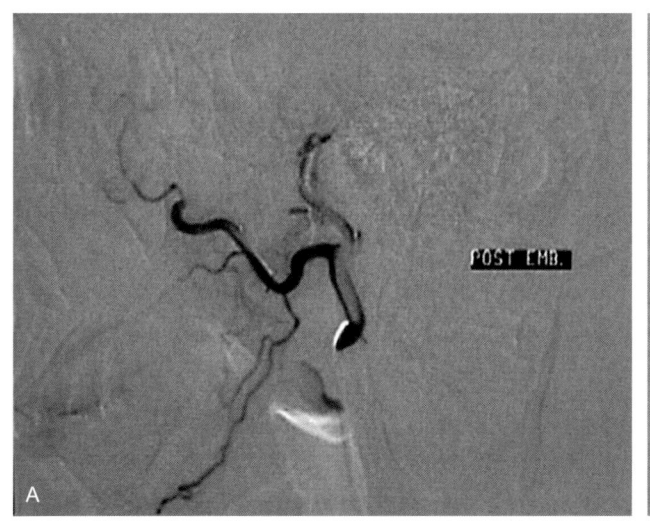
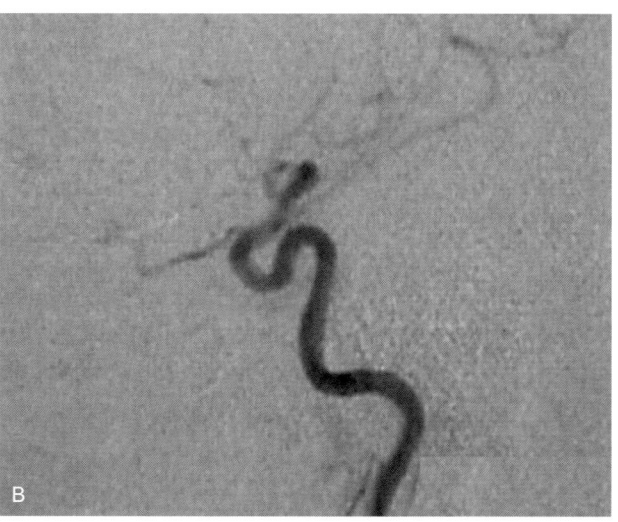

图 18-2-3　左侧海绵窦区 TCSDAVF 栓塞术。A. 应用液态栓塞剂 NBCA 栓塞左侧海绵窦区瘘口，术后显示瘘口完全封闭，引流静脉 SOV 不再显影。B. 同侧颈内动脉造影未见瘘口及异常引流，术后患者眼部症状逐渐好转，颅内杂音消失

（张建忠）

参考文献

[1] 黄承光，白如林，陈菊祥，等．经未显影的岩下窦途径栓塞海绵窦区硬脑膜动静脉瘘[J]．中国微侵袭神经外科杂志，2007，12(12)：529-530．

[2] Alexander MD, Halbach VV, Hallam DK, et al. Long-term outcomes of endovascular treatment of indirect carotid cavernous fistulae: superior efficacy, safety, and durability of transvenous coiling over other techniques[J]. Neurosurgery, 2019, 85(1): E94-E100.

[3] Fang B, Qian C, Yu J, et al. Transarterial embolization of cavernous sinus dural arteriovenous fistulas with ipsilateral inferior petrosal sinus occlusion via the ascending pharyngeal artery[J]. World Neurosurg, 2018, 117: e603-e611.

[4] Fay LY, Luo CB, Chen LW, et al. Bilateral cavernous sinus dural arteriovenous fistulae: the strategies for endovascular treatment[J]. Clin Neuroradiol, 2021, 31(1): 165-172.

[5] Guo H, Yin Q, Liu P, et al. Focus on the target: angiographic features of the fistulous point and prognosis of transvenous embolization of cavernous sinus dural arteriovenous fistula[J]. Interv Neuroradiol, 2018, 24(2): 197-205.

[6] Hou K, Li G, Luan T, et al. Endovascular treatment of the cavernous sinus dural arteriovenous fistula: current status and considerations[J]. Int J Med Sci, 2020, 17(8): 1121-1130.

[7] Kadooka K, Tanaka M, Sakata Y, et al. Efficacy of cone beam computed tomography in treating cavernous sinus dural arteriovenous fistula[J]. World Neurosurg, 2018, 109: 328-332.

[8] Kannath SK, Rajan JE, Sarma SP. Anatomical localization of the cavernous sinus dural fistula by 3D rotational angiography with emphasis on clinical and therapeutic implications[J]. J Neuroradiol, 2017, 44(5): 326-332.

[9] Kobkitsuksakul C, Jiarakongmun P, Chanthanaphak E, et al. Radiographic evaluation and clinical implications of venous connections between dural arteriovenous fistula of the cavernous sinus and cerebellum and the pontomedullary venous system[J]. World Neurosurg, 2015, 84(4): 1112-1126.

[10] Lin YH, Lin HH, Liu HM, et al. Diagnostic performance of CT and MRI on the detection of symptomatic intracranial dural arteriovenous fistula: a meta-analysis with indirect comparison[J]. Neuroradiology, 2016, 58(8): 753-763.

[11] Nishimuta Y, Awa R, Sugata S, et al. Long-term outcome after endovascular treatment of cavernous sinus dural arteriovenous fistula and a literature review[J]. Acta Neurochir (Wien), 2017, 159(11): 2113-2122.

[12] Phan K, Xu J, Leung V, et al. Orbital approaches for treatment of carotid cavernous fistulas: a systematic review[J]. World Neurosurg, 2016, 96: 243-251.

[13] Rhim JK, Cho YD, Yoo DH, et al. Endovascular treatment of bilateral cavernous sinus dural arteriovenous fistula: therapeutic strategy and follow-up outcomes[J]. Korean J Radiol, 2018, 19(2): 334-341.

[14] Rhim JK, Cho YD, Park JJ, et al. Endovascular treatment of cavernous sinus dural arteriovenous fistula with ipsilateral inferior petrosal sinus occlusion: a single-center experience[J]. Neurosurgery, 2015, 77(2): 192-199; discussion 199.

[15] Yu J, Guo Y, Wu Z, et al. Traumatic arteriovenous fistula between the extracranial middle meningeal artery and the pterygoid plexus: a case report and literature review[J]. Interv Neuroradiol, 2017, 23(1): 90-96.

[16] Yu SC, Cheng HK, Wong GK, et al. Transvenous embolization of dural carotid-cavernous fistulae with transfacial catheterization through the superior ophthalmic vein[J]. Neurosurgery, 2007, 60(6): 1032-1037; discussion 1037-1038.

第三节　创伤性横窦和乙状窦区硬脑膜动静脉瘘

由创伤引起的横窦和乙状窦区硬脑膜动静脉瘘大规模病例报道较少，大多数患者在颅脑创伤后数月到数年后出现症状而得到确诊。有研究表明，横窦-乙状窦区域DAVF在西方人群中发病最多，东亚人群中以海绵窦区比较常见。因病例数较少，到目前为止，对创伤性横窦和乙状窦区硬脑膜动静脉瘘的全面研究还比较缺乏。

一、横窦和乙状窦区硬脑膜动静脉瘘血管构筑

横窦和乙状窦区主要的硬脑膜供血动脉主要有：脑膜中动脉（middle meningeal artery，MMA）、咽升动脉（ascending pharyngeal artery，APhA）、脑膜后动脉（posterior meningeal artery，PMA）和枕动脉（occipital artery，OA）。MMA的后部供应窦汇、横窦和乙状窦周围的硬脑膜。OA的乳突分支供应横窦和乙状窦上部以及小脑外侧的硬脑膜。APhA的颈静脉和舌下分支供应乙状窦下段的硬脑膜。

横窦和乙状窦区硬脑膜动静脉瘘的主要供血动脉来自MMA、PMA、APhA和OA的脑膜支。此外，耳后动脉和颞浅动脉的分支、脑膜垂体干的天幕支、小脑镰动脉、小脑后下动脉和小脑前下动脉可以为硬

脑膜动静脉瘘供血。正常情况下，这些小硬脑膜分支在血管造影中并不显影，但在向瘘口供血后，这些小分支会扩张变得粗大。

横窦和乙状窦区硬脑膜动静脉瘘引流静脉包括所有与窦邻近的浅静脉和深静脉结构，包括横窦、乙状窦、上矢状窦、岩上窦、Rosenthal 基底静脉、Labbe 静脉以及皮质和深部白质引流静脉，因这些静脉正常引流功能受损导致颅内静脉高压。回流静脉也可以经脑干和脊髓静脉引流。因此，对于横窦和乙状窦区硬脑膜动静脉瘘，必须注意评估幕上、幕下、脑干和脊髓所有引流静脉。

二、临床表现

横窦-乙状窦区患者的症状表现多样，症状出现取决于瘘口的位置、静脉引流方式和供血动脉情况。其中，以运动及言语功能障碍、头痛、头晕、耳鸣和颅内杂音最为多见，认知功能障碍、意识障碍、视力下降及癫痫发作等也比较常见。如果出现向海绵窦到眼上静脉（SOV）的逆行引流，则可能出现典型的眼部症状和视力障碍。

三、分级

横窦和乙状窦区硬脑膜动静脉瘘口直接位于静脉窦，因此引流静脉途径通常通过乙状逆流流向深静脉系统，或通过矢状窦逆流加大脑凸面皮质静脉。按照 Borden 和 Cognard 分型系统，大部分此类型的硬脑膜动静脉瘘划分级别都比较高。Borden 分型中 Ⅱ 型或 Ⅲ 型病变（高级别）占到 71.1%，Cognard 分型 Ⅱb～Ⅳ型（高级别）占比达到约 40%。

依静脉引流方式，横窦和乙状窦区硬脑膜动静脉瘘可分为 4 级：Ⅰ 级，引流静脉为沿窦顺行引流，且横窦和乙状窦无狭窄及皮质静脉无逆流；Ⅱ 级，横窦近端狭窄伴有窦内血流顺行和逆行，伴或不伴皮质静脉逆流；Ⅲ 级，横窦近端闭塞伴窦内血流和皮质静脉逆流；Ⅳ 级，仅有皮质静脉逆行引流。

四、治疗

横窦和乙状窦区硬脑膜动静脉瘘常用治疗方法包括直接显微手术治疗、血管内栓塞治疗和放射治疗等方式。对于高级别硬脑膜动静脉瘘，治疗目标是完全闭塞瘘管、纠正静脉分流以及逆转或阻断皮质静脉回流。治疗成功标准：治疗结束后，血管造影评估瘘口血流量减少 95% 以上，并且皮质静脉逆流消失。对于低级别硬脑膜动静脉瘘，症状缓解或消除皮质静脉逆流就达到了治疗目的。

横窦和乙状窦区硬脑膜动静脉瘘血管内治疗包

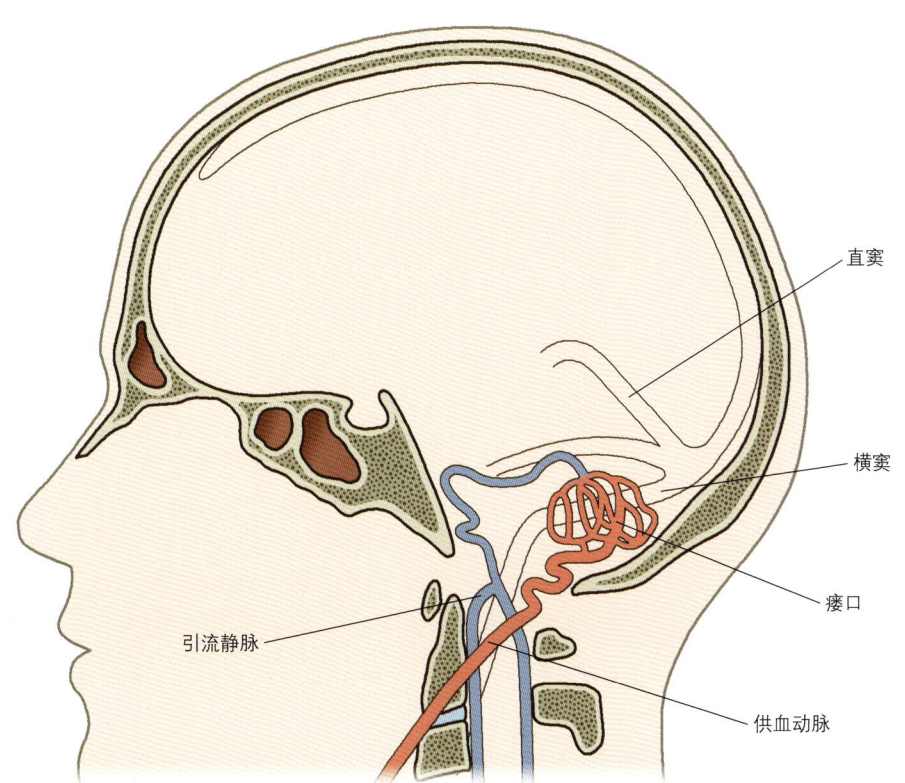

图 18-3-1　横窦和乙状窦区硬脑膜动静脉瘘示意图

括经动脉入路栓塞术、经静脉入路栓塞术和动静脉联合入路。经动脉入路栓塞术目标是栓塞所有供血动脉和近端引流静脉，同时保持横窦和乙状窦引流通畅。目前，由于Onyx等非黏性液态胶的广泛应用，动脉入路栓塞术已成为治疗此部位动脉静脉瘘的首选方法。

经动脉入路应用Onyx栓塞目标是封闭瘘口和近端静脉流出通道，将微导管头端置于瘘口近端合适位置以确保完全栓塞。因为Onyx胶本身有更好的可控性，可以实现更精准的注射，显著提高完全栓塞率。理想情况下，仅通过一支主要供血动脉进行栓塞有可能完全闭塞所有瘘口。

脑膜中动脉走行比较顺直且在硬脑膜内行穿行路径较长，允许Onyx胶在血管内比较长节段的反流和铸型，因此通常用作治疗横窦和乙区状窦DAVF靶血管，即使脑膜中动脉的分支不是主要的供血动脉，因为允许反流，具有比较高的安全性。除脑膜中动脉分支外，其他动脉入路，如枕动脉、咽升动脉和颞浅动脉，也可以依据供血情况进行选择。

然而，横窦和乙区状窦DAVF供血动脉具有广泛的侧支吻合网，瘘口分布广泛，并且有多个瘘口，并引流到横窦–乙状窦，单独的动脉入路栓塞可能难以彻底治愈。因此，单纯经动脉入路术后即刻术后完全栓塞率约为30%。为了提高完全栓塞率，各种器械被研发和应用。其中，双腔球囊技术的应用大大提高了治疗效果。双腔球囊技术也称为压力锅技术，可以使用Scepter双腔球囊或Marathon微导管与Hyperglide或HyperForm球囊组合来实现，经动脉入路时非常有用。这种技术的优点是在靠近瘘口的动脉端充盈球囊，使血流停顿，降低瘘口血流量，同时给予Onyx前向的推力，使胶向瘘口处弥散得更好，达到安全、可控、治愈性栓塞的目的。

横窦和乙区状窦DAVF直接引流到横窦乙状窦区，瘘口分布广泛且有多个瘘口时，单纯通过动脉入路栓塞很难完成治愈性栓塞。此时，可以将球囊置于横窦和乙区状窦瘘口区辅助动脉入路进行栓塞；静脉窦中充盈的球囊封闭静脉窦血流及瘘口部位，静脉窦中的血流减少，让经动脉注入Onyx更好地沿DAVF部位浸润，但不会填满整个静脉窦。操作时先经动脉把微导管置于供血动脉瘘口处，导管头端靠近瘘口位置。然后，在静脉窦内瘘口所在部位放置一个静脉重塑球囊并充盈。充盈过程中注意识别和保护正常引流静脉，避免球囊压迫正常静脉流出道。在注射过程中，每间隔3～5分钟对球囊进行泄压，尤其是在优势侧横窦治疗时，让正常引流静脉得到回流。

经静脉栓塞横窦和乙区状窦DAVF也是一种行之有效的治疗方法，主要治疗方式包括弹簧圈直接闭塞瘘口区静脉窦、Onyx经静脉窦栓塞和球囊辅助Onyx栓塞，是比较常用的方法。

一般情况下，弹簧圈直接闭塞瘘口区静脉窦患者耐受性良好。尤其DAVF侧静脉窦已经有狭窄或闭塞，由于静脉窦正常引流功能已经明显减弱或丧失，在病变侧静脉窦中进行弹簧圈填塞是合理的，不至于导致不良后果。当静脉窦狭窄严重或闭塞时，微导丝微导管很难通过，改用稍硬的0.035 in（约0.89 mm）超滑导丝可能有助于通过闭塞的静脉窦，或者经对侧横窦进入病变处。显微外科手术直接经颅暴露瘘口处静脉窦，然后直接穿刺进行静脉窦栓塞也可以作为一种选择。

尽管现在认为弹簧圈完全闭塞静脉窦是治疗横窦和乙状窦区DAVF有效的治疗方法之一，但在对侧横窦发育不良的情况下，完全闭塞病变侧横窦乙头窦可能会导致灾难性的后果。文献报道，在横窦和乙状窦区DAVF中，近1/3的病例存在轻度至中度静脉窦狭窄（狭窄段的直径小于正常静脉窦直径的50%）。在这种情况下，有学者使用覆膜支架对静脉窦狭窄段进行扩张并重建，在封闭DAVF瘘口的同时又恢复了静脉窦引流功能。这种方法对于治疗伴有窦狭窄或闭塞的横窦和乙状窦区DAVF有一定的理论基础，因为支架扩张时将窦内侧壁纤维组织推向窦壁，位于硬脑膜内的瘘口受到压迫而闭塞。另外，重建狭窄或闭塞静脉窦使其畅通，可以将皮质和深部逆行的静脉血改为顺行引流，从而消除出血风险。如果球囊反复充盈扩张后，瘘口仍闭塞不全，可以使用弹簧圈或Onyx再经动脉入路栓塞残余DAVF。

五、并发症

（1）颅内出血是横窦和乙状窦区DAVF的静脉入路治疗中最严重的并发症，可能原因是由Onyx注射过程中弥散进入正常皮质静脉引起的，也可能在阻断静脉窦过程中影响了正常的脑静脉血回流。

（2）静脉高压和血栓形成：闭塞静脉窦可能会导致正常静脉引流受损，从而导致严重颅内静脉高压。此外，静脉窦闭塞后，静脉引流会变慢、瘀滞，从而导致静脉血栓形成。

（3）脑神经麻痹：横窦和乙状窦区DAVF的供血动脉可能与脑神经供血动脉之间存在"危险吻合"，如CN Ⅶ的血液供应来自MMA的岩动脉，CN Ⅸ、

X和XI的血供来源于OA和AphA的颈静脉分支，CN XII的血供来源于OA和AphA的舌下分支。因此，通过动脉入路进行栓塞时可能会因吻合支的存在误栓相应脑神经供血动脉，从而导致脑神经麻痹。

六、典型病例（由上海长征医院黄承光教授提供）

病史：男性，64岁。头部外伤后1年，右眼结膜充血伴视物不清20天；1年前因车祸导致头部外伤，当时在当地医院治疗，出院后自觉右耳有吹风样杂音，与心搏一致。直至20天前右耳杂音越来越明显，同时出现右眼球结膜充血，视物不清。头颅脑MRI扫描提示右侧眼上静脉增粗，海绵窦增宽。

查体：右眼球结膜充血，双侧瞳孔直径3.0 mm，直间接光反射灵敏。双侧眼球运动正常，视力检查：左眼1.0，右眼0.6。眼球运动及瞳孔对光反射正常，右侧颞部听诊可闻及与心搏一致吹风样杂音。

手术方式：经股动脉入路右侧横窦乙状窦区TDAVF栓塞术（图18-3-2～图18-3-6）。

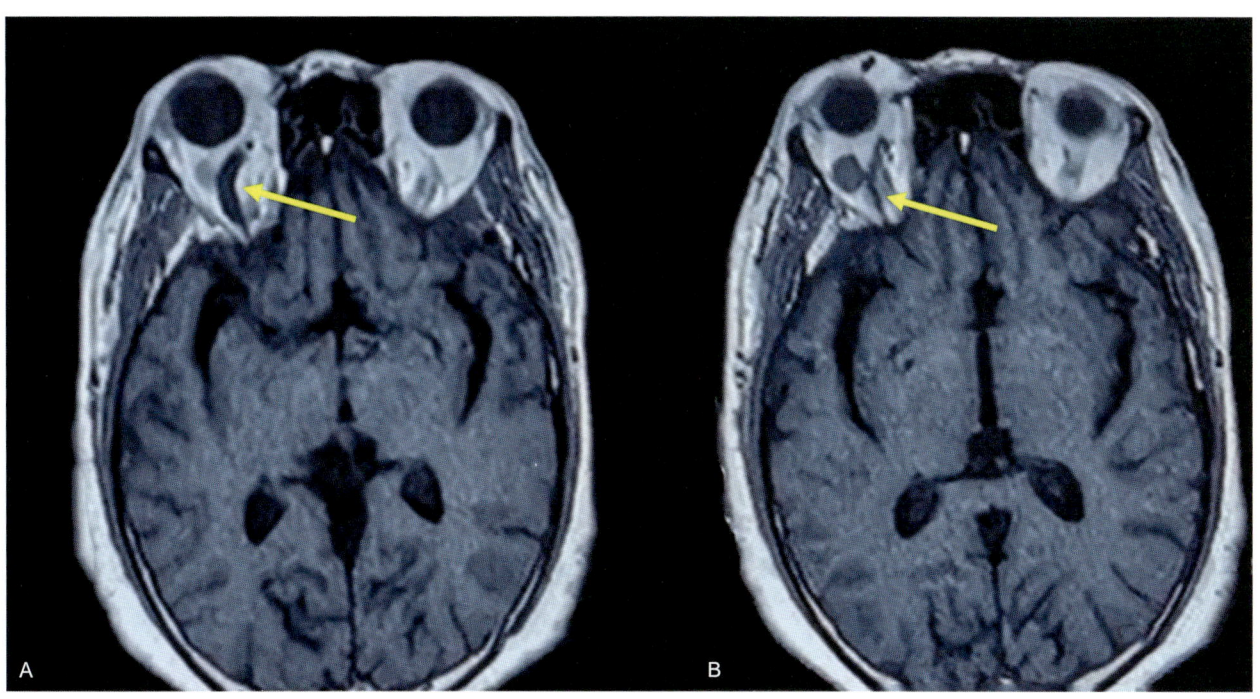

图18-3-2　A、B. 头颅MRI：右侧眼上静脉（SOV）扩张明显

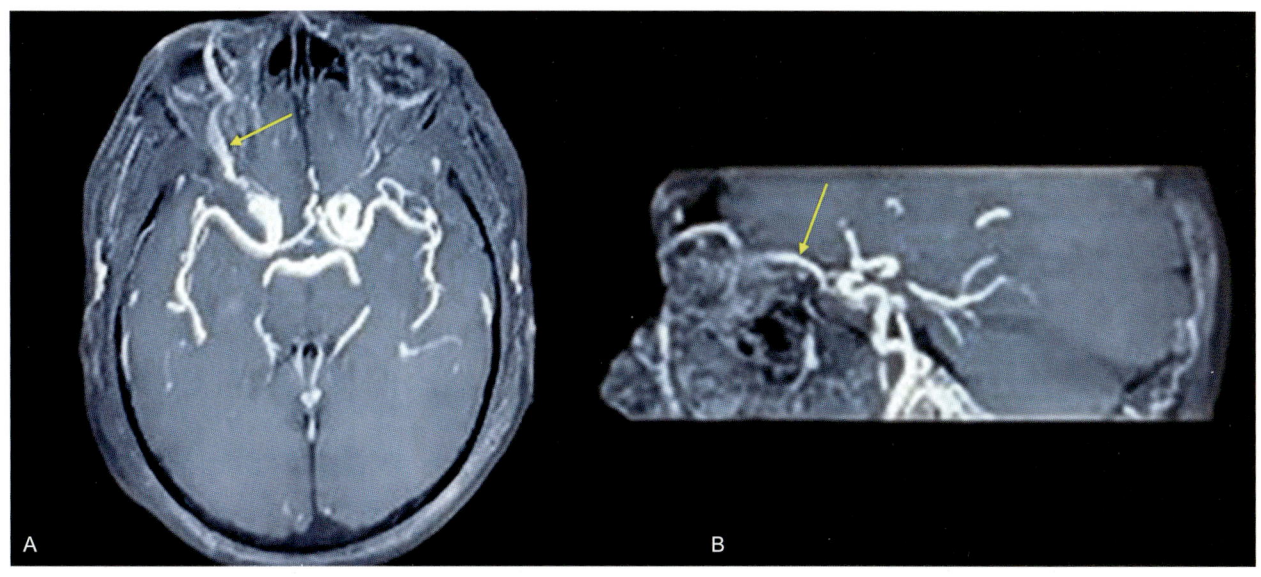

图18-3-3　A、B. 头颅MRA：右侧海绵窦略有血管增强影，右侧眼上静脉（SOV）扩张明显

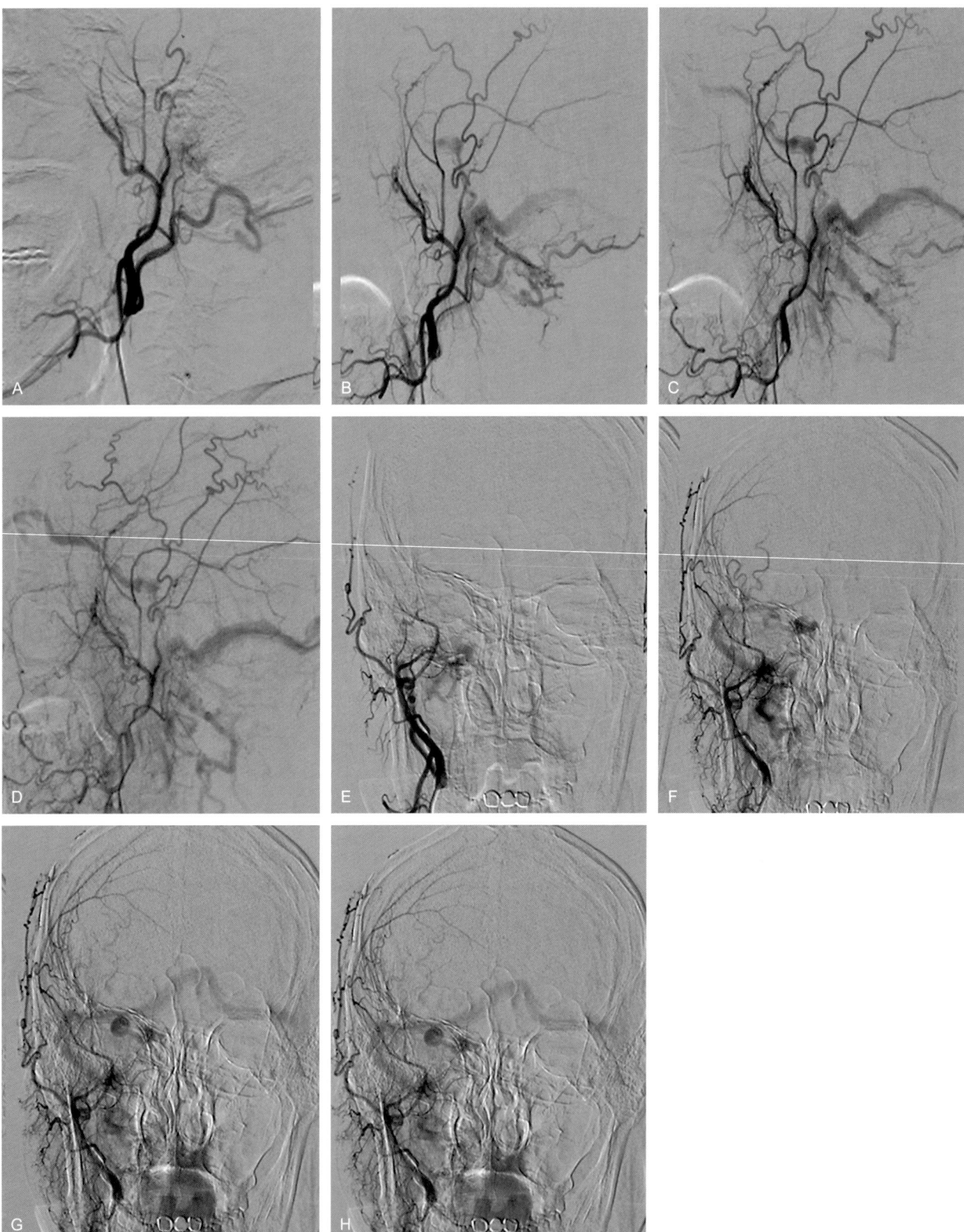

图 18-3-4　右侧横窦乙状窦区创伤性硬脑膜动静脉瘘（TDAVF）右侧颈外动脉造影。A～D. 右侧颈外动脉发出枕动脉等多支血管供血。E～H. 经左侧窦逆流至左侧横窦，同时经岩下窦逆流至海绵窦，最终逆流向右侧 SOV

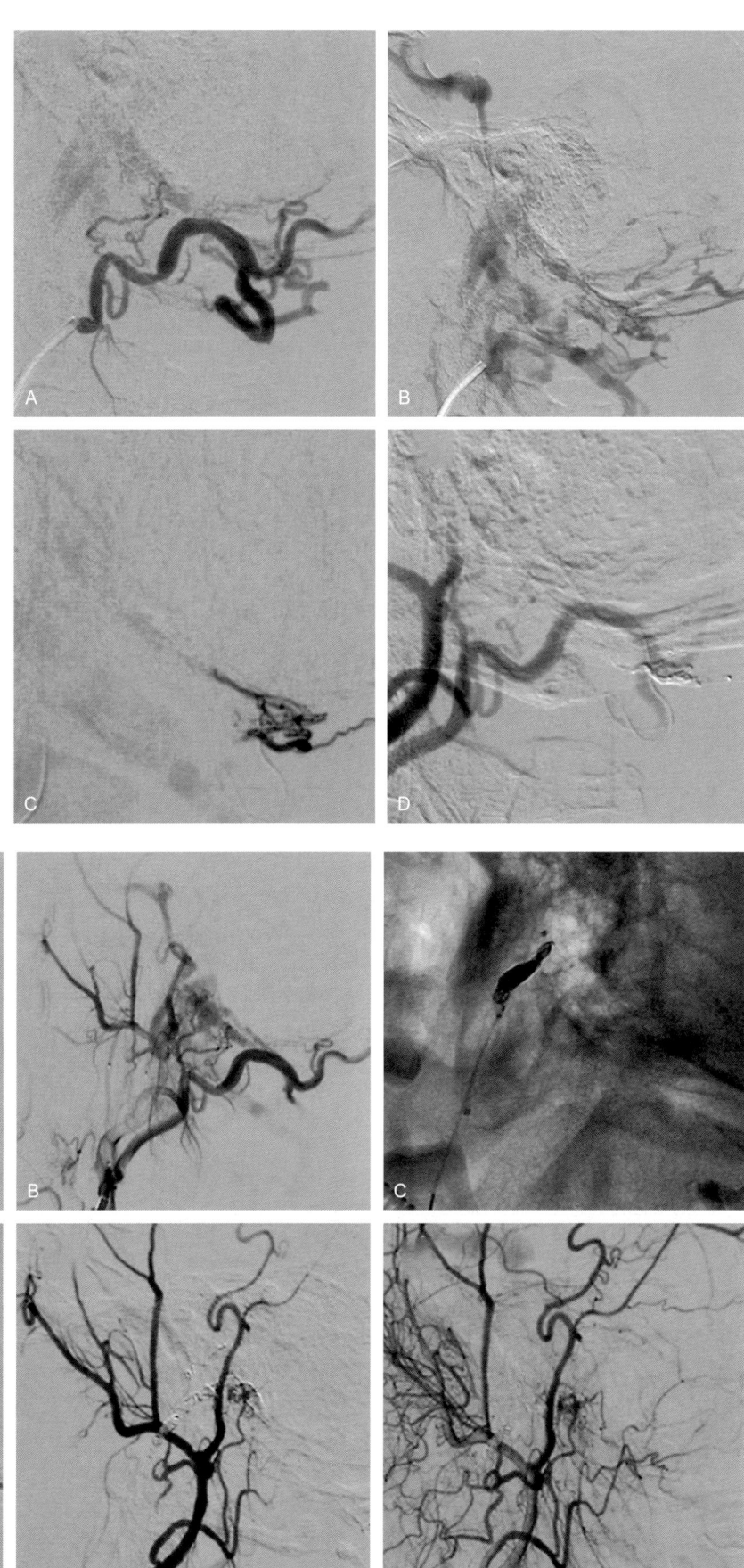

图18-3-5 右侧横窦乙状窦区TDAVF栓塞术。A～C.应用液态栓塞剂Onyx栓塞右枕动脉供血动脉并接近瘘口。D.栓塞完成后此处供血完全封闭

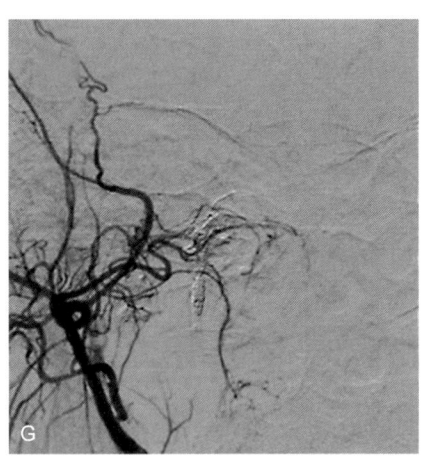
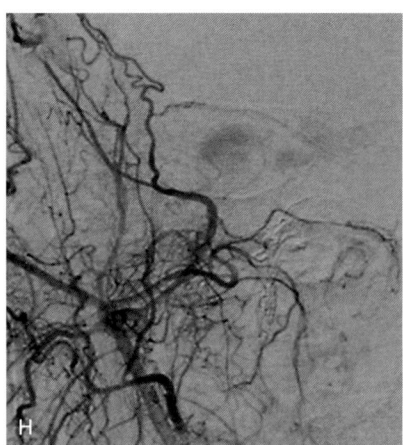

图 18-3-6 右侧横窦乙状窦区 TDAVF 栓塞术。A、B. Oynx 栓塞完右枕供血动脉后，颈外动脉造影见右侧咽升动脉向瘘口供血明显，且咽升动脉扩张明显。C、D. 采用近端流阻断增压技术，同时将两支微导管送至咽升动脉远端并尽量接近瘘口，用弹簧圈闭塞另一支导管近端以阻断血流。通过供血动脉近端的血流封堵，通过另一支微导管注入 Onyx，给胶一个前向的反作用力，使 Onyx 能够更加充分地向瘘口处弥散，更完全地阻塞瘘口。E～H. 术后右侧颈外动脉造影见 TDAVF 完全消失

（张建忠）

参考文献

[1] Alturki AY, Enriquez-Marulanda A, Schmalz P, et al. Transarterial Onyx embolization of bilateral transverse-sigmoid dural arteriovenous malformation with transvenous balloon assist-initial U. S. experience with copernic RC venous remodeling balloon[J]. World Neurosurg, 2018, 109: 398-402.

[2] Cho WS, Han JH, Kang HS, et al. Treatment outcomes of intracranial dural arteriovenous fistulas of the transverse and sigmoid sinuses from a single institute in Asia[J]. J Clin Neurosci, 2013, 20(7): 1007-1012.

[3] Ertl L, Bruckmann H, Kunz M, et al. Endovascular therapy of low- and intermediate-grade intracranial lateral dural arteriovenous fistulas: a detailed analysis of primary success rates, complication rates, and long-term follow-up of different technical approaches[J]. J Neurosurg, 2017, 126(2): 360-367.

[4] Griessenauer CJ, He L, Salem M, et al. Middle meningeal artery: gateway for effective transarterial Onyx embolization of dural arteriovenous fistulas[J]. Clin Anat, 2016, 29(6): 718-728.

[5] Guo WY, Lee CJ, Lin CJ, et al. Quantifying the cerebral hemodynamics of dural arteriovenous fistula in transverse sigmoid sinus complicated by sinus stenosis: a retrospective cohort study[J]. AJNR Am J Neuroradiol, 2017, 38(1): 132-138.

[6] Hu YS, Lin CJ, Wu HM, et al. Lateral sinus dural arteriovenous fistulas: sinovenous outflow restriction outweighs cortical venous reflux as a parameter associated with hemorrhage[J]. Radiology, 2017, 285(2): 528-535.

[7] Kerolus MG, Chung J, Munich SA, et al. An Onyx tunnel: reconstructive transvenous balloon-assisted Onyx embolization for dural arteriovenous fistula of the transverse-sigmoid sinus[J]. J Neurosurg, 2018, 129(4): 922-927.

[8] Kim JW, Kim BM, Park KY, et al. Onyx embolization for isolated type dural arteriovenous fistula using a dual-lumen balloon catheter[J]. Neurosurgery, 2016, 78(5): 627-636.

[9] Kirsch M, Liebig T, Kuhne D, et al. Endovascular management of dural arteriovenous fistulas of the transverse and sigmoid sinus in 150 patients[J]. Neuroradiology, 2009, 51(7): 477-483.

[10] Nishiyama T, Yabuta M, Ogawa R, et al. n-Butyl cyanoacrylate embolization with coil protection to prevent reflux: a modified pressure cooker technique using a single microcatheter[J]. J Vasc Interv Radiol, 2022.

[11] Piechowiak E, Zibold F, Dobrocky T, et al. Endovascular treatment of dural arteriovenous fistulas of the transverse and sigmoid sinuses using transarterial balloon-assisted embolization combined with transvenous balloon protection of the venous sinus[J]. AJNR Am J Neuroradiol, 2017, 38(10): 1984-1989.

[12] Satomi J, Satoh K. Epidemiology and etiology of dural arteriovenous fistula[J]. Brain Nerve, 2008, 60(8): 883-886.

[13] Tsuji K, Tsuji A, Yoshimura Y, et al. Brainstem venous congestion due to transverse-sigmoid sinus dural arteriovenous fistula: case report and literature review[J]. NMC Case Rep J, 2021, 8(1): 617-623.

[14] Xu K, Yang X, Li C, et al. Current status of endovascular treatment for dural arteriovenous fistula of the transverse-sigmoid sinus: a literature review[J]. Int J Med Sci, 2018, 15(14): 1600-1610.

第十九章
创伤性鼻出血的介入栓塞治疗
Interventional Embolization Therapy for Traumatic Epistaxis

鼻出血的血管内治疗有广泛的潜在并发症。除出血复发外，文献报道有面神经痛、鼻中隔穿孔、鼻窦炎、中耳炎等病例。全身性并发症也可能发生，包括吸入性缺氧、低血容量、心绞痛和（或）心肌梗死。Cullen对539例患者的meta分析不仅确定了血管内治疗的不同并发症，而且比较了它们与手术的发生率。动脉栓塞最严重的并发症是脑血管意外（CVA）和视网膜中央动脉阻塞。根据不同的系列，这种情况在0%~2%的病例中发生。对2003年至2010年在美国接受治疗的64 289名患者进行了回顾性分析，发现栓塞后的CVA发生率（0.9%）显著高于手术后（0.1%）。

一、鼻腔解剖

鼻腔血管丰富，其血管供应是由多个吻合组成的，来自颈内和颈外的分支（图19-1-1）。前鼻中隔的血管供应来自颈内动脉分支筛前、筛后动脉，筛后动脉上入鼻腔。此外，上颌内动脉的分支也有贡献，包括后侧的蝶腭动脉（SPA）和下侧的腭大动脉，以及面动脉的分支唇上动脉这些不同血管的吻合通常被称为基塞尔巴赫丛，这是最常见的前鼻出血部位。后鼻中隔和鼻外壁（中鼻甲以下）接受SPA和上颌动脉末端分支的血管供应。后鼻出血通常可归因于这些来源的出血。

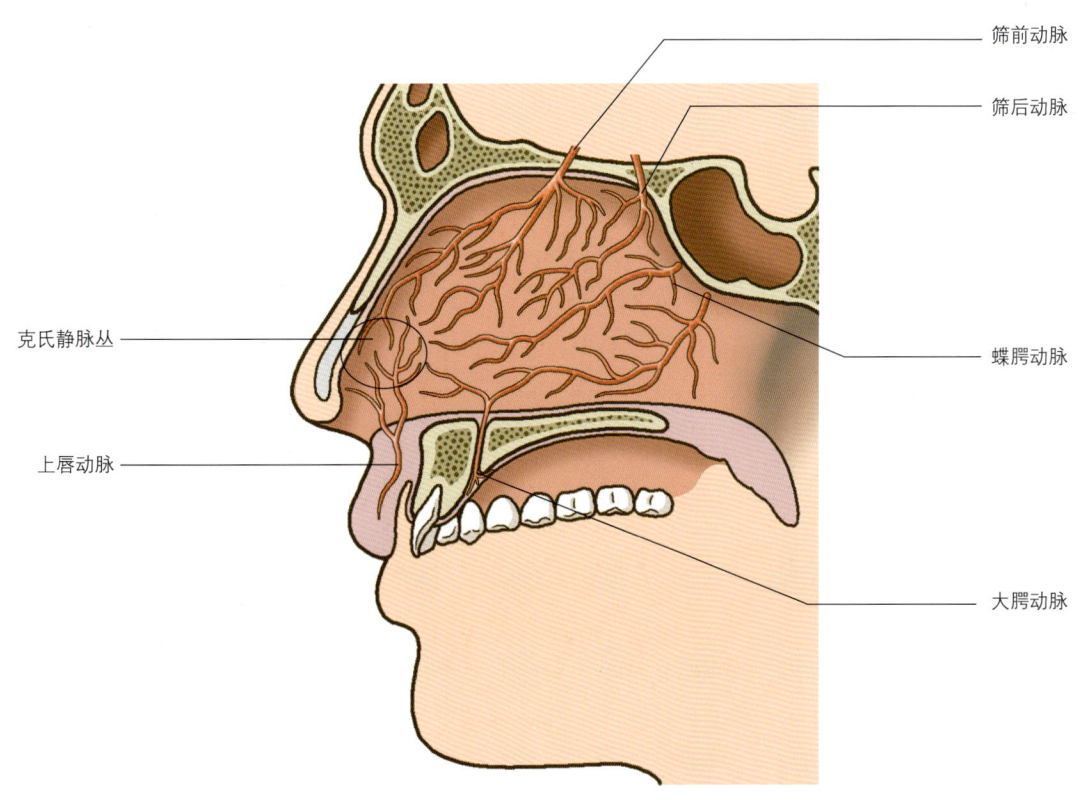

图19-1-1　鼻部解剖介绍

二、鼻出血分类

临床上，鼻出血通常分为前鼻出血或后鼻出血，这取决于出血的解剖来源。大约80%~90%的鼻出血发生在前鼻中隔，其中大部分来自基塞尔巴赫丛。对于急救人员来说，前部出血的治疗通常不太具有挑战性，因为大多数涉及较小的血管，更容易压缩，适合电烧灼和局部治疗。相比之下，大约10%的鼻出血发作可归因于后源。后鼻出血通常更难以识别和处理，通常源于动脉，并具有更大的吸入风险和止血挑战。鼻出血可进一步分为原发性和继发性。鼻出血的主要原因通常是特发性的，虽然环境因素也有可能，但它往往是自发的，没有任何明显的突如其来的因素导致。原发性鼻出血约占所有事件的85%。鼻出血也可能是继发于可确定的原因，包括创伤、术后、血管异常、遗传或获得性凝血障碍，以及抗凝剂的使用等。

导致鼻出血的因素有很多。在大多数情况下，患者更有可能在冬季寒冷的气候中经历鼻出血。这可能是由于在此期间温度下降和暴露在室内加热，导致环境湿度低，从鼻黏膜水分蒸发增加，易于干燥和鼻血。鼻黏膜局部创伤是鼻出血的常见诱因，约17%的鼻出血就诊于急诊，是儿科人群中最常见的鼻出血原因，儿童常因手指外伤或异物局部刺激而出现鼻血。其他来源的局部创伤可引起鼻出血，包括鼻或面部骨折、异物插入、药物滥用而导致的隔膜穿孔、医源性手法和肿瘤。许多全身性的情况也可能导致鼻出血。遗传性出血，包括血友病和血管性血友病，以及通常继发于药物治疗或肝脏疾病的获得性咽拭子病，可能导致初始或反复鼻出血。最近的文献表明，鼻静脉压升高可导致鼻出血。高血压和糖尿病是复发性鼻出血的次要危险因素，可能是由于血管的动脉粥样硬化改变，导致鼻血管的静脉压力增加。然而，充血性心力衰竭（CHF）与复发性鼻出血存在高度相关性，同样与鼻静脉压升高有关，而不是克氏丛出血。此外，遗传性出血性毛细血管扩张常表现为鼻黏膜毛细血管扩张，经常表现为复发性鼻出血，通常标准技术难以解决。关于高血压和鼻出血之间的关系，文献中存在着持续的争论；然而，两者之间的因果关系尚未确定。一般情况下，高血压较少是鼻出血的直接原因，鼻出血一般是与潜在的血管疾病有关，或与其发作期间的焦虑有关。鉴于缺乏证据证明两者之间的因果关系，根据美国急诊医师学会的建议，急性鼻出血治疗应以控制出血为目的，而不是降低血压。

三、鼻出血的评估

对出现鼻出血的患者进行初步评估，首先需要评估患者的气道、呼吸和循环。如出现临床不稳定的证据，包括心动过速、低血压、气道损伤、呼吸窘迫或精神状态改变，需要及时干预。在这种情况下，血流动力学稳定和气道管理是最重要的，应该优先于停止鼻出血。对于血流动力学稳定且无呼吸窘迫的鼻出血患者，获得完整的病史对确定潜在病因非常有帮助，并可能指导进一步的检查和出血的最终处理。病史中需要考虑的重要因素包括起病、症状持续时间、出血侧和出血量，以及以前的任何创伤。后侧鼻出血患者可能会出现双侧鼻腔出血，后口咽大量血，以及呕血或咯血。如果患者以前有鼻出血发作，寻找到以前成功止血的干预措施可能是有帮助的。鼻出血的频繁发作可能表明有导致复发性出血的潜在病理条件。有针对性的既往病史可以作为潜在疾病的证据。应考虑肝硬化或肝损伤、肾功能不全、恶性肿瘤、高血压和CHF的病史，以及可能诱发鼻出血的遗传性凝血病或解剖异常。此外，系统检查可能包括出现皮疹（瘀点或紫癜）、经常容易擦伤、黑便和便血，这可能表明潜在的凝血障碍，并提供出血的严重程度。同样重要的是检查患者的用药情况，因为使用抗凝剂、抗血小板药物（如阿司匹林和氯吡格雷）和非甾体抗炎药可能容易发生鼻出血，需要额外的干预来达到止血。社会史，包括吸毒、酗酒，以及吸烟，都不应该被忽视。鼻内使用可卡因或其他药物时，应根据患体个体情况进行处理。

四、鼻出血的处理

虽然鼻出血很少危及生命，但初期评估应以患者的ABC为重点。血流动力学稳定性必须通过监测生命体征和临床表现来迅速评估，因为大容量鼻出血可能会导致现有合并症和心血管疾病患者的显著发病率。对于病情不稳定的患者，应尽早获得大口径静脉输液通道进行液体复苏，并迅速作出评估，以确保患者不需要紧急气道管理。可通过全血计数来评估出血程度。应要求完整的代谢检查以评估肾功能或肝功能障碍，以及大量摄入血液的分解产物。如果怀疑大容量出血，应酌情行型筛或型交叉。不推荐检查常规凝血功能，包括凝血酶原时间或国际标准化比值和部分凝血酶活时间，除非患者有已知的凝血功能障碍，服用抗凝药物，是儿科患者，或提供者根据病史和表现对出血素质有高度临床怀疑。凝血障碍患者可能需要紧急纠正，使用特异性抗凝逆转剂、维生素K、新鲜冷冻血浆、凝血酶原复合浓缩物或其他适当的干预。

要彻底检查患者的鼻腔，适当的准备和设置是至关重要的。检查者应将床放置在适当的高度，并准备好手套、口罩、护眼用具、吸痰器和鼻镜。使用头灯作为光源是理想的，因为这使医生可以自由使用双手。用鼻镜仔细检查前鼻中隔和侧鼻壁，密切注意Little区域是否有出血、结痂或干燥的迹象。无法看到前侧出血源、双侧鼻腔出血或后口咽大量出血均提示后侧鼻出血。

（一）鼻前庭出血

如果确认为前出血源，应进行确定的处理。如果局部使用血管收缩剂和直接压迫不能达到足够的止血效果，并且已经确定了鼻出血的前源，则下一步建议采用烧灼法控制鼻出血。烧灼法，无论是电法还是硝酸银法，都比前鼻填塞术有更高的治疗成功率和更低的疼痛评分。硝酸银烧灼宜用干盐硝酸银滴头器触摸湿润黏膜，目的是直接烧灼出血部位。然而，在出血部位周围开始烧灼可能是有益的，以更好地控制出血。烧灼术必须谨慎进行，以避免鼻中隔穿孔，应用范围小，持续时间短。绝对不能在双侧进行，这会增加中隔穿孔的风险。

如果烧灼不能达到足够的止血，或出血过多，不能正确地观察或进行烧灼，鼻前填塞通常是标准的下一个治疗方法。最近的文献表明，在进行鼻前填塞之前，氨甲环酸（TXA）可能是更可取的止血方法。TXA是一种抗纤溶剂，用于多种情况下减少出血。在一项随机对照试验中，用TXA浸泡过的棉絮（注射用5 mL TXA中500 mg）与标准治疗（用1∶100 000肾上腺素和2%利多卡因浸泡过的棉絮）进行了比较。TXA毛细血管因出血而被清除，而标准的填充物则在3天后被清除。该研究发现，TXA组有71%的受试者在10分钟内停止出血，而标准组只有31%的受试者在10分钟内止血。此外，与接受标准治疗的组相比，接受TXA治疗的受试者在2小时内出院的人数明显更多（95.3% vs 6.4%），导致患者满意度更高。虽然进一步的研究是必要的，但我们可以考虑在进行前路填塞之前使用TXA来控制难治性前部鼻出血。如果局部治疗和烧灼不能控制出血，医生应该尝试通过鼻腔填塞来控制出血。在评估的这一点上，医生应注意前面提到的检查结果，认真考虑是否可能是后出血。如果仍然怀疑是前鼻出血，有一些现代的商业产品，可以相对容易地插入进行急救。鼻填塞的工作原理是直接压迫鼻前黏膜，目的是填塞出血。

虽然传统的鼻腔填塞通常包括将润滑或抗生素浸泡的纱布分层放入鼻腔，但这通常已经不再比使用更简单的商业产品更受青睐。鼻卫生棉条通常是治疗不复杂的前鼻出血的首选方法。多种产品，包括聚乙烯乙酰基聚合物海绵，Merocel（Medtronic, Inc., Minneapolis, MN, USA）和充气式鼻气球，Rapid Rhino（AnthroCare Corp, Austin, TX, USA），可用于前鼻腔填塞。填塞物一般放置至少24小时。有多种合并症或严重出血的患者可能需要入院观察和使用抗生素，特别是如果需要双侧填塞以达到止血目的。2015年，在《急诊医学年鉴》上发表了一项研究，回顾了近期有关鼻腔填塞患者使用预防性抗生素的文献，发现填塞24~48小时内患者局部感染、鼻窦炎或中毒性休克综合征的发生率没有增加。考虑到与抗生素使用相关的并发症（包括艰难梭菌和史蒂文斯-约翰逊综合征）的风险增加，对将在48小时内解除堵塞的低风险患者不使用抗生素可能是合理的。然而，对于免疫功能低下、有心脏瓣膜病或接受后填塞的患者，仍应强烈考虑使用抗生素。

前鼻填塞往往与患者的严重不适相关，并可能导致长期的副作用，鼻填塞的常见副作用包括鼻结痂和呼吸障碍，对于不进行鼻塞而能达到良好止血效果的患者，应使用外用软膏，如石蜡、氯己定或苯肾上腺素（鼻磺酸盐）或曲安奈德，持续7天，以湿润鼻腔黏膜，减少再次出血的风险。患者应接受适当的鼻夹技术指导，并应与初级保健医生联系定期随访。

（二）后鼻道出血

后侧鼻出血几乎总是局限于成人患者，因为儿童通常会发生继发于指外伤或异物的前侧出血。如前所述，如果无法看到前侧出血源或双侧出血，应考虑后侧鼻出血。其他证据表明后鼻出血包括恶心、呕血和咯血症状。此外，如果怀疑有前侧出血，使用前包进行治疗，但包周围仍有出血，或尽管使用了前包仍可见后口咽出血，则应怀疑有后侧出血。

后鼻出血的初始治疗方法与前面描述的前鼻出血相似。如果怀疑是后鼻源或前鼻处理不能控制出血，则应进行后鼻处理。这需要一种类型的后包，可以通过Foley导管、鼻卫生棉条或充气式鼻气囊导管来完成。值得注意的是，研究得出的结论是，后填塞非常疼痛，在适当的时候应考虑程序镇静和（或）麻醉疼痛控制。此外，所有的鼻出血后应管理咨询耳鼻喉科专家。Foley导管被认为是最常用的鼻后填塞装置。在这种技术中，一个润滑导管（尺寸为10F、12F或14F）进入鼻咽，然后用大约5~10 mL生理盐水部分充气。施行牵引，直至球囊紧贴后鼻孔以止血。然后用脐带钳夹住 Foley 导管。放置 Foley 导管后，还应在受影响的鼻孔内放置前包。用纱布填充物保护鼻子的软组织，防止软组织坏死是至关重要的。与前鼻出血一样，市面上也有多种后鼻填塞设备，包括 Rapid Rhino、Epi-Max（Boston Medical Products, Shrewsbury, MA, USA）和 T3100 鼻出血导管（Bausch & Lomb, Rochester, NY, USA）。通常，这些产品有两个气囊：一个在前，一个在后。在适当控制疼痛、定位和局部麻醉后，将器械插入；然后后气囊充气并向前收回，直到后气囊坐好；充气前鼻球囊填塞前鼻腔。这些设备应预先用抗生素软膏进行处理，以帮助插入，并有助于预防中毒性休克综合征。

建议所有后鼻填塞的患者入院观察，并接受全身抗生素治疗。可有严重的并发症，如心律失常和死亡；然而，这是罕见的。其他并发症包括迷走神经张力增加引起的心动过缓和低血压、低通气、缺氧、误吸、晕厥、鼻中隔坏死和中毒性休克综合征。大多数建议使用的抗生素包括头孢氨苄、阿莫西林克拉维酸或甲氧苄啶-磺胺甲恶唑。在耳鼻喉科咨询下，包装一般应在大约 72 小时内拆除。上述方法无法控制的后鼻出血患者将需要耳鼻喉科医生的手术干预，包括内镜评估和可能的结扎或栓塞。

五、鼻出血的介入栓塞治疗

全面了解颈外动脉的分支是必不可少的。这些应在选择性颈外动脉插管后通过常规血管造影识别（图 19-1-2～图 19-1-10）。

（一）栓塞技术

（1）股骨入路加瓣膜导入器（可能的话 6F）。

（2）选择性内、外颈总动脉置管（如果可能使用导尿管）至出血的同侧（如果耳鼻喉科检查未发现出血侧，也可能是对侧）。

（3）微导管（0.021 in，约 0.53 mm）对被栓塞的动脉。应优先使用灵活的"导航"微导管，以避免动脉痉挛。

（4）应在正位和侧位片上确定动脉结构和出血区域。必须确定与脑动脉或眼动脉区域的吻合，以及经鼻甲和眶下动脉蝶腭动脉与筛前动脉之间的吻合。颈动脉插管（锁骨下动脉及其分支）一般不需要在特发性鼻出血中进行，但在其他耳鼻喉出血病例中是必要的，特别是在进行了喉切除术和气管造瘘套管出血的患者术后。

（5）筛前动脉出血需要手术治疗，不需要血管内治疗，因为微导管眼动脉有危险。

（6）多数情况下对同侧蝶动脉进行栓塞是充分的，可联合对同侧面动脉进行栓塞，后者常经眶下动

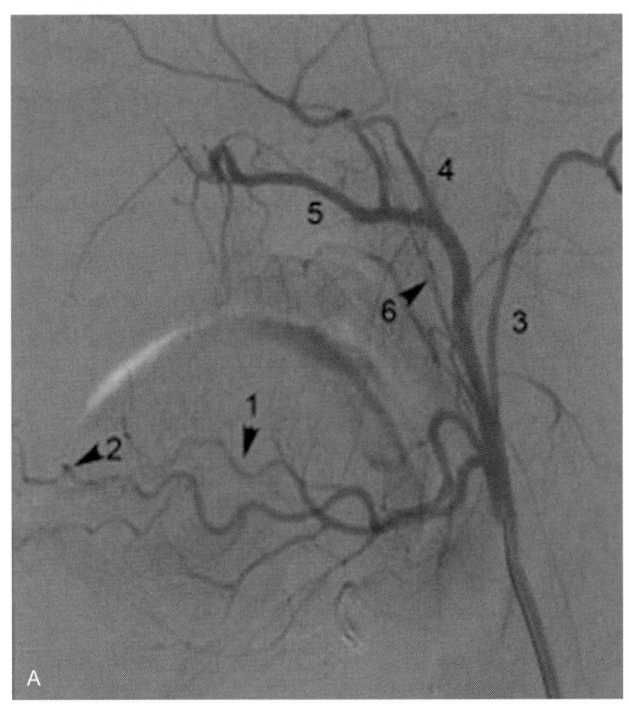
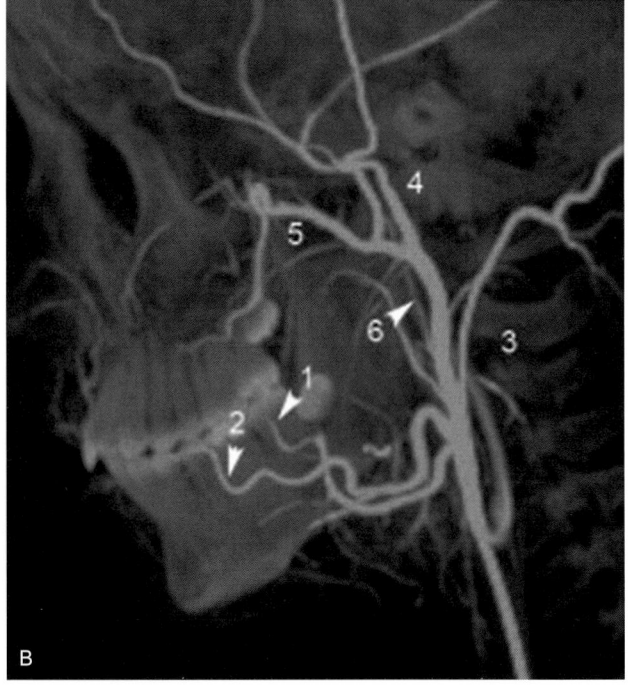

图 19-1-2　选择性插管后颈外动脉分支的划分。A. 选择性颈外动脉造影术。B. 平面 CT 造影术。1：舌动脉；2：面动脉；3：枕动脉；4：颞浅动脉；5：上颌内动脉；6：咽升动脉

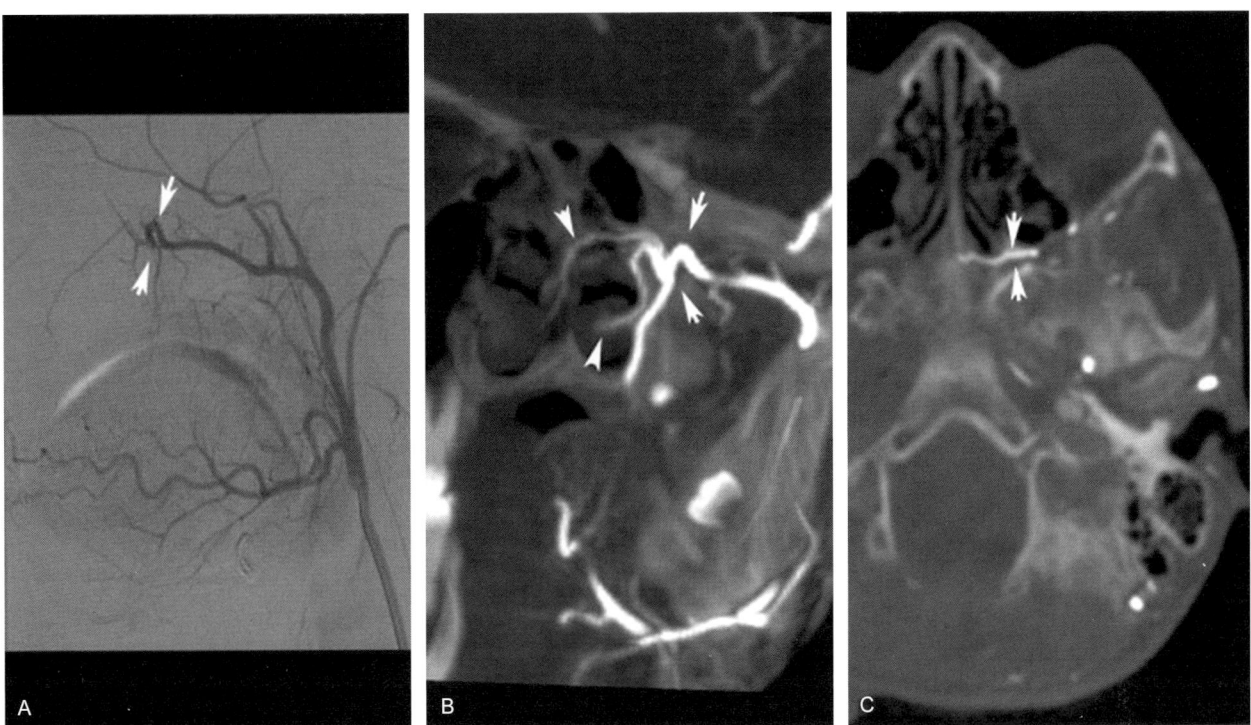

图 19-1-3　A～C. 蝶腭骨的动脉。颈外动脉选择性造影（A），平面 CT（FPCT）三维斜冠状动脉（B）和轴向重建（C）。蝶腭动脉（A：箭头）是上颌动脉的分支。它穿过蝶腭孔（B、C：箭头）进入鼻腔，在那里分为后外侧支、后鼻甲支和后鼻中隔支（B：三角箭头）

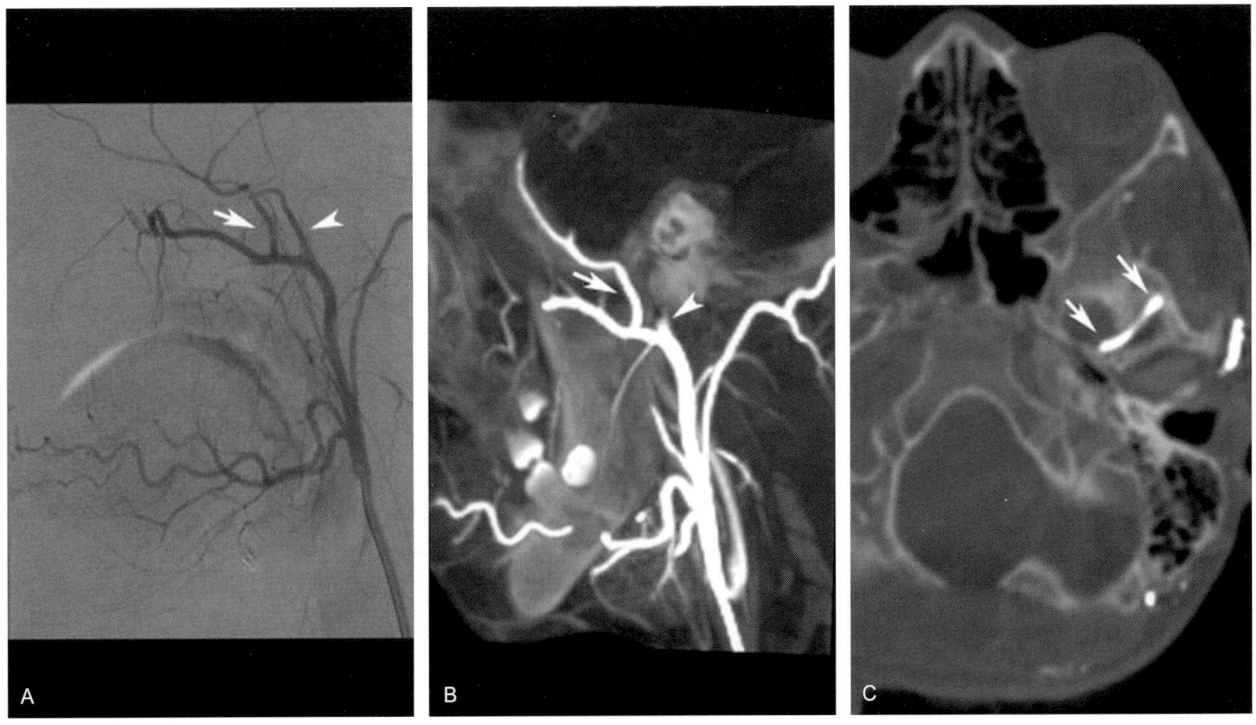

图 19-1-4　A～C. 脑膜中动脉。选择性颈外动脉造影（A），平板 CT（FPCT）三维斜冠状面（B）和轴向重建（C）。脑膜中动脉（A、B：箭头）一般为颞浅动脉（A、B：三角箭头）后上颌动脉的第二上支。它起源于颞下窝后，垂直穿过棘孔进入颅骨（C：箭头），供应硬脑膜。它不是鼻出血的原因，在这种情况下不需要栓塞。它的解剖位置通常能被保存下来

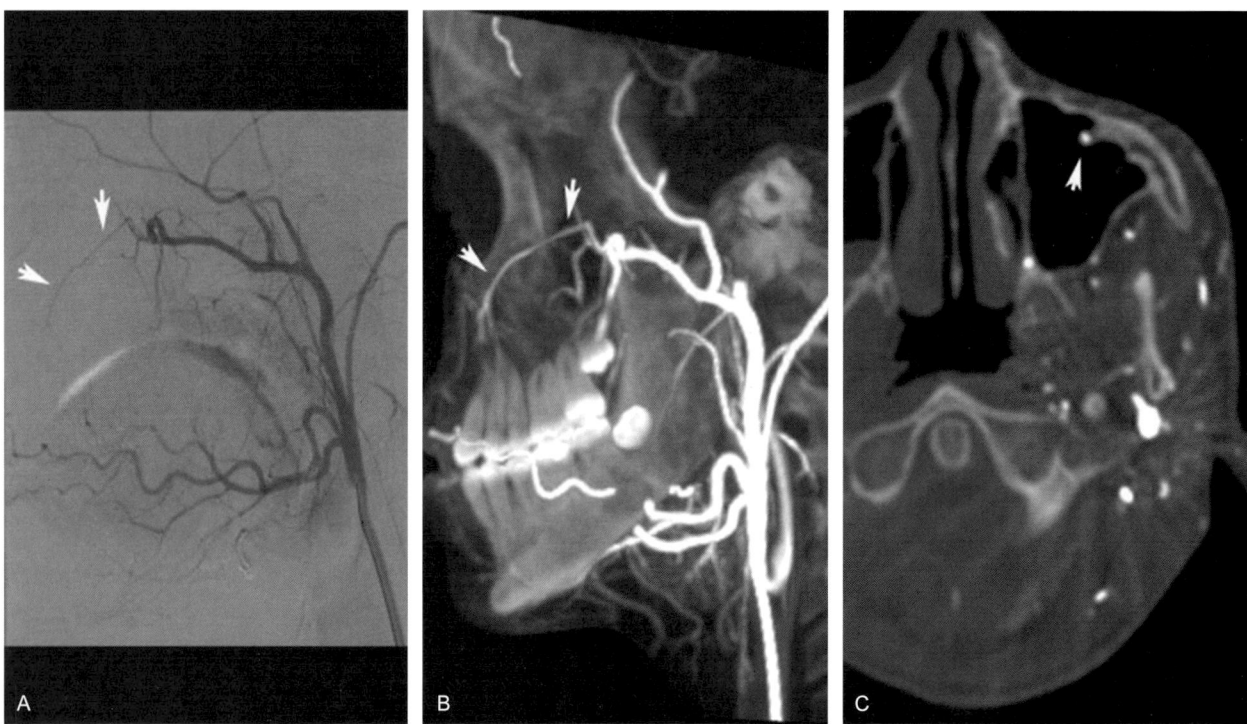

图19-1-5 A～C. 眼眶下动脉。选择性颌外动脉造影（A），平面三维（FPCT）斜冠状动脉（B）和轴向重建（C）。眶下动脉（箭头）起源于上颌内动脉的远端，并与眶下神经（V_2分支）共同进入眶下管。在穿过眶下孔之前，它分为眶支供给下直肌和泪囊，前支（三角箭头）供给上牙组织和上颌窦黏膜。其部分分支可向上与面动脉（经角动脉）或眼动脉（经眼动脉背鼻支）吻合。因此，它不直接负责后鼻出血，但由于其解剖位置，它很少被保存下来

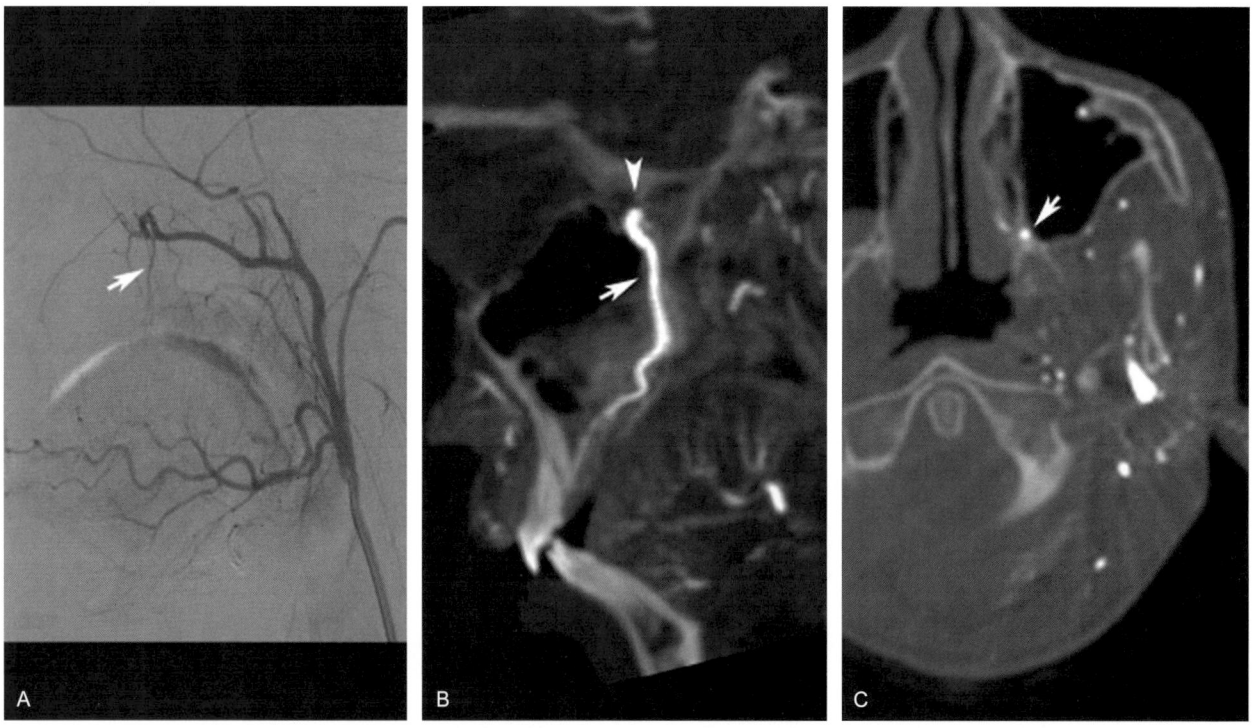

图19-1-6 A～C. 下腭动脉。选择性颌外动脉造影（A），平面三维（FPCT）斜冠状动脉（B）和轴向重建（C）。腭降动脉起于上颌内动脉远端部分（A：箭头），在翼腭沟（B：三角箭头）穿过上颌神经（V_2）靠近翼腭神经节（B：箭头），在腭大神经管（C：箭头）形成垂直下行部分（B：箭头），并与同名神经一起行进。它供应软腭和上牙龈的咽前黏膜。因此，它不是后鼻出血的直接原因，但由于其解剖位置，它很少被保存下来

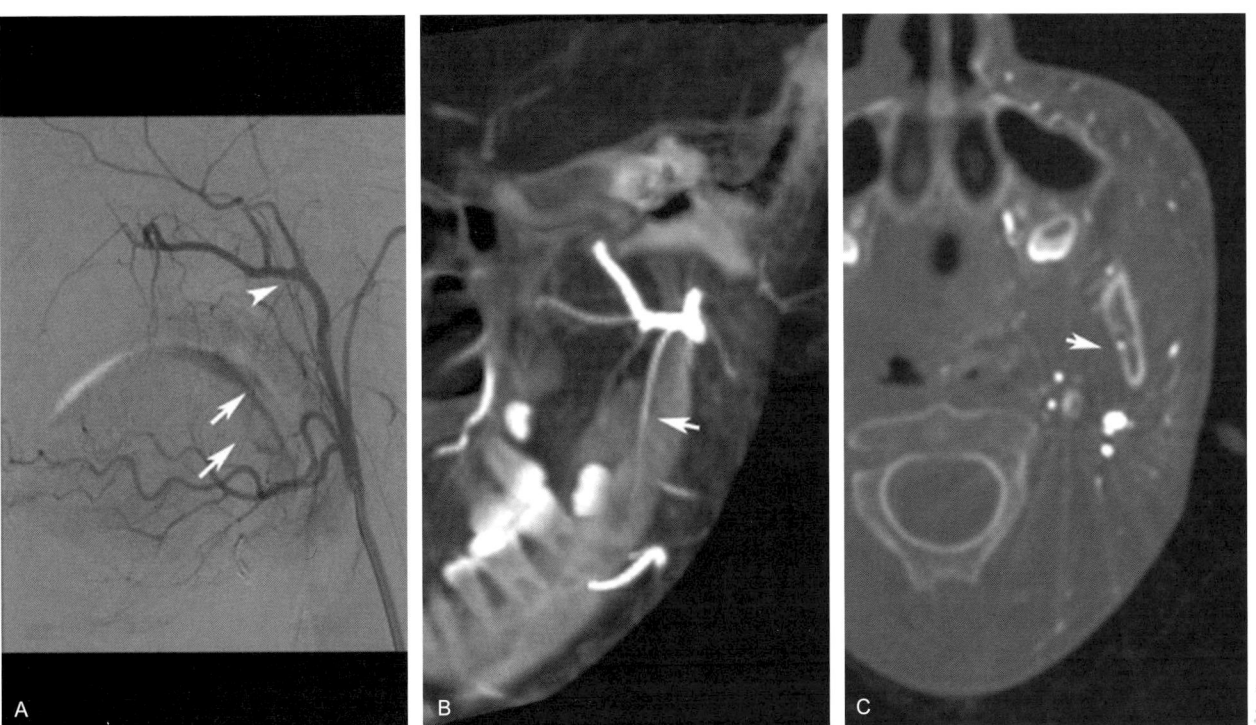

图 19-1-7 A～C. 下牙槽动脉。选择性颈外动脉造影（A），平板三维（FPCT）斜冠状动脉（B）和轴向重建（C）。牙槽下动脉起源于上颌内动脉（A：三角箭头）的下表面。然后向下向前与下牙槽管汇合，并进入斯皮克斯脊柱（B、C：箭头）。它和下牙槽神经一起到颏孔，在那里它产生中切牙分支，这个颏分支与面动脉分支吻合，还有一个分支供给下颌舌骨肌。它不是鼻出血的原因，在这种情况下不需要栓塞。由于它的解剖位置，它通常可以被保存下来

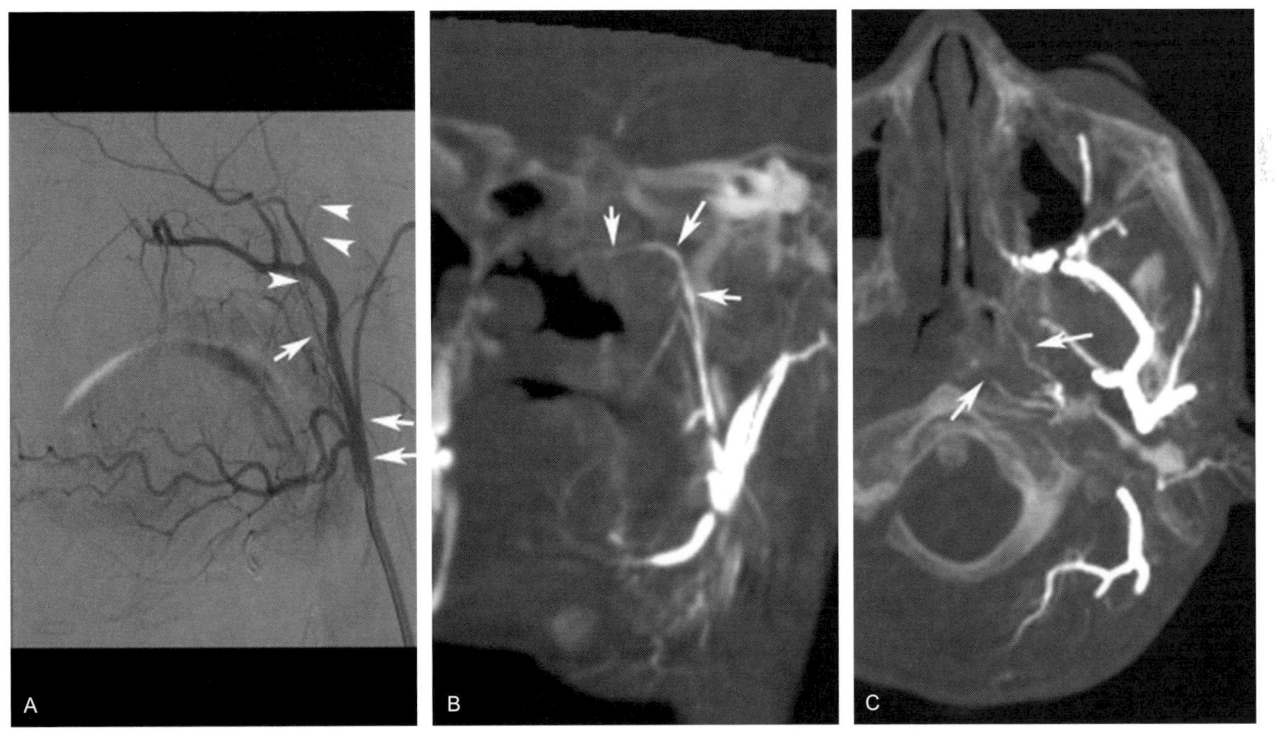

图 19-1-8 A～C. 咽升动脉。选择性颈外动脉造影（A），平板三维（FPCT）斜冠状动脉（B）和轴向 MIP 重建（C）。咽升动脉起源于颈总动脉分叉上方的颈外动脉起始部分（A：箭头）。它是颈外动脉最小的分支，在颈动脉空间呈上升的垂直平面。它分成三个容器。第一个是前腭血管。第二是咽前血管，它有助于供应鼻咽黏膜间隙和咽肌（咽缩肌和茎突隔肌；B、C：箭头）。最后，咽升动脉产生后脑膜神经血管（A：三角箭头），后脑膜神经血管从舌下颌静脉孔进入颅底，供应混合神经（神经血管）（CN Ⅸ、Ⅹ、Ⅺ）和舌下神经（CN Ⅻ）。因此，咽动脉的神经脑膜干（后）不是后鼻出血的直接原因，由于其解剖位置，它通常可以被保存。栓塞这种血管有神经损伤的风险

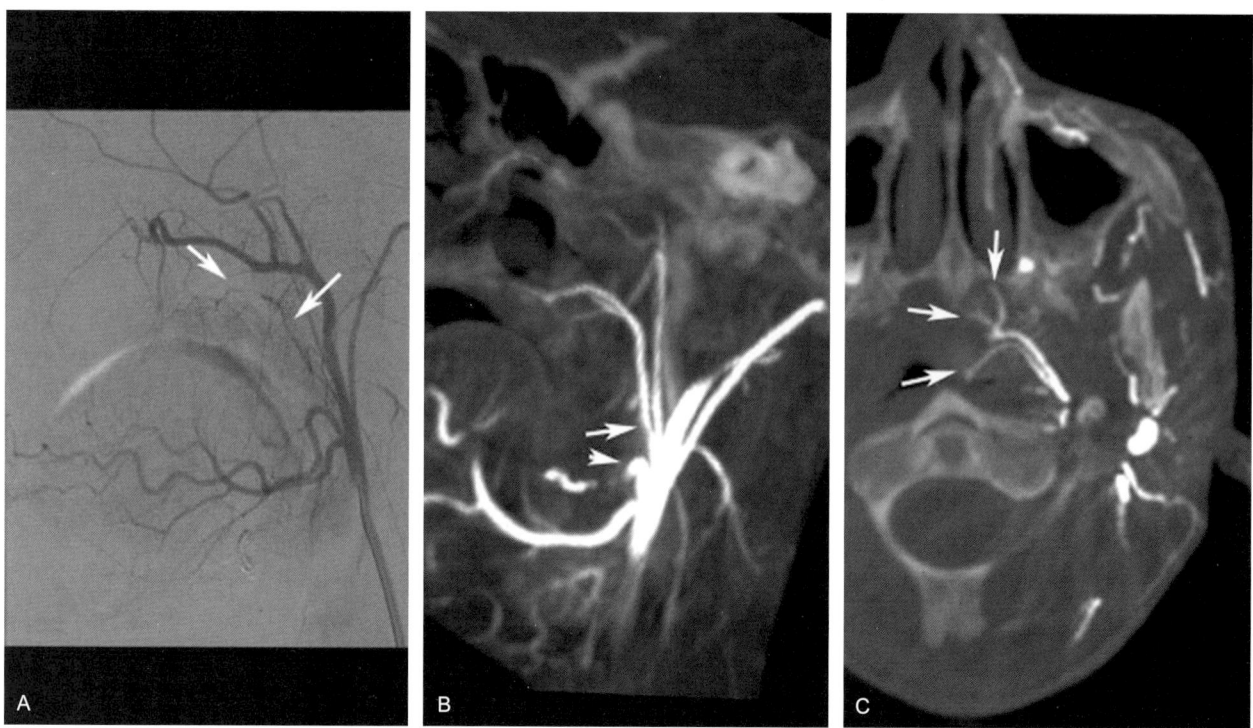

图19-1-9 A～C. 腭升动脉。选择性颈外动脉造影（A），平面3D（FPCT）矢状MIP（B）和轴向MIP重建（C）。腭升动脉（A：箭头）来源不同，通常起源于颈外动脉（B：三角箭头）靠近面动脉（B：箭头）的起始部分。此外，它还供应腭扁桃体、腭顶和咽鼓管（C：箭头）。由于其吻合较多，对鼻窝底后血管供应的贡献较小

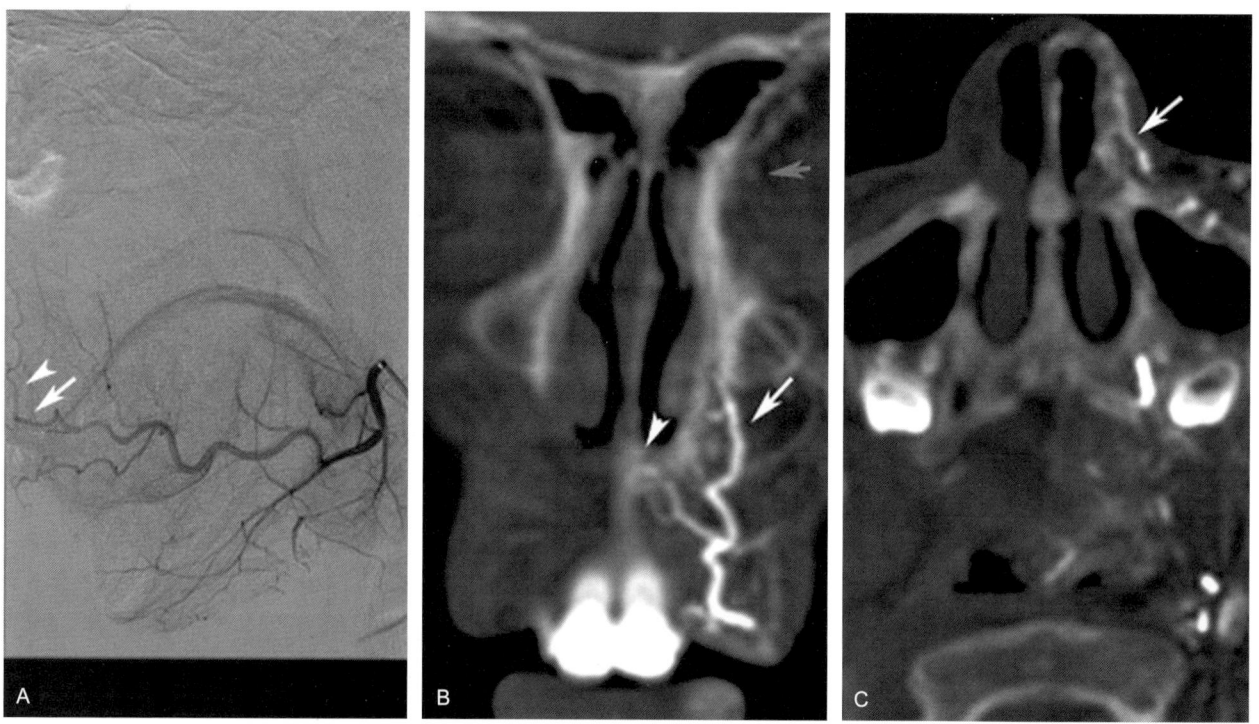

图19-1-10 A～C. 面动脉。面动脉高选择性造影（A），颈外动脉选择性造影冠状动脉MIP（B）和轴向MIP（C）三维平面捕获CT平面（FPCT）重建。颈外动脉的一个分支，面动脉，支配面部的浅平面。通过其末端分支，它通过唇上动脉（A：箭头）供应鼻前区，唇上动脉在内眼角（B：灰色箭头）产生隔膜下动脉，与眼动脉系统吻合并不罕见。通常是对二线进行栓塞，栓塞时应考虑到有潜在危险的吻合和可能因彩色微珠引起的嘴唇难看的变色。通常在蝶腭动脉栓塞后出现持续性鼻出血而进行栓塞

脉与蝶动脉吻合（可显著减少出血的复发）。双侧鼻出血时，可同时栓塞蝶动脉和面动脉。

（7）在某些情况下，颈外动脉的其他分支可通过逆流吻合使血流恢复到蝶腭动脉和上颌内动脉的末端。这些只是偶尔出现，主干闭塞，然后可以导管和闭塞。

（二）栓塞材料

鼻栓塞材料的选择主要取决于鼻出血的病因。在大多数原发性鼻出血病例中，当直径超过 500 μm 的不可吸收的微粒非常有效时，微粒是可取的。但是，如果蝶腭区域和筛前动脉区域之间存在吻合，尤其是当这两个区域导致鼻出血时，则应避免出现这些吻合。为了使用，它们需要自由流动注射和放射检查监测，以避免任何回流的风险，并识别二次暴露的吻合口。这些微粒会在面动脉栓塞过程中引起并发症（皮肤坏死和疼痛）。

插入微线圈可能是一个很好的替代方案：它们要么是"可冲洗"的，要么是可控释放的。它们应该放置在与出血区域接触的远端。它们的缺点是永久性地阻塞动脉，并且阻塞了复发时可能再次栓塞的靶点之一。

氰基丙烯酸酯胶（Glubran 2® 或 Histoacryl®）使用困难，需要经过培训的操作人员使用。它们立即有效，但只用于危及生命的病例。与氰基丙烯酸酯胶相比，Onyx® 的栓塞更直接，脱靶风险更低。这需要对物质的毒性和输送有很好的了解。当它被用于上颌内动脉分支时，Onyx® 中所含的二甲亚磺酸可引起由三叉神经心脏反射导致的严重的心动过缓。

（三）介入栓塞手术的成功、复发及并发症

栓塞的技术成功率很高，可达到 80%～88%，而手术并发症的发生率为 8%～13%。最近的研究显示更好的结果可能是由于技术、操作人员、可用材料和栓塞剂（微线圈、微粒等）的进步。

六、结论

栓塞术目前在鼻出血的治疗中有着巨大的优势。通过多学科合作（外科医生和重症监护医生），通过严格选择适应证，掌握血管解剖知识，掌握微导管和栓塞剂的过程，其结果得到了改善。

（蒋英）

参考文献

[1] Ahmed J, Leopard D, Teasdale A, et al. Management of epistaxis: a guide for junior doctors[J]. British Journal of Hospital Medicine (London, England: 2005), Jul 2 2021, 82(7): 1-8.

[2] Cullen MM, Tami TA. Comparison of internal maxillary artery ligation versus embolization for refractory posterior epistaxis[J]. Otolaryngology — Head and Neck Surgery, May 1998, 118(5): 636-642.

[3] Kasperek ZA, Pollock GF. Epistaxis: an overview[J]. Emergency Medicine Clinics of North America, May 2013, 31(2): 443-454.

[4] Krulewitz NA, Fix ML. Epistaxis[J]. Emergency Medicine Clinics of North America, Feb 2019, 37(1): 29-39.

[5] Morgan DJ, Kellerman R. Epistaxis: evaluation and treatment[J]. Primary Care, Mar 2014, 41(1): 63-73.

[6] Sacks R, Sacks PL, Chandra R. Chapter 3: Epistaxis[J]. American Journal of Rhinology & Allergy, May-Jun 2013, 27 Suppl 1: S9-S10.

[7] Seikaly H. Epistaxis[J]. The New England Journal of Medicine, Mar 11 2021, 384(10): 944-951.

[8] Tunkel DE, Anne S, Payne SC, et al. Clinical practice guideline: nosebleed (epistaxis) executive summary[J]. Otolaryngology — Head and Neck Surgery, Jan 2020, 162(1): 8-25.

[9] Vlaescu AN, Ionita E, Anghelina F, et al. Multicenter epidemiological study of nosebleeds requiring hospitalization[J]. Current Health Sciences Journal, Jul-Sep 2023, 49(3): 403-408.

第二十章
创伤性颅颈交界区损伤概述
Overview of Traumatic Craniocervical Junction Injury

枕骨、寰椎和枢椎构成一个极其重要的功能单元，这个功能单元不仅维持着颅骨和颈椎连接处的稳定性，还对活动性起着至关重要的作用。颅颈交界区创伤可以引起枕骨、寰椎和枢椎骨性结构、韧带、神经、血管损伤，严重者引起延髓、高位颈脊髓损伤，往往凶险且致命，需要及时地进行诊断和处理。其多由交通事故伤、高处坠落伤、运动损伤等引起。

一、寰枕关节脱位

寰枕关节的稳定性主要依赖以下几个结构来共同维持：寰枢之间的侧块关节，寰椎（图20-1-1）前弓后面与枢椎齿状突的前关节面的齿凹关节，以及复杂的韧带结构。

寰枕关节的关节囊薄而松弛，囊外有由齿突尖至枕骨大孔前缘的齿突尖韧带、由齿突延至枕骨髁内侧面的翼状韧带和由连结寰椎两侧块的寰椎横韧带。寰椎横韧带中部向上下方各发出一条纵行纤维束与寰椎横韧带共同构成的寰椎十字韧带。创伤导致寰枕关节的完整性受到破坏，就可能造成寰枕关节不稳定或脱位。大部分情况下，寰枕关节脱位是由外伤时的暴力致寰枕关节过伸所致，有时也可在极度的过屈动作下产生，偶尔在侧屈动作下产生。在暴力的作用下，韧带损伤和断裂，可以单独出现，也可能合并寰椎和枕椎髁骨折。

（一）临床表现

寰枕关节脱位主要取决于韧带损伤的严重程度、寰椎脱位程度，以及是否对脊髓、神经、血管造成压迫和损伤。寰枕关节脱位的临床表现差异很大，有时可能没有任何临床表现，而有时可能直接导致患者呼吸骤停而来不及抢救。局部的临床表现主要是枕部和颈部疼痛，颈椎活动功能受限。脊髓受压或受损时出现肢体活动障碍，高位截瘫，大小便功能障碍，严重者呼吸功能障碍。后组脑神经受到影响时出现吞咽食物困难、声音嘶哑、饮水呛咳等表现。有时发生迟发性神经症状，患者在损伤的当时和早期没有明显的临

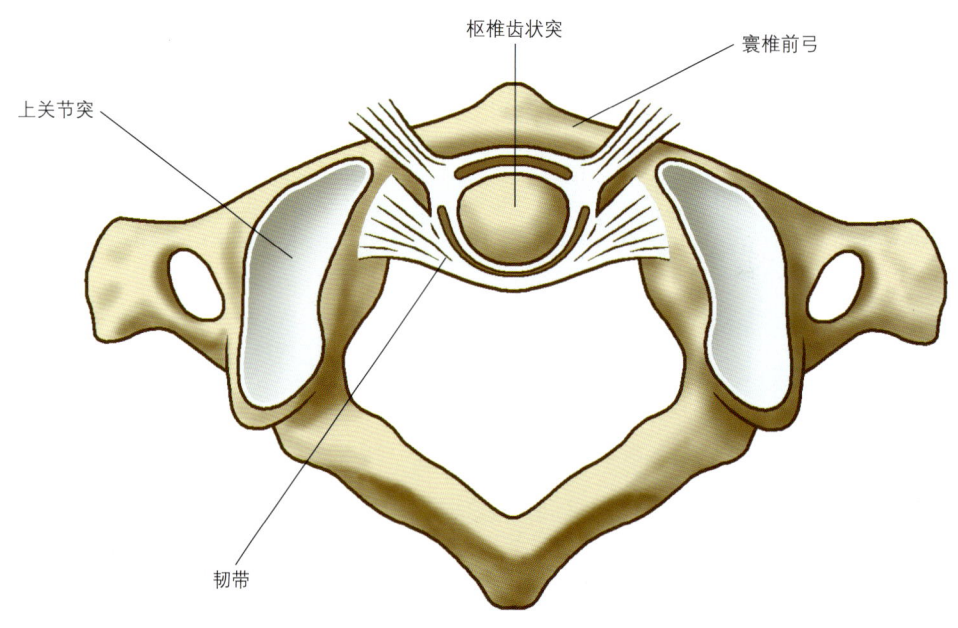

图20-1-1　寰椎上面观

床表现,随着头颈活动增加而逐渐出现症状。

(二)诊断

寰枕脱位的患者往往合并有颅脑损伤,使得诊断比较困难,有时可能被颅脑损伤的症状掩盖而出现诊断的遗漏。X线诊断寰枕关节脱位的依据包括:比较明显的椎前软组织肿胀,颅底点与齿突尖距离加大,枕骨髁与寰椎侧块分离。寰枕部薄层CT扫描和三维重建对诊断很有帮助(图20-1-2),三维重建可以清楚地显示寰枕关节脱位的类型和程度,枕骨髁和寰椎是否有骨折。CT还可以显示寰枕部椎管内外是否有出血,这也是诊断寰枕关节脱位的一个间接依据。MRI检查有助于明确延髓和颈髓的形态和完整性,帮助判断延髓和颈髓是否损伤,还可以帮助确定韧带损伤和软组织损伤程度。

(三)治疗

应该根据患者寰枕关节脱位程度、寰椎横韧带受损程度、齿突骨折类型、寰枕关节脱位复位难易程度以及脊髓受压情况等综合决定治疗方式。如果是寰椎横韧带部分撕裂或松弛,可选择保守治疗,头颈胸石膏或支具固定。而对于横韧带断裂、寰枕关节脱位伴有脊髓受压等情况,则需要考虑手术复位以及内固定融合术。手术目的在于对寰枕关节进行复位,恢复其解剖结构,重建稳定性,解除脊髓和神经的压迫。

二、寰椎骨折

寰椎承接枕颈,寰椎骨折脱位是上颈椎损伤中较为常见的一种。在车祸、高处坠落等外伤时,寰椎发生不同程度的骨折,并往往伴随寰枢椎脱位,引起颈部疼痛、肢体活动障碍,甚至瘫痪、死亡。

(一)分型

对寰椎骨折进行适当的分型有助于治疗策略的制定。Jefferson最早描述了寰椎骨折的一种类型,即单纯轴向受力所致的寰椎爆裂骨折(前后弓多处骨折),临床上称为Jefferson骨折。Landells等将寰椎骨折分为三型:①Ⅰ型寰椎骨折,前弓或后弓独立骨折,骨折线不涉及侧块;②Ⅱ型寰椎骨折,前后弓同时有骨折,包括典型的Jefferson骨折,也不涉及侧块;③Ⅲ型寰椎骨折,主要为侧块骨折,骨折线可延及前弓或后弓,但不是同时累及。寰椎骨折目前临床最多的是Levine-Edwards分型:①Ⅰ型为后弓骨折,由于轴向载荷及过度后伸作用于枕骨髁与枢椎棘突,相互挤压所致,可合并枢椎椎体或齿状突骨折,典型的Ⅰ型寰椎骨折包括后弓的双侧骨折;②Ⅱ型为侧块骨折,骨折线位于涉及侧块的前半部或后半部,如果进一步过伸,则可引起一侧后弓骨折;③Ⅲ型为前后弓双骨折,由于轴向压缩力造成的爆裂骨折或Jefferson骨折。外伤时,强烈的轴向暴力从枕骨髁自上而下传递至侧块,之后转化为水平向外的应力,使骨折块向四周分离,通常是导致寰椎骨折的力学原因。枕骨-寰椎-枢椎复合体的稳定性对寰椎骨折的治疗方案有重要的指导作用。除了骨性损伤带来的不稳定以外,韧带损伤

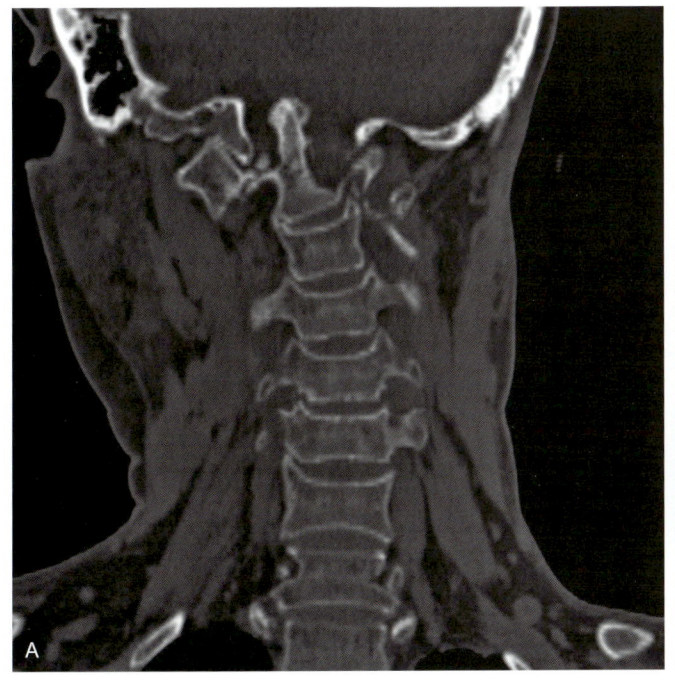 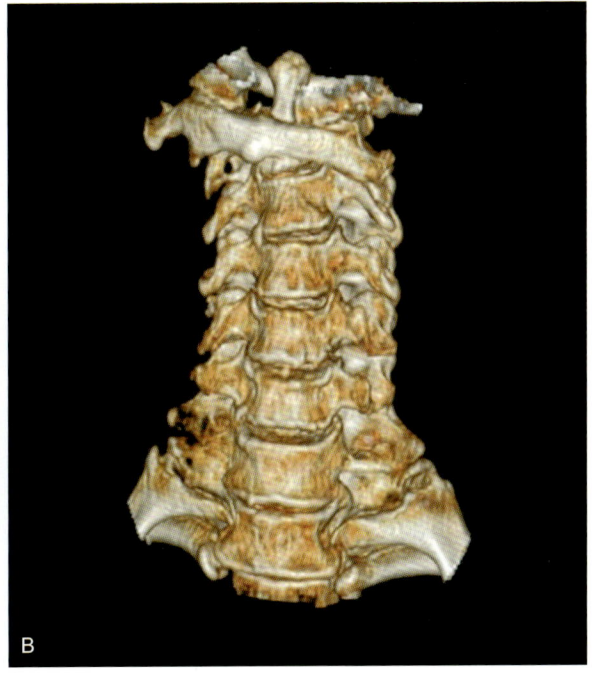

图20-1-2 A、B.寰枕关节脱位CT平扫(A)+三维重建(B)

对稳定带来的影响同样不可忽视。横韧带附着于两侧块内缘，刚性有余而韧性不足，故寰椎骨折常常伴有横韧带损伤。横韧带是上颈椎强度最大的韧带，然而相关的骨性结构、翼状韧带、十字韧带、覆膜等对颅枕部的稳定性也有着不可或缺的贡献，有时不能单纯依靠寰齿间距、Power 比率等主要由横韧带决定的指标来判断寰椎骨折的稳定性。Dickman 等认为寰椎半环骨折的横韧带仅能防止侧块发生离心性移位，而不能限制以韧带附着点为中心的旋转移位，应属不稳定性骨折。而前弓的破坏会给寰椎相对后移的机会，侧块与枕骨及枢椎相关节，是轴向力线的交接点，两结构的破坏势必造成枕骨-寰椎-枢椎复合体不稳定。

（二）临床表现

寰椎骨折的临床表现轻重不一，有的患者症状可能较轻，症状严重的患者可能当场死亡。常见的表现为颈部疼痛、僵硬，患者常以双手托住头部，避免活动引起的疼痛。如果伴有枕大神经受累，则患者感觉枕部疼痛、颈肌痉挛、颈部活动受限。有的患者病情严重且伴有不同程度的延髓与高位颈髓损伤。表现为单侧肢体瘫痪、四肢瘫、呼吸障碍。

（三）影像学表现

颈椎 X 线正侧位片、开口位片：在开口位片上测量了解寰椎压迫骨折与寰枢椎不稳的情况，正常的寰椎侧块外缘与枢椎关节突外缘在同一直线上，寰椎骨折者双侧侧块向外移位，侧块外缘超过枢椎关节突外缘。测量侧块向外移位的距离，两侧之和超过 6.9 mm，表明寰椎横韧带断裂，导致寰枢不稳定。侧位 X 线片上可见到寰椎后弓双重骨折，骨折线经过椎动脉沟。

寰椎两侧块与齿状突间的距离相等而对称，寰椎前弓后缘与齿状突前缘即寰齿间距正常为 3 mm，在 3 mm 内是较恒定的标志。如果寰齿间隙大于正常值，可能为寰椎骨折合并横韧带断裂。

薄层 CT 扫描及三维 CT 重建常能直观和清晰地显示寰椎类型（图 20-1-3）。MRI 检查有助于判断延髓和高位颈髓是否损伤或受压。MRI 检查还有助于判断韧带及周围软组织的损伤。

（四）诊断

有以下临床表现——有明确的车祸、高处坠落等外伤史；患者出现颈部疼痛、肢体活动障碍、呼吸障碍等；昏迷患者伴随头颈部皮肤挫裂伤或头皮下血肿及颅脑外伤等——可以进行诊断。结合 X 线、CT、MRI 等影像学检查显示寰椎不同程度骨折、韧带损伤、寰枢椎脱位等表现，对寰椎骨折做出诊断和分型。

（五）治疗

临床上寰枢椎骨折首先选择保守治疗，包括持续性的颈椎牵引、头颈支具、头颈胸石膏固定、Halo 支架。通常对于稳定性的寰枢椎骨折，可在医生指导下采用硬颈围领固定 10～12 周，其症状会有所缓解。如果骨折移位，则需要进行牵引复位，牵引时间为 3 周左右。针对保守治疗无效的患者，或者骨折

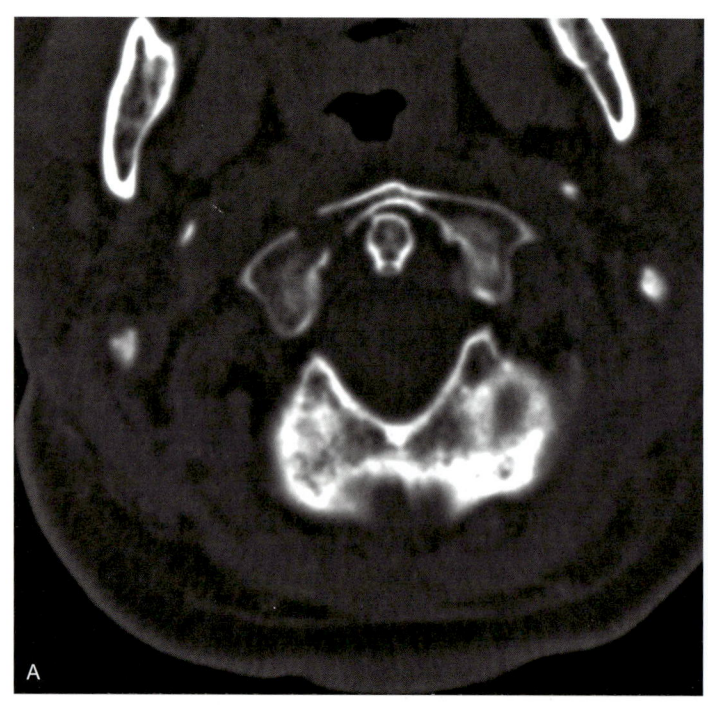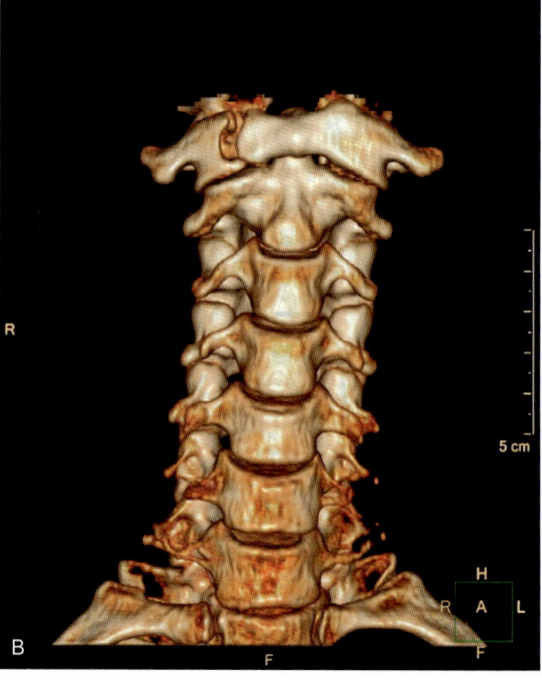

图 20-1-3　A、B. 寰椎骨折 CT 平扫（A）+ 三维重建（B）

症状较为严重者，可采取手术治疗，包括寰枢间融合术，主要适用于无移位的寰枢椎骨性和韧带损伤。而针对寰椎骨折、寰椎横韧带损伤导致上颈椎不稳定，同时合并有压迫症状的患者，可采取枕颈融合术。

三、枢椎峡部骨折

枢椎峡部骨折也称为 Hangman 骨折、枢椎椎弓根骨折，是发生于枢椎椎弓峡部的垂体或斜行的骨折，可使枢椎椎弓和椎体分离，以及椎体向前滑脱。枢椎峡部骨折常由交通事故、跳水伤或坠落伤造成。

枢椎峡部骨折常由颈部仰伸暴力冲击所致。该型骨折的暴力方向多来自下颌部，以致引起颈椎仰伸，颅骨可因直接撞击第 1 颈椎后弓，并传递至第 2 颈椎后弓，从而在第 2 颈椎椎弓根部形成强大的剪应力，当其超过局部骨质承载负荷时，即引起该处骨折。此时，如果仰伸暴力继续作用，将会造成前纵韧带断裂、椎间隙前方分离，以致寰椎压应力增加，并可出现骨折，最终引起高位颈髓损伤，并波及生命中枢迅速死亡。

（一）分型

Ⅰ型，为双侧椎弓根骨折，骨折线位于关节突关节的前方，主要引起第 2 颈椎椎体与后方的关节突、椎板与棘突之间的分离，两者间距约 2 mm。该型骨折对椎管内的脊髓组织一般不形成压力，因而少有同时伴发脊髓损伤者。Ⅱ型，为在Ⅰ型基础上暴力进一步加大，不仅骨折呈分离状，且多伴有成角畸形；前纵韧带或后纵韧带断裂，或是两者同时断裂；第 2 颈椎椎体后下缘可被后纵韧带撕脱出现撕脱性骨折。且骨折端分离程度较前者为大，一般超过 3 mm，或成角大于 11°。Ⅲ型，损伤程度较重，不仅前纵韧带和后纵韧带同时断裂，且双侧关节突前方骨折的错位程度更为明显，甚至呈现椎节脱位状。一般同时伴有椎间盘及纤维环断裂，并在第 2 颈椎有三个部位的损伤——椎弓根或椎板骨折，双侧关节突半脱位或脱位，前纵韧带及后纵韧带断裂——致使第 2 颈椎椎体半脱位或脱位。

（二）临床表现

枢椎骨折的症状包括颈部疼痛、压痛、活动受限、吞咽不便、头颈不稳需用双手托扶以及颈肌痉挛等。除约有 15% 的病例伴颈髓完全性（多见）或不全性损伤外，大多数病例无明显脊髓刺激或受压症状。从临床的诊疗来看，常常根据颈椎的稳定与否将其分为稳定型及不稳定型。前述的Ⅰ型属于稳定型，Ⅲ型为不稳定型，Ⅱ型中除少数韧带损伤较轻者外，一般亦多属不稳定型一组。根据稳定性进行分型对于治疗方式选择具有非常实际的指导意义。

（三）影像学表现

在 X 线侧位及斜位片上可获得清晰的影像。影像上显示骨折线在 3 mm 以内且无成角变形者，多属稳定型；骨折线超过 3 mm 且伴有向前或向后成角变形者，则为不稳定型。严重者此时也可出现成角畸形。CT 或三维 CT 重建有助于对骨折类型和程度进行更清楚和直观的显像（图 20-1-4）。MRI 检查有助于判断脊髓、神经根、韧带、软组织有无损伤及损伤程度。

（四）治疗

对于骨折无明显移位或易于复位者，可卧床牵引 2~3 周后，行头-颈-胸石膏固定 6~10 周。牵引时头颈应取前屈位；但对已形成前屈成角者，则应先行水平位牵引，而后略加仰伸。亦可选用头环支具固定。对于骨折移位明显者，需要手术复位。多取后路直视下开放复位，并行后路椎弓根钉内固定术。也可先行颈前路开放复位及颈 2~3 椎体间植骨融合术，其术式包括颈椎空心螺纹式内固定器（CHTF）固定术、颈椎钢板螺钉固定术及植骨融合术等。

四、枢椎齿状突骨折

枢椎不同于其他颈椎椎体的地方在于其有一个向上突起的齿状突。齿状突前面有个关节面，与寰椎前弓的后面形成关节。齿状突有一个尖状的突起，是尖韧带的起点。齿状突的两侧比较平坦，各有翼状韧带附着。齿状突后面有一个凹槽，寰椎横韧带由此经过。齿状突骨折是较为常见的颈椎损伤。患者有明确的外伤史，如车祸、高处跌落、平地跌倒等。

（一）分型

一般将齿状突骨折分为三型（Anderson-D'Alonzo 分型）：Ⅰ型，是齿状突尖部骨折，为齿状突尖韧带和一侧的翼状韧带附着部的斜行撕脱骨折，较为少见；Ⅱ型，是指涉及齿状突颈部的骨折，此型骨折最为常见并且不稳定，可见向前或向后移位；Ⅲ型，是指延伸到枢椎椎体的骨折，骨折端下方有较大的骨松质基底，骨折线常涉及一侧或两侧的枢椎上关节面。

（二）临床表现

枕颈部疼痛是齿状突骨折最常见的症状。也可见枕大神经分布区域的放射痛，颈部僵硬，活动受限，头颈部不稳，呈强迫体位，患者常常以手扶持头部。一部分患者可见上肢无力、下肢僵硬等，或出现迟发性脊髓病。

（三）影像学检查

对于临床上高度怀疑齿状突骨折的患者，应进行 CT 薄层扫描、三维重建，以帮助判断骨折类型及损伤程度（图 20-1-5）。对有神经损伤的患者，或基

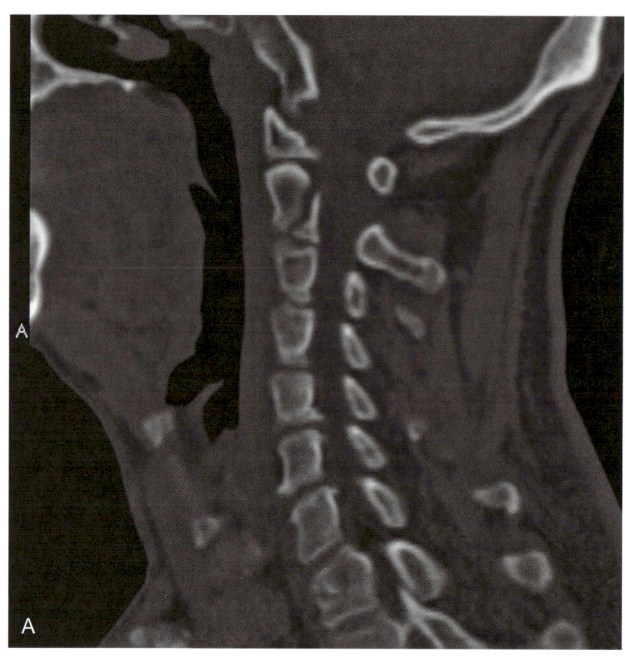 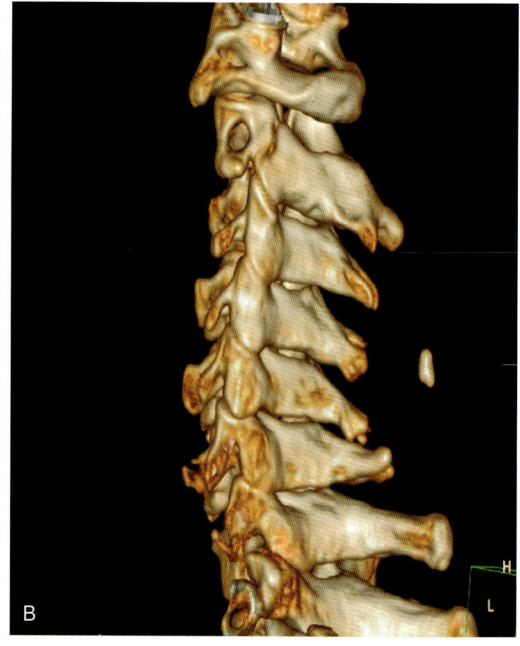

图 20-1-4　A、B. 枢椎峡部骨折 CT 平扫（A）+ 三维重建（B）

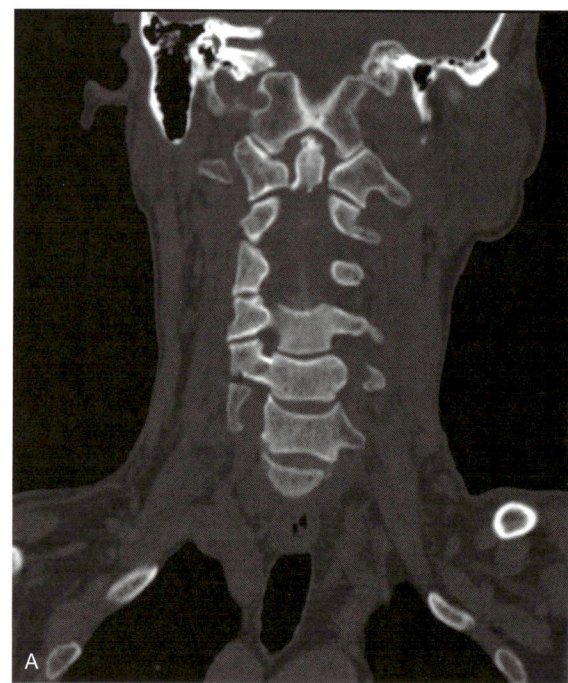 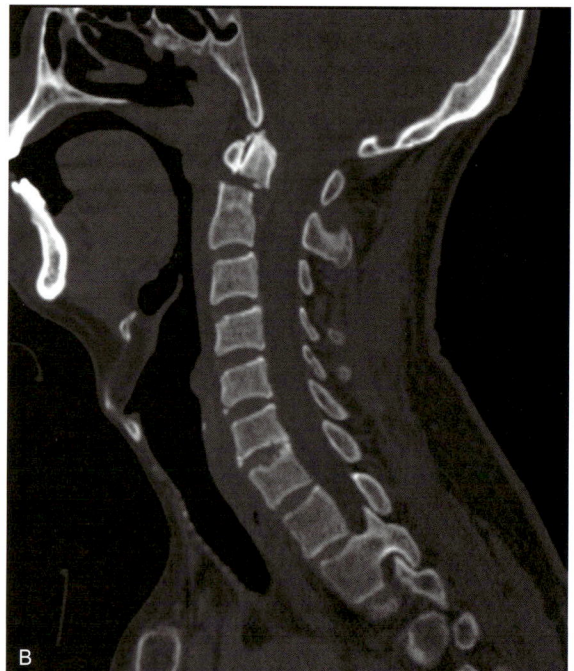

图 20-1-5　A、B. 齿状突骨折 CT 平扫

于齿状突骨折是否合并寰椎横韧带损伤的考虑，应进行颈椎 MRI 检查，以评估寰椎横韧带的完整性，以及是否合并有脊髓和神经的损伤。

（四）治疗

齿状突骨折的治疗包括非手术治疗和手术治疗。对于没有移位的齿状突骨折，一般采用 Halo 架或头颈胸石膏固定 8～12 周。对于有移位的齿状突骨折，应予以颅骨牵引，牵引重量逐渐增至 3 kg 左右，最重不超过 5 kg。对于前脱位的患者，头颈双向牵引更易使其复位。牵引过程中需随时床边摄片了解复位情况，以免过度牵引，发生危险。当 X 线片显示骨折复位良好后，在牵引状态下予以 Halo 架或头颈胸石膏固定 8～12 周。对于 Ⅱ 型骨折，特别是有骨折分离移位，移动位大于 4 mm，成角大于 30°，或经过保守治疗仍不愈合的,应考虑手术治疗,手术方式包括前路齿状突螺钉固定术、后路寰枢椎椎弓根螺钉固定融合术等,以达到恢复齿状突解剖位置,维持寰枢椎的稳定性。

五、典型病例(由上海长征医院倪斌教授提供)

病史:患者男性,42岁,"车祸致颈部活动受限2天"入院。

查体:颈部活动受限,C2棘突压痛、叩击痛,无放射痛。四肢肌力肌张力正常,肌肉无明显萎缩,无精细动作障碍,病理征阴性。

手术方式:颈前路齿状突骨折复位内固定术(图20-1-6和图20-1-7)。

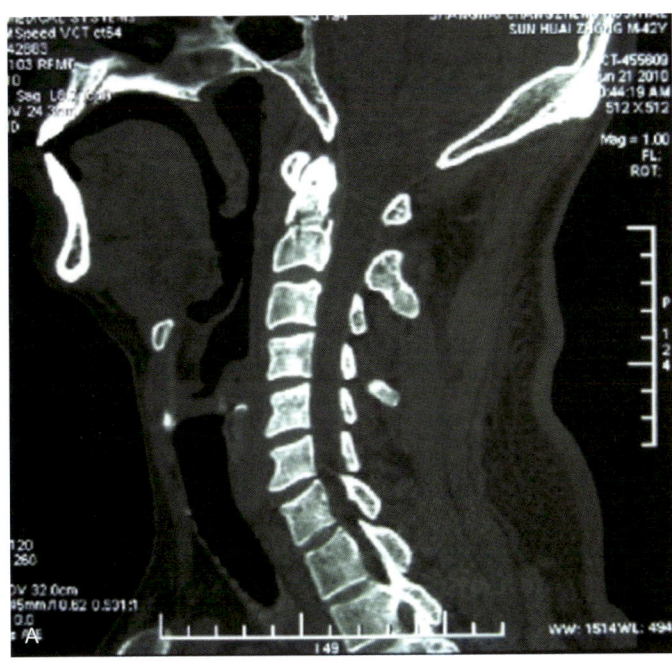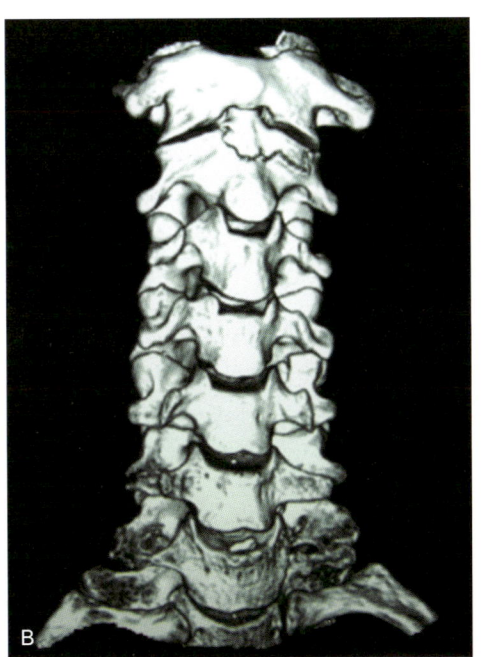

图20-1-6 A、B.术前颈椎CT(A)+三维重建(B)示齿状突骨折

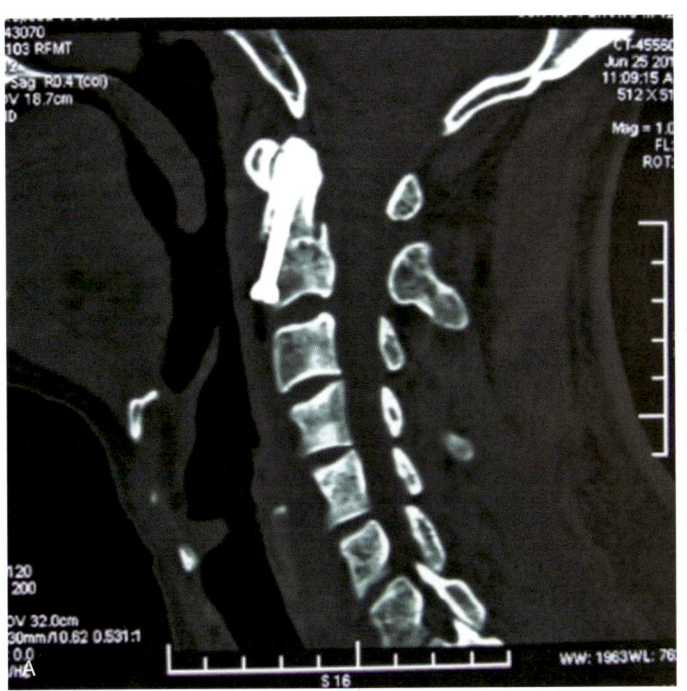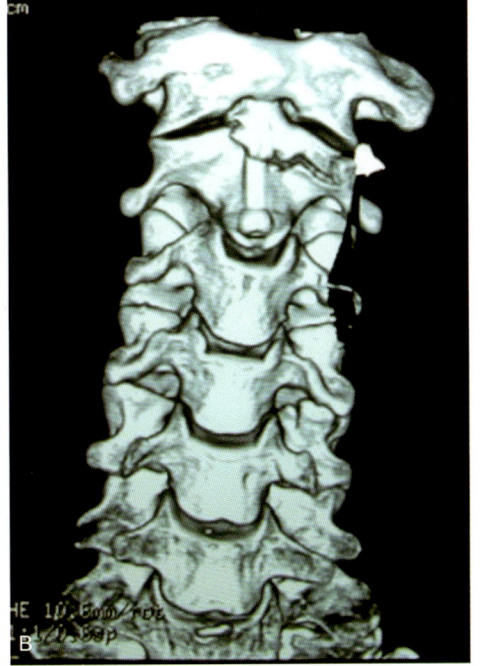

图20-1-7 A、B.术后颈椎CT(A)+三维重建(B)示齿状突骨折复位,固定良好

(孙伟 赵亮)

参考文献

[1] Dickman CA, Hadley MN, Browner C, et al. Neurosurgical management of acute atlas-axis combination fractures: a review of 25 cases[J]. J Neurosurg, 1989, 70: 45-49.

[2] Dickman CA, Sonntag VK. Surgical management of atlantoaxial nonunions[J]. J Neurosurg, 1995, 83(2): 248-253.

[3] Fiedler N, Spiegl UJA, Jarvers JS, et al. Epidemiology and management of atlas fractures[J]. Eur Spine J, 2020, 29, 2477-2483.

[4] Greene KA, Dickman CA, Marciano FF, et al. Acute axis fractures: analysis of management and outcome in 340 consecutive cases[J]. Spine (Phila Pa 1976), 1997, 22: 1843-1852.

[5] Kandziora F, Chapman JR, Vaccaro AR, et al. Atlas fractures and atlas osteosynthesis: a comprehensive narrative review[J]. J Orthop Trauma, 2017, 31(Suppl 4): S81-S89.

[6] Landells CD, Van Peteghem PK. Fractures of the atlas: classification, treatment and morbidity[J]. Spine, 1988, 13(5): 450-452.

[7] Levine AM, Edwards CC. Fractures of the atlas[J]. J Bone Joint Surg(Am), 1991, 73 (5): 680-691.

[8] Morita T, Takebayashi T, Irifune H, et al. Factors affecting survival of patients in the acute phase of upper cervical spine injuries[J]. Arch Orthop Trauma Surg, 2017, 137: 543-548.

[9] Mummaneni PV, Haid RW. Atlantoaxial fixation: overview of all techniques[J]. Neurol India, 2005, 53: 408-415.

[10] Platzer P, Thalhammer G, Ostermann R, et al. Anterior screw fixation of odontoid fractures comparing younger and elderly patients[J]. Spine (Phila Pa 32), 2007, 1714-1720.

[11] Scholz M, Schleicher P, Kandziora F, et al. Empfehlungen zur diagnostik und therapie oberer halswirbelsäulenverletzungen: axisringfrakturen (Recommendations for diagnosis and treatment of fractures of the ring of axis)[J]. Zeitschrift fur Orthopadie und Unfallchirurgie, 2018, 156(6): 662-671.

[12] SH Lee, JK Sung. Anterior odontoid fixation using a 4.5-mm Herbert screw: the first report of 20 consecutive cases with odontoid fracture[J]. Surg Neurol, 2006, 66: 361-366.

[13] Tian W, Weng C, Liu B, et al. Posterior fixation and fusion of unstable Hangman's fracture by using intraoperative three-dimensional fluoroscopy based navigation[J]. Eur Spine J, 2012, 21: 863-871.

[14] Yuan S, Wei B, Tian Y, et al. The comparison of clinical outcome of fresh type II odontoid fracture treatment between anterior cannulated screws fixation and posterior instrumentation of C1-2 without fusion: a retrospective cohort study[J]. J Orthop Surg Res, 2018, 13: 3.

[15] Zavanone M, Guerra P, Rampini P, et al. Traumatic fractures of the craniovertebral junction: management of 23 cases[J]. J Neurosurg Sci, 1991, 35: 17-22.

第二十一章
颅底异物损伤的手术治疗
Surgical Treatment of Skull Base Foreign Body Injury

一、概述

颅底异物损伤是颅底穿通伤的一种特殊类型，相对来说较为少见，在所有的颅脑损伤中，大约占0.4%。根据致伤异物的速度，可分为低速损伤和高速损伤；根据致伤异物的来源，可分为火器性颅底异物损伤与非火器性颅底异物损伤。在战区或者枪支使用较自由的国家发生率略高。致伤人群中，男性患者多于女性。10岁以下的儿童中也相对较高，其致伤机制主要是手持异物跌倒。

自1850年Henry J. Bigelow等在 The American Journal of the Medical Sciences 上报道了颅底损伤之后，文献中曾报道了各种类型的颅底异物，包括木条、竹片、金属破片、牙刷、铅笔等。其中，最常见的异物是金属，其次是竹木类异物、塑料等。异物在颅底的分布以前颅底、中颅底较多，后颅底较少。异物入颅底的部位，最常见是经由眼眶进入前颅底或中颅底，其次是口腔、鼻腔以及颌面部。由于颅底异物损伤临床相对少见，变化较多，如对该损伤认识不足、处置不当，可能造成灾难性后果，需高度重视。

二、诊断

根据患者的外伤史及体检所见，颅底穿透伤的诊断一般不难，在此基础上，均需考虑到异物存留的可能性。对于低速的非火器性颅底异物损伤，大部分异物的末端尚暴露在皮肤外，需影像学检查以明确异物另一端的位置。对于火器性颅底异物损伤，如伤口内有破碎脑组织，有脑脊液流出，或有剧烈出血，均为穿透伤的直接征象，若体检提示盲管伤，则多提示破片存在于颅内。

对金属类异物，应常规拍摄头颅X线正侧位片，有助于判断异物和骨折片位置与数量。

头颅CT是最主要的影像学检查，对异物诊断、伤道判断、骨折与碎骨片的观察，以及是否存在继发性的颅内出血、脑水肿和脑梗死的诊断都有着极其重要的作用。通常建议在头颅CT的基础上进行多平面的三维重建，以明确异物的进入点、异物的穿行路径、异物的位置，以及伤道累及鼻窦、眼眶、颅底及乳突气房的情况。在伤道累及鼻窦和乳突气房的患者中，发生脑脊液漏和颅内感染的风险明显增高。

需要注意的是，由于异物的种类各异，不同异物在CT上的信号表现各不相同。金属异物通常表现为高信号，木质异物或者塑料类异物通常表现为等信号或低信号，需仔细辨别，避免漏诊。其次，部分异物进入人体后，其信号强度会随着体内留存时间延长而发生改变。例如，竹质异物在刚进入人体时，在CT上表现为低信号，随后可能表现为高信号，早期CT检查时如不注意，容易漏诊。

因此，对于非金属类异物，可行MRI检查以进一步明确，可清晰显示伤道与周围组织损伤情况。如考虑脑脓肿形成，条件允许的情况下同样建议行头颅MRI检查。

血管造影在明确颅底异物损伤中是否存在血管损伤非常重要。因在颅底异物损伤中，发生血管损伤的比例较高，包括动脉撕裂、动脉夹层、动脉闭塞、假性动脉瘤、颈内动脉海绵窦瘘等。其中，假性动脉瘤的发生率大约是5%，是迟发性出血的主要原因之一。因此在如下情况下应行血管造影检查：① 如有伤口或口鼻活动性出血；② 头颅CT显示明确的蛛网膜下腔出血或颅内血肿；③ 伤道累及翼点或同时累及眼眶-前颅底-脑；④ 伤道穿过正中矢状面或冠状面；⑤ 伤道同时累及幕上和幕下。血管造影根据病情可选择CT血管造影（CTA）或数字减影脑血管造影（DSA）检查。由于金属异物往往会在CT血管造影上产生很多伪影，以及空间分辨率较DSA低，因此目前笔者认为DSA依然是明确颅底异物损伤中血管损伤的金标准；同时考虑到可能需介入栓塞治疗，所以对颅底异物损伤的血管评估，仍首选 DSA 检查。

三、治疗

由于颅底异物损伤的发生率相对较低，针对颅底异物损伤的治疗并没有前瞻性或者随机对照的研究来进行指导。目前，颅底异物损伤的治疗主要还是根据各家中心的经验来进行。

手术治疗是颅底异物损伤的主要治疗手段，手术适应证包括异物存留、脑脊液漏、骨折片移位压迫功能区、颅内出血，以及血管损伤。手术的主要目的是去除异物、减压脑组织，以及重建颅底。通常手术建议在病情稳定后、各项检查完善后早期进行。在没有完善检查的情况下，贸然急诊手术往往会导致灾难性的后果。最常见的并发症是大出血，没有做好准备的情况下，术中大出血往往难以控制。

移除异物的过程中，术中避免相关动脉出血的方法包括术前介入栓塞、术中供血动脉控制等。在不存在动脉损伤的情况下，可以直接移除异物。

对于金属异物、碎骨片等，如果位置深在，或位于功能区，异物可不必强行去除，可保留（详见本章病例二）。

（一）治疗原则

颅底异物损伤的急救处理原则和颅脑穿透伤的急救处理原则相同，包括院前急救、保持气道通畅、维持呼吸、液体复苏、控制颅内压、早期运用广谱抗生素和抗癫痫药物等。需要注意的是，应当避免在急诊室贸然直接拔除异物，因为这可能会导致灾难性的后果。

颅底异物损伤的总体治疗原则包括：控制颅内压（清除血肿、去骨瓣减压、脑室外引流等），手术取出异物，伤道清创，处理血管损伤，重建颅底，预防感染等。颅底异物伤情复杂，手术难度大，如处理不当，不仅死亡率很高，还可能造成严重残疾。因此，进行周密的术前准备与伤情评估、采取正确的手术处理策略是决定手术成败的关键。

（二）术前评估

术前应对伤道进行准确判断，对继发性损伤进行全面的评估，进而制订手术方案。需要明确伤道的方向及范围，明确颅内血肿情况、水肿和缺血情况、是否累及鼻窦、气房情况、残留异物的位置、血管损伤的情况等。

术前使用三维建模辅助颅底异物损伤的手术计划是一种有效的方法，通过对颅底的骨质、血管、伤道等结构的三维建模，可以从各个角度了解异物与周围结构的关系。3D-Slicer 是一个开源的三维建模软件，被广泛运用于神经外科的术前评估中，包括颅内动脉瘤、三叉神经痛、颅内血肿等。笔者常规将其运用在颅底异物损伤的诊疗当中。笔者运用 3D-Slicer 进行三维建模，充分显示异物的进入点、伤道以及周围的神经血管结构，有助于选择合适的手术入路，提前做好准备，避免术中意外的血管损伤。虽然传统 CT 的容积渲染也能进行一部分结构的 3D 显示，但 3D-Slicer 同时可以将多模态的数据融合在一起，比传统的容积渲染更能够清晰地显示异物与周围血管神经结构之间的关系。

（三）手术入路

颅底异物损伤的手术入路选择应当根据伤道的路径、异物的位置，以及合并的血管和脑组织损伤情况来确定。

对于伤道累及鼻窦的异物损伤，可选择内镜经鼻入路或经鼻经颅联合入路。对于伤道累及眶颅的异物损伤，使用得最多的是额颞入路，或者眶颞入路来处理累及前颅底或者中颅底的损伤。通过移除眶上缘和眶外侧缘，可以处理大部分的眶颅沟通异物，通过断开颧弓，将颞肌翻向下方，可以处理累及颅中窝底的异物，同时处理颞叶的损伤。总的来说，颅底外科的手术原则和技巧均适用于颅底异物的手术。

（四）手术要求

1. 安全拔除异物的策略

颅底异物手术中，最为重要的是需要首先保证相关动脉的近段控制，以避免术中大出血，术前根据情况行介入栓塞治疗。术中，应先充分暴露伤道周围结构，控制术中出血后再行伤道清创与取异物。在拔除异物的过程中，尽量在直视下拔除。通常需要磨除异物周围的骨质松解并暴露异物。拔除异物后，再行周边继发伤道的清创，创面充分止血后，行脑脊液漏修补与颅底重建，最后行颅眶或颅面部畸形整复与组织修复。

2. 伤道清创的原则

异物直接穿透眶颅与脑组织形成的伤道称为原发伤道。原发伤道内往往存在异物、毛发等污染物、碎骨片、血凝块与坏死组织等，清创时应将原发伤道内容物清除干净。根据异物性质不同，除原发伤道外，由于冲击波与压力波（如枪弹伤）或热凝作用，造成原发伤道周围的组织损伤坏死称为继发伤道，此继发伤道内的坏死组织与血凝块等清创时亦应清除干净。

异物拔除方向尽量由颅内向颅外拔出，以防污染颅内引起颅内感染。尽量清除伤道内的碎骨片，与眶骨膜相连紧密的骨片可复位后保留，游离骨片应清除。

颅底异物损伤因硬脑膜破裂缺损，可能引起脑脊液漏，进而继发颅内感染，需一期修复硬脑膜缺损防止脑脊液漏。对于硬脑膜缺损，可用骨膜或筋膜修复，如清创彻底也可用人工硬脑膜修复、表面再用带蒂额骨膜贴覆，并用生物蛋白胶封闭漏口；前颅底组织缺损可用邻近带蒂颞肌筋膜瓣修复，使眶颅之间由开放变闭合，且活体组织有利于局部组织修复、增强局部抗感染能力。

如伤道大，清创时清除组织较多，常会造成颅底组织缺损，因此需要进行颅底重建与组织修复。如存在鼻窦如额窦、筛窦等处损伤与软组织缺损，常需与眼科、耳鼻喉科等科多学科协作完成手术。

伤道彻底清创，重建颅底在预防术后感染和脑脊液漏中至关重要。感染是颅底异物损伤最主要的并发症，文献报道总体的感染率为64%~70%，死亡率为14%~57%。有机的异物，例如竹木类的异物，往往带有细菌，继发脑脓肿、脑膜炎的比例较高，因此对于此类异物应当完全去除，彻底清创；而对于深部的小的金属异物或者碎骨片，清创时应主要保护正常脑组织，不必强行去除，避免造成新的功能障碍。

由于颅底异物损伤涉及结构众多，如颅眶异物往往累及眶内结构、颅前窝、颅中窝、蝶鞍区及脑干，常见眼球、眼外肌、视神经、动眼神经、嗅神经及额叶损伤，易引起视觉及嗅觉障碍。若为异物存留或骨折卡压造成的神经卡压综合征，如眶上裂综合征、视神经卡压综合征等，可通过清除异物及神经减压术（如眶上裂减压术、视神经减压术等）恢复部分脑神经功能。

（五）术后处理

颅底异物损伤术后处理同开放性颅脑损伤手术，需重点注意迟发性血肿和感染并发症的预防。迟发性血肿发生的主要原因是假性动脉瘤破裂出血，多发生在伤后2~3周，假性动脉瘤周围血肿逐渐吸收以后再出血，因此建议及时复查CTA，必要时复查DSA。感染的预防关键在于早期彻底的清创。因该处的感染（如脑脓肿、眶蜂窝织炎等）一旦发生，往往是致命的，故推荐围手术期预防性应用抗生素，应选择可透过血-脑脊液屏障且能同时覆盖革兰阴性菌与革兰阳性菌的抗生素；一般疗程2周左右，视伤口情况可适当延长。

四、典型病例

（一）病例一：砂轮碎片致颅中窝穿通伤的手术治疗（上海长征医院侯立军教授提供病例）

患者男性，32岁，因"砂轮碎片击中头面部5天，头痛5天"入院。患者于5天前工作时被爆裂的砂轮碎片击中头面部，当时即出现局部流血，自觉头痛，无意识丧失，无恶心、呕吐，于当地医院就诊，查头颅CT提示"左侧上颌骨齿槽骨外侧见高密度影，左侧上颌窦后方、翼突外侧板左沿翼外肌至颅内外侧裂池又见高密度影"，为进一步治疗转本院。

入院查体：神清语利，双侧瞳孔等大等圆，直径3 mm，双眼直、间接光反射灵敏，无眼球震颤，角膜反射正常。左侧鼻翼外下方可见长约1 cm皮肤裂伤，局部血痂覆盖，无渗出，余神经系统查体未见异常。头颅CT提示：左侧上颌骨齿槽骨左方至左侧上颌骨与下颌骨升支间可见一金属异物，长约13 mm。另于颅中窝左侧上颌窦、翼突外侧板左沿翼外肌至外侧裂池又见一金属异物，长约47 mm。周围见金属伪影。头颅正侧位：颅内异物，左上颌窦外下方异物。脑血管造影：左侧大脑中动脉M1端略纤细，左侧大脑中动脉下方紧邻异物。入院诊断为：① 左侧颅中窝穿通伤，颅中窝颅内外沟通性异物存留；② 左面部异物。

入院后完善检查，排除手术禁忌后，行左侧经颧弓-颞下窝入路颅内外沟通异物去除术+经口内入路面部异物取出术+清创术。术中口腔颌面外科先行面部异物取出。异物为金刚砂轮1.5 cm×0.5 cm。随后行颅中窝异物取出术，术中离断颧弓，将颞肌翻向外下方，显露颞下窝，暴露异物颅外段，颅骨钻孔1枚，铣刀形成颞部骨瓣，以异物为中心，磨钻磨除颞底骨质，充分游离异物后，向外出拔除异物。拔除异物后，可见淡黄色脓性分泌物流出，无活动性出血。修补颅底硬膜缺损，反复冲洗后，常规关颅。术后予预防癫痫、积极抗感染、对症支持等治疗。术后伤口一期愈合，无脑脊液漏或感染等并发症，随访4年，患者恢复良好，无功能障碍（图21-1-1和图21-1-2）。

（二）病例二：钢筋颅底贯通伤（上海长征医院侯立军教授提供病例）

患者女性，42岁，因"高处坠落后钢筋自耳后穿入颈部1天"入院。

入院查体：生命体征平稳，神志清楚，双侧瞳孔等大等圆，直径约3 mm，直接、间接对光反射灵敏。

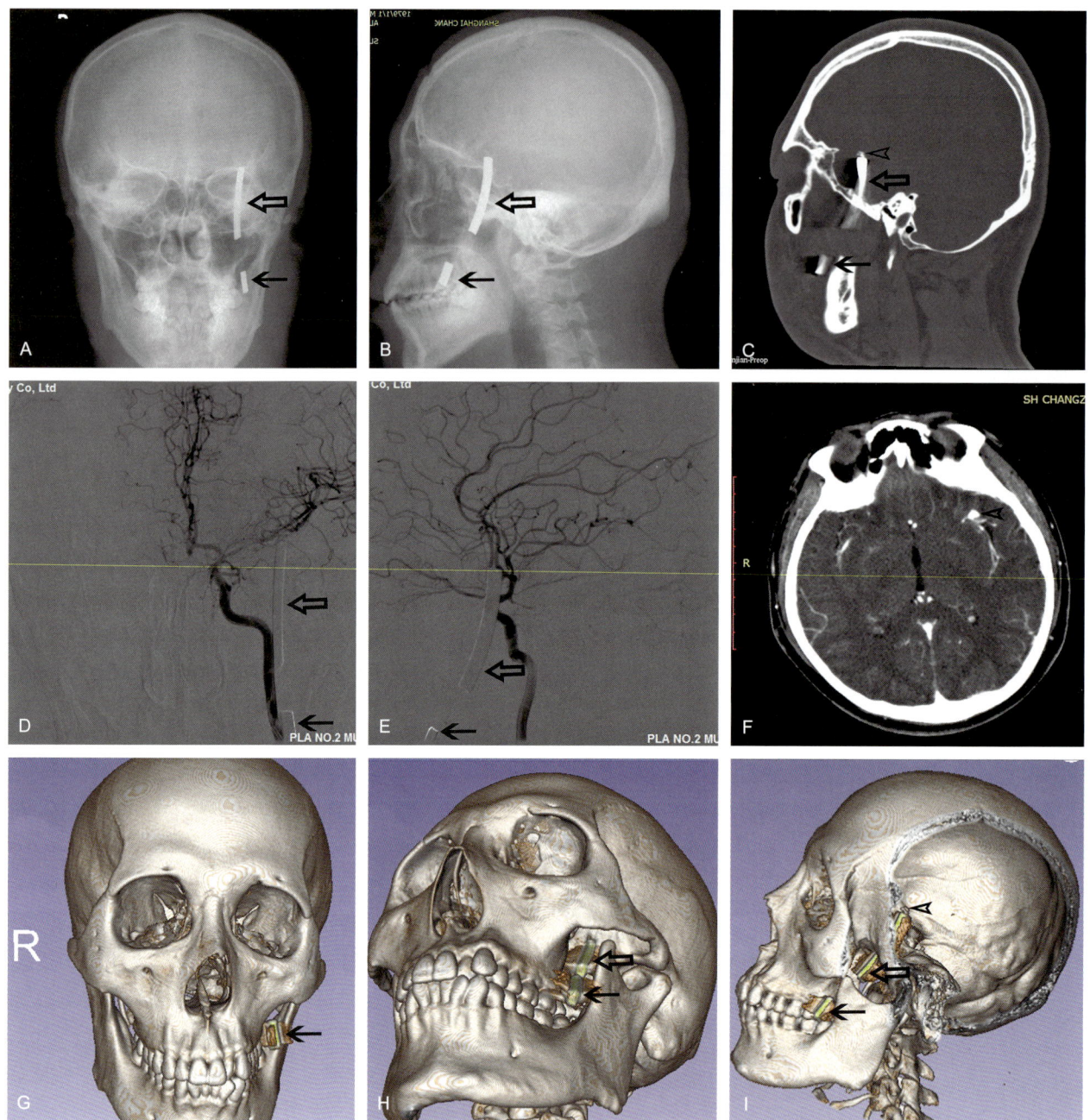

图 21-1-1 术前影像评估。A. 正位 X 线显示异物分为两段，一段位于面部，一段经颅中窝底穿入颅内。B. 侧位 X 线显示异物与颅骨的关系。C. 矢状位 CT 重建显示异物在面部及颅底的位置，于异物顶端见碎骨片。D. 左侧颈内动脉造影正位片显示异物与动脉的关系。E. 左侧颈内动脉造影侧位片显示异物与动脉的关系。F. CTA 显示异物顶端紧邻大脑中动脉。G～I. 3D-Slicer 三维重建从多个角度显示异物与颅骨的关系

头部及颈部活动明显受限，右上肢肌力Ⅲ级，左上肢肌力Ⅰ级，双下肢肌力 0 级，膝腱反射、跟腱反射消失，感觉平面位于胸骨柄水平，双侧 Babinski 征均未引出。X 线和 CT 提示钢筋穿透第 5 颈椎椎体，累及第 6、第 7 颈椎椎体。DSA 提示右侧椎动脉不显影，左侧椎动脉显影良好。

该患者为单侧椎动脉供血，因此术中应保护左侧椎动脉。为避免术中椎动脉破裂出血难以控制，术前于左侧椎动脉内预先放置球囊。全麻后，设计颈部的弧形切口，充分显露颈动脉鞘，见颈内动脉、颈内静脉完整，进一步暴露出钢筋全长，见钢筋向下穿透第 6 颈椎，累及第 6 颈椎椎间盘，充分松解钢筋周围的骨质后，缓慢移除钢筋。伤道彻底清创后，行颈椎内固定。术后常规激素、抗感染对症支持治疗。术后 3 个

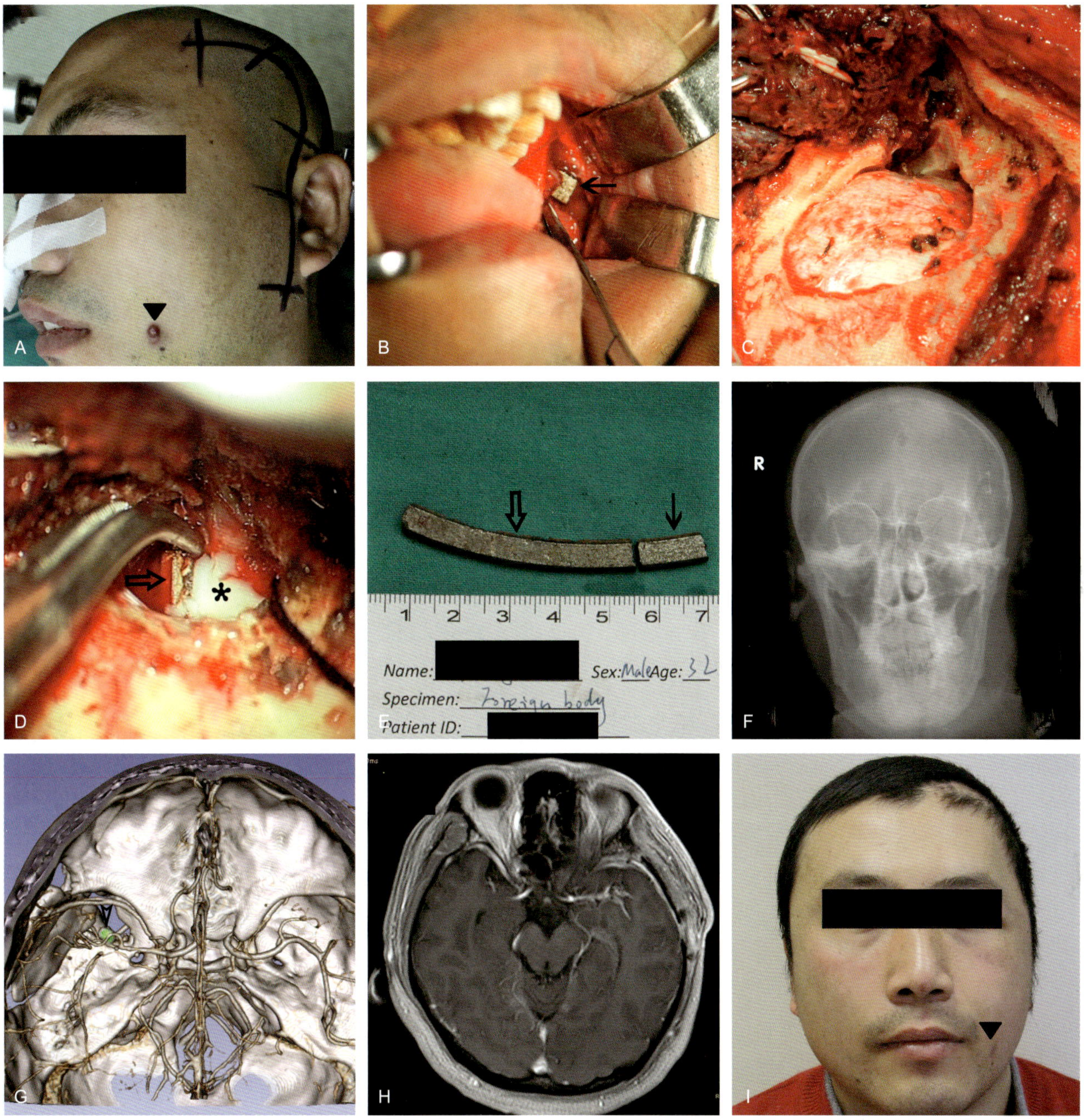

图 21-1-2 手术设计、术中及术后恢复情况。A. 手术切口设计。B. 经口腔显露面部异物并取出。C. 左侧颞部开颅显露颅内段异物。D. 拔除异物过程中见黄色脓液流出。E. 取出的两段异物。F. 术后复查头颅 X 线正位显示异物完整取出。G. 术后 CTA 显示异物顶端的碎骨片及大脑中动脉。H. 术后复查头颅 MRI。I. 患者术后半年面部照片

月随访，患者右上肢肌力Ⅳ级，左上肢肌力Ⅲ级，双下肢肌力0级，留置导尿（图 21-1-3～图 21-1-5）。

（三）病例三：颅底火器伤（上海长征医院侯立军教授提供病例）

患者男性，21岁，因"爆炸破片击中头部意识丧失30分钟"入院。

入院查体：神清昏迷，E1VtM3，气管切开，套管在位，呼吸机辅助呼吸，双侧瞳孔等大等圆，直径3 mm，双眼直、间接光反射迟钝，刺痛肢体屈曲。入院后完善相关检查，分析伤道后发现：① 伤道分析：伤道入口处弹片穿透颅骨厚度1.7 cm，宽度0.7 cm，伤道长度12.9 cm。伤道入口小，穿透深度长，考虑穿甲性能强，伤道入口小于2 cm，可以采取姑息清创术；弹道经脑室处较宽，考虑可以经脑室外引流管实现弹道引流。② 射入点距脑干伤道距离4.5 cm，伤道及挫伤区较小，震荡区广泛。③ 伤后伤员出现大脑前动

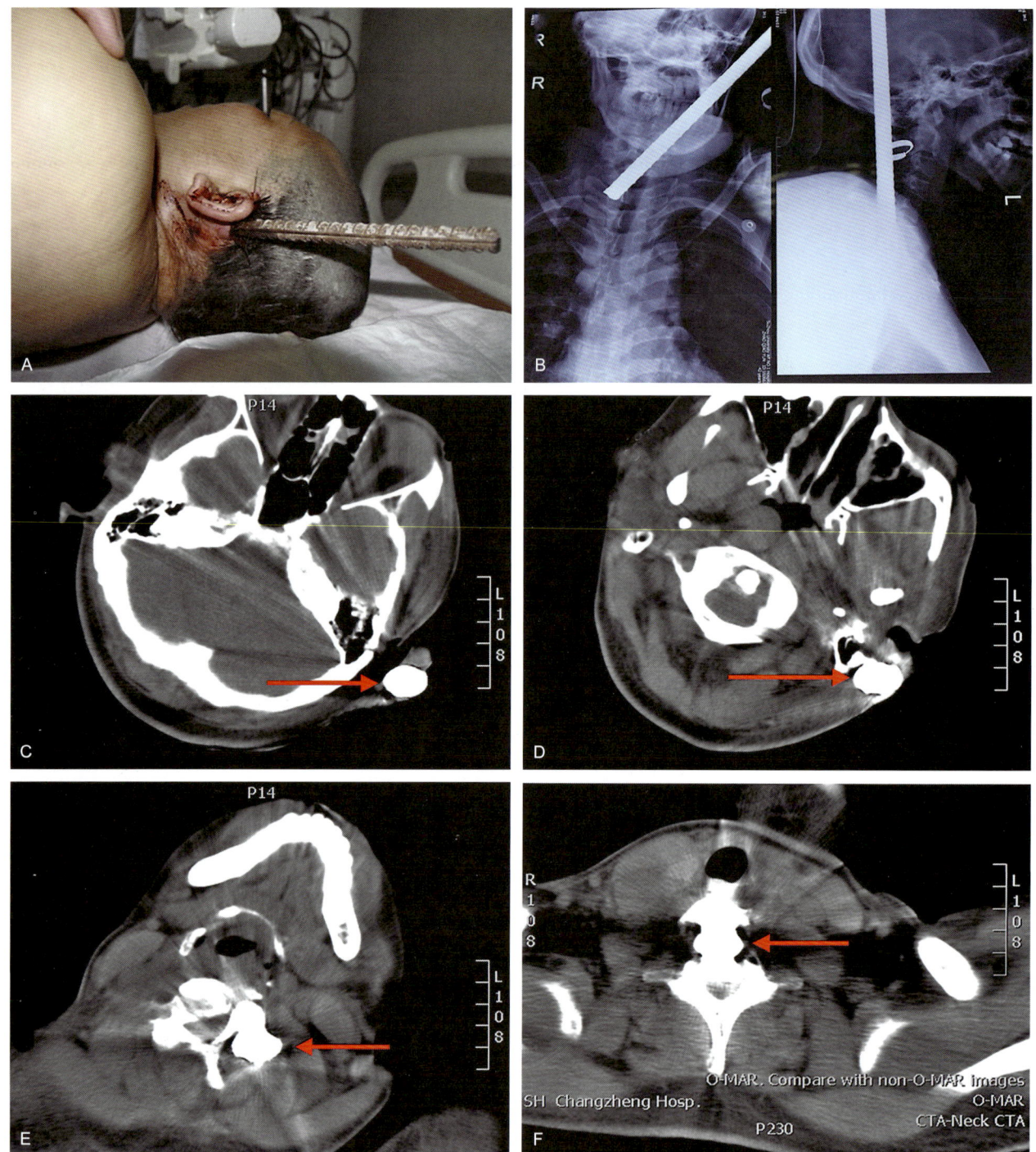

图 21-1-3　术前照片及影像检查。A. 钢筋从耳后穿入颈部的照片；B. X 线显示钢筋与颅骨、颈椎的关系。C. CT 显示钢筋自耳后穿入。D. CT 显示钢筋累计乳突。E. CT 显示钢筋穿至颈部。F. CT 显示颈椎穿透 C5 椎体

脉创伤性动脉瘤 3.2 mm×5.1 mm。④ 弹道致 Labbe 静脉及静脉窦损伤，致使脑组织水肿。

入院后即展开积极救治，该伤员先后经过 6 次手术治疗，并取得理想效果。第一次：气管切开术气及时有效，解决了呼吸道梗阻的问题。第二次：第 1 次右侧脑室引流手术，解决了中脑导水管梗阻、四脑室血肿压迫、颅内压急骤升高和呼吸暂停的问题。第三次：第 1 次左侧脑室引流术，实现了脑脊液每天引流 200 mL 脑脊液和颅内压持续升高的问题。第四次：第 2 次右侧脑室引流术和颅内压探头植入术，解决了右侧脑室血块引流（粗导管）和颅内压力数字化、可视化的问题，实现精准脱水和控制颅内压，解

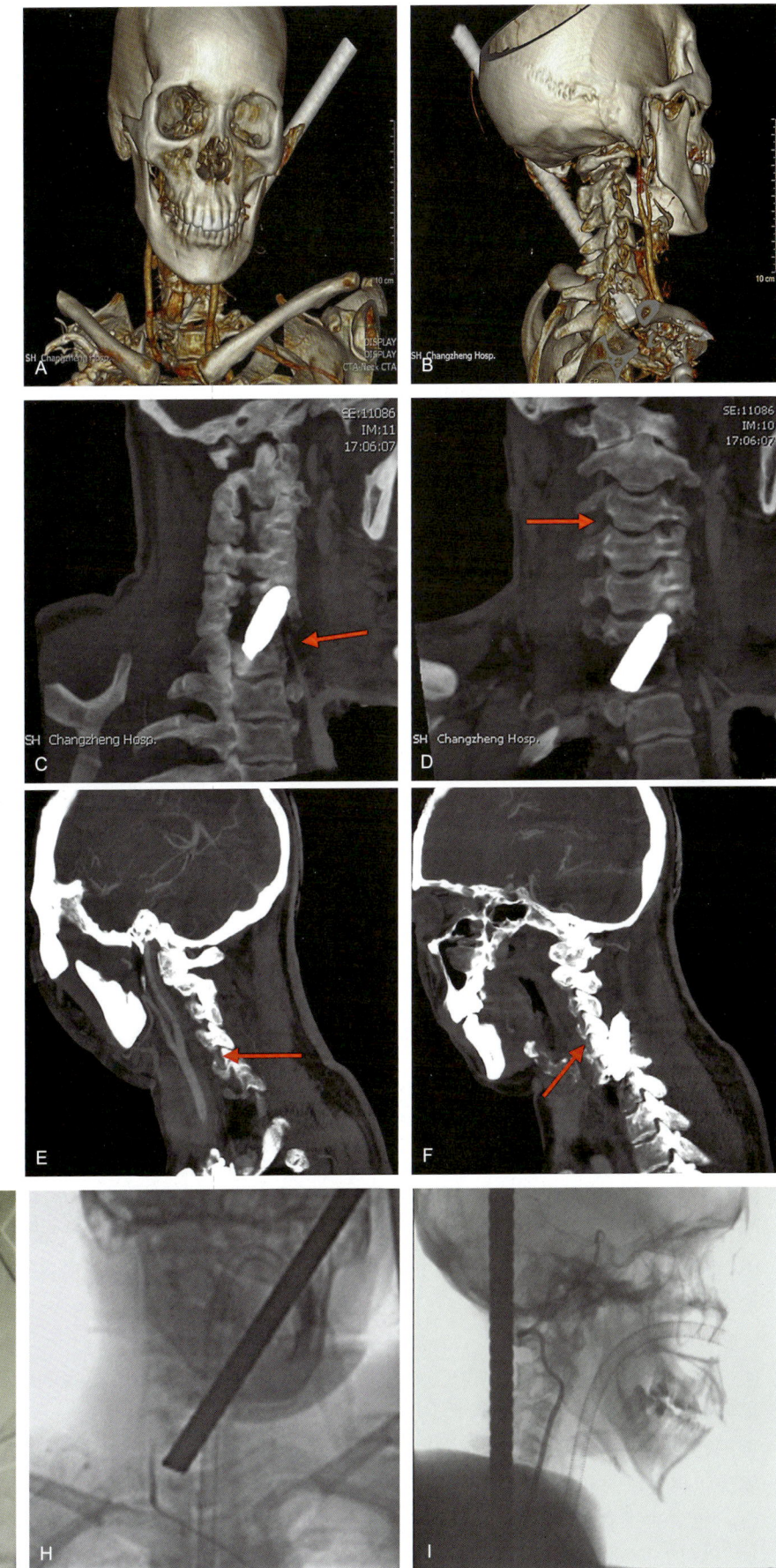

图 21-1-4 术前影像评估。A、B. CTA 三维重建显示钢筋与颅骨、颈椎的关系。C～F. 颈椎 CT 三维重建显示钢筋与颈椎的关系。G. 左侧椎动脉造影正位显示左侧椎动脉显影良好。H. 右侧椎动脉造影显示右侧椎动脉远端闭塞。I. 左侧椎动脉造影侧位显示左侧椎动脉通畅

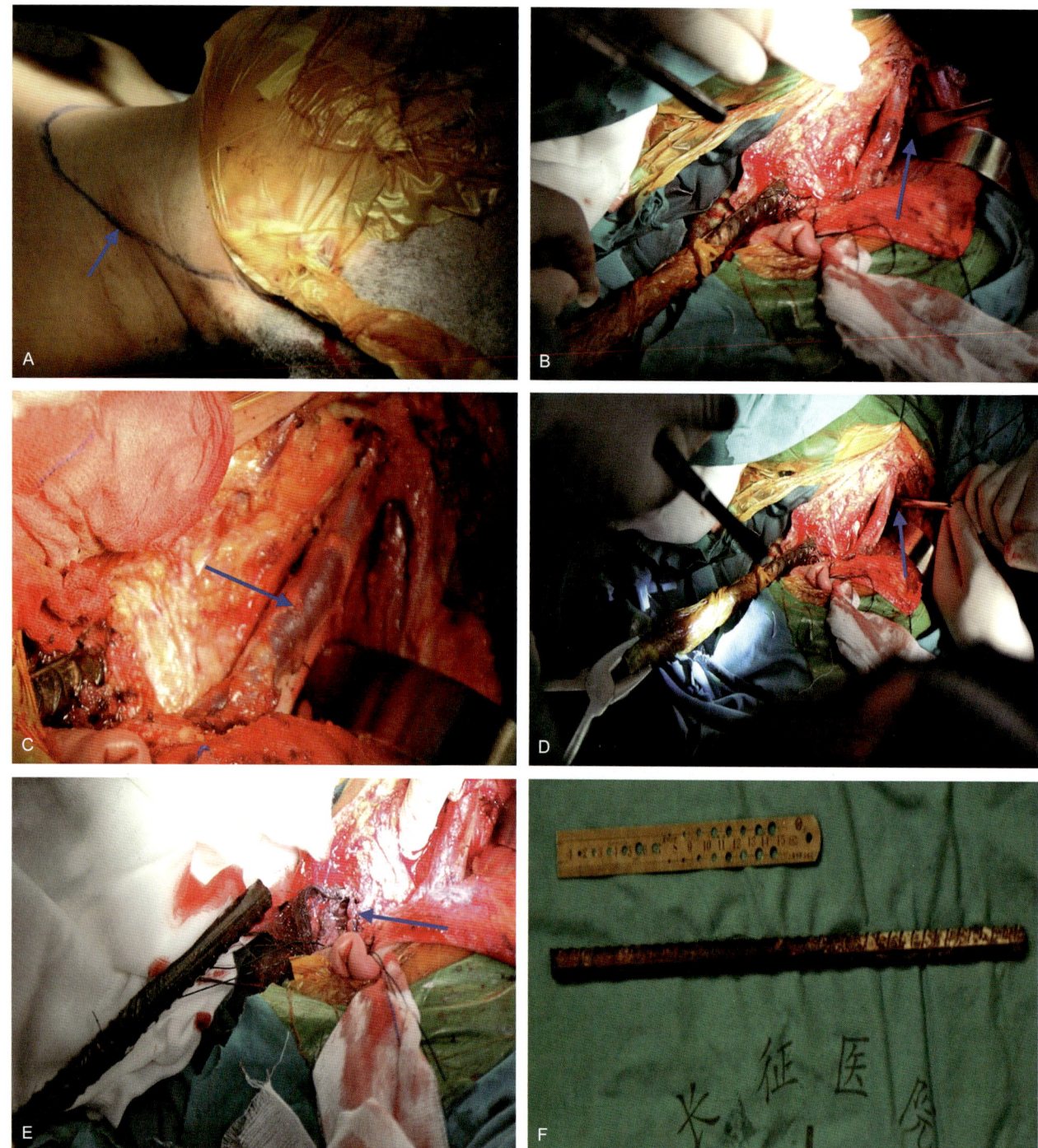

图 21-1-5 手术设计及术中照片。A. 手术切口设计。B. 术中显露钢筋。C. 术中显露颈动脉鞘。D. 术中进一步显露钢筋。E. 充分松解后，移除钢筋。F. 取出的钢筋

决了脑室内积血铸型问题。第五次：去骨瓣+颞极切除内减压手术解决了顽固性颅内高压、脑疝和伤道清创问题。第六次：大脑前动脉创伤性动脉瘤栓塞术，解决了再出血的问题。患者病情逐渐平稳，随访3个月，患者生命体征平稳，GCS 评分从 4 T 恢复到 10 分（图 21-1-6 和图 21-1-7）。

（四）病例四：竹签致眶颅穿通伤、脑脓肿（上海长征医院侯立军教授提供病例）

患者女性，75 岁，因"异物刺入眼眶后头痛头昏 8 天"入院。患者于 8 天前不慎被长约 7 cm 的竹签刺入左侧眼眶上缘，伤后自觉头痛头昏，无视物模糊、重影，不伴恶心呕吐，家属遂将其送往当地医院

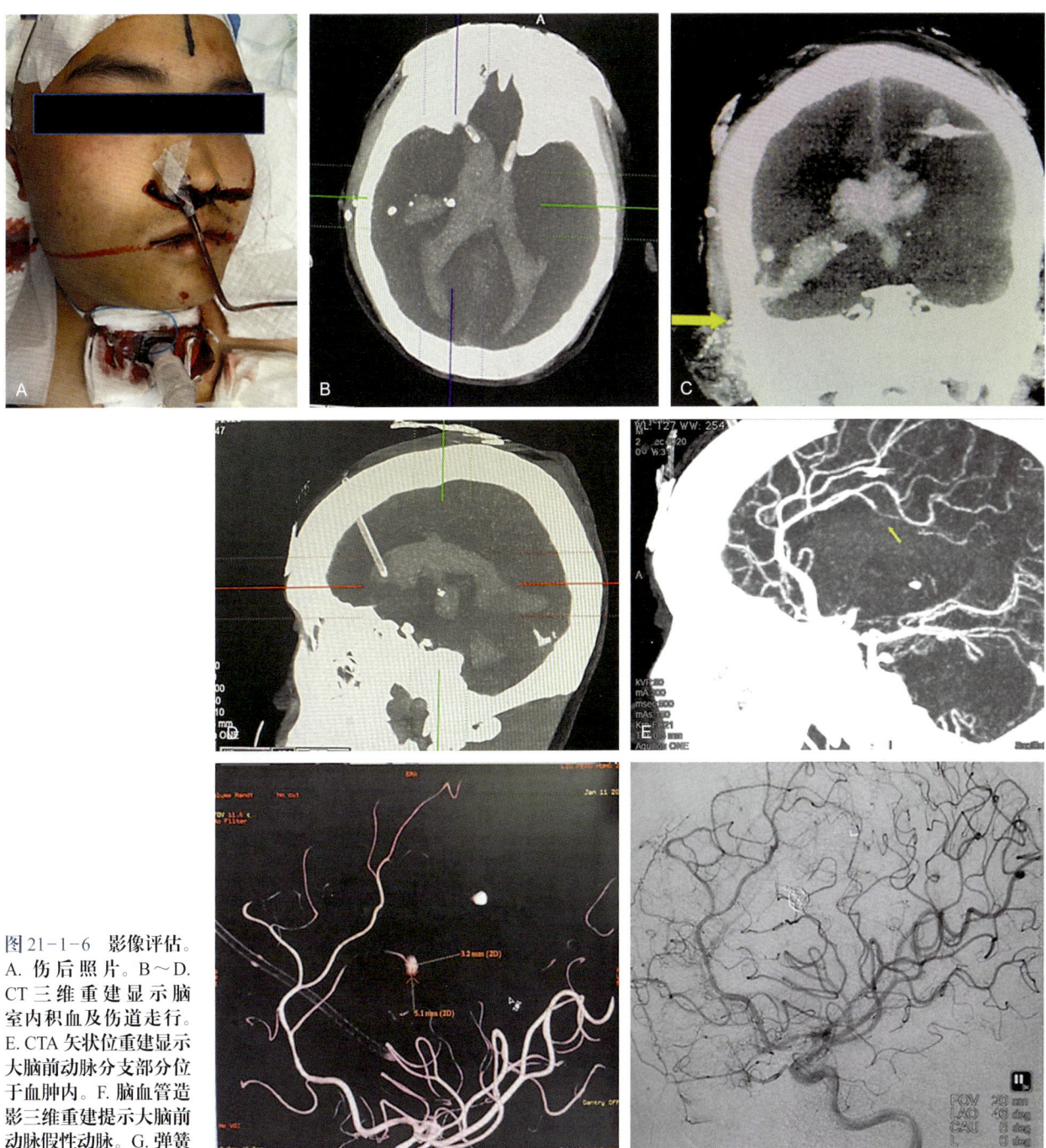

图 21-1-6 影像评估。A. 伤后照片。B~D. CT 三维重建显示脑室内积血及伤道走行。E. CTA 矢状位重建显示大脑前动脉分支部分位于血肿内。F. 脑血管造影三维重建提示大脑前动脉假性动脉瘤。G. 弹簧圈栓塞动脉瘤。

就诊,行头颅 CT 提示:左侧眶内、颞叶见长约 7 cm 的条状异物,从眶上缘进入,经眶上裂入颅,刺入左侧颞叶,周围脑组织见水肿、小血肿形成。为进一步治疗,遂转本院。

入院查体:神志清楚,言语流利,无眼睑下垂。左侧眼眶上缘见直径约 1 cm 的类圆形裂口,已结痂,周围皮肤轻度红肿,压痛不明显,右眼晶状体稍浑浊,视力轻度下降,粗测大于 1.5 m 指数,左眼视力同伤前,粗测大于 1.5 m 指数,双侧瞳孔等大等圆,直径约 3 mm,直接、间接对光反射灵敏,双眼无眼球震颤,角膜反射正常。余神经系统查体未见异常。头颅 CT 提示:左侧眶内、颞叶见长约 7 cm 的条状异物,浅表端位于左眼球后,穿过眶上裂,深端位于左侧颞叶脑实质内,球后、局部见混杂密度影,考虑水肿伴点状出血,不排除脓肿改变。头颅 MRI 提示:左侧球后沿视神经管旁走行见一长条状致密影至颅内,左眼上直肌明显肿胀、左侧球后见斑片状异常信号影,T1WI 呈稍低信号,T2WI 呈稍高信号,左侧视

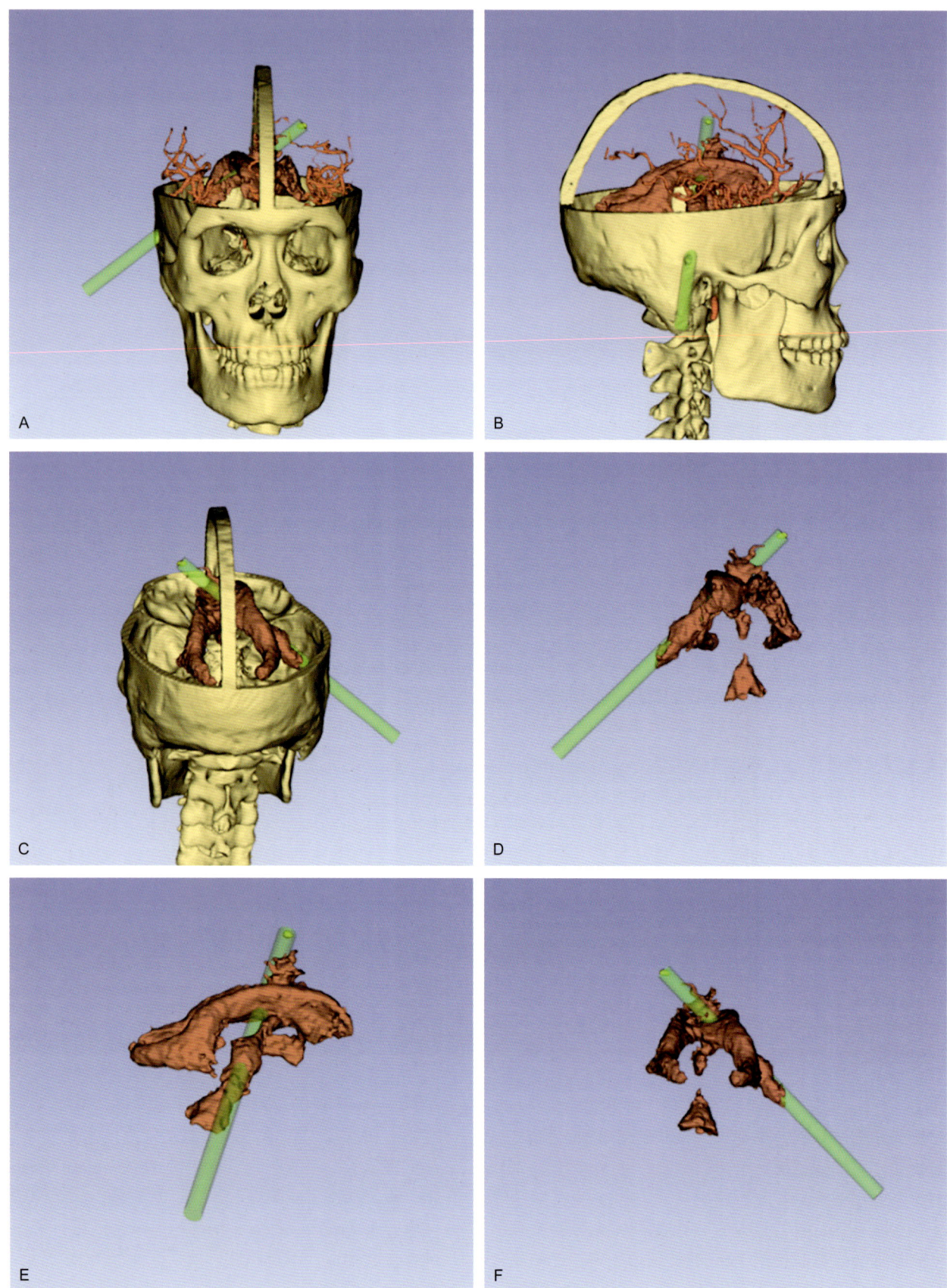

图 21-1-7 弹道评估。A～C. 3D-Slicer 三维重建显示颅内金属异物、伤道、血肿、颅内动脉、颅骨之间的关系。D～F. 3D-Slicer 三维重建显示去除颅骨后,金属异物、伤道、血肿之间的关系

神经推移。左侧颞叶见斑片状异常信号影，T1WI呈稍低信号，T2WI呈高信号，周围见片状水肿带。增强扫描异物周围见环形强化。脑血管造影：未见明显异常。入院诊断：左侧眶颅内异物穿通伤；左颞叶、眶内脓肿；左侧眶内出血；左侧眶上缘皮肤挫裂伤。

入院后予积极抗感染治疗，排除手术禁忌后行左眶颅异物穿通伤异物取出+左侧颞叶脑脓肿、眶内脓肿清除术。术中选择左侧额颞入路，磨蝶骨嵴外侧骨嵴，磨钻小心磨开眶上裂，切开颞极皮质，深部探及脓肿，脓液略稀薄，清除脓液后见异物为半片竹节，宽度约6 mm。切开异物周围肉芽，电凝止血，向眶上裂方向剪开硬脑膜，暴露眶上裂硬膜下异物，再循异物切开眶筋膜，最终暴露异物全长，长约7 cm，完整取出。仔细检查脓腔，清除脓苔并切除脓肿壁。常规关颅，术后予预防癫痫、积极抗感染、对症支持等治疗。随访3个月，伤口一期愈合，无脑脊液漏或感染等并发症，左眼视力、眼球运动同术前（图21-1-8）。

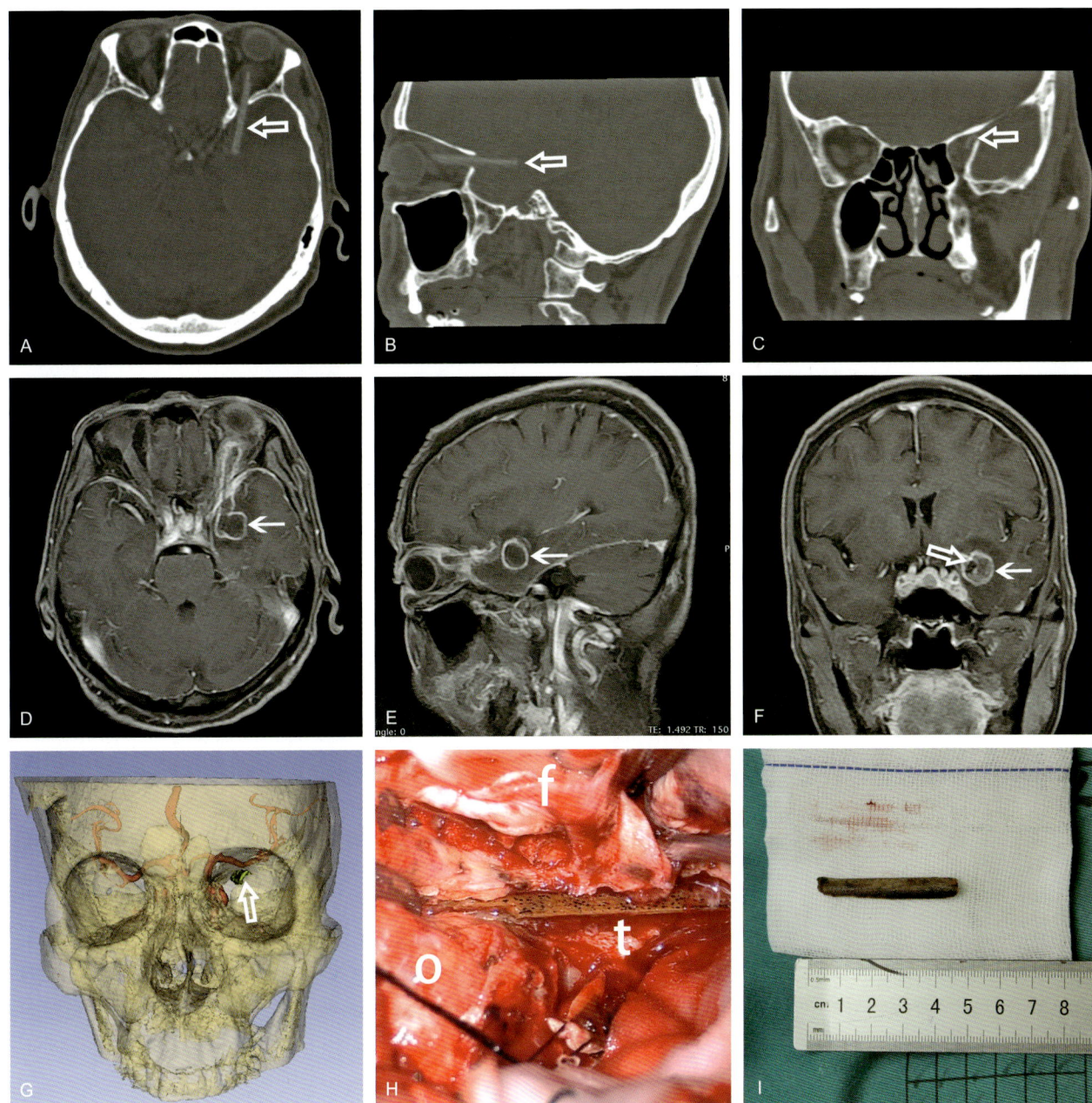

图21-1-8　术前影像评估及术中照片。A～C. CT三维重建分别从轴位、矢状位、冠状位显示竹签异物从眶内经眶上裂至颅内的走行。D～F. MRI增强显示竹签异物轴位的强化以及颅内的脓肿。G. 3D-Slicer重建显示竹签异物与眶上裂、颅内动脉的关系。H. 术中显露异物全程（f，额叶；o，眶；t，颞叶）。I. 取出的竹签异物

（五）病例五：金属异物致眶颅穿通伤（上海长征医院于明琨教授提供病例）

患者男性，29岁，因"异物击中右眼后视力下降、眼球活动障碍12小时"入院。患者于12小时前操作车床时被螺丝击中右眼眶上部，伤后即感右眼视物不清，伴眼球活动障碍，无意识丧失，无恶心、呕吐，为进一步治疗，遂转本院。

入院查体：神志清楚，言语流利，右眼睑肿胀、充血，上睑内侧可见直径约1 cm类圆形伤口，软组织外翻，无法自主睁眼，外力开睑以后见结膜充血，轻度水肿，小片状出血。右侧瞳孔圆，直径约4～5 mm，直接光反射迟钝、存在，间接光反射灵敏，右眼视力粗测有光感，左眼视力粗测大于1.5 m指数。左侧眼睑未见明显异常，左侧瞳孔圆，直径约3 mm，直接、间接对光反射灵敏。右侧眼球下视、外展严重受限，内收、上视轻度受限，左侧眼球各方向运动正常。余神经系统查体未见异常。头颅X线提示：颅内可见一螺丝钉样异常信号影。头颅CT提示：螺丝钉经过眼眶内侧壁穿透板到达眶上裂，刺入右侧额叶底面。诊断：右侧眶颅穿通伤，颅眶金属异物存留，右侧视神经损伤，右侧动眼神经损伤，颅前窝底骨折，急性硬膜下血肿，创伤性蛛网膜下腔出血；颅、右额叶热灼伤，右额叶脑挫裂伤。

手术采用右侧额颞入路，选择右侧额颞部（跨中线）发际内冠状皮肤切口，分别剥离额颞部皮瓣与额部骨膜瓣，铣刀形成额颞部骨瓣。随后沿蝶骨小翼向内侧探查，于前颅底眶上裂上方见一长条形金属异物由前内侧刺入硬脑膜，释放脑脊液后，脑组织张力明显降低，抬起右侧额底的硬脑膜，向颅前窝底深部分离硬脑膜，分离至右侧前床突附近，暴露金属异物位于硬膜外前颅底部分及周围间隙，依次用双氧水、生理盐水、庆大霉素生理盐水反复冲洗硬膜外。于金属异物刺入硬膜上方纵行剪开硬膜，可见金属异物头端位于额叶底部前外侧，距右侧侧裂1 cm，局部皮质脑组织挫灭呈灰白色，硬膜下可见薄层血肿，予以清除，进一步显露金属异物头端，突发大出血，予以局部压迫后，扩大硬膜切口，进一步探查见一大脑中动脉的分支动脉破裂出血，予以电凝止血。随后向金属异物尾端探查，充分游离后，经颅取出该异物。见异物为一长螺丝钉，尾部位于总腱环水平的眶内，入颅后向眶上裂方向走行，达外侧裂下方，沿途及周边颅骨呈粉碎性骨折，逐个去除碎骨片。反复冲洗创面后，水密缝合硬膜，以带蒂骨膜瓣重建颅前窝底，常规关颅。随后行眼眶上看常规清创，清创后一期缝合眼眶伤口。随访3个月，伤口一期愈合，无脑脊液漏或感染等并发症，右眼眼裂较左眼眼裂小，视力仅有光感，眼球活动稍受限（图21-1-9）。

（六）病例六：眶颅穿通伤致开放性颈内动脉海绵窦瘘（武警医学院附属医院张赛教授提供病例）

患者男性，19岁，入院前28小时乘坐摩托车时与树干发生碰撞，致木质异物经眼眶入颅，在当地行开颅异物取出术失败后，转入本院。

查体：体温38.0 ℃，嗜睡，呼唤睁眼，CCS 14分。左眼眶内侧暴露一长约2.5 cm、直径约1.5 cm的树枝残端，眶内容物凹陷受压，眼睑撕裂，眶周软组织高度肿胀，瞳孔无法查。头颅CT扫描示：左眼内侧至颅内蝶鞍右侧见一条状低密度影，边缘毛糙，长约12 cm，直径1.5 cm，左侧眼球受压，异物向对侧斜行穿过眶内侧壁、蝶窦、筛窦、蝶鞍，至右侧海绵窦区，视神经结构不清楚，筛窦、蝶窦、蝶鞍穿骨折破坏，可见碎骨片及鼻窦积液、大量颅内积气。入院后急诊DSA检查，提示：右侧颈内动脉自岩骨段闭塞，同侧眼动脉及前交通动脉代偿供应右侧大脑前、中动脉供血区，海绵窦区受压变形。

手术在神经介入手术室进行。术前备血1 200 mL，全麻满意后，将6F导引导管预先置入右侧颈内静脉，微导管经岩下窦置入右侧海绵窦，Onyx胶震荡备用。准备完毕后，在咬骨钳辅助下沿伤道方向拔除异物（异物经骨性通道入颅，拔出时有较大阻力），尝试轻微触动异物，可见造影剂经眼动脉、颈内动脉漏入海绵窦，确定存在CCF。完全拔除异物后，CCP呈开放性，立即见大量血液自伤道涌出，快速输血，并经预先放置的微导管给予3 mL Onyx胶对海绵窦瘘进行栓塞，栓塞过程在1分钟内完成。海绵窦栓塞后，窦道出血显著减少，给予窦道碘伏盐水冲洗，并用碘仿纱条填塞以预防感染。

术后即时DSA检查，见海绵窦瘘栓塞完全，右侧颈外动脉造影时未见眼动脉反流入海绵窦，术后第10天左侧颈内动脉造影显示右侧大脑前、中动脉显影良好，未见创伤性动脉瘤改变。患者术后早期存在鼻漏，头颅CT示轻度脑积水，行侧脑室穿刺间断外引流、脱水药物应用，维持颅内压在3～10 mmHg之间，患者鼻漏停止，脑积水迅速缓解，术后第5天拔除脑室外引流管。术后给予抗感染、伤口换药，MRI检查未见异物残留，术后21天出院，出院时伤口愈合良好，无脑积水及发热，双眼视力、视野正常，双眼瞳孔对光反射敏感，遗留左眼轻度外斜视，出院2个月后基本恢复正常（图21-1-10）。

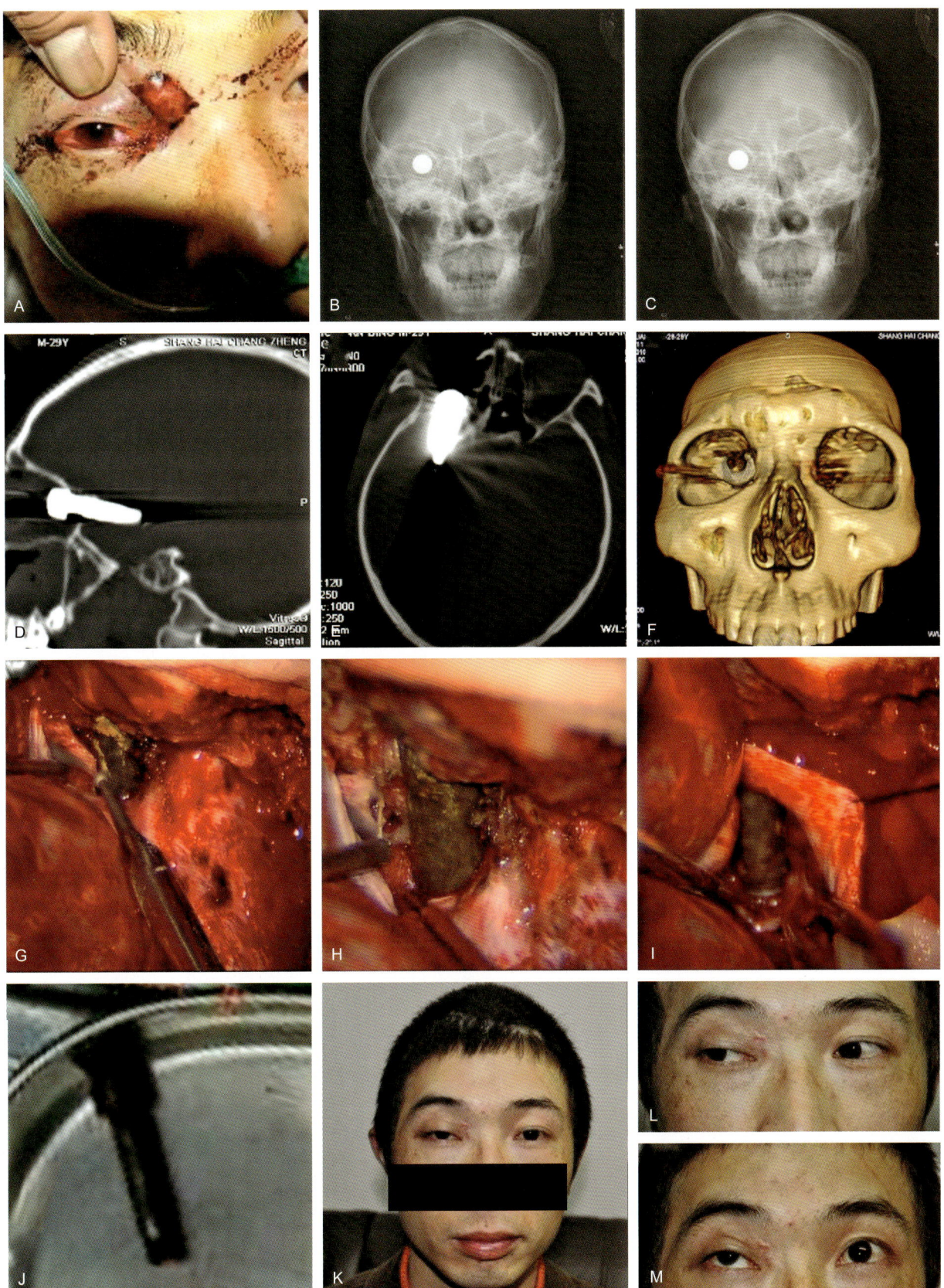

图21-1-9 术前评估、术中图片及术后随访。A. 照片显示右眼伤口。B、C. X线显示异物与眼眶的关系。D、E. CT矢状位和轴位显示异物从眶内向颅内的走行。F. CT三维重建显示异物与眼眶的关系。G～I. 术中逐步显露异物全程。J. 取出的异物。K～M. 术后3个月随访照片

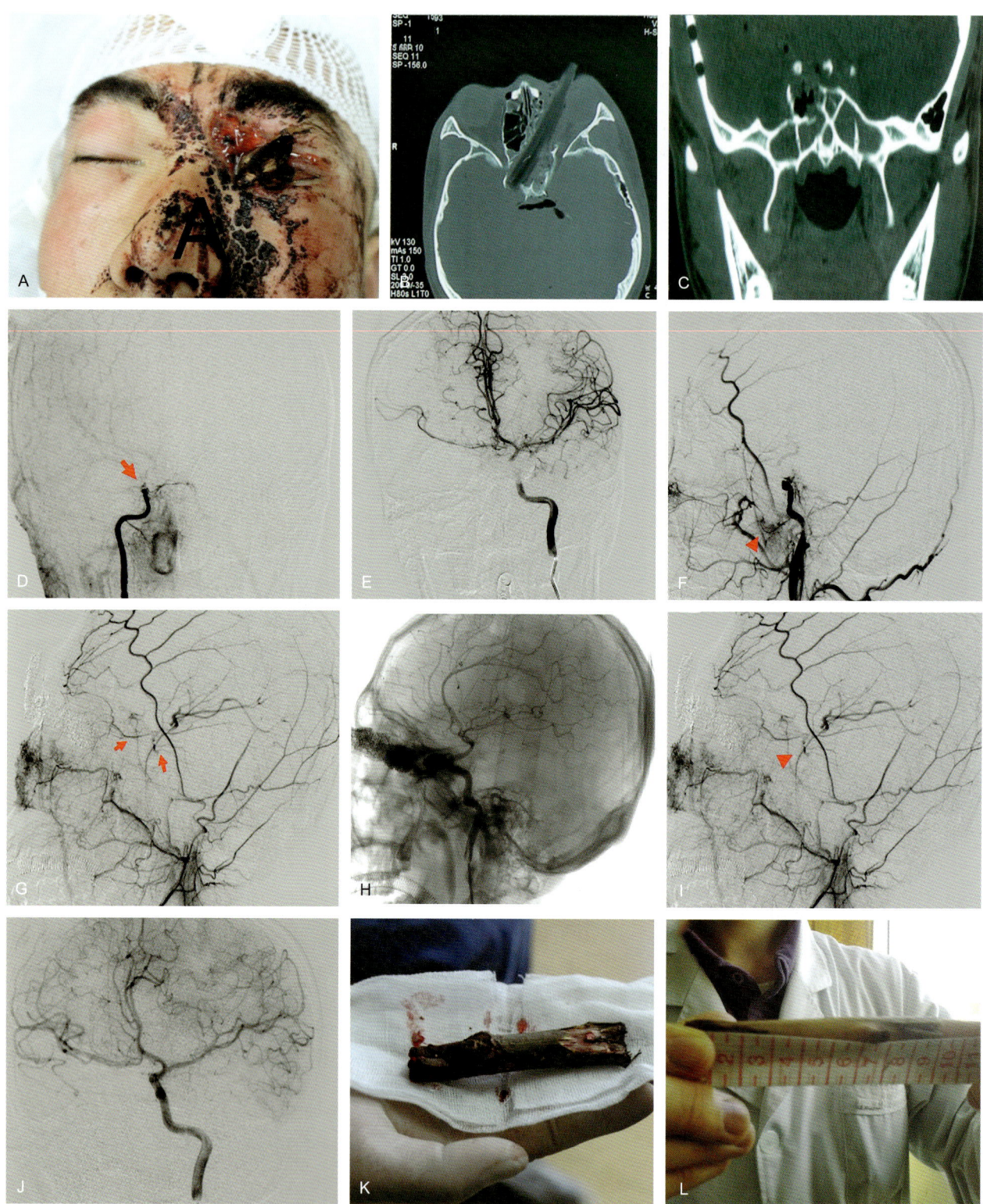

图 21-1-10　术前评估、术中栓塞及手术情况。A. 异物入眶位置。B. 术前头颅 CT 平扫轴位显示异物自左眼眶内斜行穿过眶内侧壁、蝶窦、筛窦、蝶鞍至海绵窦区，鼻窦积液。C. 冠状位 CT 频道显示鞍旁骨质破坏，颅内积气。D. 右侧颈内动脉造影提示右侧颈内动脉自岩骨段闭塞。E. 左侧颈内动脉造影提示前交通动脉代偿供应右侧大脑中动脉。F. 右侧颈外动脉造影提示海绵窦区受压变形。G. 术中触动异物见造影剂经眼动脉至颈内动脉，漏入海绵窦（箭头所示）。H. 海绵窦 Onyx 胶栓塞完全。I. 右侧颈外动脉造影未见眼动脉反流入海绵窦。J. 左侧颈内动脉造影见右侧大脑前、中动脉显影良好（术后 10 天）。K、L. 取出的异物照片

（七）病例七：机器人抓手致颅颈交界区-下颌部异物穿通伤（上海长征医院侯立军教授提供病例）

患者男性，31岁，因"枕颈部异物插入25小时入院"入院。患者于工作中被工业机器人多齿抓手插入颅颈交界区，卸下机器人抓手后，残留一"L"形金属异物于颅颈交界区，于当地医院查CT提示颅底金属异物，遂转本院。

入院查体：神清，双侧瞳孔等大等圆，直接、间接对光反射灵敏，左侧额纹消失，鼻唇沟变浅，口角向右侧歪斜，左颊鼓腮漏气，露齿不全，张口受限，右侧口咽部红肿，伸舌右偏，吞咽困难，饮水呛咳，能简单发声，四肢活动良好。枕颈部可见"L"形异物插入，左侧颞顶部可见长约8cm伤口，左额部可见长约5cm裂伤。

入院后局麻下行全脑血管造影术，术中见右侧椎动脉创伤性闭塞，右侧椎动脉-椎旁静脉丛创伤性动静脉瘘，右侧颈内动脉创伤性闭塞。进一步完善检查及术前评估后，于次日行经鼻气管插管，插管成功后，于全麻下行气管切开术，术中见气管前壁软组织淤血明显，同时行右额部、左侧颞顶部伤口清创缝合术。清创完毕后，转至DSA室行右侧椎动脉栓塞术+右侧颈内动脉栓塞术（C1段-异物远端）。栓塞成功后，于栓塞后第3日在全麻下行侧俯卧位内镜下远外侧入路联合胸锁乳突肌前入路异物取出术，术中首先行右侧远外侧入路，逐层解剖，显露出枕骨、枕骨髁、异物颅颈交界段、椎旁静脉丛、寰椎后弓、颈2椎板，充分暴露枕下三角，见异物经枕下三角穿入深面，右侧枕骨髁及右侧寰椎后弓和横突粉碎性骨折，异物紧密卡压于枕骨下缘与寰椎后弓之间。移用外视镜后进一步探查，于异物下后方，椎动脉沟上方，见椎动脉V3段，同时发现经介入栓塞置入的弹簧圈，弹簧圈局部裸露，以明胶海绵将裸露的弹簧圈及椎动脉推向深面，脑棉保护。以磨钻分别首先磨除寰椎后弓右侧，解除异物下方的骨性卡压，随后部分磨除枕骨髁，部分解除异物上方的骨性卡压。针对枕骨下缘的卡压，为保证异物在后续的颈动脉暴露过程中发生移位，暂时未予解除。进一步沿胸锁乳突肌前切口线切开，逐层切开皮肤、皮下、颈深筋膜，进一步显露胸锁乳突肌。沿胸锁乳突肌内侧缘向深部分离，打开颈血管神经鞘，随后充分显露右颈总、颈内、颈外动脉、颈内静脉以及甲状腺上动脉，辨认出于起始部发出甲状腺上动脉的颈外动脉后，分别于颈内动脉、颈内静脉绕一根血管吊带备用。移用内镜，沿异物表面逐步向深部探查，直达异物前端，见异物通过颈内静脉下方，右侧颈内动脉压闭，颈内动脉、迷走神经及舌下神经的连续性尚好，内镜下对异物前端进行了充分的游离及止血。7号线结扎右侧颈内动脉后，将术野转向异物的颅颈交界段，外视镜下磨除枕骨下缘，彻底解除异物上方的卡压，完成对异物进行360°松解，随后于直视下缓慢拔除异物，拔除异物后，右侧颈内静脉突发出血，以动脉瘤夹夹闭颈内静脉破口。逐层缝合肌肉、筋膜，切除异物插入处挫灭的皮肤直至皮缘有新鲜出血，间断缝合皮下组织和皮肤切口。术后予积极抗感染、补液、对症支持等治疗。术后患者恢复可，伤口局部愈合不良，经换药后逐步好转。术后1个月拔除气切套管，患者存在伸舌右偏，声音嘶哑，饮水呛咳，吞咽困难，查喉镜提示右侧声带固定，予留置胃管行肠内营养。术后3个月随访，患者伸舌基本居中，仍有声音嘶哑，饮水呛咳，吞咽困难，继续康复治疗（图21-1-11～图21-1-13）。

（八）病例八：儿童经鼻腔前颅底异物伤（华中科技大学同济医学院协和医院符荣教授提供病例）

患儿男，2岁2个月，主因"颅底异物刺入4小时"入院。患儿4小时前用筷子吃面条时，因鼻腔发痒，用筷子的一端挠鼻子，不慎摔倒，异物（筷子）刺入左侧鼻腔，左侧鼻腔当即出血；患儿哭吵不止，意识尚清醒；2小时后患儿呕吐胃内容物，无抽搐、大小便失禁、发热等不适。急送当地医院行CT检查示：颅内异物（由左侧鼻腔入筛窦入颅）。

入院查体：神尚清，GCS评分12分，T：37.1℃；P：96次/分；R：33次/分；BP：120/70 mmHg。精神差，嗜睡状，间歇性哭吵，双侧瞳孔等大等圆，光反射尚灵敏；左侧鼻腔见一筷子残端（约8cm），大部分进入鼻腔颅内，左侧鼻腔见活动性泡沫样血性液体流出；心肺腹未见明显异常；四肢活动可见，生理反射存在，病理反射未引出。

完善术前评估后，选择经纵裂入路开颅探查。沿纵裂轻微牵开额叶，向下探查至嗅沟，见筷子刺穿嗅沟硬脑膜，沿筷子底部逆行探查额叶显露筷子在颅内的全长，在显微镜下，由助手从鼻腔拔出，边旋转边观察。筷子拔出过程中，倒刺刺破一动脉血管，显微镜下电凝止血。拔出后可见嗅沟旁额叶底部硬脑膜缺损，大小约5mm。手术创面反复生理盐水冲洗，止血，然后用人工脑膜覆盖硬脑膜缺损部位，生物蛋白胶固定。硬脑膜缝合，骨瓣还纳。术后患儿清醒，四肢肌力正常。给予抗生素静脉点滴和注射用丙戊酸钠

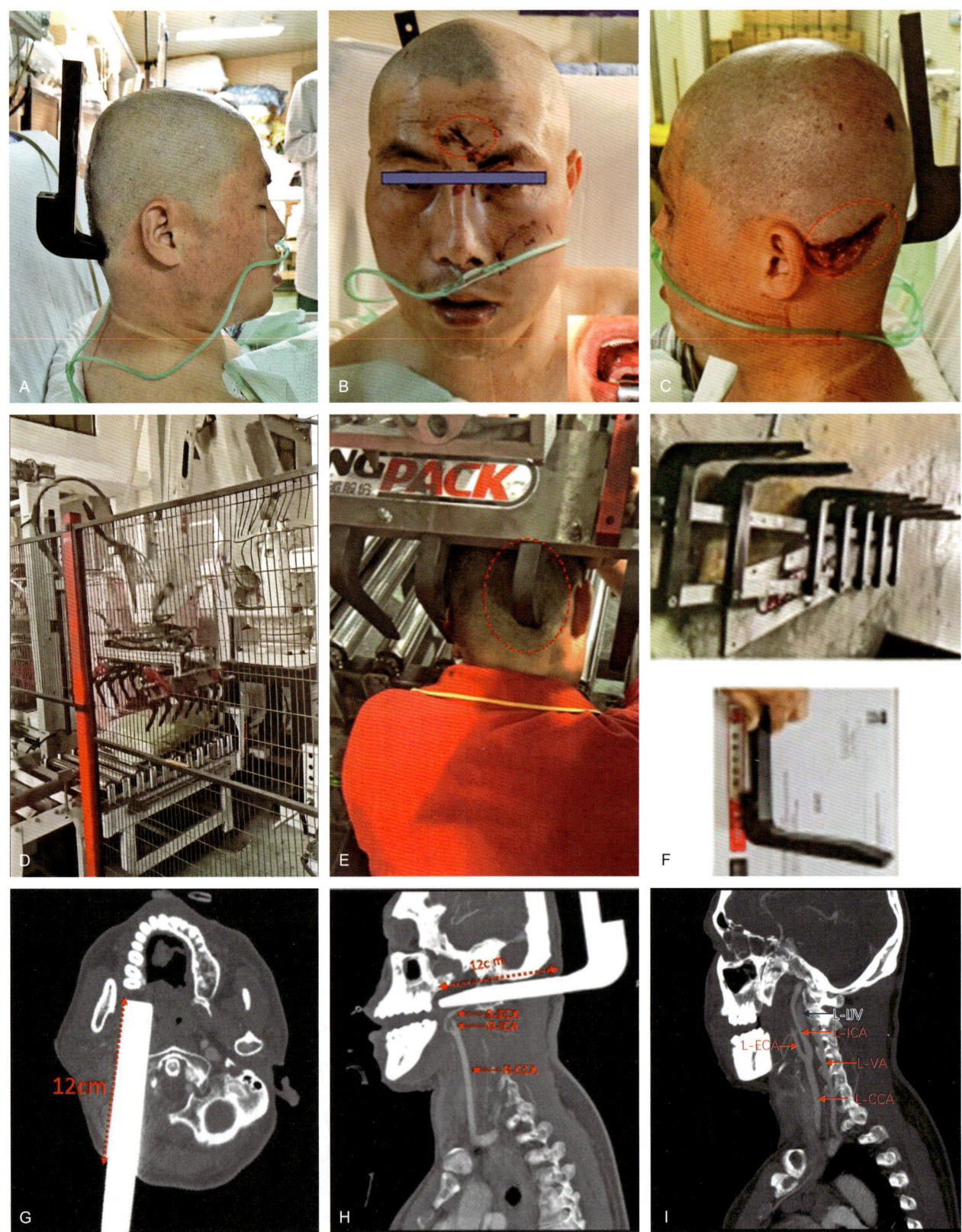

图 21-1-11 患者术前照片以及伤情、伤道分析。A. 右侧位像显示异物从颅颈交界区插入患者体内。B. 患者正面像，可见额部伤口。C. 患者左侧位像，可见左侧耳后伤口。D. 致伤机器人工作照片。E. 患者受伤现场照片。F. 取下的机器人抓手以及抓手上的金属齿。G. 异物从寰椎外侧刺入，位于下颌骨内侧、上颌骨后方。H.CTA 提示右侧异物远端颈内动脉、颈内静脉未见显影（R-CCA，右侧颈总动脉；R-ICA，右侧颈内动脉；R-ECA，右侧颈外动脉）。I. 左侧颈内动脉、颈外动脉、椎动脉、颈内静脉显影良好（L-ECA，左侧颈外动脉；L-ICA，左侧颈内动脉；L-IJV，左侧颈内静脉；L-CCA，左侧颈总动脉；L-VA，左侧椎动脉）

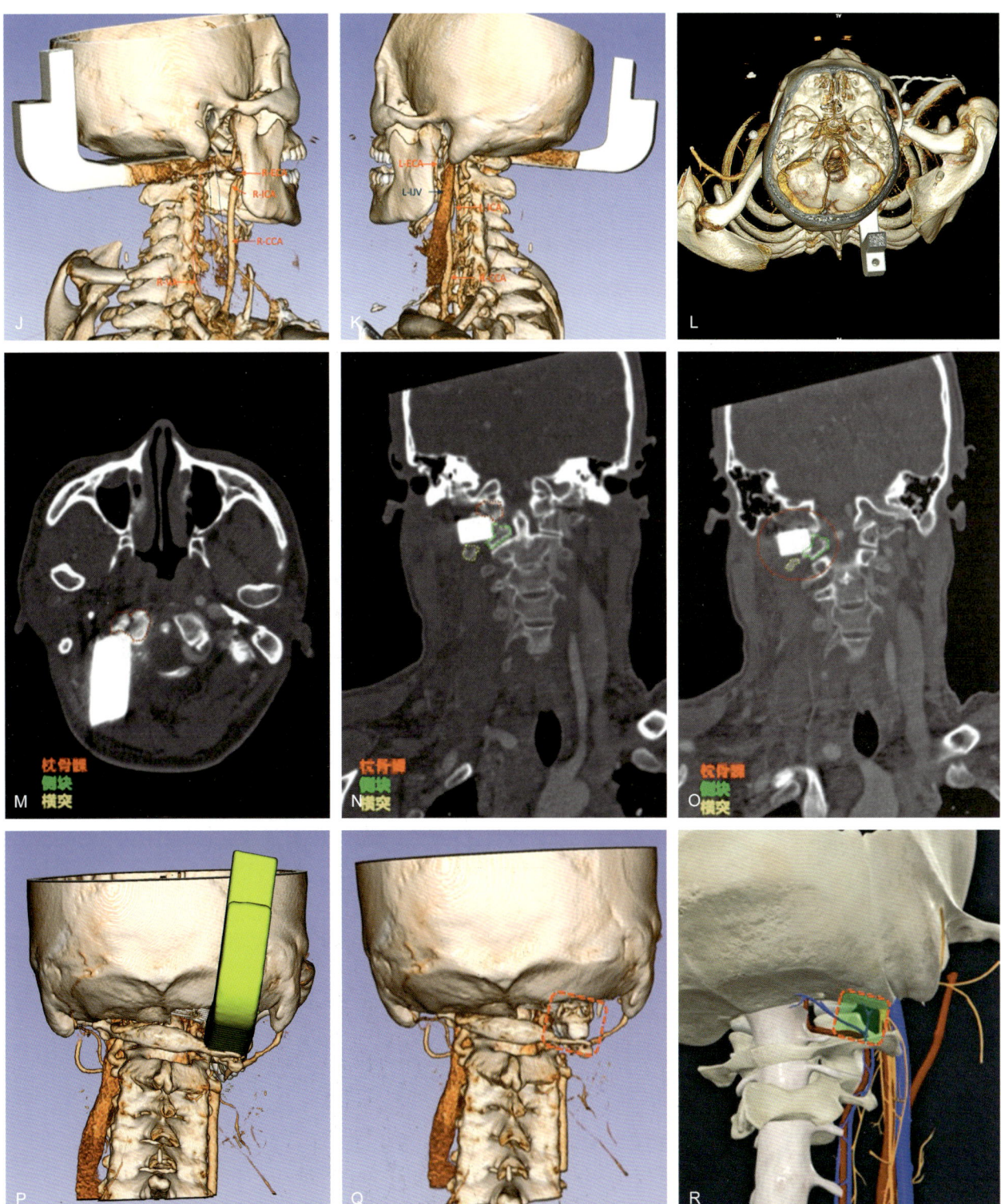

图21-1-11（续） J.CTA 三维重建显示右侧椎动脉显影不良，远端闭塞，右侧颈内动脉远端未显影，右侧颈内静脉未显影（R-CCA，右侧颈总动脉；R-ICA，右侧颈内动脉；R-VA，右侧椎动脉；R-ECA，右侧颈外动脉）。K.CTA 重建显示左侧椎动脉、左侧颈内动脉、左侧颈内动脉显影良好（L-ECA，左侧颈外动脉；L-IJV，左侧颈内静脉；L-ICA，左侧颈内动脉；R-CCA，右侧颈总动脉）。L.CTA 提示左侧颈内动脉、左侧椎动脉向右侧供血。M.轴位片重建显示异物导致枕骨髁骨折。N.冠状位重建显示异物导致横突、侧块、枕骨髁骨折。O.乳突中部水平冠状位重建显示异物导致横突、侧块骨折。P.3D-Slicer 重建显示异物从枕骨与寰椎横突之间插入。Q.3D-Slicer 重建去除异物，显示异物造成枕骨髁、寰椎横突以及侧块骨折。R.三维示意图显示异物行经过程对椎动脉的损伤

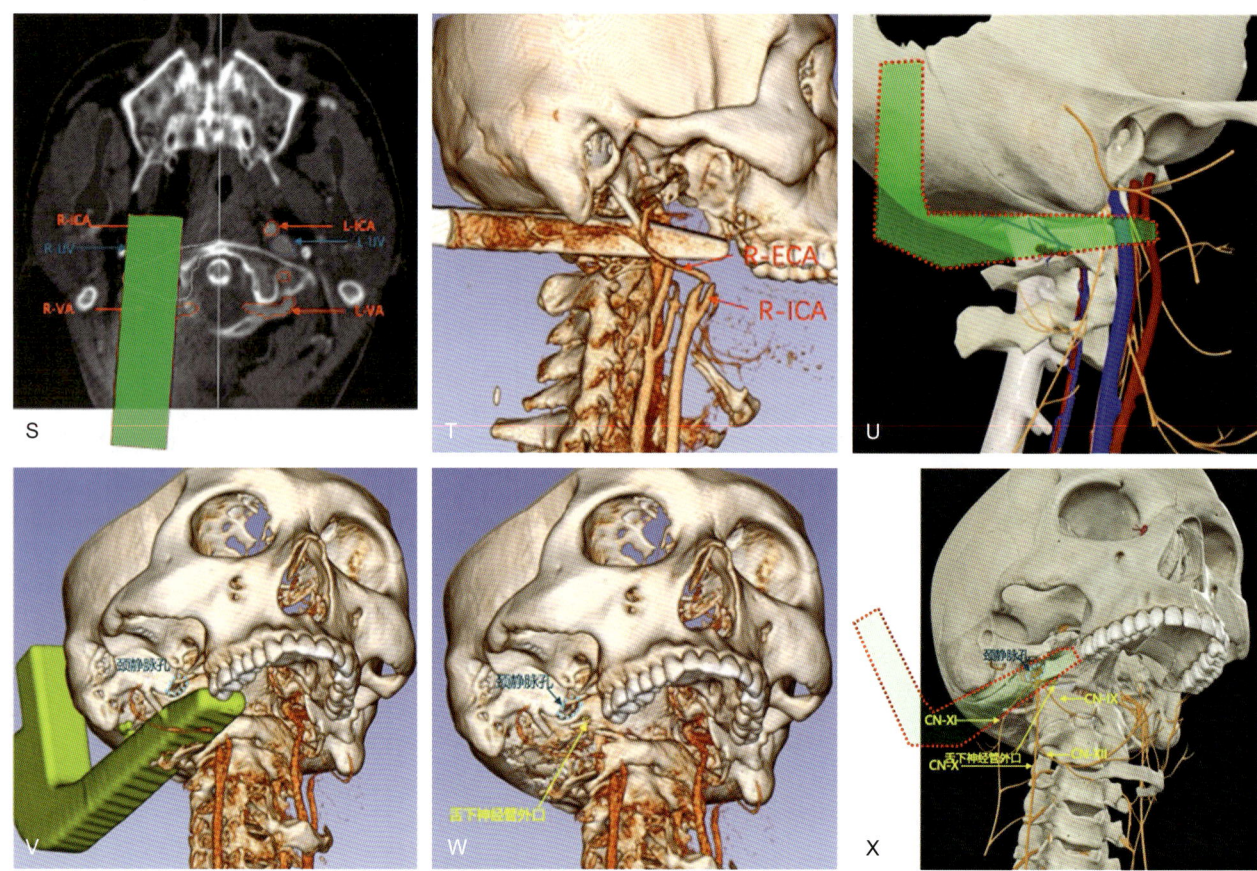

图 21-1-11（续） S.轴位片重建显示异物从枕骨髁外侧进一步深入，从颈静脉孔下方、茎突内侧，向前方深入，抵达蝶骨翼钩后方（R-ICA，右侧颈内动脉；L-ICA，左侧颈内动脉；R-IJV，右侧颈内静脉；L-IJV，左侧颈内静脉；R-VA，右侧椎动脉；L-VA，左侧椎动脉）。T. 3D-Slicer 重建去除下颌骨显示异物走行（R-ECA，右侧颈外动脉；R-ICA，右侧颈内动脉）。U. 三维示意图显示异物行经过程中损伤椎动脉、颈内动脉、颈内静脉及后组脑神经。V. 3D-Slicer 重建显示异物和颈静脉孔的关系。W. 3D-Slicer 重建去除异物可见伤道从舌下神经管外口经过。X. 三维示意图显示伤道中与舌咽神经、迷走神经、副神经、舌下神经的关系

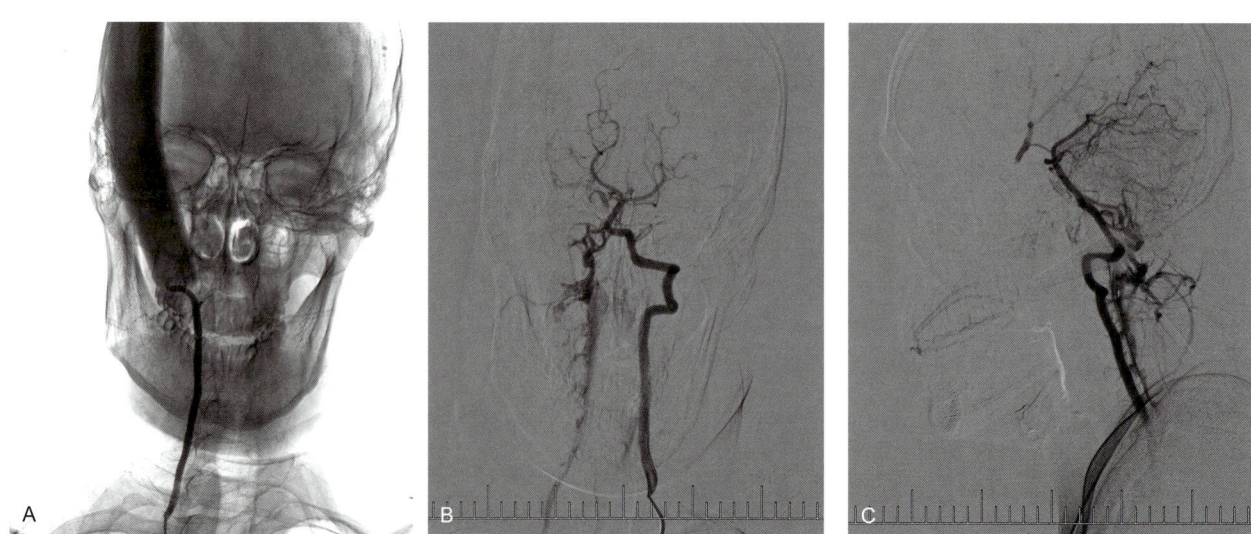

图 21-1-12 患者造影结果及术前栓塞情况。A. 右侧椎动脉创伤性闭塞，异物远端椎动脉未显影。B. 左侧椎动脉造影提示左侧椎动脉通过基底动脉向右侧椎动脉代偿，可见右侧椎动脉-椎旁静脉丛创伤性动静脉瘘（提示椎动脉存在破口）。C. 左侧椎动脉造影提示左侧椎动脉通过后交通动脉向右侧颈内动脉供血区代偿

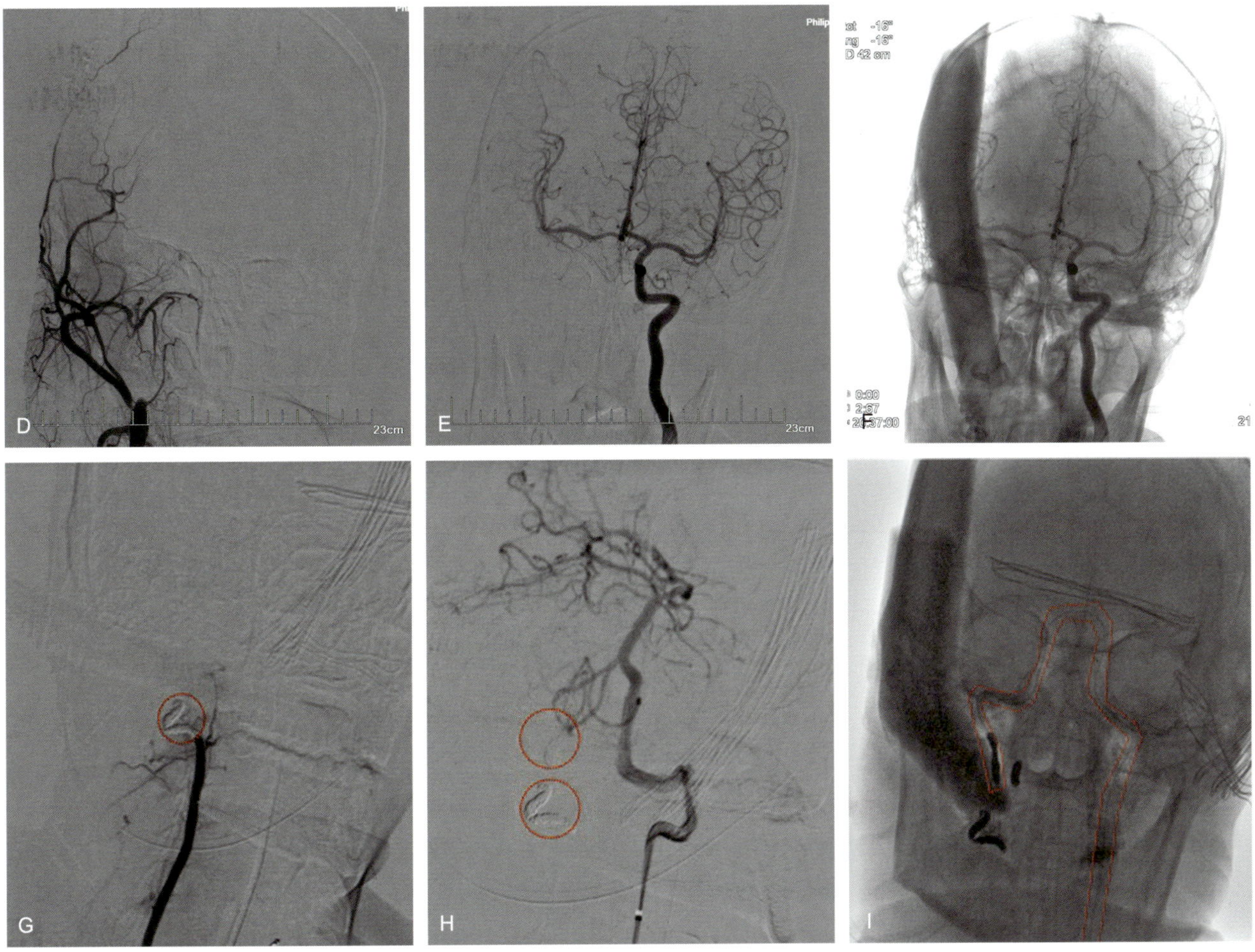

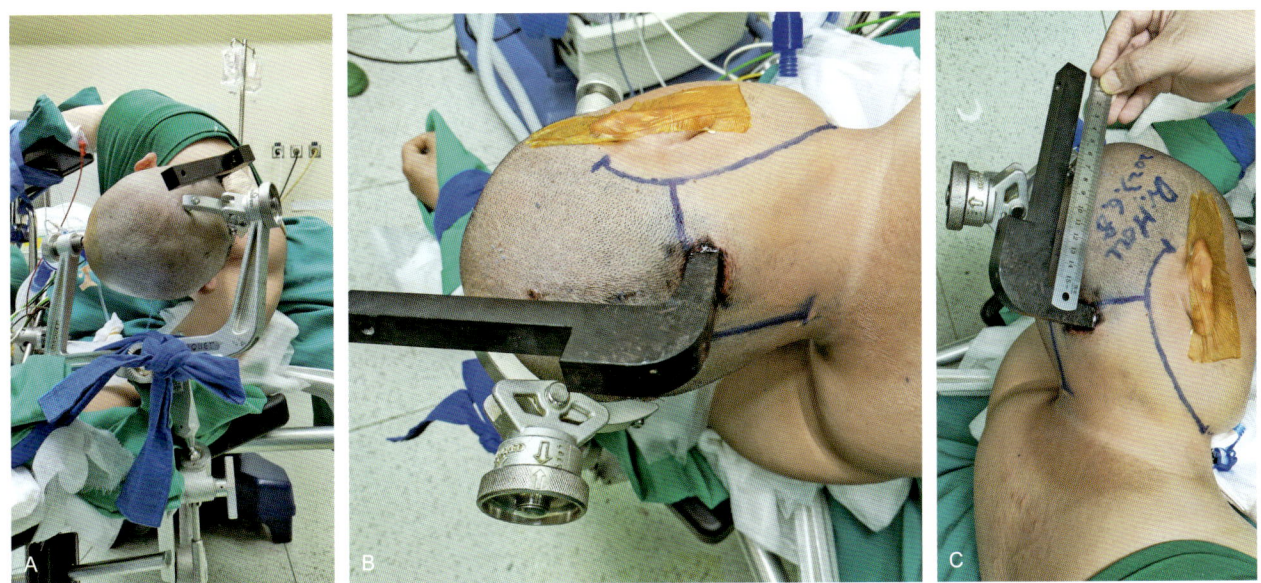

图21-1-12（续） D. 右侧颈总动脉造影提示右侧颈内动脉闭塞。E. 左侧颈内动脉通过前交通动脉向右侧颈内动脉供血区代偿。F. 异物与颅骨及左侧颈内动脉的关系。G. 栓塞右侧椎动脉（异物下方）。H. 栓塞右侧椎动脉（异物上方）。I. 栓塞右侧颈内动脉（异物上方）

图21-1-13 患者术中情况及术后恢复情况。A. 术中采取侧俯卧位。B、C. 设计远外侧经髁旁入路 + 前外侧入路的联合入路

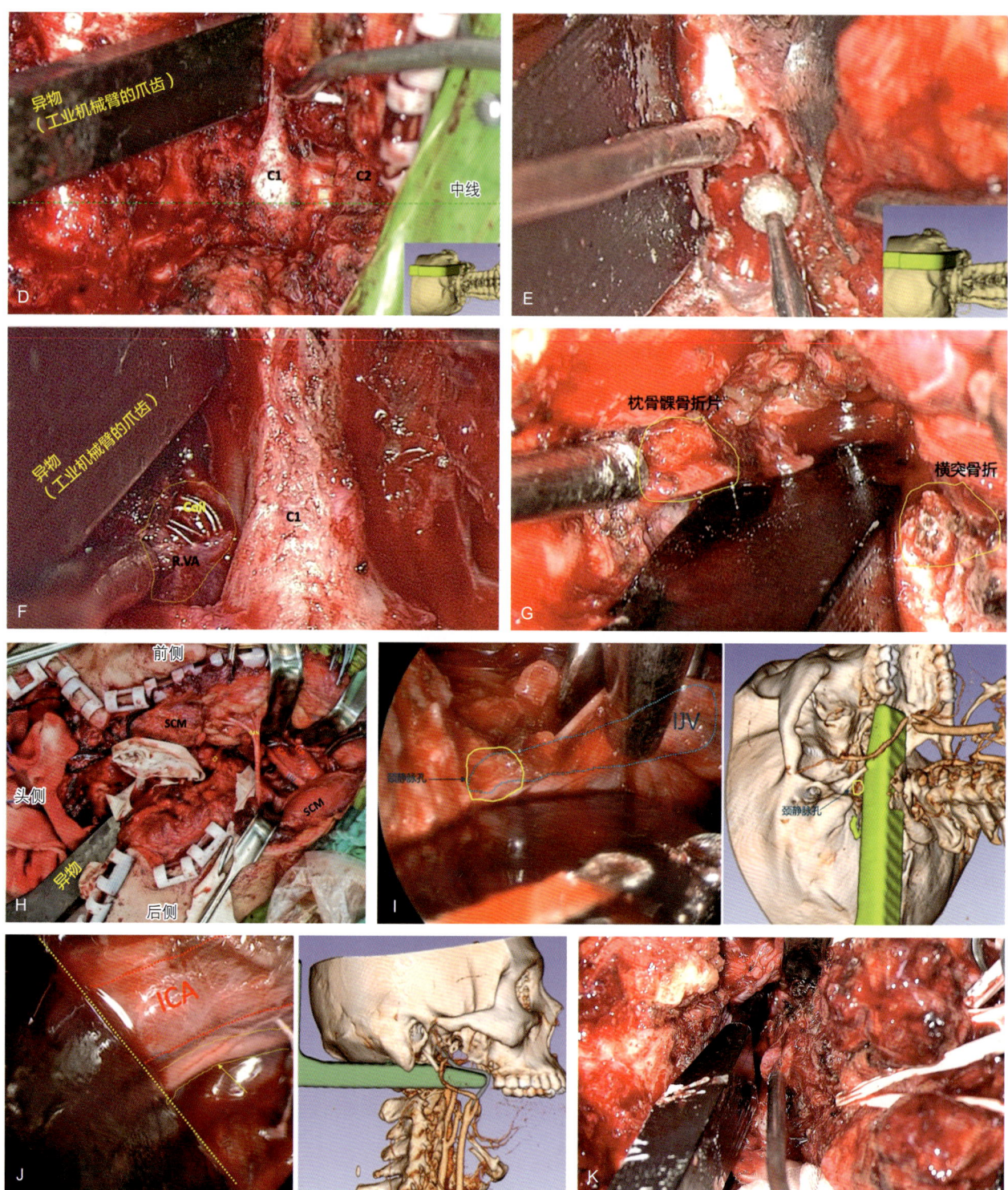

图 21-1-13（续） D. 远外侧入路分层翻起肌皮瓣，显露异物，寰椎后弓。E. 磨除部分寰椎后弓右侧，解除异物下方卡压。F. 于 C1 上方椎动脉沟内见右侧椎动脉（R.VA）破裂，可见内部裸露的弹簧圈（Coil）。G. 显露并磨除枕骨髁骨折片，及异物上缘部分枕骨髁，解除异物上方卡压。H. 显露颈内动脉近端并结扎，同显露颈内静脉，彻底完成血管控制（SCM，胸锁乳突肌）。I. 内镜下沿异物上表面向深部探查，异物位于颈内静脉（IJV）下方，异物上端紧邻颈静脉孔外口。J. 内镜下沿异物探查异物前端，于异物前端见颈内动脉（ICA）、迷走神经。K. 直视下逐步拔除异物

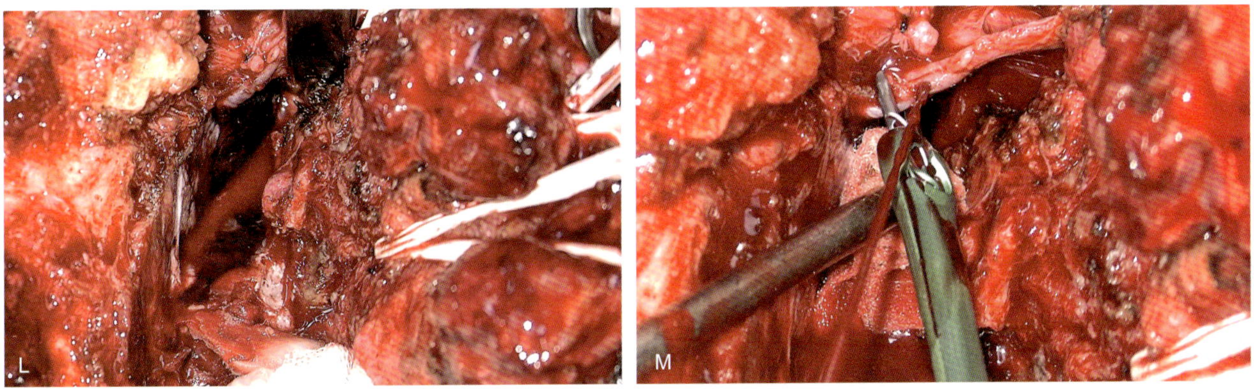

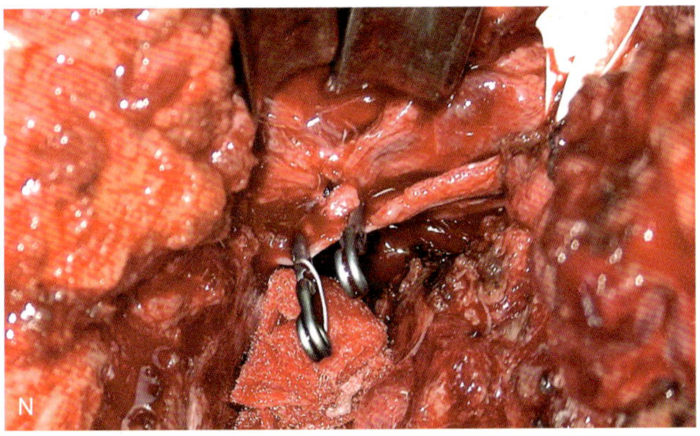

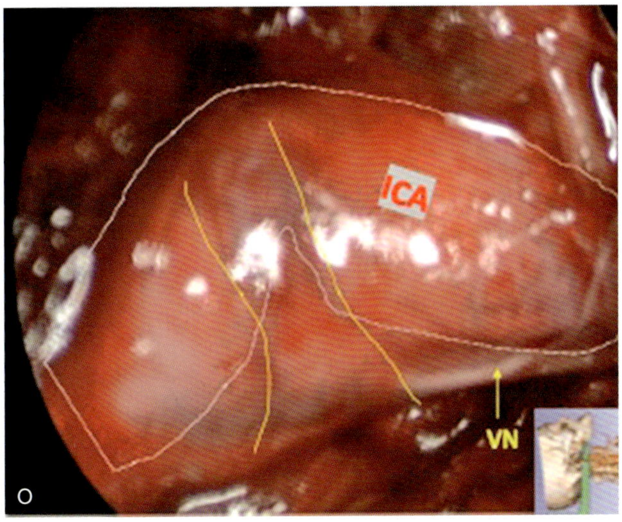

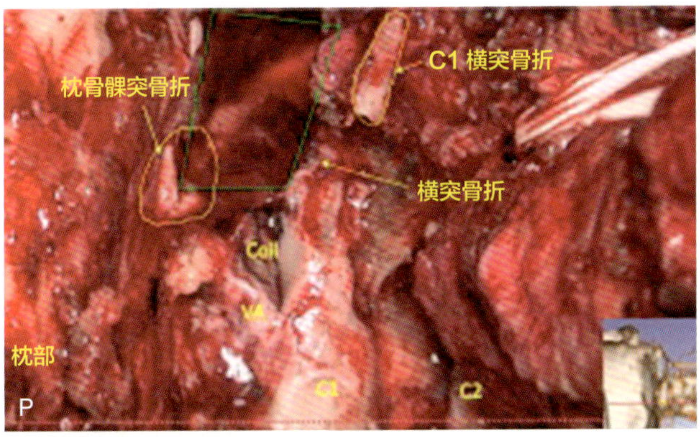

图 21-1-13（续） L. 顺利拔除异物，可见拔除后的残腔。M. 异物拔除后，颈内静脉出血。N. 动脉瘤夹分别夹闭颈内静脉破口的近心端和远心端，彻底止血。O. 异物取出后，内镜下探查见颈内动脉扭曲，局部可见压痕（ICA，颈内动脉；VN，迷走神经）。P. 异物取出后的整体创面。Q. 分层缝合切口。R. 伤道内及皮瓣下留置引流。S. 取出的异物

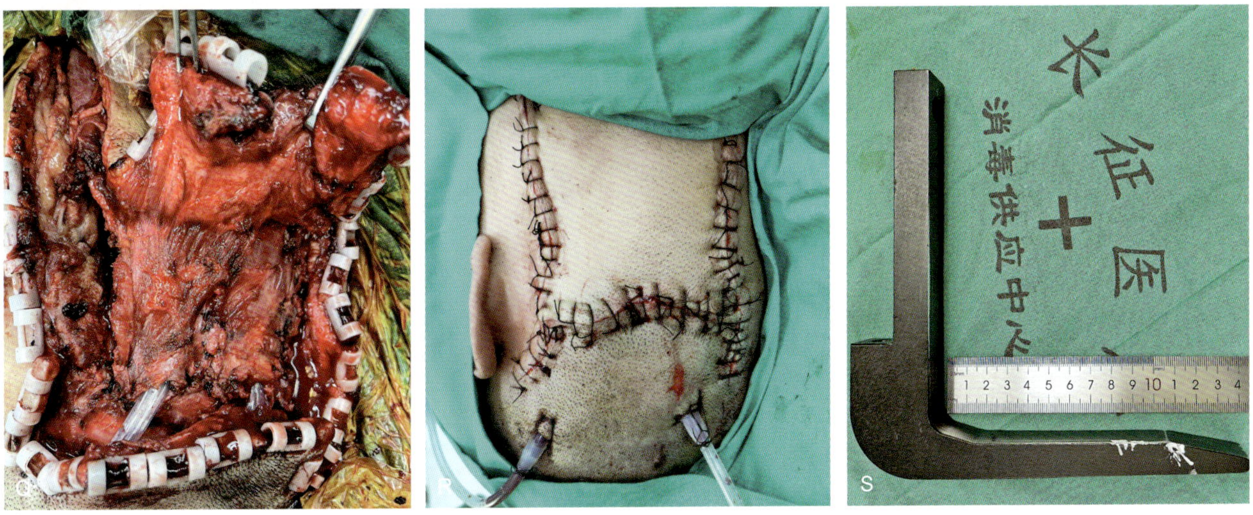

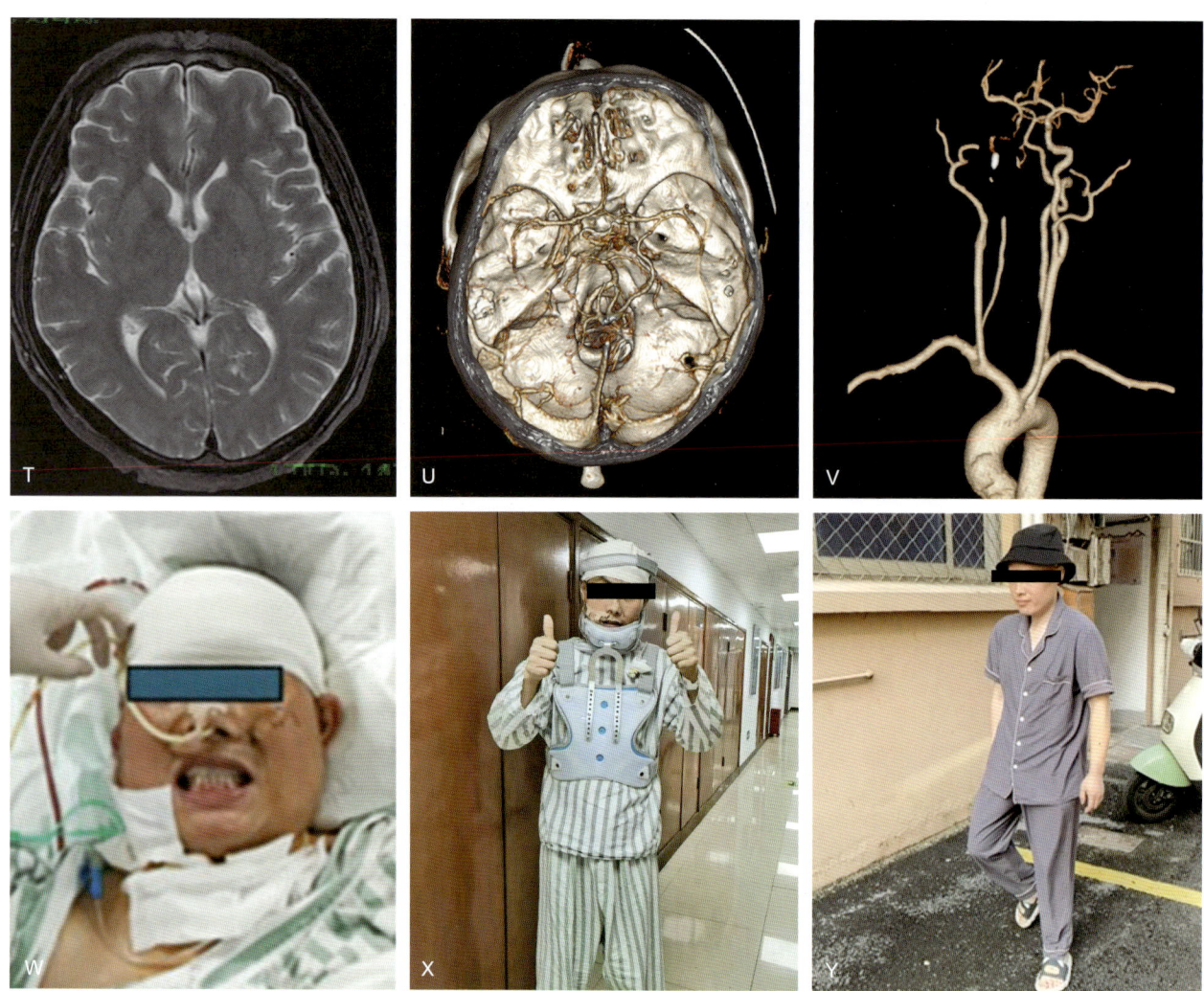

图21-1-13（续） T. 术后复查MRI提示颅内无缺血、无脑梗。U. 术后复查头颅CTA提示颅内血流代偿良好。V. 术后复查颈动脉CTA提示左侧颈内动脉、椎动脉向右侧代偿良好。W. 术后即刻照片。X. 术后1个月照片。Y. 术后1年照片

抗癫痫治疗，术后3天发热，第7天体温逐渐正常。无脑脊液鼻漏。第10天拆线。术后半年、一年随访，患儿神经系统检查未见异常，嗅觉正常，未发生癫痫（图21-1-14）。

（九）病例九：儿童经颌面部颅中窝异物伤（华中科技大学同济医学院协和医院符荣教授提供病例）

患儿女，4岁5个月，主因"筷子从面部插入颅内5小时"入院。

入院查体：生命体征稳定，神志模糊，NE检查未见明显阳性体征。入院后，立即急诊头部及颌面部CT扫描。发现筷子刺破面部皮肤，从颅中窝进入颅内，到达外侧裂附近，导致脑挫裂伤、蛛网膜下腔出血。

完善术前检查后，行颅中窝异物取出术。仰卧位。麻醉后，发际线后左侧翼点入路，常规开颅，骨窗大小约4 cm×5 cm。弧形剪开硬膜后，见清亮脑脊液流出，解剖外侧裂后见筷子尖端位于外侧裂下方3 mm左右，充分解剖外侧裂后，将颞叶向上后方牵开可见筷子从颅中窝穿破硬膜后进入颞叶，暴露筷子全程后探查颞叶未见明显颅内血肿，用鼻中隔分离器将筷子推出至硬脑膜破口处，后从筷子另一端拔出筷子，探查见硬膜破口大小约2.5 mm，用明胶海绵填塞破口骨质，人工硬膜覆盖破口，反复用生理盐水冲洗创面后，常规关颅。筷子完整取出，刺入颅内的一端完整，没有缺损。复查头部CT，颅内异物消失，没有发现异常高密度影。患儿左侧面部肿胀逐步消退，口腔开合自如。头部切口预后良好。随访半年、一年、三年，智力和视力无异常，无癫痫发作（图21-1-15）。

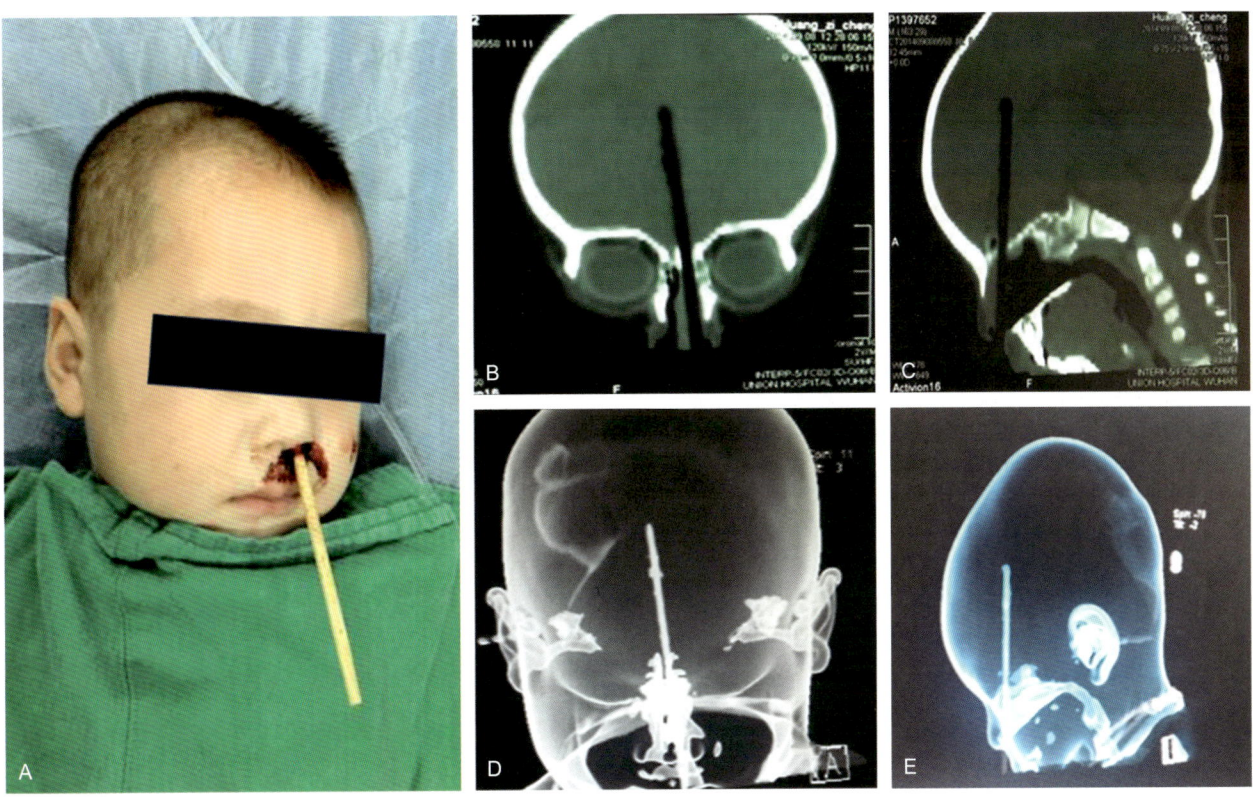

图 21-1-14　A~E. 异物位置和术前评估

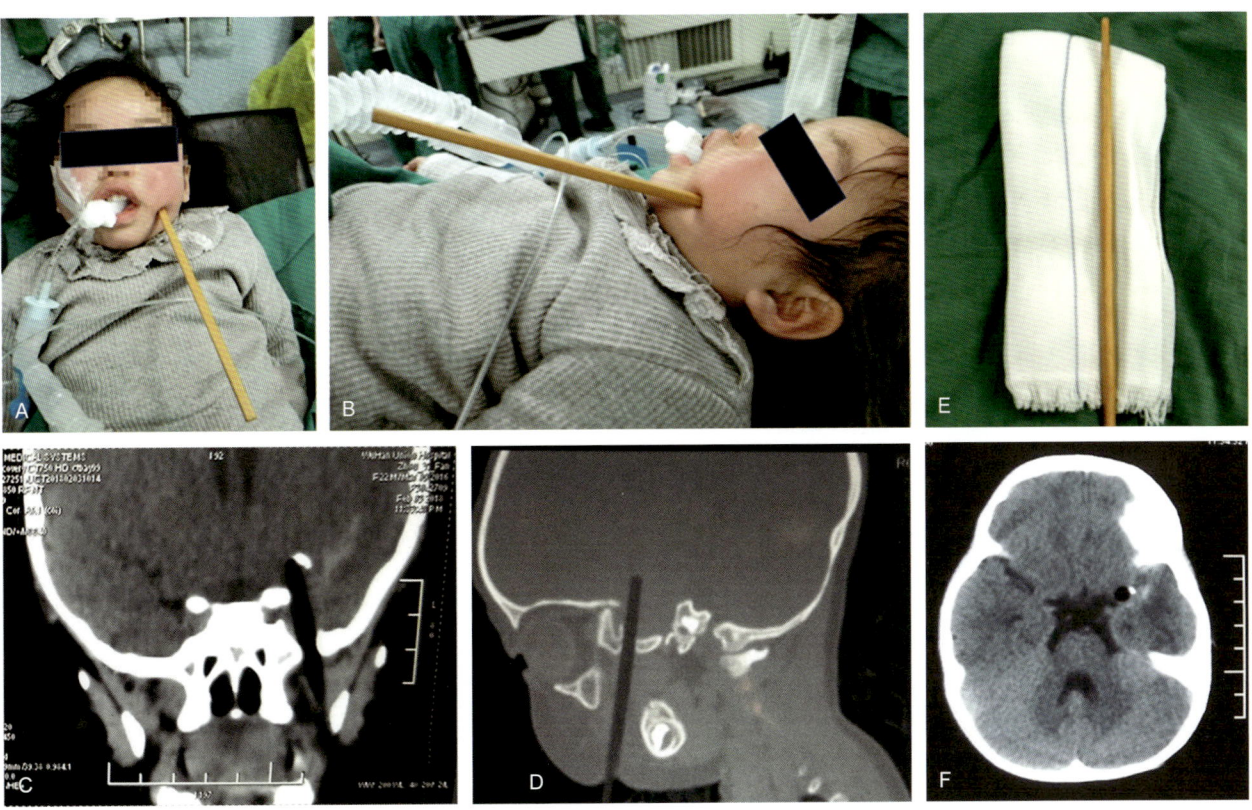

图 21-1-15　A~F. 异物位置、术前评估及术后复查

（侯立军　于明琨　韩凯伟）

参考文献

[1] 章翔, 易声禹, 刘卫平, 等. 火器性颅脑穿透伤的临床研究[J]. 第四军医大学学报, 1995, 16(5): 333-337.

[2] Chen JG, Han KW, Zhang DF, et al. Presurgical planning for supratentorial lesions with free Slicer software and Sina app[J]. World Neurosurg, 2017, 106: 193-197.

[3] Gabikian P, Chowdhary AM, Kott B, et al. Isolated superior orbital fissure syndrome resulting from gunshot wound to the head[J]. Curr Probl Diagn Radiol, 2012, 41: 112-113.

[4] Han KW, Zhang DF, Chen JG, et al. Presurgical visualization of the neurovascular relationship in trigeminal neuralgia with 3D modeling using free Slicer software[J]. Acta Neurochir (Wien), 2016, 158: 2195-2201.

[5] Li Z, Chen J, Qu X, et al. Management of a steel bar injury penetrating the head and neck: a case report and review of the literature[J]. World Neurosurg, 2019, 123: 168-173.

[6] Petridis AK, Doukas A, Barth H, et al. Transorbital impalement injury with massive intracranial lesion not detected by cranial CT scan[J]. Clin Neuroradiol, 2011, 21: 167-170.

[7] Sanli AM, Kertmen H, Yilmaz ER, et al. A retained wood penetrating the superior orbital fissure in a neurologically intact child[J]. Turkish Neurosurgery, 2012, 22 (3): 393-397.

[8] Zhang D, Chen J, Han K, et al. Management of penetrating skull base injury: a single institutional experience and review of the literature[J]. Biomed Res Int, 2017, 2838167.

第二十二章
脑脊液漏的外科治疗
Surgical Treatment of Cerebrospinal Fluid Leakage

第一节 内镜下经鼻脑脊液漏修补术

一、概述

脑脊液鼻漏（cerebrospinal fluid rhinorrhoea）是由于蛛网膜、硬脑膜、骨性颅底等结构的破坏，脑脊液自破损的蛛网膜、硬脑膜和颅底骨质流入鼻腔或鼻窦，再自前、后鼻孔或鼻咽部流出。造成脑脊液漏的原因很多，通常分为创伤性和非创伤性。创伤性脑脊液漏较为常见，如颅底骨折致脑脊液漏，约占脑脊液鼻漏的90%。医源性操作也可引起脑脊液漏，如继发于经鼻内镜手术。非创伤性原因包括自发性或先天性脑脊液漏，以及颅内或颅底肿瘤侵蚀引起的脑脊液漏。大多数创伤性脑脊液漏病例可以通过保守治疗痊愈，但保守治疗无效仍然发生持续脑脊液漏的病例通常需要手术。手术的目的是修补漏口，预防脑脊液漏进展为难治的颅内感染。

近些年来，脑脊液鼻漏的修复技术发展迅速，在内镜出现之前，主要采用开颅术进行修复，但并发症相对较高，如嗅觉缺失、颅内出血或水肿、癫痫、记忆缺陷和行为障碍等。1981年，Wigand和Hosemann第一次报道了使用内镜方法修复脑脊液漏的病例。自此以后，陆续有案例报告了应用各种内镜修复方法和材料修补脑脊液漏。对于自发性脑脊液漏，随着内镜技术的发展，目前的初次手术闭合率已经从20世纪80年代的70%~80%提高到超过90%。因此，脑脊液漏的内镜修补术已开始取代传统的开颅技术。内镜下颅底手术期间发生的医源性高流量脑脊液漏的闭合率已从早期的20%~70%提高到最近的低于5%。应用经鼻内镜技术修补脑脊液漏，相比于开颅手术，具有微创、精准、并发症少、成功率高等优势，可以降低发病率，缩短住院时间，使患者更快重返工作岗位，从而降低直接的住院成本和间接社会成本，目前已逐步成为脑脊液修补的首选治疗方式。而经颅修补术目前主要用于面积广泛的颅骨缺损、多发筛骨骨折、累及额窦后壁以及颅内占位性病变导致的脑脊液患者；也适用于经内镜多次修补后无效、复发或者无法再次接受内镜治疗的病例等。

二、解剖

颅前窝底由额骨、筛骨和蝶骨组成，内侧部分从前至后为鸡冠、筛板和蝶骨平台。额窦位于额骨的内板和外板之间，内板构成了额窦的后侧壁，为颅前窝的一部分，筛窦由鸡冠、筛板、垂直板和迷路气房组成，分为前组和后组筛窦。筛板极为菲薄，术中如不注意损伤筛板可导致医源性脑脊液鼻漏。

中鼻道位于中鼻甲之下外侧，在鼻腔外侧壁的解剖结构中最为复杂，也是内镜脑脊液鼻漏修补术必须经过的最重要的区域。由前向后的重要结构依次是钩突、半月裂、筛泡内侧壁。

蝶窦源于蝶骨前中颅窝结合处，由蝶骨体、蝶骨大翼、蝶骨小翼和翼外突组成。鼻旁窦均直接与鼻腔相通，与颅底结构毗邻。与脑脊液漏密切相关的解剖部位包括嗅沟、蝶鞍、鞍上池和翼腭窝，神经外科手术导致医源性脑脊液鼻漏的最主要原因即是行经鼻蝶窦入路垂体腺瘤切除术中损伤鞍膈所致，或是扩大经前颅底入路造成高流量脑脊液漏修补不当所致。此外，颅底部脑膜结构与颅骨粘连紧密，也是损伤后发生脑脊液鼻漏的解剖学原因。

过度气化的蝶窦，尤其是气化的外侧隐窝，是最常见发生脑脊液漏的部位。可能原因是：过度向外侧气化的蝶窦，导致蝶骨体顶部变薄。在蝶骨发育过程中，蝶骨的软骨前体如果未发生融合将导致Sternberg管仍然存在，导致脑脊液漏或脑膜脑膨出。

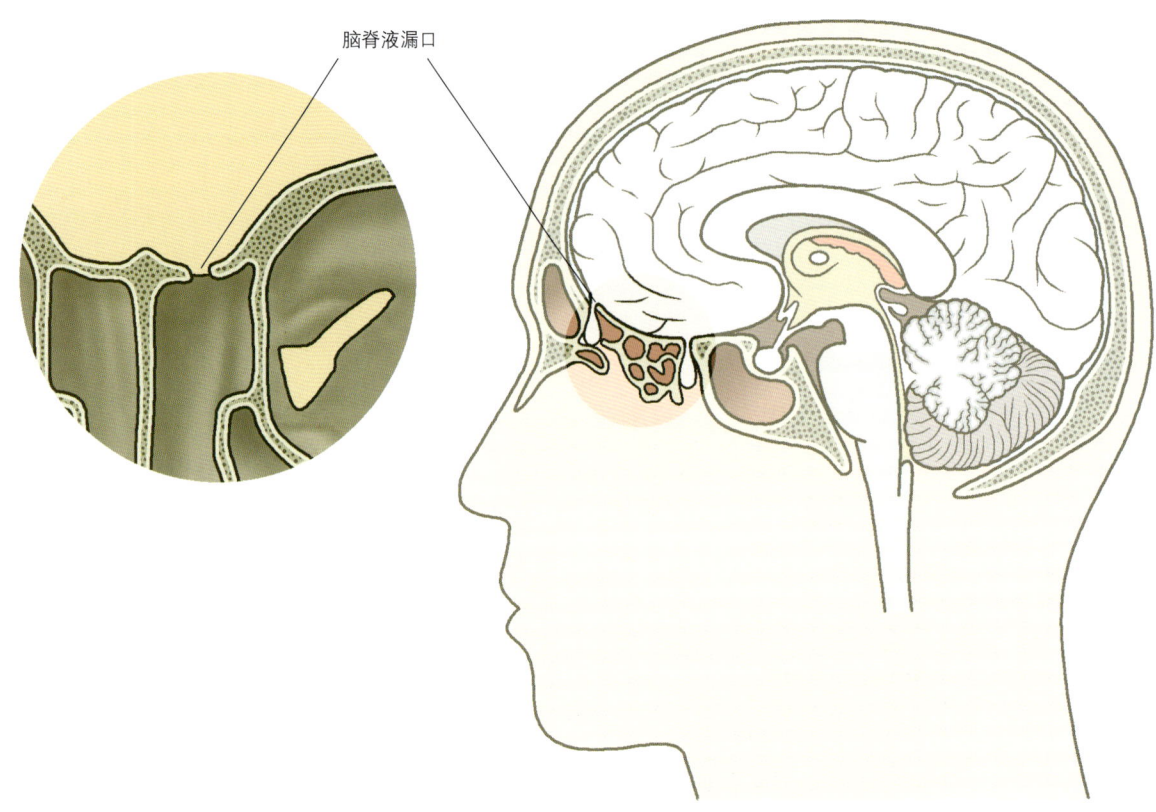

图 22-1-1　颅底的矢状位图，显示可能的颅底缺损位置和脑膨出的形成

三、诊断和分类

脑脊液鼻漏的诊断是临床和放射学的结合。可以通过对鼻腔内分泌物进行脑脊液标志物分析来确定清鼻腔引流液中是否存在脑脊液，如β2-转铁蛋白检测、脑脊液葡萄糖定量分析等。

泄漏部位的定位可通过多种影像学检查手段，主要包括CT扫描和MRI。医源性脑脊液漏可能在内镜下经鼻手术期间或围手术期内发生，漏的部位通常发生在筛窦筛板和蝶窦，创伤性脑脊液漏的部位通常发生在额窦或筛板。不同原因导致的脑脊液漏的处理方式都基于对其发生原因进行针对性治疗。自发性脑脊液漏通常与脑膨出形成有关。颅内压升高可能通过先前存在的先天性颅底缺陷引起脑膨出，或者可能导致颅底骨质吸收，从而导致缺损（图22-1-1）。创伤性脑脊液漏可分为医源性和非医源性脑脊液漏。医源性脑脊液漏最常发生在经蝶骨垂体肿瘤切除术期间（发生率约为0.5%～15%）。它们也经常发生在听神经瘤手术（发病率约为7%～11%）和其他累及颞骨的手术期间。在内镜下鼻窦手术造成脑脊液漏的最常见部位是筛板和后组筛窦的顶部（图22-1-2）。创伤性脑脊液漏通常由意外创伤引起，约2%～4%的急性颅脑损伤会导致脑脊液漏。70%的病例可以通过保守观察或腰大池引流自发缓解，然而，如果漏液在1～2周内未消退，应考虑修复，以预防脑膜炎。颅

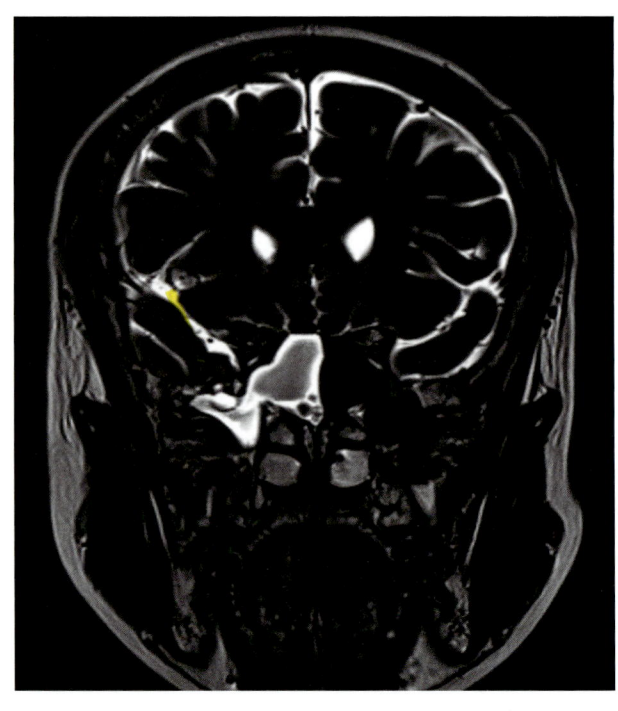

图 22-1-2　自发性脑脊液漏，瘘口位于颅底骨质（箭头所示）

内肿瘤也可能导致脑脊液漏。肿瘤生长可能阻碍脑脊液的重吸收，导致颅内压增高造成泄漏；或者，颅内或颅外肿瘤的沟通性生长可能直接侵蚀颅底，造成脑脊液漏。

四、临床表现

脑脊液漏最常见的临床表现是鼻腔内会间断或持续性流出清亮水样液体，低头、打喷嚏或导致颅内压升高的动作会造成鼻腔流出的液体量增多。脑脊液流出转多时会造成低颅压头痛。

（一）脑脊液漏的分级

从某种程度而言，脑脊液漏的程度是指导和选择内镜修补方式的重要依据。Esposito 等于 2007 年详细介绍了基于脑脊液漏程度的不同修补策略，对脑脊液漏程度进行了简单评级，如表 22-1-1 所示。

表 22-1-1　**脑脊液漏程度分级**

脑脊液漏分级	脑脊液漏程度
0 级	通过 Valsalva 动作确认，无脑脊液漏
1 级	通过 Valsalva 动作确认的小型"滴漏"型脑脊液漏，无明显或仅小鞍膈缺损
2 级	中度脑脊液漏，存在明显鞍膈缺损
3 级	高流量脑脊液漏，通常由扩大经蝶入路切除术中蛛网膜下隙或第三脑室开放造成

（二）定位

脑脊液渗漏的术前和术中定位是成功修复的重要前提。术前需要进行定位以便明确漏口位置和漏口周边的重要神经血管结构。定位方法有多种选择，如高分辨率 CT（HRCT）、CT 造影、MRI、MRI 脑室造影和放射性核素造影等。冠状位、矢状位和水平位 HRCT 常用于确定漏口位置，能够发现毫米大小的颅底缺陷。MRI T2 加权像可被用于检测蛛网膜下腔和鼻旁窦之间连通的高信号强度液体或进入鼻窦的脑膨出。导航系统的 CT-MRI 融合技术可以合并两者优势，能够更加清晰准确地显示漏口及其周围的情况。放射性核素脑池成像是低流量间歇性脑脊液漏的理想选择，其主要缺点是与 CT 和 MRI 相比空间分辨率较差。

术中漏口的定位可以使用鞘内注射荧光造影剂。可在术中进行腰椎穿刺，放置腰椎引流管，取出 10 mL 脑脊液，并与荧光造影剂混合。鞘内荧光素注射是检测术中脑脊液渗漏的理想工具，也可高度预测术后脑脊液渗漏的发生情况。

五、治疗

脑脊液漏的解剖定位、骨缺损的实际情况和漏的流量，决定了治疗策略的选择。部分病例通过保守治疗即可愈合，但有些情况只能通过手术治疗。手术修补脑脊液鼻漏的目标在于重建颅底，重新建立颅腔与鼻旁窦之间的屏障。迄今为止，已经有较多的文献和研究描述了用于内镜修复的各种技术和材料，包括局部移植物（骨、鼻中隔黏膜、鼻甲瓣、旋转皮瓣）、其他自体移植物（如腹部脂肪或阔筋膜），以及非自体移植物（如硬脑膜补片或胶水等），但并非存在广适的最佳材料或技术，每一个病例的治疗需选择个体化的最合适的方案。

（一）手术步骤

1. 体位及术前准备

麻醉后，取仰卧位，应用 Mayfield 头架固定头部，配置导航图像导引以协助术中定位缺损部位。头部向术者轻度旋转 10°，屈伸的角度可以根据漏口的位置进行调整。术中主要使用 0° 硬镜，根据漏口的位置不同，可以选择 30° 或 45° 的内镜。

2. 术野暴露

鼻腔用 1% 达克罗宁加 1 : 1 000 肾上腺素棉片充分收敛鼻腔黏膜。根据术前确定的漏口位置，利用不同的手术通道和入路，以便于最佳程度显露漏口。到达术区确认漏口后，需清除漏口周边的肉芽和坏死组织，但应尽量避免不必要的漏口扩大。

筛板和筛窦前部缺损的暴露可以直接通过鼻内侧入路或经筛窦入路。为了扩大手术视野可以切除筛窦前后部，如有必要可以切除中鼻甲。蝶窦中间部的缺损可以通过经鼻或经筛窦入路充分暴露。经鼻入路时，可以经单侧或双侧上鼻道内的蝶窦口到达蝶窦。经筛窦入路需扩大切除筛窦前后部，以便能扩大切除蝶窦。蝶窦外侧部漏口修补是手术治疗的难点，根据蝶窦外侧部气化的程度，可采用经鼻、经筛窦和扩大经翼突入路，应注意避免损伤颈内动脉、视神经管等结构。随着内镜器械和技术的发展，部分额窦脑脊液漏也可经内镜手术修补。但是漏口如果过高或偏外，开颅手术修补可能更为容易。

3. 漏口位置的确定和准备

准确地定位漏口是手术成功的关键。手术方案的设计取决于术前影像学资料提供漏口的位置，同时也需要术中影像技术的辅助。目前，术中常用于确定漏

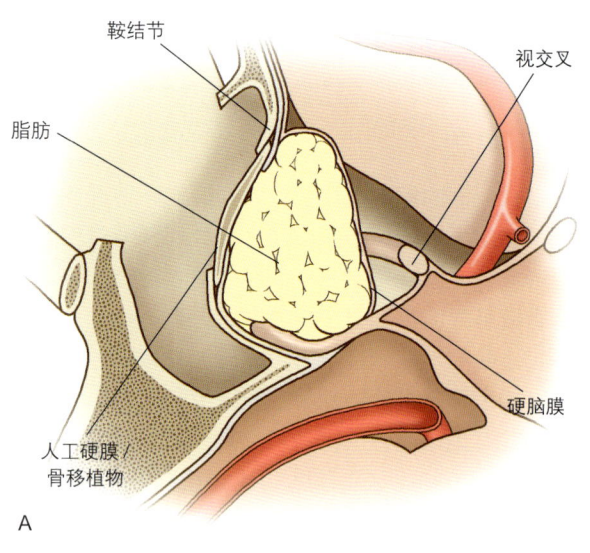
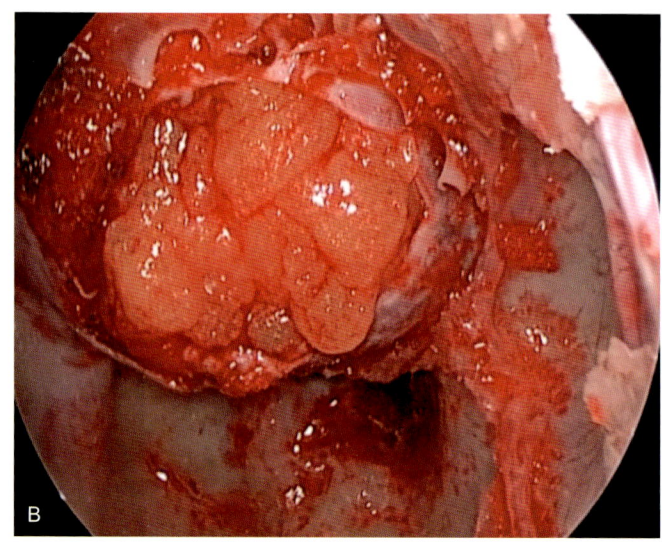

图22-1-3　鞍底多层重建。A.示意图。B.实景图

口的方法包括鞘内注射荧光素和进行Valsalva动作。漏口位置确定后，需切除漏口周围的黏膜和没有活力的骨性组织，形成新鲜的创面，便于移植物生长和存活。如果同时合并有脑膜脑膨出，需要切除或还纳。疝入鼻腔内的脑组织，一般认为已失去功能，应该切除。疝出的组织可以经双极电凝，使其缩小，最终还纳入颅腔。

4. 颅底重建

颅底重建是修补术的最后一步。目前有很多的重建技术，但具体重建技术的选择，需根据脑脊液漏的原因、漏口和脑脊液流量大小、位置等具体情况而定。常用于的修补材料有游离移植物和带蒂鼻黏膜瓣。游离移植物包括自身的阔筋膜、鼻甲、鼻中隔黏膜及异体移植物。带蒂皮瓣是将具有完整血管和血供的皮瓣翻转到接受颅底重建的部位。

脑脊液漏不同Esposito分级的修补策略如下。

（1）1级：较小的低压、低流量漏口，用腹前壁游离脂肪封闭漏口，外面喷涂生物胶。

（2）2级：建议进行鞍底多层重建（图22-1-3）。如有残腔可用止血材料或自体脂肪填塞，将稍大于漏口的阔筋膜片覆盖漏口，外以合适的骨片或人工替代硬质材料封堵骨窗以达到边缘密封效果，外面使用组织生物胶水封闭以加强修复效果。

（3）3级：建议多层重建联合带蒂组织瓣的修补方式。一般可采用硬膜下脂肪填塞，硬膜外阔筋膜，最后鼻中隔黏膜瓣等材料修补漏口的颅底重建模式。自体脂肪组织用于填充硬膜下残腔，嵌顿于硬膜缺损内口，使高流量脑脊液漏转为低流量。自体阔筋膜组织坚韧、易塑形、不易萎缩变形，用于封堵硬脑膜缺损。而鼻中隔黏膜瓣则血供丰富，可以根据缺损部位和大小进行设计。血运状态良好的黏膜瓣容易生长，促使漏口闭合。

（二）多层重建技术

多层重建技术是颅底脑脊液漏修补的重要基本技术（图22-1-4）。小面积硬膜缺损的多层修复通

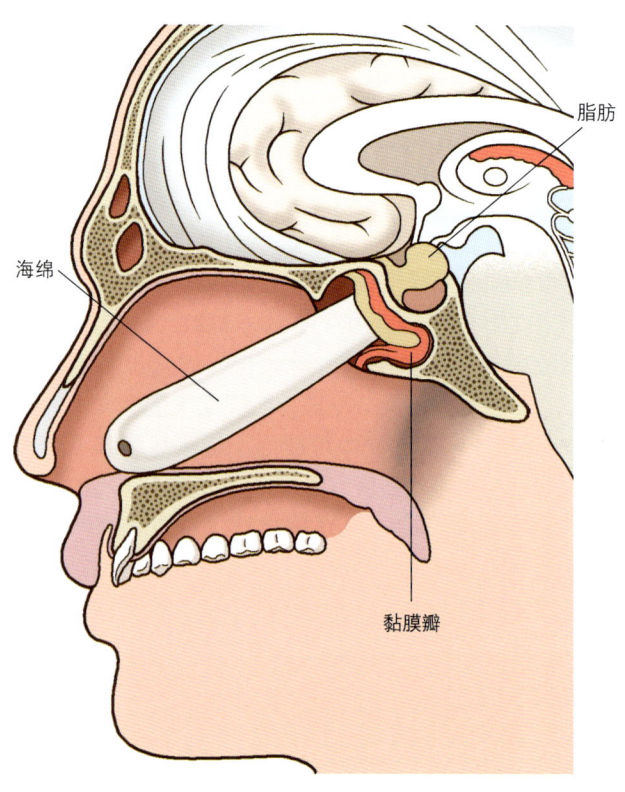

图22-1-4　鞍底多层重建技术示意图

常使用一块自体移植物（筋膜或脂肪组织移植）。需要注意的是，采用过大的脂肪组织封堵漏口极易因其中央组织缺血而发生坏死、液化，因此，制备首层自体脂肪组织时应以薄片为宜，否则易压迫重要神经血管。

（三）垫片密封技术（gasket closure technique）

垫片密封技术适合硬膜缺损较小的脑脊液漏修补。首先用超过缺损范围面积的人工硬膜或筋膜覆盖骨缺损，然后再置入硬质植入物，嵌塞在缺损部位，为缺损提供硬质支撑。鞍上空间或肿瘤腔可用少量脂肪来填充，但要避免压迫视神经。修补完后可使用Valsava动作检查是否还存在明显的脑脊液渗漏，然后将鼻中隔黏膜瓣覆于缺损部位，使之可以与周围的颅底骨质快速生长融合，随后用纤维蛋白胶固定。

（四）浴缸塞技术（bath plug closure technique）

如果漏孔直径超过5mm，估计颅内压力可能在术后对修补的组织产生较大压力，导致修补失败，则可以选择"浴缸塞"封闭的方法（图22-1-5）。首先用数块带筋膜和预留线的脂肪块通过"放风筝"的方法置入缺损上方的颅内蛛网膜下腔，然后收紧预留线，将这些小的脂肪块组合成一个相对较大的"浴缸塞"，将之下拉并与硬膜缺损部位之外的带筋膜脂肪块拉紧打结，嵌塞在缺损部位，形成坚固可靠的修补。

（五）黏膜瓣修补技术

大于2cm的缺损应使用血管化皮瓣进行重建，其中鼻中隔皮瓣是首选方法（图22-1-6）。额窦及筛窦区的漏口一般采用中鼻甲黏膜瓣组织进行加固，蝶窦及蝶鞍区的漏口常采用鼻中隔黏膜瓣组织进行加固。当黏膜瓣准备应用于颅底表面时，应检查黏膜瓣的基底，以确保没有旋转和扭结，造成血运欠佳，影响黏膜瓣存活。黏膜瓣的黏膜侧应面向外部，反之会造成术后黏液瘤形成。

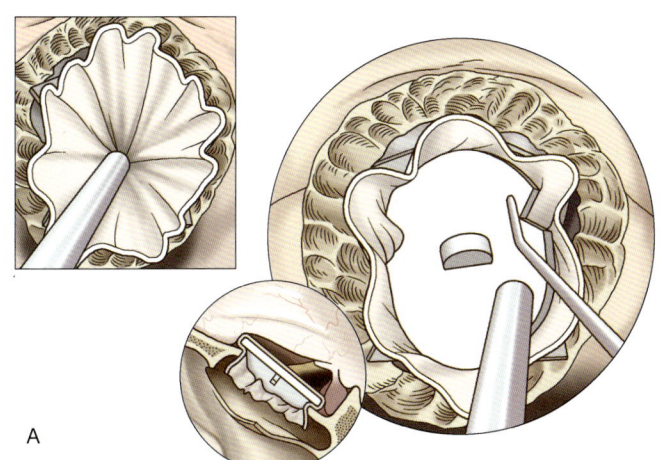
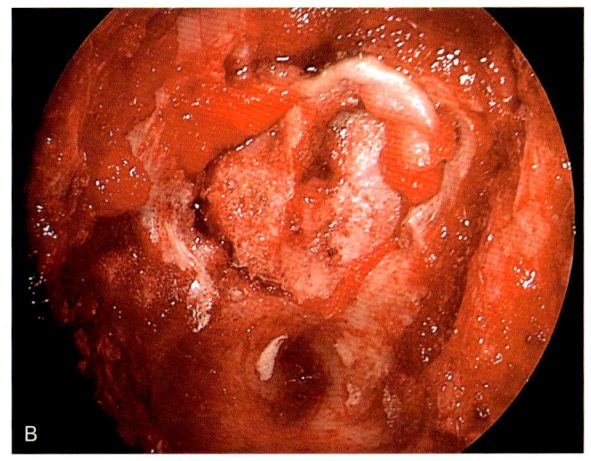

图22-1-5 **浴缸塞技术**。A.示意图。B.实景图

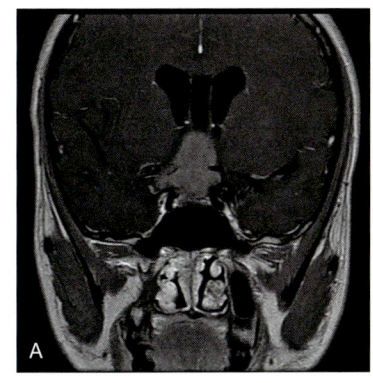
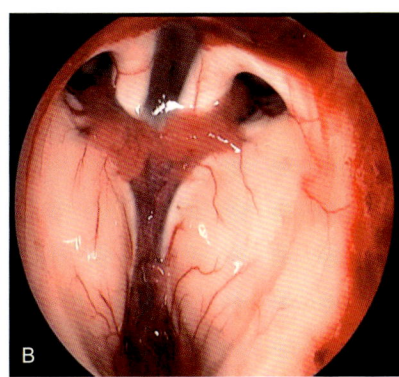
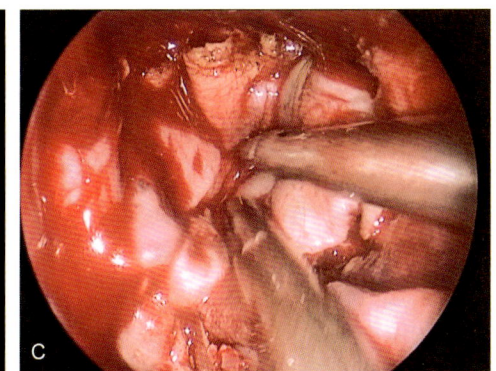

图22-1-6 A～C.**黏膜瓣修补技术**

(六)术后处理

所有患者床头抬高至30°,笔者一般在术前对所有接受脑脊液漏修补术的患者以及所有可能出现术中脑脊液漏的颅底肿瘤患者进行腰大池引流。术后可继续放置腰椎引流管3天以促进漏口闭合,术后常规卧床7天,在接下来的2周内应避免擤鼻涕、剧烈打喷嚏,保持大便通畅。必要时可静滴甘露醇降颅内压,预防性应用抗生素,并要观察有无头痛及恶心、呕吐等颅内出血性并发症,有无视力下降等情况。术后1~2周拔出鼻腔碘仿纱条填塞物,鼻腔内填塞的止血材料可在术后4周做一次鼻腔清理。

综上所述,在过去几十年中,脑脊液漏的内镜鼻漏修补术得到了迅速的进展,内镜修补脑脊液漏的安全性和有效性显著提高,并从某种程度上逐渐取代了传统的开颅手术修补方法。根据脑脊液漏发生的部位、类型、流量合理使采用个体化内镜修补方案,可提高手术的成功率,可以减少颅内感染等并发症的发生率,使患者尽快回归正常工作生活。

(蒋磊 严勇)

参考文献

[1] 廖建春.鼻内窥镜下脑脊液鼻漏修补术的应用解剖与临床[J].解剖与临床,2013,18(4):349-352.

[2] 孟肖利,万经海.内镜颅底肿瘤切除术中高流量脑脊液鼻漏修补失败原因及处理[J].中国现代神经疾病杂志,2019,19(4):7.

[3] Felice E, Dusick JR, Nasrin F, et al. Graded repair of cranial base defects and cerebrospinal fluid leaks in transsphenoidal surgery[J]. Oper Neurosurg (Hagerstown), 2007 Apr, 60(4 Suppl 2): 295-303; discussion 303-304.

[4] Hadad G, Bassagasteguy L, Carrau RL, et al. A novel reconstructive technique after endoscopic expanded endonasal approaches: vascular pedicle nasoseptal flap[J]. First published: 02 January 2009.

[5] Psaltis AJ, Schlosser RJ, Banks CA, et al. A systematic review of the endoscopic repair of cerebrospinal fluid leaks[J]. Otolaryngol Head Neck Surg, 2012, 147(2): 196-203.

[6] Schick B, Ibing R, Brors D, et al. Long-term study of endonasal duraplasty and review of the literature[J]. Ann Otol Rhinol Laryngol, 2001 Feb, 110(2): 142-147.

第二节 经颅脑脊液漏修补术

经颅脑脊液漏修补术绝大多数是针对前颅底和部分中颅底的颅底缺损和脑脊液漏。近年来,随着经鼻内镜技术(EES)的快速发展,越来越多的颅底脑脊液漏都通过内镜方式进行修补和颅底重建。内镜的优势是显而易见的,包括相对微创,以及大多数情况下不需要在体表另做切口。虽然如此,经颅脑脊液漏修补术作为一种传统的颅底修复技术,仍然有其重要价值。

尽管目前内镜技术已经允许修复从额窦到颅颈交界区域的颅底缺损,但最容易达到并被大多数神经外科医生所熟悉的,还是其对颅底中间区域的显露和修补,包括蝶鞍、蝶骨平台、筛板以及中上斜坡。对于额窦和前组筛窦,EES显露相对困难,并且存在嗅觉损伤的风险。与之相比,经颅前颅底修补技术,可以很容易显露出额窦和前组筛窦的缺损,并利用颅底重建技术对其进行修补。在这方面,经颅脑脊液漏修补技术,与经鼻内镜技术,两者之间可以互补。其次,对于某些复杂的、大型的前颅底缺损,经颅修补仍然有其优势。这些适应证包括:广泛侵犯额骨和前颅底的鼻窦鼻腔恶性肿瘤;合并其他颅面部损伤的修复手术;曾接受局部放射治疗,鼻腔内缺乏活性好的黏膜组织;以及曾接受经鼻腔修补而失败的患者。对这些病变,经颅手术由于其开放性,容易获得较大面积的有活性的带蒂骨膜或肌肉组织,并且方便与其他修补技术(如带血管蒂游离组织瓣移植手术)相结合,因而体现出其优势。

同所有颅底重建技术一样,经颅脑脊液漏修补手术的最终目的,是实现两个目标:一是建立可靠的水密性的屏障,将颅腔和外部(如鼻窦和鼻腔)隔绝;二是消除颅底组织缺损的死腔,最大限度地恢复患者外观,并保留其功能。达成这两个目标的必要性是十分明显的,持续的脑脊液漏可以导致继发性颅内感染,或造成张力性气颅,严重时可以危及患者生命。颅底死腔的存在,可以造成局部感染,或者颅腔内容物的疝出。为实现这两个目标，现已发展出一系列的颅底重建或修复技术。可以利用的材料包括人工硬膜或游离自体组织（脂肪、骨膜、筋膜、肌片），局部带蒂骨膜瓣、筋膜瓣或肌肉瓣，或异位带血管蒂游离组织瓣。利用这些材料发展出的颅底修复技术，形成了阶梯式的修补方案，根据具体情况，采用一种或几种方案结合的方式，达成脑脊液漏修补的目标。正因如此，术前对漏口的仔细评估，以及详细的术前计划，对保证修补成功至关重要。

一、解剖

了解缺损部位的解剖，是实现有效修补的基础。经颅手术涉及的前、中颅底解剖，主要是从上方视角。颅前窝主要由额骨、筛骨和蝶骨共同组成，通过菲薄的骨质将颅腔与鼻腔和眶腔分隔。某些部位的骨质可能非常菲薄，例如筛板和眶顶的骨质。由于筛板菲薄并直接与筛窦、鼻腔相通，因此，自发性或轻微外伤后的脑脊液漏，往往发生于该处。额骨构成额窦的后壁和眶顶，筛骨的顶壁和筛板构成颅前窝底的中部，蝶骨平台及两侧的前床突构成颅前窝底的后部（图 22-2-1）。向后，涉及颅中、后窝的一些结构，包括鞍窝、鞍结节、后床突和斜坡等。蝶骨和小部分枕骨参与其构成。

前、中颅底涉及一些神经血管结构。额骨和鸡冠之间的盲孔，有鼻顶的静脉穿行并引流进入上矢状窦。筛顶和筛板处，有嗅丝穿过，汇入嗅球（图 22-2-2）。嗅球位于筛板上方，与嗅神经相连。在嗅神经的下方、筛顶骨板深部，有筛前动脉和筛后动脉横向走行，穿过眶纸板（眼眶内侧壁）和眶顶移行处，进入眶腔。在外侧，眼眶内容物通过视神经管、眶上裂和眶下裂与颅内相通，相应的结构内有视神经、动眼神经、滑车神经、展神经、眼神经（三叉神经第一支），以及眼动脉和一些静脉走行。上述神经血管结构，向后向内汇聚至前床突附近。在前床突的内下方，视神经与视交叉相连，眼动脉汇入颈内动脉；而在其外下方，眶上裂内的神经进入海绵窦，行于其外侧壁夹层内（CN Ⅲ、Ⅳ、V_1）或其中（CN Ⅵ），同时，眶上裂的静脉也汇入海绵窦。再向后，鞍窝内主要容纳垂体腺，后者通过垂体柄与下丘脑相连。在垂体周围的环池（cisterna ambiens）内，有颅底动脉组成的 Willis 动脉环。

二、影响修补的因素

影响修补是否成功的因素是多方面的，但主要包括漏口本身的因素和患者的因素。当然，医生在处理相应问题方面的经验，也是决定手术效果的重要方面。

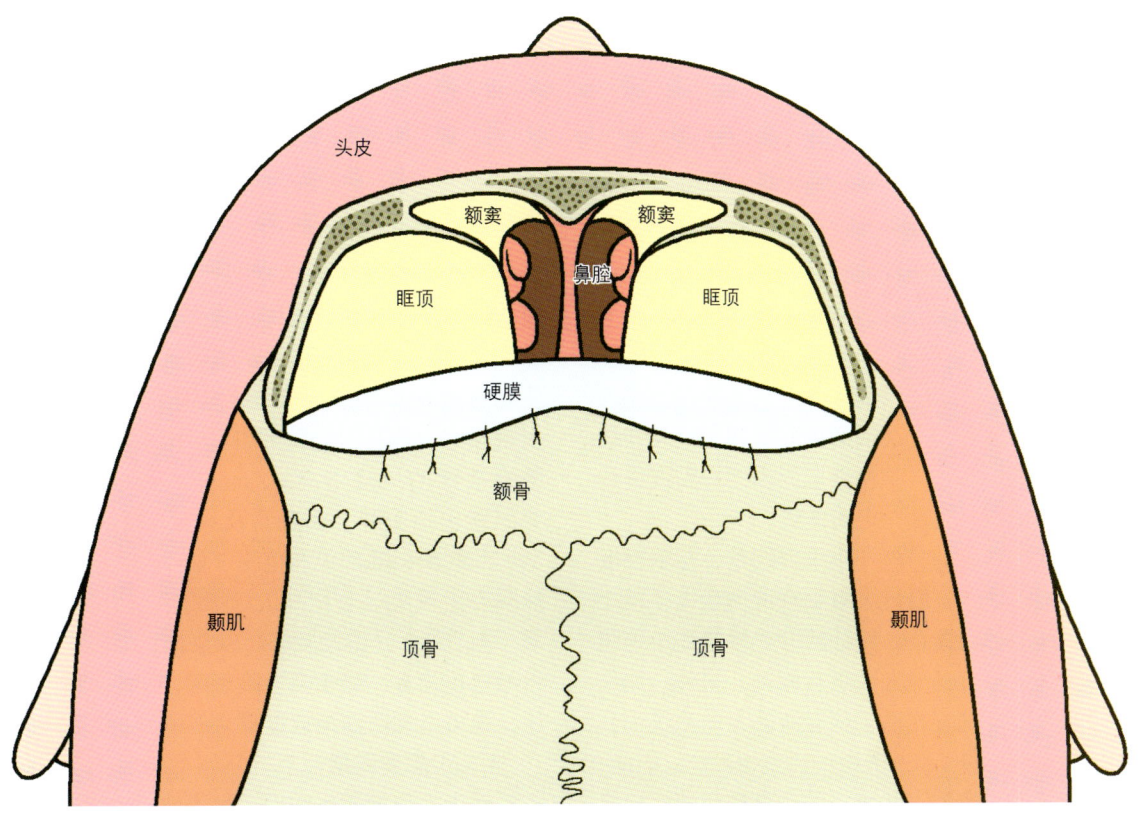

图 22-2-1　上方视角的前额底解剖（硬膜外）

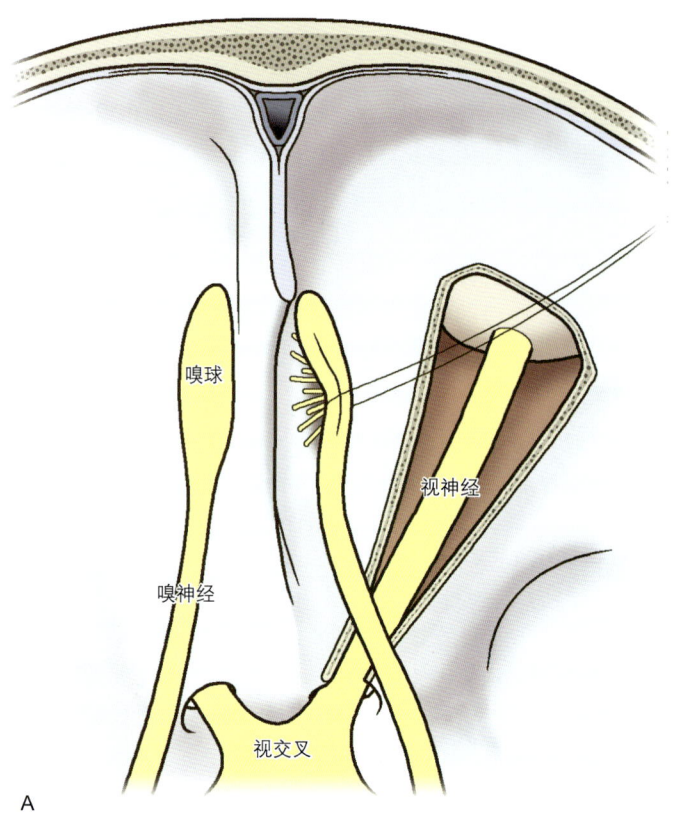 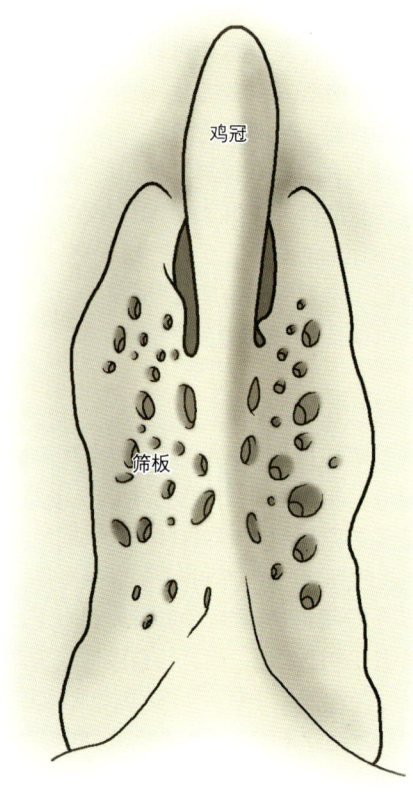

图 22-2-2 上方视角的前额底解剖。A. 硬膜下。B. 筛顶

（一）漏口本身的因素

颅底缺损的大小和位置，是决定手术入路（经鼻或者经颅）和修补方式的最重要的因素。如前所述，通常而言，额窦和前筛窦的缺损，用经颅方式修补较为方便，而对于后组筛窦、蝶骨平台、鞍结节或中上斜坡的漏，内镜方式修补较为方便。当颅底缺损处有较大的组织空缺时，如果没有有效地消除死腔，术后可以发生颅内容物疝出，或造成修补物破裂再次发生脑脊液漏。在这种情况下，需要采取足够体积的活性组织，进行有效的填塞，以消除死腔，并提供足够的颅底承托。对于大型的复杂性的颅底缺损，经颅开放手术可以在直视下进行，方便获取周围组织瓣或进行异位自体组织移植，具有一定的优势。

决定修补成功率的另外一个重要因素，是脑脊液漏的流量。一般而言，漏口大者脑脊液流量大，反之亦然。因此，需要用缝合、修补的方式尽量缩小硬膜缺口的面积，再结合其他方式进行修补。另外，如果漏口与蛛网膜池或脑室相通，脑脊液漏出的流量也会增加，术后脑脊液漏或修补失败的比例也较高。因此，对于手术造成脑池或脑室开放，并且直接与颅底缺损部位相通者，需要采取更为妥当的方式进行颅底重建。

漏口周围的组织条件，也对修补成功率有重要影响。需要将漏口周围的无活性组织彻底清除，暴露出新鲜的组织创面，以便组织再生，促进修复过程。尤其是存在局部感染时，需要将窦道彻底切除，并完全清除感染组织，以防术后再次出现感染，造成修复失败。

颅内压力，也是决定修复效果的一个因素。当存在颅内高压或脑积水时，会增加颅内外的压力差，导致脑脊液渗出增加。因此，对这部分病例，可以采用腰大池引流、脑室外引流的方法，减少颅内压力，必要时可行永久性的分流手术（如脑室腹腔分流、腰大池腹腔分流）。另外，某些因素可以导致患者术后脑脊液漏的风险增高。Zanation 等的研究发现，这些因素包括肥胖、病变累及或者需要开放脑池或脑室、颅底缺损的部位和范围（如前颅底缺损术后脑脊液漏发生风险显著增高）、库欣病、促肾上腺皮质激素（ACTH）分泌性肿瘤，以及缺乏血管活性组织进行颅底重建者。对于高风险患者，即使不存在颅内高压，也可以预防性地放置腰大池引流。

（二）患者因素

对于大型的颅底缺损，患者的一般情况，包括年龄、营养状态、是否合并颅内感染等，可能对术后的创面愈合有一定的影响。此外，术区曾经接受过放射治疗，可能会影响组织瓣的血供和愈合能力。多次手术可能会造成局部瘢痕组织增生，可利用的正常筋膜、骨膜或肌肉缺失。多次的漏修补失败，可能存在一些没有有效解决的问题，例如漏口没有完全显露、覆盖，颅底缺少承托，颅外存在死腔，或存在显著的颅内高压。这些问题如果没有得到重视并有效解决，均可能会影响修补手术的效果。

三、修补材料的选择

经颅手术的修补材料与经鼻内镜手术的类似，除了没有鼻腔黏膜组织。这些修补材料可以是人工材料，也可以是自体材料；可以是游离组织，也可以是含有血管蒂的组织瓣；可以是局部转位，也可以是异位移植。一般来说，游离的、非血管化的组织，适合小的低流量的漏修补；带蒂的血管化的组织瓣，适合大的高流量漏修补；当组织缺损很大时，可能需要用到异位带血管蒂组织移植。在实际应用时，通常根据需要，选择一种或多种方式进行脑脊液漏修补和颅底重建。

1. 人工或自体游离移植物

人工移植物主要指人工硬脑膜。颅底缺损，一般首选胶原蛋白成分的人工硬膜。这种硬膜具有一定的隔水性，但无法与硬膜缘缝合。另外一种动物源性的纤维结缔组织硬膜，可以与周围硬膜缝合，适合位置较浅的硬膜缺口封闭。此外，还可以利用自体组织。骨膜或筋膜柔韧性好，可以与周围硬膜直接缝合，如果漏口相对表浅，是非常好的修补材料。脂肪组织也是一种常用的自体移植物，取材方便，局部再生能力强，具有疏水性，非常适合脑脊液漏口的封堵。肌肉组织块，有时也可以替代脂肪组织或筋膜，作为小的漏口的修补材料。

2. 带蒂组织瓣

经颅手术多采取冠状切口，开放手术的优势之一，是方便利用术野内的骨膜、筋膜或肌肉形成局部组织瓣。如果骨膜保留完整，未受肿瘤侵犯，那么就可以利用双侧颞上线之间的广大区域，以双侧额底的眶上动脉、滑车上动脉为供血动脉，形成一个面积很大的骨膜瓣（图22-2-3）。在实际病例中，根据具体缺损的位置和面积，可以对该骨膜瓣做适当的裁剪。必要时，还可以向切口后方分离，获取距离蒂部更长的骨膜瓣。筋膜瓣主要来自颞肌浅筋膜或深筋膜，浅筋膜应用更多。制作时，可以根据需要的面积，在颞肌表面剥离筋膜组织，但需注意保留筋膜在靠近颧弓的蒂部的完整。此外，还可以利用颞肌制作

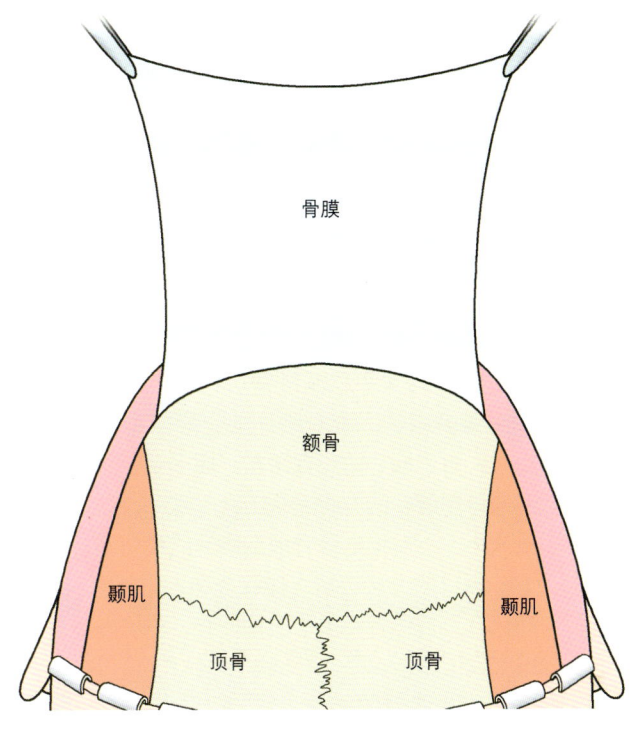

图22-2-3　额部骨膜瓣

带蒂肌肉组织瓣，可以根据缺损的位置，制作条状的颞肌组织瓣，并注意在颧弓附近保留其蒂部。

3. 带血管蒂游离组织瓣

当缺损组织体积很大，例如有些恶性肿瘤，在侵犯颅底的同时，可侵犯眶内容物，有时需要将一侧眼球和眶内容物完全切除。这时，将留下巨大的组织缺损。为了消除死腔，有时需要从其他部位移植移位组织。为了保证移植组织存活，需要选择带有血管蒂的组织瓣。常用的供体来源包括前臂桡侧、大腿前外侧、腹直肌和背阔肌、肩胛骨尖端、小腿外侧。前臂桡侧游离组织瓣是基于桡动脉和桡静脉的筋膜-皮肤瓣，柔韧性好，具有一个长的血管蒂。大腿前外侧瓣由旋股外侧动脉供血，可以提供大量软组织，血管蒂也较长。腹直肌皮瓣以腹壁下动脉和静脉为蒂，可以提供一个大的桨状肌皮组织。背阔肌皮瓣也是一种肌皮瓣，由胸背动脉供血。肩胛尖端组织瓣可为某些颅底缺损修复提供骨骼，其供血动脉来自旋肩胛动脉的一个分支。小腿的腓骨肌皮瓣也是一种可以带有骨骼成分的组织瓣，而且可以根据需要选择截取腓骨组织的多少。

四、修补方式

经颅脑脊液漏修补可以单独使用，也可以配合内镜使用。

（一）单纯经颅漏修补

单纯经颅脑脊液漏修补术包括以下技术要点。

1. 窦道切除

在存在较长时间的脑脊液漏的情况下，由于机体的自身修复过程，局部多已形成了瘢痕组织形成的窦道。该窦道可能影响愈合，或者造成继发感染。因此，需要将窦道壁尽量切除，直至正常组织边界，以促进后期愈合。

2. 闭合或缩小硬膜缺口

脑脊液漏口的大小和流量密切相关，如果能做到水密缝合硬膜开口，无疑对治疗脑脊液漏是非常有利的。但有时，由于漏口的位置深，周围硬膜菲薄，无法做到将漏口用缝合的方式完全闭合。这时，如果可以将其尽量缩小，也对提高脑脊液漏修补的成功率有很大帮助。缩小漏口的方法包括直接缝合和人工硬膜/自体骨膜修补缝合。自体骨膜由于柔韧性好，获取方便，术后继发感染发生率低，是修补或缩小漏口的理想材料。

3. 多层夹板式封闭

在漏口无法用缝合的方式闭合时，需要对参与漏口用多夹板的方式进行修补。可用的材料包括胶原蛋白成分的人工硬膜、自体脂肪、骨膜、筋膜或肌肉组织。修补时，首先用嵌入（inlay）的方式在硬膜下平铺一层修补材料，令其面积大于漏口。在颅内压力的作用下，会将材料"压"在漏口上，成为脑脊液漏的第一道屏障。当颅内空腔比较大时，可以用脂肪组织缩小空腔，还可以用"浴缸塞"的方式，将脂肪块从漏口拉出，在漏口处造成嵌顿。这种方法，要比普通的"inlay"更为牢固。颞肌浅筋膜内有少量脂肪组织，可以满足小的漏口封闭要求。但当组织缺损较多时，需要从腹壁或大腿外侧取材。腹壁脂肪层较厚，脂肪储量丰富，是脂肪组织取材的最常用部位。切口多选择脐周或左/右下腹。在皮肤上做一小切口，分离至皮下脂肪层，然后沿圆周分离适当体积的脂肪组织块用于修补。

在第一层屏障做好后，可以在漏口处滴少量的生物蛋白胶，用以加固。然后，用覆盖（onlay）的方式，在硬脑膜表面做第二道屏障。可用的材料包括胶原蛋白型的人工硬膜、脂肪、自体骨膜、筋膜或肌肉组织，形成多层夹板式结构封闭漏口，并用生物蛋白胶加固。

4. 颅底承托

当颅底缺损与其他腔隙（如鼻腔、眼眶）相通时，或硬膜外存在较大的组织空腔时，为保证对颅底修补组织形成有力的承托，避免由于脑搏动或颅内压增高，造成漏的复发，有时需要在多层夹板的外面，放置一块自体骨片，或人工材料（如小块钛板），起到支撑作用。钛金属材料属于异物，在使用时需要慎重，应该尽量避免将其直接暴露于鼻腔中，以免引起继发感染。

5. 带蒂组织瓣技术

带蒂组织具有血供，愈合能力强，可用于硬膜外多层夹板的一部分，也可用于硬膜外死腔的填塞。对于前颅底缺损，常用的组织瓣有骨膜瓣、颞肌筋膜瓣或颞肌瓣。对于一般的颅底缺损，局部组织瓣转位足以填充死腔。在少数情况下，如累及眼眶的颅底巨大肿瘤切除，可以在前中颅底造成巨大的组织缺损，需要更多量的自体组织消除死腔。这时，可以采取移位带血管蒂组织瓣移植技术，在患者其他部位采取带有动脉血管蒂的组织，用显微缝合技术，将血管蒂动脉与局部血管（如颞浅动脉）缝合，提供体量大的血管化组织。

6. 脑脊液引流或分流手术

当存在显著的颅内高压或脑积水时，为减少颅内外压力差，提高脑脊液修补的成功率，可以预防性地或术后早期行临时脑脊液引流（腰大池引流、脑室外引流）或永久性的脑脊液分流手术（脑室腹腔分流、腰大池腹腔分流）。

（二）开放手术与内镜手术结合漏修补

随着内镜技术的发展，即使大的颅底缺损，也可以通过内镜进行修补。在有些情况下，鼻腔内缺乏足够面积的黏膜瓣，需要采取局部组织瓣的转位。这时，内镜手术就需要与开放手术相结合。严格来说，这种开放手术，大多不属于经颅手术，因为仅仅需要在头皮上做切口，来制作带蒂骨膜瓣或筋膜瓣。但在这里，将其作为一种修补方法，放在本节中一起讨论。

1. 骨膜瓣技术

Zanation等首先报道了将前额部骨膜瓣转位用于经鼻内镜下颅底重建。骨膜瓣以眶上动脉和滑车上动脉为供血动脉，可提供覆盖整个颅底的大面积血管化组织。制作时，首先沿头皮发际，做一长的横切口。用多普勒超声探查两条血管，确定其大概位置，并在眶上缘标记出3 cm宽的组织瓣蒂部。用皮下隧道的方式，剥离帽子腱膜下层，然后抬起骨膜。然后在鼻根处做一个小切口，切开鼻根处的骨膜解剖到骨膜下平面，磨除鼻根处的骨质进入鼻腔。将之前的皮下骨膜瓣通过鼻根切口牵出，并通过磨开的骨质开口将带蒂骨膜瓣引入鼻腔，同时注意组织瓣的方向，避免其蒂部发生折曲。骨膜瓣的浅表一面，应该与缺损处的硬膜接触，然后用多层夹板的方式在组织瓣下方进行填塞支撑。可以在头皮皮瓣下方放置负压引流管，以防形成局部血肿或积液。内辅助骨膜瓣可用于修补筛骨、蝶骨平台以及鞍区的缺损。骨膜瓣的长度可以根据需要调整，必要时，可以通过将切口移至更后方，或者在切口下向后分离，来获取足够长度的骨膜瓣。

2. 颞顶筋膜瓣技术

颞顶筋膜瓣可用于修补眼眶、面中部、耳郭和侧颅底的缺损。它的蒂由颞浅动脉的前支组成。这个组织瓣柔韧度好，并且可以提供足够的组织量。由于距肿瘤部位较远，受放射治疗的影响较小，因此，可以用于颅底恶性肿瘤放疗后的组织重建。

在制作该组织瓣之前，需要先完成肿瘤切除，然后行同侧的前、后组筛窦切除，并行切除上颌窦内侧壁。在蝶腭孔处确定蝶腭动脉和鼻后动脉位置。然后显露翼腭窝，并暴露蝶腭动脉的近端。切除上颌窦的后壁和外侧壁，进入颞下窝，可见上颌内动脉。腭降动脉在腭降动脉管内伴上颌内动脉下方走行，将其解剖游离。将翼腭窝的内容物向外下方推移，以显露翼板。注意保留翼腭神经节。需要切断翼管神经，以便于将神经节移位。磨除翼板的前部，以腾出空间进行组织瓣转位。在完成上述步骤后，可以开始做外部切口制作组织瓣。

在发际线水平做同侧的半冠状切口。颞浅静脉位于皮下组织内，在剥离皮瓣时有损伤的风险，因此必须小心解剖以防损伤。从皮下组织解剖掀起皮瓣后，充分显露术区，沿皮瓣边缘切开颞顶筋膜。剥离组织瓣，向下直至其与颞深筋膜相连的蒂部。沿颞深筋膜浅层做一垂直切口，然后沿筋膜和肌肉之间的界面剥离，向下到达颧弓，将其骨膜一同剥离，从而在颞深筋膜浅层的下方制造出了一个隧道，可以允许筋膜瓣穿过。然后在外眦做切口，将颞肌从眶外侧壁和翼上颌裂上剥离。通过上述步骤，最终制造出一条连续的隧道。该隧道的形成，需要结合颞部入路、颞下窝入路和经翼突入路。随后在内镜直视下将导丝引入鼻内，并利用气管切开球囊套管，逐步扩大通道。然后，将导丝从鼻腔牵出，并将组织瓣通过隧道牵入鼻腔。尤其需要注意，必须将组织瓣保持在正确方向，防止其蒂部发生扭转或折曲，造成血管扭结。胶原基质移植物以嵌入的方式放置于颅底缺损部位，然后铺上颞顶筋膜瓣。最后用密封胶水、可吸收海绵和明胶海绵形成多层夹板，作为组织瓣的支撑。

使用颞顶筋膜瓣的风险包括损伤面神经额支，或在内镜手术时造成上颌内动脉损伤。尽管如此，额颞筋膜瓣由于具有体量大、柔韧性好、不受放射影响的优势，仍然成为颅底缺损修补的一个重要手段。

五、术后治疗和护理

一般而言，接受颅底大范围切除、重建手术的患者，或者术后出现高流量脑脊液漏的患者，至少术后当天需要在监护室观察。针对脑脊液漏发生风险高的患者，需要采取一定的预防措施，包括：术后严格卧床24~48小时，且床头抬高30°；预防性地使用抗葡萄球菌类抗生素；避免擤鼻涕、闭嘴打喷嚏、用力排便或吮吸吸管等动作；术后早期开始使用缓泻剂，并保留导尿管，以防止排便或排尿时用力。当尿量达到一定量并且无尿崩症风险时，就可以拔除导尿管，但其他预防措施，则需要在住院期间一直保留，甚至维持到出院后的随访。

六、典型病例（由上海长征医院严勇教授提供）

该患者为63岁男性，前额部隆起并快速进展3个月，伴有鼻腔堵塞。有发热病史，体温最高达39℃，入院时血白细胞 $18.0 \times 10^9/L$，中性粒细胞百分比85%，血CRP 20 mg/L。CT及MRI提示前颅底、鼻腔、额骨巨大软组织包块，增强可见显著强化（图22-2-4）。入院后针对炎症给予抗生素，体温控制，炎症指标下降后，予手术切除前颅底、鼻腔和额骨巨大肿块。

手术过程：采取双额发际内冠状切口，双侧切口下端接近颧弓。向前额底剥离皮瓣。帽子腱膜完整，骨膜层和额骨已被肿瘤侵蚀。沿肿瘤周围扩大切开骨膜，并沿其边界环形切除颅骨直至正常板障。见肿瘤附着于硬膜上，质脆，血供中等，向下破坏前颅底骨质，与鼻腔相通。将硬膜外的肿瘤切除，向前颅底探查。可见肿瘤造成额窦阻塞，额窦内有脓性分泌物积聚。将脓液吸除干净，并用双氧水反复冲洗。进一步向颅底方向切除肿瘤。可见肿瘤破坏额窦后部和筛顶骨质，生长入鼻腔。将该处肿瘤分块切除，通过开放的鼻顶，将鼻腔内的肿瘤完全牵出切除。肿瘤侵蚀硬膜（图22-2-5），将受累硬膜切除，并用自体颞肌筋膜水密修补。制作带蒂条状颞肌瓣，将其转位填塞于前颅底，覆盖鼻顶。用钛金属材料修补额骨缺损。皮下放置引流，分层缝合帽状腱膜和头皮。

术后病理：鳞状细胞癌。结合病史和影像学检查，考虑鼻腔鼻窦鳞状细胞癌，侵袭颅底和额骨。

术后继续给予抗生素预防感染，患者恢复顺利，10天后拆线后出院。肿瘤科进一步行后续辅助治疗（放疗、化疗）。

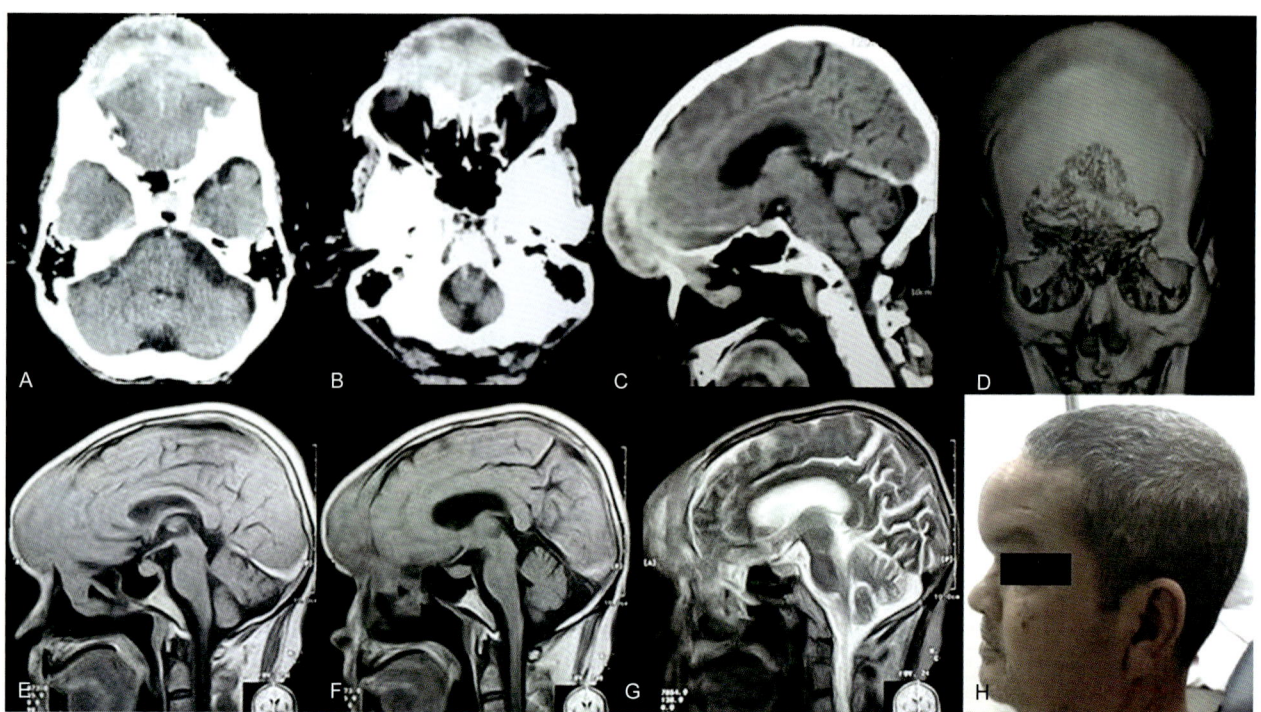

图 22-2-4　A～H. 前额底巨大肿瘤术前评估

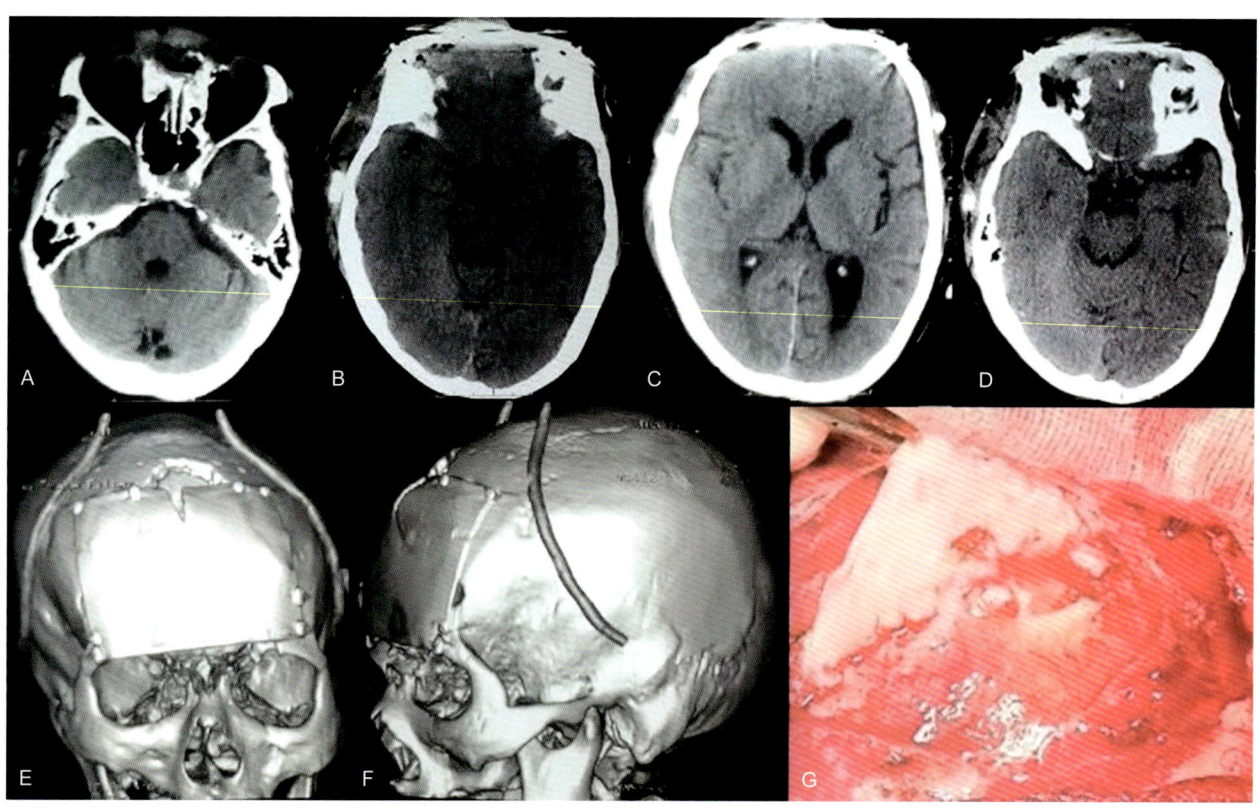

图 22-2-5　A～G. 前额底巨大肿瘤切除及颅底重建术后

（蒋磊　严勇）

参考文献

[1] Anthony JP, Foster RD, Sharma AB, et al. Reconstruction of a complex midfacial defect with the folded fibular free flap and osseointegrated implants[J]. Ann Plast Surg, 1996 Aug, 37(2): 204-210.

[2] Chang DW, Langstein HN, Gupta A, et al. Reconstructive management of cranial base defects after tumor ablation[J]. Plast Reconstr Surg, 2001 May, 107(6): 1346-1355.

[3] Clayman GL, DeMonte F, Jaffe DM, et al. Outcome and complications of extended cranial-base resection requiring microvascular free-tissue transfer[J]. Arch Otolaryngol Head Neck Surg, 1995 Nov, 121(11): 1253-1257.

[4] Futran ND, Wadsworth JT, Villaret D, et al. Midface reconstruction with the fibula free flap[J]. Arch Otolaryngol Head Neck Surg, 2002 Feb, 128(2): 161-166.

[5] Kwon D, Iloreta A, Miles B, et al. Open anterior skull base reconstruction: a contemporary review[J]. Semin Plast Surg, 2017 Nov, 31(4): 189-196.

[6] Moyer JS, Chepeha DB, Teknos TN. Contemporary skull base reconstruction[J]. Curr Opin Otolaryngol Head Neck Surg, 2004 Aug, 12(4): 294-299.

[7] Urken ML, Catalano PJ, Sen C, et al. Free tissue transfer for skull base reconstruction analysis of complications and a classification scheme for defining skull base defects[J]. Arch Otolaryngol Head Neck Surg, 1993 Dec, 119(12): 1318-1325.

[8] Weber SM, Kim JH, Wax MK. Role of free tissue transfer in skull base reconstruction[J]. Otolaryngol Head Neck Surg, 2007 Jun, 136(6): 914-919.

[9] Zanation AM, Snyderman CH, Carrau RL, et al. Minimally invasive endoscopic pericranial flap: a new method for endonasal skull base reconstruction[J]. Laryngoscope, 2009 Jan, 119(1): 13-18.

[10] Zanation AM, Thorp BD, Parmar P, et al. Reconstructive options for endoscopic skull base surgery[J]. Otolaryngol Clin North Am, 2011 Oct, 44(5): 1201-1222.

第二十三章
颅脑创伤后阵发性交感神经功能亢进的诊治
Diagnosis and Treatment of PSH after Traumatic Brain Injury

阵发性交感神经功能亢进（paroxysmal sympathetic hyperactivity，PSH）是一种继发于严重脑损伤后的并发症，颅脑创伤是其最常见病因，约占80%。颅底创伤作为颅脑创伤的特殊类型，除了可以造成脑神经损伤、颅底血管损伤外，还可以造成严重的脑深部结构损伤，包括下丘脑、丘脑、胼胝体、扣带回、脑干及其纤维连接等。有研究显示，颅底创伤患者占所有颅脑创伤后PSH患者的42%。PSH发作会加重颅底创伤患者的继发性脑损伤，增加全身并发症的发生，导致患者住院时间延长，住院费用和病死率的增加。因此对于严重颅底创伤患者，需要密切关注患者有无PSH发作，尽早诊断，通过给予积极的治疗和护理措施，改善患者预后。本章将主要讲述PSH的历史背景、流行病学、发病机制、诊断标准、治疗措施及其对预后的影响。

一、历史背景

PSH是一种严重脑损伤后出现的以交感功能亢进和运动活性增强为特征的临床综合征，表现为阵发性的同时出现高热、血压升高、心动过速、呼吸急促、出汗过多以及姿势和肌张力障碍等。该综合征最早于1929年由Penfield报道，当时称为自主神经癫痫，但脑电图却未见癫痫样放电。2014年之前文献中关于该综合征的命名较为混乱，先后出现大约31种不同的名称，包括间脑癫痫、自主神经功能障碍综合征、下丘脑-中脑调节障碍综合征、中枢性高热、与持续肌肉收缩相关的高热、交感风暴、发作性交感风暴、急性下丘脑功能紊乱、自主神经功能障碍和发作性自主神经功能紊乱伴肌力增高等。如此多的命名阻碍了对PSH疾病的认识和对PSH发病机制的理解，特别是容易混淆混合的交感神经和副交感神经功能亢进综合征和单纯的交感神经功能亢进。虽然没有确切的证据，但是目前一致认为PSH只涉及交感神经系统。2014年，国际协作组经过4年的讨论，最终确定将该综合征命名为PSH，同时发布了PSH的定义和诊断标准。PSH最早由Alejandro Rabinstein于2007年提出。在此之前由于没有统一的命名和诊断标准，临床医生对PSH认识不足，容易出现漏诊误诊，治疗也不规范。国际统一的PSH命名和诊断标准发布后，PSH研究持续深入，治疗方案亦趋成熟，PSH患者的诊治水平有了显著提高。

二、流行病学

颅脑创伤后PSH的发生率各家报道差异较大，从8%~33%不一，其中儿童和青年人多见。颅脑创伤后PSH的发生率目前尚缺乏确切的数据。Fearnside等报道在收入重症监护病房（intensive care unit，ICU）的中、重型颅脑创伤患者中，PSH发生率为13.3%。Fernández-Ortega等报道重型颅脑创伤患者中PSH发生率为9.3%。Baguley等报道在收入ICU的中、重型颅脑创伤患者中有24%在伤后1周出现PSH相关的体征，在伤后2周有8%诊断为PSH。Dolce等研究发现严重脑损伤后植物生存超过2周的患者中PSH的发生率为26.1%，其中创伤患者发生率高于非创伤患者，分别为31.9%和15.8%。Rabinstein对ICU中发热的患者进行了研究，结果显示在这些患者中PSH的发生率为18%，其中颅脑创伤患者的发生率为33%，而其他患者仅为6%。这一系列报道突出了脑损伤后PSH发生率波动较大，可能受研究设计、筛选标准、脑损伤的类型及严重程度、诊断标准的选择、发表偏倚等因素影响。

各种原因造成的严重脑损伤均可发生PSH，文献报道的病因包括颅脑创伤、缺氧、脑肿瘤、脑积水、蛛网膜下腔出血、脑出血等，病因中占比例最大的是创伤性脑损伤（79.4%），其次是缺氧性脑损伤（9.7%），第三位的是脑血管病导致的脑卒中脑损伤（5.4%），其余5.5%与脑积水、脑肿瘤、低血糖、感染以及一些不明原因有关。与成年人相比，引起儿童 PSH 的病因中缺血缺氧性脑病占比更高。1997 年 Krach 研究认为，29% 的 PSH 患儿由缺血缺氧性脑病引起，颅脑创伤占 14%；而 2012 年 Kerk 的病例对照研究中共纳入小儿 249 例，其中颅脑创伤占 10%，心脏停搏占 31%。2015 年，Pozzi 的一篇回顾性分析共纳入 26 例 PSH 的患儿，其中颅脑创伤 12 例，缺氧性脑病 9 例，其他原因 5 例。

（一）创伤性脑损伤

创伤性脑损伤是 PSH 的首要病因，Perkes 等发现，经文献报道的 349 例患者中有 277 例与创伤性脑损伤有关。而在创伤性脑损伤患者中，文献报道的 PSH 发病率为 8%~33%。创伤性脑损伤引起的 PSH 与非创伤性脑损伤之比可达到 5:1，在 ICU 的患者中可达到 5.5:1，在植物状态的患者中达到 2:1。

（二）缺氧性脑损伤

部分 PSH 由缺氧性脑损伤引起，大约占所有 PSH 的 9.7%。有报道显示，PSH 在缺氧性脑损伤中的发病率特别高，35 例患者中有 22 例（62.8%）与入院前缺氧相关。总体来看，由创伤性脑损伤引起的 PSH 远多于缺氧性脑损伤，这可能是因为创伤性脑损伤本身的发病率远远高于缺氧性脑损伤。

（三）脑血管相关的脑损伤

脑出血也可导致 PSH，脑电图显示患者发作时没有癫痫发作。如果说是因为间脑的出血损伤导致了断连而产生 PSH，也有文献报道额叶的出血也可能导致 PSH。出血性脑病与缺血性脑病导致 PSH 的比例大约为 4:1。缺血脑梗死引起的 PSH 比较少见，有研究发现烟雾病导致的脑缺血梗死可能导致多重的脑损伤，破坏脑内的自主神经调节通路，造成类似于创伤性脑损伤的 PSH。

（四）颅内感染与炎症

1. 脑炎

以乙型脑炎为多见。有研究发现，由非细菌导致的脑炎患者（51%）相对于细菌导致的脑炎患者（27%）更易产生 PSH，并且在非细菌感染组，PSH 患者更易发作癫痫。

2. 脑膜炎

结核性脑膜炎也可能伴发 PSH，荷兰和印度等国家的医生对结核性脑膜炎导致的 PSH 均有报道，表明在结核性脑膜炎发病早期就考虑并确诊、治疗 PSH 至关重要。伴有 PSH 的脑膜炎患者入住 ICU 的时长明显长于不伴 PSH 的患者。

3. 急性播散性脑脊髓炎

Holder 等报道了 1 例急性播散性脑脊髓炎后发生 PSH 的病例，考虑到患者广泛的脱髓鞘和脑水肿，推测间脑的神经元间连接可能受到了严重损害，从而导致 PSH。

4. 抗 N-甲基-D-天冬氨酸（N-methyl-D-aspartate, NMDA）受体脑炎

抗 NMDA 受体脑炎患者可能会出现类似 PSH 的症状。Hinson 等报道了 1 例以 PSH 为主要临床表现的抗 NMDA 受体脑炎患者。抗 NMDA 受体脑炎的临床症状多表现为换气不足、自主神经失衡或异常的运动，Hinson 等认为由于不够重视抗 NMDA 受体脑炎与 PSH 的相关性，部分应该被诊断为 PSH 的患者被漏诊，其机制可能为交感神经系统环路中的 NMDA 受体受到大量破坏，进而导致交感神经系统的功能紊乱。氯胺酮可与 NMDA 的离子通道结合，其机制与抗 NMDA 受体抗体相似，而氯胺酮可以导致 PSH 患者高血压和心动过速。两者之间具体的联系和机制有待进一步研究。

（五）颅内压升高

有研究发现，PSH 的发病可能与颅内压升高有关，但这种关联的具体情况和机制还有待研究，也有可能是 PSH 发作导致血压升高进而升高颅内压。

（六）其他病因

脑部肿瘤、白血病、脑积水、胼胝体发育不全、格林-巴利综合征等也可能导致 PSH 的发生。

三、病理生理机制

PSH 的发病机制有几种假说，但缺乏相关基础研究支持，目前其明确的发病机制仍不清楚。

（一）癫痫机制

Penfield 最早在 1929 年提出间脑的癫痫活动可能是异常的自主神经阵发性过度兴奋的发病原因，并命名为间脑癫痫。Metz 等报道了 1 例血压升高、心率增快、体内儿茶酚胺水平上升的患者，该患者在服用卡马西平后临床症状得到完全缓解。然而，其他类似患者使用抗癫痫药物治疗并没有取得预期效果，而且这些患者在发作期间脑电监测也未捕捉到异常癫痫波，因此目前基本上摒弃了 PSH 发作的癫痫假说。

（二）断连机制

断连机制分为传统的断连机制学说和兴奋/抑制比（excitatory-inhibitory ratio, EIR）模型学说。传统的失连接机制认为间脑（主要是下丘脑）和脑干等低位中枢是维持机体交感神经活动兴奋性的关键部位，而海马、杏仁核、岛叶皮质、扣带回皮质、颞中回皮质、前额叶背外侧皮质等大脑皮质高位中

枢则对交感神经活动起抑制性的调控作用，而一旦高位的调节中枢受损或高位中枢与低位中枢的联系被破坏，则低位的交感中枢就处于失抑制的高兴奋状态，从而产生PSH，进而出现一系列典型的临床症状。该学说能够很好地解释脑外伤中经典的局灶性损伤和弥漫性轴突损伤引起PSH的情况；在缺氧性脑损伤和弥漫性脑炎引起的PSH患者中，存在广泛的皮质损伤，而间脑和脑干结构基本完好也支持该学说。然而，该学说也存在一些无法忽略的缺陷，即该学说认为兴奋中枢位于间脑和脑干，那么出现PSH的患者的间脑和脑干及其尾侧结构必须完好，然而事实上很多PSH患者存在明显的间脑和脑干及其尾侧结构损伤，显然传统的断连学说不能解释所有的PSH发作情况。

为了解决传统断连理论的缺陷，Baguley于2008年提出了EIR模型学说，是通过将一些具有相似的自主神经和肌肉过度活动的临床疾病的病因病理部位和发病机制进行整理与综合分析所得（图23-1-1）。EIR模型推测，间脑/脑干是调节脊髓传入刺激反射的高位的抑制中枢。当间脑/脑干受到损伤时，脊髓中枢会被激活，出现痛觉过敏，将非痛觉的无伤害刺激错误地识别为痛觉传入，在脊髓中枢水平产生异常反射。这种微小的非伤害刺激导致的异常反射的累积最终会导致交感神经的异常兴奋和肌肉异常运动。EIR模型把PSH发作分为两个阶段，最初当间脑/脑干向下的抑制作用中断时，就会出现PSH发作；而当这种抑制作用逐渐恢复，PSH发作就会逐渐减弱直至停止。EIR模型也可以解释临床中间脑和脑干损伤严重的患者PSH发作持续时间更长的现象。

（三）神经内分泌机制

PSH患者中存在神经内分泌功能紊乱为理解其病理生理机制提供了新的视角。PSH发作源于肾上腺素能的不可控制的输出，从而导致血浆中儿茶酚胺水平显著增高。研究显示，PSH发作期间促肾上腺皮质激素、肾上腺素、去甲肾上腺素和多巴胺水平显著升高，而在发作间期去甲肾上腺素和多巴胺水平明显下降，下降程度显著高于促肾上腺皮质激素和肾上腺素。之所以有这种差异，是因为去甲肾上腺素和多巴胺主要由过度兴奋的交感神经系统释放，而肾上腺素几乎都是由肾上腺髓质释放所致。

2015年，Renner根据下丘脑-垂体-肾上腺轴提出一个可能解释PSH机制的新猜想。此假说认为，PSH患者肾上腺素能不可控制的输出源于创伤导致脑垂体完全损伤或功能不足，促肾上腺皮质激素分泌减少，从而促使促皮质激素释放激素大量分泌所致。然而，PSH与下丘脑-垂体功能相关的确切证据有待进一步的前瞻性实验研究加以证明。

（四）中枢氧化应激和炎症反应机制

下丘脑和脑干等交感中枢氧化应激和炎症反应在多种病理情况下，如心力衰竭、高血压等机体交感兴奋的病理生理机制中起重要作用。而颅脑创伤后氧化应激和炎症反应是继发脑损伤的主要病理生理过程。因此，有学者推测颅脑创伤后中枢氧化应激和炎症反应在机体交感兴奋中也起重要作用。这一假说部分得到了动物实验的支持。研究显示大鼠弥漫性轴索损伤后交感中枢延髓腹外侧核氧化应激水平显著升高，与机体交感活性水平成正相关。抑制延髓腹外侧核氧化应激水平可以显著降低机体的交感活性。

四、临床特征

PSH的发作通常在严重脑损伤后1周内发生，也有迟至数周后发生的。PSH的发作往往是突然出现，有大约72%的患者由一些刺激因素诱发，如疼痛、吸痰、拍背、姿势改变等。持续数分钟至数小时，然后突然终止。每天发作的频率差异较大，平均5~6次，每次持续时间长短不一，从数分钟到数小时，平均大约半小时。有些患者可以见到持续的PSH发作。总的发作时间往往较长，数周至数月不等，在有些病例中甚至超过1年。在一项研究中发现PSH总的发作时间平均为162天。PSH的体征包括六个核心指标：体温升高、心动过速、呼吸急促、血压升高、出汗过多和姿势异常（去皮质、去脑强直或肌张力增高），还可以出现躁动和瞳孔散大等。这些体征可以全部同时出现，但是大部分情况是仅出现其中一部分。有研究显示，心率加快见于所有的PSH发作患者。血压增高、呼吸急促和姿势改变也是常见的体征。研究显示，血压增高、大量出汗和肌张力障碍是儿童出现PSH的先兆体征。Baguley等把PSH发作分为三个阶段：第一阶段为隐匿期，此时由于使用镇静药物，很难区分PSH发作患者；第二阶段为典型发作期，此时停止使用镇静药物，患者出现特征性的PSH发作，伴随着神经功能的改善，发作逐渐缓解；第三阶段为缓解期，此时患者不出现典型的发作，但常遗留有肌张力障碍和关节痉挛。第一阶段到第二阶段的转变一般在伤后7天，第二阶段到第三阶段的转换平均在伤后74天。

长期临床观察和一些临床研究显示，男性比女

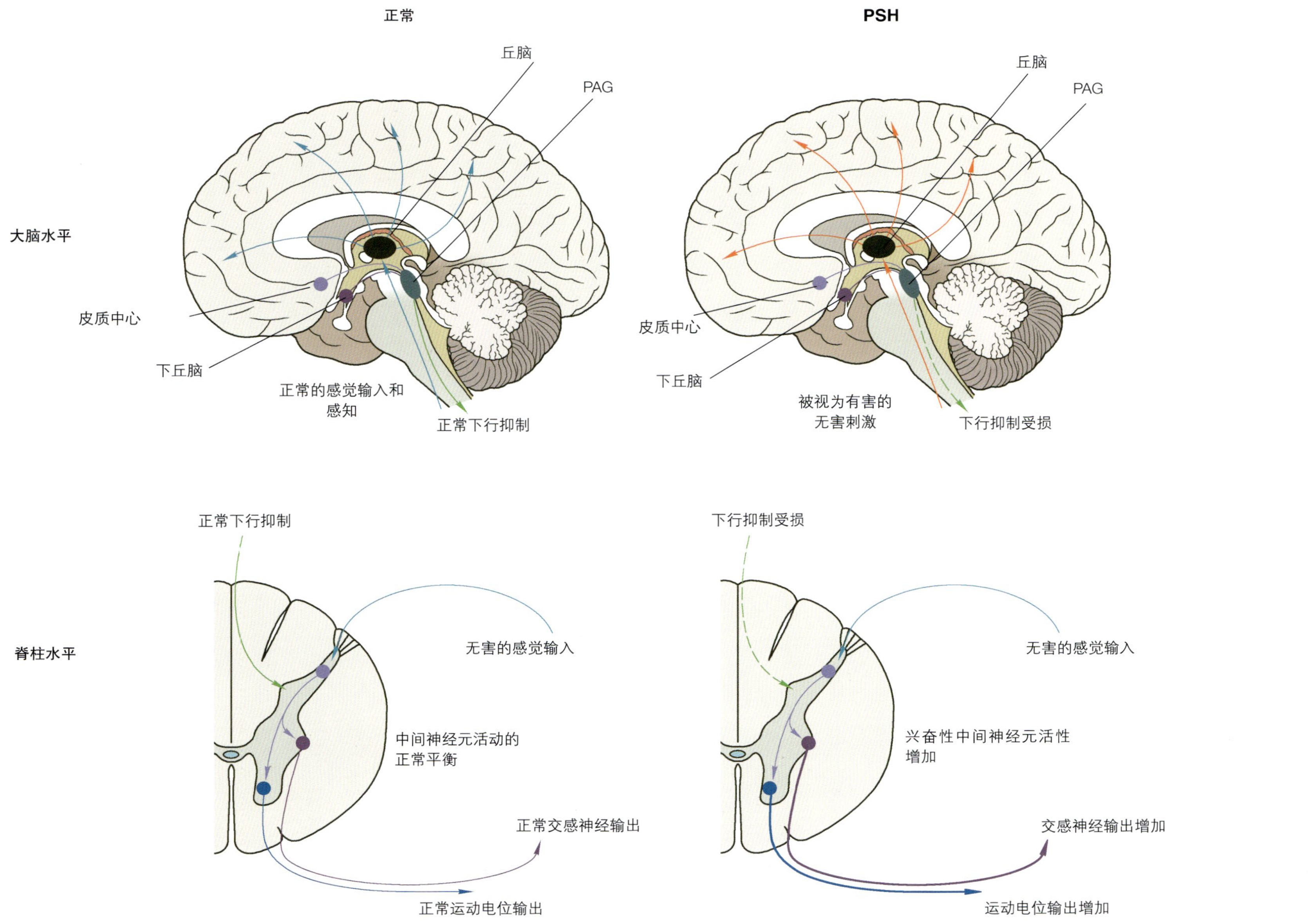

图 23-1-1 PSH 发病机制的兴奋/抑制比模型。PAG, periaqueductal grey, 导水管周围灰质; PSH, paroxysmal sympathetic hyperactivity, 阵发性交感神经过度兴奋综合征

性、青年人比老年人更容易出现PSH发作。GCS评分越低越容易出现PSH，随着GCS评分增高，PSH发作也会逐渐缓解。PSH患者气管切开的时间会延长，气管切开也是PSH发作的独立危险因素。PSH发作会导致基础代谢增加、营养不良、体重减轻、免疫抑制、感染风险增加、心肌坏死等全身问题。

PSH发作患者的影像学缺乏特征性。Fernàndez-Ortega等认为局灶性损伤比弥漫性损伤患者更容易出现PSH发作。而Baguley等研究发现弥漫性损伤比局灶性损伤更容易出现PSH。国内吕立权等对PSH发作患者磁共振影像特征也做了系统研究，发现PSH发作患者在磁共振上均有脑深部结构损伤，包括室周白质纤维、胼胝体、间脑和脑干（图23-1-2、图23-1-3）。DTI成像研究显示PSH患者存在中枢自主神经脑连接中断现象，如内囊后肢、胼胝体后部损伤等。

五、诊断与鉴别诊断

PSH的诊断主要依据病史、症状和体征，目前没有特异性的实验室指标和影像学特征作为诊断依据。由于缺乏特异性的诊断指标，造成早期诊断非常困难，易与感染、癫痫、中枢性高热、全身炎症反应

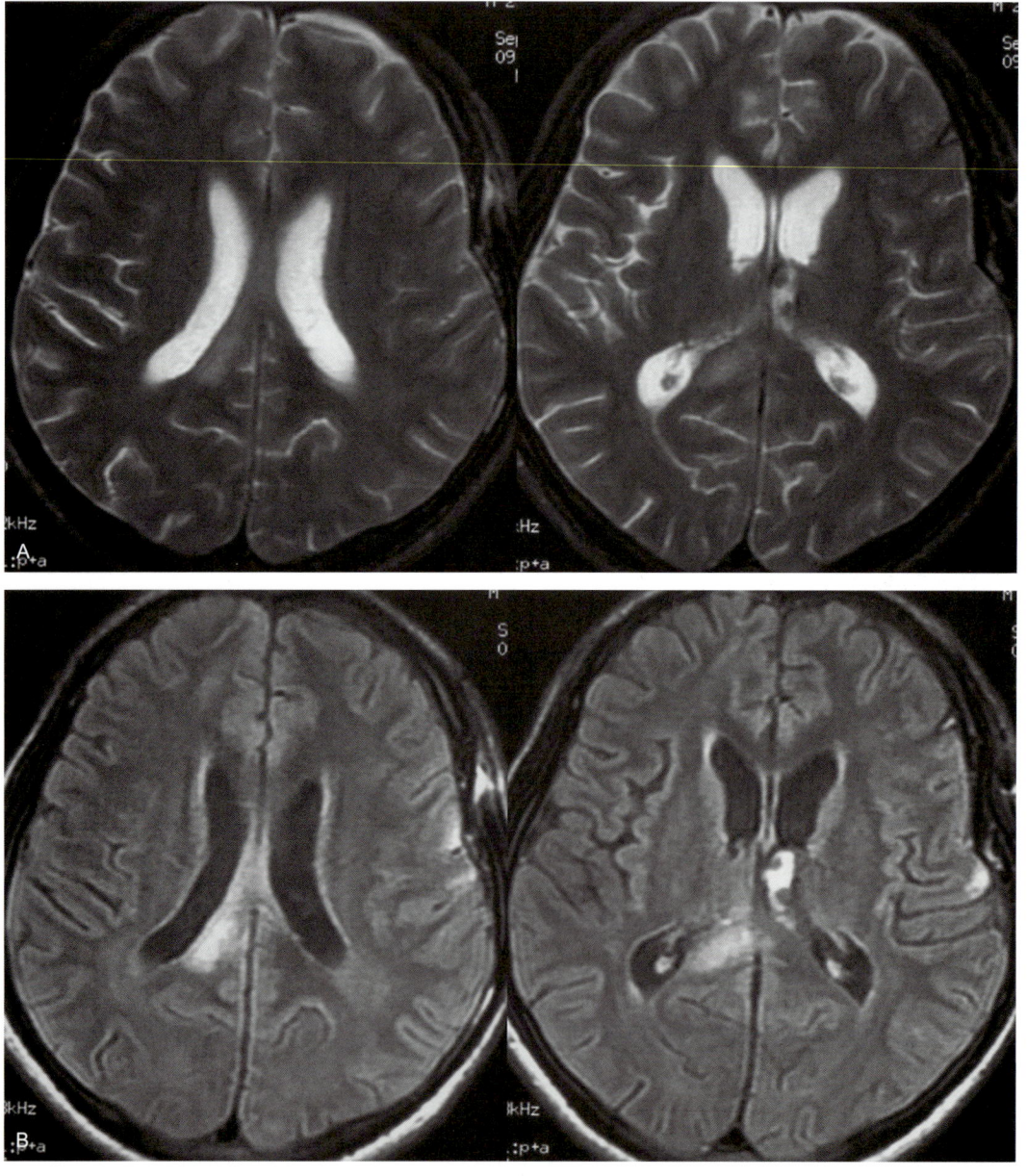

图23-1-2　车祸颅脑伤后PSH患者头颅MRI显示胼胝体损伤。21岁男性患者，因车祸致颅脑创伤，入院GCS评分5分。伤后1周出现PSH发作。A.T2WI轴位扫描。B.FLAIR轴位扫描

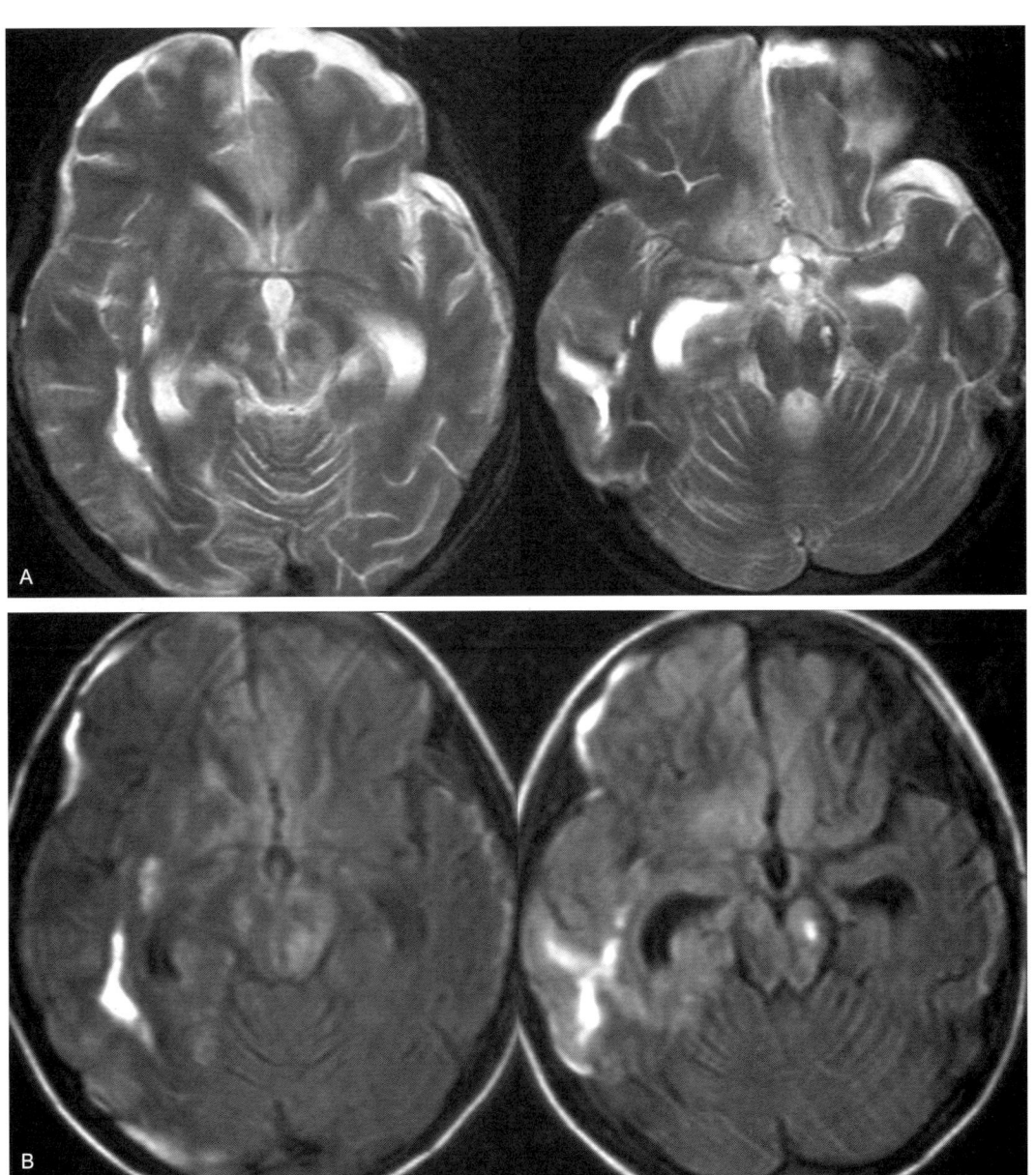

图 23-1-3　颅脑伤后 PSH 患者头颅 MRI 显示脑干损伤。9 岁女孩因颅脑外伤入院，GCS 评分 4 分。急诊行颅内血肿清除术。伤后 2 周出现 PSH 发作，头颅 MRI 显示脑干损伤。A. T2WI 轴位扫描。B. FLAIR 轴位扫描

综合征、高颅压、镇静镇痛等药物的撤离症状等多种情况混淆。Fearnside 等于 1993 年首次提出 PSH 的诊断标准，包括同时发生的阵发性的高血压、心动过速、大汗和牙关紧闭。之后，文献中相继有新的诊断标准提出。截至 2008 年，共有 9 个关于 PSH 的诊断标准。这些诊断标准均以 PSH 的特征性临床表现为依据，包括血压升高、心率增快、呼吸急促、体温增高、大汗和肌张力障碍或姿势异常。其中应用得较多的有 Baguley 和 Blackman 分别于 1999 年和 2004 年提出的诊断标准。Baguley 提出 7 条诊断标准：同时出现的阵发性心率加快、呼吸急促、体温升高、血压升高、肢体姿势异常、肌张力障碍和大汗，至少连续 2 周有发作，7 条中满足 5 条可诊断为 PSH。2004 年，Blackman 在此基础上做了修改，其诊断标准为：在重度颅脑损伤基础上，发作时出现①体温＞38.5℃，②呼吸频率＞20 次 / 分，③心率≥130 次 / 分，④收缩压≥140 mmHg，⑤大量出汗，⑥躁动，⑦肌张力障碍，同时满足以上 7 条中的 5 条或以上症状，每天发作至少 1 次，连续 3 天以上，且排除其他疾病。由于条件过于严苛，不利于早期诊断的实施。此后虽有多个诊断标准被提出，但并未获得广泛认可。

为规范 PSH 的诊断，2014 年，来自澳大利亚、

西班牙、美国、意大利、荷兰、中国多个医疗中心的学者成立了一个国际协作组，专门就PSH的诊断进行研讨并达成共识。专家组在既往报道的16项病症中选择了11项建立了一个PSH临床评估方法（PSH Assessment Measure，PSH-AM），作为PSH诊断的量化工具，在临床中得到广泛应用和认可，成为目前国际上比较公认的诊断标准。

PSH评估量表由临床特征评分（clinical feature scale，CFS）和诊断可能性工具（diagnosis likelihood tool，DLT）两部分组成。CFS从心率、呼吸、血压、体温、出汗以及肌张力6个方面对患者病情的严重程度进行评分，见表23-1-1。DLT列出了11项诊断细则（每项1分），见表23-1-2。PSH-AM将DLT和CFS的分数相加，<8分为不可能，8~16分为可能，>17分为很可能。PSH-AM使PSH的诊断可量化，更加客观和准确（表23-1-3）。

表23-1-1　临床特征评分（CFS）

临床特征	0	1	2	3
心率（次/min）	<100	100~119	120~139	≥140
呼吸（次/min）	<18	19~23	24~29	≥30
收缩压（mmHg）	<140	140~159	160~179	≥180
体温（℃）	<37	37~37.9	38~38.9	≥39
出汗	无	轻度	中度	重度
肢体姿势异常	无	轻度	中度	重度

表23-1-2　诊断可能性工具（DLT）

1	有脑损伤病史
2	症状同时发生
3	症状突然发作
4	轻微刺激可诱发
5	发作频率≥2次/天
6	发作总的时间≥3天
7	伤后超过2周仍有发作
8	药物治疗可以抑制交感神经亢进的体征
9	鉴别诊断对应治疗不能终止发作
10	无副交感神经兴奋表现
11	排除其他原因

表23-1-3　PSH-AM评分表

DLT评分	每个特征1分，相加所得，最高11分
CFS评分	每个特征0~3分，相加所得，最高18分
CFS严重程度分级	0为无；1~6分为轻度；7~12分为中度；13~18分为重度
PSH-AM	=DLT+CFS
PSH-AM分级	<8分为PSH不可能；8~16分为PSH可能；≥17分为PSH很可能

PSH-AM自发布以来，有临床研究对其应用价值进行了验证。Samuel等在开展的一项回顾性研究中，利用PSH-AM对65例获得性脑损伤进行评估，PSH-AM评分8~16分和>17分的患者均定义为PSH，<8分定义为非PSH。将PSH-AM诊断的结果和临床诊断的结果进行比较，得出PSH-AM（>8分）诊断PSH的敏感性为94%，特异性为35%。Godo等利用PSH-AM对394例获得性脑损伤患者进行评估。PSH-AM评分>17分作为诊断标准，6例（1.5%）诊断为PSH。Mathew等将PSH-AM用于重型颅脑创伤患者PSH的诊断。PSH-AM评分>17分诊断为PSH。结果发现重型颅脑创伤患者PSH的发生率为8%（29/343），低于既往文献报道的发生率。该研究指出PSH-AM诊断PSH可降低其他原因如癫痫、缺氧、炎性反应等引起的类似PSH症状而导致的假阳性。Lucca等利用PSH-AM对140例植物状态或微意识患者进行评估，将PSH-AM评分>8分的患者均归为PSH，结果发现颅脑创伤患者中PSH的发生率为16%，非颅脑创伤患者中PSH的发生率为12%。该研究指出利用PSH-AM对PSH的症状进行分层和诊断是可行的。目前利用PSH-AM诊断PSH的研究中，尚存在不一致的是PSH-AM 8~16分的患者是否诊断为PSH。还需更多的前瞻性随机对照研究进一步进行探讨。

PSH-AM除了用于PSH的诊断，还可用于PSH严重程度的评估和治疗效果的监测。Tang等比较右美托咪定和其他镇静药物对重型颅脑创伤患者术后发生PSH的预防作用，以PSH-AM评分作为评价疗效的指标。结果发现，右美托咪定组较对照组PSH-AM评分明显下降。Peng等利用PSH-AM评分下降程度作为观察右美托咪定治疗急性期PSH疗效的指标，结果发现右美托咪定可明显降低PSH患者的PSH-AM评分。Godo等同样利用PSH-AM评分作为评价PSH症状严重程度和治疗效果的指标，他们指出，PSH-AM 不仅可用于 PSH 的诊断，还可用于指导 PSH 的治疗管理。

PSH 的鉴别诊断很重要，因为临床上有许多情形可以出现与之相似的表现，包括感染、中枢性高热、继发性癫痫、神经阻滞剂恶性综合征、恶性高热等。

（一）感染

严重脑损伤患者，感染非常常见，包括脑膜炎、肺部感染、泌尿系感染和脓毒血症等。感染可以导致患者体温升高、心率加快、血压升高等，易与 PSH 相混淆。鉴别诊断要点包括有原发感染灶，实验室检查可见白细胞、C 反应蛋白、降钙素原、白介素等炎性指标的升高，抗感染治疗有效等。

（二）中枢性高热

由下丘脑或脑干病变所导致的一种非感染性高热，与 PSH 不同点在于多呈稽留热，发热部位以躯干及头部为主，四肢皮温常正常，且干燥无汗，对解热镇痛药效果差。

（三）继发性癫痫

可由多种中枢性疾病引起，包括颅脑创伤、颅内感染、脑肿瘤、脑血管病、中毒等，发作时意识丧失、肢体强直或阵挛，虽可伴有一过性心率、血压、呼吸的变化，但一般无大汗、躁动等交感神经兴奋表现，脑电图可见异常波，抗癫痫治疗有效，而 PSH 综合征是一种与癫痫不同的疾病，因为在 PSH 患者中行脑电图检查尚没有发现过有癫痫波，而且绝大部分抗癫痫药无效。

（四）神经阻滞剂恶性综合征

神经阻滞剂恶性综合征是一种严重的运动张力障碍，见于服用多巴胺受体阻滞剂的患者，如吩噻嗪类（硫醚嗪）、丙氯拉嗪和苯丁酮类（氟哌啶醇）。这一综合征包括发热、肌肉僵硬、自主神经神经功能紊乱、意识障碍、血清肌酸磷酸激酶升高。临床上神经阻滞剂如氟哌啶醇有时用于治疗脑损伤后躁动的患者，由于现在有许多更为安全的药物，在这种情况下应当避免使用神经阻滞剂。

（五）恶性高热

恶性高热是一种以高代谢为特征的骨骼肌疾病，发生于使用吸入性麻醉药或去极化肌松药之后，通常发生于诱导期。恶性高热也可能发生于脑损伤后，无麻醉药应用或行手术病史。可表现为躁动和出汗，体温超过 40℃，出现心动过速、低血压、呼吸急促和去脑强直。随后出现横纹肌溶解和肾功能衰竭。肌肉活检证实恶性高热的诊断。一旦确诊，除了停止使用促发药物，丹曲洛林是治疗恶性高热唯一有效的药物。同时 PSH 还需要与颅压升高、库欣反应、甲亢危象、坏死性肌炎等疾病相鉴别。

六、治疗

目前，PSH 尚无特效的治疗方法，也没有统一规范的治疗方案，绝大部分文献报道为经验性治疗。学者们正积极地开展前瞻性临床试验，希望提供更多的循证医学证据。目前 PSH 的治疗主要包括 3 个方面：① 减少或避免诱发 PSH 发作的刺激因素；② 控制和预防发作，减缓交感神经过度亢进，改善肌张力障碍；③ 积极防治 PSH 对其他器官功能造成的不利影响。

（一）减少或避免刺激因素

绝大部分 PSH 患者表现为对外界刺激的超敏反应，疼痛、尿潴留和吸痰等刺激可诱发 PSH，甚至是对正常患者完全无害的刺激如翻身、叩背、擦拭等操作也可诱发或加重 PSH。PSH 发作频繁的患者，尽量减少可能导致发作的刺激因素，如保持环境舒适安静，控制室内温度，减轻疼痛，穿刺、翻身、拍背、吸痰时动作应轻柔。

（二）药物治疗终止和预防发作

药物治疗是 PSH 的主要治疗方法，用于终止和预防发作，按作用机制不同可以分为六大类。常用的治疗药物有硫酸吗啡、右美托咪定、盐酸普萘洛尔、可乐定、加巴喷丁、巴氯氛芬、拉西泮和甲磺酸溴隐停等。

临床医生应当根据患者的临床特征，个体化选择单一或联合应用药物以控制症状。没有显著的证据表明一种治疗方案优于其他方案，不同的患者可能对不同的药物有更好的反应和耐受性。前期研究显示联合用药效果要优于单药使用。考虑到 PSH 发作的严重性，应当避免不必要的用于鉴别诊断的试验性治疗，根据疾病进展情况及时调整药物剂量或治疗方案，将能够提高治疗效果。最近，一项回顾性研究显示，最初的症状严重程度对药物选择没有影响，意味着药物不能影响 PSH 的进程。因此治疗目标应当追求疗效最好且不良反应最小。通常选择短效药物制订合适的治疗方案，尽量避免药物过量和严重副作用。例如当需要使用镇静药物如吗啡或苯二氮䓬类的时候，可能会终止一次发作，但会抑制发作间期的觉醒和意识。可乐定能有效地降低血压，而且同时具有镇静作用。β 受体阻滞剂可能会缓解交感症状，但在哮喘和糖尿病患者中使用应谨慎。合理的治疗方法是选择治疗靶体征，例如普萘洛尔、右美托咪定、咪达唑仑对控制血压增高、呼吸急促和心动过速的症状效果较好，巴氯芬、加巴喷丁和溴隐亭对缓解肌痉挛和强直状态的作用较明显。同时，考虑某一种药物对具体患者的安全性，在更换药物或增加另一种药物前设定判断有效性的治疗时间。

临床上为了方便药物的选择，我们提出了药物选择的序贯治疗策略。控制急性发作一线用药为静脉使用吗啡或右美托咪定，二线用药为咪唑安定，三线为丙泊酚；预防发作一线用药为普萘洛尔、可乐定和加巴喷丁，二线用药为溴隐亭、巴氯芬，三线用药为吗啡和长效苯二氮䓬类药物。如果碰到顽固性的持续发作，首先应当排除神经阻滞剂恶性综合征。如果确实是顽固性发作，推荐静脉持续使用丙泊酚、吗啡、右美托咪定或咪唑安定，直到症状缓解。建议联合用药，同时给予预防性药物。

1. 阿片类受体激动剂

阿片类受体激动剂作用于脑和脊髓的 μ 阿片受体，调节自主神经反射通路，抑制中枢交感神经输出。吗啡是最常用的药物，具有镇痛、抑制呼吸、降心率和降低血压的作用，可有效终止 PSH 发作。吗啡的作用存在剂量依赖性，常用剂量为 1～10 mg，静脉注射，部分患者需要加大剂量到 20 mg。吗啡的主要优点是起效快，作用明确，可以缓解绝大部分症状，是严重 PSH 发作的最有效药物，而且可以在康复期使用以预防发作。吗啡的不良反应主要有呼吸抑制、低血压、肠梗阻和恶心呕吐，长期使用会出现戒断症状。芬太尼贴剂（12～100 μg/h）也可用于预防 PSH，其作用比吗啡更持久，对呼吸的抑制作用比吗啡小。

2. 非选择性 β 受体阻滞剂

非选择性 β 受体阻滞剂通过阻断中枢 β 受体，降低外周交感神经活性而起作用。效果最好的是普萘洛尔，已广泛应用于控制和预防 PSH 发作。普萘洛尔具有较高的脂溶性，易透过血脑屏障，能够有效降低基础代谢率和血循环儿茶酚胺水平，缓解 PSH 的大部分症状，如血压增高、心动过速、呼吸急促和大汗，对缓解肌张力障碍也有一定的作用。普萘洛尔的用法：20～60 mg，4～6 h/次，胃肠给药。另外，拉贝洛尔对缓解 PSH 的血压增高、心动过速和大汗也有一定的效果，用法：100～200 mg，8 h/次，胃肠给药。然而，选择性 β 受体阻滞剂美托洛尔或阿替洛尔对 PSH 没有明显的效果。慢性阻塞性肺疾病、哮喘、Ⅱ度或Ⅲ房室传导阻滞、心力衰竭、心源性休克和严重窦性心动过缓的患者禁用。

3. α2 受体激动剂

α2 受体激动剂通过激活 α2 肾上腺素受体，使中枢交感冲动传出减少，从而缓解 PSH 大部分症状，其中可乐定和右美托咪定在 PSH 治疗中的应用研究较多。可乐定是一种突触前 α2 受体激动剂，可阻断下丘脑和延髓腹外侧区交感神经传出，使周围血管阻力降低及儿茶酚胺释放减少，从而有效控制 PSH 的血压增高和心动过速等症状。但单药使用时，对 PSH 其他症状如体温增高、肌张力障碍等无明显作用。可乐定的常规剂量为 0.1～0.3 mg，每 8～12 小时一次，口服，每日最大剂量为 1.2 mg。可乐定贴剂对阵发性发作的患者更适用，其作用持久稳定，可避免发作时单次大剂量应用。可乐定可引起低血压和心动过缓。

右美托咪定是一种新型选择性 α2 受体激动剂的静脉注射镇静剂，具有抑制交感神经、镇静和镇痛作用，广泛用于重症监护病房，可替代可乐定用于静脉给药，常用剂量为 0.2～0.7 μg/（kg·h）。比较右美托咪定和丙泊汾治疗 PSH 的效果，发现右美托咪定比丙泊酚能更好地控制 PSH 患者的血压增高、心率增快、呼吸急促和高热症状，缩短发作持续时间和降低发作频率，可以作为急性发作期的一线用药。

4. GABA 受体激动剂

苯二氮䓬类药物是 GABA-A 受体激动剂，该类药物主要通过肌肉松弛、镇静和抗焦虑发挥作用，确切机制不明。常用药物为咪达唑仑、氯硝西泮、劳拉西泮和地西泮。在 PSH 急性发作期，首选短效苯二氮䓬类药物，如咪达唑仑静脉注射 1～2 mg。急性发作得到控制后，宜过渡至长效苯二氮䓬类药物。氯硝安定、地西泮、氯羟去甲安定可用于缓解 PSH 的肌张力障碍和强直痉挛症状。苯二氮䓬类药物的主要副作用为戒断症状，突然撤药可引起癫痫发作和 PSH 症状反复或加重。应用苯二氮䓬类药物时，建议逐渐减量，避免发生并发症。不建议作为一线用药。

巴氯芬是一种 GABA-B 受体激动剂，通过鞘内注射可以控制 PSH 发作，其确切的作用机制仍然不清楚。有研究报道鞘内注射巴氯芬可抑制脊髓中间神经元活性，能够明显改善肌肉强直和痉挛症状。Dario 等发现鞘内持续泵注巴氯芬能够缓解 65% 的肌痉挛和 80% 的肌肉僵硬症状。Hoarau 等对 43 例并发 PSH 且表现为肌痉挛强直状态的重型颅脑创伤患者进行回顾性分析，43 例均行鞘内置管巴氯芬泵注治疗，肌痉挛和强直症状均得到不同程度的缓解，并且症状缓解明显的患者整体预后较好。然而，鞘内注射巴氯芬为有创操作，有引起脑脊液漏和颅内感染的风险，偶有解剖异常或脊椎融合等可影响操作，脑室内注射巴氯芬为其较安全的替代疗法。由于其风险性，不作为一线治疗选择。大多数文献报道认为口服巴氯芬的效果非常有限，然而，Akcil 等联合应用吗啡、右美托咪定、瑞芬太尼、普萘洛尔、可乐定和口服巴氯芬治疗 1 例 19 岁的因缺氧性脑损伤引起的严重 PSH，结果显示口服巴氯芬能够有效缓解患者的强直痉挛症状。

加巴喷丁是 GABA 的衍生物，其最初是作为抗惊厥药物开发出来的，后来临床应用发现其对神经痛、痉挛及震颤有较好的疗效。加巴喷丁主要作用于脊髓前角突触前电压依赖的钙离子通道 α2δ 亚基，抑制脊髓内兴奋神经元的传出，可以缓解 PSH 症状，减少发作。加巴喷丁常用剂量为 0.3 g，胃肠道给药，每日三次，最大剂量为 1.2 g。Baguley 等分析一组重型颅脑创伤后 PSH 的病例发现，加巴喷丁与其他药物如吗啡、普萘洛尔、咪达唑仑、巴氯芬等联用，能有效控制 PSH 症状，尤其对肌张力障碍和痉挛症状的效果明显，并可长期应用。然而，应用加巴喷丁有偶发急性出血性胰腺炎的报道，需引起注意。

5. 多巴胺受体激动剂

溴隐亭为多肽麦角类生物碱，是一种人工合成的多巴胺激动剂，对中枢性高热和肌张力障碍效果最佳，具体机制不清楚。但其可降低癫痫发作阈值，且忌与降压药物合用，使高血压治疗受限，这些均限制了它的使用。常作为二线药物与其他药物联用。溴隐停治疗应从小剂量开始，一般 1.25 mg，胃肠内给药，每天 2 次，然后逐渐加量至每天 10～40 mg，逐渐增加至每日 30～40 mg。

6. 肌肉松弛药物

丹曲林可抑制肌浆网钙离子释放，减弱骨骼肌收缩，降低肌张力和改善痉挛状态，对缓解 PSH 的痉挛强直状态有一定的效果；常规剂量在 0.5～2 mg/kg，每 12 小时一次，口服；然而，丹曲林具有较强的肝毒性和呼吸抑制作用，使用过程中应密切监测肝功能。

（三）积极预防全身并发症

PSH 频繁发作会使机体基础代谢率明显增高，能量需求增加，应加强营养支持，保持内环境稳定。对气道廓清能力差的患者建议早期气管切开，同时注意压疮、导管相关性感染和坠积性肺炎等并发症的预防。发作时，血压高、心率快、呼吸急促对心脏、呼吸系会造成不利的影响，同时联合应用多种药物会对肝脏、肾脏带来不同程度的毒副作用，因此，在控制 PSH 症状的同时，应密切监测全身各个脏器的功能，防治肝功能不全、肾功能不全、肺炎、呼吸衰竭等并发症。高压氧可以增加血氧含量，减轻脑水肿，改善脑代谢，有研究显示辅助给予高压氧治疗可以改善 PSH 患者的预后。物理降温和非甾体抗炎药可控制高热；对于出汗多的患者要注意补充水分以防治脱水。

总之，PSH 尚无规范的治疗方案。治疗 PSH 时，首先应减少或避免诱发 PSH 的刺激因素；然后，针对患者临床特点，个体化选择单一或联合应用药物控制症状，减少发作频率和程度。治疗目标应当追求疗效最好而不良反应最小。未来，应加强 PSH 发病机制的研究，明确治疗的靶向性。同时，应积极开展多中心前瞻性随机对照临床试验，提供更多的循证医学证据。

七、预后

PSH 对患者预后的影响到目前为止还没有一个明确的结论。PSH 通常出现在严重脑损伤的患者，而且损伤越重，发生率也越高，这类患者即使没有 PSH 发作通常预后也比较差，因此要准确评估 PSH 对患者预后的影响是很困难的。1993 年有一项大的多中心研究显示，PSH 不是颅脑创伤患者死亡或预后差的独立危险因素。但是随后的一项研究显示，PSH 患者比对照组住院时间延长，预后更差。然后又有一些研究显示 PSH 患者有更差的临床预后。但另外一些研究显示，PSH 对这些患者的机械通气时间、住 ICU 时间、住院时间和住康复中心的时间没有影响，也不影响患者长期的神经功能恢复。这种结果的不一致可能与研究方法有关系，大部分都采用病例对照研究。另外，常用的预后评估方法如格拉斯哥预后评分和功能独立量表难以有效区分神经功能状态的细微差别。PSH 对预后的影响可能与发作的持续时间和严重程度也有关系，发作时间短，程度轻可能对预后没什么影响，而严重的、持续较长时间的发作，可能对患者神经功能的恢复会产生明显的负面作用。目前的数据还不能明确控制 PSH 发作能否改善患者的神经功能恢复。虽然有这些不确定性，但总体上我们认为 PSH 是脑损伤患者神经功能预后不良的一个独立危险因素。

（吕立权）

参考文献

[1] 陈敏, 钟建国. 阵发性交感神经过度兴奋的诊断及治疗进展 [J]. 临床神经病学杂志, 2017, 30(2): 154-156.

[2] 李朝晖, 屈冲. 阵发性交感神经过度兴奋的治疗进展 [J]. 中国临床神经外科杂志, 2022, 3: 211-213.

[3] 吕立权, 卢亦成. 严重脑损伤后发作性自主神经功能紊乱伴肌张力增高 [J]. 中华神经外科杂志, 2010, 26(11): 1052-1054.

[4] 齐恩博, 吕立权, 王君玉, 等. 颅底创伤对阵发性交感神经过度兴奋患者的临床结局影响 [J]. 中华神经外科疾病研究杂志, 2018, 2: 151-154.

[5] 朱开鑫, 侯立军. 脑损伤后阵发性交感神经过度兴奋的发病机制 [J]. 第二军医大学学报, 2019, 11: 1231-1235.

[6] Baguley IJ, Perkes IE, Fernandez-Ortega JF, et al. Paroxysmal sympathetic hyperactivity after acquired brain injury: consensus on conceptual definition, nomenclature, and diagnostic criteria[J]. J Neurotrauma, 2014, 31: 1515-1520.

[7] Lv LQ, Hou LJ, Yu MK, et al. Hyperbaric Oxygen therapy in the management of paroxysmal sympathetic hyperactivity after severe traumatic brain injury: a report of 6 cases[J]. Arch Phys Med Rehabil, 2011, 92(9): 1515-1518.

[8] Lv LQ, Hou LJ, Yu MK, et al. Prognostic influence and magnetic resonance imaging findings in paroxysmal sympathetic hyperactivity after severe traumatic brain injury[J]. J Neurotrauma, 2010, 27: 1945-1950.

[9] Meyfroidt G, Baguley IJ, Menon DK. Paroxysmal sympathetic hyperactivity: the storm after acute brain injury[J]. The Lancet Neurology, 2017, 16(9): 721-729.

第三篇
慢性颅底损伤——其他脑神经疾病

Chronic Skull Base Injury—Other Cranial Nerve Diseases

第二十四章
视神经损伤的外科治疗
Surgical Treatment of Optic Nerve Injury

第一节 视神经相关肿瘤的外科治疗

视神经肿瘤是指与视神经相关的各种肿瘤，主要分为原发性视神经肿瘤和转移性视神经肿瘤。其中，原发性视神经肿瘤包括视神经胶质瘤、视神经鞘脑膜瘤、视神经鞘瘤、海绵状血管瘤、血管母细胞瘤、皮样囊肿与表皮样囊肿、神经纤维瘤等。尽管视神经肿瘤不是神经外科及神经眼科常见病，但却是必须了解并掌握的内容，临床上容易误诊或漏诊。由于90%以上的原发性视神经肿瘤为视神经胶质瘤和视神经鞘脑膜瘤，因此，本节内容主要就这两种视神经肿瘤进行介绍。

视路胶质瘤（optic pathway glioma，OPG）是起源于视神经、视交叉、视束或下丘脑的低级别星形细胞瘤，约占全部颅内肿瘤的1%，占儿童期颅内肿瘤的3%～5%。OPG多散在发生，约20%的OPG患者与神经纤维瘤病Ⅰ型（neurofibromatosis type 1，NF1）相关。本节介绍的视神经胶质瘤（optic nerve glioma，ONG），约占OPG患者的25%。散发性ONG仅累及单侧视神经，而与NF1相关的ONG往往累及双侧视神经。良性ONG好发于儿童，75%患者在10岁以内发病，累及脑中线的重要结构，影响患者的视力及内分泌功能，其临床病程变异较多，加之OPG患者年龄往往较小，使得治疗方式的选择更加困难。而恶性ONG较为罕见，往往发生于成人，病理多为高级别星形细胞瘤或多形性胶质母细胞瘤。

视神经鞘脑膜瘤（optic nerve sheath meningiomas，ONSM）是一种罕见的生长缓慢的良性肿瘤，起源于蛛网膜绒毛的脑膜上皮帽细胞，是仅次于视神经胶质瘤的第二大常见视神经肿瘤，占所有原发性视神经肿瘤的1/3。与中枢神经系统其他部位脑膜瘤相似，ONSM好发于女性（61%～84%），45～55岁为发病高峰期。儿童ONSM更为罕见，约占ONSM的2%～4%，其中，近1/3患儿与神经纤维瘤病Ⅱ型（neurofibromatosis type 2，NF2）相关。95% ONSM仅累及单侧视神经，且略倾向于右侧视神经（55%～71%）；而5% ONSM可能是由于肿瘤沿着视神经管延伸至视交叉，进而累及至对侧视神经。ONSM分为原发性和继发性。原发性视ONSM绝大多数始发于眶内，少数始发于视神经管内；继发性ONSM远较原发性常见，由蝶骨翼、额叶、鞍旁、嗅沟等部位的脑膜瘤通过眶上裂或视神经管蔓延而来。由于ONSM生物学特性不可预料，且肿瘤倾向于侵袭周围的组织，加上颅眶解剖结构复杂，使得视神经鞘脑膜瘤的治疗成为临床手术难题。

一、解剖

具体详见"第九章 创伤性视神经损伤的外科治疗"及"第十章 创伤性眶上裂综合征的外科治疗"相关解剖内容。

二、临床特征

1. 视神经胶质瘤的临床特征

ONG可无症状，临床表现往往根据受累部位而表现各异。眶内ONG常首先表现为缓慢加重的无痛性眼球突出、眼位偏斜。当肿瘤体积较大侵犯视神经时，可出现视力下降、视野缺损、相对性瞳孔传入障碍、视神经萎缩、视盘水肿或苍白、视网膜中央静脉阻塞、眼球运动受限等，少数情况下可出现新生血管性青光眼、虹膜红变、眼缺血综合征等。当肿瘤累及视交叉及下丘脑、蝶鞍上时，可出现双颞侧视野缺损及内分泌改变，分离性垂直性眼球震颤，甚至会并发颅内压增高和脑积水。恶性视神经胶质瘤及个别肿瘤出血患者可表现为急性视力下降，类似视神经炎

(optic neuritis，ON），5～6周内发展至失明，很少出现眼球突出，1年内死亡。

2. 视神经鞘脑膜瘤的临床特征

ONSM最典型临床表现为进行性视力下降、视神经萎缩、视神经睫状分流血管三联征，但同时存在上述三种症状的患者极其少见。进行性无痛性视力下降是ONSM患者最常见的临床表现，97%的患者均会出现不同程度的视力下降，其中45%的患者视力在20/40或以上，但24%的患者视力只有眼前指数或更差。视力下降往往是缓慢的、无痛的，从首次症状出现到明确诊断平均需要3年的时间。然而，视神经管及近眶尖部位的ONSM患者会出现快速视力下降，容易被误诊为ON或非动脉炎性前部缺血性视神经病变（non-arteritic anterior ischemic optic neuropathy，NAION）。视野缺损是ONSM患者第二大临床症状（约占83%），最常见的视野缺损表现为周边收缩，此外还有盲点扩大、垂直视野缺损、中央和中央旁暗点、高度缺损等表现。59%的ONSM患者会出现中等程度的眼球突出，通常突出约2～5mm。47%的ONSM患者会出现不同程度的眼球运动受限，以斜视、上视受限为主。视盘很少正常，往往表现为视盘水肿、视神经萎缩以及出现视神经睫状分流血管，视神经睫状分流血管是视盘视网膜静脉系统与脉络膜静脉循环之间扩张的正常侧支吻合，它们的发生是由于肿瘤通过视神经时压迫视网膜中央静脉所致。

三、辅助检查

1. 影像学检查

眼眶增强CT和增强MRI是视神经肿瘤首选的检查，增强MRI成像可以用来评估眶尖、视交叉、下丘脑和其他颅内结构的受累情况；而CT在评估钙化和骨解剖方面仍优于MRI，由于骨骼解剖结构得到了很好的显示，CT可以更好地评估整个病变的结构和关系。

视神经胶质瘤的影像学表现具有特征性，因而很少做活组织检查。肿瘤典型的MRI表现为T1加权像呈等或低信号、T2加权像呈等至高信号。强化程度各异，有时病灶周边强化，中心呈坏死或囊变，钙化较罕见。肿瘤周围通常可见一圈T2高信号，可能类似扩大的蛛网膜下腔的表现。患有NF-1的视神经胶质瘤患者，视神经通常是迂曲的、打结的或扭曲的，病变侧视神经管扩大。而无NF-1的患者，胶质瘤通常是梭形的。孤立性视交叉胶质瘤较多不合并神经纤维瘤病，并且视交叉受累也更常见于没有神经纤维瘤病的患者。

与视神经胶质瘤类似，视神经鞘脑膜瘤可能表现为视神经的增粗。然而，由于视神经本身没有受累，强化的肿瘤位于视神经的双侧，因此增强CT和MRI在轴位上呈现典型的"双轨"征，在冠状位上类似于甜甜圈，呈现出典型的"靶"征。ONSM扩张模式，包括管状扩张（64%）、球状扩张（25%）、梭形扩张（10%）和局灶扩张（1%）。最常见的是管状扩张，表现为弥漫性圆周扩张、顶端扩张或前部扩张，而球状扩张则表现为视神经鞘以外的外生扩张。梭形的一端呈椭圆形和锥形，有时可能与视神经胶质瘤混淆，主要区别在于脑膜瘤是神经外肿大，而胶质瘤的神经本身肿大。

2. 眼科检查

（1）视力检查：视力检查对于视神经肿瘤的监测至关重要，必须由经验丰富的（小儿）眼科医生进行。出纳员视力卡、Lea符号视力表或HOTV视力卡、Snellen视力表可分别用于0～2岁、2～6岁、6～15岁的患者。根据目前的指南，视力检查在确定疾病进展和治疗决策方面起着主要作用。因此，建议对受影响的肿瘤患者进行规律的视力监测。

（2）视野检查：视野检查作为视力检查的补充，可以更好地判断视神经肿瘤患者的视觉损失。由于视野检查可能在儿童患者中因注意力缺陷而导致偏差，因此通常给年龄较大或合作性较强的患者，以便对视神经相关功能缺陷进行更精确的定义和随访。

（3）视觉诱发电位：视觉诱发电位通过头皮上的电极测量大脑皮质对视觉刺激的反应，是一种监测患者客观视神经功能的新技术。VEP潜伏期延长或振幅降低可能表明视觉通路受损，识别视神经肿瘤的灵敏度高，但特异性较低。此外，每项测试都需要相当长的时间（最多30分钟），需要熟练的临床操作人员和临床医生来执行。

（4）光学相干断层扫描（OCT）：OCT是一种无创客观成像设备，可精确测量视神经肿瘤患者的视网膜神经纤维层（RNFL）厚度。RNFL厚度测量应在瞳孔扩张后、视盘评估前和视力检测后进行，以提高其可靠性。RNFL厚度与整个前视路的体积测量和大脑总体积呈显著负相关，是视觉通路受损的标志。使用这种客观的测量方法可以避免主观功能测试一些问题。OCT的RNFL分析已被证明与视力相关，并且比视力和视盘评估具有更高的敏感性和特异性。最近，一种新的OCT模式、OCT血管造影，已应用于视神经肿瘤患者，这种非侵入性成像方式在无需染料注射的情况下可以精确显示视网膜和视盘血管化，为视神经肿瘤继发的血管和神经视网膜变化之间复杂的相互关系提供新的见解。

（5）视盘评估：视盘评估应由经验丰富的眼科医生在散瞳、视力检测、RNFL厚度测量后进行检查。应报告视盘肿胀、苍白、萎缩、不对称或凹陷的迹象。它们在视神经肿瘤患者中的发生率在不同研究中差异很大，可能与（或不与）视力下降相关。

3. 多普勒超声

如果肿瘤位于前方，超声可用于显示肿瘤，也可显示肿瘤内的血流动力情况。这种成像方式是无创的，不需要长时间固定MRI扫描，因此可能更适合监测儿童的视神经病变。

四、诊断与鉴别诊断

如前所述，眼眶增强CT和MRI扫描都可以很好地显示视神经肿瘤，尤其在MRI序列上，对于视神经是否增强、肿瘤的性质有着明显的提示。因此，视神经肿瘤的诊断通常基于临床特征和影像学检查。准确及时地诊断视神经肿瘤至关重要，因为如果不及时治疗，可能会导致不可逆转的视力丧失。鉴别诊断方面，主要为视神经胶质瘤与视神经鞘脑膜瘤相互鉴别，同时还应与血管瘤、血管外皮细胞瘤、假瘤、眼眶神经鞘瘤、淋巴瘤、眼眶炎性疾病、视神经转移瘤以及脱髓鞘性视神经炎、神经周围炎、结节病等疾病进行鉴别。对于不能明确诊断、不易进行鉴别的情况，可以采取糖皮质激素试验性治疗进行鉴别。值得考虑的是，尽管最常见的视神经肿瘤是视神经胶质瘤和视神经鞘脑膜瘤，但其他肿瘤和炎症状况在影像学上可能具有类似的表现，除非确实难以诊断或者为了给后续的治疗提供病理依据，临床上一般不建议进行活检，毕竟活检与手术具有相似的风险，有可能造成视力丧失。

五、治疗

1. 整体治疗方案

视神经胶质瘤的治疗方案主要包括随访观察、化疗、放疗及手术，整体目标是尽可能长久地保存有效视力，因此，对于视神经胶质瘤患者必须进行个体化治疗。一般来讲，对于没有进展或进展极其缓慢的患者，可予以随访观察；而对于出现视力进行性下降或影像学进展显著的患者，可考虑予以治疗。尽管对于视力恢复效果一般，但目前视神经胶质瘤的一线治疗仍然是长春新碱/卡铂的标准化疗，适用于任何年龄。放疗包括常规放疗以及分次立体定向放射治疗（fractional stereotaxis radiotherapy，FSRT）、质子束放疗、立体定向放射外科（stereotaxic radiosurgery，SRS）治疗等新技术，通常适用于5岁以上的进展型视神经胶质瘤患者。此外，分子靶向治疗，如MEK抑制剂和抗血管内皮生长因子药物贝伐单抗，为难治性视神经胶质瘤患者提供了一种全新的治疗方式。对部分成人恶性视神经胶质瘤患者，采用放化疗联合治疗可以达到缩小瘤体、延长生存期的治疗效果。

视神经鞘脑膜瘤的治疗方案主要包括随访观察、放疗及手术，同样也需要遵循个体化原则进行治疗。当没有明显的视觉功能障碍或进行性视力下降（视力大于20/40）时，或者肿瘤没有明显的颅内扩展时，通常提倡随访观察。当患者出现快速进展性视力障碍时，可考虑放疗和手术，无论是作为单一疗法还是作为联合疗法。目前，多种放射治疗方式已用于治疗视神经鞘脑膜瘤。分次外照射放射治疗在多个疗程中向靶区提供辐射；三维适形放射治疗（three-dimensional conformal radiotherapy，3D-CRT）利用波束形成技术和专用软件精确模拟靶组织，然后根据靶组织体积进行放射治疗，最大限度地减少传递给非靶组织的辐射量。调强放射治疗（intensity-modulated radiotherapy，IMRT）是一种特殊的3D-CRT，可进一步改变靶区内的剂量分布。立体定向方法使用固定标记，通常是侵入性固定在患者身上，用于将治疗机与图像进行注册，在关键结构靠近目标组织的地方提供高度准确的辐射。图像引导放射治疗在治疗时重新获取图像，以确保目标和治疗组织体积精确对齐。最近有人提出了新的治疗策略，某些生物活性复合物（如法尼醇、薯蓣皂苷元等）可能成为有前景的治疗手段，但其有效性及安全性仍有待进一步研究加以确定。

2. 手术指征

视神经胶质瘤手术指征：① 临床上有渐进性视力障碍和进行性颅内压增高表现；② 无有效视力，并且出现威胁视力的严重突眼；③ 影像学检查示肿瘤增长较快，或者肿瘤有向视交叉发展的趋势；④ 经规范放疗后肿瘤继续增大；⑤ 为防止肿瘤进一步向颅内增长；⑥ 肿瘤已引起梗阻性脑积水；⑦ 不能明确诊断需行活检确诊。

视神经鞘脑膜瘤手术指征：① 已经失明；② 视力严重下降几乎无可能保留；③ 肿瘤明显侵及颅内，可能威胁视交叉及对侧视神经；④ 经规范放疗后肿瘤继续增大；⑤ 严重眼眶畸形影响美观；⑥ 不能明确诊断需行活检确诊。

3. 术前注意事项

（1）如果术中需要在硬膜外进行操作分离，推荐采用腰大池引流降低颅内压力以促进硬膜剥离。

（2）处理累及海绵窦的病变时，电生理监测 CN Ⅲ、Ⅳ和Ⅵ的电位信息没有任何重要意义而且监测结果也不可靠，因此并不推荐。

（3）如果预计眶顶壁或者外侧壁的切除范围将超过75%，应该在术前定制一个合适的植入假体用于术毕时重建眶壁。

4. 手术入路及手术技巧

眼眶是一个可分为三个腔隙的三维结构：肌锥内、肌锥外和视神经管内。有多种手术入路能够到达眶内，但主要还是经颅、经颅外和内镜入路。选择何种入路取决于多种因素，包括肿瘤类型以及预计的粘连程度和质地、大小、位置和临近结构的受累程度。

位于眼眶后内1/3的病变可以采用经半月襞或泪阜入路、断或不断内直肌、经上眼睑入路、眶外侧壁切开或者经内侧结膜入路，而眶颧入路能够全方位地显露眶内容物。

（1）眶颧入路或眶-额颧入路：对于临近眶尖或侵犯多个部位（包括眼眶）的肿瘤，可采用改良的眶颧入路（OZ）进行切除。

剥离硬膜以便去除眶顶。一般通过硬膜外前床突切除术减压视神经，否则在肿瘤切除过程中视神经可能会被意外卡压在管口处。眶顶壁和外侧壁的切除范围取决于肿瘤的大小。腰穿引流脑脊液则有助于安全牵拉脑组织并使硬膜损伤风险最小化。

在肿瘤上方打开眶筋膜避开上直肌和上睑提肌。个别肿瘤会通过视神经管长进颅内，这时就需要切开额部的硬膜。松解镰状韧带以进一步减压视神经管处的视神经。

可能需要打开Zinn总腱环暴露视神经内侧或背侧的肿瘤，此时切口应局限于上睑提肌和上直肌的内侧起点处，以免损伤动眼神经的分支。同时应该尽量保留滑车神经。

如果眶顶切除范围不超过75%，不必进行眶顶重建。为了避免术后眼球内陷，应使用术前定制的材料进行眶顶的部分重建。

（2）眉弓切口眶上锁孔入路：眶上入路非常适合位于视神经上方边界清楚的锥内型和锥外型占位，也适合处理Willis环前段的血管病变和鞍旁的肿瘤病变。采用额外侧/眶上入路以单骨瓣法卸下眶壁，并切除余下的眶顶以暴露病变。肿瘤显露、切除和眶顶重建的方法与前文"眶颧入路或眶额颧入路"所述类似。

（3）眶外侧入路（眶外侧壁切开术）：改良后的眶外侧壁切口形似曲棍球棍，绕着外侧眉毛延伸至外眦后方的35～40 mm处，不仅有效地避开了支配额肌的面神经，还能够处理上方、下方和外侧方的锥内型肿瘤。

沿皮肤切口从额颧复合体的中点开始切开颞肌筋膜，颞肌牵向后方以暴露眶外侧壁，再弧形切开其表面的骨膜。随后在可弯小压肠板的保护下从眶壁内面剥离眶筋膜。

使用不带护板的铣刀在颧额缝上方进行第一道截骨，这样可以使额颧复合体作为整体被卸下。随后在第一道下方1.5 cm的地方截第二道，从而完成眶外侧壁切开。进一步用磨钻磨除部分蝶骨以暴露眶尖。

在外直肌下方或肿瘤的隆起部位切开眶筋膜，牵开外直肌以便更好地操作肿瘤包膜，切忌直接离断外直肌否则会导致瘢痕形成和眼球活动受限。余下的肿瘤切除过程与前文所述相同。

（4）经鼻入路：对位于眼眶内下象限的肿瘤可采用扩大经鼻入路。经鼻入路主要是通过纸样板入眶。此外，经上颌窦的肌锥外入路也是可行的。

六、疗效客观评价及影响因素

所有视神经肿瘤，包括视神经胶质瘤和视神经鞘脑膜瘤，最重要的是确定病变累及范围及任何疾病进展的证据。临床医生和外科医生必须清楚地了解，肿瘤具体累及视神经束的哪些部分（眶内段，管内段与颅内段）。视神经肿瘤的治疗效果与肿瘤的性质、位置、大小、术前视力状况等多方面因素相关。

疗效客观评价指标主要包括以下几个方面。

（1）视力：视力是否改善是判断治疗效果最直接的评价指标。解除肿瘤的压迫往往可以改善视力；而有些情况下，即使影像学显示肿瘤大小不变，但视力仍有改善的情况。

（2）视野：治疗后视力不是唯一能改善的指标。已有研究证明治疗后视野改善比视力改善更为明显，可能是由于视神经内纤维的视网膜变性组织，神经中的黄斑纤维位于后神经的中央，不易受到外源性压迫。因此，无论视力结果如何，从功能角度来看，周边视野改善都是很重要的疗效评价指标。

（3）光学相干断层扫描（OCT）：OCT测量的视网膜神经纤维层厚度是一个较新的治疗效果评价指标。已经证明，OCT上的低神经纤维层厚度预示着不良预后以及症状的持续时间。较差的神经纤维层厚度是视神经萎缩的量化标志,一旦因视神经肿瘤压迫而发生萎缩,视力恢复的机会很小。

(4)视盘水肿:诊断时存在视盘水肿是另一个较新的治疗效果评价指标。随着视神经萎缩的加剧,视盘水肿变得不那么明显,而视力通常会恶化。因此,视盘水肿的存在可能表明视神经受到压迫,但不至于萎缩。研究表明,治疗时存在视盘水肿与治疗后视力的显著改善密切相关。

七、预后及康复治疗

视神经胶质瘤的预后:即使少年毛细胞型星形细胞瘤属于低级别肿瘤,其自然病程仍难以预测,一般认为1岁以内发病者肿瘤生长较快,预后较差,但合并NF1者除外。肿瘤发展一般发生于确诊后2年之内,12岁以上患儿的肿瘤很少再继续发展,然而仍有部分患儿在青春期时丧失视力,因此,必须强调对视神经胶质瘤的患儿在18岁前始终保持密切随访。

视神经鞘脑膜瘤的预后:尽管生存预后良好,但视力预后较差,因为肿瘤不仅压迫视神经,而且附着于神经软脑膜周围的微血管结构,导致视力损伤。在单侧视神经受累的情况下,在晚期疾病中可以看到失明和严重的眼球突出。研究表明,原发性视神经鞘脑膜瘤的总体肿瘤相关死亡率为0。而继发性视神经鞘脑膜瘤的死亡率各不相同,主要取决于原发肿瘤的类型、部位、自然史、治疗计划和反应。一般来说,视神经鞘脑膜瘤的特点是延长无复发生存期。在儿童中,肿瘤更具有攻击性,并与NF2相关。

康复治疗:术后全身应用一定剂量的糖皮质激素、神经营养药(神经节苷脂等)、中成药(明目地黄丸、石斛夜光丸)等药物,早期行高压氧等康复治疗,可以减少术后微血管痉挛及神经水肿,促进神经修复,均对提高疗效有积极的作用。

八、并发症

由于眼眶手术空间狭小、手术视野差、手术操作难度大,尤其是对眶深部的肿瘤,手术过程易损伤周围神经及血管等,造成部分患者术后发生出血、感染以及视力障碍、眼球运动障碍、上睑下垂等神经损伤并发症。此外,还会出现肿瘤组织切除不彻底、术后肿瘤复发等情况,严重影响患者预后。

九、典型病例(由上海长征医院侯立军教授提供)

病史: 患者女性,53岁,"右眼突出4年伴右侧视力进行性下降1月余"。

查体: 右眼球突出、外展固定,右眼视力仅有光感。

诊断: 右侧颅眶沟通视神经鞘脑膜瘤(图24-1-1)。

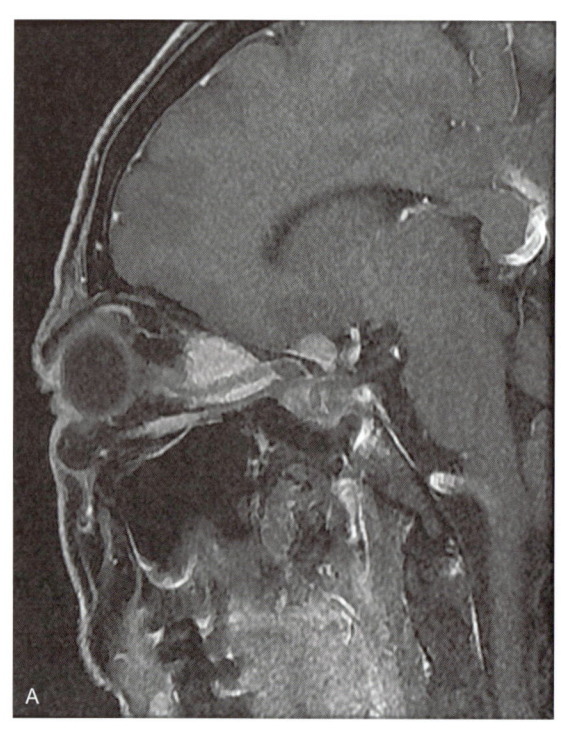
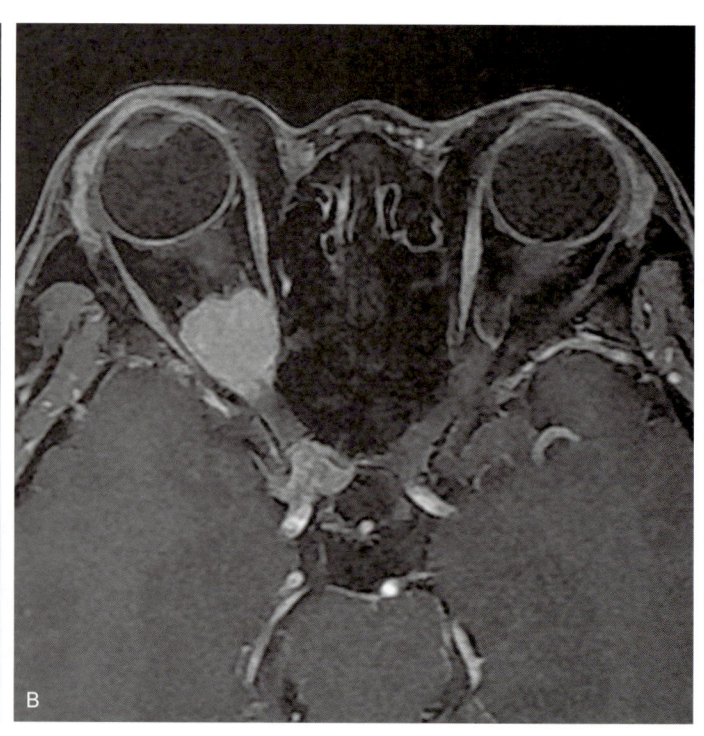

图 24-1-1 A、B.右侧颅眶沟通视神经鞘脑膜瘤磁共振表现。术前MRI增强示:肿瘤供血丰富,压迫眼动脉远端,包绕视神经

手术方式：显微镜-神经内镜双镜联合右侧颅眶沟通视神经鞘脑膜瘤切除术（图24-1-2）。

术后：复查增强MRI提示肿瘤全部切除；右眼前指动，右眼球运动明显改善（图24-1-3）。

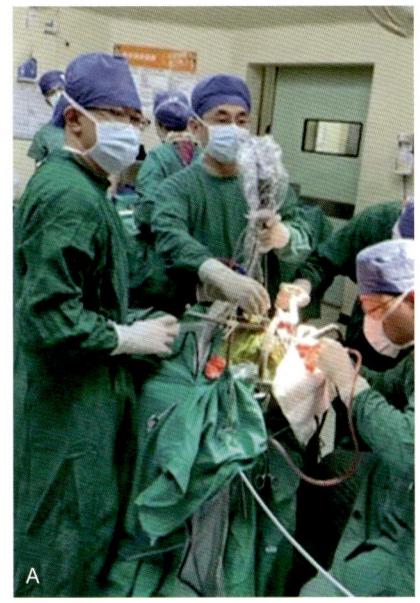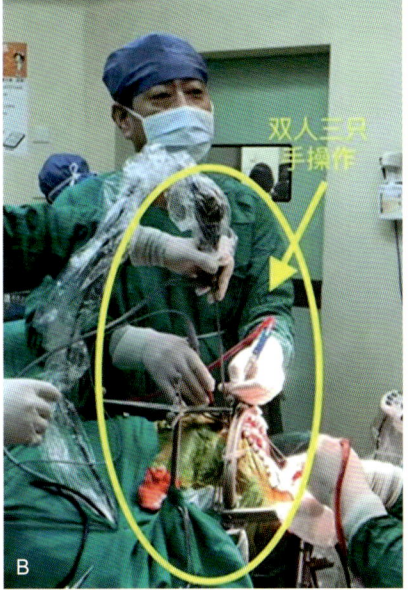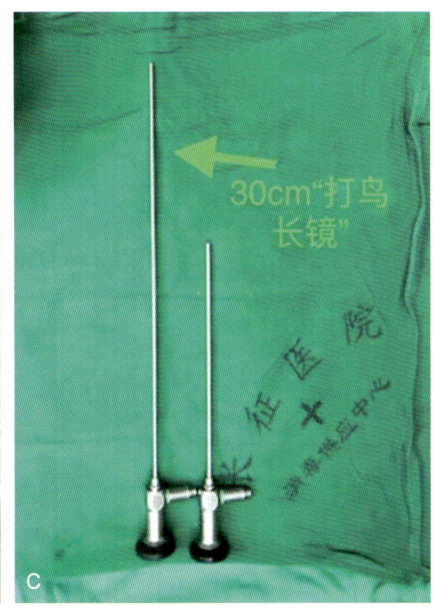

图24-1-2　A～C.经鼻内镜和经颅显微镜联合手术场景

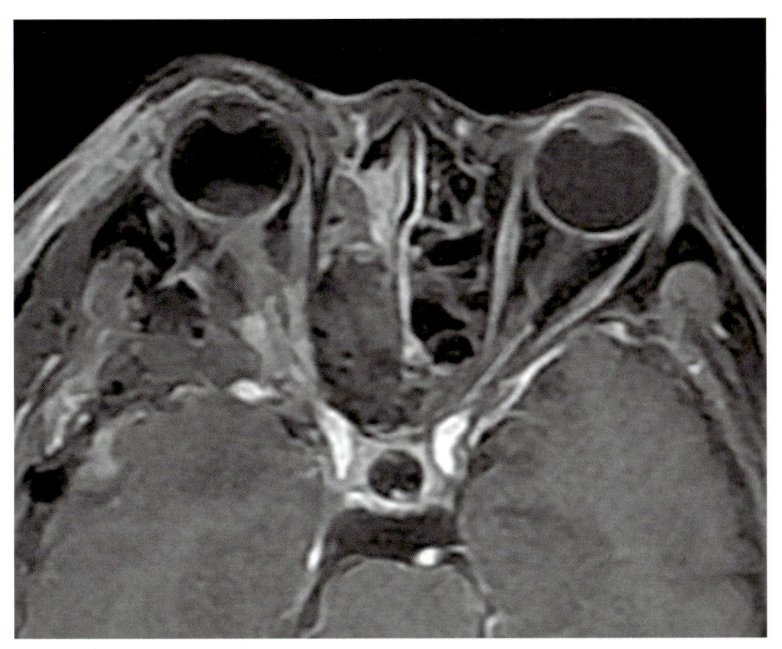

图24-1-3　术后磁共振复查结果

视频24-1-1　视神经全貌

（赵亮）

参考文献

[1] 陆燕，魏锐利.视神经原发性肿瘤及治疗新进展[J].中国实用眼科杂志，2011，29(9)：885-888.

[2] 徐全刚.与肿瘤相关的视神经病变[J].中国眼耳鼻喉科杂志，2022，22(1)：3-6.

[3] Campen CJ, Gutmann DH. Optic pathway gliomas in neurofibromatosis type 1[J]. J Child Neurol, 2018, 33(1): 73-81.

［4］ Ciaran SH, Mehdi K, Kim P, et al. Neurosurgical experience of managing optic pathway gliomas[J]. Childs Nerv Syst, 2021, 37(6): 1917-1929.

［5］ Derek CS, Jean MML, Todd CH. Neurosurgery for optic pathway glioma: optimizing multidisciplinary management[J]. Front Surg, 2022, 9: 884250.

［6］ Lieber S, Fernandez-Miranda JC. Anatomy of the orbit[J]. J Neurol Surg B Skull Base, 81(4): 319-332.

［7］ Marybeth KF, William RK, Robert AA. Current treatment of optic nerve gliomas[J]. Curr Opin Ophthalmol, 2019, 30(5): 356-363.

［8］ Matteo C, Luisa F, Enrico O, et al. Optic pathway glioma in type 1 neurofibromatosis: review of its pathogenesis, diagnostic assessment, and treatment recommendations[J]. Cancers, 2019, 11(11): 1790.

［9］ Richard TP, Christopher AO, Clare LF, et al. Optic nerve sheath meningiomas: prevalence, impact, and management strategies[J]. Eye Brain, 2018, 10: 85-99.

［10］ Shapey J, Sabin HI, Danesh-Meyer HV, et al. Diagnosis and management of optic nerve sheath meningiomas[J]. J Clin Neurosci, 2013, 20(8): 1045-1056

［11］ Tailor TD, Gupta D, Dalley RW, et al. Orbital neoplasms in adults: clinical, radiologic, and pathologic review[J]. Radiographics, 2013, 33(6): 1739-1758.

［12］ Vivian PD, Konstantinos AAD, Dean MC, et al. Optic nerve sheath meningioma[J]. Curr Opin Ophthalmol, 2020, 31(6): 455-461.

第二节　累犯视神经的前颅底肿瘤的外科治疗

从外面看，前颅底主要由上颌骨、腭骨以及蝶骨的翼突内侧板和外侧板构成。两侧是属于颧骨的颧弓。从内面看，颅前窝由额骨的眶部、筛板以及蝶骨构成。常见的前颅底肿瘤起源于中央的筛板、鸡冠处，后方的蝶骨平台、前床突，蝶骨小翼形成的眶上裂、蝶骨嵴以及鞍结节和鼻腔内。本节主要介绍累犯视神经的前颅底肿瘤手术的治疗方法。

一、手术目的

解除视神经、其他脑神经、血管及功能区压迫，降低颅内压，减灭肿瘤，消除脑积水等。

二、术前准备

手术医生需熟练掌握基本开颅操作技术并熟悉前颅底解剖结构。尤其是骨性结构中的孔、膜与相毗邻的动静脉、脑神经、脑组织的关系，解剖变异等。否则在肿瘤的推挤下正常结构的变形、移位将会令术者迷失方向、分离困难、动作反复犹豫或造成脑神经、血管的不必要损伤，导致手术无法达到预期结果。

术前MRI及CT可以显示骨质破坏情况，肿瘤与视神经、血管关系，帮助制订手术方案。在可能损伤颈内动脉的手术前行球囊闭塞试验（BOT）。术前造影有助于明确肿瘤血供情况以及周围血管的压迫、推挤程度。对于有明显血管分支供血的肿瘤可进行超选栓塞，以达到减少血供的目的，利于手术切除。

对于视神经管减压、切除深部肿瘤等操作，长柄手术器械至关重要。同时，显微器械应准备充足，包括动脉瘤夹及血管搭桥工具，以应对术中可能发生的血管损伤。对于瘤内钙化严重的肿瘤，应备好CUSA超声刀，最大程度保护脑重要结构。

三、麻醉与辅助监测技术

麻醉管理在神经外科手术中十分重要，需保证术中血流动力学平稳，脑灌注正常，同时在术中适当调整呼吸参数，根据需要调节颅内压力及脑脊液搏动，并配合神经电生理监测应用肌松药物。

在前颅底肿瘤暴露时，往往需要牵开额叶，如术中发生脑缺血，除放开自动拉钩外还可适当升高血压，提高脑血流灌注。在肿瘤包绕血管、分离困难时，临时夹闭血管时间较长，则需要适当的脑保护措施。

术中使用神经导航技术可辅助定位视神经走行区域肿瘤，多普勒技术监测血流情况，术中MRI了解肿瘤切除程度并利用电生理手段进行神经功能保护。

四、视神经管减压技术

前颅底不管选用何种入路，总体的要求是：尽可能去除骨质减少脑组织及神经牵拉，简单快速到达病灶，保证较短的路径、足够的显露及视野，保证皮瓣血供，不产生面容影响，并考虑到再手术的可能。双额入路进行前颅底肿瘤切除可以不打开眶骨显露双侧脑组织，手术视野好，但牵拉额叶时会损伤嗅神经，同时由前向后切除肿瘤时要小心探查，避免损伤视神经及前床突附近重要血管。翼点入路可以将颈内动脉、视神经、视交叉关系密切的肿瘤从后部分离，减少出血，手术医生可以更从容地切除肿瘤，但是对蔓延至对侧的肿瘤可能存在暴露不足的缺陷。扩大的额颞入路，可以结合双额和翼点的骨质切除范围，切除骨质较多，满足双侧前颅底暴露和颈内动脉、视神经的保护。对于手术治疗蔓延至双侧，又对视神经、颈内动脉有累犯的嗅沟脑膜瘤、较大的蝶骨平台脑膜瘤等，则更为实用。

一般手术入路需切除蝶骨大翼，磨除前床突，进而打开视神经管。按文献经验，至少打开骨性结构的一半才能达到减压要求。前床突内侧面构成了视神经管外壁，首先用动力系统在视神经管外侧壁磨除前床突，此处骨质受热会传递给视神经，注意滴水降温。如有需要可以进一步延颈内动脉向前显露，将颈内动脉从蝶窦壁上剥离。然后将视神经管周围折返的硬膜、纤维环切开分离下来，既可以减压又能防止缠绕在磨头上。用较小的磨头将覆盖视神经的外侧、前侧骨质逐层打薄，骨质在视神经表面磨至一层膜状再用显微器械分离，暴露视神经的全长。内侧骨质注意不要破坏，否则会打穿蝶窦。视柱的切除要用2 mm以下的磨头从外向内磨除。磨头本身虽然很小，但此时空间狭小依然会遮挡视野，需要反复调整显微镜角度，不可盲目操作。

一些前颅底肿瘤的切除路径需打开眶顶，钻孔后将眶骨膜自眶顶剥下，在显微镜下找切断的脑膜中动脉眶支，要强调的是，打开眶顶骨质过程需向眶上裂硬膜前内方咬除骨质。在该操作中，视神经管骨折极易损伤视神经，所以要在直视下反复确认眶顶的内面和外面才可打开。

五、肿瘤类别

1. 眶上裂脑膜瘤和蝶骨嵴脑膜瘤

眶上裂和蝶骨嵴都由蝶骨的大翼小翼构成，眶上裂位于内侧。学者根据眶上裂和蝶骨嵴脑膜瘤发生位置进行了多种分类，对于内侧1/3蝶骨嵴的脑膜瘤，尤其是眶颅沟通的蝶骨嵴脑膜瘤，可能会累及视神经、眼动神经并附着鞘膜延伸生长。但不论哪一种脑膜瘤，手术切除肿瘤均为首选治疗方式。除非肿瘤具有明确侵袭性，否则应尽可能全切。争取在首次治疗中全切肿瘤对患者有重要意义，如果复发后进行二次手术，肿瘤全切的可能性更小，还会向组织、骨质中蔓延。遇到包绕颈内动脉及其分支或与CN Ⅰ、Ⅲ、Ⅳ、Ⅵ关系密切的情况，切除肿瘤会遗留神经功能损伤或导致血管损伤。因此在累犯视神经的情况中，手术目的是视神经减压，消除占位效应。肿瘤对重要血管、神经包绕，强行分离肿瘤风险较高时，不可追求全切。

术前检查对于手术切除起自眶上裂和蝶骨嵴的脑膜瘤至关重要，CT明确脑膜瘤有无骨质破坏及破坏程度。DSA明确肿瘤是否有单一主要血供，以及肿瘤对动静脉的推挤情况。有条件可进行术前栓塞。MRI寻找肿瘤的边界，是否已到达颅外，以决定联合多学科配合分步手术。眼科检查显然必不可少，如果视神经管受到累及但视神经受累后却未产生明显的视力、视野受损，手术就要更加谨慎。

手术可采用平卧位，标准翼点或扩大翼点入路，稍向对侧旋转后头架固定，做冠状切口，注意保护面神经，在镰刀状的脂肪层边缘进行筋膜间或筋膜下分离。颞肌的剥离提供两种方式，可选颞线下保留1 cm肌桥离断颞肌，或在颞线处骨膜下分离再于颞线骨质倾斜打通孔，后期缝线固定颞肌。有学者认为肌桥是离断血供后的所谓"死肉"，打孔更符合肌肉原位固定要求。但两种方式差距不大，效果一致，可根据术者操作熟练程度自行决定。为充分铣除侧方骨质可将颧弓离断尽量向下牵开颞肌。前方皮瓣则同鼻源性肿瘤，于眶上缘处向下翻转，注意保护眶上神经。术前根据肿瘤切除决定骨窗大小和位置，如需满足视路部分减压，骨瓣应位于眶上缘和眶外侧壁，包含部分颧弓一并铣下。根据情况决定是否磨开视神经管。如果肿瘤蔓延至眶内、翼腭窝等处则可在侧壁和颧骨处扩大骨瓣范围，颞肌也需进一步向下牵拉。

硬膜外的部分操作可以从蝶骨小翼、前床突及视神经管，直到鞍结节上剥离硬膜，再磨除上述骨性结构，以阻断肿瘤供血。对外侧裂进行分离，减少脑组织牵拉。肿瘤存在钙化或质地较硬时要用CUSA刀辅助，避免暴力或电灼损伤神经、血管。蛛网膜产生的自然间隙是外科医生的重要参考，沿蛛网膜和血管进行分离可以无创地将视神经、视束与肿瘤分开，对于大脑中动脉、前动脉和它们的属支进行保护，从支到干的分离也更方便。

可分块止血取出瘤体，切除附着处骨膜及骨质。建议尽可能切除受累的前床突骨质，然后打开视神经管，操作上既可减少遮挡，又降低复发风险。由于骨瓣处位于面部，关颅时注意骨质良好复位，保持额面部美观，如有明显缺损应进行修补。眶壁应尽量保持完整，避免出现眼球凹陷。

必须强调的是，视神经相比其他神经更加娇嫩，不论是电灼、切除骨质的过高温度，对视神经、视交叉、视束的拉扯或过度剥离蛛网膜都可能造成严重的视力损伤。因此，在视神经管打开减压的全过程中术者都需要小心、稳定操作，动作规范（图24-2-1）。

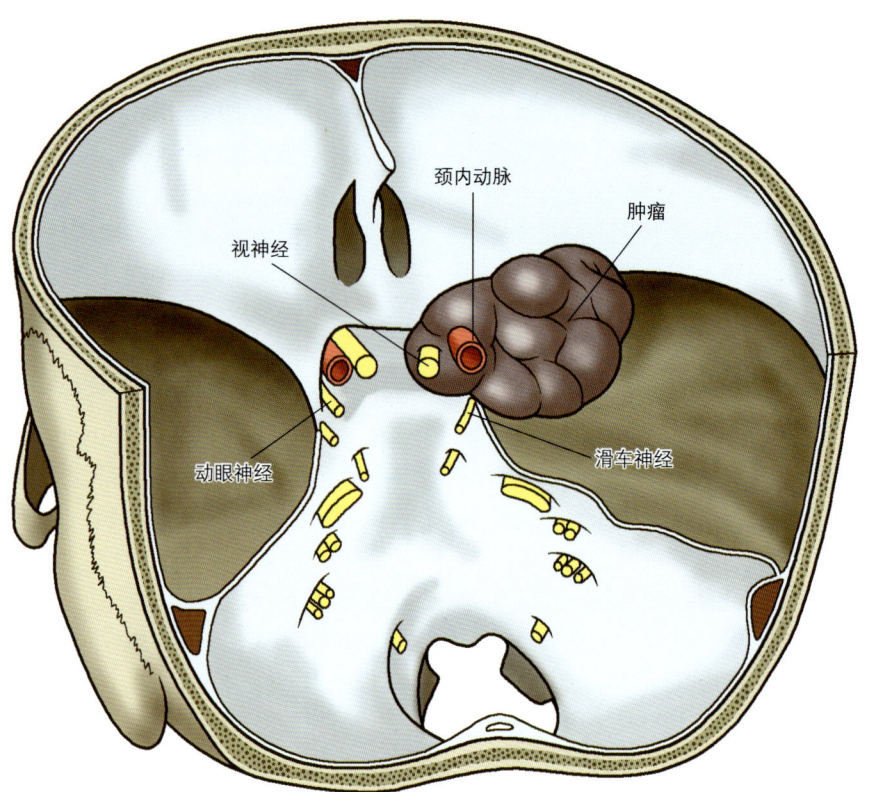

图 24-2-1　蝶骨嵴脑膜瘤长入视神经管内

2. 前床突脑膜瘤

扁平型的肿瘤会沿脑膜爬行,当肿瘤进入视神经管内时即使很小的球形肿瘤也会迅速导致视力恶化。肿瘤从外下向内挤压视神经,视神经被迫拉长,或被卡压在骨性边缘。同时,前床突脑膜瘤还会刺激周围骨质增生肥厚,使视神经管壁进一步缩窄,在此基础上肿瘤即使生长速度并未加快,但临床表现会愈发严重。脑膜瘤瘤体较大时会向后压迫视交叉、视束,所以在探查视路时要仔细寻找所有压迫点。

颈内动脉会被前床突脑膜瘤向内侧挤压,如沿血管生长可能会包绕到颈内动脉分叉及大脑中动脉、大脑前动脉,动脉壁除被压迫缩窄还会直接被肿瘤侵蚀,在切除肿瘤时有动脉破裂风险。

手术过程基本同视神经管减压术,从蝶骨嵴、前床突及视神经管、视柱,按顺序逐渐磨除骨质。要注意因肿瘤影响蝶窦骨质的异常气化,不要打穿蝶窦。硬膜外的操作有助于减少肿瘤出血,从附着点切除肿瘤、硬脑膜及骨质。应将视神经管全长充分磨开,将视神经的硬膜鞘也完全打开,直到无肿瘤区域。血管壁可残存一层肿瘤,不可过度操作损伤血管。

3. 嗅沟和蝶骨平台脑膜瘤

体位摆放常规头架固定,头向对侧旋转 15°～30°,既利于分离侧裂,清除颈内动脉分叉处肿瘤,减压视神经,又不会因为角度过大而影响前额底显露。同时注意头部后仰角度,尽量使颅底与视线平行。术前应规划好取自体筋膜部位,留出操作空间。

扩大额颞开颅充分切除眶外侧壁,眶缘剥离时注意眶上孔打开,保护眶上神经。如肿瘤向筛窦延伸,为向下显露切除更多骨质可切断双侧内眦韧带,关颅时再重新缝合该韧带,以免眼球外移。镜下操作时,首先从蝶骨小翼内侧开始进行肿瘤切除,神经减压,磨除前床突骨质。继续向内侧磨开视神经管,将视柱去除,打开同脑膜延续的神经鞘膜,进行视神经减压。部分肿瘤可能延自然孔隙长入眶上裂或视神经管内部,既要保护神经、减少不必要的牵拉,又要达到尽可能切除,对术者操作技巧要求相对较高。对于前后径比较大的肿瘤应暴露肿瘤全长以明确与视神经的位置关系。

肿瘤直接切除应从相对重要结构进行,如视神经与肿瘤主体分离,因视神经长期受肿瘤组织压迫,神经纤维相对脆弱,先行分离视神经可减少牵拉肿瘤时进一步损伤神经。同时一边缓慢释放脑脊液,留出肿瘤操作空间,一边分离肿瘤与重要血管间隙。离断来自颈内动脉床突段及大脑前动脉的供血,有助于减少肿瘤切除过程中的失血和止血困难等情况。相对于嗅沟脑膜瘤，起源于蝶骨平台处的肿瘤更容易累犯视神经、床突处血管等，必要时可扩大骨质切除范围，将床突及蝶骨平台一并切除。切断蝶骨平台和筛板还有助于直接切断来自下方的供血动脉。肿瘤宜分块切除，逐步打开空间，有条件可先从基底部进行。Yasagil建议从侧裂入手，由中动脉向近端寻找颈内动脉分叉部和视交叉。在肿瘤表面打隧道直接到达肿瘤基底部硬膜，用单极插入来切断肿瘤供血，能够直接减小肿瘤体积，并且使肿瘤质地变软。

脑膜瘤切除程度可用Simpson分级评价，异常脑膜应尽可能切除。肿瘤切除后有三方面工作需注意，一是严密缝合硬膜，保持水密性，可有效减少脑脊液漏的发生率；二是注意对打开的窦腔进行自体脂肪填塞和筋膜修补，避免发生感染；三是对骨质的复原，不改变面部外观。

4. 鞍结节脑膜瘤

鞍结节与蝶骨平台在解剖上以视交叉沟为界，视交叉沟的前缘是蝶骨平台的后界，视交叉沟的后缘是鞍结节的起点，两处均可作为肿瘤的生长起点（图24-2-2）。因此，鞍结节脑膜瘤从视神经前方生长，占据视交叉池会向后推挤视交叉，还可向上方和外侧将视神经压迫于镰状韧带导致视野缺损。除非长入视神经管，鞍结节脑膜瘤大多不需要切除前床突和打开视神经管壁。手术需从鞍结节上将硬膜剥除，切断肿瘤供血，磨除增厚的鞍结节。中等体积的肿瘤在分离视神经、颈内动脉与肿瘤后切除，如果肿瘤体积过大，视野内无法分辨肿瘤与视神经关系则先做肿瘤内切除。在将肿瘤抬离视神经时还要确认眼动脉位置走行。当鞍隔也受到侵犯时应将硬膜部分予以切除。

5. 眶尖肿瘤

眶尖部位毗邻视神经、颈内动脉等结构，空间狭小，一般是起源于前床突、蝶骨小翼、蝶骨嵴内侧的脑膜瘤长入眶内，肿瘤推挤、包绕效应明显，所以眶尖部位肿瘤的手术需要充分显露，打开眶尖内侧骨质，对于眶上裂区域暴露可以铣除眶外侧壁，磨开至眶上裂。同时切开额骨完全暴露眶内容物，获得手术操作空间。

6. 鼻源肿瘤

鼻源性肿瘤包括起源于鼻咽和副鼻窦等区域，如嗅神经母细胞瘤，鼻窦鳞状细胞癌等。可向筛板、前颅底骨质及眶壁进行浸润生长。一般采用开颅，经鼻或联合入路。对于已经累犯视神经的肿瘤可采用冠状切口额下入路，将眶顶缘及额骨一并铣下，注意保护眶上神经，可在较少牵拉脑组织的情况下最大程度暴露眶尖、视交叉部位。同时联合经鼻入路，也可在面

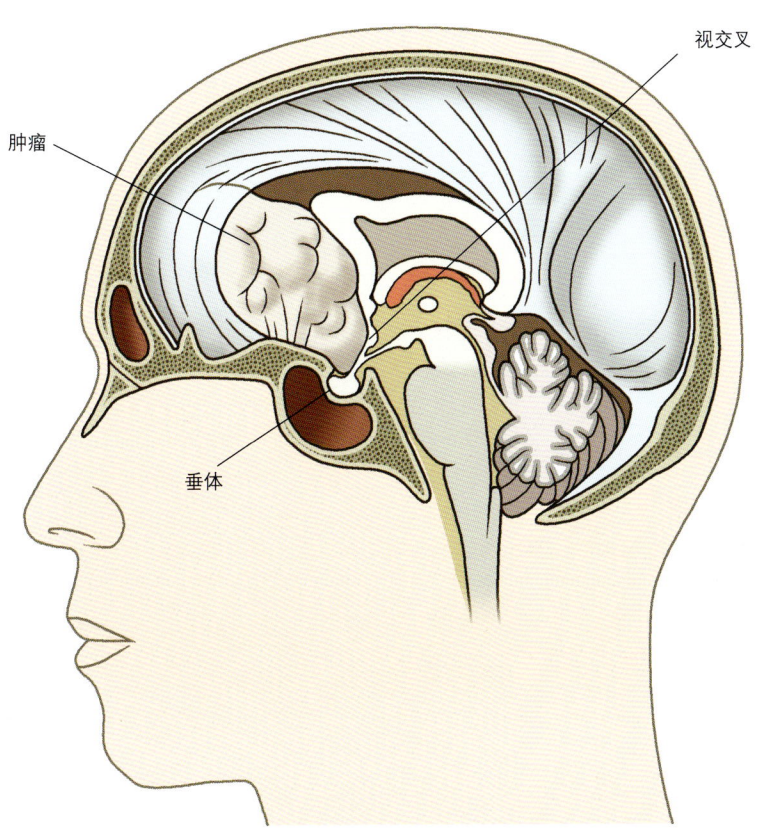

图24-2-2　嗅沟脑膜瘤压迫视神经、视交叉，同时引起骨板增生

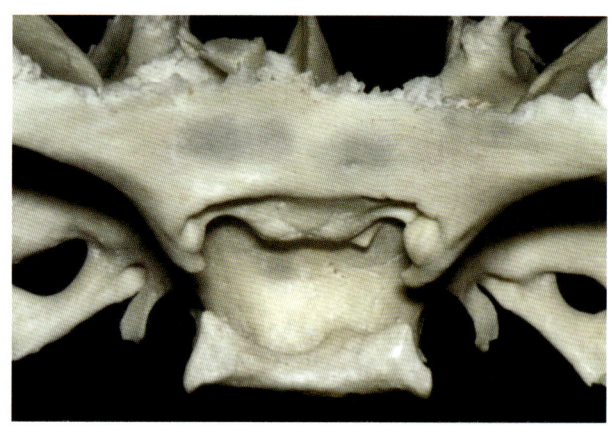

图 24-2-3　视交叉沟位于蝶骨平台和鞍结节之间

部剥离时从鼻根进一步向下，将鼻骨一同分离下来。将鼻腔内及前颅底下方肿瘤切除。术后需小心处理面颅骨质，达到完整复位。

充分移除骨质后可在硬膜外操作，按需磨除侧方眶壁从上方和外侧打开眶上裂，小心磨去前床突，电凝切除肿瘤组织，至少磨除一半以上神经管骨质并打开鞘膜，充分解除视神经周围压迫。打开视神经管需小心操作，避免神经受到电灼、拉拽及过热损伤。我们建议在熟悉相关解剖后更多采用神经内镜的方式，减少创伤，缩短手术时间，并达到视神经减压的目的和同等的暴露及肿瘤切除效果。

7. 颅骨肿瘤或类瘤样病变

包括骨硬化病，骨纤维异常增生和骨化性纤维瘤等。此类疾病往往对视神经产生长期慢性压迫起病，术前应充分评估受损的神经功能，因病变一般质地坚硬，骨瓣切除范围要适当扩大以充分暴露颅底神经受压迫处，手术首要目的为视神经和其他脑神经减压，肿瘤骨质不追求过分切除，手术过程需精细动力系统配合，注意此类手术磨除骨质的工作量较大，及时滴水降温。同时也要注意鉴别是否存在其他导致视力下降的因素，如脑积水等，只有排除这些因素才适用开颅视神经管减压。术后如骨质缺失影响美容应予人工材料进行修补。

六、术后并发症及处理

前颅底肿瘤术后并发症常见脑脊液漏、颅内积气、感染等。术前介入并发症包括意外的脑梗死、出血，引起神经功能障碍，加重视神经损伤等。前颅底肿瘤较大时，不避免会产生一侧或双侧嗅神经损伤。注意术后复查 CT 及时发现有无脑挫伤及颅内外血肿，根据情况决定是否行二次手术。

（齐恩博）

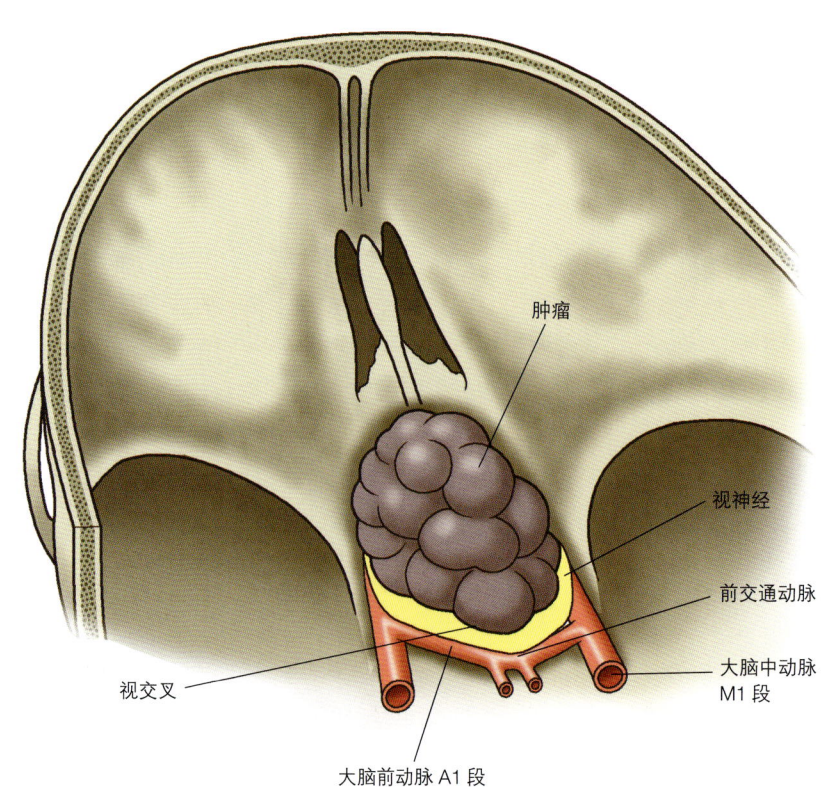

图 24-2-4　鞍结节脑膜瘤迫使视神经和视交叉向后移位

参考文献

［1］王忠诚. 王忠诚神经外科学［M］. 湖北科学技术出版社，2005.

［2］周良辅，安庆祝. 现代神经外科学［M］. 3版. 复旦大学出版社，2021.

［3］Casler JD, Doolittle AM, Mair EA. Endoscopic surgery of the anterior skull base[J]. Laryngoscope, 2010, 115(1): 16-24.

［4］Folbe A, Herzallah I, Duvvuri U, et al. Endoscopic endonasal resection of esthesioneuroblastoma: a multicenter study[J]. American Journal of Rhinology & Allergy, 2015, 23(1): 91.

［5］Shah JP. Surgery of the anterior skull base for malignant tumors[J]. Acta otorhino-laryngologica Belgica, 1999, 53(3): 191.

［6］Sundaresan N, Shah JP. Craniofacial resection for anterior skull base tumors[J]. Head & Neck Surgery, 1988, 10(4): 219-224.

第三节　累犯视神经的鞍区肿瘤的外科治疗

鞍区肿瘤如垂体瘤、鞍区脑膜瘤、颅咽管瘤等生长到一定体积后，均可累犯视神经而影响视力，一些鞍区非肿瘤病变如蛛网膜囊肿和Rathke囊肿等也可抬高视交叉，慢性压迫视神经，在治疗上与肿瘤治疗方式相似。本节主要探讨累犯视神经的鞍区肿瘤的外科治疗。

一、垂体腺瘤的外科治疗

一般PRL和GH型垂体瘤首选药物治疗，药物可以抑制激素分泌、缩小肿瘤、减少血供。此外，在术前术后均需要给予口服激素。但当垂体大腺瘤体积较大产生了视神经、视交叉压迫导致视力下降时，要立即实施手术治疗。其他包括侵袭性生长以及肿瘤导致脑积水等情况也需尽快手术治疗。

1. 显微镜下经蝶入路鞍区肿瘤切除

经蝶入路的适应证近年不断扩大，适合大多数垂体瘤、颅咽管瘤、鞍区囊肿及其他少见病变。术前需做好必要准备，其中MRI必不可少，主要目的是明确鞍区肿瘤与视交叉、视神经的关系，以确定经蝶入路是否能达到切除肿瘤、视神经减压、挽救视力的目的。确定肿瘤蔓延范围也可以帮助制订方案，术前计划好肿瘤预期切除的最大程度。鞍区肿瘤的体积大小不是绝对的影响因素，只要手术视野能覆盖肿瘤的生长方向和形状，那么经蝶入路就是安全可行的。另一方面，术前MRI及CT还能够明确蝶窦大小以及窦腔内的分隔情况。保证显微镜下能够进入窦腔不迷路，是完成入路的关键。向两侧的偏差可能会损伤颈内动脉、海绵窦，导致难以控制的出血。在中线上的前后偏差可能产生高流量脑脊液漏，进而导致颅内出血等并发症，或直接损伤颅底面的脑组织或神经纤维。无论哪种失误都可能带来灾难性的后果。

术前注意与麻醉医师沟通手术方案，气管插管可移至一侧，给手术医生让出操作空间。在应用药物收缩鼻黏膜时，也应提醒麻醉医师监测血压波动，必要时进行药物调整。消毒铺巾应考虑到颅底修补可能，预留自体脂肪或筋膜切取部位，可选择腹部或大腿，注意术前应与患者充分沟通，告知不同切取部位对美容的影响，取得患者的同意。

公认的经典入路有经唇下入路，经鼻中隔入路和单鼻腔入路。经鼻中隔入路在中隔最前端切开，分离软组织直到暴露鼻中隔软骨，将软骨拨向切口一侧，沿中隔的另一面向深部分离，注意以犁骨及骨性中隔为引导，鼻中隔折断位置过低影响手术操作，折断位置过高会损伤前颅底。如判断蝶窦位置有困难，术中可以X线辅助定位。到达蝶窦前的骨性标志为蝶嵴，外形如屋顶的龙骨。咬开蝶窦骨质，通过观察鞍底和颈内动脉的鞍下突起暴露情况判断窦口打开是否足够。剥离蝶窦黏膜，磨除鞍底骨质时注意力度，由于长期受肿瘤压迫，骨质可能变得菲薄，甚至仅存在膜性结构。因此在该处做磨骨等操作时要明确辨别颈内动脉位置，防止刺破血管，颈内动脉一旦破裂，止血困难，可能造成灾难性后果。切开硬膜前可进行观察，如海绵窦或海绵间窦发达则硬膜可能呈蓝色。处理海绵间窦要注意技巧，切开硬膜前适当电凝防止出血，还可以压迫或用蛋白胶水等止血方式，根据海绵间窦的具体情况而定。门形或十字形切开硬膜，根据需求适当扩大鞍底，过度的鞍底缺损会导致修补困难。

经单鼻腔入路可在鼻腔内直接到达蝶窦前壁，沿中鼻甲到达鼻咽后壁，切开黏膜，移除骨性中隔，在黏膜下分离出蝶骨体部。同样咬开蝶窦进行手术。唇下入路在上唇和齿龈间做横切口，向梨状孔分离，露出鼻中隔下部，折断鼻中隔做黏膜下分离。后续操作与经中隔入路相同。唇下入路理论上可以从更大范围上暴露鞍上和鞍旁的病变，在实际操作中已经应用较少。扩大鞍底时需谨慎，不可向上方切除骨质。注意入路打开过程中将取下的骨片进行保存，关颅时可用于修补颅底。

对于垂体大腺瘤，瘤体往往将正常垂体挤压变形，其外观红色质韧，不易被吸除，而肿瘤组织相对稀软可进行钝性分离加吸除的方式切除肿瘤，减少对垂体和垂体柄的骚扰。在切除鞍内肿瘤后可通过压迫双侧颈静脉或术中valsalva动作升高颅内压，促使肿瘤下降，有时单次手术无法使肿瘤下降，当对视神经压迫较重时，应考虑联合开颅视神经减压。如患者有长期视力、视野障碍或并非以视力异常起病，可以考虑数月后肿瘤下降再次行经蝶垂体瘤切除。鞍隔下的操作并不是与隔上完全隔离的，过度或暴力的鞍内操作会导致鞍隔上的出血，形成蛛网膜下腔出血或硬膜下血肿。最后，窦内要仔细探查，向海绵窦探查一直刮除肿瘤至出血，尽可能降低复发概率，但一定要注意颈内动脉的保护。有些微腺瘤可能界限不清，需要以刀片分离垂体，探查垂体瘤。在微腺瘤切除中尽量减少电灼，否则极易影响垂体功能。

需要特别指出的是，我们在这里讨论累犯视神经的鞍区肿瘤应如何切除，在切除过程中要避免手术带来新的视神经或视交叉的损伤。如在打开前颅底时引起骨折，骨片边缘锐利会直接损伤视神经或其周围的血管。或切除肿瘤时直接损伤视神经、视交叉。如复查及时，在第一时间进行二次手术可能消除不良影响。

肿瘤切除后的修补，目前可进行大腿或腹部脂肪填塞，还可以在鼻中隔下界分离下带蒂鼻中隔黏膜翻转进入蝶窦修补鞍底，填塞并非越多越好，否则会造成新的占位效应。鞍内填塞内容物过多，向上挤压视交叉，引起术后视力下降。取黏膜时注意保护面动脉鼻中隔分支。术后的搬动及转运也需小心，卧床3~5天。颅底的修复生长需要足够的时间，术后2个月内不可有大幅度头部动作或剧烈运动。

2. 内镜下经鼻蝶鞍区肿瘤切除

内镜下经蝶入路不需要鼻窥器，角度调整范围更大。内镜直接到达病灶处，可以更清晰地观察蝶窦内的结构，包括视神经管隆起、颈内动脉压迹等。经蝶入路在内镜下操作则可通过单鼻腔入路到达鞍隔上，利用角度镜辅助进行进一步切除肿瘤。手术从哪一侧鼻孔进入并不是绝对的，一方面要结合手术医生的操作习惯，是否为左利手，另一方面要根据患者自身情况，左右鼻腔大小，比如有无严重的鼻中隔偏曲。是否有鼻黏膜瘢痕挛缩及血管瘤等。如果蝶窦开口不充分，那么要到达病变外侧，则需要从对侧鼻孔进入。总之，从空间较开阔的一侧进入并且灵活变通。

以单鼻腔入路为例，在常规消毒，稀释肾上腺素浸润后，先采用0°镜进入鼻腔中鼻甲和外侧的中鼻道，中鼻甲下端向前进入，见到中鼻甲后下方的后鼻孔。在后鼻孔上方找到蝶筛隐窝，在蝶筛隐窝上方邻近找到蝶窦开口。电刀切开黏膜，剥离并折断筛骨垂直板，沿双侧蝶窦开口去除前壁骨质，扩大骨窗。需要注意，术野下端的去除比较重要，当骨窗充分显露到犁状骨上缘时，内镜经蝶窦内下进入鞍内操作角度比较适宜。注意在蝶窦内的磨除，下方需注意蝶腭动脉以及隐藏在骨板中走行的翼管神经。上方则要明确颈内动脉界限以及视神经标志等。当处理侵袭到眶尖骨质的肿瘤时可采用30°镜从蝶窦下方进入，操作时视野较好。打开鞍底硬膜时注意控制海绵窦出血，打开硬膜后观察有无蛛网膜进入鞍内，尽量避免打开蛛网膜腔。对于肿瘤应从下到上逐渐切除，一般与视神经相邻的肿瘤会随下方肿瘤的切除与鞍隔一同下降，如下降不充分还可用70°镜进入观察，调整切除方案。术后鞍底进行硬膜、补片的缝合以及骨质或钛合金重建。直接进入蛛网膜手术要求术后对鞍区进行良好的修复来消除脑脊液漏，目前可行的方法是鼻中隔黏膜瓣向后上翻转修补。鼻腔内积血要清除干净。

3. 经颅鞍区肿瘤切除

经蝶手术安全、成熟，适用于目前绝大部分鞍区肿瘤的外科治疗。相对开颅手术，并发症更少，手术时间更短，对鞍内的病变清除更有优势，但仍然不能代替经颅入路鞍区肿瘤切除。主要有以下几方面原因：首先，开颅显然带来更大的鞍隔上暴露范围，对于累犯视神经、视交叉的鞍区巨大肿瘤，开颅分离在直视下更有优势，有利于完整保护视力及眼球运动相关神经、血管。对于侵袭性肿瘤也可能获得更彻底的切除效果。其次，经蝶手术对于质地较硬的肿瘤存在困难，对于突破鞍隔累犯视神经的垂体大腺瘤，清除鞍内肿瘤时只有部分患者能够通过拨动、吸引等方式使隔上肿瘤下降，但仍有大量病例无法通过显微镜下触及隔上，或者触及部分但无法全切肿瘤，同时不可避免地损伤垂体。部分鞍区脑膜瘤和颅咽管瘤等也适合开颅切除。

鞍区的开颅需要根据患者的肿瘤生长，与视神经、视交叉的关系来具体实施。翼点入路是最常用的鞍区开颅方式，尤其适合从鞍区向一侧生长的肿瘤。我们为了解除肿瘤对视神经压迫，并在切除过程中保护视神经，肿瘤切除需要从多个方向暴露，这要求将蝶骨嵴磨除至眶上裂外侧，同时分离侧裂蛛网膜，放出脑脊液，牵开额叶和颞叶，打开视交叉池、视交叉旁池，终板池也尽量打开。如果肿瘤沿视神经生长，需行视神经减压，打开视神经管及硬膜环，彻底松解视神经。侵袭性的腺瘤质地各异，大部分肿瘤稀软容易吸除，但少数质地较硬。肿瘤从鞍隔向视交叉上和视交叉后生长时带着一层硬膜，应切开硬膜后到达肿瘤中心切除。注意术中两处容易忽视的视力的压迫点，一是视神经管硬膜被肿瘤由四周挤向中央，切割视神经，再有肿瘤从下方向上顶住视交叉，产生切迹。然后沿第一间隙从容分块切除肿瘤。在磨除前床突后第二间隙暴露更加充分，切除肿瘤过程中能够尽可能减少对神经和血管的牵拉，在解剖上可以看到颈内动脉内侧有诸多小血管发出，供应此处垂体柄、垂体、硬脑膜、视交叉及视神经等，处理这些小血管周围肿瘤相对困难，对术者操作要求较高。肿瘤向外生长到达第三间隙也可从翼点入路切除，但注意需注意此处一般有后交通及脉络膜前动脉，空间狭小需小心操作避免损伤动眼神经。此外部分病例视交叉位置靠前，部分学者也叫视交叉前置，为了触及鞍内肿瘤可向后分离终板，于视交叉后向下切除肿瘤，此外也称第四间隙。该入路对于巨大 Rathke 囊肿的切除同样适用，可穿刺引流，减少体积，再行囊壁切除。术中注意解剖出垂体柄。

当肿瘤延视神经在眶内进行生长时，还需切除眶缘、眶壁，卸下颧弓，此时宜选用眶颧入路，如果肿瘤向前下方侵袭，在内侧压迫视神经，并向鼻腔生长，未出现向鞍区两侧生长，则骨瓣向眶下扩大，越过额鼻缝暴露筛窦，此时的视神经后部还未能减压，需磨除视神经管，然后再切除肿瘤。冠状切口双额入路可从半球间进入，沿大脑镰向下分离，该入路可以从上方直接到达视神经、颈内动脉，对于越过鞍隔或从鞍结节起源，主体局限在中线附近，向上向前生长的肿瘤较为适宜。注意矢状窦结扎时尽量靠下，牵开额叶时保护嗅神经。

对于鞍内蔓延明显，鞍上又与视神经、颈内动脉不易分离的肿瘤，可选经蝶及经颅联合入路。先行视神经减压与颈内动脉分离，残余肿瘤再经蝶切除。

二、颅咽管瘤

颅咽管瘤是良性肿瘤，在术前少有内分泌功能紊乱，但是在鞍区的膨胀性生长使其产生多种不良影响，尤其从下方直接压迫视交叉或向前上方推挤视交叉，视神经也被肿瘤拉伸变薄，产生内视力视野损害。肿瘤向后生长过程中会压迫第三脑室形成脑积水和颅内高压等。肿瘤切除前可行脑室腹腔分流或脑室外引流术。

当肿瘤主体在鞍内时可采用经蝶手术，该入路直接在视交叉下方减压，适合主体在鞍内生长的颅咽管瘤，创伤小但由于肿瘤与垂体一般紧密相连，对于内分泌功能存在影响。当肿瘤大部分在鞍上时则一般选择翼点入路，根据情况做眶缘及颧弓切除。翼点优势在单侧，如何两侧都有广泛生长则不适合。额下入路对于交叉下的压迫难以触及，但对视交叉、视神经暴露清楚，推荐做扩大额颞入路。通过第一、第二间隙来切除肿瘤解除视神经的压迫。建议充分并缓慢释放脑脊液，再抬起额叶来暴露视神经。注意，下丘脑会因肿瘤生长向上移位，切开终板有可能直接损伤下丘脑，因此先行视交叉下减压有助于分辨肿瘤与正常组织。颅咽管瘤一般为囊实性，囊性部分内有囊液，实性部分有时含钙化颗粒而质地坚硬。因此也有观点仅切除囊性部分，实性部分给予放射治疗。在囊性部分尽可能穿刺减小肿瘤体积，注意吸除囊液而不要溢出，以防引起脑膜炎。不要破坏肿瘤的囊壁，通过完整的囊壁术都可以更好地保存漏斗和垂体柄。即使肿瘤已大部切除，与视神经、视交叉粘边紧密的部分也应该保留。肿瘤在不同的间隙生长会导致周围结构的空间位置完全不同。图 24-3-1 显示颅咽管瘤将视神经推向下外侧。图 24-3-2 中颅咽管瘤则向上抬起视交叉。颅咽管瘤是在脑池内生长的肿瘤，与神经血管间应隔有蛛网膜，肿瘤的分离要沿蛛网膜进行。颅咽管瘤与血管关系密切，颅咽管瘤的供血来自颈内动脉、后交通动脉、大脑前动脉的穿支供血，给切除带来困难。在垂体及视神经滋养血管处分离特别困难，要小心保护这些小动脉，减少术后视力和内分泌障碍等并发症。肿瘤和两侧逐渐分块切除，释放出部分空间才能进一步分离肿瘤压迫视交叉的部分，如果视交叉被向前推挤过多，没有牵拉空间，则要磨除部分蝶骨平台创造空间，但注意不要打开蝶窦，如术中破损应及时修补，避免脑脊液漏及颅内感染发生。由于肿瘤长期慢性损害以及术中不可避免的会对视神经产生

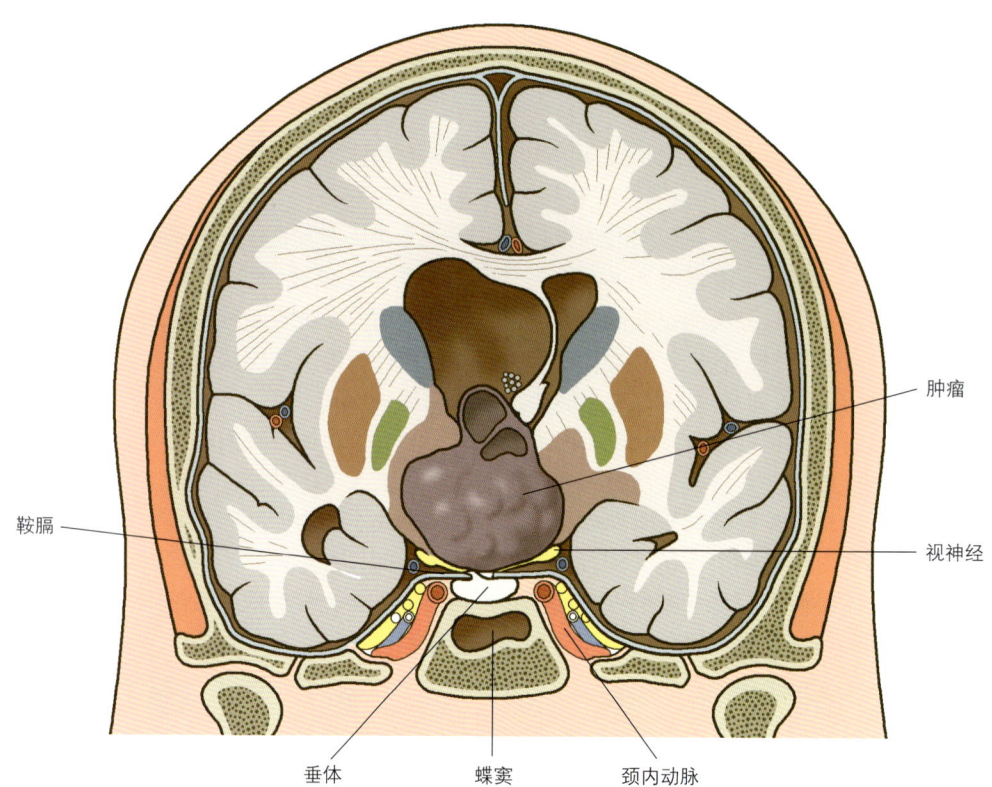

图 24-3-1 视神经在肿瘤下方

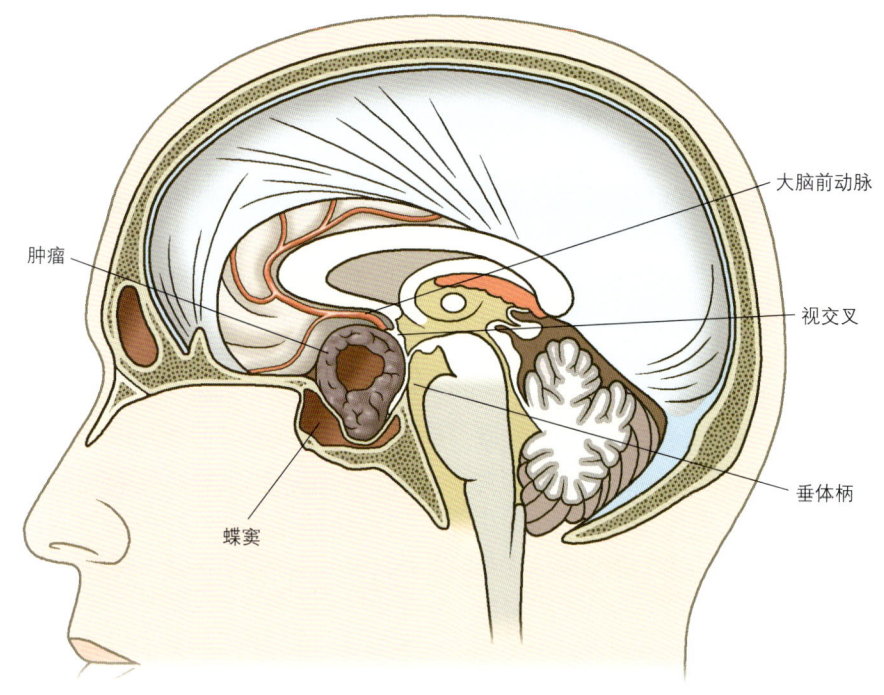

图 24-3-2 视交叉被肿瘤向上抬起

骚扰，术后可能会存在视力进一步下降，这要求在操作时减少视神经牵拉。为松解视神经被牵拉产生的张力，可以适当磨开视神经管，打开硬膜袖套，有助于保护视力。

三、巨大 Rathke 囊肿、鞍区蛛网膜囊肿的外科治疗

对于鞍区的巨大 Rathke 囊肿或蛛网膜囊肿是否

具有手术指征取决于对脑组织、血管、神经产生压迫的程度，如已有视力下降、视野缺失或颅内高压时应尽早手术治疗。

手术方案包括完整的囊及囊壁切除，切开抽出囊液，还可以进行脑池引流或脑室腹腔分流。囊肿包括囊壁的完整切除理论上治疗最为彻底，但实际进行鞍区的操作往往存在困难，切除囊肿引起颅内出血或神经损伤可能产生更严重后果，手术医生需充分权衡利弊。囊肿分流至脑池目前相对安全，但要严格鉴别是否为感染性囊液，否则会造成颅内感染甚至全脑室炎。囊肿腹腔分流也是较为成熟的办法，对于全切困难的病例可进行显微镜下或内镜下的置管，置管后连接分流阀体通过皮下引流至腹腔。降低了手术操作的复杂性，减少手术时间，对患者的创伤也相对较小。术后需长期监测引流通畅性。

鞍区肿瘤的术后并发症相似，主要有鞍内出血、鼻出血、脑脊液漏、垂体功能低下、尿崩症、电解质紊乱和脑膜炎等。采用有效防治措施，围手术期监护与替代治疗一般能取得不错的效果。

（齐恩博）

参考文献

[1] Chatzellis E, Alexandraki KI, Androulakis II, et al. Aggressive pituitary tumors[J]. Neuroendocrinology, 2015, 101(2): 87.

[2] Fraioli B, Esposito V, Santoro A, et al. Transmaxillosphenoidal approach to tumors invading the medial compartment of the cavernous sinus[J]. Journal of Neurosurgery, 1995, 82(1): 63-69.

[3] Kassam AB, Gardner PA, Snyderman CH, et al. Expanded endonasal approach, a fully endoscopic transnasal approach for the resection of midline suprasellar craniopharyngiomas: a new classification based on the infundibulum[J]. Journal of Neurosurgery, 2008, 108(4): 715-728.

[4] Kiyoshi S, Akio K, Naohito Y, et al. The transsphenoidal removal of nonfunctioning pituitary adenomas with suprasellar extensions: the open sella method and intentionally staged operation[J]. Neurosurgery, 1995, (4): 675-676.

[5] Rosegay, Harold. Cushing's legacy to transsphenoidal surgery[J]. Journal of Neurosurgery, 1981, 54(4): 448.

[6] Singh H, Essayed WI, Cohen-Gadol A, et al. Resection of pituitary tumors: endoscopic versus microscopic[J]. Journal of Neuro-Oncology, 2016, 130(2): 1-9.

第四节　累犯视神经的巨大动脉瘤的外科治疗

颈内动脉（internal carotid artery，ICA）的动脉瘤靠近视神经、视交叉和视束，然而，尽管它们靠近这些视觉通路，但很少产生视觉症状和体征。即使ICA动脉瘤是蛛网膜下腔出血（subarachnoid hemorrhage，SAH）最常见的部位，但它们很少引起视觉障碍。大多数累犯视神经出现视觉障碍的动脉瘤是大动脉瘤或巨大动脉瘤，视力丧失和视野缺损的机制归因于动脉瘤本身或相关的血肿或血管痉挛压迫视神经或视交叉。

一、解剖与发病机制

前交通动脉（anterior communicating artery，ACoA）是颅内动脉瘤最常见的部位，占所有脑动脉瘤的26%~38%。通常ACoA动脉瘤是SAH的最常见原因之一，动脉瘤破裂导致SAH的患者会出现突然头痛和精神状态改变的症状，虽然ACoA动脉瘤可以位于靠近视觉通路的位置，但它们很少引起视觉障碍，在大约1%~3%的病例中，ACoA动脉瘤可出现视力障碍，大多数出现视力障碍的动脉瘤通常是大动脉瘤或巨大动脉瘤，视力丧失和视野缺损的机制是动脉瘤本身压迫视神经或视交叉，也可能是相关的血肿或血管痉挛。先前报道过关于引起视觉障碍的ACoA动脉瘤涉及大型或巨大动脉瘤。然而，如果ACoA的小动脉瘤在变大到足以对视交叉或视神经造成显著压力之前破裂并出现SAH时，则很少出现视觉障碍。假设视觉障碍的机制与动脉瘤本身或相关血肿直接压迫视觉通路有关，ACoA动脉瘤通常压迫视交叉表面而出现双颞侧偏盲。此外，当动脉瘤破裂时，来自动脉血流的压力也会损害视神经，类似血肿的占位效应。动脉瘤的占位效应是治疗需要考虑的因素，尤其是造成视神经病变等，有报道显示接受过弹簧圈栓塞治疗的ICA床突段巨大动脉瘤，随访16年后出现进行性的同侧偏盲加重，影像学检查提示弹簧圈占位挤压视神经，术中探查表明弹簧圈正好作用在视神经上并部分迁移出动脉瘤进入视神经，通过显微手术减压才防止进一步的视觉损害。

ICA 眼动脉瘤占颅内动脉瘤的一小部分。据报道，它们构成颅内动脉瘤的 0.3%～1% 和 ICA 动脉瘤的 0.9%～6.5%。然而，当在 ICA 床突上的眼段形成动脉瘤时，患者通常会经历由于视神经和（或）视交叉压迫（尤其超过 1 cm 的动脉瘤）引起的单眼视觉障碍。据报道，18% 的眼动脉瘤患者出现视觉症状，然而，眼动脉瘤很少穿透视神经，只有少数病例报告出现眼动脉瘤穿透视神经。视神经被动脉瘤穿透的机制可能有四种：第一种机制涉及供应视神经通路的穿支血管，这些血管是胚胎残留物，动脉瘤可在这些穿支血管上形成，导致视神经或视交叉穿透；第二种机制随着视神经的发育开窗而发生，这种正常变异会允许动脉瘤在视神经的纤维束之间通过，这个机制可能与第一种机制密切相关，胚胎血管残留物穿透视神经并在神经纤维束中形成发育性开窗；第三种机制与明显的 SAH 相关，据推测，动脉压力下的血流穿透视神经，在视神经纤维之间产生间隙，这个间隙可以让动脉瘤或部分动脉瘤通过视神经突出；第四种机制发生在快速扩张的未破裂动脉瘤中（比较罕见的未破裂眼动脉瘤的潜在侵袭性行为），并推测动脉瘤大小的快速增加使动脉瘤能够穿过紧密结合的视神经纤维。但在这些情况和其他罕见情况下，很难最终证明视神经穿透的确切机制。动脉瘤一般随着时间的推移缓慢生长，方向由血流动力学因素（如剪切力和动脉曲率）决定，因此扩张矢量指向视神经最终成为穿透的力量，该特定点也是动脉穿支的胚胎学部位，使特定点成为"阻力最小的路径"，或者视神经（长度、厚度和高度）和视交叉与动脉瘤穹隆有关。视觉症状的缺失也与慢性代偿性视神经压迫有关，许多视力几乎完好的患者术中却发现视神经严重扭曲。

二、外科治疗

视觉通路是极其脆弱的神经结构，在前颅底的脑池空间中延伸，靠近其他重要的神经、血管结构。累犯视觉通路的病变可能决定视神经、视交叉或视束水平的视路受压。然而，涉及该解剖区域的大多数病变是良性的，并且通常由于视神经受压而不是侵袭导致视力障碍。因此，在这些病例中，手术的主要目的是保留视觉功能，尤其是在现代放射外科和血管内技术的情况下。

累犯视神经的巨大动脉瘤（巨大动脉瘤栓塞术后视神经减压移位等）的手术需要处理基底池的许多关键神经血管结构，例如 ICA、视神经、动眼神经、大脑前动脉和后交通动脉等。夹闭这些动脉瘤通常需要同侧视神经操作以完全暴露动脉瘤颈部和近端控制，这些操作意味着存在视神经损伤和术后视力障碍的一定风险。据报道，累犯视神经的床突段动脉瘤夹闭后的视觉改善率很高（58%）。ICA 眼动脉瘤（尤其是 > 1 cm），导致视路受压通常指向视神经管顶部和镰状韧带，尽管可以在颅外 ICA 近端控制，但需要进行一定的视神经操作以暴露动脉瘤颈部。因此，镰状韧带开口、视神经管的开顶以及前床突磨除在动脉瘤夹闭之前是必要的。尤其动脉瘤尺寸越大，这些操作的用处就越大，特别是，有些病例可能需要移除视柱并打开远端硬脑膜环，以改善 ICA 的横向活动。而后交通动脉瘤多起源于后交通动脉起点和 ICA 分叉处之间的 ICA 段，并指向侧颈动脉池，除非它们是特别巨大的尺寸，否则它们不会导致视觉通路的受压。然而，在某些情况下，特别是如果近端 ICA < 3 mm，松解视神经操作是必要的，以保证临时夹闭的近端控制。ICA 床突段动脉瘤多起源于床突旁 ICA 的内壁，位于远端硬脑膜环和眼动脉起点之间，由于它们靠向内侧，钳夹动脉瘤时视神经向内侧移动，ICA 向外侧移动，在这种情况下，松解视神经操作都需要预先进行，以降低术后视觉障碍的风险。

松解视神经的初步操作主要有四种，包括镰状韧带开口、视神经管的开顶、前床突磨除以及视柱移除，它们在必要的情况下用来松解视神经。① 镰状韧带开口：镰状韧带是蝶骨平面上方的硬脑膜反折，形成视孔顶部的部分，镰状韧带在其进入视神经管的位置处固定视神经，术中容易识别镰状韧带，通过视神经平面上方的微钩提起，然后用显微剪刀切割，注意避免损伤视神经表面。② 视神经管的开顶：视孔代表蝶骨中视神经管的入口，外侧以蝶骨的小翼为界，Dolenc 入路可将视神经管去顶和前床突磨除的组合起来，作为治疗 ICA 床突段动脉瘤的手术初步骤，它可以提供更宽的手术通道和早期的视神经减压和松解，在从镰状韧带部分延伸到视神经上方的硬脑膜反折后，可以用 Kerrison 咬骨钳进行开顶，如果骨质增厚可使用高速磨钻，但注意避免视神经热损伤，替代可使用超声骨吸引器，减少这些潜在的并发症。③ 前床突磨除以及视柱移除：前床突是蝶骨小翼的内侧突出，通过视柱桥接至蝶骨，并形成视神经管的侧壁，其下内侧表面与 ICA 的眼段接触，该段被两个硬脑膜环包裹，去除前床突并将其延伸至视柱，是治疗眼动脉瘤和鞍旁 / 海绵窦区病变的关键步骤。前床突磨除可采用硬膜内或硬膜外技术，广泛地暴露 ICA 和海绵窦上表面，翼点开颅后，钻取蝶骨大翼，直至达到眶颞骨膜皱襞，横断眶颞骨膜皱襞后，可暴露海绵窦床突的上方和外侧壁，剥离硬膜，床突钻孔从其侧面开始，直到将下内侧的视柱暴露达到视神经鞘，视柱可被微碎裂并整块移除。关于硬膜内技术，在额颞侧硬脑膜和基底池开放后，在床突上进行硬脑膜切口，并使用显微解剖器将瓣向后翻转，然后磨除床突直到视柱暴露，必要时可移除视柱并打开远端硬脑膜环以实现视神经周围减压。

经颅显微手术是标准治疗方法，虽然没有明确的证据支持这种方法的优越性，但在某些病例中，开颅手术中视力恶化的风险似乎更高。然而，在这些病例中，并不总是报道常规使用初步操作来松解视神经。在其他前颅底病变中，经颅入路与内镜入路一样有效。具有额下延伸的翼点额颞入路允许快速控制 ICA 和视神经，通过镰状韧带开口来松解视神经，通过这种方式，可以进行安全的手术，直接探查控制鞍旁神经血管结构的视间池和鞍上空间。在 ICA 床突段动脉瘤的情况下，视神经受压方向为从外侧向内侧，但没有蝶骨肥大，因此，镰状韧带开口可能足以轻轻地松解视神经并暴露动脉瘤颈进行夹闭，在更近端动脉瘤的情况下，例如眼动脉瘤，需要前床突磨除以获得近端控制。

因此，在导致视神经通路受压的巨大动脉瘤或巨大动脉瘤栓塞术后视神经移位等情况下，视神经减压以避免视力障碍是手术的首要目标和最重要的选择，而手术的目的通常变为了次要目标，主要是因为这些病变中的大多数在生物学上是良性的，所有松解视神经并允许在手术过程中轻柔活动视神经的手术操作都应始终先于动脉瘤颈解剖和夹闭。

（巩顺　刘军　邹正）

参考文献

［1］Almeida JP, Omay SB, Shetty SR, et al. Transorbital endoscopic eyelid approach for resection of sphenoorbital meningiomas with predominant hyperostosis: report of 2 cases[J]. J Neurosurg, 2018, 128(06): 1885-1895.

［2］Bernardo A, Evins AI, Mattogno PP, et al. The orbit as seen through different surgical windows: extensive anatomosurgical study[J]. World Neurosurg, 2017, 106: 1030-1046.

［3］Caporlingua A, Prior A, Cavagnaro MJ, et al. The intracranial and intracanalicular optic nerve as seen through different surgical windows: endoscopic versus transcranial[J]. World Neurosurg, 2019, 124: 522-538.

［4］Kamide T, Tabani H, Safaee MM, et al. Microsurgical clipping of ophthalmic artery aneurysms: surgical results and visual outcomes with 208 aneurysms[J]. J Neurosurg, 2018, 129(06): 1511-1521.

［5］Kong DS, Hong CK, Hong SD, et al. Selection of endoscopic or transcranial surgery for tuberculum sellae meningiomas according to specific anatomical features: a retrospective multicenter analysis (KOSEN-002)[J]. J Neurosurg, 2018, 130(03): 838-847.

［6］Lu VM, Goyal A, Rovin RA. Olfactory groove and tuberculum sellae meningioma resection by endoscopic endonasal approach versus transcranial approach: a systematic review and meta-analysis of comparative studies[J]. Clin Neurol Neurosurg, 2018, 174: 13-20.

［7］Mattogno PP, Sturiale CL, Rapisarda A, et al. Strategies for optic pathways decompression for extra-axial tumors or intracranial aneurysms: a technical note[J]. J Neurol Surg A Cent Eur Neurosurg, 2021, 82: 475-483.

［8］Silva MA, See AP, Dasenbrock HH, et al. Vision outcomes in patients with paraclinoid aneurysms treated with clipping, coiling, or flow diversion: a systematic review and meta analysis[J]. Neurosurg Focus, 2017, 42(06): E15.

［9］Sturiale CL, Marchese E, Puca A, et al. Surgical treatment of posterior communicating artery aneurysms: hints and precautions for young cerebrovascular surgeons[J]. J Neurol Surg A Cent Eur Neurosurg, 2019, 80(03): 205-212.

［10］Tabani H, Yousef S, Burkhardt JK, et al. Microsurgical clipping of an unruptured carotid cave aneurysm: 3-dimensional operative video[J]. World Neurosurg, 2017, 104: 1045.

［11］Woodall MN, Alleyne CH Jr. Carotid-falciform optic neuropathy: microsurgical treatment[J]. World Neurosurg, 2017, 104: 372-375.

第五节 视力的功能重建（电子眼）

视力的功能重建除了前面所述的外科手术减压，还需要替代的方法，目前多处于研发阶段，尚无确切疗效的方法。视觉假体（电子眼）用于获得性失明后恢复视觉功能，获得性失明（与先天性失明不同）有许多原因，包括色素性视网膜炎，青光眼和黄斑变性等疾病，或由汽车事故或爆炸造成的创伤。许多引起失明的疾病都针对视网膜或其他眼部结构，通常尽管失去了对光的敏感性，但视觉通路的其余部分仍然起作用，从而使电子设备能够通过电极阵列将有意义的视觉信息传递给大脑，这些电极阵列可以放置在视觉通路的任何部分，例如视网膜、视神经、外侧膝状核或视觉皮质。视觉假体（电子眼）用于驱动剩余健康细胞或结构的电刺激元件，以创建人造视觉并恢复视力的功能。迄今为止，大多数视觉假体是针对刺激视网膜设计的，另外作用于外侧膝状体和视觉皮质还处于临床测试，每种类型的设备都有不同的适应证，以及植入所需不同程度的侵入性，但所有目前设备提供的视力相对较差。

一、概述

视觉假体是旨在通过使用电子电路和电脉冲来恢复失去视觉功能的设备。目前，全球估计有3 600万人失明并不断增长，治愈失明的重要性是显而易见的。视觉假体可以为严重视力丧失的人带来益处，尤其是在没有其他医疗选择的情况下。视觉假体的实验工作始于1900年代初期，并从那时起不断发展（由Donaldson和Brindley，以及Lewis和Rosenfeld）。1929年，Foerster紧随其后，然后是Krause和Schum在1931年刺激了枕极的大脑区域，产生了光幻视，Button和Putnam放大了这些观察结果，他们通过多个皮质刺激通道展示了独立的点状光幻视。Brindley和Lewin随后开始了一系列实验，其中包括1968年的开创性实验，该实验描述了第一个植入物可以产生足够多的光幻视来传达视觉的图案，之后技术的小型化和生物相容性方面的进步，以及治疗帕金森病、慢性疼痛和听力损失的成果，加速了过去几十年的研究。

视觉通路的正常功能始于光线进入眼睛并被视网膜的光感受器转化为神经信号，这些神经信号然后由视网膜神经节细胞沿着由它们的轴突形成的视神经发送到外侧膝状体（lateral geniculate nucleus，LGN），从LGN信号沿着视辐射传输到初级视觉皮质（V1），从V1开始，中央视觉信号开始迅速扩散到大脑中专门处理视觉功能的区域。根据失明的病因，沿着视觉通路的各个解剖学靶点是可行的，例如，色素性视网膜炎会导致构成视网膜中主要感光细胞的视杆细胞和视锥细胞退化，尽管内核层和视网膜神经节细胞层在疾病发展到后期才会受到影响，因此可以选择刺激剩余的健康视网膜，鉴于目前不存在针对晚期色素性视网膜炎的其他治疗方法，该方法特别引人注目，然而如果视网膜已经退化到超出可能的刺激，或者如果损伤发生在视觉通路的后方，例如影响视神经的青光眼，则视觉通路的其余部分通常是完整且可行的，允许假体刺激部位稍向后移。目前，大多数视觉假体研究都集中在视网膜上，而其他非视网膜方法仍具有实验性。目前除了治疗失明的技术方法外，还存在几种生物学方法，尽管每种方法都有各自的优缺点。基因治疗的重点是功能突变基因的改变，其中引入野生型基因可能会恢复部分视觉功能。这种方法在Leber先天性失明和无脊索症中保护或部分保护视力恢复方面取得了成功，然而基因治疗仅限于隐性突变。光遗传学方法旨在通过用表达光敏细胞膜离子通道的病毒载体转染激活残留的视网膜细胞，从而赋予光敏性，尽管转化的细胞仍然需要高水平的光照，并且成功的干预需要相当多的存活视网膜细胞群，但灵长类动物模型已显示疗效，并正在进行治疗视网膜炎的临床试验。这两种方法都需要存活的视网膜组织，因此适用于早期视网膜退行性疾病。

二、视觉假体

视觉假体安装的位置遵循视觉通路中的信息流的传递：视网膜、视神经、外侧膝状体和视觉皮质（目前没有尝试使用从外侧膝状体投射到视觉皮质的视辐射来恢复视力）（图24-5-1）。

1. 视网膜

视网膜是视觉假体的主要安装部位，可以针对视网膜的各种结构进行电刺激，包括感光细胞的外层、双极细胞的内层和其轴突形成视神经的视网膜节细胞

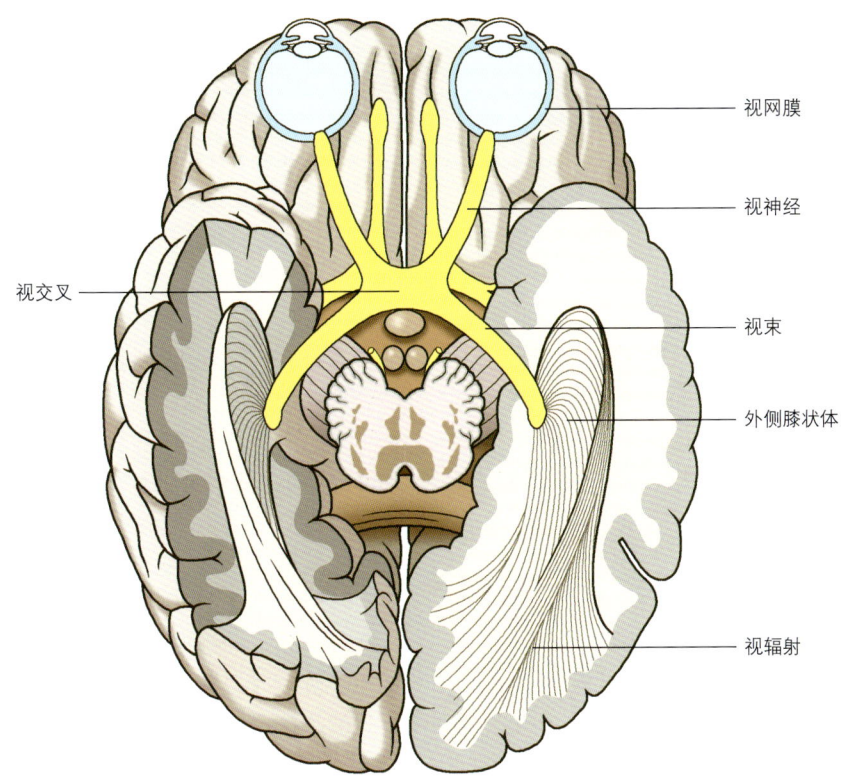

图 24-5-1　人脑视觉通路腹侧视图：光→视网膜→视神经→视交叉→视束→外侧膝状体核→视辐射→初级视觉皮质→更高的视觉处理区域

层。感光细胞由支持高敏度色觉的视锥细胞和支持低光水平视觉的视杆细胞组成，通过光感受器与双极细胞突触，双极细胞与视网膜神经节细胞突触形成初级信号。由于多种原因，经常选择视网膜作为视觉假体作用部位：其颅外位置便于手术植入，单眼植入物可能覆盖几乎整个视野，与视觉流下游的位置相比，视网膜组织拥有相对简单的架构，此外，即使晚期退化，仍然存在足够多的视网膜神经元，并且能够产生信号来传递视觉图像。然而，视网膜方法也有几个缺点：视网膜很脆弱，并且在其范围内具有不同的可用性，这可能会限制电极数量、视野和视力；视网膜疾病可能导致视网膜重构，使已知的视网膜、刺激参数和电刺激复杂化；此外，成功的视网膜植入物需要大量剩余的视网膜神经节细胞，限制了其植入范围和适用性；影响视觉流下游位置的疾病，包括青光眼或外伤，不能用这种假体来辅助，对于影响剩余视网膜细胞数量的退行性视网膜疾病，植入假体需要考虑视网膜状况。视网膜假体通常采用以下两种形式：由外部摄像头通过视觉处理单元驱动的电极阵列刺激视网膜组织；眼内光电二极管阵列将光能转换为电信号以激活附近的视网膜细胞。典型的视网膜前假体设计，如 Argus Ⅱ，将电极阵列植入视网膜内表面，邻近玻璃体液，靶向视网膜神经节细胞层，通常视网膜前假体具有外部成像源，例如安装在护目镜中的微型摄像机。典型的视网膜下假体设计将电极阵列植入视网膜外层并靶向相邻的双极细胞，通常视网膜下假体将成像传感器与电极阵列（例如 Alpha AMS）集成在一起，目的是用光电二极管替换失效的感光细胞。典型的脉络膜上假体设计在脉络膜和巩膜之间，或在巩膜上植入电极阵列并靶向视网膜神经节细胞，他们通常的使用类似于视网膜前部的外部摄像头。

2. 视网膜前假体

视网膜前假体被植入玻璃体腔的视网膜表面，并从相机传输信息以刺激视网膜神经节细胞。它靠近视网膜，允许较低的刺激阈值，允许较小的尺寸，而与玻璃体腔液体的接触有助于设备的散热。虽然在相机和模拟阵列之间有一个处理单元可以进行大量的图像分析和操作，但这种系统通常需要患者的头部移动来控制相机，而不是更自然的眼睛运动和头部移动的组合。传统使用固定电极阵列也可能被认为是一个缺点，因为它可能会导致视网膜损伤和长期机械稳定性问题。最后，视网膜神经节细胞刺激必须高度针对细胞体，以避免意外激活电极下方的视网膜其他部分的纤维。虽然最初的工作侧重于可行性，特别是对于色素性视网膜炎患者,但视网膜前方法在该领域取得了最先进的进展,设备在美国和欧洲都获得了政府的临床使用批准。视网膜前方法的局限性包括与正常视力相比视力相当低、难以改变光幻视颜色,以及视野受限于电极阵列的跨度。目前,唯一获得美国和欧盟批准,用于治疗色素性视网膜炎的视觉假体是 Second Sight 公司的 Argus Ⅱ:一种视网膜前电极阵列无线接收视觉信息,来自安装在一副眼镜上的外部摄像头。Argus Ⅱ 使患者能够阅读(尽管速度很慢)、识别单词和检测运动,在高度受限的视野中最大视力为 20/1 260。设备安全性已经过评估,该设备似乎具有良好的耐受性和安全性。在一项为期五年的试验中,60% 的患者没有严重的不良事件,常见但不太严重的不良事件包括结膜糜烂和眼压低等。

3. 视网膜下假体

借助结合了电子光电传感器和刺激触点,并位于外部视网膜上的阵列,视网膜下假体旨在用光电二极管代替丢失或故障的感光器,这种方法很有吸引力,因为即使在高度退化的视网膜中,神经活动也可以通过假体电刺激。阵列位于视网膜下使此类设备能够利用自然眼球运动和视网膜,并且接受者可以使用视网膜下假体而几乎不需要学习。此外,与其他方法相比,刺激触点与视网膜的紧密连接允许较低的刺激阈值。但有限的可用空间限制了植入物的厚度和功率,视网膜下假体在很大程度上使用光电二极管,使可能恢复的视力有限(由于基于电流分布的限制,预计最大 Snellen 20/250)、缺乏色觉和有限的视野视觉,它仅限于阵列的范围,因为它既用作成像设备又用作刺激器。目前唯一的例外是 PRIMA 设备,它使用红外敏感光电二极管,并将来自外部相机的视觉场景编码为红外图像以驱动其阵列。具有外部摄像头和图像处理(例如与典型的视网膜前假体一起使用)为 PRIMA 设备创造了优于其他视网膜下设备的显著优势。与视网膜前方法类似,一个视网膜下设备已在欧洲获得政府批准:Retina Implant AG 的 Alpha IMS 及其继任者 Alpha AMS,目前 AMS 已取代 IMS 用于临床,Alpha AMS 由 1 600 个光电二极管阵列组成,这些光电二极管被植入外层视网膜,光电二极管将光转换为电流,用于刺激相邻的双极细胞,植入的患者已经能够阅读字母,将字母组合成单词、感知和定位光、运动、导航,以及识别和抓住物体,测量的最高视力是 Snellen 20/546,与视网膜前和脉络膜上假体以及当前的非视网膜装置相比,这是一个重要的改进。Alpha IMS 和 AMS 装置显示出与视网膜前 Argus Ⅱ 类似的不良反应,最常见的不良反应事件是眼压升高、结膜侵蚀和视网膜脱离,这些事件与设备植入和移除相关,并且所有不良事件均已成功解决。目前正在进行临床测试的一种重要的视网膜下假体是 PRIMA 装置,该设计使用光电二极管阵列,将不同强度的红外照明转换为对视网膜组织的局部电刺激,外戴式护目镜将来自传统相机的视频流放大为明亮的红外照明,由眼睛的光学系统聚焦到植入的阵列上。这种将外部视野转换为红外图像的混合方法,可能会在此过程中对其进行修改,提供足够的亮度来为每个光敏单元的局部电路供电,具有很大的前景。与 Alpha AMS 一起,它仍然是少数支持通过正常眼球运动进行视觉功能重建的视网膜方法之一。

4. 脉络膜上假体

脉络膜上视网膜假体植入于脉络膜和巩膜之间,或在脉络膜上经视网膜变体的巩膜袋中植入,并刺激视网膜神经元。脉络膜上假体旨在避免直接接触可能导致的视网膜损伤。巩膜袋提供机械稳定性,而脉络膜血管有助于散热。虽然在某些方面是有益的,但与视网膜的距离需要脉络膜上假体通过视网膜色素上皮的更高电阻进行刺激,从而产生更高的刺激阈值,导致增加损伤的风险。此外,更高的阈值和随后更高的电流注入会增加电流扩散的影响,从而导致视觉对比度和分辨率降低。目前,除了 1 期临床试验之外,没有批准脉络膜上假体。有研究报道在几个患者中植入了脉络膜上视网膜假体,没有引发严重不良事件。此外,Ayton 等成功植入了一种装置,该装置允许晚期患者定位光线并识别字母,尽管其视标敏锐度约为 20/8 000。

5. 视神经

如果完好无损,视神经是视觉替代的一个"有趣"的潜在目标:视神经有一个颅外段,因此可以通过微创手术进入,并且尽管存在视网膜细胞疾病,但仍支持全视野。通过视神经诱发的电位已被证明具有与正常视觉电位相同的波形,进一步为视神经假体提供支持,并且先前的报道已经介绍了在长时间植入设备后刺激阈值降低,尽管如此,迄今为止,视神经刺激仅被证明具有低分辨率和低表观亮度,需要高能刺激才能唤起感知,虽然视神经假体很有吸引力,部分原因是手术植入可能很简单,但它仍然需要存活的视神经。视神经假体可以采用两种形式:袖带电极和穿透电极,当前的视神经研究人员已经在患者中产生了光幻视,并证明了物体的定位和识别,尽管识别时间很长。

6. 外侧膝状体

外侧膝状体（LGN）是丘脑内的视觉中继中心，接收来自视神经的输入并将信息转发到视觉皮质。LGN 已成为越来越有吸引力的植入目标，因为脑深部电刺激技术的进步已经使手术进入丘脑变得容易。此外，LGN 的紧凑结构支持宽广的假体视野，并且中心凹的过度表现被认为比其他方法能产生更高的视力。其他解剖学优势包括简单且特征明确的感受野和 LGN 的视觉分离，可能支持彩色人工视觉。完整的视野覆盖需要两个单独的阵列，每个半球一个，因为 LGN 在视交叉后，并且像所有后面的视觉通路一样，每个半球仅代表一半视野。目前的 LGN 研究已经证实，刺激可以产生光幻视，并且这种刺激在视觉皮质中产生与自然视觉刺激相似的反应。

7. 视觉皮质

视觉皮质是最早考虑使用视觉假体的位置之一，早在 1960 年代后期的开创性工作中就诱导了光幻视。此外，第一个完整的视觉假体是皮质装置，由 Dobelle 及其同事在大约 30 年后开发。从那时起，由于视觉皮质表面积大、刺激程序简单，并且适用于除皮质损伤或卒中以外的所有形式的失明，因此大量工作集中在视觉皮质上。在使用穿透皮质内而不是表面刺激时，研究人员能够以比预期低得多的电流水平进行刺激，并允许使用紧密间隔的电极。然而，与视网膜假体类似，失明后皮质可能会经历重组，使映射复杂化，并且与许多其他假体类似，目前的皮质假体设计依赖于场景摄像机的头部转向，而不是利用眼球运动。最近，Argus Ⅱ 的开发者已获得 FDA 的 Orion 视觉皮质假体临床试验的批准，西班牙 Miguel Hernandez de Elche 大学也已开始对 CORTIVIS 视觉皮质假体进行临床研究，美国加州大学洛杉矶分校也在对 Neuro-Pace RNS 视觉皮质假体系统进行临床研究。

三、未来发展

近年来，视觉假体领域发展迅速，从 1968 年产生简单感知的原理验证演示到获得 FDA 和 CE 批准用于临床使用的多种设备。研究证实，几种视觉通路的结构可作为恢复视力的靶点：视网膜、视神经、LGN 和视觉皮质。虽然每种方法都有优点和缺点，但目前视网膜假体的研究进展最多。

如前所述，视网膜假体可分为三种不同的方法：视网膜前、视网膜下和脉络膜上。视网膜前方法将刺激阵列放置在内界膜上，靠近视网膜神经节细胞，允许低电阈值，但以潜在的视网膜损伤和脱靶刺激为代价。视网膜下方法将成像和刺激阵列放置在视网膜组织的薄片下，从而使此类设备能够降低刺激阈值并利用眼球运动和剩余的视觉通路，然而眼部内植入物的范围限制了当前可以刺激的视野范围，并且视网膜结构可能对视网膜外和视网膜下方法的恢复视力产生限制。脉络膜上方法通过将刺激电极放置在视网膜外的巩膜袋中来避免视网膜损伤和视野范围限制，但需要更高水平的刺激才能达到类似的效果，并且固有的分辨率较差。针对早期不同视觉通路的设备已被不同程度地证明可以改善光检测、字符识别和移动性，尽管未来的工作仍有待超越当前设备所能提供的非常粗糙的视觉水平。具体而言，确定最佳视觉假体的位置并进一步开发假体技术将极大地推动该领域的发展并为患者带来益处。鉴于每种方法都有其优点和缺点，包括对疾病阶段和病因的适用性，因此必须仔细考虑设备的选择，以最好的方式解决提高视力和扩大视野以及电极尺寸限制、功率限制和外部图像处理等瓶颈。总体而言，尽管目前在分辨率和适用疾病条件方面存在局限性，但视觉假体已显示出对患者生活积极影响的巨大潜力，而且这种潜力会随着研究和开发而增加。

（巩顺 邹正 刘军）

参考文献

[1] Ahn J, Cha S, Choi KE, et al. Correlated activity in the degenerate retina inhibits focal response to electrical stimulation[J]. Front Cell Neurosci, 2022, 16: 889663.

[2] Bourne RRA, Flaxman SR, Braithwaite T, et al. Magnitude, temporal trends, and projections of the global prevalence of blindness and distance and near vision impairment: a systematic review and meta-analysis[J]. Lancet Glob Health, 2017, 5: e888-e897.

[3] Chaffiol A, Caplette R, Jaillard C, et al. A new promoter allows optogenetic vision restoration with enhanced sensitivity in macaque retina[J]. Mol Ther, 2017, 25(11): 2546-2560.

[4] Daschner R, Rothermel A, Rudorf R, et al. Functionality and performance of the subretinal implant chip alpha AMS[J]. Sens Mater, 2018, 30(2): 179-192.

[5] Edwards TL, Cottriall CL, Xue K, et al. Assessment of the

electronic retinal implant alpha ams in restoring vision to blind patients with end-stage retinitis pigmentosa[J]. Ophthalmology, 2018, 125(3): 432-443.

[6] Gabel VP. Artificial vision: a clinical guide[M]. Cham: Springer International Publishing, 2017.

[7] Gupta PR, Huckfeldt RM. Gene therapy for inherited retinal degenerations: initial successes and future challenges[J]. J Neural Eng, 2017, 14(5): 051002.

[8] Lewis PM, Rosenfeld JV. Electrical stimulation of the brain and the development of cortical visual prostheses: an historical perspective[J]. Brain Res, 2016, 1630: 208-224.

[9] Mirochnik RM, Pezaris JS. Contemporary approaches to visual prostheses[J]. Mil Med Res, 2019, 6: 19.

[10] Paraskevoudi N, Pezaris JS. Eye movement compensation and spatial updating in visual prosthetics: mechanisms, limitations and future directions[J]. Front Syst Neurosci, 2019, 12: 73.

[11] Stingl K, Schippert R, Bartz-Schmidt KU, et al. Interim results of a multicenter trial with the new electronic subretinal implant alpha AMS in 15 patients blind from inherited retinal degenerations[J]. Front Neurosci, 2017, 11: 445.

第二十五章
动眼神经损伤的外科治疗
Surgical Treatment of Eye Movement Nerve Injury

第一节 海绵窦脑膜瘤

一、概述

海绵窦脑膜瘤（cavernous sinus meningiomas，CSM）起源于海绵窦脑膜壁或颅底脑膜瘤侵袭，是海绵窦最常见的实体肿瘤，发病率约为0.5/10万，是颅底最具挑战性的病变之一。起源于海绵窦壁的CSM约占颅内脑膜瘤的1%，多为WHO Ⅰ级。海绵窦周边神经血管复杂，包括颈内动脉、海绵窦静脉丛、视神经（CN Ⅱ）及动眼神经（CN Ⅲ～Ⅵ），以及重要的颅内外血管沟通。侵袭性海绵窦脑膜瘤通常来源于前床突、蝶骨小翼、岩谷、岩斜区等，因其颅底解剖复杂、重要结构密集、手术风险高。本章主要对海绵窦脑膜瘤的诊断特征和外科治疗进行介绍，结合相关手术经验，用以评估不同治疗模式的风险和收益。

二、症状

海绵窦是位于蝶鞍两侧的复杂静脉通道，跨越颅前、中窝，蝶骨嵴和岩斜嵴的汇聚范围。海绵窦中的组织结构受内外膜性结构限制，在下方和内侧该膜由骨膜组成，在上方和外侧部分，海绵窦的外膜（硬膜）与神经鞘膜延续，构成海绵窦的外壁。海绵窦丰富的静脉丛与眼静脉、岩上窦、岩下窦、岩斜静脉丛相互连接。

海绵窦前壁止于眶上裂（SOF），将海绵窦与眶分开。内侧壁与垂体上部的蝶鞍和后方的鞍背融合。后壁将海绵窦与颅后窝分开，对应于Dorello管、Gruber韧带以及岩骨床突后韧带。动眼神经（CN Ⅲ）、滑车神经（CN Ⅳ）及展神经（CN Ⅵ）被海绵窦内蛛网膜颗粒和蛛网膜鞘包裹，此处是海绵窦内脑膜瘤起源的地方。

海绵窦脑膜瘤常向外侵袭前床突、鞍膈、蝶骨嵴、岩斜区，向颅前窝和颅中窝生长，反之，上述区域起源的脑膜瘤亦可反向侵入海绵窦内，包裹脑神经和颈内动脉，产生相应症状。多数起源于鞍旁区域的脑膜瘤在向前生长时也易侵入视神经管，引起视力障碍。

CSM可以侵袭整个海绵窦，包括上部、前部、后部和下部，直至圆孔和卵圆孔，包绕颈内动脉、三叉神经、展神经和脑膜垂体干，并侵犯血管外膜。尽管组织学上是良性的，但肿瘤的包裹却带来了手术的严峻挑战。

CSM的临床症状取决于解剖上神经血管的受累，常见为动眼神经麻痹（复视、眼睑下垂、瞳孔改变）、Horner综合征、突眼等。对鞍区、视神经、视交叉的影响可表现为视力改变和视野缺损。研究表明24%～80%患者确诊时伴有同侧视力障碍。三叉神经分支受累可引起相应区域的感觉消失或疼痛，除了三叉神经麻痹外，滑车神经及展神经麻痹也可见。侵袭性CSM压迫垂体柄或垂体可导致垂体功能障碍。巨大CSM进展至颅后窝并压迫脑干可产生小脑共济症状。

三、诊断和分型

海绵窦脑膜瘤在磁共振T1WI和T2WI表现为等低信号，伴海绵窦增宽，侧壁增厚，增强后呈均匀强化，并有非特异性硬脑膜尾征。钙化部分在CT上表现为高密度，MRI中为低信号区域，伴弥散受限。当CSM侵入蝶窦侧壁时，钙化灶常与骨质增厚混淆。CTA、MRA可提供CSM与邻近血管的关系，若累及鞍区及颈内动脉，应考虑常规行脑血管造影评估颈内动脉海绵窦段的通畅度，并通过球囊闭塞试验评估侧支循环。侧支循环不良患者可考虑脑血管搭桥手术。磁共振三维稳态构成干扰序列

（3D-CISS）可用于进一步评估海绵窦侧壁和脑池段的脑神经走行，以定位其在肿瘤内海绵窦侧壁的位置。3D TOF-MRA 成像用以评估 CSM 与其邻近神经血管结构的关系。FSE T2W 能更好地显示视神经的走行（表 25-1-1）。

鉴别诊断应包含其他侵入海绵窦的病变，包括神经鞘瘤、垂体腺瘤、转移瘤、海绵状血管瘤和其他神经源性肿瘤。除此之外应考虑相关非肿瘤性病变，如 ICA 动脉瘤、颈动脉海绵窦瘘、硬脑膜动静脉瘘和炎性病变。

由于海绵窦区解剖结构密集、解剖层次复杂，术前、术中根据症状及影像学检查常难以明确肿瘤的起源和基底部，其分型困难，手术全切也困难。从 CSM 起源上看，南方医科大学漆松涛教授根据肿瘤起源及侵犯方向将其分为三种类型。Ⅰ型：肿瘤起源于海绵窦内蛛网膜（图 25-1-1A）；Ⅱ型：肿瘤起源于海绵窦外侧壁（图 25-1-1B）；Ⅲ型：肿瘤起源于海绵窦外向内侵犯海绵窦（图 25-1-1C、D）。Aziz 等根据肿瘤基底部及其累及范围将 CSM 分为蝶骨嵴海绵窦型、前床突海绵窦型、蝶骨嵴前床突海绵窦型三种（图 25-1-1）。

四、治疗

海绵窦脑膜瘤曾被认为是不可能切除的脑膜瘤之一。19 世纪 90 年代，随着显微神经外科技术的发展和颅底解剖研究的深入，为外科手术"打开了一扇窗"，肿瘤全切成为治疗目标。近 20 年来，随着立体定向放射治疗和分子靶向治疗的发展，CSM 的治疗目标从单纯保守治疗转变为在尽可能保留患者神经功能的前提下全切肿瘤，术后辅助放射治疗及靶向治疗控制残余肿瘤生长，减少复发。目前 CSM 的主要治疗手段有 3 种：保守观察、立体定向放射外科治疗（SRS）和显微外科手术治疗。

（一）保守治疗

根据 Samii 等随访数据显示，CSM 自然条件下平均生长速度为 $1.34\ cm^3$/年，平均肿瘤倍增时间为 13.6 年，远低于凸面脑膜瘤。因此有学者提出对于体检意外发现、无症状或症状较轻的 CSM 可选择动态复查，每 6 个月或 12 个月复查增强 MRI，评估肿瘤生长动态。无症状的 CSM 患者在随访过程中有部分会出现肿瘤进展并出现相应症状。早期有脑神经症状的 CSM 往往会进展较快，而无症状、随访无生长的 CSM 可延长随访时间。存在复视、三叉神经痛等症状的小型 CSM 可采用立体定向放射外科治疗（SRS）或药物治疗，部分患者会有症状改善。对于醋酸环丙孕酮（CPA）等孕激素相关性 CSM 而言，大多数患者停药后可观察到肿瘤体积缩小及神经症状改善，但对于依从性较差或无法定期随访和影像学监测的患者而言，仍需考虑手术治疗。

（二）立体定向放射外科治疗

立体定向放射外科治疗（SRS、SRT）均属于放射治疗，可单次剂量或分割放疗，对于局限海绵窦较小肿瘤的控制和已有脑神经症状的肿瘤缓解方面可有一定效果，已成为部分 CSM 的首选治疗和术后辅助治疗。SRS 主要包括 X 刀、伽马刀和射波刀，具有三维、小野、集束、分次、大剂量等特征。但基于临床研究的非劣效应，并不可完全替代手术治疗。SRS 治疗适用于以下几种情况：①外科术后残余部分 CSM；②术后复发的 CSM；③无症状 CSM 复查增大或引起神经症状；④合并高龄或严重脏器疾病，无法耐受开颅手术。

有学者认为术前使用 SRS 治疗将导致 CSM 与正常脑组织的蛛网膜界面模糊不清，若治疗失败开颅

表 25-1-1　海绵窦脑膜瘤的影像学评估方式和目的

影像学检查	目　的	特　征
MR-T1 增强	观察肿瘤体积及基底部	均匀强化，肿瘤侵袭周围结构
MR-3D T2 解剖	观察肿瘤与 ICA、脑神经和垂体关系，术前手术神经导航	肿瘤质地情况，存在于蛛网膜界面
MR-TOF MRA	观察 CSM 与血管关系	狭窄、不规则，其他血管病变
MR-CISS	观察脑池段脑神经走行	海绵窦侧壁和脑池段脑神经
CT 平扫	观察骨性侵袭及瘤内钙化	高密度钙化、骨质增厚、骨质侵蚀变薄
CTA	观察血管情况	评估血管狭窄情况及肿瘤供血
DSA	观察血管情况	评估血管狭窄情况及肿瘤供血

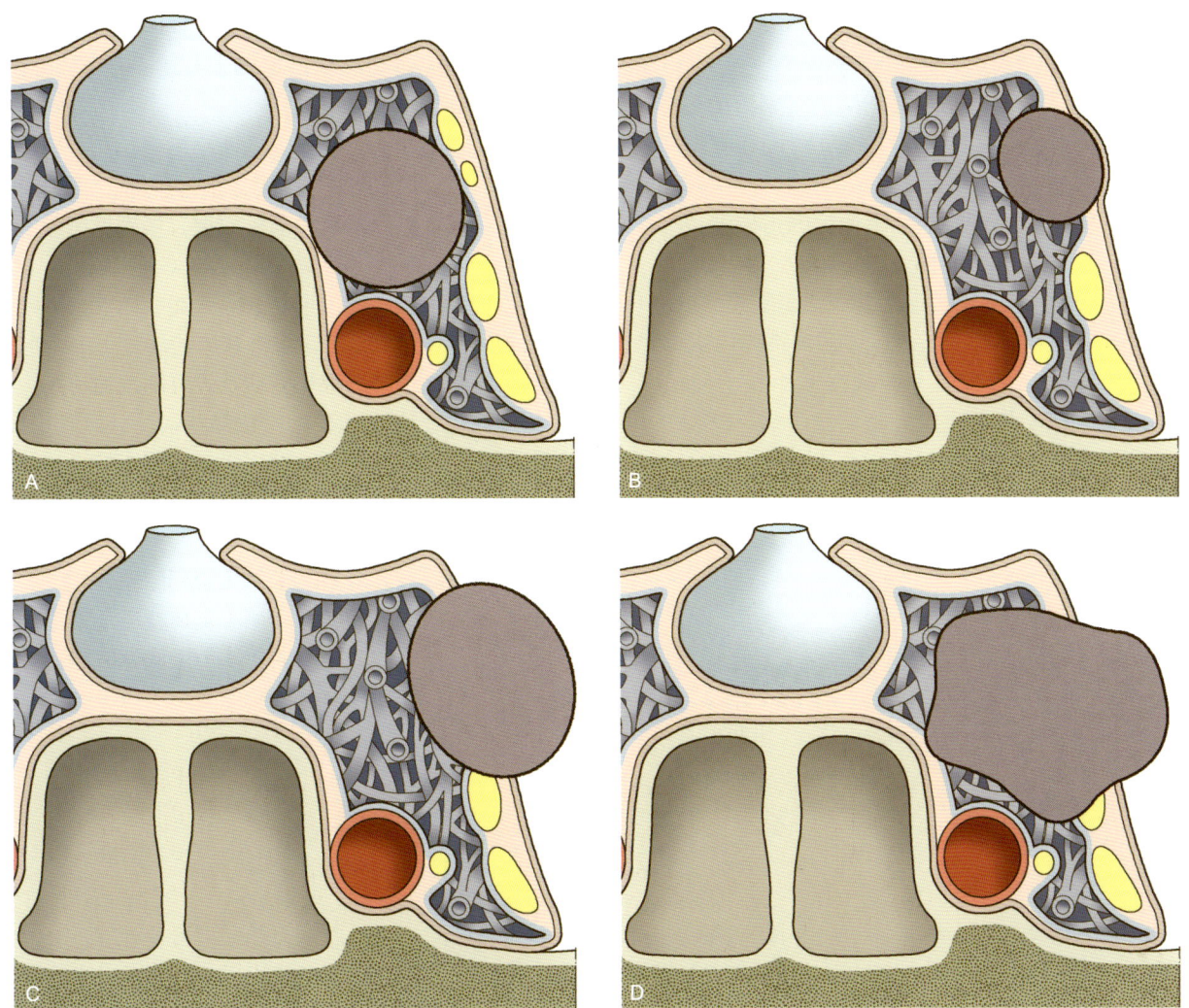

图 25-1-1　海绵窦肿瘤分型。A. 肿瘤起源于海绵窦内蛛网膜。B. 肿瘤起源于海绵窦外侧壁。C～D. 肿瘤起源于海绵窦外向内侵犯海绵窦

手术将增加脑神经损伤的风险，将 SRS 建议为术后辅助治疗方案。值得注意的是，既往的放射治疗与肿瘤全切率并无明显关联。2010 年的一项 Meta 分析比较了 2 065 例 CSM 手术全切、次全切和 SRS 的疗效，发现 SRS 能够显著降低 CSM 复发率，减少神经损伤，而并未影响手术的全切率。然而，放射治疗中位剂量高，对肿瘤控制提高的同时，也增加并发症的发生率。使用 SRT 分割放射治疗，虽总体辐射剂量高，但单次分割的峰值剂量显著降低。因此，当 CSM 紧邻、包裹和压迫视神经、视交叉或鞍区等重要结构时，应选择 SRT 以降低放射诱发的神经病变，限制总体辐射剂量，降低神经毒性。SRT 分割放疗对 CSM 的长期控制不如立体定向放射治疗，可用于对立体定向放射治疗疗效不佳的巨大病变。此类患者可最大程度切除肿瘤、减少肿瘤体积，对海绵窦内残余肿瘤可采用立体定向放射治疗。由于 SRS 无法获取肿瘤病理，因此不适用于恶性 CSM，尽管十分罕见。SRS 也会导致部分患者激素水平异常，主要是垂体相关的如生长激素、促肾上腺皮质激素、促甲状腺素等，与患者年龄、术中情况、辐射剂量、辐射范围和垂体疾病相关。因此，需要更多了解患者基本情况，多学科综合分析 CSM 的精准化、个体化特征，选择合适的 SRS 治疗方式。

（三）显微外科手术治疗

颅底外科手术的不断发展，使手术全切成为治疗 CSM 的目标，但海绵窦脑膜瘤术后常会出现神经功能障碍，全切率与并发症率相关联，术后仍需密切随访及 SRS 治疗。对于侵袭海绵窦内颈内动脉外膜或脑神经的 CSM，手术难以做到组织学肿瘤全切。许多颅底外科医生采取更保守的治疗方法，包括肿瘤细

胞减灭术（cytoreductive surgery）、手术入路革新以及对神经功能和生活质量的关注和保护。

CSM 的手术治疗应遵循相应的手术指征：① 压迫脑干和继发脑积水且主体在海绵窦外的肿瘤需手术切除；② 压迫视神经或交叉，或其他脑神经损伤进行性加重的肿瘤也应被视为手术治疗的适应证；③ 对直径大于 3 cm 的肿瘤，应优先选择手术治疗而不是 SRS。根治性手术尚未被证实是海绵窦脑膜瘤的最佳治疗选择。CSM 常以各种方式侵犯海绵窦内脑神经、颈内动脉等重要结构，术者需根据患者术前体征及影像学表现采取个体化手术策略切除肿瘤。CSM 的最佳治疗预后是通过神经外科医生、肿瘤科医生和影像诊断科医生的多学科协作（MDT）模式来评估多种治疗措施的风险和益处。

五、手术入路

显露海绵窦、中颅底的手术入路主要包括翼点入路、额颞眶颧入路和扩大中颅底入路。翼点入路及扩大翼点入路是神经外科经典手术入路，可操作性强，组织损伤小，可经硬膜外或硬膜下切除海绵窦内肿瘤，应用最为广泛。对于累及海绵窦内、鞍旁、斜坡及脚间窝的肿瘤，倾向于采用额眶颧入路，即在翼点入路的基础上去除颧弓及眶外侧壁，做到更充分的显露（图 25-1-2）。以下重点介绍额眶颧入路。

患者术中初始体位可与翼点入路相同，头部向健侧旋转约 30°，弧形切口起自耳屏前颧弓下缘，向上至颞上线，止于对侧瞳孔中线上方发际线内。在头皮切开过程中，应注意尽量保留颞浅动脉。掀开皮瓣，暴露颞肌筋膜。沿颞上线的边缘锐性颞肌筋膜，筋膜间分离，保护面神经的额支，继续暴露眶上缘、角突和颧弓，牵开颞肌暴露颧骨及翼点的根部，将皮瓣和颞肌牵拉向前下方悬吊。悬吊骨窗周围硬脑膜，剥离子将眶骨膜从眼眶的上方和侧方剥离，完全暴露额骨和整个眶上及外侧的边缘，用小金刚磨钻将眶上神经

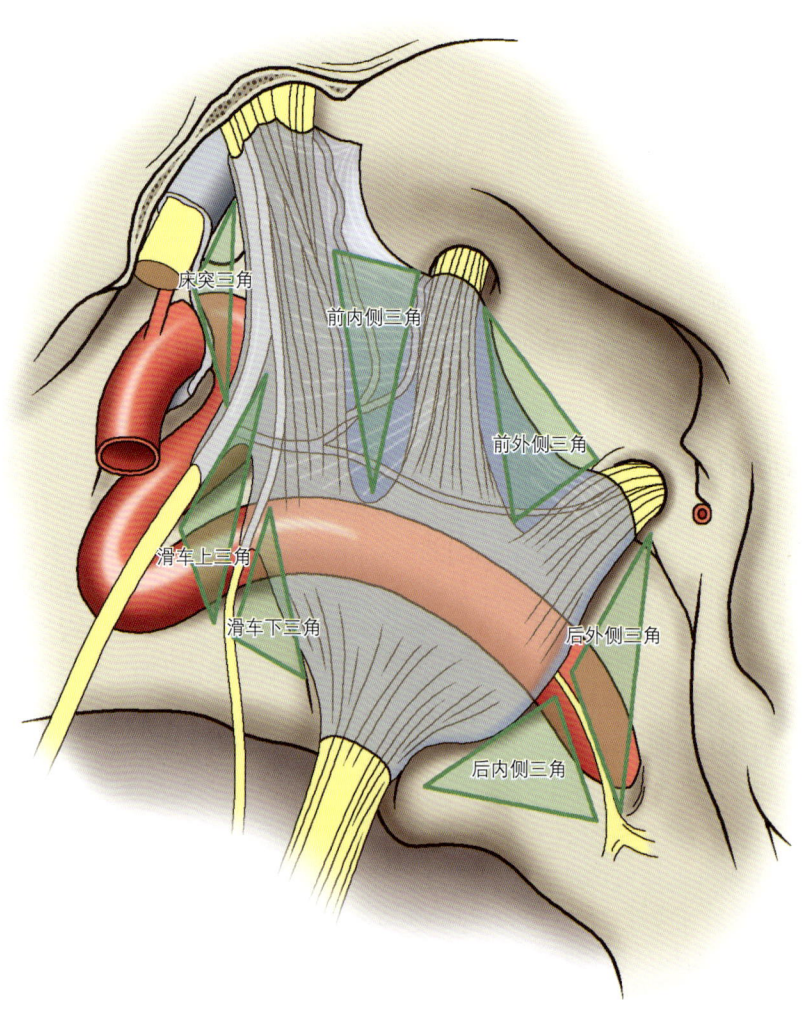

图 25-1-2　海绵窦区手术的不同入路

游离保护。

铣刀首先离断颧骨根部，注意保护颞下颌关节囊，卸下颧弓；分开眶上缘和眶顶部，通过眶下裂打开眶侧壁；眶下裂可通过直接观察及脑膜剥离子探查颞下窝来辨别，最后切开眶上裂侧缘，游离全部眶颧骨瓣。为减少对颞叶脑组织的牵拉，提供广泛视角和深部视野，可继续向下磨除颞底骨质，平颅中窝底。自前颅底和蝶骨嵴分离抬起颅底硬脑膜；使用高速磨钻将蝶骨嵴逐渐磨平，直到蝶骨小翼和前床突，同样的方法磨除眶顶部骨质。磨除前床突，打开视神经顶部，暴露海绵窦内侧及颈内动脉海绵窦段。

切除眶上裂内侧和视神经管侧方的前床突，使前床突下颈内动脉从海绵窦外暴露，这样可以控制颈内动脉远端。先将覆盖前床突上下表面的硬脑膜从颅骨表面轻轻分离，逐步磨除前床突，避免损伤周围神经血管。最后可将前床突周围骨质用咬骨钳咬碎并分离取出。注意视神经位于术野内侧，动眼神经则位于侧方，床突段颈内动脉位于前床突三角中，前床突完全去除后即可看见床突段颈内动脉，侧方即为视神经管。视神经管磨除后可暴露和松解视神经。使用高速磨钻磨除视神经管顶部，保留菲薄骨质为宜，避免打开内侧筛窦。应注意使用磨钻时局部冲水降温，避免造成视神经热损伤。用剥离子移除视神经管顶部菲薄骨质，松解视神经。术中应十分重视保护视神经的操作，了解海绵窦壁的膜性结构有助于术中减少出血。海绵窦静脉丛离开圆孔和卵圆孔进入颞下窝后附着并包绕在骨膜层内。从眶上裂暴露海绵窦，锐性分离可以分开两层硬膜，将硬脑膜固有层分离减少海绵窦出血。分离过程中可以看到由动眼神经、滑车神经、三叉神经的神经鞘形成的海绵窦侧壁内层。通过显微剪刀锐性分离海绵窦侧壁内外层将海绵窦侧壁内层牵开，抬起中颅底硬脑膜。

海绵窦内肿瘤切除时静脉出血往往不严重，因为静脉间隙已经被肿瘤破坏。切除肿瘤后，邻近的海绵窦内静脉间隙由于减压可发生静脉出血。此时可以采用止血纱或纤维蛋白胶压迫来止血。通常垂体包膜动脉被颈内动脉遮挡，应早期识别其在颈内动脉的发出端。此外应仔细辨别展神经、脑膜垂体干以及颈内动脉海绵窦段，对于肿瘤的切除帮助很大。

如果肿瘤起源于鞍旁和海绵窦上间隙，在硬膜内肿瘤减压后，可从动眼神经侧方和颈内动脉床突上段之间的海绵窦顶部进入海绵窦。这一手术路径还可通过打开颈内动脉远端硬膜环，松解颈内动脉床突段并向内移位，以及游离并牵开动眼神经，通过海绵窦顶部间隙进入海绵窦。同侧方入路相比，上方入路对海绵窦内神经显露不够充分，脑神经损伤风险较高。若海绵窦内肿瘤通过眶上裂入眶，则需在术中打开Zinn环，暴露环内结构，注意眼动脉的保护。如果肿瘤累及视神经管和床突旁间隙，可以打开颈内动脉远环，将颈内动脉向内侧蝶骨体移位增加暴露。对于起源于鞍内累及海绵窦的肿瘤，应在海绵窦内行瘤内减压，磨除前床突后进入蝶鞍硬膜外间隙切除鞍内肿瘤。若肿瘤起源于岩骨的天幕缘或鞍背部侵犯海绵窦，岩前入路可便于显露海绵窦。对大范围岩斜区脑膜瘤伴有海绵窦侵犯时，可以采用经迷路前-颞下-小脑幕入路到达岩斜区，并通过Dorello孔的上内侧方的间隙进入海绵窦。若肿瘤在海绵窦内包饶颈内动脉，动脉壁极可能被肿瘤侵犯浸润，术中无法清晰辨别肿瘤血管界面，难以分离肿瘤与颈内动脉、脑神经，术中可残留少量肿瘤，术后采取放疗。术前已经存在的神经功能缺损较少能在术后改善，但仍需在术中避免医源性损伤。为避免脑脊液漏，鼻窦开放的手术中应通过自体脂肪、筋膜填塞或纤维蛋白胶进行修复，额窦黏膜要彻底剥离。硬膜采取水密缝合或可缝合的人工硬膜、自体筋膜进行硬膜修补，力求水密。

六、总结与展望

现阶段每种CSM治疗方案均存在一定的局限性，随着颅底外科技术、立体定向放射治疗和分子靶向治疗的不断发展，CSM的多学科、多模态个体化综合治疗方案将进一步细化，在保证患者脑神经功能和生活质量的基础上最大程度切除肿瘤，改善患者预后。

（陈荣彬）

参考文献

[1] 李洋，刘庆. 海绵窦脑膜瘤的治疗进展[J]. 中华外科杂志，2019，57(4)：316-320.

[2] Aziz KMA, Froelich SC, Cohen PL, et al. The one-piece orbitozygomatic approach: the MacCarty burr hole and the inferior orbital fissure as keys to technique and application[J]. Acta Neurochirurgica, 2002, 144: 15-24.

[3] Chotai S, Liu Y, Qi S. Review of surgical anatomy of the tumors involving cavernous sinus[J]. Asian Journal of Neurosurgery, 2018, 13(01): 1-8.

[4] Corniola MV, Roche PH, Bruneau M, et al. Management of cavernous sinus meningiomas: Consensus statement on behalf of the EANS skull base section[J]. Brain and Spine, 2022, 2: 100864.

[5] Dolenc VV. Microsurgical anatomy and surgery of the central skull base[M]. Springer, 2012.

[6] Fatima N, Ding VY, Han SS, et al. Predictors of visual functional outcome following treatment for cavernous sinus meningioma[J]. Journal of Neurosurgery, 2020, 134(5): 1435-1446.

[7] Gozal YM, Alzhrani G, Abou-Al-Shaar H, et al. Outcomes of decompressive surgery for cavernous sinus meningiomas: long-term follow-up in 50 patients[J]. Journal of Neurosurgery, 2019, 132(2): 380-387.

[8] Kehrli P, Maillot C, Quenot MJW. Sheaths of cranial nerves in the lateral wall of the cavernous sinus. An embryological and anatomical study[J]. Neuro Chirurgie, 1995, 41(6): 403-412.

[9] Meling T R, Da Broi M, Scheie D, et al. Meningiomas: skull base versus non-skull base[J]. Neurosurgical Review, 2019, 42: 163-173.

[10] Nakamura M, Roser F, Michel J, et al. The natural history of incidental meningiomas[J]. Neurosurgery, 2003, 53(1): 62-70; discussion 70-71.

[11] Radhakrishnan K, Mokri B, Parisi J E, et al. The trends in incidence of primary brain tumors in the population of Rochester, Minnesota[J]. Annals of Neurology, 1995, 37(1): 67-73.

[12] Sughrue ME, Rutkowski MJ, Aranda D, et al. Factors affecting outcome following treatment of patients with cavernous sinus meningiomas[J]. J Neurosurg, 2010, 113(5): 1087-1092.

第二节 海绵窦神经鞘瘤

一、概述

海绵窦神经鞘瘤（schwannoma in the cavernous sinus）主要来源于三叉神经，以三叉神经第1、2支多见，其次来源于展神经。三叉神经鞘瘤约占颅内肿瘤的0.07%～0.36%，占神经鞘瘤总数的0.8%～8%。Dolenc在1994年报道中将其分为4种类型：Ⅰ型海绵窦区三叉神经鞘瘤，Ⅱ型局限于Meckel囊，Ⅲ型为桥小脑角型，Ⅳ型为巨大侵袭性肿瘤，可侵犯颅中、后窝。与海绵窦区相关的主要是Ⅰ型和Ⅳ型。

二、症状

Ⅰ型三叉神经鞘瘤主要侵犯海绵窦，常以一侧三叉神经感觉支的刺激症状或麻痹作为首发症状，可引起咀嚼肌无力和萎缩。肿瘤亦可通过眶上裂侵入眶内引起突眼。

三、诊断

根据海绵窦神经鞘瘤累及的结构判断，源于海绵窦前部或眶上裂区的神经鞘瘤常同时累及眶上裂、海绵窦及眼眶；而源于Meckel腔的神经鞘瘤常以Meckel腔为中心且同时累及海绵窦和桥小脑角。CT上呈等或稍低密度，可有囊变、钙化，周围骨质变薄、吸收，少数可有骨质破坏。MRI显示T1等低信号和T2等高信号混杂的海绵窦肿块，增强后不均匀强化。

四、手术入路

海绵窦区三叉神经鞘瘤位于颅底深部、颅中窝硬膜间腔内，毗连颈内动脉，三叉神经V_1、V_2支及动眼神经和展神经等重要结构，手术切除难度较大，可采取多种入路或联合入路方式切除肿瘤。

（陈荣彬）

第三节 海绵窦内海绵状血管瘤

一、概述

海绵窦内海绵状血管瘤（CSH），好发于蝶鞍旁海绵窦区，也称为鞍旁海绵状血管瘤，发病率较低，仅占颅内血管畸形的0.4%～2.0%，在海绵窦肿瘤中的比例也不到2%。CSH属于脑外型病变，多为单发病灶，由单层内皮细胞围绕的海绵状血管腔隙构成，缺少平滑肌层和纤维层。病灶内无粗大的供血动脉和引流静脉，在海绵窦内缓慢膨胀性生长，表现为海绵窦压迫症状，与颈内动脉、动眼神经、滑车神经、三叉神经及展神经关系密切。CSH 与硬膜关系密切，又称为硬膜型海绵状血管瘤，肉眼呈深红色海绵状或桑葚状血管性团块，管腔内常有血栓形成，在海绵窦内极少出血，更倾向于良性肿瘤病变。该病多见于女性，妊娠期内可增殖变大，分娩后症状减轻，可能与垂体激素水平调节相关，目前研究暂无遗传倾向。

二、临床症状

海绵窦内海绵状血管瘤起源于海绵窦内，属于脑外型病变，与海绵窦壁硬脑膜关系密切，向外侧生长可达颅中窝，虽归属于血管畸形，但更倾向于肿瘤性病变，表现为颅中窝占位性病变的临床特点，如视物模糊、复视、上睑下垂、瞳孔改变、眼球活动障碍、面部感觉异常等。由于 CSH 起病隐匿、进展缓慢，早期常无特征性改变，容易与眼部疾病混淆。随着病灶逐渐增大，部分患者也以癫痫为首发症状。病灶压迫海绵窦及垂体、下丘脑等，可表现为海绵窦综合征、激素水平异常，压迫第三脑室可因梗阻性脑积水而引起头痛、头晕、呕吐等症状。仅凭临床表现往往难以与海绵窦脑膜瘤、海绵窦神经鞘瘤、侵袭性垂体瘤等鉴别。

三、影像学表现

MRI 对 CSH 的诊断与鉴别诊断具有重要意义，可清晰显示其生长范围及其与周边神经血管的关系，是目前确诊 CSH 的首选检查。MRI 平扫特点为 T1WI 上均匀的等或低信号，T2WI 及 T2-FLAIR 上明显高信号，病灶内未见血管流空影且不伴瘤周水肿；DWI 呈等或稍低信号，ADC 值明显增高。MRI 增强一般为均匀显著强化，桑葚型病灶往往强化不均匀，可通过延迟扫描进一步鉴别。增强下一般无"硬膜尾征"，可与脑膜瘤相鉴别，但也有少数病例出现渐进性强化及脑膜尾征，常易误诊。

CT 平扫大多伴有高密度影，内部不均匀，部分伴有出血及钙化；CT 增强可见均匀或不均匀强化，边缘光滑，与周边海绵窦及脑实质边界清晰，但 CT 易受干扰，容易误诊，故不作为首选检查。较大的 CSH 也可行 DSA 造影与动脉瘤、AVM 等疾病相鉴别（表 25-3-1）。

四、鉴别诊断

1. 神经鞘瘤

神经鞘瘤是神经髓鞘来源的良性肿瘤，由分化良好的施万细胞组成。海绵窦神经鞘瘤主要来源于三叉神经、动眼神经和展神经，其中三叉神经中眼神经（V_1）和上颌神经（V_2）多见。神经鞘瘤在 T1WI 上为等低信号，在 T2WI 上为高信号，内部可有囊性或坏死表现，MRI 增强可见明显强化，内部强化不均。CT 上呈等低密度，可有囊变及钙化，少数可有骨质破坏。三叉神经鞘瘤通常呈哑铃状，位于 Meckel 腔和海绵窦内，向前累及眶上裂、向后累及桥小脑角，肿瘤较大时可以骑跨颅中、后窝。

2. 鞍旁脑膜瘤

脑膜瘤可凭基底硬脑膜增厚、脑膜尾征和瘤周水肿与 CSH 进行鉴别，在 MRI 中脑膜瘤 T2WI 可表现为高信号，但往往低于 CSH 的高信号表现。在 MRI 增强延迟扫描中，CSH 可表现为渐进性中心性强化

表 25-3-1 海绵窦血管源性病变影像学鉴别

疾病诊断	影像学鉴别特征
ICA 动脉瘤	动脉瘤中有血栓形成在 CT 可见中央型或血管周曲线型钙化，病变紧邻颈内动脉；MRI 表现为血流相关的信号流空，若血流缓慢或内部血栓形成，可见 T1 高信号和 T2 的混杂信号
颈内动脉海绵窦瘘	DSA 是鉴别的金标准，DSA 可见动脉期海绵窦及眼上静脉显影，明确瘘口位置；CT 可见增粗的眼上静脉，部分可见海绵窦高密度影；MRI T1 和 T2 表现为血管流空影，增强可见血管强化，MRA 可见海绵窦及眼上静脉强化
海绵窦血栓形成	多伴随感染表现，可凭临床表现鉴别，增强 CT/MRI 可见充盈缺损，CTA/MRA 可见颈内动脉海绵窦段狭窄
海绵状血管瘤	CT 可见内部不均匀高密度影，MRI 中 T1 等低信号，T2 高信号，增强延迟扫描可见渐进性中心强化，经 Tc-99m RBC 标记的 SPECT 血池显像延迟摄取
海绵窦发育性静脉不对称	排除以上诊断后可考虑，CTA 及增强 MRI 可见单侧海绵窦不对称突出，无不连续占位表现，MRA 无海绵窦及相关静脉强化

特征，而脑膜瘤在 MRI 上与脑组织等信号，增强伴有明显均匀强化，无延迟渐进性改变。鞍旁脑膜瘤可包绕颈内动脉海绵窦段，使管腔狭窄。

3. 垂体瘤

垂体瘤是累及海绵窦最常见的肿瘤，垂体大腺瘤可从蝶鞍向两侧生长并侵袭颈内动脉和海绵窦。垂体腺瘤侵袭海绵窦，可导致 ICA 移位远离蝶骨压迹，MRI 可见海绵窦侧壁不连续。肿瘤在 T1WI 上表现为低信号，T2WI 可表现为高信号，强化信号较正常垂体为低。肿瘤内可有囊性或坏死样改变。

4. 脊索瘤

脊索瘤为以斜坡中轴为中心的侵袭性肿瘤，最常见于蝶枕交界处。CT 上可表现为斜坡骨质破坏，肿瘤内可见高密度影，是肿瘤破坏的斜坡骨质碎片，CT 增强见不均匀强化。肿瘤在 T1WI 呈等低信号，内部信号不均匀，可见瘤内出血等局灶性高信号表现；T2WI 呈高信号，信号不均匀，破坏的骨质碎片呈低信号。脊索瘤可沿斜坡向上生长侵犯至海绵窦和蝶鞍，向外侧侵犯中颅后窝，至海绵窦内动眼神经、滑车神经及展神经。

5. 软骨肉瘤

颅内软骨肉瘤好发于颅底，占颅内肿瘤的 0.15%，是罕见的起源于软骨组织的恶性肿瘤。此类肿瘤生长速度较慢，早期无明显症状，肿瘤增大侵袭海绵窦可表现为脑神经功能障碍，如复视、视野缺损和眼球活动障碍等。根据肿瘤恶性程度不同，CT 呈现不同密度，多伴不同程度钙化及骨质破坏，如肿瘤内钙化成分较多，出现环形或弧形强化灶，则表明肿瘤分化成熟，恶性程度低；若散在少量不规则钙化灶伴等低密度影，则表明肿瘤坏死成分较多，恶性程度高。肿瘤在 T1WI 上可表现为等低信号，T2WI 不均匀信号，增强信号不均匀，可见"蜂窝状"强化表现。

五、治疗

目前对于有症状的 CSH，治疗方式以显微外科手术和立体定向放射治疗为主，近年来体积分割分次伽马刀治疗也被认为是大型 CSH 安全有效的治疗方式。因术中病灶与颈内动脉海绵窦段及海绵窦内脑神经关系密切，手术难度大、并发症率高，因此治疗方案的制订需个体化权衡。

（一）显微外科手术

显微外科手术仍是目前治疗 CSH 的首选治疗措施。多数患者因出血、颅内高压及脑神经病变首诊，因此切除病变的占位效应、降低颅内压、缓解梗阻性脑积水、减轻脑神经损伤是手术治疗的主要目的。

手术多采用硬膜外入路，术中能够充分暴露海绵窦内的神经血管，早期阻断肿瘤血供，减少蛛网膜下腔出血，并可保护颅中窝回流静脉。术中向瘤内注射无水乙醇或纤维蛋白胶可减少出血，破坏 CSHs 血管床，易于肿瘤分块切除。另有文献表明硬膜下入路暴露并切除肿瘤安全有效，但手术全切率可能逊于硬膜外入路，两种入路的疗效比较仍需临床研究进一步证实。术中应将海绵窦外侧壁翻起，充分显露并游离三叉神经半月结，以此为解剖标志或 Parkinson 三角进入海绵窦。早期可采用术前栓塞、术中控制性降压、颈部动脉暴露保护等方式控制出血，提高手术安全性。术中应找到主要供血的脑膜垂体干，通常位于肿瘤后内侧或前内侧间隙，双极电凝后切断，便于识别和分离肿瘤边界，瘤内减压减少出血。对于鞍区鞍内型 CSH 可联合神经内镜经鼻切除，扩大肿瘤切除视角，提高肿瘤全切率。对于外科治疗无法全切的肿瘤，术后可采用放射治疗，延缓肿瘤进展，保护神经功能。

（二）立体定向放射治疗

近年来，尽管显微神经外科在技术和设备上不断发展，CSH 的全切率对神经外科医生而言仍是巨大的挑战。海绵窦区神经、血管密集，肿瘤血运丰富，术后并发症率高。文献表明目前 CSH 的总体切除率约为 64%，但短期并发症率高达 71%。由于 CSH 对射线的敏感性，随着伽马刀、射波刀的出现，立体定向放射治疗能够使肿瘤体积缩小、控制肿瘤复发、减轻脑神经损伤，从而改善患者生存质量。因此，放射治疗逐渐从手术的辅助治疗措施转变为首选治疗方法，尤其对一般条件较差、无法耐受开颅手术的患者。

目前对于直径 3 cm 以下的中小型 CSH，立体定向放射治疗可替代传统显微外科手术，短期内即可观察到病灶的缩小，且不增加对周边组织的损伤。CSH 由包含血管内皮的海绵状血管腔隙构成，内部血供丰富，经放射治疗照射后内部血管逐渐闭塞，可以使病灶缩小，但照射剂量的把握仍有待进一步研究。对于直径大于 3 cm 的大型 CSH 而言，术前神经症状较明显，特别是扩展到鞍上包绕视神经、动眼神经、颈内动脉海绵窦段的病灶，无论显微手术还是放射治疗都会导致并发症，因此尚无治疗方案上的共识。体积分割分次伽马刀治疗 CSH，首次治疗选择肿瘤基底部，快速解除肿瘤的占位效应和对周围神经的损害，后期通过治疗计划的定位融合，减少对正常神经血管的重复照射，使高剂量放射集中在病灶区域，可在有效控制肿瘤生长的同时改善患者的临床症状，今后可作为大型CSH的首要治疗方式。

总体而言，CSH的发病率不高，无论手术还是放射治疗均缺乏大规模病例远期并发症的随访，因此大样本单中心或多中心研究势在必行。

（陈荣彬）

参考文献

[1] 窦以河, 朱树干, 孟庆海, 等. 海绵窦海绵状血管瘤的诊断及显微手术治疗[J]. 中华神经外科杂志, 2008, 24(1): 49-51.

[2] 莫小春, 周玮, 董吉顺. 海绵窦海绵状血管瘤的影像诊断及病理特征分析[J]. 医学研究杂志, 2014, 43(7): 140-144.

[3] 吴震, 王忠诚, 张俊廷. 颅内海绵窦内海绵状血管瘤11例临床分析[J]. 中华医学杂志, 1999, 78(2): 118.

[4] Fraser JF, Mass AY, Brown S, et al. Transnasal endoscopic resection of a cavernous sinus hemangioma: technical note and review of the literature[J]. Skull Base, 2008, 18(5): 309-315.

[5] Latocha M, Zięba A, Polaniak R, et al. Molecular effects of amine derivatives of phenothiazine on cancer cells c-32 and snb-19 in vitro[J]. Acta Pol Pharm, 2015, 72(5): 909-915.

[6] Parkinson D. Lateral sellar compartment O. T. (cavernous sinus): history, anatomy, terminology[J]. Anat Rec, 1998, 251(4): 486-490.

[7] Wang X, Zhu HG, Knisely J, et al. Hypofractionated stereotactic radiosurgery: a new treatment strategy for giant cavernous sinus hemangiomas[J]. J Neurosurg, 2018, 128(1): 60-67.

第二十六章
三叉神经损伤的外科治疗
Surgical Treatment of Trigeminal Nerve Injury

在 12 对脑神经中，三叉神经（trigeminal nerve，CN Ⅴ）位居第Ⅴ对，是一组混合性脑神经，包含感觉纤维和运动纤维的复合神经。三叉神经颅内段的走行根据其不同类型纤维束有所不同，一般躯体感觉纤维大部分来源为三叉神经节，其神经元胞体为假单极神经元，起自颅中窝颞骨岩部三叉神经压迹前方的三叉神经节内，其中枢突组成三叉神经感觉根后于脑桥臂与脑桥基底部交界处移行入脑，触觉纤维止于三叉神经脑桥核，痛温觉纤维止于三叉神经脊束核，小部分神经纤维起自三叉神经中脑核，主要控制咀嚼肌的本体感觉；特殊内脏运动纤维则起自特殊内脏运动核内的三叉神经运动核，形成三叉神经运动根后自脑桥臂与基底部交界处移行入脑，汇入三叉神经第三支——下颌神经后支配咀嚼肌等肌肉运动（图26-1-1）。

三叉神经于半月神经节后形成周围束，分为三大分支分布于不同区域发挥不同的神经功能。① 眼神经（ophthalmic nerve）为感觉神经，自半月节发出后自眶上裂入眶，发出额神经、泪腺神经及鼻睫神经等，主要支配眼裂以上头面部的皮肤、结膜、眼球和鼻旁窦黏膜等区域的一般躯体感觉。② 上颌神经（maxillary nerve）亦为感觉神经，自半月节发出后经海绵窦外侧壁自圆孔出颅，发出眶下神经、上牙槽神经、颧神经和翼腭神经等，主要支配上颌牙、牙

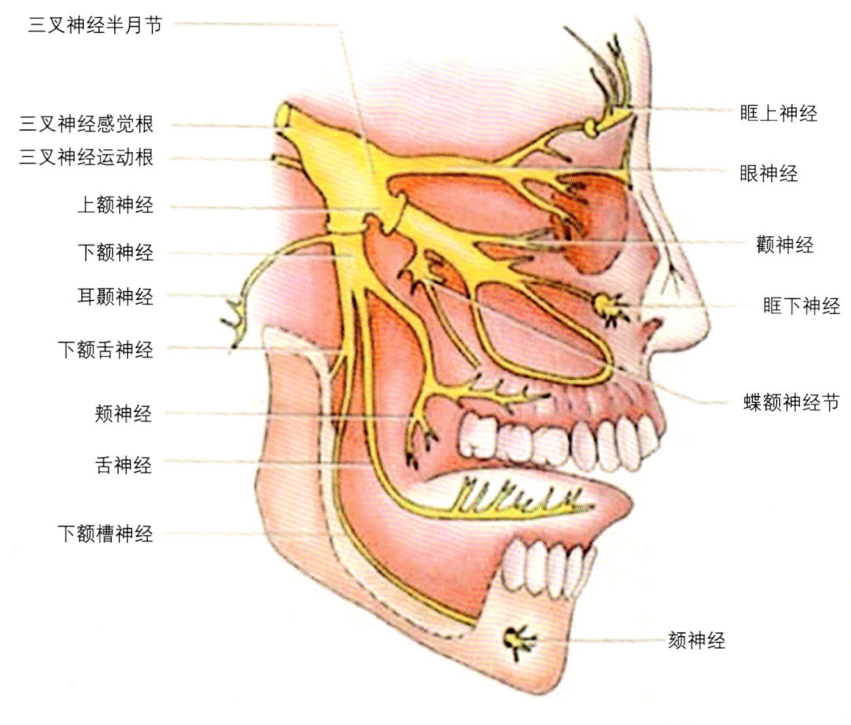

图 26-1-1　三叉神经走行图

龈及鼻腔黏膜等区域的一般躯体感觉。③下颌神经（mandibular nerve）为运动感觉混合性神经，自半月节发出后自卵圆孔出颅，发出耳颞神经、颊神经、舌神经、下牙槽神经及咀嚼肌神经，支配颞部、口裂以下皮肤、舌前2/3黏膜、下颌牙及牙龈等一般躯体感觉和咀嚼肌的运动。

累及三叉神经的常见疾病主要分功能性疾病及器质性疾病，三叉神经痛（trigeminal neuralgia，TGN）是最常见的功能性疾病，也是最常见的脑神经疾病，以单侧面部三叉神经分布区域反复发作性的剧烈疼痛但影像学检查未见明显局部占位性病变为主要表现，一般为单支或单侧发病，中老年女性多见，是脑神经或功能神经外科就诊患者中最常见的疾病类型之一。而三叉神经鞘瘤是三叉神经髓鞘来源的肿瘤性疾病，以三叉神经刺激或破坏所造成的面部疼痛或麻木为主要症状，但疼痛症状较三叉神经痛不典型，约占原发性颅内肿瘤的1%，肿瘤定位可因起源不同分为位于颅中窝的三叉神经半月节和位于颅后窝的三叉神经根，其中约有25%的三叉神经鞘瘤可位于岩尖部跨越颅中、后窝。

在三叉神经相关疾病中，需要通过外科进行干预和治疗的疾病主要包括原发性三叉神经痛、三叉神经来源肿瘤两大类，以下将逐一详细介绍两类疾病的特征和外科学手术治疗策略。

第一节　原发性三叉神经痛的外科治疗

一、概述

三叉神经痛是最常见的脑神经疾病，其国内发病率约47.8/10万人，国际发病率约62.6/10万人，发病高峰年龄为40～60岁，女性居多，发病率具有随年龄增长的趋势。

二、分类

三叉神经痛根据其发病原因可分为原发性三叉神经痛和继发性三叉神经痛两大类。

（1）原发性三叉神经痛，或称特发性三叉神经痛，是指临床无法找到明确病因的疾病类型，也是三叉神经痛患者最常见的类型。主要表现为三叉神经分布区域的阵发性发作的短暂剧烈疼痛，呈突发突止特征，该类患者的影像学检查中无明确的器质性损害。

（2）继发性三叉神经痛，或称症状性三叉神经痛，是指一组由颅内多种器质性病变引起继发性三叉神经损害所导致的三叉神经痛，主要包括涉及颅中、后窝的占位性病变或脑干炎性、血管性等病变。其疼痛的主要定位一般与原发性三叉神经痛类似，但疼痛性质则明显不同，表现为发作时间较长，甚至呈持续性，该类患者的影像学检查可帮助明确诊断。

三、临床表现

多以单侧突然发生的存在明确诱发因素造成的头面部三叉神经分布区域的过电样或刀割样剧烈疼痛为主症。

三叉神经痛多表现为单侧，右侧较左侧多见，而疼痛区域可由一支分布区域疼痛，或多支分布区域疼痛，其中疼痛范围累及第二、第三支者多见，单支累及第二支居多。三叉神经痛患者发病特征为突发突止，发作前多有明确诱因，包括冷热刺激、物理性刺激或风吹等生活场景，疼痛多由面颊部、唇部或下颌部的某一定点受诱因刺激后起始，该点通常成为"扳机点"，随后疼痛如过电样扩散至累及神经根相应区域导致头面部的剧烈疼痛发作，部分患者疼痛发作剧烈者可有面部肌肉的反射性抽搐，称为痛性抽搐。疼痛多呈间断反复发作，严重发作者可造成精神心理异常，甚至影响生活质量。

发病多无预兆，一般具有规律性，持续时间自数秒至2分钟不等，具有明显的突发突止特征。起病初期发作次数少，间隔时间长，随病情发展可增加发作频次，缩短间歇期，疼痛程度及持续时间也逐步加重延长，而间歇期患者可无任何症状。

（1）典型发作：①疼痛为阵发性反复发作；②有明确间歇期，且间歇期无症状；③存在"扳机点"及明确诱发因素；④三叉神经功能正常。

（2）非典型发作：①疼痛时间长或持续发作，期间可出现阵发性加重；②无"扳机点"或明确诱发因素；③三叉神经功能异常，包括浅感觉减退、面部麻木、角膜反射迟钝或咀嚼无力等感觉、运动功能异常。

四、诊断

根据典型临床表现可以诊断三叉神经痛，但需对病因进行分析以区别原发性三叉神经痛与继发性三叉神经痛，必要时根据三叉神经电生理检查、影像学检查（MRI、CT等）加以鉴别。

五、鉴别诊断

需与原发性三叉神经痛进行鉴别的主要疾病包括：① 继发性三叉神经痛，如肿瘤、动脉瘤等占位性疾病（图26-1-2）；② 牙痛或牙龈痛、口腔感染等；③ 三叉神经炎；④ 舌咽神经痛、蝶腭神经痛等其他引起头面部疼痛的疾病。

六、检查

神经系统体格检查多无明显异常体征，少数患者存在面部不对称的感觉减退。腰椎穿刺、脑脊液检查、颅底或内听道的CT、MRI等影像学检查以帮助鉴别是否存在继发性三叉神经痛的相关致病因素。

七、治疗

针对三叉神经痛的治疗，需根据病因进行选择。

（1）原发性三叉神经痛：药物治疗作为首选治疗，主要针对初发患者，对于高龄或存在其他严重基础疾病无法耐受手术的患者亦可选用药物治疗。

目前选用的一线药物为卡马西平，其半衰期约10～12小时，故常规剂量为100 mg，2～3次/天，根据疼痛缓解程度调整剂量，多采用个体化用药方案，但总剂量一般不超过1 200 mg/天。卡马西平用药不良反应常见嗜睡、头晕、乏力及恶心呕吐等消化道症状，多在初期反应明显，坚持用药后多数患者可耐受，对于用药过敏者应立即停药。一线治疗药物还包括苯妥英钠、奥卡西平，除一线治疗药物外还可联合包括巴氯芬、氯硝西泮、丙戊酸钠、托吡酯等加强疗效。

对于长期用药后出现耐药，或初期药物未起效、药物不良反应无法耐受的患者，可考虑选择三叉神经微血管减压术（MVD）、经皮三叉神经半月节射频消融术、Meckel囊三叉神经球囊压迫术、伽马刀治疗等外科手术治疗。

（2）继发性三叉神经痛：根据继发因素进行选择，以治疗原发疾病为主要手段，可在围治疗期辅助采用药物治疗、三叉神经外周支的外科治疗或伽马刀等治疗手段改善症状（表26-1-1）。

八、三叉神经痛MVD手术治疗

三叉神经痛微血管减压术（microvascular decompression for trigeminal neuralgia, MVD for TGN）是目前已知三叉神经痛治疗中疗效最好、症状缓解维持时间最长的治疗手段，随着我国在显微神经外科和内镜神经外科技术的不断发展，在我国开展多年的三叉神经痛MVD术患者中，术后疼痛即刻起效且完全缓解的比率高达90%以上，且术后5年的缓解率亦可达到约75%。在国外的多项临床研究中，针对阵发性发作及典型发作患者的术后缓解率亦达到90.6%，对所有患者进行术后随访（3.5±4.6）年中发现超过7成患者可达到3年以上的症状缓解，术后致死致残等严重并发症发生率低于0.2%，约2成患者中出现包括面部感觉轻度麻木等次要并发症，因此广泛认为三叉神经痛MVD术是适用于各层次年龄患者的相对安全且疗效确切的治疗手段。

（一）微血管减压术（MVD）

MVD是指以解除三叉神经颅内段压迫、改善临床症状而采取的外科手术方式。其手术目的是通过手术中全程探查三叉神经颅内段以判断是否存在有责任血管，尤其是动脉血管的走行异常对三叉神经产生压迫，进而造成三叉神经痛的发生，进行三叉神经周围

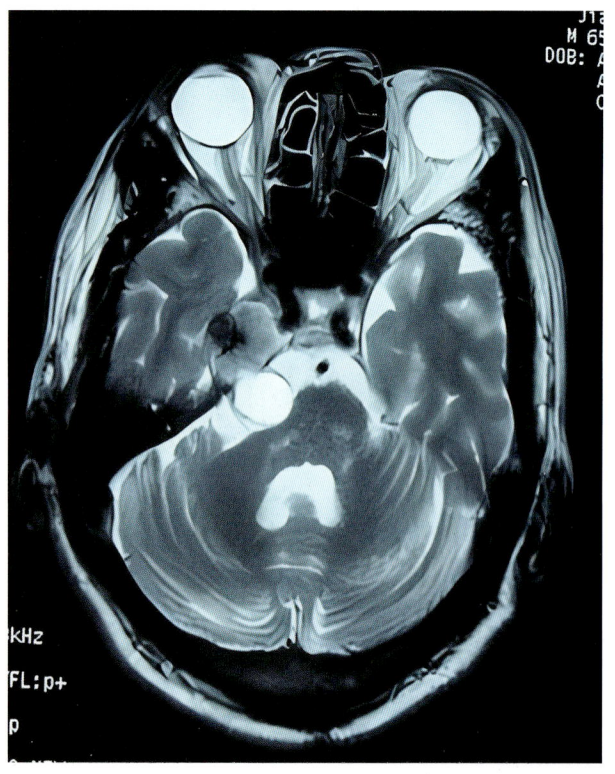

图26-1-2　三叉神经鞘瘤的磁共振表现

表 26-1-1　三叉神经痛的鉴别诊断

主要鉴别点		原发性三叉神经痛	继发性三叉神经痛
症状	发病年龄	40岁以上居多	40岁以下居多
	疼痛特征	突发突止，呈典型过电样疼痛	无典型疼痛表现，发作频繁，呈烧灼样
	持续时间	一般较短，数秒至2分钟	一般较长，数分钟甚至更长，随病程延长
	"扳机点"	常见	罕见
体格检查	面部浅感觉	多无异常	多见感觉减退
	角膜反射	正常	迟钝
辅助检查	头颅CT/MRI	无明显异常，或MRI特殊序列见三叉神经与邻近血管关系密切	多见三叉神经邻近区域（包括颅中、后窝或脑干等）出现异常占位性病灶
治疗	药物	首选	协同辅助治疗
	手术	对于药物无效或不耐受时可选用	首选
	其他	针灸等中医辅助治疗等	其他治疗均属姑息性治疗

蛛网膜的松解后对关系密切，甚至在三叉神经表面产生压迹的责任血管使用不可吸收材料（现应用的主要材料为Teflon垫片等）对其进行适当的隔绝避免血管继续影响三叉神经。压迫的责任血管据发生率依次为小脑上动脉（SCA）、小脑前下动脉（AICA）、基底动脉（BA）、小脑后下动脉（PICA）及静脉等。

1. 手术适应证

首次确诊且明确排除包括肿瘤、动脉瘤、炎症等继发因素的原发性三叉神经痛；既往药物治疗失效或起始药物无效的原发性三叉神经痛；既往接受过射频消融、球囊压迫、伽马刀等治疗无效的原发性三叉神经痛；既往曾行微血管减压术后出现复发、症状典型且无明确禁忌的原发性三叉神经痛；青少年起病初诊的典型原发性三叉神经痛。

2. 手术决策

依据上述适应证可将患者纳入是否适用手术方式治疗和缓解三叉神经痛的方案制订中，随着影像学技术的发展，应用MRI影像中包括3D-TOF和Fiesta等成像序列协同三维重建和虚拟现实技术，可以帮我们进一步判断手术的必要性和实施方式（图26-1-3）。头颅MRI检查通过血管重建等技术有助于帮助我们在术前评估和明确三叉神经根周围的血管及其与三叉神经后根之间的解剖关系，虽然这一技术无法辨别和确认责任血管的存在，且其特异度和灵敏度差异较大（灵敏度52%～100%，特异度29%～93%），但国内外关于三叉神经痛的诊治指南及多项大宗临床研究结果均建议在实施微血管减压术前进行头颅MRI检查，其主要目的在于指导临床医生充分完善术前对于患者颅内器质性病变情况的评估。

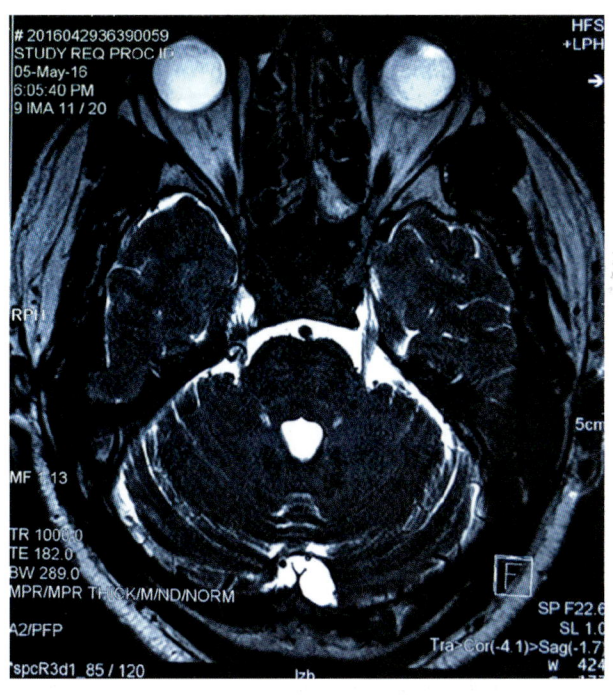

图26-1-3　三叉神经痛的磁共振表现

3. 手术过程

三叉神经微血管减压术多采用枕下乙状窦后入路，发际线内经过乳突的横行或纵行手术切口（图26-1-4）。

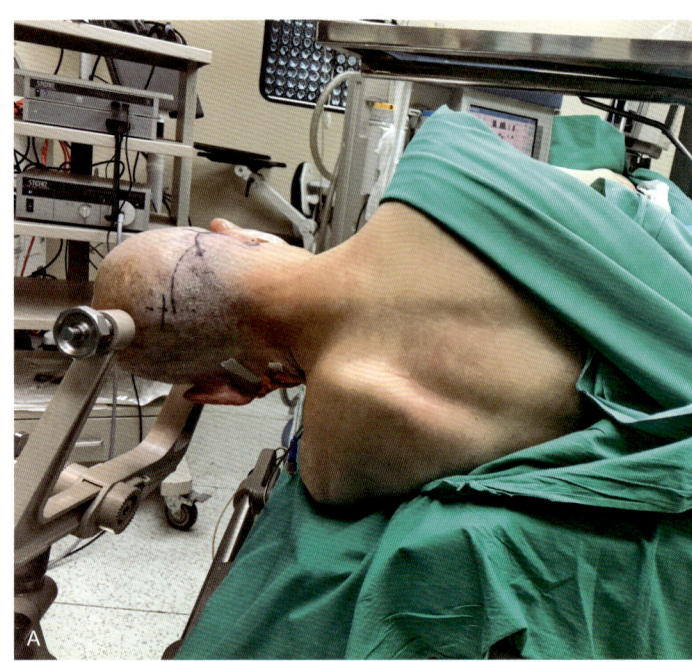
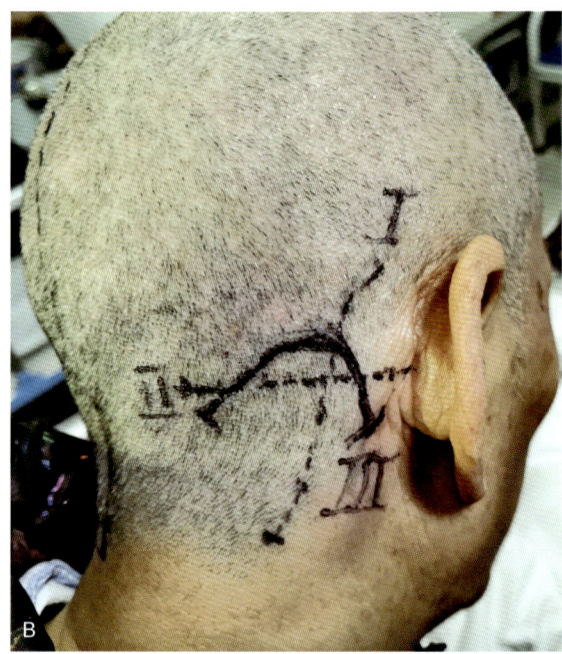

图 26-1-4　术前体位摆放及切口选择。A. 体位通常选用公园长椅卧位。B. 术中切口选取邻近横窦乙状窦拐角的拐杖形或直形切口

第 1 步：患者取侧卧位或公园长椅卧位（3/4 侧俯卧位）以达到术中利用小脑自身重力、充分暴露小脑岩骨间隙，便于操作的目的，摆放体位时需注意患者肩背部尽量后靠手术床边缘，以利手术医生的操作。

第 2 步：宜选取的手术切口需充分暴露乳突根部，横行或纵行均可，一般切口的暴露范围中置于枕骨隆突-颧骨连线中下部，显微镜手术时上方暴露约 1.5～2 cm，下方暴露约 3.5～4 cm，内镜手术可根据操作器械和内镜镜头大小进行调整。

第 3 步：开放的骨窗直径一般 2～3 cm，根据显微镜或内镜手术可略做调整，骨窗范围应充分暴露横窦与乙状窦的交角，开放骨窗时可避开静脉窦钻孔后逐步扩大显示操作区域，术区应当暴露足够范围的乙状窦利于硬脑膜开放后不影响操作。

第 4 步：硬脑膜开放范围需考虑充分暴露横窦乙状窦交角及面听神经主干之间的关键操作区域。现多采用"U"形、"T"形或"K"形剪开硬膜，乙状窦部硬膜作为宽边基底，可根据个人习惯和术前设计进行选择。

第 5 步：硬膜开放后，应首先辨别小脑裂位置，自小脑背外侧向腹内侧分离蛛网膜后释放部分脑脊液后开放小脑裂，直至充分暴露三叉神经，尤其是三叉神经根入根区（root entry zone，REZ）。术中使用蛛网膜松解和释放脑脊液的方式暴露术区，减少过度牵拉小脑半球以增加操作空间。

第 6 步：辨认责任血管是 MVD 术的基础，充分暴露范围三叉神经颅内段后，必须对三叉神经周围的蛛网膜进行充分松解以达到能够完全分辨三叉神经及邻近血管的位置，由于三叉神经颅内段无髓鞘部分较长，对血管压迫的抵御能力弱，必须对三叉神经进行全程探查，尤其注意 REZ 区域。

第 7 步：三叉神经减压是 MVD 术的关键，术中轻柔移位三叉神经使其与责任血管分隔开足够空间，并利用不可吸收材料（如 Teflon 垫片、胶水等）进行责任血管的移位、固定和隔开操作，确保三叉神经与责任血管不存在压迫和接触（图 26-1-5）。

第 8 步：充分减压操作后，对术区冲洗后再次进行探查，以确认术区是否有出血及其他异物残留，以及在液体浸泡和冲洗的情况下垫片材料是否有脱落或移位的情况，随后严密缝合硬脑膜，降低术后脑脊液漏发生风险，逐层关闭手术切口。

4. 手术要点

（1）需在术前对患者进行全面评估和手术规划，尤其是术前的头颅 MRI 检查以排除存在肿瘤等情况影响手术的设计规划。

（2）术前规划时需根据手术术式进行设计和选择，以适应显微镜下和内镜下的不同操作，对于可以缩小切口和操作范围的应当尽量缩小以减少术后恢复时间。

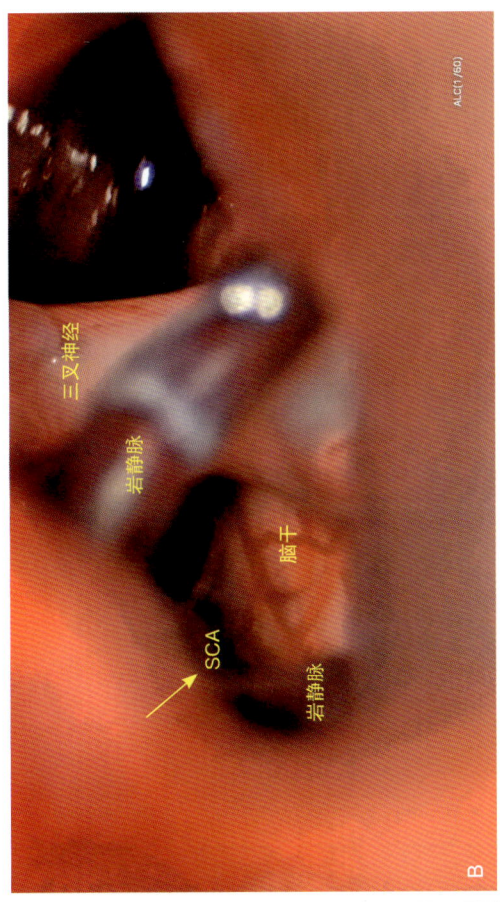

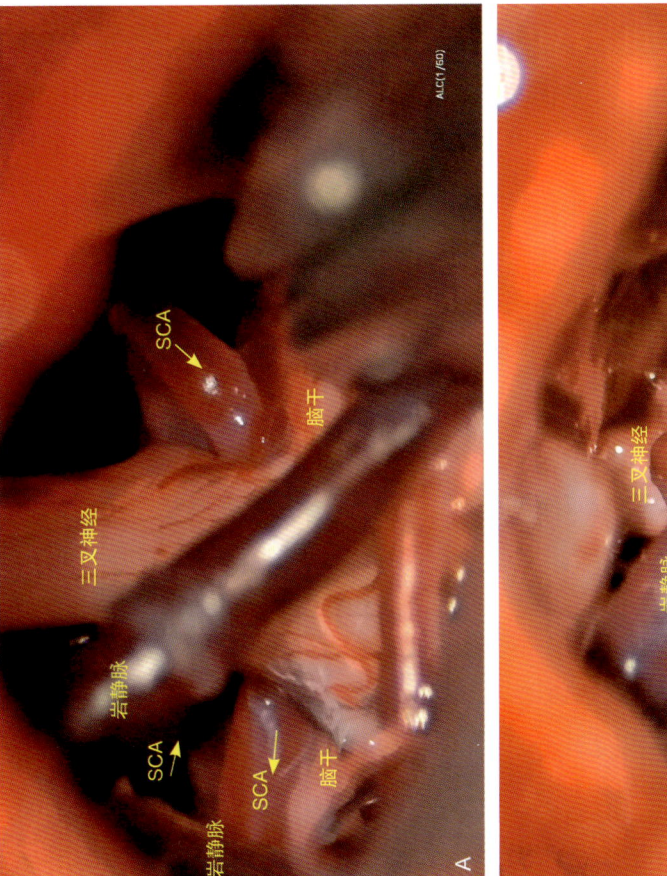
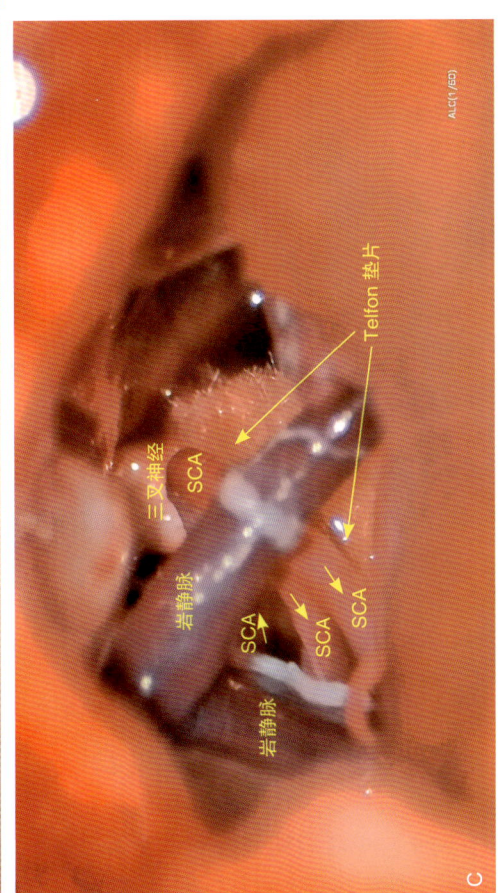

图 26-1-5 显微镜下三叉神经微血管减压术。A. 初步判断粗大的小脑上动脉（SCA）成袢，在三叉神经和脑干之间。B. 粗大的小脑上动脉（SCA）已从三叉神经之间移出；达到彻底减压目的。C. 责任血管彻底游离减压后，在血管和神经之间垫入 Telfon 垫片，保障手术效果

（3）手术操作中的注意要点：① 皮肤切口开放后，应尽快利用牵开器充分撑开切口，利用张力减少渗血，避免因过度电凝导致术后切口血供减少影响愈合。② 骨窗开放范围应当充分，尤其选用显微镜下操作时需对乙状窦侧开放，充分暴露窦缘硬膜，以防在开放时硬膜损伤，必要时可考虑开放乳突气房，注意开放的气房予以骨蜡封闭，以降低术后脑脊液漏和感染的发生。③ 切开硬脑膜时应注意考虑小脑张力和脑脊液释放的操作范围，避免术中硬脑膜边缘卡压小脑皮质。④ 术中暴露小脑裂时，应注意避免过度牵拉小脑，强行操作可能导致岩静脉断裂，严重者甚至撕裂岩静脉进入岩上窦处的硬膜，导致严重的并发症。⑤ 术中应注意避免电凝灼烧神经表面及穿支血管，细小血管损伤应选择压迫止血。⑥ 在条件允许的医院，开展此类手术时可选择术中神经电生理监测，用以判断和辅助手术医生减低手术操作造成脑神经功能障碍的可能。

（4）MVD术的操作关键是对责任血管的辨认和减压，术中需对三叉神经颅内段全程进行充分松解和责任血管的辨认，避免因松解不足导致视野盲区的责任血管未被发现。需特别注意的是，大部分患者术中可能发现不止一处的血管卡压，需注意做到对于任何存在解剖接触的血管或血管袢进行松解和分离，垫片的用量应适当、定位应确切，不宜选择神经受压区域，做好垫片材料的固定，避免术后因脑脊液搏动导致垫片移位使手术失效及导致无菌性脑膜炎等。

5. 手术技术进展

对于功能神经外科手术等非肿瘤性限期手术或急诊手术，我们希望通过更加精细的操作和精确的制导使手术方式改进的同时，能够为患者术后尽快恢复提供可能。随着神经内镜、立体定向、神经导航及虚拟现实技术的不断进步，这些技术为我们在手术中采取更小手术切口和手术操作范围提供了技术支撑，利用神经内镜获取术野深部的全方位视角、利用3D成像和虚拟现实的技术融合，能在包括手术前决策、术前准备、术中体位摆放、切口和手术入路设计、术中定位等带来更精确和直观的观感，提高手术效率和精准度，加速患者术后恢复速度。

6. 术后疗效评估

三叉神经痛MVD术后进行疗效评估采用2种类似的评估系统，做到对患者术后疗效和常见合并症的全面评估，有助于对患者后期预后和复发情况进行预测（表26-1-2和表26-1-3）。

表26-1-2 BNI疼痛评分、面部麻木评分综合评估系统

（P）BNI疼痛评分——疼痛缓解评估	
P—1	无疼痛，无需用药
P—2	偶尔，无需用药
P—3	轻微疼痛，可用药物控制
P—4	轻微疼痛，药物无法改善
P—5	疼痛严重/疼痛未解除
（N）BNI面部麻木评分——术后麻木程度评估	
N—1	无面部麻木
N—2	中度面部麻木
N—3	面部麻木，轻度不适
N—4	面部麻木，严重不适
（T）疗效评估总分=（P）+（N）	
T—2	疗效极佳
T—3	疗效好
T—4	疗效中等
T≥5	疗效差

注：BNI，巴罗神经学研究所。

表26-1-3 BNI疼痛缓解程度评分及日本微血管减压术协会联合推荐的综合评估系统

（1）疼痛缓解评分	
0分	完全无痛
1分	偶尔轻度疼痛，无需药物治疗
2分	中度疼痛，药物可控制
3分	药物无法控制的疼痛，或无效
（2）手术并发症评分	
0分	无并发症
1分	轻微脑神经或小脑并发症，无阳性体征，日常生活无影响
2分	中重度脑神经或小脑并发症，有阳性体征，日常生活受影响
（3）总分即总体疗效评价=（1）+（2）	
0分	很好
1分	好
2分	一般
3～5分	失败

注：BNI，巴罗神经学研究所。

7. 术后常见并发症及处理

（1）颅内出血：术后 24 小时内最严重的并发症是术后引起死亡率的最主要原因，应当引起高度重视。术后应当严密监测患者的生命体征（心率、血压、呼吸、氧饱和度）及神经系统体征（神志、瞳孔及肢体活动）等，出现变化应当及早发现，尤其当患者如出现剧烈头痛、恶心呕吐等颅高压主症及意识障碍时，应当立即进行头颅 CT 检查评估后采取相应治疗措施。

（2）脑神经麻痹：多在术后短期内出现，主要影响三叉神经、面听神经及后组脑神经（舌咽神经、迷走神经和副神经），是因其邻近手术操作区域，术中的红细胞刺激或垫片等植入物刺激造成的。予以解痉、扩血管等对症治疗和神经营养治疗后症状多可改善，治疗同时做好角膜及口腔黏膜的护理和保护。

（3）面部麻木：作为三叉神经本身的神经功能及微血管减压术疗效评估的症状，发生多与术中松解、牵拉和移位相关，多能在术后改善，部分严重麻木可能是术中电凝止血热传导效应和术中影响部分三叉神经滋养血管后导致，以对症治疗改善症状为主，该症状可能不可逆。

（4）脑脊液漏：是开颅手术的并发症之一，应采取半坡卧位（头高位 30°），同时避免鼻腔、外耳道的填塞以造成逆行性感染，保守治疗无效时应当采取果断措施进行有创操作治疗，拖延治疗可能导致严重的中枢神经系统感染。

（5）听力障碍：多为术中松解分离蛛网膜时骚扰面、听神经及其滋养血管造成，可予以神经营养、扩血管等药物对症治疗，部分患者症状可能无法恢复。

其他术后并发症包括术后低颅压、角膜过敏、麻醉痛、脑膜炎及单纯疱疹等，发生率较低，根据患者具体情况制订对症治疗方案。

8. 随访

术后的随访主要针对疼痛缓解和并发症恢复情况，部分患者术后疼痛仍需用药才能完全改善，或术后症状无缓解、出现其他新发症状的，建议形成神经内科、神经外科、神经放射科等相关专科医生为主的多学科联合团队针对患者的术后恢复情况给予专业、全面的治疗计划，促进患者的术后恢复和提高患者远期的疗效。

（二）三叉神经痛球囊压迫治疗

三叉神经痛的外科治疗中除开颅行微血管减压术外，针对部分存在严重慢性疾病或全麻手术禁忌证的患者，针对三叉神经周围支或半月节的相对微创外科治疗方式进行。其中，针对三叉神经周围支的外科治疗方式主要包括局部注射利多卡因、乙醇、苯酚等药物，或行冷冻疗法、外周神经离断术、针灸治疗或射频热凝技术等方式，多宗小样本进行的随机对照临床研究中显示疗效不佳，亦有研究证实行外周神经根离断的患者将近有超过半数会在 1 年后复发，因此并不推荐，仅在部分无法耐受外科操作的患者进行对症治疗。

在外科开展针对三叉神经半月节的治疗方式中，主要包含球囊压迫、射频热凝和甘油注射等，均利用物理方式对半月神经节进行治疗以改善症状。针对半月节进行的外科治疗方式即刻缓解率与微血管减压术基本等同，可达到约 90%，超过半数患者症状改善的延续时间可达到 3 年及以上。但由于三叉神经半月节治疗遭受局部物理性的作用，半数患者术后可能出现感觉缺失，主要包含面部感觉迟钝、痛性麻木、烧灼感或角膜炎等，球囊压迫治疗后患者可能出现暂时性的咀嚼困难，与半月节中下颌神经根运动支相关受损相关。因此，上述三类术式多用于治疗原发性三叉神经痛，在继发性三叉神经痛中的应用极少见。

经皮三叉神经半月节微球囊压迫术（percutaneous balloon compression for trigeminal neuralgia，PBC for TGN），通过 C 臂机定位经皮穿刺置管，引导微球囊置入三叉神经半月结 Meckel 囊扩张压迫从而起到缓解三叉神经痛的手术治疗。自 1978 年由 Mullan 首次实施并在 1983 年报道，PBC 术具有创伤小、疼痛少、并发症低、费用较低及恢复快的优势，因此临床中也被应用于三叉神经痛的外科治疗方案，尤其针对老年患者及 MVD 手术后复发的患者，获得不错的疗效（图 26-1-6）。

1. 适应证

（1）年龄大于 70 周岁。
（2）全身情况较差（存在包括心、肺、肝、肾及其他代谢性基础疾病等）。
（3）三叉神经微血管减压术且术后无效或疼痛复发。
（4）拒绝开颅手术。
（5）单纯疱疹患者后遗症期。
（6）鼻咽部恶性肿瘤相关性三叉神经痛。

2. 手术策略

三叉神经半月节微球囊压迫术利用外界压迫促使半月神经节变性坏死，其治疗方法与微血管减压术截然相反，但亦可通过微创的手术方式起到不错的疗效，但也因其可能带来的神经功能减退，尤其是面部

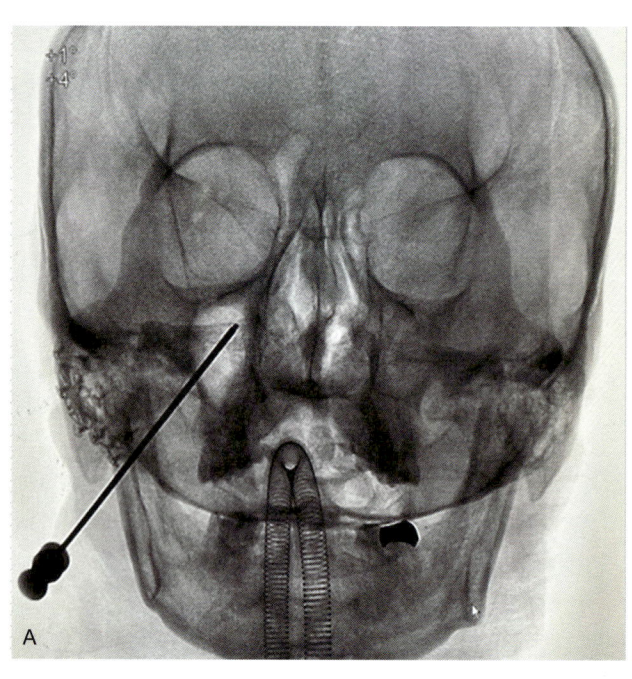 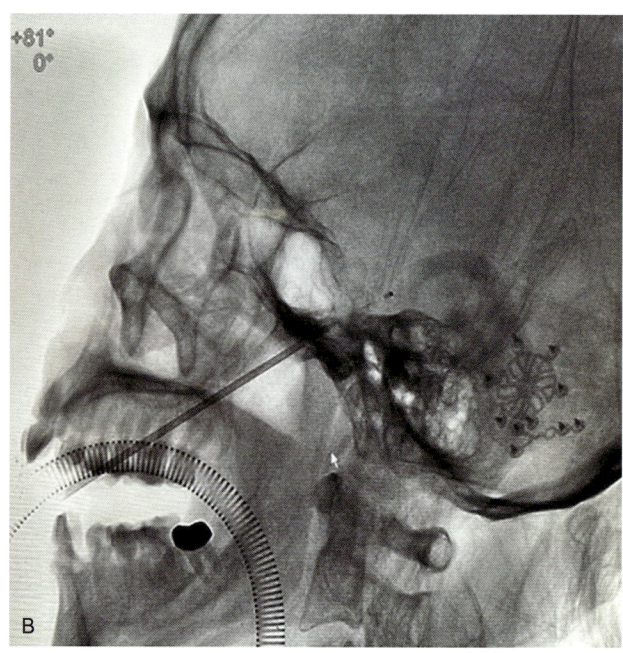

图 26-1-6　三叉神经球囊压迫治疗 DSA 下定位操作。A. 正位穿刺。B. 侧位置管

浅感觉异常及角膜炎等发生，在术前决策时需尤其注意手术适应证的把握及术前宣教的必要性，多数患者术后的相应并发症可缓解或变轻微，且极少出现致命性的因素，因此对于高龄或无法耐受长时间全麻手术的患者亦可选择。

3. 手术过程

第 1 步：选择合适的麻醉方式，患者取仰卧位于操作台，选取常规穿刺点位置后，消毒铺巾暴露穿刺点。识别三叉神经走行的出颅孔，即三叉神经通过颅底部孔道延伸至颅外的通道，通过 X 线下识别（图 26-1-7）。

第 2 步：用特制穿刺引导针在 C 臂机引导下置入三叉神经出颅孔，皮肤穿刺点在口角外侧 2 cm，上方 0.5 cm 处，引导针一般置入卵圆孔外口。

第 3 步：拔出引导针枕芯后，将特质微球囊通过引导针置入三叉神经半月节 Meckel 囊内，置入深度约 1.2 cm。

第 4 步：向微球囊内注入适量空气或造影剂（约 0.6～1 mL），对三叉神经造成压迫（图 26-1-8）。

第 5 步：压迫时间 5～10 分钟后，术毕，抽净注入物后拔除穿刺针，外敷无菌敷料。

4. 手术要点

手术开始时，皮肤穿刺点应在消毒铺巾前进行标记，穿刺置管前注意检查球囊是否漏气，并尝试充气明确球囊扩张的程度。术中穿刺置针时应注意细致，每个人的解剖结构存在一定差异，如果患者

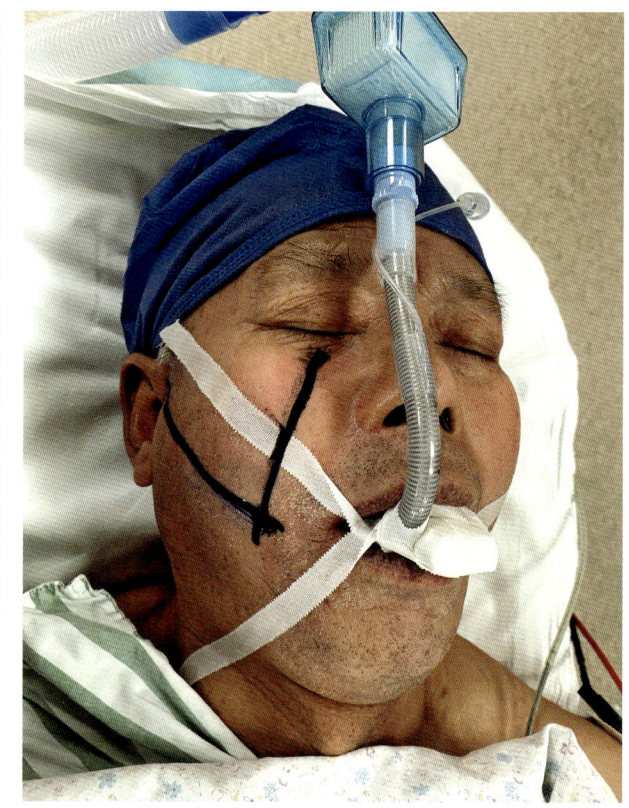

图 26-1-7　球囊压迫手术体位，红点为穿刺点，划线提示穿刺方向

的三叉神经卵圆孔形状不佳，穿刺过程相对困难。穿刺时需注意避免反复穿刺导致神经损伤，尤其在困难置针时需注意操作轻柔。球囊形态、球囊压迫

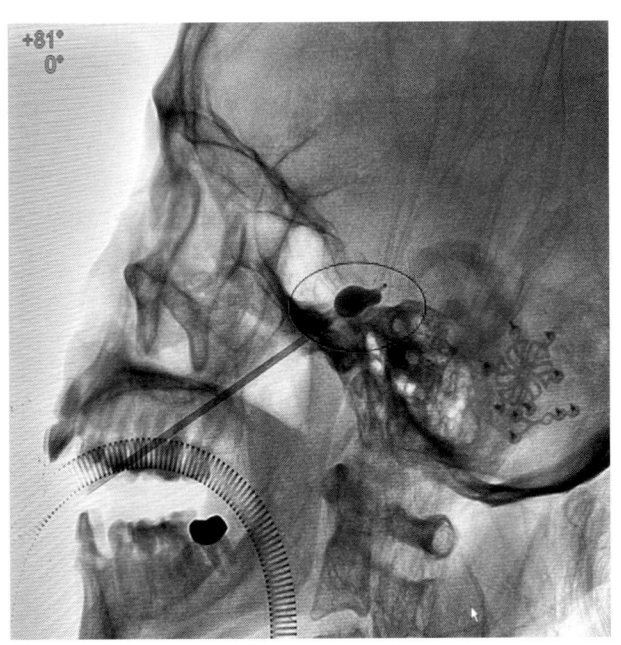

图 26-1-8　术中球囊扩张演示图

定位、球囊内注射量或压迫程度、压迫时间的长短均对治疗效果及术后复发产生影响,应根据患者术中的反馈情况及术中 C 臂机显示器所见情况决定。应注意,三叉神经半月节压迫可能影响患者血压、心率的变化,术中应对患者,尤其是全麻手术患者进行生命体征监测,以避免出现反射性的心率减慢等造成致死致残性并发症发生。

5. 术后并发症及处理

三叉神经半月节微球囊压迫术通过 C 臂机引导穿刺进行手术治疗,操作的准确度得到保证,操作的创面范围得以控制,但术中需通过穿刺进入 Meckel 囊对三叉神经半月节进行物理性压迫,对半月节的硬膜囊结构及其内的假单极神经元细胞产生影响,因此仍需面对术后并发症的发生。

（1）面部麻木：是球囊压迫术患者最多出现的手术后并发症,其中多数患者麻木程度 BNI（N）Ⅱ～Ⅲ度,症状可耐受,多在 4～6 周后会有改善,可予以随访观察或神经营养药物口服对症治疗,由于该类患者面部麻木合并温度觉减退,故应注意进食食品的温度避免烫伤。

（2）咀嚼肌无力：是球囊压迫后导致运动神经根受压所致,多数患者无需治疗。患者术后的咀嚼肌功能训练尤其重要,术后应在医生指导下进行,术后短期内以健侧进食,术后 3 天起开始利用术侧少量进食逐步进行咀嚼肌训练,初始训练宜缓慢进食,避免咬伤,注意逐步增加包括坚果在内的坚硬食物。咀嚼肌无力症状在进行正规的功能训练后多在 1 个月内明显恢复。

（3）单纯疱疹病毒感染：单纯疱疹病毒作为机会性致病病毒多在人体免疫能力下降、神经分布区域缺乏滋养等原因后致病,单纯疱疹病毒感染在三叉神经的外科治疗中发生率不高,但在球囊压迫术患者中发生率较高,与其术式存在关联。部分医疗机构在围手术期使用预防性抗病毒药物（如普瑞巴林等）,仍有部分患者在术后出现,一般具有自愈性,观察期约 2 周后多能自行恢复。

其他并发症主要包括复视、角膜炎、脑脊液漏等,其发生率低,多数患者多可恢复,术后观察时需对发生的并发症予以全面记录和评估,对可能出现严重并发症（如颅内感染等）的情况应及时跟进和处理。

6. 随访

三叉神经半月节微球囊压迫术（PBC）治疗三叉神经痛的患者,其术后评价系统等同于微血管减压术（MVD）,需对患者术后疼痛改善情况、面部麻木情况进行综合评估来确定其手术疗效。

在对患者进行短期和远期的随访中,从大宗研究和国内外诊疗共识中获知,术后出现面部麻木和咀嚼肌无力的情况多见,虽经恢复期后可明显改善,但需在术后随访时注意评估。在利用 BNI 疼痛缓解评价系统评估疗效的同时,应当对术后并发症的发生、改善恢复情况进行评估,对于术后症状未改善、复发的患者应制订包括药物和有创操作在内的综合治疗方案。

九、典型病例

病史：患者女性,62 岁,右侧颜面部阵发性过电样疼痛 3 年余,加重 2 个月；既往患者口服卡马西平 0.2 g bid,逐渐加量至 0.6 g bid 后出现明显消化道症状,不能耐受,要求入院手术治疗。

查体：神志清,对答可,右侧颜面部浅感觉稍有痛觉过敏,肌肉活动正常,鼻唇沟对称,鼓腮、龇牙动作确切。

诊断：右侧原发性三叉神经痛。

术前 MRI：未见明显占位性病变,双侧三叉神经与周围血管关系密切。

手术方式：显微镜-外视镜联合行乙状窦后入路三叉神经微血管减压术,探查可见一条粗大静脉贴敷,且存在分叉（图 26-1-9～图 26-1-11）。

随访：术后患者 5 天出院,在院期间及术后随访 6 个月均未见明显疼痛再发。

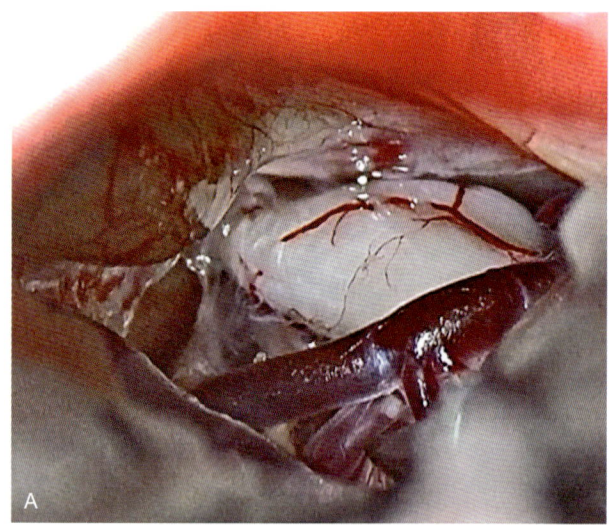

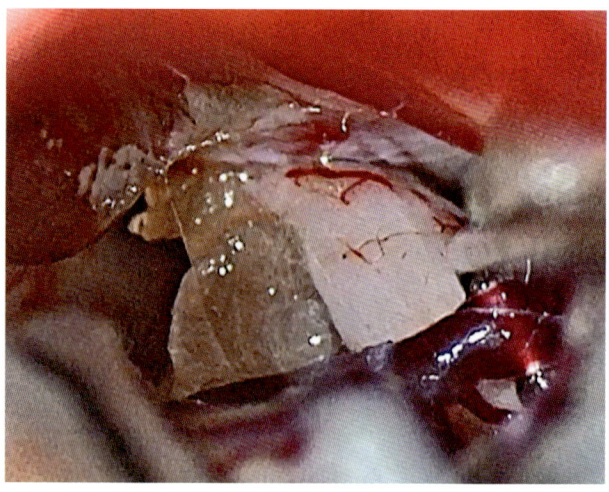

图 26-1-10　Teflon 垫片支撑垫开腹侧动脉

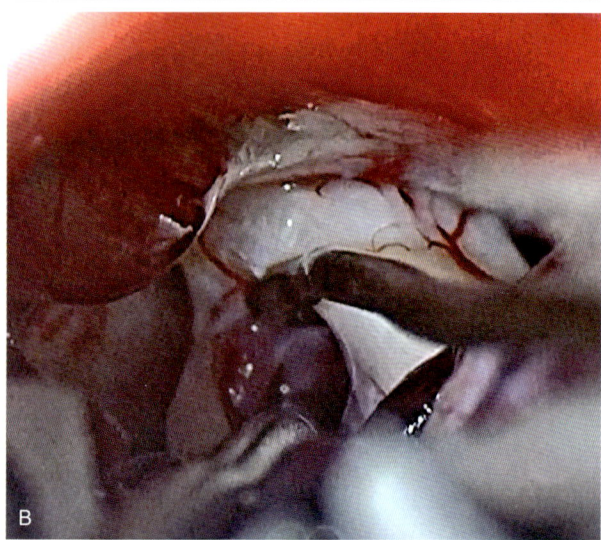

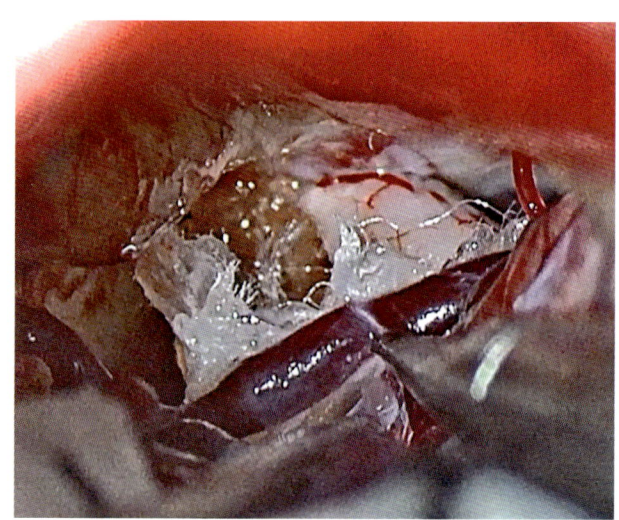

图 26-1-9　A、B. 三叉神经周围蛛网膜松解后，探查可见一条动脉在三叉神经下方成袢，弓形顶起三叉神经形成压迹

图 26-1-11　Teflon 垫片支撑分隔背侧静脉及其分支

（卢成寅　胡宏康）

参考文献

［1］中华医学会神经外科学分会功能神经外科学组，中国医师协会神经外科医师分会功能神经外科专家委员会，上海交通大学颅神经疾病诊治中心．三叉神经痛诊疗中国专家共识［J］．中华外科杂志，2015，53(09)：657-664.

［2］Bathla G, Hegde AN. The trigeminal nerve: an illustrated review of its imaging anatomy and pathology[J]. Clin Radiol, 2013, 68(2): 203-213.

［3］Bendtsen L, Zakrzewska JM, Heinskou TB, et al. Advances in diagnosis, classification, pathophysiology, and management of trigeminal neuralgia[J]. Lancet Neurol, 2020, 19(9): 784-796.

［4］Cheshire W. Trigeminal neuralgia: diagnosis and treatment[J]. Neurol Clin, 2023, 41(1): 107-121.

［5］Freddi TAL, Ottaiano AC, Lucio LL, et al. The trigeminal nerve: anatomy and pathology[J]. Semin Ultrasound CT MR, 2022, 43(5): 403-413.

［6］Herta J, Schmied T, Loidl TB, et al. Microvascular decompression in trigeminal neuralgia: predictors of pain relief, complication avoidance, and lessons learned[J]. Acta Neurochir (Wien), 2021, 163(12): 3321-3336.

［7］Khan M, Nishi SE, Hassan SN, et al. Trigeminal neuralgia, glossopharyngeal neuralgia, and myofascial pain dysfunction syndrome: an update[J]. Pain Res Manag, 2017: 7438326.

第二节　三叉神经相关肿瘤的外科治疗

三叉神经瘤起源于三叉神经鞘膜，大多数为良性肿瘤，恶性少见，其发病率仅次于前庭神经鞘瘤。1918年，Frazier首次报道了三叉神经鞘瘤的切除案例。但受限于临床经验和显微神经外科技术，以往三叉神经肿瘤的手术切除率较低，随着影像诊断学、显微和颅底神经外科技术的进步，三叉神经鞘瘤的发现率和手术全切率明显提高，病残率、致死率也显著下降。

一、常见类型、特征

由于三叉神经的解剖学特征，其从脑桥发出，穿过小脑角上部，在Meckel囊内感觉根与运动根相互交汇形成半月神经节，其后发出三叉神经3个周围支。半月神经节和3个分支均位于颅中窝底的硬脑膜夹层内，其中第1、2分支向前伴行进入海绵窦内。肿瘤多起源于三叉神经根部脑桥小脑角区域；而长入半月神经节及节后神经丛的肿瘤多位于Meckel囊内。肿瘤较大时其后部可探入脑桥小脑角到达颅后窝，肿瘤前部可沿Meckel囊延伸至颅中窝、海绵窦等区域。由于肿瘤在岩骨尖处硬膜夹层内的走行受到硬膜和骨质的限制，肿瘤生长形态呈现前后体积大而中间小的哑铃型。1953年，Jefferson将三叉神经鞘瘤具体分为颅中窝型（A型）、颅后窝型（B型）和哑铃型（C型）。Samii等在此基础上增加了起源于三叉神经颅外段这一类型，也称为D型。而在这些肿瘤类型中，又以A型最为常见。

理论上，三叉神经肿瘤的临床表现取决于肿瘤起源部位和其生长方向，常以单侧三叉神经有关的症状起病，表现为一侧面部的感觉麻木，可伴有角膜反射减退甚至消失，继之开始出现面部疼痛，多为钝痛和刀割样疼痛，与原发性三叉神经痛相比，肿瘤引起的继发性三叉神经痛一般无明显"扳机点"，持续时间长，药物治疗无效，病情进一步发展时可出现因咀嚼肌萎缩和功能障碍，导致咀嚼困难和面部不对称等。伴随肿瘤体积的逐渐增大，可出现相邻重要脑神经、血管及脑组织受损的症状和体征。主体位于中颅底的肿瘤可出现同侧视力下降、动眼神经麻痹、同侧眼球突出以及癫痫等。而肿瘤主体位于颅后窝时，可出现面瘫、耳鸣、听力下降、步态不稳、共济失调等。极少数可能出现展神经麻痹而无明显三叉神经症状，这可能是肿瘤侵犯Dorello管，造成展神经受压所致。无论肿瘤位于颅中、后窝或者兼有之，后期都可出现颅高压和脑积水症状。

对出现上诉临床表现患者，详细的影像学检查有助于明确诊断。① X线片：可见典型的岩骨尖破坏和吸收，边缘较清晰，肿瘤较大可伴有患侧中颅底骨质的破坏和吸收、眶上裂扩大等。随着CT与MRI普及，目前该检查已很少使用。② 头颅CT检查：CT平扫示三叉神经走行区域，病灶呈均匀等密度或略低密度，少数为略高密度，也可见混合密度，增强后大多数肿瘤呈均匀或者不均匀强化，肿瘤包膜完整时，可见肿瘤周边呈环状强化，骨窗可见颅中窝或者岩骨尖骨质破坏吸收，圆孔、卵圆孔结构扩大或者破坏等。③ 头颅MRI检查：是肿瘤诊断中最重要的检查方法，可显示肿瘤生长的方向以及与周围神经血管关系等。肿瘤多呈边界清晰的类圆形占位，位于颅中、后窝，T1WI图像呈等、略低信号，T2WI呈高信号，增强后肿瘤呈均匀或不均匀强化，也可见肿瘤呈哑铃型，而当肿瘤出现囊变时，T1WI呈低信号，T2WI呈高信号，增强后可呈环状强化。

二、手术指征

三叉神经肿瘤虽为良性肿瘤，但手术切除仍然是最主要的治疗手段。对于偶然发现且无明确症状的小体积肿瘤可考虑定期随访、动态观察。但当肿瘤体积较大，或动态观察期间发现肿瘤体积增大、出现相应临床症状、体征的患者则存在明确的手术指征。对于肿瘤较小，患者年龄较大，合并其他基础疾病不能耐受全麻手术者、复发性肿瘤、手术中残留肿瘤以及拒绝手术患者可行立体定向放射治疗。

三、手术决策

三叉神经及其肿瘤的解剖特点决定了手术入路的选择，三叉神经肿瘤的四分型法是指导手术入路选择的理想分型方法。A型肿瘤可采用改良翼点入路或颞下入路；B型肿瘤根据肿瘤情况可采用枕下乙状窦后入路或者颞下经岩尖切除入路；C型肿瘤多骑跨颅中、后窝，根据肿瘤情况采用颞下经岩尖切除入路或者颞下经小脑幕入路；D 型肿瘤可采用颞下入路或者颅眶颧入路。

四、手术入路

1. A 型：以改良翼点经侧裂入路为例

患者体位、切口和开颅方法近似经典翼点入路，为获取中颅底的操作空间和视野，可卸下以后根为主的颧弓。术中需充分开放侧裂近端以获取足够的操作空间，解剖侧裂时需仔细分辨侧裂内的动静脉并予以保护，注意避免过度牵拉颞叶。在蛛网膜外电凝肿瘤包膜，如肿瘤体积较大时可采取分块切除或者吸除部分肿瘤，充分瘤内减压后可见三叉神经纤维束，对于部分侵犯海绵窦的肿瘤，则需打开海绵窦外侧壁的后部，充分显露肿瘤后予以切除，对于海绵窦静脉性出血可予以明胶海绵或者流体明胶压迫止血，而对于少数向颅后窝延伸的肿瘤，需要在手术中切开小脑幕，但需要在小脑幕游离缘处辨认及保护重要结构，尤其是滑车神经等，避免损伤。

2. B 型：枕下乙状窦后入路

脑压板轻柔牵开小脑，打开小脑延髓外侧池及枕大池，缓慢释放脑脊液，扩大操作空间及术野，显露的肿瘤多位于面听神经复合体上方。分离肿瘤表面蛛网膜，辨认肿瘤表面的神经纤维束，适当电凝后切开肿瘤包膜行瘤内减压，在暴露和分离肿瘤深面时需注意面、听神经的辨认及保护。若肿瘤完全位于颅后窝，则不必切开小脑幕，有时肿瘤可能突破小脑幕裂孔向幕上生长，则需要切开小脑幕，但需要注意辨认和避开环窦、小脑幕静脉、动脉及其重要穿支。若肿瘤向 Meckel 囊腔内生长，则可通过在硬膜外磨除颞骨岩部内侧部分予以显露切除，术中需注意保护面、听神经以颈内动脉岩骨段等。

3. C 型：颞枕开颅经小脑幕入路

颞枕开颅经小脑幕入路是对乙状窦前幕上下联合入路的简化和改良，可显露充分，且并发症少。暴露肿瘤后首先是电凝肿瘤表面，切开后以瘤内减压方法逐渐切除。在瘤内减压后将瘤囊同周围解剖结构分离。肿瘤较大时，滑车神经常常位于肿瘤上极，而面、听神经往往在肿瘤下极。内侧有颈内动脉，附近可见动眼神经及滑车神经。部分三叉神经复合体可能受到肿瘤侵犯而需予以切除。

4. D 型：额颞颧入路

D 型三叉神经鞘瘤往往起源于三叉神经上颌或下颌支，通过圆孔或卵圆孔下颞下窝、翼腭窝生长，可通过额颞颧入路予以切除。手术同额颞入路，关键是去除颧弓达颅中窝底部。沿颅中窝底确认卵圆孔和棘孔，电凝脑膜中动脉，予以切断。向后探查岩大神经予以主动断开，以避免在术中过度牵拉造成面瘫。切开硬脑膜释放脑脊液，松弛脑组织，显露肿瘤，首先予以切除硬膜外的肿瘤组织，再探查切除硬膜下肿瘤。而对于侵犯海绵窦的肿瘤，则可予以切开海绵窦外侧壁后予以切除肿瘤。对于沿神经走行向上颌窦、翼腭窝侵犯的肿瘤，可磨除上颌窦外侧壁或联合经上颌窦入路切除肿瘤。

五、病理类型

三叉神经瘤从大体标本上看多有完整包膜，肿瘤切面呈灰黄色或者浅棕色，质地较脆，其内包含混杂的淡黄色碎片，伴有或者不伴有囊变及出血，部分肿瘤可几乎完全囊变。肿瘤一般与脑干、小脑及邻近脑神经有明显蛛网膜边界。其血供主要来源于三叉神经本身，小脑上动脉、小脑下动脉及脑桥动脉均可有分支供应肿瘤，血供一般中等到丰富。

三叉神经瘤多单发，鞘膜包膜一般不侵犯载瘤神经，而与载瘤神经外膜黏着。常见的神经鞘瘤完全由肿瘤性施万细胞构成，在组织学上以两种基本的组织结构以不同比例组成：Antoni A 型为致密区，瘤细胞呈长梭形伴偶尔排列成栅栏状的细胞核，细胞核呈梭形或者圆形；Antoni B 型为疏松区细胞较少，细胞核小，呈圆形或者卵圆形，核多形性，有时可见核分裂象，但不要误诊为恶性肿瘤，并含有不明显的胞突和含量多少不等的脂质成分，常见簇状的含脂细胞。构成肿瘤的施万细胞轮廓清晰，胞浆呈嗜酸性。神经鞘瘤血管壁特征性的增厚并呈透明变性，扩张的血管周围常可见出血。

三叉神经瘤多是生长缓慢良性肿瘤，全切除的情况下复发率低，恶变较为罕见。

六、围手术期常见并发症和处理

常见的手术并发症为神经功能障碍，包括三叉神经损伤出现面部感觉障碍和咀嚼肌萎缩，动眼神经损伤出现患侧上眼睑下垂、复视、瞳孔散大，对光反射消失，眼球偏向外下方。展神经损伤表现为眼球内斜视，向外侧运动障碍，并可伴有复视。面、听神经损伤出现面瘫，听力下降等。其他手术并发症还包括脑脊液漏、颅内出血、感染，交通性脑积水等。手术中注意需要严密缝合硬脑膜，填补修复颅底硬膜破口，预防脑脊液漏。

七、术后随访

与其他类型的良性肿瘤类似，三叉神经鞘瘤患者术后也应进行定期的随访和头颅 MRI 的复查，以明确和评估患者术后恢复和相关并发症发生、术后复发等情况。

对于术后存在三叉神经相应症状的，包括面部麻木及疼痛的患者亦可使用 BNI 术后疼痛评分系统对患者每次复查时的情况进行评估和记录，以辨别术后相应症状是否不可逆，或根据患者相应的症状给予对症药物治疗。

对于患者术中或术后即时头颅 MRI 的检查可辨别存在肿瘤或包膜残留的，应当增加术后随访和 MRI 复查的频率，部分患者可采取放射治疗，如立体定向放射治疗或伽马刀等降低患者残留肿瘤的生长速度和可能出现的术后复发。

（卢成寅　胡宏康）

参考文献

[1] Fan XC, Xu FX, Ren H, et al. The analysis of percutaneous balloon compression on efficacy and negative emotion in the treatment of recurrent trigeminal neuralgia after surgical procedures[J]. Pain Physician, 2021, 24(8): E1255-E1262.

[2] Herta J, Schmied T, Loidl TB, et al. Microvascular decompression in trigeminal neuralgia: predictors of pain relief, complication avoidance, and lessons learned[J]. Acta Neurochir (Wien), 2021, 163(12): 3321-3336.

[3] Mizobuchi Y, Nagahiro S, Kondo A, et al. Microvascular decompression for trigeminal neuralgia: a prospective, multicenter study[J]. Neurosurgery, 2021, 89(4): 557-564.

第二十七章
面、听神经损伤的外科治疗
Surgical Treatment of Facial Auditory Nerve Injury

第一节 听神经瘤的外科治疗

听神经瘤是起源于听神经,并生长于内听道与脑桥小脑角的良性颅内肿瘤。由于其位于颅后窝深处,并且毗邻颅内重要的神经血管结构,故而听神经瘤切除术是神经外科领域的高难度手术之一。对于神经外科医生而言,在听神经瘤手术时,经常面临选择全切肿瘤还是保留神经功能的所谓"进退两难"之境地。而无论是残存肿瘤复发的隐患,还是面瘫及听力丧失等神经功能障碍,都会造成患者无尽的痛苦。另一方面,随着医学技术日新月异的进步,患者对医生治疗疾病疗效的期望与要求也日益提高,如何在最大程度上安全、彻底、有效地治疗听神经瘤无疑是摆在全体神经外科医生面前的一道难题。

一、术前评估

1. 手术指征

在听神经瘤的手术指征把握中,需要考虑到多方面因素:肿瘤的生长速度,体积大小,根据肿瘤生长方式所判断的完全切除以及保护听神经及面神经功能的可能性,患者的既往身体一般情况和基础疾病,以及对术后并发症的管理能力,等等。同时,患者及家属的主观意愿也有重要的作用。

2. 影像学检查及评估

(1)颅骨 X 线片:现已多被头颅 CT 以及头颅 MRI 所替代,应用已较少。在颅骨 X 线上主要观察内听道的扩大情况,是否存在内听道骨质破坏或是漏斗样改变等情况。

(2)头部 CT 平扫+增强:听神经瘤病灶大部分显示等密度,如病灶内存在囊变可见低密度囊腔,呈现等低密度混杂信号,增强后肿瘤可呈现显著强化。肿瘤内钙化少见,如出现脑积水,可出现脑室扩大表现。医生更多时候采用头颅 CT 或是颞骨薄层 CT 扫描以观察骨性改变如内听道的扩大、乳突气房的气化程度,分辨半规管部位。

(3)颅脑 MRI 平扫+增强:听神经瘤通常在 T1 加权上呈等或低信号,T2 加权上呈稍高信号,注入增强剂后,肿瘤部分表现出均匀一致的增强。但因听神经瘤可出现瘤内囊变或是少见的出血情况,因此在增强影像上信号多变。较小的听神经瘤可以表现为均匀强化信号,但有高达 40% 的神经鞘瘤表现为不均匀强化,5%~15% 表现为囊性改变。影像上多可见肿瘤从扩大的内听道扩展至脑桥小脑角区域。听神经瘤的囊变多提示肿瘤具有快速生长的特性,同时提示手术并发症发生率升高和放疗疗效的下降,需要在临床上提高警惕。部分神经鞘瘤血管较为丰富,可在 T2 加权上看到明显的血管流空影,也可以出现其他影像学特征,包括硬脑膜增强和邻近实质水肿等。较大的听神经瘤可能压迫脑干、小脑组织,导致第四脑室梗阻而形成脑积水。也有报道因神经鞘瘤分泌蛋白质而形成交通性脑积水的情况。脑积水最常与第四脑室梗阻有关,但由于神经鞘瘤向脑脊液分泌蛋白质,也可能存在交通性脑积水(图 27-1-1)。

需要意识到,虽然听神经瘤作为桥小脑角最常见的肿瘤,但其他肿瘤仍然可以发生。除了听神经瘤外,其他在脑桥小脑角最常见的原发性 CPA 轴外肿瘤是脑膜瘤(10%~15%)和上皮样囊肿(5%)。这些病变在局部解剖学结构和神经血管的关系以及对周围组织侵袭程度上均存在差异,因此,术前辨别这些病变对于手术入路的选择、术中分离操作的把握都有着重要意义。另外需要注意的是,脑桥小脑角部位出现的神经鞘瘤也可能来源于三叉神经、面神经以及后组脑神经,其他原发性病变包括蛛网膜囊肿、转移瘤、发育性病变(如脂肪瘤、皮样囊肿)和血管性病

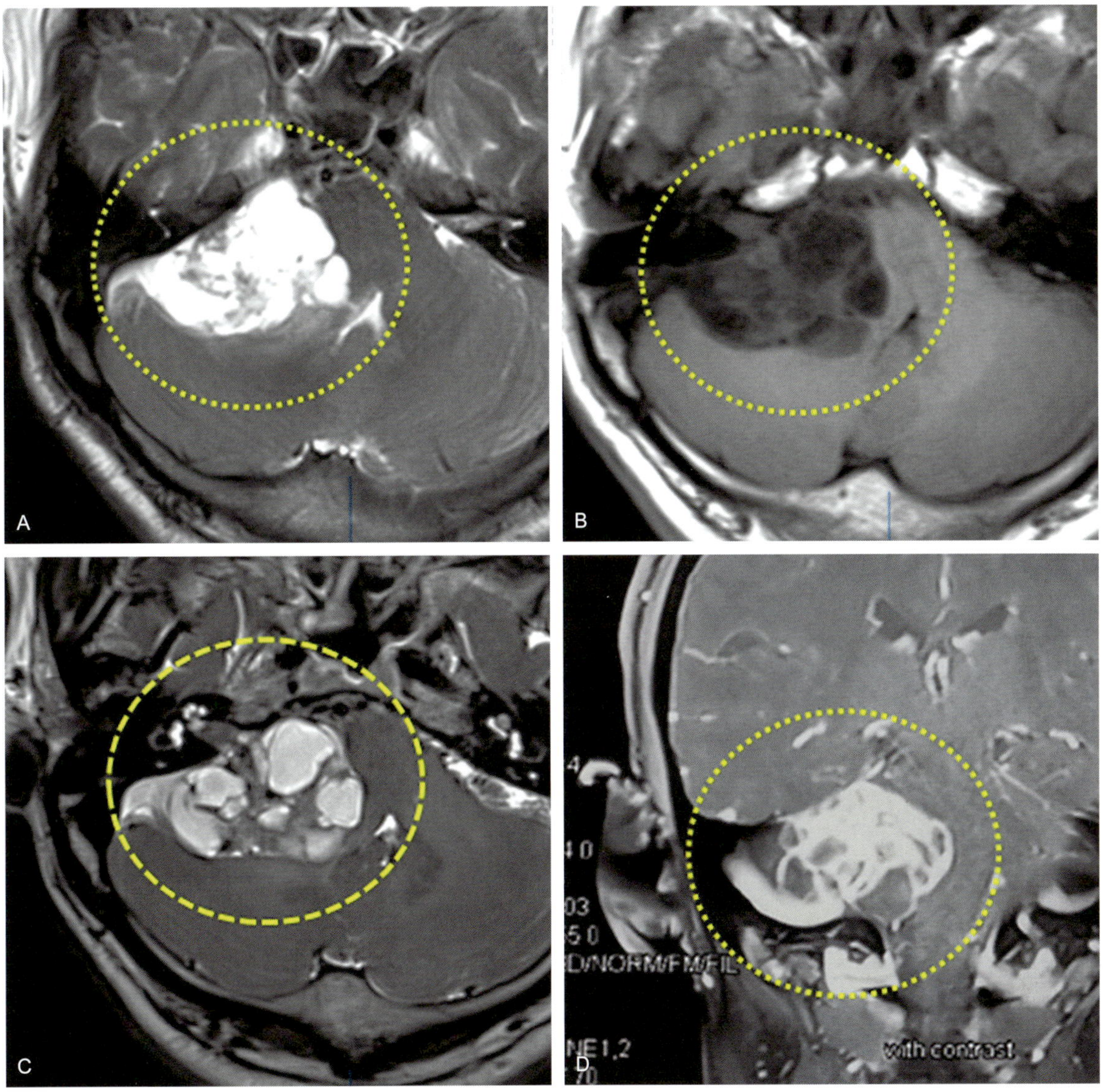

图 27-1-1　A~D. 囊实性、富血供前庭神经鞘瘤增强 MRI 表现，T1 等低信号，T2 稍高信号，增强 MRI 可见内部不均匀强化，部分囊变形成，脑干受压移位

变（如血管瘤、动静脉畸形、动脉瘤），同时转移性软脑膜病变（如肺癌、乳腺癌、黑色素瘤、淋巴瘤）和炎性病变（如结节病、结核）的继发性软脑膜受累有时也需要考虑，要与临床病史和脑脊液分析相联系以辅助诊断。

（4）颅脑 MRI 脑池成像：颅脑 MRI 脑池成像是在 MRI 的 T2 相将脑脊液与其内部结构的对比度设定在较高数值后进行成像的技术。基于这种成像技术的原理，在术前可较为充分地掌握肿瘤起源的前庭神经走行的连续性以及内听道内部肿瘤与其他正常神经的相对位置关系。颅脑 MRI 脑池成像技术主要有 3D-FSE 法及 MRI 稳态构成干扰序列法等。此法在有必要及可能保留术后听力的较小听神经瘤切除术时，对于术前了解掌握听神经与肿瘤的位置关系（听神经位于肿瘤的腹侧、尾侧或背侧）有一定的临床价值，是较为必要的检查。

（5）MRA 及 MRV：近年来，编者的手术团队逐渐以 MRA 及 MRV 来替代全脑血管造影术对听神经瘤患者颅内血管情况进行术前评价。关于颅内动脉，应注意有否左右椎动脉的差异及走行异常；而对于颅内静脉，在术前应针对岩静脉的偏位及其汇入的岩上静脉的走行，横窦与乙状窦移行部的位置及其静脉回流优势侧等情况进行详细充分的观察及评价。其次，应针对在开颅时遇到的重要解剖结构——乳突导静脉的发达程度进行了解。另外，尚需注意有否高位颈静脉球的存在。

3. 听神经功能检查

（1）纯音听阈试验：纯音听阈试验是标准的听力检查。所谓纯音，是指仅有某种特定频率的单纯音，波形为 Sin 波。在进行该测试时，检查者向受检者提供频率分别为 125 Hz、250 Hz、500 Hz、1 000 Hz、2 000 Hz、4 000 Hz 及 8 000 Hz 的纯音并明确受检者是否可以听清，记录检查受检者在各频率声音能够听清时的最小响度（阈值）。声音的大小以响度衡量，以分贝数（dB）为单位。首先以频率为 1 000 Hz 的纯音开始测试，再依次测试 2 000 Hz、4 000 Hz、8 000 Hz 等高频纯音。其次，再次测试 1 000 Hz 纯音，并依次测试 500 Hz、250 Hz、125 Hz 等低频纯音。受检者在进行检查时，检查侧之对侧应戴耳罩并播放杂音以避免非检查侧对纯音刺激起反应。另外，由于偶尔可见气导听力与骨导听力之间存在差异的病例，因此建议对骨导听力也一并进行检查。平均纯音听力的测试结果多以 3 分法或 4 分法来评价听力障碍的程度。假设患者在 500 Hz、1 000 Hz 及 2 000 Hz 的听力水平检查结果分别为 a dB、b dB 及 c dB，则 3 分法和 4 分法分别以（a+b+c）/3 及（a+2b+c）/4 的数值体现患者听力水平的程度。对某些有听力障碍症状的患者，可根据听力水平与纯音频率的关系来推测听力障碍的病因。听神经瘤患者的听力障碍多表现为高频音域听力水平下降，此种类型亦可见于高龄及噪声导致听力障碍的患者。

（2）脑干听觉诱发电位：脑干听觉诱发电位是指记录由于声音刺激导致的脑干反应的检查。在脑干对声音所起的反应中，潜伏期时间在 10 毫秒之内的较短反应可记录为Ⅰ～Ⅶ共计 7 个波形，称之为脑干听觉诱发电位，即 ABR。关于每个波形的详细起源虽有诸多种不同解释，普遍认为，Ⅰ波起源于蜗神经末梢部，Ⅱ波起源于延髓的蜗神经核，Ⅲ波起源于脑桥的上橄榄核，Ⅳ波起源于脑桥的外侧丘系核，Ⅴ波起源于中脑四叠体的下丘及外侧丘系上方，Ⅵ波起源于内侧膝状体，Ⅶ波起源于听辐射。Ⅰ、Ⅲ、Ⅴ波为振幅较高且清晰的波形，在检查结果的判定中应用价值较高。听神经瘤患者该检查通常可见Ⅱ～Ⅴ波潜在时间的延长、Ⅱ波之后各波形振幅降低或消失等现象。此检查亦在术中神经电生理监测时应用。

（3）冷热水前庭试验：冷热水前庭试验是评价前庭神经功能方面最具代表性的检查。其机制为，将冷水或温水注入受检液产生流动从而达到抑制的目的。其结果为，在缓慢相，眼球向注水侧偏斜，眼震的方向为注水侧之对侧。对于左右两侧迷路的功能应分别进行检查。该检查对于生理性眼震能否被正常诱发进行判定。具体方法为对眼震的持续时间（冷热水交替法试验时）及角速度（少量注水法试验时）等参数分别进行测定。冷热水前庭试验单侧刺激的水平半规管由前庭上神经支配。因此，此试验为针对以外侧半规管为中心的半规管功能进行评价的检查，主要反映前庭上神经的功能。当听神经瘤起源于前庭神经上部时，可能存在明显的单侧冷热试验减弱。听神经瘤患者出现半规管麻痹的频率通常较高（63%～95%）。现有数据表明，冷热水前庭试验的单侧减弱与肿瘤大小相关，可为听神经瘤的客观诊断提供依据，并可作为术后听力保留的预测因素。

（4）前庭神经诱发电位（VEMP）：前庭神经诱发电位是评价前庭神经功能的另一个主要检查，近年来越来越受到关注。该检查以声音刺激诱发颈前庭反射并以表面肌电图的形式记录胸锁乳突肌的收缩。检查时，受检者取坐位并将颈部用力向一侧旋转或向后方伸展，使受刺激侧的胸锁乳突肌持续地保持较强的紧张状态。在胸锁乳突肌肌腹及胸骨上端外侧缘处埋置记录电极，以 5 Hz、95～100 dB 的嘀嗒声音或 500 Hz 的气导音对受检者进行刺激。正常情况下，对与刺激侧同侧的胸锁乳突肌可记录到在 10～13 毫秒达到峰值的阳性波（P13）及 20～23 毫秒达到峰值的阴性波（N23）组成的双向性反应波形。经过 100～200 次的叠加累积后常可形成振幅 50～200 μV 程度的波形，但此现象的个体差异常较大。当检查结果显示对声音刺激的反应消失或波形振幅降低（降低至对侧的 50% 以下）时可判断为异常。当潜伏期时间显著延长时亦可判断为异常。行该检查时须注意受检者有否传导性耳聋。这是由于当受检者患有传导性耳聋时，声音刺激到达内耳前已衰减，因此无法形成有效刺激的缘故。

（5）其他前庭功能检查：前庭功能检查技术的发展逐步实现了前庭功能的多重评估，包括发现前庭病变和评估代偿状态。其他的一些前庭功能检查包括用于探索前庭病变的视频头脉冲试验（vHIT）和前庭自动旋转试验（VAT），以及评估前庭代偿状态的自发性眼球震颤（SN）、主观视觉垂直线/水平线（SVV/SVH）和感觉整合测试（SOT）。现代前庭功能检查可以确定病灶的偏侧性、受累情况和起源神经，为 VS 筛查、诊断、鉴别诊断和手术定位提供依据。

4. 面神经功能检查

（1）泪液分泌试验：该试验将厚度约5 mm的滤纸的一端略卷曲并刺激外侧眼睑内部一段时间，可见泪液逐渐将滤纸润湿，并以滤纸湿润程度评价试验结果。5分钟内滤纸湿润长度未满10 mm时可判定为阳性（异常）结果。听神经瘤患者常有患侧泪腺分泌功能降低的症状，与泪腺分泌相关的神经是由上唾液核发出的副交感神经节前纤维。构成面神经一部分的中间神经经膝状神经节后分出岩大神经。岩大神经与交感神经节后纤维的岩深神经汇合组成翼管神经并继续走行到达翼腭窝，并在此处进入翼腭窝神经节，通过神经突触结合交换神经元形成泪腺神经，并最终进入泪腺等结构。

（2）电味觉检测：舌前2/3的味觉由面神经支配。电味觉检测是评价此部分味觉功能的检查。将电味觉检测仪的电极接触舌并接通微弱的电流，受检者可感知金属性味觉。通过调节电流的阈值对测定结果进行比较。味觉相关的特殊内脏感觉神经纤维由舌前2/3部分的味蕾细胞发出，经舌神经及鼓索神经后进入构成颅内面神经一部分的中间神经，并经过膝状神经节最终到达位于脑桥被盖的孤束核。除此之外，测定味觉功能的检查尚有滤纸圆盘法。此法是将直径5 mm的圆形滤纸以不同浓度的甜、咸、酸、苦4种有味液体（蔗糖、食盐、酒石酸、奎宁）浸湿并置于舌上来检测味觉功能。

（3）面部表情肌功能的评价：对面部表情肌功能的评价较为普遍应用的方法为House-Brackmann面神经功能分级标准。

二、手术治疗

（一）一般准备及麻醉

麻醉方法与其他颅脑肿瘤手术无明显差异。在麻醉的过程中，注意监测并控制颅内压变化。避免麻醉程度过深以影响术中面神经监测。鉴于术中可能开放乳突气房，一般会采用二代头孢菌素术前30分钟静滴以预防手术感染，如果手术时间较长，则会在术中追加抗生素剂量。

对于一些体积较大、第四脑室已经受压且有轻度脑积水表现的听神经瘤，我们通常在术前先行侧脑室外引流术。术后根据脑积水缓解情况评估是否可以拔管或是改用侧脑室腹腔分流。拟通过经颅中窝底入路的患者，可在开颅手术前行腰大池置管引流降低颅内压。术中可通过放出脑脊液来更方便地抬起颞叶组织，进行肿瘤暴露切除。

（二）神经电生理监测

在听神经瘤手术过程中，监测脑干及面神经功能是必要的。如果肿瘤向枕大孔区扩展较多，则后组脑神经也常规监测。如果有保留听力的需求，术中最好监测 CN Ⅷ功能。对神经功能的监测，对于术中神经的保护具有重要的意义。

（三）手术操作

常用于听神经瘤切除的手术入路有枕下乙状窦后入路、经颅中窝底入路和经迷路入路三种，每种方法都有其优点和局限性。通常，手术入路在术前进行拟定，根据患者肿瘤的体积、生长方式、囊实性、患者术前听力下降的程度以及术者的经验来选择。无论采用何种方法，主要目标都是相同的：最大限度地切除肿瘤并保留神经功能。

1. 经乙状窦后入路

乙状窦后入路是神经外科医生最常用的手术入路之一。该入路比较适用于肿瘤大部分位于内听道外的情况，它允许颅后窝的安全和广泛的暴露，因此可以在保留听力的情况下切除肿瘤。但是，由于面神经多位于听神经瘤腹侧，当采用乙状窦后入路时，面神经多位于肿瘤深面，多在手术最后才能发现，因此，无法提前将面神经识别并保护。尽管如此，在乙状窦后入路时，我们仍从游离肿瘤周围蛛网膜开始，即采用电极探头探测面神经走行，并在肿瘤切除过程中频繁监测，以尽可能保护面神经功能完整，取得了不错的结果。

（1）手术体位：乙状窦后入路中，我们多取侧卧位或侧俯卧位。通常，向健侧侧卧，使患侧位于高点。上半身抬高30°以保证静脉回流。腋窝下及双腿间垫软垫，以防手术期间受压。头部屈曲，向健侧下垂。当肿瘤向脑干侧生长明显时，患者的头部轻度转向术者。如果肿瘤向内听道底生长明显时，患者的头部轻度转向健侧。三点头架的放置需要保证尽可能不影响到手术的操作为宜。中单适当向远端牵拉患侧肩部以保证术区的充分暴露。但应注意，过度的牵拉可能导致患侧臂丛拉伤，应注意避免。患侧外耳道内用无菌棉球封闭，将耳郭摆向前方并用敷贴固定，显露术区。

（2）切口设计：首先根据体表投影及骨性标志做出皮肤标记。横窦的体表投影为从枕外隆突到颧弓连线，乳突后沟对应乙状窦的体表投影。在皮肤上做出如下皮肤标记：乳突尖、乳突后沟、枕外隆突、上项线及颧弓。值得注意的是，与左侧相比，右侧乙状窦常常明显粗大，同时也可能存在多种变异。手术医生必须在术前仔细阅片，特别是增强 MRI 扫描，观察乙状窦的解剖学特点。根据各项体表标志设计手术切口，我们一般采用耳后直切口，发际线内 1 cm，从上项线上方 2 cm 至下颌角平面。也有做耳后"C"形皮肤切口，弧形的顶点位于乳突后缘后方约 4 cm 处。

（3）手术操作：为减少出血，皮下组织和枕下肌肉浸润注射 0.5% 利多卡因和肾上腺素。将皮瓣连同胸锁乳突肌和筋膜一起向前翻起。顺肌纤维方向分离切口前后的余下肌肉（包括头夹肌、头半棘肌、头最长肌和头直肌等），在颅骨附着处切断并向下方翻起。这样可减少术后肌肉疼痛。分离肌肉时，应注意枕动脉极其分支的走行，确实结扎或用双极电凝仔细烧灼，如在分离时出现的出血，多出血汹涌，需注意找到血管断端并仔细夹闭反复电凝，确保止血确切，以防止术后再出血。

骨孔的选择：随后使用磨钻钻 1 个骨孔，其中一个位于横窦-乙状窦移行段的后下方，另一个位于规划骨窗的内下转角。第 1 个孔通常位于静脉窦附近，使用弯曲的 Cottle 剥离子或 Penfield 1 号神经剥离子分离硬脑膜与颅骨间的粘连，用 Midas Rex 铣刀开颅。如果剥离硬脑膜存在困难，可沿骨孔处，在硬膜和颅骨间垫入明胶海绵，扩大缝隙，然后用柳叶剥离子轻柔横向钝性游离，注意轻柔操作，避免用力时穿破硬膜损伤脑组织。如硬膜与颅骨粘连紧密，则先做一个小骨窗，然后再用磨钻、铣刀或咬骨钳将其扩大。常常需要磨除部分乳突骨质直至暴露乙状窦边缘。如果乳突导静脉出血，可用骨蜡及速即纱填塞止血。如果导静脉已游离，可用双极电凝烧灼止血。所有开放的乳突气房必须用骨蜡封闭。小的乙状窦撕裂可以采用速即纱压迫止血。但是，如果优势侧的乙状窦出血，则更为安全可靠的办法是先用棉片压迫出血部位，随后继续磨除骨质，进一步暴露乙状窦，用 6-0 或 7-0 Prolene 线缝合撕裂部位。大的静脉窦裂口需要使用硬膜补片修补。有时需要进一步向下扩大骨窗的范围，暴露颅后窝的底部，即硬脑膜从垂直转为水平方向的地方。越往下方，乙状窦越偏外侧走行，骨窗也应随之向外侧扩展。骨窗完成后，上方暴露横窦，下方至颅后窝底，外侧到达乙状窦表面。

术者坐于患者后方，在显微镜下进行硬脑膜内操作。首先在骨窗靠内侧的硬脑膜的下方做一小切口。尽管此时小脑压力常较高，但很少会通过硬膜切口疝出。一旦发生脑组织疝出，应立即采用静注甘露醇、呋塞米等药物，或采用过度通气降低 $PaCO_2$ 等手段降低颅内压。

此时应首先打开外侧的小脑延髓池，释放脑脊液以降低颅内压，促使脑回缩。用橡胶垫或棉片覆盖暴露的小脑表面，轻轻拉开小脑半球，进一步暴露和解剖脑池。如果有内镜，可用 0、2.5 mm 的硬镜探查脑桥小脑角区。切开蛛网膜后，释放脑脊液数分钟，进一步降低颅内压。部分患者在该区有小的引流静脉，操作过程中可能造成该静脉的撕裂。若不能保留，电凝后切断。"C"形切开剩余的硬脑膜，于切口两侧做"T"形切开。向前翻起硬脑膜并固定于外侧软组织上。悬吊硬脑膜，向前方牵开乙状窦。

打开硬脑膜后，用牵开器轻轻抬起小脑半球中部，距离岩部硬膜不应超过 2.0 cm，避免过度牵拉小脑。听神经瘤被 2 层蛛网膜包裹，外层属于颅后窝的蛛网膜，内层蛛网膜包绕肿瘤本身。分离肿瘤通常在 2 层蛛网膜之间或在肿瘤和内层蛛网膜之间进行。首先暴露肿瘤（浅灰色或微黄色）、小脑下前动脉（AICA）及其分支、肿瘤供血分支、岩静脉。CN Ⅷ 通常受压变得菲薄，平铺于肿瘤表面。打开蛛网膜后，可见弓下动脉走行进入内耳孔上方的弓下窝，电凝后切断。AICA 偶尔会变异成弓下型，在内耳孔后方成襻状穿行硬膜内外。对于这种情况，必须在血管周围剪开硬脑膜，将硬脑膜连同血管一并向内侧牵拉。对于小到中型肿瘤患者，岩静脉通常可以得到保留，但对于大或巨大的听神经瘤，为更好地暴露肿瘤上极，往往需要电凝后切断岩静脉。

此时，使用面神经刺激仪刺激肿瘤的后方包膜，寻找面神经。面神经极少位于肿瘤的后方。磨除部分岩骨骨质以暴露内听道内的肿瘤。内听道因受肿瘤挤压，常有扩大。如果内听道内口显露不清，可使用探针小心探查。肿瘤包膜和岩骨的硬脑膜常有粘连，粘连明显处往往是血管进入肿瘤的地方，电凝后切断。"H"形切开内听道后方硬膜，外侧距离内耳孔不超过 1 cm。用高速磨钻磨开内听道，注意使用生理盐水不断冲洗钻头，并取间断研磨的方式，避免神经的热损伤，直至肿瘤的硬膜囊暴露超过 180°。磨除内听道骨质时，范围应略广泛些，切忌局限一处反复研磨而形成沟槽。

面神经往往位于硬膜囊的前下方，自上方研磨时应注意避免面神经的损伤。磨到下方时，要注意避开颈静脉球。如果术前 MRV 或 MRI 提示颈静脉球发达，需应用金刚钻头，并不断冲水，避免损伤颈静脉球。外侧的磨除范围根据术前CT而定，完成内听道骨质的磨除后，打开内听道内肿瘤的硬膜囊。由于手术操作空间狭窄，首先行肿瘤的囊内切除，即将肿瘤"空心化"。切除肿瘤后壁的部分包膜后，使用双极电凝、超声吸引器、弯头剥离子和垂体镊（用来夹碎肿瘤而不是牵拉肿瘤）从内部切除肿瘤组织，缩小肿瘤体积。

囊内切除部分肿瘤组织后，肿瘤体积缩小，此时可分离肿瘤与AICA和CN Ⅷ之间的粘连。分离过程中最好采用显微剥离子进行锐性分离，将肿瘤从CN Ⅷ上剥下。在肿瘤切除的过程中应监测脑干诱发电位。如能在CN Ⅷ上放置电极，则监测直接神经动作电位。内听动脉由AICA发出，常与听神经伴行，术中必须注意保护。保留内听动脉对保听力具有重要意义。可以使用吸引器头小心抬起内听动脉，然后用显微剪刀分离肿瘤与血管间的粘连。处理供应肿瘤的小血管时，应使用可滴水的弯头电凝，低电流烧灼后剪断。该型双极电凝也可用于处理肿瘤包膜与神经之间的粘连，可有效地避免神经损伤。下一步是将肿瘤包膜从脑干和小脑上剥离。首先将肿瘤上极与三叉神经根之间进行分离。随后开始在肿瘤内上极与脑干和小脑间进行分离，术者左手持吸引器，向内侧拨开肿瘤囊壁，右手持神经剥离子或双极电凝进行分离和止血。操作应始终保持在肿瘤与脑干之间的蛛网膜平面进行。部分听神经瘤血供丰富，甚至出现动脉化的静脉，处理过程中存在很多困难，必须仔细烧灼静脉血管，减少出血。

通过囊内切除和分块切除等技术可以减小肿瘤的体积，减轻手术对周围组织的牵拉，实际上，这一操作常常和肿瘤的分离交替进行。分离完肿瘤的内下极后，可以通过面神经刺激仪寻找面神经根出脑干区。正常情况下，面神经出脑干处与CN Ⅵ入脑干处距离很近，但由于受肿瘤的推移，两者距离可能加大。面神经常以完整的神经束形式存在，在脑干附近比CN Ⅷ稍显苍白。随着肿瘤体积不断缩小，由内向外用剥离子将肿瘤从面神经上剥离下来，直至面神经变得扁平难以辨认或进入内耳。

随后切除肿瘤的外侧部分。首先进行肿瘤的囊内切除，然后将肿瘤包膜自上方的面神经和下方的耳蜗神经上剥离下来。近70%的肿瘤起源于前庭上神经，而20%的肿瘤来自前庭下神经。切除进入肿瘤的前庭神经束，注意保留正常的前庭神经束。前庭下神经通常与耳蜗神经粘连在一起，对此术者无需分离。肿瘤切除过程中必须监测听觉脑干诱发电位（ABR），一旦ABR出现异常变化，必须立即停止手术，待其恢复正常。若ABR的异常持续存在，必须寻找其原因。

靠近内耳门处的面神经分离最为困难，可采取从两个方向（内外和外内）进行"会师"的方法。处理该部分肿瘤过程中必须使用面神经监测，间歇电刺激以寻找和确认面神经的位置。有时不得不沿着垂直面神经长轴的方向进行分离。术中常常难以判断一根纤维是面神经、蛛网膜或者是CN Ⅷ（前庭束）。如果面神经的生理学功能存在，低强度电流（0.1～0.2 mA）刺激往往可以发现面神经。对老年患者或肿瘤囊性变的患者，可留下一薄片肿瘤被膜以保全面神经。可以使用内镜探查和切除内听道外侧部分的肿瘤。内镜下切除该处肿瘤时多采用前端成角的器械。内镜也用于查看有无岩骨气房开放。对被打开的气房，小的使用骨蜡封闭，大的可以使用速即纱和骨蜡封闭。内听道可以使用取自腹部或股部的脂肪填塞，应注意避免脂肪压迫脑神经。可在岩嵴硬膜上缝合几针，将脂肪确切地固定在内听道处，并用纤维蛋白胶加固。

对于无法保留听力的大型听神经瘤，切除的步骤与中、小型肿瘤基本类似。其主要区别在于囊内切除肿瘤使肿瘤体积缩小后，应在肿瘤的下极与后组脑神经之间进行分离，抬起肿瘤的下极有助于确认面神经。面神经出脑干的位置通常位于舌咽神经入脑干处和脉络丛的前方。此外，AICA也可作为解剖标志。

肿瘤切除后，可以通过记录面神经脑干端的刺激阈值及相应动作电位波幅大小的方法，判断面神经功能。脑干端刺激阈值≤0.2 mA，则所对应的术后的面神经功能良好。如果脑干端的刺激阈值较高，术后可能出现不同程度的面神经功能缺损。如果2 mA的电流刺激仍不能引起面神经出现相应的动作电位改变，术者需立即探查面神经是否保持解剖结构的完整。小的神经缺损可以直接对拢缝合，较长的神经缺损需要行周围神经移植修补。可以取腓肠神经或耳大神经，使用10-0或9-0的尼龙线吻合于面神经断端，随后局部喷洒纤维蛋白胶。如果脑干侧的神经断端难以寻找，可以在1～2个月后行舌下神经-面神经吻合。

手术结束前，应仔细检查是否出现小脑挫伤，如

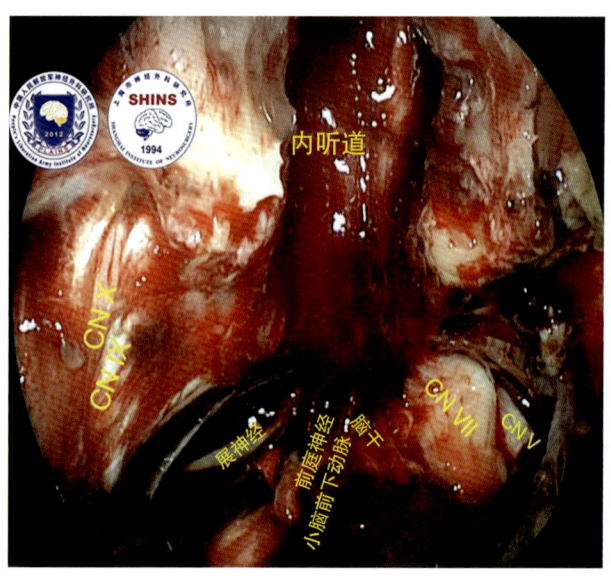

图27-1-2 术中磨除内听道后，肿瘤全切。前庭神经、耳蜗神经、面神经保留完好

果有挫伤，应切除失活组织，局部贴敷速即纱。硬脑膜常常皱缩，可以取自体颅骨膜或人工脑膜修补缺损的硬脑膜。可以采用硬脑膜减张缝合的式，预留一些空间代偿小脑水肿。硬脑膜缝合需严密，可以使用纤维蛋白胶加固，避免发生脑脊液漏。骨瓣复位并使用钛连接片固定，小的颅骨缺损可以使用高分子塑形材料修补。如果颅骨缺损较大，应使用钛网，逐层缝合肌肉和皮肤（图27-1-2）。

2. 经颅中窝底入路

与经迷路入路相比，经颅中窝底入路不破坏内耳结构虽然可实现保留患者术后听力，但是其狭小的视野范围会影响对肿瘤的暴露和分离，因此在我们切除听神经瘤的过程中，经颅中窝底入路应用较少。经颅中窝底入路适用于体积较小的内听道内和内听道外扩展不多的肿瘤。

（1）手术体位：经颅中窝底入路患者多在术前预先行腰大池引流，以方便术中释放脑脊液，从而可以减少对正常脑组织的牵拉。患者取仰卧位，头部向健侧旋转并略微过度伸展。旋转颈部时应注意轻柔，如无法充分显露术区，可在患侧肩部下垫入肩垫将颈部和上半身同时旋转。

（2）切口设计：术前标出上项线和颧弓，形成颞叶底部皮肤投影连线。设计耳郭上方的U形切口，开口朝向下方，大小在7 cm×8 cm，下方均到达颞底水平。若肿瘤体积较大，可将切口方向向额部延伸以达到扩大骨窗的目的。但应注意在耳根前方有面神经额支走行，为了防止损伤此神经应避免在颞浅动脉前方切开皮肤。

（3）手术操作：切开头皮至皮下结缔组织，在皮切线内侧5 mm的范围内切开颞肌直至骨膜，剥离骨膜与颅骨，将头皮、颞肌、骨膜一并翻转后悬吊固定。骨窗范围以5 cm×6 cm为标准，在颞骨上钻3～4个骨孔并以铣刀铣开骨瓣，亦可以磨钻磨开骨瓣。完全铣开骨瓣后，以神经剥离子轻柔谨慎地将骨瓣内侧面与硬膜剥离并逐渐将骨瓣游离。若硬膜表面有出血则以双极电凝烧灼止血。若前方或颅底方向的术野不充分，可以咬骨钳将部分骨质咬除或以磨钻磨除多余骨质。以骨膜剥离子将覆盖在岩骨表面的颅中窝底硬膜小心地剥离，剥离范围的前界至有硬膜中动脉穿过的棘孔稍前方，向前内侧将硬膜自岩骨表面剥离直至术野内显露出岩大神经为止。

需要注意的是，对于有些病例，岩大神经埋于岩骨深部故而在岩骨表面无法显露。另外，有时硬膜于颅中窝底粘连异常紧密无法轻易剥离，此时应以尖刀或硬膜剪将其切开后再行剥离。由于岩大神经周围血管丰富故而渗出性出血较为常见。通常情况下，此处出血用止血材料压迫后可止血，若仍无法止血则以双极电凝烧灼止血。当前方术野狭窄时，可以双极电凝烧灼切断硬膜中动脉，并以骨蜡封闭棘孔。

岩大神经、弓状隆起及骨性外耳道三者是定位内听道的重要解剖标志。

颅中窝底岩骨面的形态结构存在较大的个体差异，在岩骨表面观察到隆起切不可立即单纯地认为是弓状隆起。确认术野内岩骨表面的隆起为真正的弓状隆起的标准为：隆起应位于岩骨体上缘附近且与岩骨体上缘垂直。其次，术前仔细观察CT冠状位并确认前半规管及弓状隆起在冠状位方向的位置亦是十分重要的。另外，在翻转并悬吊肌时应确认骨性外耳道的位置。

首先以磨钻磨开弓状隆起并显露位于其下方的前半规管（骨迷路或膜迷路结构），确认前半规管后，在其前方距离内听道口较近的部位开始打磨骨壁。随着骨壁逐渐被磨除，当内听道口附近的骨壁薄至呈淡蓝色并隐约可透过其看到颅后窝时，应将磨钻头朝向内听道底部方向并呈向上摩擦运动的形式继续磨除骨壁。此处操作时应注意在适当的时候更换磨钻头型号，并在操作时向被磨开的骨面喷注足量的生理盐水以减轻摩擦产生的热量向内听道方向的传导。最终，将硬膜上方的骨壁打磨至仅残留极薄的一层为止。这是为了防止高速旋转的磨钻头直接与硬膜接触造成其下方组织（肿瘤与面神经）

充血，从而导致切开硬膜后肿瘤与神经的界线无法辨认难以剥离。

内听道骨壁磨除的范围应根据肿瘤大小及其位置而决定。当肿瘤向颅后窝生长时，应将内听道口呈宽大的扇面状打开，若肿瘤仅仅局限在内听道内则骨壁磨除范围无须到达内听道口。另外，当肿瘤充满内听道底部时，应将内听道骨壁磨除界限设定在最外侧的端口处，若内听道底部尚有足够的空间（脑脊液），则仅将骨壁磨除至肿瘤占据的部位为止即可。

将内听道的双侧侧壁打磨得越深，肿瘤切除操作即越顺利。然而，在内听道的底侧面约 1/3 附近处有耳蜗结构，故而在内听道耳蜗端不应过度深入打磨骨壁。取而代之的是，可在内听道前半规管端进行深入的打磨操作。

无论肿瘤起源于何神经（前庭上神经或前庭下神经），面神经总是紧邻硬膜并位于其下方，故而应尽量在前半规管侧一端切开内听道硬膜。切开硬膜时应使用尖刀或显微剪刀。切开硬膜后，面神经与肿瘤的位置关系根据肿瘤的位置及其起源神经而各有不同。具体而言，当肿瘤起源于前庭上神经（约30%）时，面神经多受肿瘤压迫向前方移位。与此相反，当肿瘤起源于前庭下神经（约70%）时，面神经与前庭上神经共同在肿瘤上方走行。也有个别病例面神经与前庭上神经共同呈扇形扩张，两者之间的界限难以分辨的情况存在。此时，可以术中面神经电生理监测确认面神经。

在开始切除肿瘤操作之前，务必要将术野内的活动出血完全控制住，以保证无血液流入内听道内，肿瘤切除操作的原则为，先在包膜内分块切除肿瘤以减小其体积，其次，寻找到肿瘤与面神经及蜗神经之间的间隙，在此间隙内以显微神经剥离子逐渐分离肿瘤并最终将其完全切除。以尖刀剪开前半规管侧的硬膜，从前半规管一侧少量多次地在包膜内分块切除肿瘤以减小其体积，当肿瘤体积较大时，先以显微剪刀或剪刀将肿瘤切除一部分，再以病理钳分块掏出肿瘤。当肿瘤体积缩小至一定程度时，肿瘤与面神经及蜗神经之间的间隙便可逐渐显露，沿着此间隙以显微神经剥离子等器械逐渐将肿瘤从神经上剥离并将其切除。原则上，应自神经的中枢端方向至末梢端方向（自内侧至外侧方向）剥离肿瘤。这是因为，蜗神经在其出耳蜗处分散成细小的神经纤维束，若将神经向中枢端方向牵拉则较易损伤这些神经纤维束。但是，当肿瘤体积被缩小至一定程度，内听道底部仅残留少量肿瘤时，则应自末梢端方向至中枢端方向剥离并切除肿瘤。

3. 经迷路入路

经迷路入路多为耳鼻喉科医生所采用，在本节编者单位使用极少。因此仅做简要描述。经迷路入路多适用于已经破坏听力的肿瘤患者。经迷路入路手术因术中需以磨钻磨开迷路结构故而无法保留患者术后听力，但此法相对于其他手术入路的优势在于更容易保留面神经功能。这是由于经迷路入路法手术可将术中内听道打开，范围扩大至内听道底部，从而更易确认面神经走行以及确定肿瘤的起源神经。此外，因手术操作过程中不产生对颞叶及小脑的直接牵拉挤压，故而患者术后合并头痛、失语及共济失调等症状的概率较低。经迷路入路法手术适用于患侧听力较对侧差并且患侧已丧失有用听力（PTA ≤ 50 dB，SDS ≥ 50%）的听神经瘤患者。此法对肿瘤体积大小尚有要求，适用于体积较小的肿瘤至向颅后窝生长程度小于 3 cm 的中等体积的肿瘤。若将骨窗范围扩大至超过乙状窦后方（扩大经迷路入路法）时，则可切除直径 3 cm 以上的体积较大的肿瘤。

患者仰卧位，头部转向对侧约 45°。设计耳后 C 形切口。在耳根附着部向后距离约 2 cm 左右的弧形范围切开皮肤。在外耳道入口处找到外耳道后上棘，以位于其后方的 Macewen 三角作为标志磨开乳突。大范围磨开乳突后，可逐渐显露外侧半规管隆起，在外侧半规管深层继续扩大乳突磨除范围，直至骨质被打磨至薄层骨片，透光可见其下方走行的静脉为止，再以组织剪刀或显微神经剥离子沿静脉表面将上述薄层骨片除去。各半规管结构层次由浅入深的顺序为外侧半规管、后半规管及前半规管，大致在中间的部位有弓状下动脉走行。将面神经后方与乙状窦之间的骨质向深部磨开后可暴露颈静脉球及颅后窝硬膜。此时应将颅后窝暴露至内淋巴囊（ES）的下方，颈静脉球的移行部位。在颈静脉球处附近操作时务必要极为谨慎，如有出血应立即以纤丝等止血材料止血，并辅以骨蜡压迫，多数情况下出血可以控制。

术中确认内听道后，以磨钻将其表面磨薄并残留一薄层骨片，而绝不可将内听道表面骨壁完全磨开。应以较低转速用金刚砂磨钻头深入地打磨内听道的双侧骨壁，最终使其呈浮雕状为佳。最后，用剥离子将磨薄的内听道周围被磨薄的骨质除去。由于硬膜表面覆有较多的毛细血管，在切开之前可以双极电凝进行烧灼。硬膜切开后，先寻找面神经然后切除肿瘤。面神经位于前庭上神经的背侧（深）面。从术者的视野角度而言，无论肿瘤起源于上述两神经的何者，面神经均位于内听道的上方深处。最终定位面神经，需将内听道底部打开后将前庭上神经或肿瘤切除，寻找位于深处的面神经，并以电生理监测电极对其进行刺激得到反应结果。打开内听道及颅后窝的硬膜后，可在术野内显露出被蛛网膜覆盖的肿瘤。谨慎细致地将肿瘤表面的蛛网膜剥离后，以双极电凝烧灼肿瘤周围的供血血管。原则上，切除肿瘤操作不应超出蛛网膜的范围，且应以内减压操作开始。这是因为，只要不破坏肿瘤表面的蛛网膜结构，即可避免对小脑前下动脉等重要血管的损伤，位于肿瘤包膜内的结构只有肿瘤实质组织及肿瘤供血血管。由于面神经亦在肿瘤包膜表面走行，故而在操作时应避免直接触碰面神经以导致其损伤。通常而言，在肿瘤包膜外侧面直接触碰面神经容易造成其不可逆的损伤，从而导致术后面瘫的发生。相反，在肿瘤包膜内侧面触及面神经则很少出现术后的功能障碍。另外，对于较大的瘤体组织进行强力的牵拉剥离操作极易导致面神经被切断或受到过度牵拉而导致术后面瘫发生。通过肿瘤包膜内切除减压操作，可使面神经在手术操作过程中所受到的牵拉力量逐渐减轻，从而使分离操作变得顺利。经迷路入路手术最终仅期待保留面神经，而蜗神经及前庭神经可在手术操作过程中以显微剪刀剪断。然而，如果在顺利全切肿瘤的基础之上尚可保留蜗神经，应尽量予以保留。

三、常见术后并发症

1. 听神经损伤

保留听力的可行性取决于患者的年龄、肿瘤的大小和患者的术前听力状况。已经证明，对于60岁以上的患者来说，听力保存越来越困难。增加肿瘤大小也会降低听力保留的可能性，在 > 3 cm 的肿瘤中报道的成功率非常低。术后听力保存的最重要预测因素是患者的术前听力状态。目前认为，神经可能在IAC钻孔过程中受到振动，在肿瘤操作过程中受到牵引，在将肿瘤与耳蜗神经分离时直接损伤或是涉及动脉闭塞或血管痉挛引起的听力丧失。听力保留手术的最佳方法可能因操作者而异。虽然一些作者报道颅中窝入路在保留听力方面更优越，但其他人报道与乙状窦后入路同样好。最近对文献的系统回顾显示，仅当肿瘤小于10 mm 时，颅中窝入路更有可能保留听力。对于内听道内肿瘤，未观察到听力保留的差异。因此，乙状窦后入路可能是保护听力更倾向的选择。术中应在肿瘤上极开始解剖，以便使用超声抽吸和锐器技术从根本上去除肿瘤，以便在将肿瘤与耳蜗神经分离之前不移动肿瘤块。沿着脑干，面神经的起源会被覆盖在前庭-蜗神经上的肿瘤所掩盖。

无论选择哪种方法，术中电生理监测对于听力保存至关重要。监测脑干听觉诱发电位（BAEP）是监测耳蜗神经和确保其术后功能的重要手段。每当V波的振幅减少或延迟增加时，术者应停止解剖，停止对神经的牵拉并允许神经恢复。耳蜗电图和耳蜗神经复合动作电位（CNAP）可以更直接地测量耳蜗神经的功能完整性。然而，这两种技术都有局限性。耳蜗电图需要损伤鼓膜，而CNAP需要在手术区域中放置记录电极。细致的手术技术是保持听力的关键。手术的细微差别包括保证术区的无血刺激，避免热和机械损伤以及肿瘤的根治性切除。如果听力丧失，维持神经的结构完整性也很重要，即使患者耳聋，耳蜗神经植入后仍可能传导信号。

2. 面神经损伤

对于接受听神经瘤手术的患者，面神经功能障碍仍是可影响心理和生理的并发症。临床实践中，面神经功能的丧失是患者在接受手术前最关心的问题。面神经损伤会导致鳄鱼泪综合征，眼睛干涩，鼻腔分泌物增加和味觉障碍，通常由直接创伤（轴突）、牵拉或热损伤以及血管功能不全引起。鉴于这些机制，面神经功能障碍的结果与肿瘤的大小相关，另外，具有囊性特征的肿瘤对面神经功能结局也不太有利。颅中窝入路也经常使面神经处于危险之中，因为在IAC中，面神经和前庭神经及肿瘤并行排列。面神经损伤继发于浅表岩大神经损伤的颅中窝入路时，具有特别大的风险。

术中神经生理监测仍然是手术期间监测面部神经功能以改善面神经预后的最有效方法。Romstock等确定了三种不同类型的特征EMG序列。正弦高频低振幅波预测术后缺损。随着整个病例中神经损伤风险的增加，共同动作电位的振幅会降低，潜伏期增加，刺激阈值增加。有了这些重要信息，保存面神经的关键是经常进行电刺激以区分肿瘤和面神经。值得注意的是，唤起反应所需的每0.1 mA 电流对应于刺激尖端和神经之间1 mm 的距离。解剖应从已知区域到未知区域进行。面神经由迷路动脉（AICA的分支）、岩浅大动脉（脑膜中动脉的分支）和茎乳动脉（颈外动脉的分支）三个血管分支供血。对于热损伤，过冷的冲洗会使神经麻痹，甚至导致动脉血管痉挛，导致神经缺血性损伤。使用温盐水可以避免这种情况。必须小心双极烧灼，以免损伤血管，因为维持神经血液供应对于术后神经功能至关重要。为防止热损伤，术者避免在神经 5 mm 或 0.5 mA 范围内进行电灼。外用罂粟碱有助于预防血管痉挛。尼莫地平和羟乙基淀粉的组合也被证明对面神经功能具有神经保护作用，这可能是由于其血管活性所致。

3. 脑脊液漏

神经保护后，脑脊液漏仍是听神经瘤手术中需要关注的重要因素。手术产生了多条可能的脑脊液漏路径，如通过外耳道或者咽鼓管。在各项研究中，脑脊液漏的发生率为 0%~30%。在乙状窦后入路后，脑脊液可能通过皮肤切口或通过开颅时打开的乳突气房漏出，或在打磨内听道期间打开的岩骨中的气房漏出。在内听道打开期间打开的气房必须用骨蜡关闭。硬膜也应尽可能水密缝合。有部分外科医生主张在内镜下开放内听道以确定是否打开气房。在经颅中窝入路中，脑脊液可以通过皮肤漏出，但更多见的是间接通过外耳道或咽鼓管漏出。Falcioni 等报道了 200 例连续无脑脊液漏病例，他们主张采用更精细的手术操作，使用末端突出在蛛网膜下腔的腹部脂肪条，小心保护乳突骨膜和肌肉筋膜，并在关颅结束时仔细关闭该层，将乳突尖气房从下部和上迷路区域移除，避免开放中耳，用骨蜡封闭气房，去除砧骨并用筋膜填入上鼓室，并保持加压包扎 5 天。对于经颅中窝入路，脑脊液漏通常通过内听道内部和周围气房发生。必须注意识别这些结构并用骨蜡封闭它们。然后，将脂肪移植物放在内听道上以防止脑脊液漏。

影响脑脊液漏率的独立因素包括手术持续时间、体重指数和可能的肿瘤大小。一些研究表明肿瘤大小与脑脊液漏发生率之间存在关系，而另一些研究则表示反对。较大的肿瘤与脑积水有关，通过压迫第四脑室或是存在脑脊液高蛋白。对于这些患者，围手术期脑脊液改道有助于颅后窝减压，以方便手术并降低术后脑脊液漏的风险。术中骨屑和血液溅入脑池等因素也会增加颅内压，应注意避免这种情况，并在关闭前仔细灌洗颅后窝脑池。

一旦确定脑脊液漏，需要立即治疗以防止进一步发病。针对听神经瘤手术后脑脊液漏的管理，已经提出了几种处理方案。直接泄漏可通过缝合切口来处理。如果切口渗漏与大的假性脑膜膨出有关，则需要腰大池引流和加压包扎。其他保守措施包括抬高床头。很少有直接脑脊液漏需要二次手术干预。间接脑脊液漏通常需要手术矫正。腰大池引流或连续腰椎穿刺是一种有效的初始治疗策略，可以防止患者再次进行手术。如果失败了，手术探查则是必要的。术后继续腰椎引流。在手术治疗方面，听力正常的顽固性岩骨脑脊液漏可通过乳突切除术修复。如果听力没有保留，可以将外耳道封闭为盲囊，直接将咽鼓管填塞封闭。有报道介绍了一种用于消除咽鼓管的经鼻方法。术后脑脊液漏与住院时间增加和相关并发症发生率有关，因此必须识别和适当管理这种并发症。

4. 脑膜炎

除了脑脊液漏，脑膜炎是听神经瘤手术后另一个威胁生命的并发症。术后脑膜炎可以是无菌性脑膜炎，由于手术副产物或细菌污染了蛛网膜下腔。为预防无菌性脑膜炎，我们建议小心避免与钻孔相关的骨屑污染脑脊液。术后脑脊液漏与细菌性脑膜炎风险增加有关。Selesnick 等的一项调查报告发现，当一个病例并发脑脊液漏时，脑膜炎的风险会从 3% 增加到 14%。使用抗生素治疗通常基于患者的临床状态以及脑脊液检查（白细胞计数高，中性粒细胞占优势，低葡萄糖和脑脊液培养阳性）。虽然脑膜炎不是一种常见的手术并发症，但细菌感染会给患者带来很大的死亡风险，一旦发现必须尽快治疗。

5. 硬膜窦血栓形成

硬脑膜窦血栓形成是听神经瘤手术的一种罕见但潜在的严重并发症。据报道，5% 接受乙状窦后或经颅中窝入路的患者会出现该情况。虽然硬脑膜窦血栓形成可能是无症状的，但它可导致脑脊液重吸收不良和颅内压升高、头痛、脑室流出道梗阻以及脑积水以及颞叶后静脉梗死。这主要归因于参与颅内静脉系统侧支循环的解剖变异，而不是闭塞的范围大小。右侧通常是优势静脉窦，事实上，在 20% 的患者中可以发现横窦或乙状窦的发育不全。术前 MRI 成像可以揭示乙状窦解剖结构，应仔细检查。其他术前考虑因素包括遗传危险因素（即蛋白 C 和 S 缺乏症、抗凝血酶缺乏症、因子 V 莱顿突变、凝血酶原突变、同型半胱氨酸血症），获得性血栓前状态（即糖尿病、怀孕、产褥期），炎症性疾病（即结节病、白塞病、系统性红斑狼疮）或药物，例如使用口服避孕药。

除了术前的考虑外，还可以采取术中操作措施来预防乙状窦血栓形成。在乙状窦后开颅术中，止血剂可能在试图控制静脉窦出血时进入乙状窦。如果存在乙状窦损伤，需要小心地处理以预防静脉窦血栓形成。在经颅中窝入路中，必须始终保持静脉窦的湿润以免在显微镜灯光下变得干燥。最后，骨蜡应用所导致的静脉窦血栓和气栓也有报道。

6. 血管性并发症

据报道，高达 7% 的听神经瘤手术的患者出现血管并发症。并发症的范围从血管闭塞、导致功能性损伤的血管痉挛到导致严重发病或死亡的毁灭性出血。最常见的出血性并发症是硬膜内脑桥小脑角池出血，其预后也最差。必须严格控制小脑前下动脉各个分支的出血，用双极电凝仔细电凝以防止脑桥小脑角池出血。AICA 的分支在 CN Ⅶ 和 Ⅷ 之间穿过，可以嵌入肿瘤的小叶中。Sami 和 Mattheis 发现囊性和有包膜的肿瘤（侵袭性表型）最容易引起术后出血，这可能是由于 AICA 分支在术中难以发现。幕上血肿也可能发生，几乎总是静脉梗死的结果。血肿也可在硬膜外腔，最常见于肌肉出血或枕动脉出血。术后出血通常在术后 24 小时内出现，应立即处理。血管痉挛可在听神经瘤手术后发生，并可能与延迟性神经功能丧失有关。与痉挛风险增加相关的因素包括肿瘤较大、手术时间延长、失血增加。

7. 脑积水

体积较大的听神经瘤可因压迫第四脑室闭塞而引起梗阻性脑积水。处理梗阻因素偶造成的临床以及影像学上的脑积水表现一直集中在这样一种"理念"上，即脑脊液分流应在显微外科切除术之前进行。然而，有证据表明，切除或次全切除术可以解决脑积水并避免分流。在一项针对 284 例患有 CPA 肿瘤患者的连续回顾性研究中，Pirouzmand 及其同事发现，在 37 例出现脑积水的患者（其中 33 例为听神经瘤）中，大多数患者（78%）不需要术后分流。然而，有 5 例患者确实在手术后的 2 个月内需要分流，因为他们有持续的有症状的脑积水。有脑积水放射学表现也增加了脑脊液漏的风险，因此需要术前提高警惕，采取如脑室引流和封闭气房的操作。术后脑积水也可能由于第四脑室血凝块或脑桥小脑角血肿而出现。这是罕见但重要的鉴别诊断考虑因素。手术后，需要根据病因急行影像学检查，在其他方面不会急性失代偿的患者中，将永久性脑脊液分流（VP 分流）置于听神经瘤手术后的决定是安全的，实际上可以避免不必要的分流。

8. 头痛

头痛对听神经瘤术后患者的生活质量造成重大影响。已经提出了术后头痛的许多原因。推测其机制包括脑脊液间隙中骨屑或血液溢出污染、枕大神经损伤、乙状窦血栓形成以及枕下肌黏附于硬脑膜。与经颅中窝切除术相比，头部疼痛似乎更多见于乙状窦后入路，但仍然是经颅中窝底术后的主要并发症。管理重点是对难治性长期头痛的预防和治疗。预防前面提到的机制可降低术后头痛的发生率。在打开内听道时发生骨屑污染，比较容易在乙状窦后入路中出现，因为另两种入路可以在硬膜外磨除内听道。采用明胶海绵阻止骨屑污染是有效方法。最近出现的超声骨刀在单个装置中结合了冲洗和抽吸，与标准的耳科钻相比，它可以减少骨屑的扩散，使用这种装置来防止骨屑扩散可能是预防头痛的有效策略。除了骨屑，更换骨瓣、硬膜成形代替直接硬脑膜闭合和不使用纤维蛋白胶也是有效的头痛预防策略。

治疗的重点是关注头痛的机制。例如，无菌性脑膜炎可以用短期类固醇治疗。其他更持久和长期头痛的诊断可能与手术关路有关。Fetterman 等在一组因颅后窝病变进行颅骨切除术后出现剧烈头痛的患者中发现，用甲基丙烯酸甲酯进行颅骨成形术，用微型板和螺钉牢固固定，降低了所有患者的头痛严重程度。其他报道包括 Malis 和 Schessel 等的研究，证实首次或二次颅骨成形术可减少术后头痛。

四、手术预后及随访

虽然可以实现肿瘤全切除（GTR），但手术的目标已从全切除转向功能保留。近全切除（NTR）残留小于 5%，次全切除（STR）残留大于 5%。在 GTR 的背景下，由于炎症和早期纤维化，切除部位仍然预期有强化。在术后 1 年，可以根据线性增强的模式对复发风险进行分层（3% 会出现），但很少进展，而结节性强化的复发率可增加 6～16 倍。目前还没有标准化的 GTR 的监测方法，但稳定的 MRI 改变一般需要随访 3～5 年，取决于是否有线性或结节性强化。在这种情况下，随访 MRI 是否需要钆剂增强是有争议的。在近全切除（NTR）和次全切除（STR）的情况下，肿瘤残余通常与面神经有关。NTR 和 STR 的 MRI 监测方案与术前肿瘤类似；然而，小的肿瘤残余显示出更惰性的生物学行为。

听神经瘤的术后复发主要与几种因素有关。① 肿瘤的生长位置和大小；② 手术切除不彻底，存在肿瘤残留；③ 放疗失败，残留肿瘤可能出现复发；④ 不同的手术入路；⑤ 听神经瘤的生长活跃度；⑥ 特定基因突变；⑦ 肿瘤血供丰富。在临床中，以上因素需尤其注意。

对于听神经瘤术后患者,建议长期的影像随访。在随访的过程中,一般在手术后出院前复查头颅增强MRI以明确手术切除程度,同时复测纯音听阈及听觉诱发电位以明确前庭功能恢复情况,采用H-B分级评估面神经功能。之后在患者术后3个月、6个月进行复查。如疾病控制良好,则之后每年复查。如肿瘤出现进展,则根据进展的情况选择是否进一步行手术切除或放疗。

五、典型病例(由上海长征医院侯立军教授提供)

病史:54岁,女性,进行性右侧听力下降伴间歇性耳鸣半年。

查体:右耳语音测试1m,听力曲线呈渐进性下降;偶伴耳鸣及轻度眩晕感,右侧面部感觉麻木,外耳道壁触诊感觉减退,无面瘫、面肌痉挛,伸舌居中。

影像学检查:右侧脑桥小脑角区病灶部分强化,有一长径1.1 cm的类圆形异常信号,侵袭内听道,增强扫描见长径约9 mm的强化结节影,与右侧听神经关系密切(图27-1-3)。

诊断:右侧内听道内前庭神经鞘瘤。

手术方式:3D外视镜-神经内镜双镜联合内听道内前庭神经鞘瘤切除术(图27-1-4、图27-1-5)。

预后:患者术后无面瘫,听力及前庭功能较术前改善。

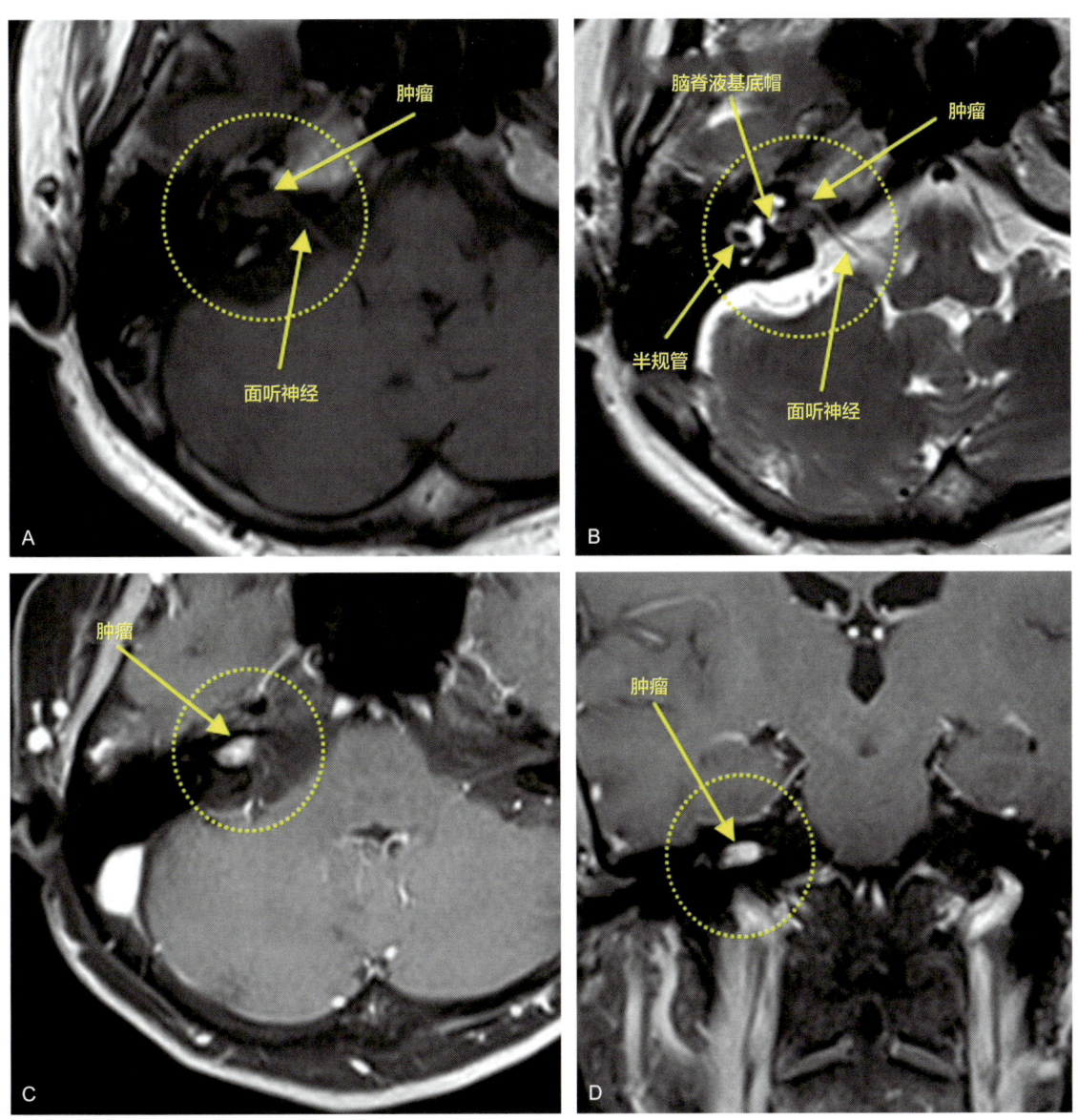

图27-1-3 A~D.术前增强MRI提示:肿瘤位于内听道内,与右侧听神经关系密切

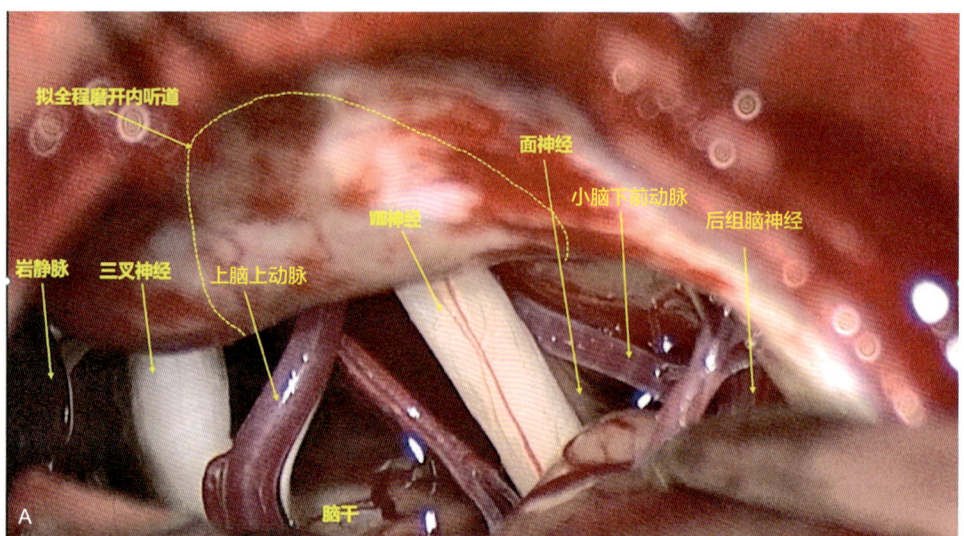

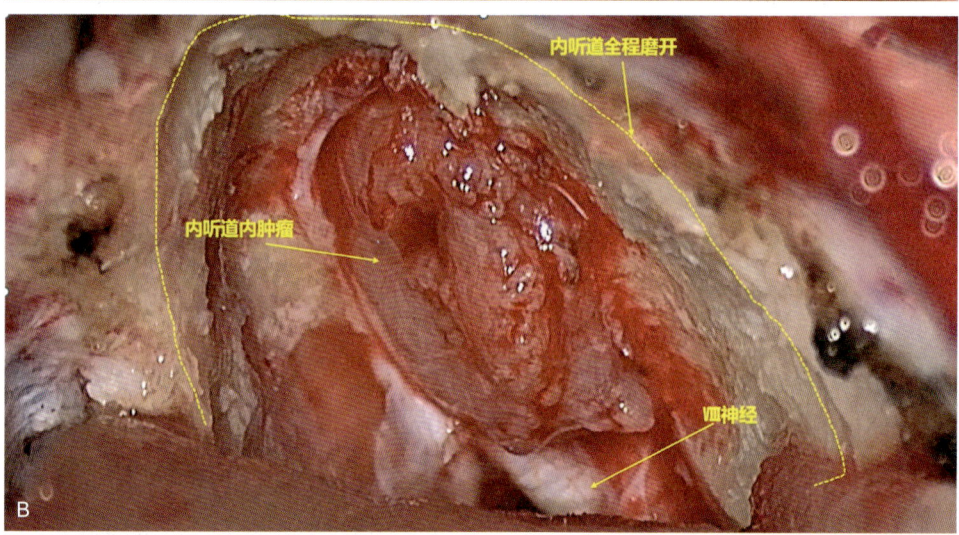

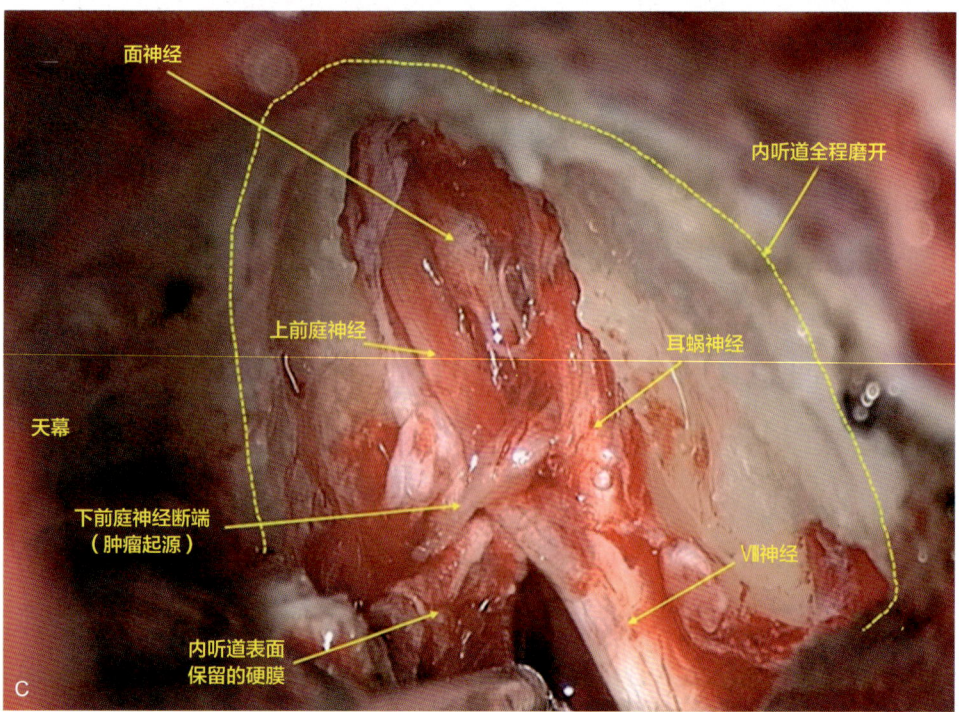

图27-1-4 A～C.肿瘤全切,耳蜗神经、上前庭神经、面神经保留完好

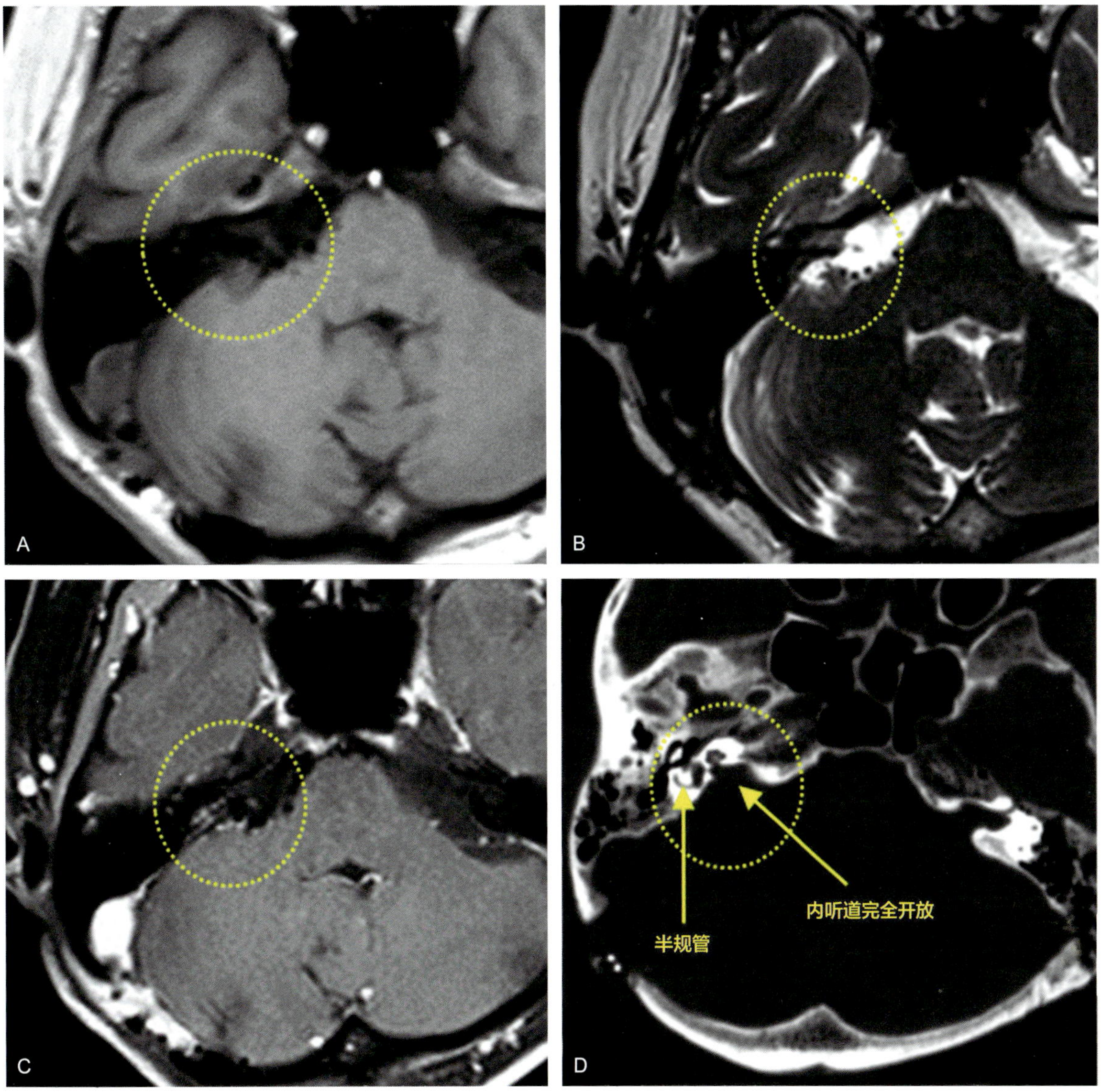

图 27-1-5　A～D. 术后磁共振提示肿瘤无残留

（黄瑾翔　陈荣彬）

参考文献

[1] Amit M, Xie T, Gleber-Netto FO, et al. Distinct immune signature predicts progression of vestibular schwannoma and unveils a possible viral etiology[J]. J Exp Clin Cancer Res, 2022, 41(1): 292.

[2] Balossier A, Sahgal A, Kotecha R, et al. Management of sporadic intracanalicular vestibular schwannomas: a critical review and International Stereotactic Radiosurgery Society (ISRS) practice guidelines[J]. Neuro Oncol, 2023, 22: noad253.

[3] Gambacciani C, Grimod G, Sameshima T, et al. Surgical management of skull base meningiomas and vestibular schwannomas[J]. Curr Opin Oncol, 2022, 34(6): 713-722.

[4] Goldbrunner R, Weller M, Regis J, et al. EANO guideline on the diagnosis and treatment of vestibular schwannoma[J]. Neuro Oncol, 2020, 22(1): 31-45.

[5] Harris MS, Moberly AC, Adunka OF. Partial resection in microsurgical management of vestibular schwannomas[J]. JAMA Otolaryngol Head Neck Surg, 2017, 143(9): 863-864.

[6] Killeen DE, Isaacson B. Deep venous thrombosis chemoprophylaxis in lateral skull base surgery for vestibular schwannoma[J]. Laryngoscope, 2020, 130(8): 1851-1853.

[7] Mohamed T, Melfi V, Colciago A, et al. Hearing loss and vestibular schwannoma: new insights into Schwann cells

implication[J]. Cell Death Dis, 2023, 14(9): 629.

[8] Muzevic D, Legcevic J, Splavski B, et al. Stereotactic radiotherapy for vestibular schwannoma[J]. Cochrane Database Syst Rev. 2014, (12): CD009897.

[9] Paterson C, Bozic I, Smith MJ, et al. A mechanistic mathematical model of initiation and malignant transformation in sporadic vestibular schwannoma[J]. Br J Cancer, 2022, 127(10): 1843-1857.

[10] Vasudevan HN, Payne E, Delley CL, et al. Functional interactions between neurofibromatosis tumor suppressors underlie Schwann cell tumor de-differentiation and treatment resistance[J]. Nat Commun, 2024, 15(1): 477.

第二节　其他脑桥小脑角区肿瘤的外科治疗

一、脑膜瘤

我们把起源于脑桥小脑（CP）角邻近区域但主体部分仍在 CP 角的脑膜瘤。我们也将其归为 CP 角脑膜瘤。脑膜瘤是 CP 角区发病率仅次于前庭神经鞘瘤的肿瘤，占所有 CP 角肿瘤的 6%～15%。CP 角脑膜瘤多变的生长位置和生长方向决定了临床表现和手术方式的多样性。根据它和内听道的关系，可以把脑膜瘤分为两大类：内听道前和内听道后脑膜瘤。这种分类方法有着手术和预后方面的重要性，位置越靠近中线则手术越复杂，预后越差。根据资深作者对 CP 角脑膜瘤的经验统计，33% 起源于内听道前方的岩骨嵴（平均肿瘤直径 3.1 cm），20% 起源于内听道上方（平均肿瘤直径 3.4 cm），12% 起源于下方（平均肿瘤直径 4 cm），13% 起源于后方（平均肿瘤直径 4.1 cm），22% 起源于内听道内（平均肿瘤直径 3.4 cm）。在每个亚型中都能观察到面听神经相对不同的位置变化。

1. CP 角脑膜瘤的影像学特征

肿瘤的特性和生长方式可以通过对比剂增强的磁共振得到最佳显示。在 T2 加权像，相对于脑实质，脑膜瘤大多呈等或稍高信号。在 T1 加权像，脑膜瘤表现出比前庭神经鞘瘤更高的信号。在增强像上，脑膜瘤和前庭神经鞘瘤都表现为均匀强化，脑膜瘤的中心通常偏离内听道，并且与岩骨和小脑幕有着较宽的联系；肿瘤和颈骨岩椎之间的夹角为钝角，并且内听道无扩大；虽然继发性内听道侵犯在 10%～22% 病例中能够被观察到，但原发性内听道脑膜瘤则非常罕见。脑膜尾征在 60%～72% 的脑膜瘤中可见。MRA 和 MRV 能够提供肿瘤血供丰富的程度。DSA 作为一个诊断工具在一些特别的病例中是需要的，比如巨大的肿瘤有着广泛的侵犯范围并且有大血管牵涉其中。在富血供脑膜瘤中，术前对肿瘤供血动脉的栓塞将是非常有帮助的。

2. 手术指征

CP 角脑膜瘤的处理选择有观察、手术、放疗以及联合治疗。每个患者的选择必须是个体化的，需要考虑如下因素：年龄、期望值、活动能力，患者的一般状况和神经系统状况，还有肿瘤的大小和侵犯范围。MRI 的广泛应用使得脑膜瘤在临床前期进行早期诊断成为可能，MRI 也是一种控制肿瘤生长的可靠观察方法。开始先建议随访，只有当肿瘤表现出长大趋势或有新症状出现的时候才会建议进行外科手术。但在另一方面，早期积极的治疗也是需要的，因为手术的预后与肿瘤的大小有关；早期积极的治疗对于神经功能完整的患者是最佳的选择。对于那些岁数较大的或者医学上不稳定的小肿瘤患者，症状轻微且稳定的患者以及不愿意进行手术的患者，我们推荐随访观察作为首选。

3. 手术操作

已有不同手术入路用于切除 CP 角脑膜瘤：乙状窦后入路，扩大的乙状窦后入路，经迷路入路，经耳蜗入路，经岩骨入路，改良远外侧入路以及通过颅中窝的入路。然而，为了成功全切脑膜瘤，下面这些一般概念是相似的：恰当的暴露，沿着硬脑膜附着处切断血供，内减压，小心沿着蛛网膜从脑干和脑神经剥离肿瘤包膜。在颅底手术的早期，一个能够将脑膜瘤和邻近的神经血管结构完全可直视的扩大的骨性暴露，被认为是安全彻底切除肿瘤的先决条件。然而，能提供如此暴露的手术入路具有更高的并发症风险，包括更高的面瘫比例和静脉相关并发症。有着丰富的全颅底手术经验的资深专家相信，简单安全的入路才是改善预后、降低并发症的先决条件。枕下乙状窦后入路提供了整个脑桥小脑角极佳的全景视野、肿瘤充分的暴露（不管肿瘤大小）以及在脑干邻近空间的安全操作。它有着非常少的过程相关并发症并且允许听力保留。因此，对于脑桥小脑角脑膜瘤，枕下乙状窦后入路是我们最喜爱采用的。

对于枕下乙状窦后入路的体位摆放及手术切口，骨窗开放详见前一章。我们这里着重描述肿瘤分离与切除阶段。

桥小脑角脑膜瘤会以各种生长方式侵犯进入桥小脑角，包裹或使神经血管结构错位。不同的肿瘤特性，如大小和扩张方式，决定了后续的治疗步骤。内听道后脑膜瘤（位于内听道和乙状窦之间）能够被安全切除，因为它们通常向前方（63%）和下方（25%）推移面神经和耳蜗神经。用超声刀、吸引器、分离刀先进行内减压或减容。这样，肿瘤包膜能够相对容易地与神经结构分离开，它们之间通常存在蛛网膜界面。在内听道前脑膜瘤，面神经和耳蜗神经通常被向后（45%）和向下（43%）推挤。外科医生必须由脑神经间隙到达肿瘤。

从乙状窦后视角来看，上通道是在小脑幕和三叉神经之间，第二通道是在三叉神经和面、听神经之间，第三通道在面、听神经和后组脑神经之间，最下通道在后组脑神经和枕骨大孔间。虽然从解剖上来说，脑神经之间的空间相对较狭窄，但脑膜瘤通常会使这个空间变大，并且提供一个适当的工作通道。肿瘤切除需要从最大的通道开始。只有当足够的内减压完成后，肿瘤包膜才可以切除。然后，手术医生转向下一条通道。切除通常由外侧向内侧进行，亦即从骨性部分向脑干部分。然后，脑神经将先从颅骨或硬膜上的进出口处仔细辨别。

将神经与肿瘤分离开的技术要领就是一只手小心分离蛛网膜，另一只手同时轻轻牵拉。双极电凝只用于控制大的出血，并且在脑神经附近都要避免使用。在极罕见的病例，脑膜瘤会侵袭面神经。这些患者具有术前面瘫和听力丧失。如果具有严重的面神经功能障碍，为了全切肿瘤，神经可能需要牺牲，可以在CP角使用植入物进行原位神经重建。一些内听道前脑膜瘤向着岩斜交界区生长，甚至长进Mechel囊或长到幕上。另外一些脑膜瘤向枕骨大孔生长，或者偶尔会长进颈静脉孔。对于这些可以通过较低的CP角通道之一到达肿瘤，分离后组脑神经需要特别小心。通过这种入路，展神经能够在其脑干发出区域就被识别，在切除肿瘤时可以顺着这根神经直到Dorello管，这样可以降低展神经受损伤的风险。向枕骨大孔延伸的脑膜瘤，能够通过类似乙状窦后颅骨切除术和C1半椎板切除术的方法切除。

内听道前脑膜瘤和内听道后脑膜瘤都会延伸进内听道。内听道部分的暴露需要打开内听道的后壁。骨质磨除的程度是由肿瘤的扩展性决定的。在这些脑膜瘤中，面神经和听神经或者被肿瘤包绕或者被向上或向下推挤。对于巨大的扩展至内听道前后的脑膜瘤需要把前述的技术联合使用。瘤周水肿在T1加权MRI上表现为低信号，在T2加权上表现为高信号，通常反映肿瘤对软脑膜或脑组织的侵犯。在切除这些肿瘤时，需要极度小心以避免损伤脑干，并且大部分情况下包膜粘连部分不需要切除。但肿瘤的硬膜起源处需切除，如果不能被切除，需仔细电凝。高速磨钻被用来磨除可能包含肿瘤细胞的骨质增生。

二、CP角表皮样囊肿

表皮样囊肿是生长缓慢的外胚层真皮起源的先天性病变，约占所有原发颅内肿瘤的1%。CP角是最常见的受累部位之一，患有这种肿瘤的患者可能出现脑神经、小脑和脑干功能障碍的症状以及脑积水和脑膜刺激征。在既往的meta分析中，听力困难是最常见的症状，占37.6%，其次是三叉神经痛，占29.7%，头晕或眩晕占19.4%、面瘫占19.4%、头痛占17.9%，以及复视占16.7%。在这些报告中，只有4.9%的患者发现面肌痉挛。还报道了三叉神经痛和面肌痉挛共同出现的情况。Jan-netta认为，以肿瘤为三叉神经痛病因的患者的临床病史与三叉神经痛典型表现的患者没有区别。虽然也有非典型疼痛的病例，但三叉神经痛几乎在所有病例中都是典型的。CP角表皮样囊肿引起的三叉神经痛在临床上可能与血管性病因的三叉神经痛难以区分。

1. 影像学表现

脑桥小脑角表皮样囊肿在T1上多呈低信号，T2高信号，增强后病灶部分不强化，少数情况下，可见边缘强化。肿瘤边缘不规则和小脑移位已被强调为表皮样囊肿相关指南中的诊断标准，然而，小的表皮样囊肿仅表现出最小的占位效应并且具有平滑的边缘。在一些患者中，即使使用高分辨率CT或MRI，也可能会忽略表皮样囊肿。因此，治疗可能延迟。

2. 手术操作

表皮样囊肿在蛛网膜下腔内生长和扩散，形成所谓的手术通道。因此，即使是CP角皮样囊肿中的大表皮样囊肿也可以单独通过乙状窦后入路切除。另一方面，有一些报道使用经颅中窝入路、经迷路后和经耳蜗入路，并且在过去几年中，也有报道称单独使用内镜手术。事实上，额外使用具有不同角度的内镜可能会增加乙状窦后入路的潜力，因此也可以进入位于"拐角处"的深部病变。使用不同角度的内镜可以大大拓宽观察范围。然而，如果使用内镜在狭窄手术区域的最深角发现残留肿瘤，则手术结构和内镜将受到干扰并且精确切除将受到限制，因此可能更优选吸入肿瘤内容物，尽管肿瘤囊可能无法充分去除。我们认为，重要的是要避免切除肿瘤至脑神经，以保持脑神经功能，并在直接可视化下以最佳手术区域进行肿瘤切除。因此，我们为每个患者选择了合适的手术方法。特别是，在切除脑干的大肿瘤中，CN Ⅶ和Ⅷ通常位于肿瘤的背侧，在使用眶上外侧入路时，肿瘤切除较为困难，而且会增加了面神经麻痹和听力损失的风险，需要在操作时注意。

应避免术后中枢神经系统并发症，因为它们会显著降低患者的生活质量。为了预防术后中枢神经系统并发症，除了适当选择手术方法外，我们还对所有患者进行了术中神经监测。我们密切关注神经监测的波形，特别是在囊内切除期间。当观察到潜伏期或ABR的波幅减少时，囊内切除停止，等待ABR的恢复。如果潜伏期和ABR的振幅没有恢复，则停止切除。因此，我们相信能够提高术后CN功能的保存率。在以前的报告中，术后神经症状的恶化大多数是暂时的。同样，在一些患者中，观察到术后神经症状的恶化，但在大多数患者中，症状是短暂的，特别是CN Ⅳ和CN Ⅵ的麻痹。因此，我们认为神经系统症状的暂时性影响是可以接受的。

（黄瑾翔　陈荣彬）

参考文献

［1］王忠诚.王忠诚神经外科学［M］.2版.武汉：湖北科学技术出版社，2015：555-570.

［2］中国颅底外科多学科协作组.听神经瘤多学科协作诊疗中国专家共识［J］.中华医学杂志，2016，96(9)：676-680.

［3］中华医学会神经外科学分会功能神经外科学组，中国医师协会神经外科医师分会功能神经外科学组.听神经瘤围手术期面瘫防治中国专家共识［J］.中华神经外科杂志，2021，37(05)：433-438.

［4］周良辅.现代神经外科学［M］.2版.上海：复旦大学出版社，2015：641-650.

［5］Carlson ML, Link MJ. Vestibular schwannomas[J]. N Engl J Med, 2021, 384(14): 1335-1348.

［6］Coy S, Rashid R, Stemmer-Rachamimov A, et al. An update on the CNS manifestations of neurofibromatosis type 2[J]. Acta Neuropathol, 2020, 139(4): 643-665.

［7］Soltys SG, Milano MT, Xue J, et al. Stereotactic radiosurgery for vestibular schwannomas: tumor control probability analyses and recommended reporting standards[J]. Int J Radiat Oncol Biol Phys, 2021, 110(1): 100-111.

第三节　面、听神经的功能重建

近年来，随着神经影像学、显微神经外科与术中检测技术的快速发展，许多早先无法切除的颅底肿瘤，如今可以通过手术而得到根治，手术死亡率和致残率亦显著降低。但是，因手术并发的脑神经损伤仍旧相当常见，因此如何重建受损脑神经，使其恢复功能，仍然是现今亟须研究解决的难题之一。

神经解剖组织学研究表明，十二对脑神经中，嗅神经和视神经表面仅有胶质细胞覆盖，缺乏神经再生所需的施万细胞，听神经直至进入内听道后才有施万细胞围绕，其他脑神经则在离开脑干数毫米后均有施万细胞被覆；脑神经颅内段缺乏神经外膜、基底膜和牢固的神经束膜包被，仅被1~2层髓鞘细胞包绕；颅内部分脑神经内胶原蛋白含量明显低于周围神经，且缺少用于连接神经束的结缔组织。虽然从理论上讲，除嗅、视神经和听神经的颅内段以外，其他脑神经损伤或离断后，均有可能修复、重建而恢复功能。但由于以上组织学特征，给修复和重建带来一定困难。

一、面神经功能重建

面神经损伤后的早期面瘫，手术重建的方法多种多样，主要取决于神经损伤程度与神经残端情况。

（一）神经端端吻合

面神经近端和远端都存在，无缺损或经修剪后两端仍有足够长度，在无张力条件下利用显微外科技术直接端端吻合，若吻合困难，可使用纤维蛋白胶代替黏合。

（二）神经桥接移植术

面神经近端和远端均存在，经修剪后两端之间缺损较多或直接吻合张力较大，可取供体神经分别于两断端吻合行桥接移植。供体神经一般取自耳大神经和腓肠神经。前者方法为向下延伸颅底手术切口或取耳后切口，于耳后下找到耳大神经，向下解剖分离至胸锁乳突肌后缘上中 1/3 交点，将耳大神经快刀切下，与面神经两断端行端端吻合。后者方法为于跟骨尖与外踝连线的前中 1/3 交点做一与外踝后缘平行向上的切口，在小隐静脉内侧显露隐神经主干，向上解剖分离，切下所需长度的腓肠神经，与面神经两断端行端端吻合。

（三）神经替代移植术

面神经近端缺失，无论远端情况如何，都需行神经替代移植来进行面神经功能重建。

1. 副神经-面神经吻合术

1895 年，Ballance 首次为中耳炎术后面瘫患者实施副神经-面神经吻合术。其方法为自乳突、紧邻下颌角，沿胸锁乳突肌前缘做一纵行切口，于切口上端显露面神经主干。探及乳突、颞骨外面神经主干，一般位于二腹肌后腹起点处向内深 1～1.5 cm，同时主干位于茎突外侧，扪及茎突对定位面神经主干同样有帮助。显露面神经后紧贴茎乳孔锐性切断的同时向下翻，再将胸锁乳突肌从深筋膜分离同时拉向外侧，于胸锁乳突肌上中 1/3 交界处，可见副神经进入胸锁乳突肌深面，将副神经切断后并拉向上方与面神经主干吻合。此方法简便，成功率较高，但术后常有胸锁乳突肌和斜方肌瘫痪萎缩的后遗症。若副神经能分离出分支，宜将副神经部分切断行吻合术，用以保留胸锁乳突肌和斜方肌的部分功能。

2. 舌下神经-面神经吻合术

1901 年，Korte 和 Bernhadt 首次实施舌下神经-面神经吻合术。1932 年，Ballance and Duel 将此术式进行了推广，成为治疗听神经瘤术后面瘫的经典术式。其切口及面神经的显露与副神经-面神经吻合术相同。于二腹肌后腹中部内侧暴露舌下神经及其降支，将舌下神经广泛游离并切断主干后，将舌下神经主干与面神经主干进行吻合。该术式完全切断了舌下神经，导致同侧的舌肌发生麻痹和萎缩，同时出现吞咽、发音、咀嚼功能障碍。

3. 半舌下神经-面神经吻合术

经典术式牺牲了舌下神经功能，为了保护舌肌功能，一些学者改良出了半舌下神经-面神经吻合术。即将舌下神经纵行劈开 2～3 cm，取其部分神经纤维游离，将其末端与面神经主干进行吻合。此方法可以在一定程度上保留了舌下神经的部分功能，但仍残留了轻中度的舌肌萎缩。

4. 舌下神经降支-面神经吻合术

在颈鞘后上方解剖出舌下神经的较粗大的一个降支，断离远端，与面神经总干进行吻合。舌下神经降支，又名颈袢上根，来源于第 1 颈神经前支，与舌下神经伴随走行，支配舌骨下肌群的活动。由于有颈袢下根的代偿，切断舌下神经降支并不会有明显的功能障碍。运用舌下神经降支进行吻合，避免了切断舌下神经主干导致同侧舌肌萎缩所引起的吞咽、发音、咀嚼功能障碍，进一步改良了经典术式。

5. 咬肌神经-面神经吻合术

咬肌神经是三叉神经第 3 支下颌神经的分支，一般位于由颧弓下缘、颞下颌关节前缘和面神经颊支构成的三角内，或在耳屏前 4 cm，颧弓下方 1 cm，深面 1.5 cm 处寻找咬肌神经，切断其中一支与面神经主干进行吻合。咬肌神经一般有 2～3 支，选取一支进行吻合后较小程度引起咬肌的萎缩，对咀嚼功能的影响小。因此，咬肌神经-面神经吻合术可以减少吻合神经离断后导致不良后遗症的发生。

（四）跨面神经移植术

利用供体神经（常用患者自体的腓肠神经）通过跨越面部的皮下隧道，将健侧的面神经信号传输到瘫痪侧的神经分支上，从而恢复瘫痪侧面肌的协调对称运动功能。

1972 年，Scaramella 为一位右侧听神经瘤术后面瘫的女性实施了跨面神经移植术。将健侧面神经在腮腺区域暴露，将面神经颈支分离并切断，将其近端与 20 cm 长的自体腓肠神经吻合，并将这一段移植的神经通过颏下区域的皮下隧道转移到瘫痪侧的乳突区域。将瘫痪侧的面神经主干暴露于茎乳孔远端，将面神经颞支、颊支分离并切断，将其远端与腓肠神经的残端吻合。术后 1 年，患者瘫痪侧面部活动改善显著；术后 18 个月，面部在静止状态下基本正常，可做出微笑和闭眼的动作，同时健侧面部没有表现出明显的功能缺损。此方法的突出优点是使双侧面部表情对称。但相对于神经替代移植术，这种手术会耗时更久。

1973 年，Anderl 报道了多分支吻合的跨面神经移植术，选用四条腓肠神经进行移植。一条 15～17 cm 长的腓肠神经通过前额部皮下隧道转移到眼轮匝肌区域；两条 13～15 cm 长的腓肠神经通过唇上部皮下隧道转移到上唇肌肉区域；最后一条

6～8 cm长的腓肠神经通过唇下部皮下隧道转移到下唇肌肉区域。在4～6个月后进行二期手术，将放置的腓肠神经与瘫痪侧面神经断端吻合。

在跨面神经移植的分期手术中，健侧神经轴突生长到瘫痪侧肌肉终端往往需要很长的时间，会导致瘫痪侧发生不可逆的面肌萎缩。为了解决这一问题，有学者提出了"baby-sitter"的手术技术，可以令瘫痪侧肌肉临时让一段交叉的神经来支配，待二期手术后再由跨面神经移植的神经来支配。

在跨面神经移植的一期手术中，将健侧面神经与自体腓肠神经端端吻合，同时将瘫痪侧面神经与舌下神经行端侧吻合。二期手术中，将之前与舌下神经行端侧吻合的面神经与腓肠神经进行吻合，最终完成"baby-sitter"技术的跨面神经移植术。

跨面神经移植的"baby-sitter"技术还可以利用下颌神经的分支咬肌神经来实现。咬肌神经-面神经吻合术中，与舌下神经相比，咬肌神经靠近面神经分支，更容易进行吻合，利用咬肌神经对咀嚼功能的影响也小；跨面神经移植则在面部表情的自然对称方面有着强大的优势。而这种"baby-sitter"的技术则结合了两者，展现出了综合的优势。

与早期面瘫不同，晚期面瘫（病程大于2年）由于面肌长期失去神经支配，发生肌萎缩，肌肉出现不可逆的瘫痪，需借助移植肌肉替代瘫痪面肌，以改善面部运动。晚期面瘫的修复方式主要分为两类，非动力性手术和动力性手术。

非动力性手术适用于部分患有严重合并症、不能耐受长时间手术患者，主要用于改善患者面部静态对称性。此外，非动力性手术能提供长期的形态支持，可作为动力性手术的辅助和补充。非动力性手术主要通过经皮缝线牵引、筋膜悬吊或植入生物工程装置等方式，来实现眉上提鼻唇沟重建等效果。经皮缝线法用于重建鼻唇沟，效果维持时间一般较短，术后易松弛失效，而筋膜悬吊的静态修复效果则更稳定持久。

动力性手术多采用其他部位肌肉，通过局部肌瓣肌腱转位或带神经血管蒂的游离肌瓣移植，取代瘫痪面肌，进行面部动力性修复。理想的修复效果应是，除了维持面部静态对称，还能实现双侧面部协调运动。

1. 局部肌瓣肌腱转位术

局部肌瓣肌腱转位术可以一期完成，无须移植神经，手术时间较短，术后效果恢复也快。手术通过悬吊可以改善静态面部对称性，同时具有一定的动力修复作用。可选的转位供体肌瓣主要包括颞肌和咬肌，但后者移植难度较大，修复效果较颞肌差，因此临床上不作为首选供体肌瓣。

经典的颞肌瓣转位术将颞肌从颞窝附着点分离，翻转跨过颧弓，最后固定至口轮匝肌。术后疗效明确，但存在颧弓因肌肉跨越而显外观臃肿、颞部凹陷等问题。后经数次改良，目前主要为颞肌肌腱转位术所代替，即将颞肌肌腱从下颌骨冠状突分离，并以肌腱延长而最后固定至口轮匝肌。通常需要将转位的颞肌肌腱以一定张力固定于口轮匝肌，以避免术后可能出现缝合点滑动或松弛等张力减退的情况，但这也可能因为过度拉伸而影响肌肉收缩效果。因颞肌受三叉神经支配，行颞肌肌瓣肌腱转位术后，患者通过咬牙可使瘫痪侧口角运动。术后患者需接受持续的康复训练，控制瘫痪侧面部运动，使之与健侧基本协调。

2. 带神经血管蒂的游离肌瓣移植术

带神经血管蒂的肌瓣移植术后可以出现较为自然对称的表情运动，被认为是一种理想的面部动力修复方式。1976年，Harii等首次报道使用带神经血管蒂的股薄肌移植术治疗晚期面瘫患者后，该术式渐渐被广泛应用并改良。

股薄肌作为游离肌瓣移植的常用供体肌，选择合适的支配神经是手术成功的关键，最理想的支配神经是健侧面神经颊支。需一期行跨面神经移植术，术后9～12个月神经成熟后，二期与带神经血管蒂的股薄肌吻合移植，手术时间间隔长，可以获得较好的双侧面部协调运动，但肌力较差。也可以选择咬肌神经作为支配神经，一期直接与带神经血管蒂的股薄肌吻合移植。手术一期完成，肌力恢复较好，但双侧面部协调运动稍差。因此，有学者尝试利用两种支配神经共同支配游离的股薄肌瓣，结合两者的优势，来获得更好的修复效果。

二、听神经功能重建

听神经瘤是生长在前庭蜗神经上的良性肿瘤，是内听道、脑桥小脑角区域最为常见的良性肿瘤。早期的听神经瘤较小，局限于内听道内，主要表现为耳鸣、眩晕、听力下降等耳科学症状；随着肿瘤逐渐生长，将内听道挤压扩大并进入脑桥小脑角，脑干、小脑受压变形后，出现头痛、恶心呕吐、步态不稳、面部麻木等神经学症状。随着神经影像学、显微外科等相关技术的快速发展，听神经瘤的手术死亡率大幅降低，目前的治疗重点已转向保护面、听神经功能，提高患者生活质量。单侧听神经瘤的治疗主要以肿瘤全切和面神经保护为目的，在这基础上尽可能做到保留听力。一般而言，单侧听力丧失的患者很少有助听补偿的强烈需求，生活质量并不会受到明显影响。但双侧听力丧失的患者生活质量受到显著影响，有听力重建的迫切需求。目前，听力重建的方式是以人工耳蜗植入和听觉脑干植入为代表的听觉植入技术。

（一）人工耳蜗植入

对于预计无法保留听力的患者，肿瘤切除术中若能保留耳蜗神经解剖完整，可同期或二期植入人工耳蜗进行听力重建。一般取耳后切口，暴露乳突骨质，于乳突后上方颅骨表面磨出放置接受刺激器的骨床。切除乳突，暴露砧骨短脚和水平半规管以此定位面神经和面隐窝，开放面隐窝同时显露圆窗龛。磨除圆窗龛骨质，打开圆窗膜，将刺激电极插入耳蜗鼓阶。将接受刺激器放置骨床内，固定好电极和导线，最后缝合切口。患者可通过人工耳蜗植入重获听力，并可在较长时期维持稳定。有报道称接受人工耳蜗植入的患者中，超过半数实现了开放式言语识别，其中75%患者甚至达到了中高标准。

（二）听觉脑干植入

当肿瘤切除时不能保留耳蜗神经的功能时，听觉脑干植入成为患者听力重建的唯一选择。听觉脑干植入技术的原理是绕过无功能的耳蜗和耳蜗神经节点，直接将电极植入至脑干耳蜗神经核，从而建立新的听觉通路。手术可以采用经迷路入路或乙状窦后入路来完成。听觉脑干植入成功的关键在于需要准确定位耳蜗神经核，即找到第四脑室外侧隐窝的开口处（Luschka孔）并成功安放刺激电极。Luschka孔开口一般位于面神经和舌咽神经根部之间，完整的脉络丛可以作为其开口的标志，在此处进行解剖时可以观察到脑脊液的流出。确认Luschka孔开口后，将电极完全放置于侧突内，然后进行电诱发听性脑干反应（EABR）测试，进一步调整电极的方向和位置，以使耳蜗神经核得到最大程度的刺激，并将非听觉性感觉反应减少到最低程度。其语言接收器等体内装置的植入方法则与人工耳蜗植入相似。听觉脑干植入术后听觉改善是一个相对缓慢的过程，需要经过一段时间的言语训练逐步刺激耳蜗神经，恢复听力使之能感知环境声音，言语识别能力的改善可能持续若干年，甚至有患者于术后8年仍能得到改善。仅有较少的患者可以依靠听觉脑干植入实现开放式言语识别，但多数患者可以在安静环境下配合唇读来获益。听觉脑干植入的听力康复效果不如人工耳蜗植入，术后康复过程也存在明显差别。

（戴玮）

参考文献

[1] 中华医学会神经外科学分会功能神经外科学组，中国医师协会神经外科医师分会功能神经外科学组，李世亭，等. 听神经瘤围手术期面瘫防治中国专家共识[J]. 中华神经外科杂志，2021, 37(5): 6.

[2] Bianchi B, Ferri A, Ferrari S, et al. Cross-facial nerve graft and masseteric nerve cooptation for one-stage facial reanimation: principles, indications, and surgical procedure[J]. Head Neck, 2014, 36(2): 235-240.

[3] Biglioli F, Colombo V, Rabbiosi D, et al. Masseteric-facial nerve neurorrhaphy: results of a case series[J]. J Neurosurg, 2017, 126(1): 312-318.

[4] Conley JJ. Facial nerve grafting in treatment of parotid gland tumors; new technique[J]. AMA Arch Surg, 1955, 70(3): 359-366.

[5] May M, Schaitkin BM. History of facial nerve surgery[J]. Facial Plast Surg, 2000, 16(4): 301-307.

[6] May M, Sobol SM, Mester SJ. Hypoglossal-facial nerve interpositional-jump graft for facial reanimation without tongue atrophy[J]. Otolaryngol Head Neck Surg, 1991, 104(6): 818-825.

[7] Rebol J, Milojkovic V, Didanovic V. Side-to-end hypoglossal-facial anastomosis via transposition of the intratemporal facial nerve[J]. Acta Neurochir (Wien), 2006, 148(6): 653-657.

[8] Scaramella LF. Anastomosis between the two facial nerves[J]. Laryngoscope, 1975, 85(8): 1359-1366.

[9] Van de Graaf RC, Ijpma FF, Nicolai JP. Sir Charles Alfred Ballance (1856-1936) and the introduction of facial nerve crossover anastomosis in 1895[J]. J Plast Reconstr Aesthet Surg, 2009, 62(1): 43-49.

[10] Wochenscheift M, Birner P. Ein fall von Nervenpfropfung: des nervus facialis auf den nervus hypoglossus[J]. Dtsch Med Wschr, 1903, 29: 293-295.

[11] Yoleri L, Songur E, Mavioglu H, et al. Cross-facial nerve grafting as an adjunct to hypoglossal-facial nerve crossover in reanimation of early facial paralysis: clinical and electrophysiological evaluation[J]. Ann Plast Surg, 2001, 46(3): 301-307.

第二十八章
后组脑神经损伤的外科治疗
Surgical Treatment of Posterior Cranial Nerve Injury

第一节 后组脑神经概述

后组脑神经（lower cranial nerves）包括舌咽神经（CN Ⅸ）、迷走神经（CN Ⅹ）、副神经（CN Ⅺ）和舌下神经（CN Ⅻ），其中舌咽神经可以说是纯感觉神经，它支配着味觉和腮腺分泌功能。后组脑神经都起源于延髓，之间密切相连，常常同时受损。后组脑神经受损是比较常见的疾病，通常是由肿瘤、外伤、神经炎等疾病造成的。这种病的典型症状包括运动障碍、感觉障碍、吞咽困难、咽反射消失等，严重程度不一。

后组脑神经与脑干及颅底关系密切，是影像学诊断的难点之一，也是目前神经外科手术较难处理的区域和解剖结构。由于后组脑神经位置深在，解剖学关系复杂，相对限制了脑干和颅底外科手术的发展。近年来，国内外学者经过大量的探索，从显微解剖、内镜、影像学等方面出发，为后组脑神经病变的诊断和治疗提供了重要的依据。后组脑神经损伤的治疗基于后组脑神经损伤的病因，康复的方法有很多种，康复时间有时需要几周到几个月的时间，详细了解后组脑神经的解剖和功能有助于诊断和治疗功能障碍相关的综合征。

一、后组脑神经的分类及功能

舌咽神经几乎可看作纯感觉神经，舌咽神经除了支配舌后 1/3 味觉和腮腺分泌外，还和迷走神经共同支配咽部感觉和咽部肌肉。单独舌咽神经受损表现为舌后 1/3 味觉和腮腺分泌明显障碍，迷走神经也同时受损，咽部软腭和喉部感觉和肌肉都明显障碍，患者表现为声音嘶哑、吞咽障碍、咽部感觉减退或消失。

副神经是纯运动神经，有脑神经和脊神经两个根。病变时出现痉挛斜颈，受损时可见患侧胸锁乳突肌及斜方肌瘫痪。如周围性瘫痪，则头不能转向健侧，患侧耸肩无力，出现垂肩。

舌下神经也是纯运动神经，由延髓发出 10～15 条神经根系合成一根神经，由舌下神经管出颅。与迷走神经伴行一段而入舌，支配舌肌运动。舌下神经中枢性损害由于受双侧皮质延髓束支配，表现不明显，而周围性损害是患侧舌肌萎缩，并有纤颤，伸舌时舌偏向患侧，缩舌时偏向健侧，有时说话笨拙。

迷走神经损伤产生的症状可分为三方面：运动障碍、感觉障碍、感觉神经功能失调，运动障碍有失音、发音困难、吞咽困难、软腭运动麻痹和食道痉挛等，迷走神经是支配软腭和声带肌的运动神经。软腭麻痹造成进食时鼻腔反流和说话带鼻音。喉返神经麻痹造成喉麻痹，因声带肌麻痹致声音嘶哑。自主神经功能失调表现为心律失常、胃扩张，感觉障碍限于咽喉部喉部和外耳部，刺激性病变造成该区域的疼痛，毁损性病变造成感觉而消失。

二、后组脑神经的显微解剖

后组脑神经中的舌咽神经、迷走神经和副神经分别是第 Ⅸ、Ⅹ、Ⅺ 对脑神经，此三对脑神经均起于延髓脑桥沟。舌咽神经发育于咽弓神经；迷走神经为第 4 对和第 6 对咽弓神经；副神经由脑部（迷走神经后部的延续）和脊髓部（起源于脊髓上 5、6 颈节段）组成。它们经延髓后外侧发出入颈静脉孔，由一系列根丝附着于延髓的橄榄后沟，纤维细小，彼此不易区分，形成舌咽-迷走-副神经复合体，并由鞘膜包绕，位于颈静脉孔的前内侧的神经部，其中舌咽神经最靠前内侧，离颈内动脉也最近，由单独的神经束膜所包绕，迷走、副神经位于舌咽神经的后外侧。舌咽神经起源于橄榄后沟上部，上方距桥延沟约 2 mm，它由

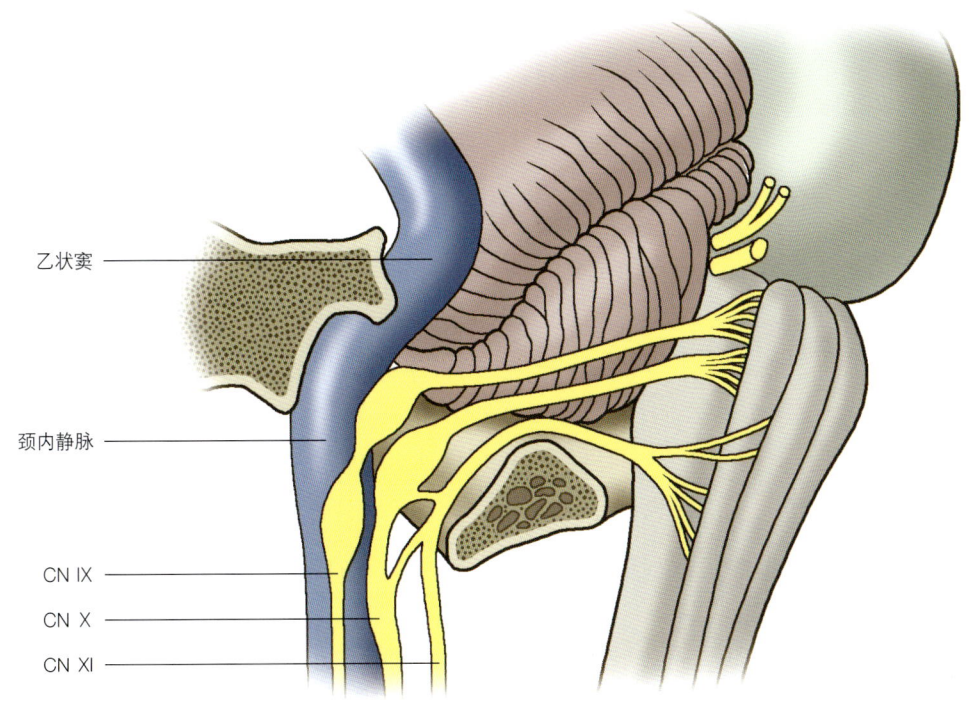

图 28-1-1 后组脑神经示意图

背侧较大的感觉根和腹侧较小的运动根组成。神经根沿小脑绒球前端、第四脑室侧孔脉络丛腹侧行向前外，经桥小脑角下部进入颈静脉孔的前内侧，在颈静脉孔外口有致密结缔组织将其固定于骨缘、颈内动脉和颈内静脉交界处，上神经节位于椎体窝，下神经节位于颈静脉孔外口，两者相距约 3 mm。迷走神经根位于舌咽神经根尾侧，与舌咽神经并行。在颈静脉孔中，舌咽神经、迷走神经根之间相距 1.5～2 mm。迷走神经进入颈静脉孔即膨大为灰红色、长约 3.5 mm 的上神经节，然后行向前下外。下神经节位于下方 2～3 mm，长约 10 mm，内侧与舌下神经紧密相连。

迷走神经耳支源自上神经节并接受舌咽神经下神经节的纤维，进入乳突管。副神经由颅根和脊髓根组成，颅根的根丝有 4～13 支，汇合成 3～4 支后和脊髓根一起穿过颈静脉孔，有时分别穿过颈静脉孔，然后再合成支。舌下神经是后组脑神经中的第XII对神经，由舌下神经核发出自延髓的前外侧沟出脑，经舌下神经管出颅，下行于颈内动、静脉之间，弓形向前达舌骨舌肌的浅面，在舌神经和下颌下腺管的下方穿颏舌肌入舌，主要由躯体运动纤维组成，支配全部舌内肌和舌外肌（图 28-1-1）。

（崔勇）

参考文献

[1] Pduraru D, Rusu MC. The anatomy of the intralingual neural interconnecfions[J]. Surg Radiol Anat, 2013, 35(6): 457-462.

[2] Sarrazin JL, Toulgoat F, Benoudiba F. The lower cranial nerves: IX, X, XI, XII [J]. Diagn Interv Imaging, 2013, 94(10): 1051-1062.

[3] Tubbs RS, Benninger B, Loukas M, et al. Cranial roots of the accessory nerve exist in the majority of adult humans[J]. Clin Anat, 2014, 27(1): 102-107.

第二节 颈静脉孔区肿瘤

颈静脉孔是颅底的一个特殊解剖区域。它包含颈静脉球、静脉和后组脑神经（CN Ⅸ、Ⅹ、Ⅺ）。此外 CN Ⅻ和Ⅶ，岩部颈内动脉、脊髓髓质，含有脑脊液的硬脑膜内空间则位于其附近。颅颈交界处的软骨结构也位于附近。

由于颈静脉的重要性，后组脑神经和附近的关键结构是手术的关键，涉及颈静脉孔的病变很复杂，发病率很高，可能导致严重残疾或死亡。由于这个原因，这个区域的病变应在专门的医疗中心接受治疗，并由经验丰富的神经外科团队及重症监护团队进行治疗。这些病变包括副神经节瘤等肿瘤、脑膜瘤、脊索瘤、软骨肉瘤、神经鞘瘤和转移性恶性肿瘤、自发性血栓形成及颈静脉球狭窄和创伤性损伤。

颈静脉孔位于颅底深处，包含重要的神经血管结构，与大脑和颈部的重要结构密切相关。颈静脉孔（JF）内或周围发生的肿瘤很少见，大多为良性，累及或嵌入血管和脑神经，通常高度血管化。这些特征给诊断、管理和康复带来了极大的困难。在过去，这些病变被认为是不可手术的，缺乏充分的诊断、手术策略和术后护理。颈静脉孔良性肿瘤患者的预后非常差。尽管如此，在过去几十年中，诊断和外科技术的发展，但彻底切除了大的保留受累神经血管结构的颈静脉孔病变仍然是一个挑战。多种肿瘤都会累及 JF，最常见的有副神经节瘤、神经鞘瘤、脑膜瘤、脊索瘤、软骨肉瘤、转移瘤和原发性骨肿瘤。骨肿瘤很少见，包括巨细胞瘤、动脉瘤性骨囊肿、浆细胞瘤、成骨细胞瘤等。其中一些肿瘤类似巨细胞瘤，如颈静脉孔浆细胞瘤可出现搏动性耳鸣，听力丧失，在耳镜检查中，可以观察到耳蜗后面有一个高血管性肿块鼓膜。JF 区最常见的肿瘤是副神经节瘤。它们被称为化学感受器瘤、非色素瘤和血管球瘤肿瘤。这些肿瘤由神经嵴组织（副神经节）发展而来，他们可能是常染色体显性遗传和不完全外显的家族性遗传，并且是遗传综合征的一部分。副神经节或血管球体是由神经嵴发育而来的小肿块。1941 年，Guild 首次报道颞骨中的颈动脉体样结构，称为颈动脉体样结构"颈静脉球体"。在颈静脉球的外膜中可以找到颈静脉球位于中耳底部，鼓室骨壁内迷走神经耳支（Arnold 神经）或迷走神经耳支相关的神经管舌咽神经鼓室支（Jacobson 神经）。副神经节瘤很少分泌儿茶酚胺，当肿瘤分泌儿茶酚胺时，可能会出现高血压、头痛、心律失常、恶心和心悸；必须在术前识别这些症状，以避免患者死亡。在围手术期，这些患者应接受α-肾上腺素能阻滞剂治疗，以使血压正常并消除发作性高血压。术前1～2周使用苯氧苄胺等α肾上腺素能拮抗剂和哌唑嗪等选择性更强的α1拮抗剂。β受体阻滞剂很少使用。在使用α受体阻滞剂之前，β受体阻滞剂可能会导致心肌梗死、器官缺血，以及非对抗性α受体激动死亡。副神经节瘤更常见于颈静脉孔区（颈静脉球）、中耳（鼓室球）和迷走神经（迷走神经球）。

神经鞘瘤是颈静脉孔第二常见的肿瘤。它们通常是良性、非浸润性病变。儿童原发性脑膜瘤在颈静脉孔是罕见的，文献报道较少。这些肿瘤起源于颈静脉球内的蛛网膜细胞，可能会浸润周围的骨骼和神经组织。在一项颈静脉孔病变研究中，13 例患者患有脑膜瘤，4 例患者表现为恶性、侵袭性肿瘤（3 例为间变性，1 例为乳头状）。1 例患者因良性脑膜瘤行次全切除术后放射治疗，发展为放射性诱发的恶性肿瘤。脊索瘤和软骨肉瘤也可能起源于颈静脉孔。与副神经节瘤或神经鞘瘤相比，转移性病变更常导致"典型颈静脉孔综合征"（Vernet 和 Collet-Sicard 综合征）。转移性腺癌、黑色素瘤和肾细胞癌可能在放射学上类似血管球瘤。对每一例颈静脉孔肿瘤患者的治疗都需要谨慎，这些肿瘤曾经被认为是最难切除的颅底肿瘤之一。治疗的目标是根治性切除，保留脑神经和血管。手术难度与这些肿瘤的深部位置有关，病变、血管增生、脑神经（CN Ⅶ、Ⅷ、Ⅸ、Ⅹ和Ⅺ）和颈内动脉、椎动脉（VA）及其分支等血管受累，以及颅底骨切除引起的广泛外科缺损，并累及硬脑膜，导致脑脊液漏。手术发病率和死亡率通常与下脑神经损伤有关。神经外科医生对颈静脉孔肿瘤的多学科治疗，如耳鼻喉科医生和神经介入放射医生的加入可以更好地做好这些患者的诊断、术前评估和治疗。一些学者推荐使用伽马刀、立体定向放射技术或外照射作为主要治疗方法，但放射治疗的有益效果仍不确定。对于临床条件较差的老年患者，临床观察或放射治疗可能是首选的治疗方法。

一、外科解剖

颈静脉孔区的解剖结构复杂，涉及重要的神经、血管结构。这些结构与颈部、耳和脑干密切相关。准确了解这种解剖关系对于正确暴露起源于或涉及颈静脉孔的肿瘤至关重要。颈静脉孔位于岩骨体的内侧和下表面，由枕骨和颞骨构成。它是乙状窦、颈静脉球和岩下窦周围的凹陷，与枕骨大孔、内耳道和舌下神经管关系密切。在大多数情况下，右颈静脉孔的宽度比左边的大。经典的颈静脉孔区被表述为两部分。神经部分包括舌咽神经、岩下窦和咽升动脉的脑膜支，静脉部分包括乙状窦、迷走神经和副神经。

Katsuta 和 Rhoton 将颈静脉孔分为三部分：两个静脉孔和一个神经孔（颈静脉内），两个静脉孔之间有 CN Ⅸ、Ⅹ 和 Ⅺ。脑神经通过颈静脉孔的过程中有解剖变异。迷走神经通常由多个束组成，舌咽神经由一个束组成，副神经由两个束组成：一个脊髓束和一个颅束。硬脑膜内颈静脉孔与 CN Ⅸ、Ⅹ 和 Ⅺ（及其脊髓部分）相关，与 CN Ⅶ 和 Ⅷ 相关（椎体、小脑后下动脉和前下动脉、延髓、脑桥和上颈髓）。颈内动脉（ICA）位于颈静脉球前方，通过颈动脉管入颅。舌咽神经、迷走神经、副神经和舌下神经位于颈内动脉和颈内静脉之间。颈内动脉的 C2 或岩段位于颞骨岩部内。该段有三个部分：上升（垂直）、膝和水平部分。ICA 位于鼓室前部，即咽鼓管和耳蜗。颈静脉孔与颈部解剖结构有关。颈淋巴结清扫术适用于触及延伸至该区域的肿瘤。与颈静脉孔相关的颈部区域的外科解剖非常复杂，包括不同的肌肉、血管和神经。肌肉包括：胸锁乳突肌（SCM）、二腹肌、头夹肌、头上下斜肌、头后大直肌和颈夹肌；动脉包括：颈总动脉、颈外动脉及其分支、颈内动脉、颅颈交界处的椎动脉；静脉包括：面部、颈外静脉和颈内静脉；神经包括：耳大神经、CN Ⅹ、Ⅺ 和 Ⅻ 以及交感干。颈总动脉、颈外动脉和颈内动脉向颈静脉内侧延伸。迷走神经走行于颈内静脉和颈总动脉之间，在颈内动脉外侧颅骨入口之前。颈总动脉由颈浅筋膜、颈阔肌、颈深筋膜和颈动脉前缘覆盖。

JF 内的血管有颈内静脉、岩下窦、脑膜后动脉和枕动脉的脑膜支等。颈内静脉由乙状窦移行而来，移行部膨大成为颈静脉球，其解剖结构在不同个体间差异较大。高位颈静脉球是最常见的解剖变异，会在手术过程中阻挡术野，增加出血概率。岩下窦从 JF 的前内侧进入孔内并形成丛状汇合后注入颈静脉球内侧壁。通过尸体头部解剖证实，在部分个体中岩下窦会向颅外延伸，止于 JF 颅外口或其下方的颈内静脉，这种情况虽然并不常见，但可能是该区域外科手术中出血过多的一个重要原因。JF 与诸多结构相毗邻：JF 外口的前方为颈动脉管外口，两者被颈动脉嵴分开，内侧为舌下神经管、枕髁。茎突和茎乳孔位于 JF 外口的外侧，茎突位于茎乳孔稍前内侧，面神经出茎乳孔。颞骨茎突及面神经乳突段都阻挡了通往 JF 的侧向通道。下颌骨髁状突和岩内颈动脉阻挡了从前方进入 JF 的通道。椎动脉通过寰椎横突上升，位于上、下斜肌和头后大直肌之间的枕下三角内，是从后方到达 JF 最重要的解剖学障碍。

二、临床症状

临床表现取决于肿瘤的位置和范围。副神经节瘤患者经常出现临床症状有搏动性耳鸣（80%）。搏动性耳鸣可能有不同的病因。血管病因包括：颈内动脉硬化、动静脉畸形、硬脑膜动静脉血栓、动脉瘤、颈内动脉迂曲动脉、静脉异常。

非血管性病因包括：感音神经性耳聋、上半规管性耳聋。其他常见症状包括传导性听力损失（75%）、声音嘶哑（35%）和后组脑神经麻痹（30%）；最常见的脑神经损伤依次为：CN Ⅹ、CN Ⅸ、CN Ⅻ 和 CN Ⅺ，中耳肿块（25%），吞咽困难、面神经麻痹（5%）。

颈静脉孔神经鞘瘤患者主要表现与肿瘤位置有关。常伴有听力损失、耳鸣，如果病变较大，则伴有小脑功能障碍和脑积水。面神经麻痹通常很少见。主要是颅外孔和颈静脉孔肿瘤表现为缓慢进行性后组脑神经功能障碍，常见症状为语言障碍、舌肌萎缩（舌下神经神经鞘瘤）、声音嘶哑、可触及的颈部肿块、听力损失和耳鸣，如果肿瘤较大，则出现中耳、脑积水和小脑症状。听力减弱是颈静脉孔神经鞘瘤患者最常见的症状。在 60%～75% 的患者中观察到了这种情况。在一系列颈静脉孔脑膜瘤患者中，临床症状比副神经节瘤患者发展得更快。Bakar 回顾了 96 例已发表病例。常见的症状是：听力损失 45 例（52%），中耳包块 20 例（23.2%），语言障碍 20 例（23.2%），耳鸣 15 例（17.4%），头晕 15 例（17.4%），声音嘶哑 12 例（13.9%），颈部包块 10 例（11.6%），共济失调 10 例（11.6%），后组脑神经麻痹 5 例（5.8%），肩无力 5 例（5.8%），头痛 5 例（5.8%），舌萎缩 4 例（4.6%），面神经麻痹 3 例（3.5%），耳痛 2 例（2.3%），脑积水 1 例（1.1%），偏瘫 1 例（1.1%）。

某些研究可能还包括其他部位的脑膜瘤患者向颈静脉孔延伸。

脊索瘤和软骨肉瘤通常表现为头痛和复视。最常见的症状是复视，这是因为展神经麻痹，50%的病例出现神经麻痹、三叉神经麻痹，后组脑神经功能障碍包括吞咽困难、声音嘶哑、误吸、舌肌麻痹、肩下垂和声音虚弱、头痛、听力丧失和耳鸣。多发性脑神经功能障碍软骨肉瘤比脊索瘤更常见。

三、颈静脉孔区肿瘤的治疗及手术入路

颈静脉孔区肿瘤的治疗一直是神经外科医生面临的颅底肿瘤方面的挑战。这些病变相对罕见，位于脑神经和重要的神经血管结构附近，且通常高度血管化。这些肿瘤可能累及邻近结构，如颈静脉球、颈动脉、大脑中动脉、耳、岩尖、斜坡、颞下窝和后窝。多年来一些研究发现，随着神经影像学的进展，影像引导技术、血管内栓塞、神经监测和外科技术发展，使得这些肿瘤的安全切除和术后并发症有了明显的改善。

大多数作者使用Fisch提出的耳后幕下手术方法治疗血管球瘤。Fisch方法的三种不同变体用于特定的临床情况（A、B、C型）。这三种方法都包括乳突切除术，面神经移位，外耳和中耳闭塞导致传导性听力障碍。A型入路用于治疗颈静脉孔旁神经胶质瘤、神经瘤和脑膜瘤。进行根治性乳突切除术，面神经向前移位。这种方法可以进入颞下窝、颈静脉孔和颈内动脉（ICA）的垂直部分。颈静脉旁孔、硬膜内延伸较大（2 cm或以上）的肿瘤分两期切除。B型入路用于切除岩尖和中斜坡的病变（岩尖胆脂瘤、脊索瘤、胆脂瘤和一些脑膜瘤）。这种方法可以暴露水平颈内动脉、岩尖、颞下上窝和卵圆孔。C型入路用于切除鼻咽、咽管及部分鼻咽癌。

多学科团队应该准备好处理所有可能的手术困难和并发症，例如：需要血管重建技术，在ICA和大脑中动脉之间进行高流量搭桥，重建受影响的脑神经，重建肿瘤引起的较大颅底缺损和广泛的骨切除，以及脑干和颅内血管的肿瘤解剖。

1985年，Lambert等提出了迷路下入路。1992年，Martin和Prades提出了无需面神经移位的迷路下入路。传统的JF区肿瘤手术入路无法避免面神经的永久性移位，使得面瘫成为常见的术后并发症，极大地影响了患者术后的生命质量。1991年，Tomio和Takakura提出了经颈静脉入路：显露枕骨、寰枕关节、寰椎横突、乳突等，切除肿瘤颅外部分；切开乙状窦及颅后窝硬脑膜，达到脑桥小脑角池，切除肿瘤颅内部分。该入路是从后外侧达到JF，不仅改变了手术视角，而且能够在不切除乳突的情况下切除JF后壁，从而使面神经不受影响，是颅内外沟通型JF肿瘤的较好入路。1995年，George团队提出了髁旁入路：枕下及上颈部显露，切除寰椎横突；枕下外侧开颅结合乳突部分切除，显露乙状窦；切除颈静脉突，打开JF后壁。

2005年，Quiñones-Hinojosa等提出了扩大乙状窦后入路，在操作上对传统乙状窦后入路进行了较大程度的改良。显露外侧枕骨及乳突，乳突部分切除，乙状窦轮廓化，通过从乙状窦横缘到颈静脉球的曲线切除外侧枕骨，切开硬脑膜，进一步打开进入脑桥小脑角和JF的通路。该方法扩大了脑桥小脑角和深部血管结构的暴露程度，从而最大限度地减少小脑牵拉和辅助其他入路的需要，有效解决了传统乙状窦后入路开颅范围局限、操作空间狭小、术中小脑牵拉重等不足，提高了JF肿瘤颅内部分的切除率。2014年，Matsushima等又提出了乙状窦后颈静脉上入路，指出乙状窦后入路开颅后，接着磨除内听道下方、JF顶部及内淋巴凹陷的前内侧部分区域，可获得更广泛的操作通道。

近年来，颅底内镜技术的引入是JF肿瘤手术的重大进步，除了与传统开颅入路联合应用以外，内镜还能单独经口、鼻直达JF。2021年，Lai等报道了内镜辅助下经颈部入路至JF的解剖学研究：沿胸锁乳突肌上缘做一弧形切口，逐层分离至显露颈静脉突；切除部分寰椎横突，在枕髁中部磨取一条直径约1 cm的通道，在内镜下观察局部结构并切除肿瘤。

JF区肿瘤的根治性手术作为神经外科难点之一，一直处于不断改良与创新中，如何消除上述并发症是未来解剖研究及改良手术入路、优化手术方案的重点。根据肿瘤的范围，有两种主要的手术入路被常用于治疗颈静脉孔肿瘤。

改良后乙状窦后入路显示肿瘤主要位于硬膜内，不延伸至颈部，不累及颈内动脉。通过磨除颈静脉孔和乳突的后壁，暴露乙状窦、面后乳突气房、半规管和下鼓室，可以去除颈静脉孔、乳突和中耳内的肿瘤浸润或延伸。脑膜瘤、神经鞘瘤、脊索瘤、软骨肉瘤和一些副神经节瘤是最常见的颈静脉孔肿瘤。

（一）手术入路

手术入路指肿瘤延伸至颈部区域，即咽后间隙，

累及斜坡、颈内动脉、椎动脉、颈静脉球和颈内静脉（IJV）时采用的入路。副神经节瘤、神经鞘瘤和大型脑膜瘤是最常见的需要颅颈入路的病变。

1. 乙状窦后入路

患者可采用半坐姿（图28-2-1），背部卧位或"乳突位"或"停车台位置"麻醉医生应检查两侧的颈静脉受压情况，以避免空气栓塞。在背部卧位，头部向对侧旋转约30°，轻微侧向伸展。在肩下放置一个枕头，以避免头部过度旋转和颅颈交界处椎动脉受压。必须检查对面的IJV，以确保其未被压缩在半坐姿中，双腿置于心脏上方，膝盖略微弯曲。头部向受影响一侧旋转30°，过度伸展和弯曲。在定位过程中，两侧SEP持续受到监控。为了防止空气栓子的发生，使用经食管超声、透视或心前多普勒检查。对CN Ⅴ、Ⅵ、Ⅶ、Ⅷ、Ⅸ、Ⅹ、Ⅺ和Ⅻ进行神经生理学监测。皮肤切口（笔直或略微弯曲）始于外耳道后约5 cm的乳突后区域，延伸至乳突尖后2 cm，止于上颈部（图28-2-2）。皮肤切口的下延伸取决于肿瘤的延伸情况。头皮骨膜被抬高。筋膜和肌肉被直接切开，露出枕骨、星点和枕骨乳突后区域，并用自动牵开器固定。将乙状窦与横窦交界处钻孔。采用直径为4 cm的开颅术。用高速金刚石钻暴露横窦和乙状窦。用咬骨钳将部分鳞状枕骨切除，直至颈静脉球。对于硬脑膜与枕骨粘连的老年患者，开颅术也是一种选择。乳突导静脉电凝并切断。当鼻窦和外静脉暴露时，应注意避免空气栓塞。

颈静脉压迫或Valsalva手法有助于识别静脉出血。小的乙状窦撕裂可以用缝线或小块肌肉筋膜和

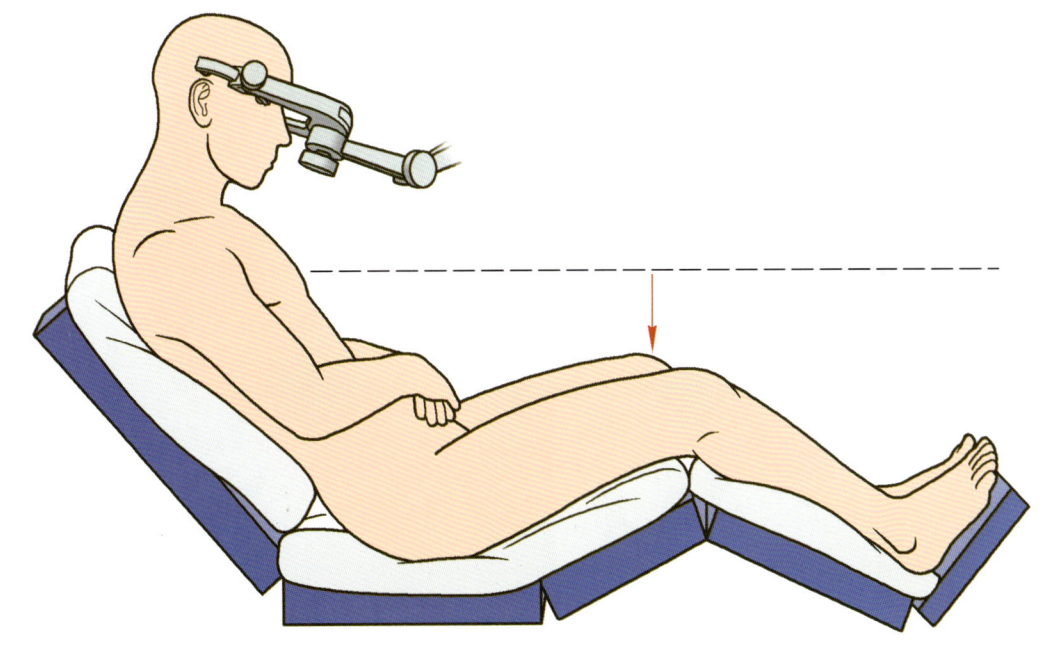

图28-2-1 患者置于半坐位

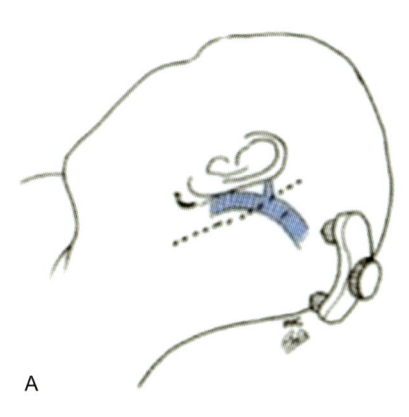
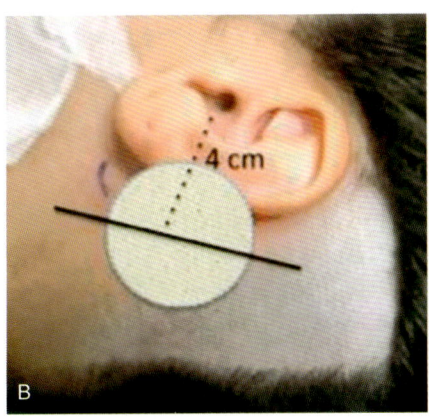
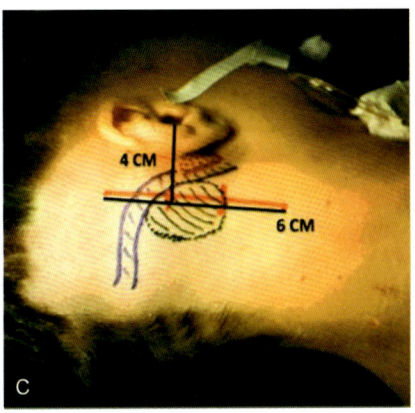

图28-2-2 A～C.皮肤切口

纤维蛋白胶修复。应注意不要用止血材料或肌肉填塞伤口，以致堵塞鼻窦。打开的乳突用骨蜡或肌肉碎片和纤维蛋白胶充填。在手术显微镜下，硬脑膜以平行于乙状窦的 C 形方式切开。小脑侧面轻微收缩，小脑延髓池打开，松解颅后窝。这个动作是用棉片或橡胶条来保护小脑免受牵拉伤。脑牵开器是用来保护而不是牵拉小脑的。肿瘤主要累及或浸润后组脑神经。在脑膜瘤、副神经节瘤和侵袭性肿瘤的病例中，CN Ⅸ、Ⅹ 和 Ⅺ 可能被包绕，甚至渗透。暴露后壁或颈静脉孔。在颈静脉孔后缘行 C 形硬脑膜切口，并用高速金刚钻开孔。在监护下对颈静脉孔内的神经进行非常仔细的解剖，以避免对这些结构和颈静脉球造成损伤。使用内镜有助于从颈静脉孔内的脑神经旁解剖肿瘤。

如果这些神经被浸润，且患者术前没有神经功能障碍，则不尝试根治性切除。在这些病例中，只有在观察到肿瘤生长的情况下，术后才对良性病变进行放射治疗。实体瘤最初是囊内摘除。轻轻解剖肿瘤包膜，找到蛛网膜与肿瘤周围结构之间的界面。硬膜附着物凝固后，进行囊内分块切除。与实体瘤相比，囊性神经鞘瘤与脑神经有很强的黏附性，应首先识别和解剖蛛网膜界面，避免打开囊肿。仔细解剖蛛网膜界面，然后囊肿的排空将允许从周围结构中移除囊肿壁。肿瘤切除后，进行硬脑膜水密连续缝合。颅骨成形并固定骨瓣。伤口按常规方式缝合，不使用引流管。

2. 颅颈入路

患者的体位摆放与麻醉师讨论后确定，间歇性压迫下肢以防止深静脉血栓形成，适用于有此并发症风险的患者。对于颅颈入路，患者被置于俯卧位，根据肿瘤的累及范围，对 CN Ⅴ、Ⅵ、Ⅶ、Ⅷ、Ⅸ、Ⅹ、Ⅺ 和 Ⅻ 以及双侧体感诱发反应（SAEP）进行电生理监测。检查好神经导航的所有参数。C 形皮肤切口从颧弓上方约 5 cm 的颞区开始，将耳和下颌角限定在外，并在胸锁乳突肌（SCM）的边界上继续颈部折叠，直至中线（图 28-2-3）。识别并解剖耳大神经。在 CN Ⅶ 被肿瘤浸润且必须切除的情况下，该神经可用作重建面神经的移植物。将皮瓣向前旋转，露出颞

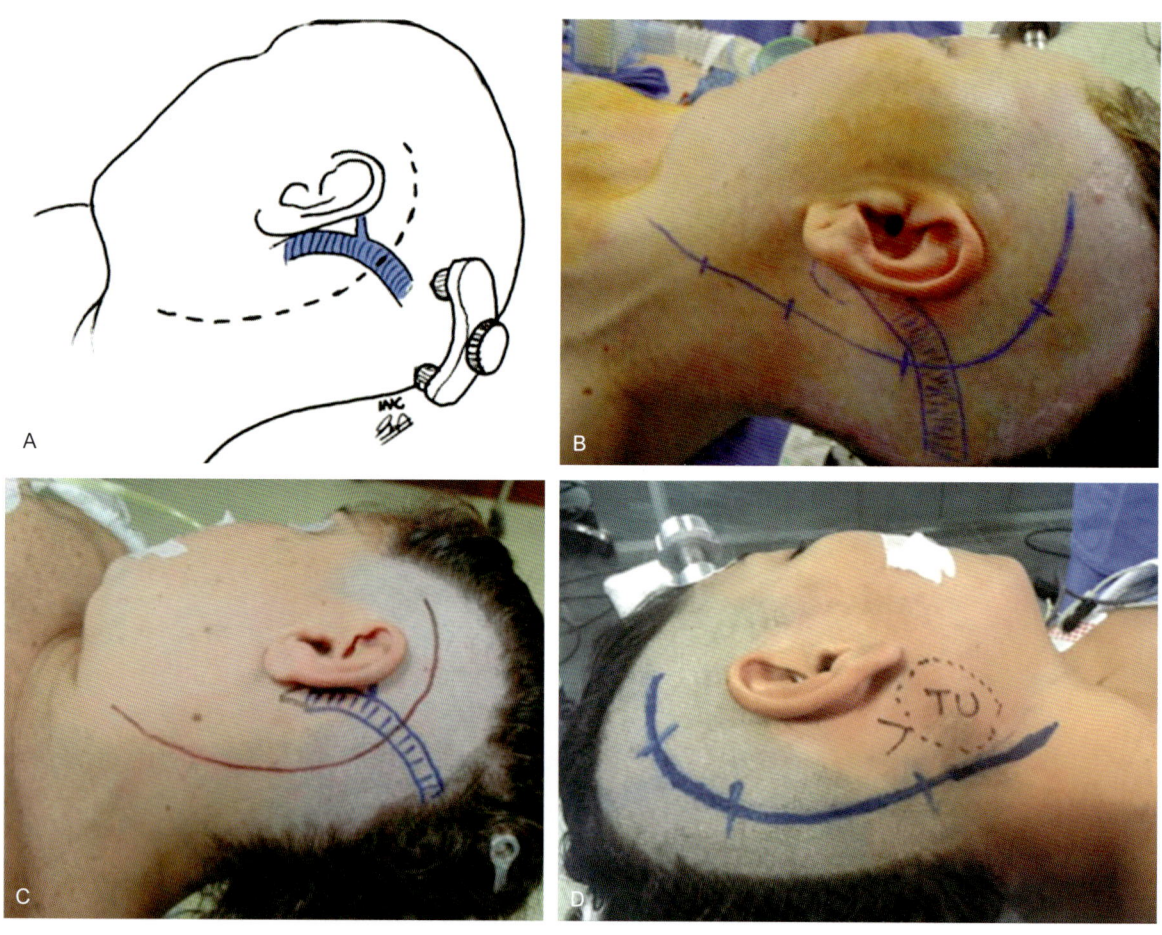

图 28-2-3　A～D. 颅颈入路采用 C 形切口

肌筋膜、外耳道、乳突尖和SCM肌肉的前边缘。如果肿瘤侵犯中耳，破坏延伸至外耳道的听骨链，则在骨软骨连接处切断听骨链。为避免术后脑脊液漏，外耳道分两层缝合。

（二）颅底重建

为了充分暴露颈静脉孔，需要在颅底进行广泛的骨质切除（乳突切除术、颅骨切除术和C1横突切除术）。这种广泛的颅底入路将导致巨大的外科缺损。术后脑脊液漏是该方法的主要并发症之一。有计划的颅底重建策略对于避免术后脑脊液漏非常重要。

（崔勇）

参考文献

[1] Colen TY, Mihm FG, Mason TP, et al. Catecholamine-secreting paragangliomas: recent progress in diagnosis and perioperative management[J]. Skull Base, 2009, 19: 377-385.

[2] Guild SR. A hitherto unrecognized structure, the glomus jugularis in man[J]. Anat Rec, 1941, 79: 28.

[3] Huy PT, Kania R, Duet M, et al. Evolving concepts in the management of jugular paraganglioma: a comparison of radiotherapy and surgery in 88 cases[J]. Skull Base, 2009, 19: 83-91.

[4] Katsuta T, Rhoton Jr AL, Matsushima T. The jugular foramen: microsurgical anatomy and operative approaches[J]. Neurosurgery, 1997, 41: 149-202.

[5] Kaye AH, Hahn JF, Kinney SE, et al. Jugular foramen schwannomas[J]. J Neurosurg, 1984, 60(5): 1045-1053.

[6] Mazzoni A, Saleh E, Sanna M, et al. Lower cranial nerve schwannomas involving the jugular foramen[J]. Ann Otol Rhinol Laryngol, 1997, 106(5): 370-379.

[7] Neumann HP, Pawlu C, Peczkowska M, et al. Distinct clinical features of paraganglioma syndromes associated with SDHB and SDHD gene mutations[J]. JAMA, 2004, 292(8): 943-951.

[8] Peker S, Sengöz M, Kılıç T, et al. Gamma knife radiosurgery for jugular foramen schwannomas[J]. Neurosurg Rev, 2012, 35(4): 549-553.

[9] Ramina R, Maniglia JJ, Fernandes YB, et al. Tumors of the jugular foramen: diagnosis and management[J]. Neurosurgery, 2005, 57: 59-68.

[10] Ramina R, Neto MC, Fernandes YB, et al. Meningiomas of the jugular foramen[J]. Neurosurg Rev, 2006, 29(1): 55-60.

[11] Ramina R, Neto MC, Fernandes YB, et al. Meningiomas of the jugular foramen[J]. Neurosurg Rev, 2006, 29: 55-60.

[12] Sen C, Hague K, Kacchara R, et al. Jugular foramen: microscopic anatomic features and implications for neural preservation with reference to glomus tumors involving the temporal bone[J]. Neurosurgery, 2001, 48: 838-848.

第二十九章
颅颈交界区畸形的外科治疗
Surgical Treatment of Craniocervical Junction Malformations

颅颈交界区畸形是指发生在颅脑和颈椎过渡区域复杂的畸形性病变，包括颅底凹陷症、寰枢椎关节不稳、寰枕融合、小脑扁桃体下疝畸形（Chiari畸形）等。它们可以单独出现或与其他综合征相关，例如软骨发育不全、唐氏综合征、Morquio、Larson、Marshall综合征等。由于颅颈交界区畸形，导致患者神经、血管损伤，产生一系列严重后果。

一、颅底凹陷症

颅底凹陷症（basilar invagination），又称为基底凹陷症，颅底凹陷症指以枕骨大孔为中心的骨组织等结构向颅腔内陷，寰椎和枢椎齿状突高出正常水平而进入枕骨大孔以内的颅腔，对脑干、脊髓、小脑、神经根和血管产生压迫、牵拉等损伤从而产生一系列严重的症状。

颅底凹陷症的主要发病原因为先天性骨质发育不良，由于在胚胎发育学上，神经管在寰枕部闭合最晚，所以先天性畸形容易发生在此区。少数可继发于其他疾病。Hadley将本病分为2型。第1型为先天型：又称原发性颅底凹陷症，伴有寰枕融合、枕骨变扁、枕骨大孔变形、齿状突向上移位甚至进入枕骨大孔内，致使枕骨大孔前后径缩小。在胚胎发育2~3周时由于胚胎分节的局部缺陷，寰椎不同程度地进入枕骨大孔内有时与之融合等。近年来，有人发现本病与遗传因素有关，即同一家族兄弟姐妹中可有数人发病。第2型为继发型：又称获得型颅底凹陷症，继发于佝偻病、骨软化症、类风湿性关节炎或甲状旁腺功能亢进等导致颅底骨质变软，变软的颅底骨质受到颈椎压迫而内陷，枕骨大孔升高，有时可达岩骨尖，且变为漏斗状。同时，颈椎也顶入到颅底。

由于枕骨大孔周围结构内陷，导致枕骨大孔区空间不足，颅后窝容积变小，延髓、小脑、神经根

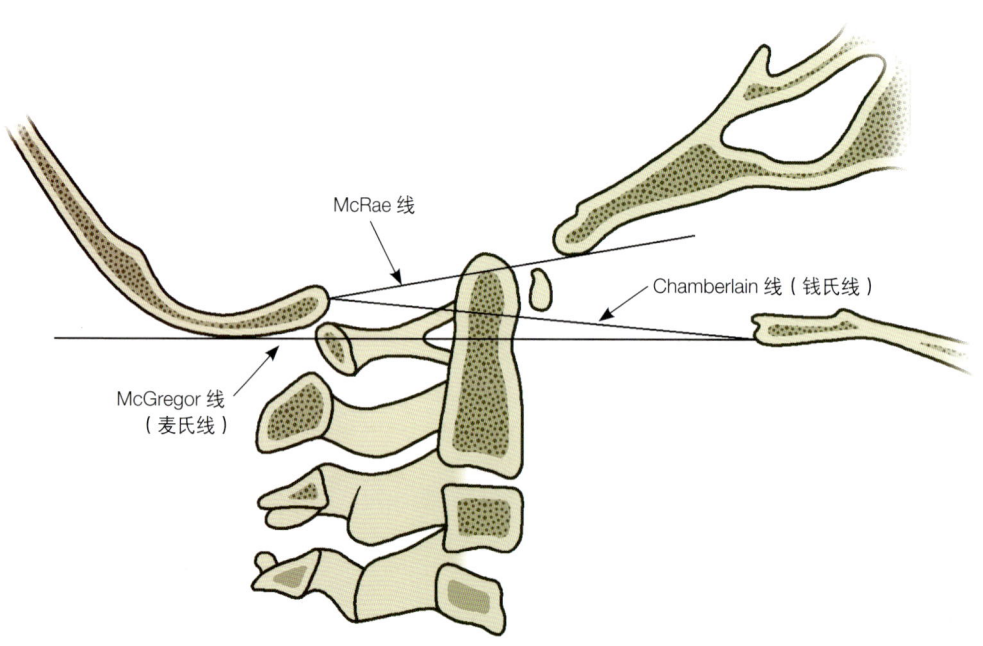

图 29-1-1　颅底凹陷症的解剖学判定

受到挤压、牵拉从而产生一系列症状，有时会伴有椎动脉供血不足的情况。枕骨大孔畸形包括枕骨基底部、外侧部及髁部三部分的发育异常，致使颅底向内凹陷、寰椎和枕骨距离变短、寰枕融合等。有时还合并寰枢椎畸形、椎板裂缝或缺如、颅颈移行处曲度异常等。颅底凹陷是枕骨大孔区最常见的畸形，90%以上颅底凹陷症是枕骨和寰枢椎的畸形，枕骨的基部、髁部及鳞部以枕骨大孔为中心向颅腔内陷入，枕骨大孔边缘有寰椎距离变短，甚至与寰椎后弓融合，枕骨髁发育不良、不对称，枕骨基底部变短、变直、高低不平，颅底呈漏斗状，寰椎突入颅内，枢椎的齿状突高出正常水平而进入枕骨大孔，枕骨大孔前后缩短，而使颅后窝缩小从而压迫延髓、小脑和牵拉神经根产生一系列神经系统症状和体征。除上述骨质结构改变外，还可发生局部软组织的异常增厚和紧缩，枕骨大孔附近的韧带、硬膜、蛛网膜的粘连、增厚呈束带状，从而压迫小脑、延髓、脑神经、上颈髓、颈神经和椎动脉等。晚期常出现脑脊液循环障碍而导致梗阻性脑积水和颅内压增高。颅底凹陷常可合并脑脊髓和其他软组织畸形，如小脑扁桃体疝、脊髓空洞症及蛛网膜粘连等。

（一）临床表现

神经系统症状表现为枕骨大孔区综合征，临床表现为：

（1）延髓及上颈髓受压及受损的表现：齿状突从前方挤压牵拉，以及小脑扁桃体下疝从后方压迫，其他局部病理组织压迫延髓及上颈髓，以及继发的脊髓空洞症同样对延髓和上颈髓造成损伤。患者表现为肢体无力、步态不稳、感觉异常、吞咽困难、呼吸困难、手指精细动作障碍，甚至括约肌功能障碍、感觉功能减退。伴发脊髓空洞症时，出现脊髓颈胸段痛、温觉消失，而触觉和深感觉存在这种分离性感觉障碍。

（2）小脑功能障碍的表现：以水平震颤为主的眼球震颤常见，眼球震颤亦可为垂直或旋转震颤。小脑功能障碍加重时可出现小脑性共济失调的表现，例如步态不稳、说话不清楚，查体可见指鼻试验阳性，跟膝胫试验阳性，闭目难立征阳性等。

（3）脑干移位、牵拉以及继发的蛛网膜粘连可累及后组脑神经，患者可出现不同程度的吞咽困难、饮水呛咳、声音嘶哑等的症状，严重者影响三叉神经、面神经、听神经核团而出现面部麻木、听力下降、角膜反射减弱等症状。

（4）上颈椎神经根刺激症状：主要是由于畸形的骨质压迫、静脉丛回流不畅、寰枕筋膜增生、肥厚或形成纤维束带压迫上颈椎神经根引起。患者可表现为颈部疼痛或麻木，一侧或双侧上肢疼痛或麻木、肌肉萎缩。枕大神经受累时可引起枕部疼痛，颈部活动、强迫头位等。

（5）颅内压增高的症状：早期患者一般无颅内压增高的表现，一旦出现说明病情加重。多为梗阻性脑积水所致。患者表现为剧烈头痛、恶心、呕吐、视盘水肿，严重时发生枕骨大孔疝，出现意识障碍、呼吸循环障碍或突然呼吸停止而死亡。

（6）椎动脉供血障碍的症状：主要变现为发作性眩晕、视力障碍、恶心呕吐、共济失调、四肢瘫痪等临床症状。

（二）影像学检查

1. X线检查

（1）钱氏线（Chamberlain's line）：亦称腭枕线。头颅侧位片上由硬腭后缘向枕大孔后上缘做一连线，即为钱氏线。正常人齿状突在此线的3mm以下，若超过此线，即为颅底凹陷症。

（2）麦氏线（McGregor's line）：也称基底线。由硬腭后缘至枕骨鳞部最低点连线，即麦氏线。正常齿状突不应高出此线6mm，若超过即为颅底凹陷症。

（3）二腹肌沟连线（fishgold line）：在颅骨前后位断层片上做两侧二腹肌沟的连线，从齿状突尖到此线的距离正常为5～15mm，若齿状突顶点接近此线，甚至超过此线，即为颅底凹陷。

（4）双乳突连线：正位片上，两乳突之间的连线正常时，此线正通过寰枕关节，齿状突可达此线或高出此线1～2mm，颅底凹陷症时超过此值为异常。

（5）Bull角：硬腭平面与寰椎平面所成的角度，正常小于13°，大于13°即为颅底凹陷症。

（6）基底角：由鼻根部至蝶鞍中心和蝶鞍中心至枕大孔前缘两线形成的角度，正常为109°～148°，平均132.3°，颅底凹陷症时此角增大。

（7）Boogard角：枕大孔前后缘连线和枕骨斜坡所形成的角度，正常为119.5°～136°，颅底凹陷症时此角增大。

2. CT检查

CT扫描主要是显示脑组织及脑室的改变，有时可行脑室造影CT扫描，在脑室内注入非离子水溶性造影剂后行CT扫描可观察到脑室大小、中脑水管是否通畅及第四脑室及脑干的改变，并可勾画出小脑扁桃体下缘的位置。

3. MRI检查

MRI是诊断本病最好的检查手段之一，尤其在矢状位，可清楚地显示中脑水管、第四脑室及脑干的改变，小脑扁桃体下疝的程度及颈髓受压的情况，便于决定手术治疗方案。

（三）诊断

有眼球震颤、眩晕、共济失调、四肢和躯干运动和感觉障碍等症状，X线或CT检查发现以枕骨大孔为中心的骨组织等结构向颅腔内陷，寰椎和枢椎齿状突高出正常水平而进入枕骨大孔以内颅腔，对脑干、脊髓、小脑、神经根和血管产生不同程度的压迫、牵拉，可以对颅底凹陷症做出诊断。

（四）鉴别诊断

1. 颈椎病

颈椎病是由颈椎退行性病变产生的临床综合征。临床表现为颈背部疼痛、单侧或双侧上肢放射性疼痛、上肢或四肢麻木无力、双足踩棉花感等症状。其中神经根型颈椎病临床上开始多为颈肩痛，短期内加重，并向上肢放射。皮肤可有麻木、过敏等异常，同时可有上肢肌力下降、手指动作不灵活。体格检查可见病侧颈部肌肉痉挛，颈肩部肌肉可有压痛，患肢活动有不同程度受限。神经系统查体上肢牵拉试验、压头试验可出现阳性，表现为诱发根性疼痛。X线检查可显示颈椎曲度改变，生理前凸减小、消失或反张，椎体前后缘骨赘形成及椎间隙狭窄，颈椎斜位片可见椎间孔狭窄。动力位伸、过屈位摄片可显示颈椎节段性不稳定。CT检查可示颈椎间盘突出，颈椎管矢状径变小，黄韧带骨化，脊髓受压等征象。MRI检查清楚地显示颈椎间盘突出的部位和压迫程度，脊髓受压或脊髓内出现高信号等征象。

2. 颅颈交接区肿瘤

本病可表现为颈部及枕部疼痛、麻木，肢体无力。生长缓慢的良性肿瘤也可导致颈部活动受限。良性肿瘤早期症状类似颅底凹陷症，但缺乏颅底凹陷症的特征外貌及颅内结构受累的症状。磁共振检查可以明确地显示肿瘤的部位，并帮助判断肿瘤的性质。

3. 脊髓原发性侧索硬化症

以皮质脊髓束受累为主的，以痉挛性截瘫而感觉正常为主要表现的运动神经元病。首发症状为双下肢对称的痉挛性无力，起病隐袭，病情缓慢进展。逐渐波及双上肢，出现四肢肌张力增高、腱反射亢进及病理征阳性，通常无肌肉萎缩，不伴束颤，感觉正常。神经电生理检查有助于辅助诊断，肌电图呈典型神经源性改变。静息状态下可见纤颤电位、正锐波，有时可见束颤电位；小力收缩时运动单位电位时限增宽、波幅增大、多相波增加，大力收缩呈现单纯相。神经传导速度正常。运动诱发电位有助于确定上运动神经元损害。X线检查颈椎无明显异常，MRI检查可见部分患者脊髓异常信号、脊髓萎缩的表现。

（五）治疗

1. 颅底凹陷

常导致颅后窝和上颈部椎管有效空间缩小，故治疗的目的在于给予足够空间进行减压术。对于偶然发现的无症状者，一般不需要治疗。应嘱患者防止头颅部外伤及过度剧烈头部屈伸，颈椎按摩术可加重病情，应为禁忌。对症状轻微而病情稳定者，可以随访观察，一旦出现进行性加重，应手术治疗。但须指出，症状轻微患者即使影像学发现畸形也不宜手术。目前手术指证为：① 有延髓和上颈髓受压表现者。② 有小脑征症状及颈神经症状，并呈进行性加重者。③ 有颈神经根受累和伴有脊髓空洞者。④ 有脑脊液循环障碍或颅内压增高者。⑤ 伴有颅后窝肿瘤或蛛网膜囊肿者。手术方式主要为枕肌下减压术。术中切除枕骨大孔后缘及邻近的枕骨鳞部寰椎后弓，第2、3颈椎的棘突及椎板。传统的手术方法是咬除凹陷的骨质，剪开硬脑膜充分减压，在解除骨质的压迫后，硬脑膜可逐渐松弛，缓解其张力达到手术减压的预期效果。手术的目的是为了解除神经组织压迫，恢复脑脊液循环的通路，必要时应对不稳定的寰枕和颈椎关节加以固定。由于手术在延髓和上颈髓区进行，该处又有畸形，空间相当小，手术危险性比一般枕肌下减压术大得多，手术操作也困难，术中突然呼吸停止的发生率为3%～5%。部分患者延髓压迫主要来自腹侧面的枕大孔前缘向后移位的枢椎齿状突，主要表现为锥体束损害，在MRI检查的矢状位上可以明确地看到压迫来自腹侧，这样只做后枕部减压无明显效果，可以经颈部或口咽部前入路行减压术，去除枕大孔前缘寰椎前弓和齿状突，手术中不打开硬膜，以防止脑脊液漏，对于腹侧受压的患者可取得良好的效果。对于寰椎区稳定性差的患者，在前入路手术后还需再行植骨融合术。总之，颅底凹陷的手术治疗应遵循以下原则：延髓-颈髓的压迫因素来自前方者应做前入路减压，来自后方者宜做后入路减压，所有颅颈部不稳定的患者均应考虑施行植骨融合固定。

2. 寰枢椎关节不稳

根据寰枢椎脱位方式可分为寰枢椎前脱位、后脱位、旋转脱位、垂直脱位以及混合型脱位；不稳定的寰枢关节存多个方向的滑动趋势，即寰椎前、后滑移、左右侧屈、前倾后倾、左或右旋转。

3. 寰枕融合

寰枕融合可以是枕骨底部和寰椎的完全融合，也可以是部分融合，也可以是部分区域的纤维带相互融合，包括寰椎枕骨化、枕颈骨性融合、寰椎枕骨融合症。

二、小脑扁桃体下疝畸形

小脑扁桃体下疝畸形又称为阿诺德-奇阿（Arnold-Chiari）畸形，是比较常见的先天性发育异常性疾病。小脑扁桃体在多种因素的作用下下降至枕骨大孔以下，颈椎椎管内。严重者延髓下段、第四脑室下部及小脑蚓部也可向下疝入到颈椎椎管内。小脑扁桃体下疝畸形与先天发育有关，常伴有颅底凹陷、环枕融合等颅颈交界区畸形，以及小脑发育不全、脊髓硬脊膜膨出、脊柱裂等。

小脑扁桃体下疝畸形的病因及发病机制尚未完全阐明。其中，牵引学说是较为流行的观点。该学说认为在脊柱裂、脊髓脊膜膨出的患者中，由于脊髓固定在脊柱裂处，在生长发育过程中，脊髓和脊柱生长速度不同，脊髓及小脑组织被向下牵引，不能按正常情况上移，而产生小脑扁桃体下疝。但是，也有学者对此持怀疑态度，他们认为脊髓受牵拉的影响主要局限在腰骶部，很少累及胸段及颈段的脊髓。而且，并不是所有的脊髓栓系综合征患者都合并有小脑扁桃体下疝畸形，故认为脊髓脊膜膨出与小脑扁桃体下疝无关，而是颅颈交接区的原发性畸形。在颅脑发育过程中，颅后窝容积小，脑组织生长相对过度，以致部分小脑、舌咽、迷走、副、舌下等后组脑神经及深部颈神经根被牵拉下移，嵌入枕骨大孔及颈上段椎管，严重者脑脊液循环受阻，继发脑积水。

在出现小脑扁桃体下疝的同时，延髓也有不同程度的下移，严重者延髓可完全移位到枕骨大孔外。这样造成了延髓背侧屈曲，脑神经、颈神经受牵拉脊髓受压变扁，疝出的脑组织、脊髓及周围结构粘连，枕骨大孔闭塞，中脑水管或第四脑室中孔粘连闭塞，形成梗阻性脑积水，又可加重小脑扁桃体下疝。正中孔闭塞时可伴有脊髓空洞。

另外还有人提出脑积水学说，认为小脑扁桃体下疝是由于婴儿期脑积水向下压迫所致。由于脑积水，颅内压力增高，小脑扁桃体受压经枕骨大孔向下疝出，严重者进入上颈段椎管，有时可伴有延髓和第四脑室向下延伸。延髓变长并疝入椎管内，第四脑室下半部也疝入椎管内，也是本畸形的一重要特征。小脑扁桃体常充满小脑延髓池，伴有该部位组织粘连。由于小脑延髓池闭塞循环不畅，第四脑室中孔粘连，或中脑水管粘连闭塞可造成梗阻性脑积水。颅后窝及环枕交界区的脑、脊髓结构互相挤压，可继而出现该区域脑脊液循环的异常，形成脊髓空洞，产生相应的症状。

（一）分型

该病通常分为4种类型，除了Ⅳ型外，其他3种类型与病情轻重程度呈正比，但也有学者认为4型之间可能无任何联系，不能代表类似的发病机制。通常这4种情况划分如下：Ⅰ型，小脑扁桃体伸长，经枕骨大孔向下成舌样伸入椎管，并使延髓成屈曲状；Ⅱ型，第四脑室及其脉络膜与小脑扁桃体一起下疝到枕骨大孔以下，延髓屈曲更明显，第Ⅴ～Ⅻ对脑神经根受到不同程度的牵拉，并逆向上方走行；Ⅲ型，Ⅱ型中伴发颈椎裂及脊膜膨出者；Ⅳ型，伴有小脑发育不全的Chiari畸形。

（二）临床表现及慢性损伤

由于Chiari畸形可与其他多种颅颈交界区畸形并存，可以继发脊髓空洞，因此其症状往往可与并发的疾病症状同时存在。下面列举了常见的症状，需要注意的是，没有一个患者会出现所有的症状，往往是以其中一两个症状为主，而其他的一些疾病也有可能对这些症状造成掩饰。

1. 与Chiari畸形相关的症状

（1）头痛头晕：Chiari畸形的典型头痛是咳嗽、用力、擤鼻涕等动作时加重，这些动作又称为"Valsalva动作"，可以增加颅内压，严重时还可以出现呕吐、眼底水肿及视力下降等。

（2）平衡障碍：严重时导致步行困难，共济失调，走路不稳及眼球震颤等症状，属于小脑功能障碍。

（3）声音嘶哑、吞咽困难、颈项部疼痛及活动受限等后组脑神经症状。

（4）当脑干延髓受压时，可出现肢体运动障碍、偏瘫和四肢瘫、四肢感觉障碍及大小便障碍等。

2. 与脊髓空洞症相关的症状

Chiari Ⅰ型患者中有40%～65%继发脊髓空洞症，可出现中央脊髓功能异常表现，即分离性感觉障碍，双上肢肌萎缩，尤其是手部小肌肉受累表现。可出现一侧或双侧上肢的关节营养性改变，即所谓的夏氏关节。

3. 运动障碍

肌肉无力和萎缩，尤其是手部和上肢最为明显；肌张力升高，胳膊或腿部出现僵硬或痉挛；脊柱曲度改变，如脊柱侧弯。

4. 感觉障碍

（1）感觉迟钝：这与空洞形成的节段和程度有关，下肢也可以受累。受影响的感觉包括痛觉、温度觉及位置觉。

（2）感觉过敏：四肢均可受累，尤其是上肢。

（3）疼痛：常出现在中线区域的脊柱及两侧，尤其是胸椎。双上肢的烧灼痛，可累及躯干，少数情况下也出现于下肢；关节痛，尤其是肩关节。

（4）括约肌障碍：尿失禁，有时会出现痉挛性膀胱；大小便失禁，男性性功能障碍。

5. 自主神经系统症状

（1）反射异常：表现为血压起伏较大，常伴有上半身汗腺分泌亢进，一侧眼睑下垂。

（2）晕厥：相对少见一些。

上述症状不一定对称出现，往往是身体一侧的症状比另一侧要重。

（三）影像学检查

（1）X线检查有助于帮助发现合并的颅底凹陷症、寰枕融合、寰椎缺如等畸形。CT检查较X线能提供更多信息，可显示有无脑积水、小脑发育异常、脊髓空洞等，矢状位重建图像可显示小脑扁桃体下疝情况，在显示颈椎及颅底畸形方面较X线价值更大。

（2）MRI检查是最重要的影像学检查方法，能够清楚地显示小脑扁桃体下疝程度，以及颈髓、延髓受压程度、脊髓空洞症、脑积水、颅颈畸形等，可为临床手术提供重要的依据（图29-1-2）。

（四）诊断

根据头痛、头晕、平衡障碍、肢体无力、肢体萎缩及变形等临床表现，结合X线、CT、MRI检查，不难做出诊断。

（五）外科治疗

目前外科治疗的方式主要有以下几种：

（1）颅颈交界区减压手术：通过手术解除环枕区骨性结构对小脑、脊髓等结构的压迫，从而恢复正常的脑脊液动力学循环通路，从病因的角度对该病进行治疗。

（2）针对空洞的手术：空洞与蛛网膜下腔和其他体腔的分流术可以使空洞缩小，解除内在压迫因素，从而缓解症状。

（3）针对病因的治疗：许多其他的原因也可以导致小脑扁桃体下疝，如脑积水、腰大池过度引流等。已经证实，针对这些病因进行相应的治疗可以有效地缓解临床症状。

颅颈交接区畸形患者的手术方式需综合考虑其畸

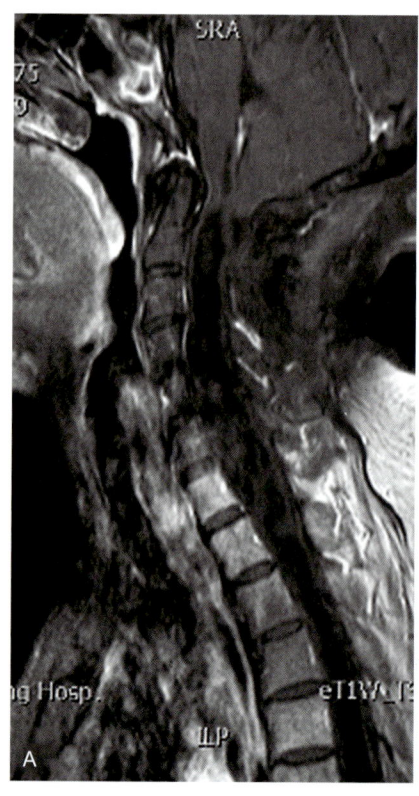
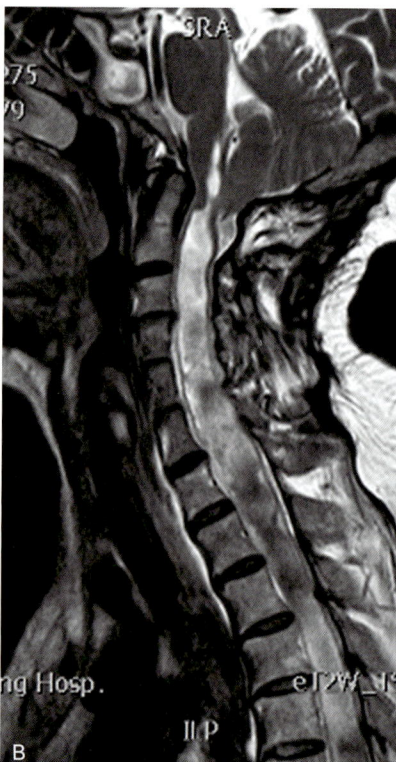
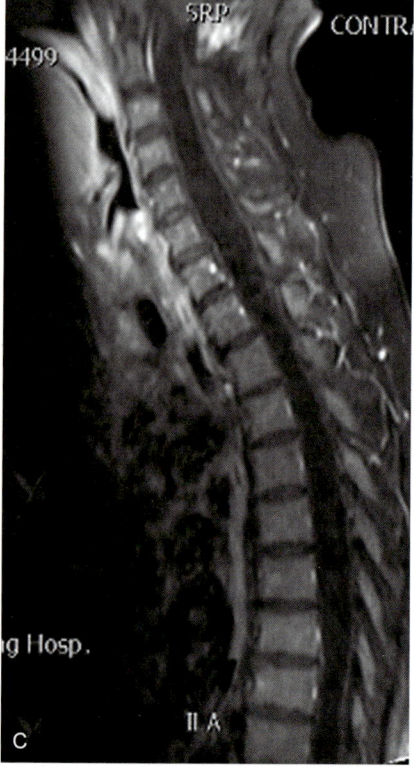

图29-1-2 A～C.小脑扁桃体下疝伴脊髓空洞的影像学表现。图示小脑扁桃体下疝、脊髓空洞（A、B），空洞一直延续到下胸椎（C）

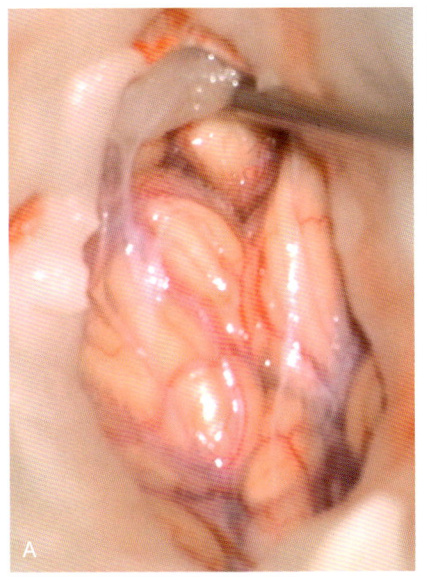
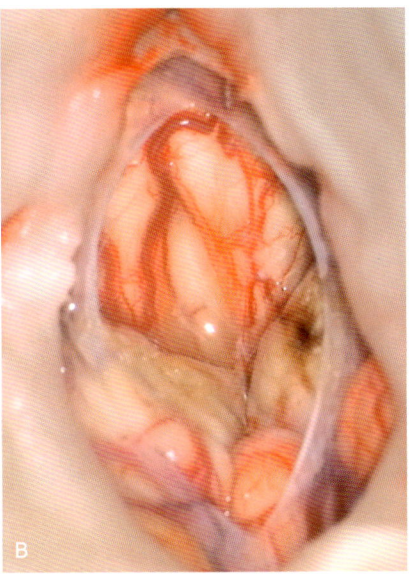
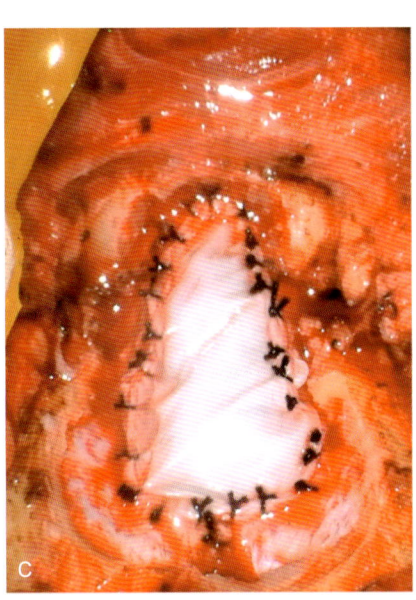

图29-1-3 A～C.颅后窝减压+小脑扁桃体部分切除术。形成颅后窝骨窗、剔除寰枕筋膜、打开硬膜后,可见小脑扁桃体下疝,第四脑室开口处有粘连(A)。在软膜下切除部分小脑扁桃体,松解粘连,第四脑室开口充分敞开,可见第四脑室脑脊液涌出(B)。用人工脑膜做减张缝合(C)

形类型、是否合并寰枢椎不稳等因素。前路手术在寰枕交界区的粘连松解、延髓腹侧减压等方面具有一定的优势,且在一定程度上可避开了外侧的重要神经、血管。然而,对比后路手术,前路手术并发症的发生率常较高。随着对该疾病发病机制及手术效果认识的加深,后路手术的开展应用越来越广泛,而前路手术的应用在逐渐减少(图29-1-3)。

(六)寰枢椎复位

寰枢椎复位的手术方法包括:

1.后路枕颈复位内固定术

寰枢椎不稳或者寰枢椎脱位后,需要通过手术才能重获持久的稳定,因此需要对脱位的寰枢椎进行内固定融合术。寰枢椎内固定融合手术的发展经历了多个时期。20世纪30年代末期,出现了寰枢椎钢丝固定术,70年代后期成为寰枢椎融合术的主流手术方式被普遍采用。钢丝固定技术包括McGraw术式、Brooks术式,以及在此基础上的衍生出的其他手术方式。McGraw术式应用最多,其原理是将钢丝穿过寰椎后弓固定于枢椎棘突,在寰枢之间用植骨块进行植骨,穿过的钢丝压紧置于寰枢之间的植骨块,使寰椎后弓、植骨块和枢椎棘突同时得到固定。钢丝在寰椎后弓与枢椎棘突间固定,手术方式操作简便,但是对于寰椎的前后滑移、左右侧屈及旋转缺乏良好的控制,所以对于寰枢椎整体的固定牢固程度较差。Brooks法是在寰枢椎后弓左右两侧各安置一根钢丝,钢丝不仅穿过寰椎后弓而且穿过枢椎椎板下,同时在寰椎后弓与枢椎椎板间放置大小合适的植骨块,钢丝拉紧后压在骨块上打结,将三者用钢丝固定在一起。这种手术方式对于寰枢椎固定的牢固程度大大超过McGraw方法,是一种效果理想的内固定方法。20世纪80年代末期,椎板夹(Halifax-clamP)固定技术在寰枢脱位中得以应用,椎板夹有两枚片状的钩子,尾端用螺钉连接,一个钩片挂在寰椎后弓上,另一个挂在枢椎椎板上。在寰椎后弓、枢椎椎板及椎板之间须放置一块合适的三角形断面的植骨块,当拧紧螺钉时,椎板夹将寰椎后弓、枢椎椎板及植骨块抱紧达到固定。椎板夹与钢丝固定法相比有2个主要优点:不需在椎板下穿钢丝减少了损伤脊髓的危险。宽的钩片对植骨块没有切割作用。椎板夹的主要缺点就是操作困难,上下2个钩片与植骨块须安放合适才能拧上尾端螺钉,骨块大小必须非常合适才能将夹子拧紧,而夹子稍松时整个装置便会崩解。

随着椎弓根螺钉固定术在脊柱外科临床的普遍应用,椎弓根螺钉内固定术应用在寰枢脱位的主流手术方式。这种方法用螺钉由枢椎椎弓根拧入直达寰椎侧块,然后再在寰椎后弓与枢椎椎板间植骨。这种固定方法的牢固程度超过以往任何一种内固定术,它可以限制寰枢椎间各方向的活动,操作在硬膜外损伤脊髓的可能很小,是当前最理想的固定方法。

2.其他手术方式

包括:经口咽入路寰枢椎复位内固定融合术

（transoral atlantoaxial reduction plate，TARP），后路寰枢椎关节松解、寰枢椎钉棒复位内固定术等。

（七）并发症

颅颈交界区畸形治疗棘手，难免会遇到并发症，个别还需要翻修手术，常见情况如下。

（1）螺钉置入后松动、脱落或断钉：多为行复位固定术后螺钉抗复位剪切力较大造成，处理时需要考虑翻修术式的选择，如彻底松解后再行固定融合术。

（2）骨不融合或出现继发性不稳、颅底陷入：考虑植骨床条件不良或植骨屑不够，或复位固定后仍不稳，不利于植骨融合，若出现继发性不稳或颅底陷入，建议再手术以实现脊柱骨性融合。

（3）颅后窝骨窗减压后症状加重：因为枕骨失去锚定点，翻修较为复杂，可考虑重新复位固定、前路复位固定或其他方式。

（4）脑干、脊髓损伤：常在手术螺钉置入时误入椎管或枕骨大孔，分离粘连组织时牵拉脑干或脊髓，或在行同期前、后方复合入路手术体位更换时发生。脑干脊髓损伤后往往伴有脑组织水肿，可给予脱水降颅压、激素治疗、呼吸机辅助呼吸，若水肿明显可能需要颅后窝减压。生命体征平稳后给与高压氧疗等康复训练。

（5）椎动脉损伤：椎动脉损伤后可能会发生后循环缺血症状，一旦发生，往往是灾难性的，此外还要注意迟发性椎-基底动脉血栓形成的发生。

（6）脑脊液漏：硬膜有缺损，缝合硬膜不严密，术后可能脑脊液漏，可以给予腰大池引流术。保守治疗无效后需要手术修补漏口。

（7）颅内感染：给予敏感抗生素治疗，必要时行腰椎穿刺鞘内注射或行腰大池置管引流。

（8）呼吸困难：多出现在术前有后组脑神经症状、延髓功能障碍，或有呼吸睡眠暂停症状的患者。术后需要密切监测呼吸、血氧饱和度，如果出现呼吸困难给予呼吸机辅助呼吸。如果需要较长时间的呼吸机辅助，可考虑尽早行气管切开。

（9）肺部感染：多出现在有延髓功能障碍，后组脑神经症状或肢体活动障碍及长期卧床患者。患者排痰功能减弱，应加强呼吸道管理，保持呼吸道通常，必要时及时给予气管切开。在抗生素药敏结果未出之前，经验性使用抗生素，有抗生素药敏结果后及时调整抗生素的使用。

（10）吞咽困难：多出现在直接复位术后的患者，多数患者在局部肿胀解除后能改善，期间可给予胃管鼻饲。

（11）咽部切口愈合不良：经口或鼻咽前路手术可能发生切口愈合不良甚至切口裂开，发生率较低，必要时可行减张缝合。

（12）其他并发症：卧床引起的褥疮、深静脉血栓形成等。

三、总结

对于颅颈交接区稳定型畸形，目前其治疗方式存在一定争议。其治疗需针对患者神经组织受压迫的病灶，并维持颅颈交界区的稳定性。对于神经组织腹侧存在压迫患者，有学者认为有脑干压迫症状者需行前路经口或鼻减压术+后路固定融合术。Goel等早期则认为主张行枕骨大孔减压，其报道的临床改善率约68%，近来其建议行寰枢椎固定术；对于神经组织背侧存在压迫患者，多由枕化的寰椎后弓或枕骨内陷造成，建议行枕骨大孔减压，根据稳定性考虑是否行固定融合术；无神经组织压迫患者，多为扁平颅底合并枕鳞部发育不良，少数合并颅底凹陷，多伴有Chiari畸形和（或）脊髓空洞症。对无症状或症状较轻者不需处理，建议随访观察；对临床症状明显或有加重倾向者，建议手术干预。

随着三维CT重建技术、3D打印技术、神经导航技术的应用和发展，我们对颅颈交接区畸形的认识有了长足进步，临床治疗方法也不改进，治疗效果也得以显著提升。维持或重建颅颈交界区的稳定性，缓解或解除脑干、脊髓及神经根等结构的压迫，恢复正常脑脊液的循环，是手术治疗颅颈交界区畸形的基本治疗原则。对于继发性颅颈交界区畸形患者（如类风湿性疾病、Klippel-Feil综合征、甲状旁腺功能亢进等），应积极治疗原发性疾病，通过多学科联合治疗让患者获得更佳的治疗效果。

计算机辅助设计和3D打印技术可以借助高速螺旋CT扫描获取病变区域的精确断层信息，通过软件、激光打印设备等处理后获得与患者颈椎等比例的精细模型。此技术可以精确为患者制订术前计划，有效地降低术中椎动脉、神经组织损伤概率。此外，部分先天性颅颈交接区畸形患者可能与基因突变相关，对颅颈交接区畸形患者的分子遗传学进一步研究有望在基因层面上对此部分患者进行干预，以达到治愈或者阻止病情进行性进展的目的。

（孙伟）

参考文献

[1] Dvorak J, Panjabi MM. Functional anatomy of the alar ligaments[J]. Spine, 1987, 12(2): 183e9.

[2] Dvorak J, Schneider E, Saldinger P, et al. Biomechanics of the cranio-cervical region: the alar and transverse ligaments[J]. J Orthop Res, 1988, 6(3): 452e61.

[3] Fielding JW, Cochran Gv, Lawsing JF, et al. Tears of the transverse ligament of the atlas. A clinical and biomechanical study[J]. J Bone Joint Surg Am, 1974, 56(8): 1683e91.

[4] Goel VK, Clark CR, Gallaes K, et al. Moment-rotation relationships of the ligamentous occipito-atlanto-axial complex[J]. J Biomech, 1988, 21: 673-680.

[5] Hosalkar HS, Gerardi JA, Shaw BA. Combined asymptomatic congenital anterior and posterior deficiency of the atlas[J]. Pediatr Radiol, 2001, 31: 8103.

[6] Iai H, Moriya H, Goto S, et al. Three-dimensional motion analysis of the upper cervical spine during axial rotation[J]. Spine, 1993, 18(16): 2388e92.

[7] Lowry DW, Pollack IF, Clyde B, et al. Upper cervical spine fusion in the pediatric population[J]. J Neurosurg, 1997, 87(5): 671e6.

[8] Menezes AH. Evaluation and treatment of congenital and develop-mental anomalies of the cervical spine. Invited submission from the Joint Section Meeting on Disorders of the Spine and Peripheral Nerves, March 2004[J]. J Neurosurg Spine, 2004, 1(2): 188e97.

[9] Menezes AH, Traynelis VC. Anatomy and biomechanics of normal craniovertebral junction (a) and biomechanics of stabilization (b)[J]. Childs Nerv Syst, 2008, 24(10): 1091e100.

[10] Nader-Sepahi A, Casey ATH, Hayward RD, et al. Symptomatic atlan-toaxial instability in Down syndrome[J]. J Neurosurg, 2005, 103: 231e7.

[11] Tredwell SJ, Newman DE, Lockitch G. Instability of the upper cervical spine in Down syndrome[J]. J Pediatr Orthop, 1990, 10(5): 602e6.

[12] Tubbs RS, Kelly DR, Humphrey ER, et al. The tectorial membrane: anatomical, biomechanical, and histological analysis[J]. Clin Anat, 2007, 20(4): 382e6.

[13] White AA, Panjabi MM. The clinical biomechanics of the occipitoatlantoaxial complex[J]. Orthop Clin North Am, 1978, 9(4): 867e78.

第四篇
颅底损伤术后护理与康复

Postoperative Nursing and Rehabilitation of
Skull Base Injury

# 第三十章
颅底损伤手术并发症与处理
Complications and Management of Skull Base Injury

颅底位置深在，解剖结构复杂，颅底损伤往往十分复杂，涉及颅底骨性结构、脑组织、膜性结构、脑神经和颅底血管等，手术存在相当难度和风险，极具挑战。颅底损伤的减压、复位和重建手术具有一定比例的并发症，因此必须掌握相应并发症的处理原则，总结如下。

一、出血

不管是内镜颅底手术，或是显微镜颅底手术，都有可能出现术中出血较多的情况，术中必须仔细辨认和处理好出血点，是手术成功的关键前提，也是必须掌握的神经外科手术技术之一。

1. 鼻黏膜出血

内镜经鼻手术引起的鼻腔黏膜出血，少量出血可以用配比好的肾上腺素-利多卡因棉片压迫，黏膜渗血较多时，会影响内镜视野和镜头清晰度，进而影响操作，此时应仔细辨认出血点，用粗细合适的双极电凝并调小功率妥善电凝止血，片状黏膜渗血仍以点状电凝+棉片压迫止血为主，对于仍然不能止血的较多黏膜渗血以双极或单极电凝片状电凝止血为主，注意尽量减少烧灼范围，保护正常鼻黏膜功能。另外，出血点多位于鼻腔深部和后端的蝶腭动脉分支的并非少见，蝶腭动脉是上颌动脉经蝶颚孔进入鼻腔的分支，前者在鼻腔有两个分支即鼻中隔后动脉和鼻后外侧动脉，切开蝶窦前方黏膜时，应注意在后鼻道上方至少 1.5 cm 处以上切开，以免损伤蝶腭动脉造成较多出血。

2. 蝶窦和筛窦出血

内镜经鼻蝶或经筛窦入路时，应注意尽量原位磨开蝶窦前壁骨质，避免直接牵拉移动碎骨片，此时骨蜡止血效果不一定满意，而高速金刚砂磨钻有一定止血作用。蝶窦和筛窦黏膜出血时，可将黏膜剥离或烧灼，骨面的渗血可用棉片将骨蜡块压向骨面，涂抹均匀往往效果较好。

3. 海绵窦和海绵间窦出血

术中切开鞍底硬膜时有时会遇到顽固性的海绵窦或海绵间窦出血，应注意辨认鞍底最低处，尽量选择在鞍底后下方切开，避免损伤前海绵间窦，若已出现海绵窦或海绵间窦出血，应尽快用吸引器吸净后，以配好的流体明胶（Surgiflo）注入破口，再以棉片压迫片刻，使用小块明胶海绵或止血纱布也可以，但前者可塑性和止血效果更适合静脉窦处出血。注意不要填塞过多止血材料，既影响颅底显微或内镜器械操作，又易造成海绵窦内脑神经压迫或血栓形成。

4. 颅底大血管出血

前中颅底手术易损伤的大动脉是颈内动脉，后颅底和颅颈交界区手术易损伤的大动脉是椎动脉。损伤主要原因是定位错误、外伤后移位或病理状态及解剖变异。术前应尽可能行颅底三位 CT、脑血管 CTA 或 DSA 检查，明确有无创伤性动脉瘤、颈内动脉海绵窦漏形成，了解颅底骨质和血管关系，术中运用导航系统帮助定位，如打开蝶窦腔内间隙时，注意辨认中线位置和颈内动脉隆起，注意骨折片移位和嵌入情况，切勿撕扯骨折片和蝶窦黏膜，以免引起灾难性颈内动脉出血。如确已发生，出血顷刻会涌满视野，血压下降，此时术者及团队务必保持镇定，麻醉医生加快输血输液维持血压，术者和助手换粗大吸引器甚至两把吸引器吸净，找到破口并用双层合适大小、压实的明胶海绵压迫破口，再以棉片压迫止血，吸引器吸住保持视野相对清晰，此时压迫力量适中，以颈内动脉明显狭窄或闭塞，压迫时间足够长后，松开棉片再以其他止血材料（止血纱布、流体明胶、人工硬膜、肌肉条）等覆盖，外层可用生物蛋白胶水固定。如仍未妥善止血，应加强填塞，迅速行 DSA 检查，必要时行覆膜支架植入封闭破口，甚至直接闭塞该侧颈内动脉以挽救生命，再打开术区清理填塞物，最后再妥善处理术区

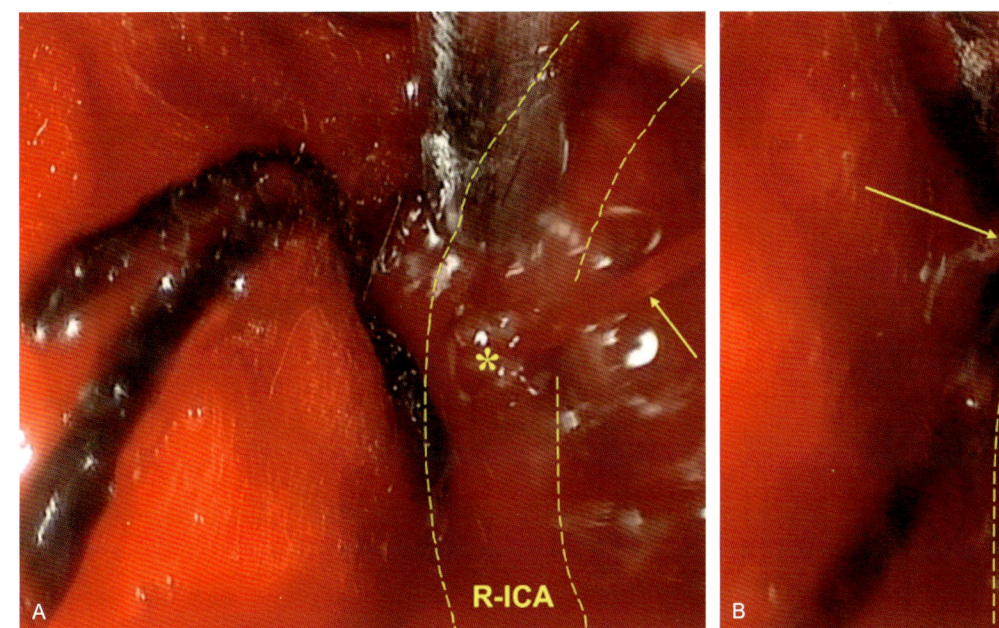

图30-1-1　A、B.内镜下进行巨大侵袭性复发脊索瘤切除术中，出现右侧颈内动脉（R-ICA）破裂出血。星号所指为颈内动脉破口；箭头所指为动脉血涌出

破口（图30-1-1）。

二、脑脊液漏

硬脑膜是血脑屏障的解剖基础，颅底手术的硬膜下操作都要打开硬膜，而脑脊液漏是颅底手术最常见、最复杂和最具风险的并发症之一，尤其在前中颅底。低流量脑脊液漏可通过降低颅内压、取患者半坐位、行腰大池持续引流治愈。高流量脑脊液漏则需要通过妥善的颅底重建技术进行修复。

1. 颅底硬膜直接缝合

随着内镜器械的改进和内镜操作技术的进步，对于颅底硬膜较为完整、操作空间允许的情况下，直接缝合是非常必要和牢靠的。

2. 游离组织重建

当术中未见明确脑脊液漏，但有硬膜缺损时可用合适大小的人工硬膜衬垫于硬膜破口下，再取同样大小的硬膜修补材料衬垫于破口硬膜外，外层敷贴明胶海绵，再以生物蛋白胶固定。当出现低流量脑脊液漏或蛛网膜缺损较小（直径不超过1cm）时，可取小块自体皮下脂肪组织（一般取脐周或大腿外侧）置于硬膜下方，再以合适大小人工硬膜衬于硬膜下层，硬膜外层再以人工硬膜或肌肉筋膜敷贴，最外层可用明胶海绵加固、生物蛋白胶固定。经鼻颅底手术可选择可吸收膨胀海绵填塞鼻腔予以支持，适当降颅压治疗且加强患者营养几天后再拔除。

3. 带蒂血管组织瓣重建

当蛛网膜和硬膜缺损较大时（直径超过1cm），常规游离组织重建术后脑脊液漏发生率较高，不少需要翻修手术。此时应采用带蒂鼻中隔黏膜瓣、带蒂中鼻甲黏膜瓣等方式进行颅底重建，其中前者黏膜面积更大、血供更好、损伤更小、成功率更高，取鼻中隔黏膜瓣时有两个重要的注意点，即保留距离鼻顶部约1cm范围的嗅神经末梢密集区黏膜和保留蝶窦开口下方超过1cm宽的血管蒂。对于较大缺损修补时，先将合适大小的人工硬膜置于硬膜下层，再将取好备用的黏膜瓣贴敷在缺损的硬膜外层，其外层再贴敷明胶海绵，最后生物蛋白胶固定，可吸收膨胀海绵填塞鼻腔予以支持，加强患者营养几日后再拔除，必要时术后辅以腰大池置管持续引流数日，适当降颅压以利缺损部位组织生长。

三、中枢神经系统感染

尽管医疗技术和药物研发不断进步，神经外科感染仍然是神经外科重症患者救治的重点和难点。颅底外科因毗邻鼻腔、外耳道等结构，手术常需打开副鼻窦和乳突等结构，包括开放性颅骨骨折、颅底骨折、脑脊液鼻漏或耳漏等情况，这一类清洁-污染手术，其感染发生率可达6.8%～15%。感染病原体主要为细菌、病毒、真菌，而颅底外科寄生虫、螺旋体、支原体和衣原体等感染相对少见。其中细菌感染以凝固酶隐性葡萄球菌、金黄色葡萄球菌、大肠埃希菌、肺炎克雷伯菌、鲍曼不动杆菌、铜绿假单胞菌及厌氧菌最为常见。主要治疗原则是早发现、早治疗，选择合理的药物、用药途径和疗程至关重要，而规范的无菌操作是不能被药物替代的，修补和重建颅底硬膜缺损是防止脑脊液漏和颅内感染的解剖基础。

1. 中枢神经系统感染的诊断标准

（1）临床表现：意识及精神状态下降，如新发的谵妄、烦躁、嗜睡、昏睡、甚至昏迷等进行性意识状态下降，头痛、呕吐、视乳头水肿等颅内压增高症状，脑膜刺激征，注意与蛛网膜下腔出血颈抵抗相鉴别；体温异常、白细胞增多、心率和呼吸加快等全身感染症状。

（2）影像学表现：CT或MRI可有脑内弥漫性水肿、硬膜增厚强化或者脑室系统扩张，病史较长的增强影像学检查可出现典型环形强化占位性病变，MRI的DWI序列也有助于脑脓肿的鉴别诊断。

（3）实验室检查：血常规白细胞计数高于 $10 \times 10^9/L$，或中性粒细胞占比超过80%；大部分中枢神经系统感染患者腰穿示压力 > 200 mmH$_2$O；炎症急性期脑脊液多为浑浊、黄色或脓性，炎症局限包裹的慢性期时脑脊液可表现为清亮透明状；脑脊液常规白细胞计数 $>(100 \sim 1\,000) \times 10^6/L$，多核白细胞数 $> 70\%$；脑脊液生化葡萄糖含量降低：糖 < 2.6 mmol/L，脑脊液葡萄糖/血清葡萄糖比值 < 0.66，甚至更低；脑脊液蛋白含量 > 0.45 g/L；脑脊液乳酸升高对诊断也有一定参考价值；对于脑脊液涂片及培养阴性、诊断有困难的患者，可采取二代测序等分子生物学技术帮助诊断。

2. 危险因素

国内外研究显示，手术时间 > 4 小时、开放性伤口、术中大量失血、脑脊液漏、高龄、糖尿病、大剂量激素应用、近期接受免疫抑制剂或化疗等因素是颅底外科感染的危险因素。所以，在保证手术疗效的基础上，缩短手术时间很有必要。将开放性伤口彻底清创，清除伤口内坏死组织，减少人工植入物使用，尽量使用自体脂肪和带蒂肌肉组织修补较大硬膜缺损，重建血脑屏障的解剖基础，必要时带蒂皮瓣转移修复皮肤缺损，术后严格按照无菌原则加强引流和换药。

3. 治疗处理

当怀疑有感染时，应取分泌物或脑脊液送检，经验性使用抗菌药物。颅底手术开放副鼻窦者，应预防性使用抗厌氧菌药物，获得培养和药敏结果后及时调整敏感抗菌药物。

合适的抗菌药物使用与患者的良好预后呈显著正相关。抗菌药物的使用应注意以下几点：① 确诊感染后应早期、足量、联合使用抗菌药物，尽早进行病原学诊断，先经验性使用，后根据药敏结果调整；② 选择合适的药物和方案，推荐静脉给药，首选易透过血脑屏障的杀菌剂，如磺胺类、青霉素类、头孢菌素类、β-内酰胺酶抑制剂、碳青霉烯类、糖肽类、氯霉素及甲硝唑等，轻症者可予以口服，必要时可选择合适剂量和浓度的药物鞘内或脑室内给药；③ 推荐说明书允许的最大剂量和长疗程；④ 经验性用药超过 > 72 小时无效应及时调整用药。

对于结核性感染、病毒性感染、真菌性感染等其他病原体感染，根据不同病原体给予相应药物，再加强营养和改善患者全身情况。

必要时行外科手术治疗感染，侧脑室外引流和腰大池置管外引流是有效控制中枢神经系统感染的经典方案之一。引流可以迅速排出含有大量病原体渗出物、炎性因子、代谢产物的感染脑脊液，加速患者脑脊液的廓清，改善脑脊液循环，减少蛛网膜下腔粘连，降低远期脑积水的发生率，同时还可以行脑脊液常规、生化、培养、二代测序和药敏检查，并可以鞘内或脑室内给药，有助于明确诊断、直接治疗和评估疗效。当形成脑脓肿、脑积水、植入物感染时，尤其钛网、人工硬膜或分流管等植入物感染，细菌菌落会长期定植，药物治疗往往效果不佳，此时二次手术取出异物成为必须（图30-1-2）。

中枢神经系统感染与颅底外科患者预后息息相关，围手术期评估和管理、手术操作和合理用药缺一不可，要高度重视、预防为主，必要时加强多学科协作。

四、颅内积气

颅底创伤或颅底外科手术，都被动或主动打开颅底硬膜，造成颅内外沟通，气体经过颅底骨折线、副鼻窦等部位进入颅内，术后发生颅内积气比较常见（图30-1-3）。少量的颅内积气一般不引起明显临床症状体征，可自行吸收，无需特殊处理。少数患者出现大量颅内积气，大脑皮质受压，甚至中线结构移位，出现张力性气颅，患者可出现头痛、呕吐等颅内压增高症状，此时应及时处理，患者取仰卧位于积气部位明显处的较高点，行颅骨钻孔排气手术，注意生理盐水冲洗排气封闭切口，或外置引流管排气处理，如颅内积气仍难以改善，应再次行颅底手术修复硬膜缺损。

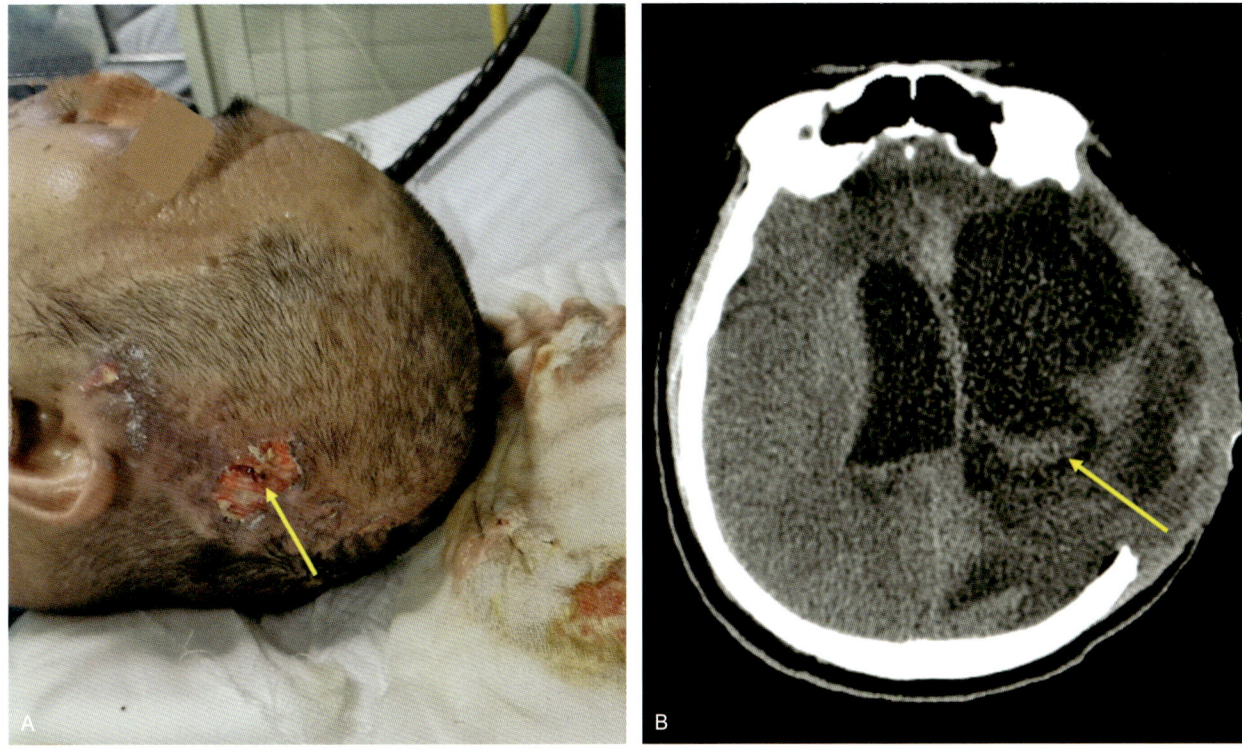

图30-1-2 患者男,45岁,因车祸外伤于外院去骨瓣减压,因颅内感染,再次行清创术,伤口愈合长期不佳。A.箭头所指皮肤切口处形成的脓性窦道。B.CT提示化脓性脑室脑炎,箭头所指为脓性分泌物沉积在侧脑室枕角

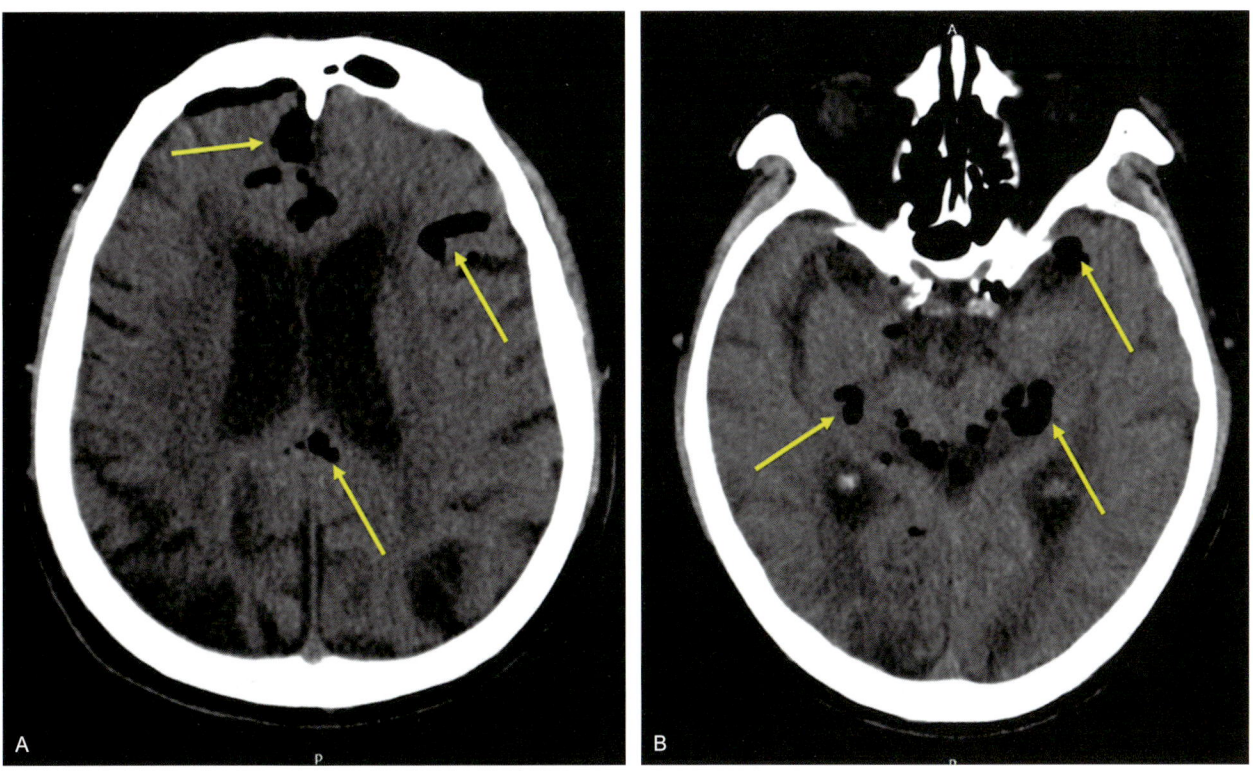

图30-1-3 A、B.术后气颅CT表现。箭头所指为颅内积气

(戴大伟)

参考文献

[1] 中华医学会神经外科学分会，中国神经外科重症管理协作组. 中国神经外科重症患者感染诊治专家共识（2017）[J]. 中华医学杂志, 2017, 97(21): 1607-1614.

[2] Eliy JA, Shukla PA, Choudhry OJ, et al. Challenges and surgical nuances in reconstruction of large planum sphenoidale tuberculum sellae defects after endoscopic endonasal resection of parasellar skull base tumors[J]. Laryngoscope, 2013, 123(6): 1353-1360.

[3] Lie Oer BA, Appelboom G, Taylor BE, et al. Preoperative chemotherapy and corticosteroids: independent predictors of cranial surgical-site infections[J]. J Neurosurg, 2016, 125(1): 187-195.

[4] Van de Beek D, Cabellos C, Dzupova O, et al. ESCMID guideline: diagnosis and treatment of acute Bacterial meningitis[J]. Clin Microbiol Infect, 2016, 22: S37-S62.

[5] Zaidi HA, Awad AW, Bohl MA, et al. Comparison of outcomes between a less experienced surgeon using a fully endoscopic technique and a very experienced surgeon using a microscopic transsphenoidal technique for pituitary adenoma[J]. J Neurosurg, 2016, 124(3): 596-604.

第三十一章
颅底损伤的护理
Nursing Care of Skull Base Injury

第一节 脑神经损伤的护理

一、视神经损伤护理

脑神经有12对，损伤产生的症状各不相同，嗅神经损伤会产生嗅觉障碍；视神经损伤会产生视力下降，甚至失明；动眼神经、滑车神经和展神经损伤，会产生眼球活动障碍、眼睑下垂、复视等症状；三叉神经损伤会产生面部麻木、角膜溃疡；面神经损伤会产生口角歪斜、闭目不能；听神经损伤会导致听力下降，甚至失聪；副神经、迷走神经、舌咽神经损伤会产生耸肩无力、声音嘶哑、吞咽困难、饮水呛咳；舌下神经损伤会产生伸舌无力，味觉减退。

视神经损伤常常发生于车祸、打架等事故中。常为钝力打击额部、眉弓部或颞部，跌倒撞伤眼部，引起眼眶骨折或颅底骨折而发生。

需评估患者有无受伤史。详细了解外伤时的情况，向伤员、目击者及护送人员详细了解询问受伤过程（如车祸、打架、跌倒等），以及初步抢救过程、处置细节。

（一）护理评估

（1）视力突降或无光感。当患者清醒时会明确提出有视力减退或失明的症状。伤后立即出现的视力损伤是原发性视神经损害；数小时或数日之后出现的视力丧失是视神经继发损伤的典型表现，这就要求护士密切关注视力情况，如果患者处于昏迷状态则易漏诊，需马上做瞳孔观察。

（2）瞳孔散大，直接对光反射迟钝或消失，间接光反射存在。观察瞳孔的条件，观察时用聚光集中的电筒对准双眼中间照射，对比观察双侧瞳孔的大小，形状是否等大、等圆；再将光源分别移向双侧瞳孔中央，观察直接对光反射和间接对光反射，注意反射是否灵敏；观察时光条件应一致，先照一侧后立即照另一侧，因为间接光反射瞳孔缩小，有时误认为双侧瞳孔不等大，故应反复检查，对比判断。

（二）视神经损伤的检查

（1）观察瞳孔的方法：对于单侧外伤性视神经损伤患者，相对性瞳孔传入障碍是仅有的眼部特征，表现为患侧瞳孔直接对光反射消失，间接对光反射存在，健侧直接对光反射正常，间接对光反射消失。双侧视神经损伤时，可无相对性瞳孔传入障碍。护士应当熟练掌握瞳孔的观察方法，准确认识瞳孔改变的特异性，当患者瞳孔散大与颅脑损伤伤情不符时，要立即通知医生进行神经外科的专科检查，除常规头颅X线片及CT扫描外，加照双侧视神经管X线及眼眶薄层CT扫描，以便与脑疝鉴别。

（2）眼底检查：早期无明显异常，视神经撕脱者眼底大量出血，视神经乳头凹陷，晚期视乳头苍白。

（三）常见护理诊断/问题

（1）急性疼痛：与组织损伤有关。

（2）感知觉紊乱：视觉紊乱，与视神经损伤有关。

（3）焦虑：与病程较长、担心影响疾病康复有关。

（4）知识缺乏：缺乏视神经损伤护理相关知识。

（四）计划与实施

1. 术前护理

患者病情较为危急，护理人员需及时与患者家属进行沟通，简要说明伤情和手术治疗方法，得到患者家属的支持与配合，确保各项检查和治疗工作的顺利进行。

2. 术后护理

（1）心理护理：在术后的病情监护工作中，患者的情绪变化应该得到密切关注，尽可能让患者保持平和的心态，避免患者出现强烈的情绪波动。对于存在悲观、消极情绪的患者，护理人员应该给予鼓励，选择一些预后良好的既往病例作为示范，能够对患者产生激励作用。患者对于视力下降感到担忧和顾虑，护理人员需要解释说明视力下降的原因，并介绍有利于视力恢复的自我保健措施，制订康复护理计划，并向患者讲解护理计划的内容，引导患者认真配合护理工作。强调情绪稳定对于术后康复的积极影响，在情绪控制方面进行指导，让患者学会情绪调节。

（2）生活管理：在日常生活中，鼓励患者参与到力所能及的生活活动当中，如穿衣、洗漱、如厕等。注意加强安全防护，避免患者意外跌倒、坠床。合理安排作息时间，形成规律的生活习惯。术后恢复期间，严格限制用眼时间，避免过度用眼，尽量不使用电子产品。日常饮食宜保持清淡，建议患者食用胡萝卜、菠菜、木耳、黑芝麻、豆制品，增加维生素A、维生素C、脂肪酸、植物性雌激素的摄入，有利于促进视神经损伤的修复，忌食有刺激性食物。

（五）健康指导

患者在接受手术治疗后，长时间受到视觉功能障碍的困扰，导致生活自理能力下降和负面情绪产生，对于患者的术后康复形成干扰和妨碍。为了加快患者的术后康复，减少视觉功能障碍对于日常生活的影响，需要采取综合、全面的护理干预措施，促进患者视神经损伤的修复，进而改善患者的视力，对于提高患者术后的生存质量有着积极的影响。

（六）护理评价

经过治疗和护理，患者是否达到：① 视力提高或者恢复；② 减少或杜绝并发症的发生；③ 焦虑心理消除；④ 患者、家属掌握视神经损伤后的康复知识。

二、动眼神经损伤护理

动眼神经是第Ⅲ对脑神经，作用是支配眼球的运动，如眼睛内收、上转、下转，同时负责支配眼睑的睁开和闭合，瞳孔的对光反射也是由动眼神经支配的瞳孔括约肌实现。

（一）护理评估

1.眼肌麻痹

动眼神经支配着眼肌运动，动眼神经麻痹在临床上出现眼睑下垂（图31-1-1）、复视、斜视、光反射消失等。

2.复视

由于眼肌麻痹，患者的眼球运动出现异常，向麻痹肌方向运动时出现复视加重，患者注视物体时会出现复视。病情越严重，复视的症状越明显。

3.瞳孔大小及瞳孔反射改变

（1）瞳孔散大：见于动眼神经麻痹、沟回疝。双侧

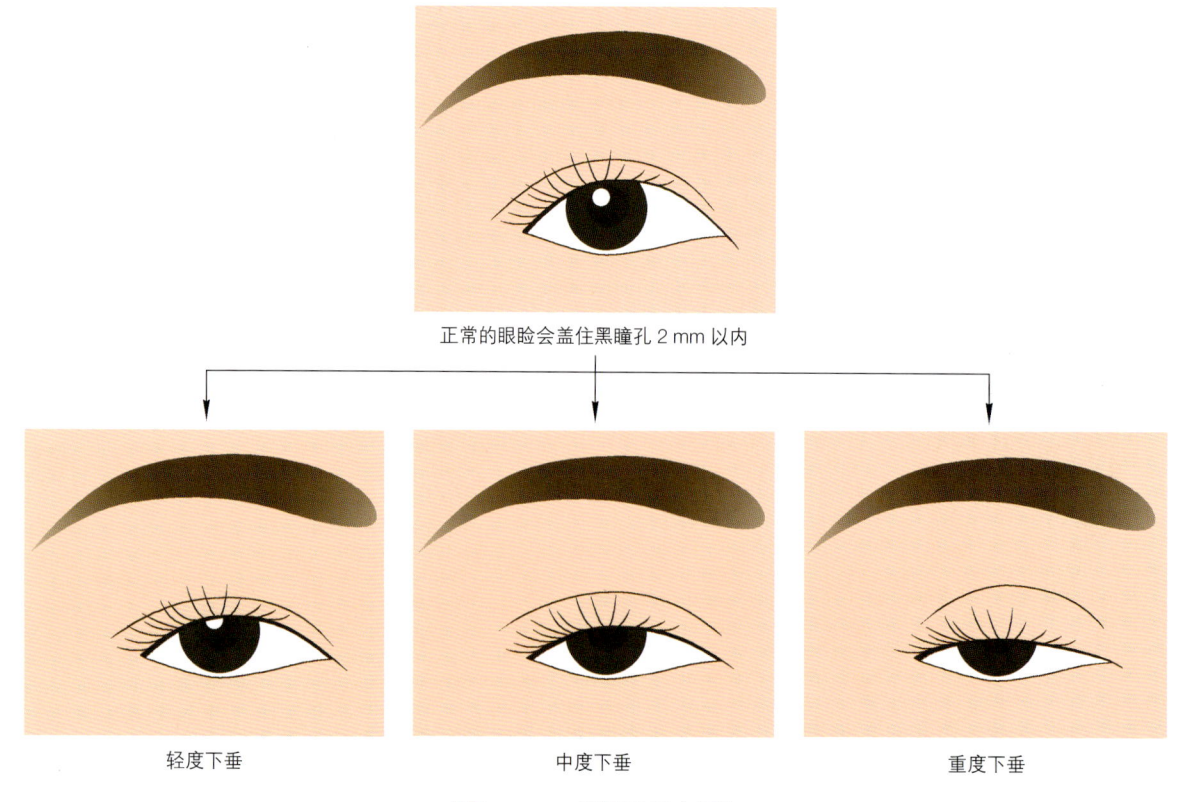

图31-1-1 眼睑下垂示意图

视神经完全损害失明时，因光线刺激缺如，瞳孔亦散大。

（2）瞳孔缩小：一侧瞳孔缩小多见于霍纳综合征，还常伴有眼球内陷、眼裂变小及同侧面部出汗减少。霍纳综合征又称小儿颈交感神经麻痹综合征、Bernard-Horner综合征等，是由交感神经中枢至眼部的通路上任何一段受到压迫和破坏导致的。

（3）瞳孔对光反射：当动眼神经损伤时，其支配的眼球外肌麻痹，可出现瞳孔对光反射消失等症状。完全性的动眼神经损伤，用光照一侧瞳孔可以发现这一侧的瞳孔是散大的，这称为直接对光反射消失。如果照射另一侧的瞳孔，动眼神经的间接反射也是消失的。

(二) 动眼神经损伤的检查

动眼神经损伤后主要表现为眼球只能向外转，不能够向其他方向运动。另外，会发生瞳孔散大，对光反射消失，上睑下垂。也可以通过头部CT或磁共振检查后做出诊断。

(三) 常见护理诊断/问题

（1）急性疼痛：与头部受伤有关。

（2）感知觉紊乱：视觉紊乱，与动眼神经损伤有关。

（3）焦虑：与病程较长，担心影响疾病康复有关。

（4）知识缺乏：缺乏视神经损伤护理相关知识。

（5）自我形象紊乱：与眼睑下垂有关。

(四) 计划与实施

（1）当动眼神经损伤时，患者双眼同时看东西时会出现重影、出现复视。会感到头晕、恶心，总习惯闭着一只眼睛看东西。因此，我们要注意安全护理，放置床栏，病房内做好警示牌并有人陪同活动。

（2）生理上的改变也会影响患者的心理状况，需要护理人员更加关注患者的心理状况，及时关心和鼓励患者，耐心地帮助患者解决生活中遇到的困难。

（3）做好眼睛的护理：使用眼药水滴眼，眼周按摩，如做眼保健操。

(五) 健康指导

避免过度疲劳，选择合适的方法来锻炼，根据病情选择针灸或者按摩的方法以及营养支持的方法进行治疗，及时进行康复训练，综合治疗才能看到明显效果。

(六) 护理评价

经过治疗和护理，患者是否达到：① 复视改善或者恢复；② 眼睑下垂症状减轻；③ 减少或杜绝并发症发生；④ 焦虑心理消除；⑤ 患者、家属掌握视神经损伤后的康复指导知识。

三、面、听神经损伤护理

面神经和听神经在脑桥下缘与橄榄体之间出（入）脑，自脑干向外侧并稍向上行经内耳门入内耳道。与面、听神经相邻的血管：在脑桥小脑池内有小脑前下动脉起始部及其分支，迷路动脉、侧隐窝静脉和岩上静脉。

(一) 护理评估

（1）面神经和听神经在中枢段内常合并在一起，两者一般同时受到损伤，当患者岩骨骨折或患者有听神经瘤时，都容易引起面神经和听神经损伤。

（2）当面神经受到损伤时，患者的主要临床表现是表情肌麻痹、角膜反射消失、眼睑闭合无力、闭眼时眼球向外上方移动。

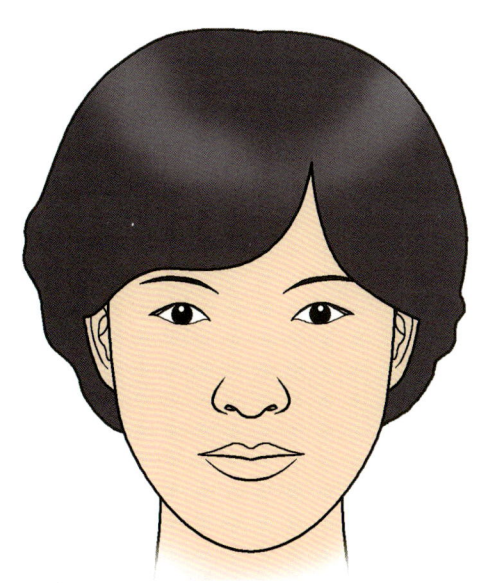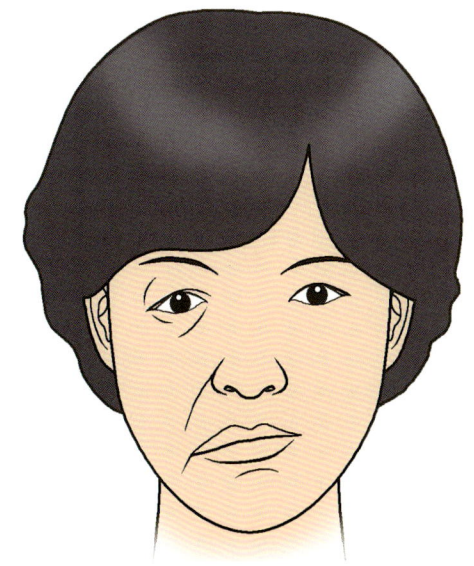

图 31-1-2　面瘫示意图

（3）当听神经受到损伤时，患者的主要临床表现是耳鸣、外耳道阻塞感、听力减退、眩晕、恶心呕吐以及平衡障碍。

（二）面、听神经损伤的检查

（1）面神经中枢段损伤后的突出表现为面瘫（图31-1-2），可合并听神经损伤的症状。临床上还可发现颅中窝骨折的征象，如外耳道流血，脑脊液漏等。

（2）X线可提示岩骨骨折。

（3）CT或MRI提示乳突气房积血或面、听神经损伤的直接征象，而无其他颅内病变。

（三）常见护理诊断/问题

（1）急性疼痛：与组织损伤有关。

（2）感知觉紊乱：听力功能紊乱，与听神经损伤有关。

（3）焦虑：与病程较长，担心影响疾病康复有关。

（4）知识缺乏：缺乏面、听神经损伤护理相关知识。

（5）自我形象紊乱：与容貌改变有关。

（6）并发症：感染、角膜炎。

（四）计划与实施

1. 术前护理

心理支持：单独存在的面、听神经损伤一般没有生命危险，但不自主的面容严重妨碍了患者的社交活动和心理健康，甚至对一些年轻患者的婚姻、就业等带来不利影响。加上病程较长，四处求医，又经受了长时间的药物治疗，使部分患者长期处于一种精神高度紧张和情绪比较烦躁状态，对手术效果也没有信心，渴望诉说、被理解和关心。因此，患者入院后，在详细了解病史的同时，耐心听取其倾诉，对患者所述痛苦及因疾病所引起的生活不顺心给予理解、同情和安慰，并引导其宣泄。主动耐心听取患者及家属的主诉，做好入院及有关疾病的宣教工作，使患者尽快熟悉住院环境，了解治疗方法与康复过程，树立治疗疾病的信心，积极与医护合作。术前向患者耐心介绍手术方法，以消除患者紧张、恐惧和担忧心理，增强其手术信心，配合治疗。

2. 术前准备

因患者术后需卧床，术前应学会适应床上解大、小便；遵医嘱完善各项术前常规检查；准备剃除全部头发，一些年轻女性患者可酌情局部备皮；术前禁食、禁饮。

3. 术后护理

（1）基本护理：密切观察患者神志、瞳孔及生命体征的改变，如有异常及时予以相应处理。患者清醒后注意观察面部肌肉运动情况，并做好动态记录。注意观察术区敷料渗血、渗液情况。加强基础护理，指导患者进食后漱口，保持口腔清洁，避免食物残留，勿吃过热及刺激性食物。卧床休息，给予半流饮食，床头抬高度，避免颅压升高，避免头部剧烈活动、大便干燥等。密切观察引流液的量、性质、颜色，并记录。外耳道、鼻孔不能堵塞，禁止用滴耳药、滴鼻药。积极预防逆行性感染的发生。

（2）心理护理：面瘫是由于在面神经梳理术中，对面神经的骚扰牵拉所致。故护士要对患者进行耐心的解释，积极配合治疗。

（3）给予改善循环及神经营养药，进行面部按摩、理疗，防止面肌萎缩和纤维化，对闭目不全者，给予金霉素眼膏涂眼以防出现角膜炎。在微血管减压时，可能累及听神经或其周围的微血管血液供应导致听力下降，应给予扩血管药物、神经营养药和激素等治疗。

（4）避免用损害听神经的药物，避免噪声刺激。护理方面要注意操作的合理性与正规化，避免不必要的操作增加额外的感染。

（5）由于眼睑闭合不全或不能闭合，瞬目动作及角膜反射消失，角膜长期外露，易导致眼内感染，损害角膜，因此对眼睛的保护是非常重要的，减少用眼，外出时戴墨镜保护，同时滴一些有润滑、消炎、营养作用的眼药水，睡觉时可戴眼罩或盖纱布块保护。

（五）健康指导

面部肌肉的康复训练：面神经瘫痪患者面部感觉、痛觉减弱或消失，面肌瘫痪，鼻唇沟变浅，口角向健侧歪斜。由于自身形象因素，心理特别敏感，护理过程中应注意态度，语气一定要诚恳，用健康向上的精神积极引导患者的情绪。患侧面部禁冷、热敷，指导患者术后用大鱼际肌或拇指指腹环行按摩患侧面部，做张口、鼓腮、吹气等动作训练。

（六）护理评价

经过治疗和护理，患者是否达到：① 面瘫改善或者恢复；② 听力改善；③ 减少或杜绝并发症的发生；④ 焦虑心理消除；⑤ 患者、家属掌握面神经损伤后的康复指导知识。

四、后组脑神经损伤

后组脑神经的舌咽神经、迷走神经、副神经分别是第Ⅸ、Ⅹ、Ⅺ对脑神经，此三对脑神经均起源于延髓脑桥沟。

（一）护理评估

外伤性后组脑神经损伤患者临床表现为吞咽困难、声音嘶哑、垂肩及伤侧舌肌萎缩等，且住院时意识障碍，查体不合作，多数患者因合并严重脑外伤昏迷，因患者不能进食，可导致营养不良，常因误咽或误吸导致肺部感染。

（二）后组脑神经损伤的检查

（1）脑电图检查：脑电图检查能够准确地检测出具体哪个部位有脑神经损伤以及损伤的程度。

（2）磁共振检查：磁共振检查也是一项基础检查，可以及时的发现患者是否有明显的病理异常。

（3）肌电图检查：肌电图检查的作用是可以辅助区分神经源性损害和肌源性损害，还可以鉴别周围神经病是以轴索损害还是髓鞘损害为主。

（三）常见护理诊断/问题

（1）急性疼痛：与组织损伤有关。

（2）有误吸的危险：与后组脑神经损伤有关。

（3）焦虑：与病程较长，担心疾病康复有关。

（4）知识缺乏：缺乏后组脑神经损伤护理相关知识。

（5）自我形象紊乱：与容貌改变有关。

（6）并发症：角膜炎，吸入性肺炎。

（四）计划与实施

1. 一级护理

（1）医护人员应及时准确评估患者入院和术后有无面瘫、吞咽困难、饮水呛咳等后组脑神经损伤症状，加强病房巡视，观察并询问患者自觉症状。

（2）手术麻醉清醒拔管后的患者切忌过早进食水，待生命体征平稳后可先做饮水试验和咽唾沫试验以验证患者有无呛咳。

2. 五官护理

面瘫的患者存在眼睑闭合不全，容易导致角膜炎症，甚至溃疡。医护人员在日常护理中应该给予患者氯霉素滴眼液、金霉素眼药膏，并告知患者或其家属分别于日间、夜间滴眼。由于患者面瘫，进食过程中口腔易残留食物残渣，须加强口腔护理的次数。由于吞咽障碍的患者不能经口进食，口腔运动减少，口腔的自净作用消失，容易发生口腔内的细菌感染。医护人员应根据患者口腔pH选择合适的漱口液，应特别注意口腔软腭处有无痰液残余。

3. 并发症的预防和处理

长期鼻饲的患者易误吸或呛咳导致吸入性肺炎，气管切开的患者因鼻饲管与气管插管同时在咽后部，吞咽时可因会厌关闭不全而致误吸。早期插鼻饲管或经皮胃造瘘管进行营养支持很有必要，长期的禁食很容易导致胃肠功能紊乱和应激性溃疡，而仅仅依靠静脉通路进行液体补充很难满足人体的需要。吞咽功能障碍及肺部感染可考虑气管切开等治疗。早期的吞咽及摄食功能训练，对改善患者预后有很大的促进作用。医护人员可以加强以下方面的护理：

（1）每次鼻饲前要回抽胃液，确保患者的鼻饲管在胃内；鼻饲时患者取坐位或床头抬高30°～45°，鼻饲完毕后30～60分钟再放下床头，以防患者食物反流。

（2）行气管插管或气管切开的患者，在鼻饲前给予翻身拍背，彻底吸净痰液，以免鼻饲后30分钟内深部吸痰引起咳嗽致食物反流误吸。

（3）患者一旦发生误吸，应立即停止鼻饲，并让患者取右侧卧位，吸出口鼻腔反流物，必要时使用纤维支气管镜清除误吸物。鼻饲管或经皮胃造瘘管的堵塞是由于所供给的营养物质比较黏稠，易凝固附着于管壁或管道折损，可能造成堵塞所致。护理中应注意妥善固定，患者鼻饲后或胃造瘘管打入营养物质后及时冲洗管道，防止堵塞。

（4）消化系统症状：创伤性后组脑神经损伤患者可能会因使用抗生素时间过长，引起肠道菌群失调，导致腹泻。滴注抗生素过程中和结束后应密切观察患

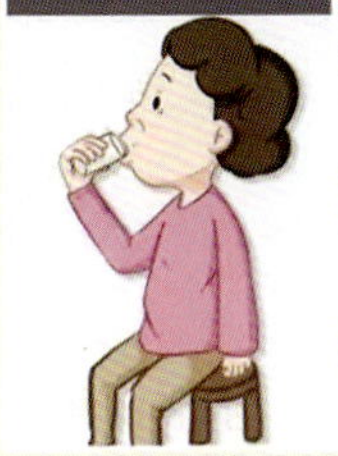

坐位 饮30mL温水		
	咽下	呛咳
1级	1次	无
2级	2次	无
3级	3次	呛咳
4级	4次	呛咳
5级	不能全部喝完	频繁呛咳

正常：1级 <5秒（喝水时间）
可疑：1级 >5秒 或2级
异常：3～5级

处理：2～3级 进食方法指导
4～5级 需康复医师治疗

图 31-1-3 饮水试验

者有无腹胀、恶心、呕吐和腹泻等情况。重型颅脑损伤患者由于全身应激及炎症反应，胃肠黏膜也会出现缺氧水肿，蠕动减慢，鼻饲液潴留于胃内，导致胃潴留。因此，每次患者鼻饲前先抽吸，需延长灌注间隔或行胃肠减压，必要时服用多潘立酮等胃肠动力药，促进胃排空。

4. 腰大池引流管的护理

（1）首先要保持穿刺部位清洁干燥。定期对穿刺的部位进行换药消毒，保持无菌，并且妥善固定。如果发现敷料持续被渗湿，就说明可能存在脑脊液外漏的情况，要及时告知医生。

（2）要注意固定好引流管，协助患者摆好相关的体位，防止由于患者的体位不当而造成引流管脱出。

（3）引流管一定要放置于合适的高度，不能将引流管上抬使脑脊液回漏，可能会造成患者椎管内部的感染。

（4）要定期测患者体温。如果患者有体温升高的情况，需要及时报告医生。

5. 饮食

在患者的饮食上，要注意以清淡、易消化的饮食为主，并且嘱咐患者要大量饮水。

6. 运动

帮助患者在医生的指导下做床上的功能锻炼，并且不能够过早的下地负重以及过早的抬头坐起。

7. 心理支持

患者因面瘫、吞咽功能缺损、构音障碍、面容形象发生变化，易产生自卑感。因此患者缺少与社会的联系与交流，易出现抑郁、性格和行为改变，甚至轻生厌世。而康复训练计划的顺利实施取决于患者对训练的合作态度。护士应多关心患者，多进行交流，让家属及其患者本人观看成功病例，并协调好家庭支持系统，使患者树立战胜疾病的信心。

（五）健康指导

1. 吞咽训练

吞咽训练是康复训练的重要内容，应尽早进行。因为除深昏迷外的意识障碍患者尚未完全丧失吞咽机能，且咽下肌群未发生失用性萎缩。对于意识障碍者应定时喂少量水训练，医护人员可让意识清醒患者对着镜子，训练口部、咽部肌肉张力、舌功能及发音等，并对咽部进行冷刺激。冷刺激可提高区域的敏感性，使吞咽反射更强烈。

2. 摄食训练

吞咽训练成功后（以能否做主动运动为标志），患者可进行进食训练。患者取直坐位或半坐仰卧位，头稍向前，身体也可倾向健侧，使食物由健侧咽部进入食管，防止误咽；选用密度均匀、黏性适当、不易松散的食物。此类食物在通过患者咽和食道时易变形且很少在黏膜上残留。稠的食物较为安全，它能很好地刺激患者的触、压觉和唾液分泌，使患者吞咽变得容易。

（六）护理评价

经过治疗和护理，患者是否达到：① 面瘫改善或者恢复；② 吞咽功能改善；③ 减少或杜绝并发症的发生；④ 焦虑心理消除；⑤ 患者、家属掌握后组脑神经损伤后的康复指导知识。

五、嗅神经损伤

第Ⅰ对脑神经是感觉性神经。起自嗅细胞，以相互分离的无髓纤维小束分成若干根嗅丝（人类约有20根）穿过筛骨的筛板，止于嗅球，将从嗅器官来的感觉性刺激传导到脑。嗅神经损害是指真正的嗅神经很短，迄今尚无原发性嗅神经病的报告，常与其他脑神经疾病合并存在或继发于其他疾病，主要症状为嗅觉障碍。

（一）护理评估

由于嗅神经嗅丝较细小、脆弱，同时临床上减速伤及对冲伤情形较多，导致嗅神经损伤较常见。额叶底面近嗅沟区脑挫裂伤、血肿患者几乎都有嗅觉障碍，而部分减速伤、对冲伤患者额叶底面根本无血肿也可能造成嗅神经损伤、嗅觉障碍。嗅神经损伤发生嗅觉丧失则基本无法恢复，患者可能早期由于注意力分散可能无自觉不适，后期患者可能会因为无法通过鼻子识别气味而苦恼。

（二）嗅神经损伤的检查

临床上需要时，可先询问患者有无嗅觉障碍。然后堵住一侧鼻孔，选用挥发油一类物质，如樟脑、牙膏、香皂等置于另一侧鼻孔下，问其是否闻到气味，并讲出名称。检查时注意两侧对比，注意除外鼻腔病变，如息肉、炎症等，并应常规进行鼻腔检查。有些刺激性大的物质不能用来测嗅觉，如酒精、氨水、醋酸等。还应注意：一侧嗅皮质损伤不会引起嗅觉障碍，这是因为每侧嗅皮质接受两侧嗅神经冲动。鼻腔如有炎症或阻塞时不能做此检查。嗅觉减退或消失可见于颅前窝骨折、颅底脑膜炎症、前额底肿瘤（如嗅沟脑膜瘤）、鞍上肿瘤。嗅觉障碍多见于嗅神经周围病变，一侧中枢性病变多不引起嗅觉障碍，钩回刺激性病变可引起幻嗅（钩回发作），常为颞叶癫痫的先兆。

脑神经损伤基本都有特定的临床表现，一般只要临床重视、系统仔细进行脑神经检查、配合视力、视野及电测听检查确诊不难，部分需做诱发电位检查确诊。高分辨薄层 CT 或 MRI 检查对伤情进一步评估、定位诊断及确诊有重要意义。

（三）常见护理诊断 / 问题

（1）急性疼痛：与组织损伤有关。

（2）感知改变：主要是由于嗅神经损伤引起的嗅觉改变有关。

（3）焦虑：与病程较长，担心影响疾病康复有关。

（4）知识缺乏：缺乏嗅神经损伤护理相关知识。

（四）计划与实施

（1）嗅神经损伤大多无特殊治疗，采用的均是药物（激素、脱水剂、神经营养药物、血管扩张剂、低分子右旋糖酐、丹参等）、中医康复理疗、针灸、封闭等综合性治疗，对明显眩晕者使用镇静、镇痛配合中医药、高压氧等综合治疗，只有少数患者需行手术治疗。

（2）通过沟通交流掌握患者的个性特点、心理承受能力及文化程度，进行个体化的心理干预，介绍预后良好的病例与患者进行交流，建立患者的治疗信心，指导患者通过冥想、听音乐等方法减轻放化疗期间的身心痛苦，并积极争取来自患者家庭的力量，共同帮助患者缓解负性情绪。患者的情绪状态得以改善后有助于促进其积极配合治疗，从而有效控制病情，减轻鼻部症状。

（五）健康指导

通过指导患者进行皮肤护理、口腔护理、用眼卫生、合理饮食，使患者掌握良好的自我护理知识，使患者积极参与疾病的治疗。对于完全丧失嗅觉的患者，要做好安全指导，比如家中煤气使用安全。

（六）护理评价

经过治疗和护理，患者是否达到：① 嗅觉功能改善或者恢复；② 减少或杜绝并发症的发生；③ 焦虑心理消除；④ 患者、家属掌握嗅神经损伤后的康复指导知识。

六、迷走神经损伤

迷走神经是第 X 对脑神经，既包含感觉神经纤维也包含运动神经纤维，是行程最长、分布最广的一对脑神经，也是一条混合神经，约含有 80% 的传入神经和 20% 的传出神经纤维。迷走神经支配部分咽部感觉及肌肉运动，当迷走神经损伤时，咽部软腭和咽部感觉及肌肉均出现明显障碍，患者可出现声音嘶哑、吞咽障碍、咽部感觉减退或消失，咽反射消失。

（一）护理评估

（1）呼吸系统：迷走神经对呼吸系统的影响是抑制吸气过程，促使吸气向呼气转化。迷走神经中枢可使迷走神经对呼吸吸气过程的抑制作用增强，可使吸气过程迅速转化为呼气过程，从而导致呼吸变快变浅。切掉单侧的迷走神经后，会出现呼吸减慢的症状，如切断双侧的迷走神经，可出现痉挛的长呼吸症状。

（2）迷走神经性心律失常系窦房结发出的激动显著不规律，从而使心房和心室的节律也不规则。迷走神经性心律失常患者一般无特殊症状，只有在心率过低或过速时引起心悸、眩晕甚至昏厥。一般迷走神经性心律失常不出现临床症状，临床意义不大，不需要治疗。

（二）常见护理诊断 / 问题

（1）急性疼痛：与组织损伤有关。

（2）呼吸形态的改变：与迷走神经损伤有关。

（3）焦虑：与病程较长，担心影响疾病康复有关。

（4）知识缺乏：缺乏嗅神经损伤护理相关知识。

（5）活动无耐力：与疼痛，心排血量减少有关。

（6）潜在的并发症：心律失常。

（三）计划与实施

（1）一般迷走神经性心律失常不出现临床症状，临床意义不大，不需要治疗。迷走神经性心律失常多与窦性心动过缓同时存在。只有明显窦性心动过缓的迷走神经性心律失常，需用阿托品、异丙肾上腺素、氨茶碱等增加心率的方法治疗。对由心脏病或药物等引起的非呼吸性迷走神经性心律失常者，应针对病因进行处理。

（2）如果迷走神经性心律失常（特别在高血压、冠心病或老年人）以窦性心动过缓为主时，要警惕病窦综合征的可能性，要详尽观察，以防疏漏。

（3）积极防治原发病，及时消除原发病因和诱因是预防本病发生的关键。

（四）健康指导

注意生活和情志调理，应饮食有节、起居有常，不妄作劳。做好生活护理，首先在日常生活中要避免吸烟，因为烟雾中的有害物质可以刺激呼吸道，可能会加重病情，因此要戒烟。其次，迷走神经损伤之后要做好口腔护理，饭后还要漱口。患者还要做好饮食护理，要避免吃油炸、寒凉以及辛辣刺激性的食物。寒凉的食物会刺激肠胃，而油炸、辛辣、刺激的食物也对病情不利，都应该少吃或者不吃。除此之外，迷走神经损伤之后，患者还要做好康复护理，要尽快进行康复训练，在日常生活中要注意劳逸结合，避免剧烈运动。

（五）护理评价

经过治疗和护理，患者是否达到：① 迷走神经功能改善或者恢复；② 减少或杜绝并发症的发生；③ 焦虑心理消除；④ 患者、家属掌握迷走神经损伤后的康复指导知识。

七、交感神经兴奋

交感神经兴奋是严重颅脑损伤中一种复杂的并发症，主要见于患有发热、血容量不足、贫血、甲亢、低氧血症，心力衰竭等疾病的患者，会出现以上交感神经兴奋的症状。

（一）护理评估

主要是指出现自主神经功能紊乱的症状如心跳加快、心律不齐、胸闷、血压升高、出汗、头晕、头痛，甚至出现憋气，经常感觉到饥饿、睡眠障碍、失眠症状等。

（二）常见护理诊断/问题

（1）急性疼痛：与组织损伤有关。
（2）呼吸形态的改变：与交感神经兴奋有关。
（3）焦虑：与病程较长，担心疾病康复有关。
（4）知识缺乏：缺乏交感神经兴奋护理相关知识。
（5）活动无耐力：与疼痛、心排血量减少有关。
（6）营养失调：与交感神经兴奋的高代谢有关。
（7）体温过高：与交感神经兴奋的高代谢有关。
（8）潜在的并发症：心律失常、心力衰竭、感染。

（三）计划与实施

1. 充分评估后进行交感神经动态监测

交感神经兴奋患者抽搐发作时不排除癫痫的可能，应充分评估，以免误诊。主要观察患者是否意识清楚、牙关紧闭、双眼凝视、气道分泌物增加、大小便失禁。监测生命体征与血容量，尤其是血压和心率。

2. 反复发热的护理

遵医嘱留取双侧血培养、尿培养、痰培养以及进行尿液常规检查等，根据检查结果，排除感染因素。评估病房温度、患者保暖及出汗情况，识别可能的诱因。将病房室温设置成合适的温度，协助患者温水擦浴，避免冰块降温诱发刺激，使用透气性、吸水性好的转运中单，做好基础护理。

3. 优化营养管理

高代谢是脑损伤的常见并发症，同时交感神经过度兴奋患者反复发热，导致消耗更多的热量，优化营养管理对交感神经过度兴奋患者的预后有较大影响。

4. 体位摆放

患者的不舒适体位、疼痛易诱发交感神经过度兴奋。予患者舒适体位，保持上肢伸展位，下肢略屈曲，防止肢体痉挛、肩手综合征等并发症，预防压力性损伤和疼痛的发生。每2小时为患者翻身1次，保证患者的舒适性。

5. 气管切开后的护理

吸痰是气管切开患者所需的常规操作，吸痰时的不适以及低氧易激活交感神经系统兴奋性，因此做好呼吸训练十分重要，保持患者气道持续湿化。评估患者双肺呼吸音，必要时进行吸痰，严格按照操作规程，动作轻柔。同时做好口腔护理，检查胃潴留情况，避免肺部感染。

6. 适当约束及关节活动

大部分患者意识欠清，肢体抽搐频繁，评估为拔管高风险，给予双上肢约束工具。但约束工具会限制肢体的活动，增加患者的不适和焦虑，易导致交感神经过度兴奋。可以适当给患者使用分指握力球进行手指约束，可有效预防非计划性拔管的发生，而且可以锻炼患者上肢力量，防止肢体肿胀。可以适当对患者进行四肢的被动活动，在肢体近端固定各关节，托住肢体远端，从手指关节开始到肘关节，从踝关节到髋关节，防止肌肉萎缩、关节挛缩、异位骨化的发生。

（四）健康指导

对患者进行四肢的被动活动，活动期间播放舒缓的音乐，操作者双手温暖，在肢体近端固定各关节，托住肢体远端，从手指关节开始到肘关节，从踝关节到髋关节，每天2次，每次20分钟。引导患者感受关节伸屈活动的节奏，体会肌肉力量的改变等。整个过程和患者充分交流，使患者主动参与运动，防止肌肉萎缩、关节挛缩、异位骨化的发生，同时减轻患者紧张焦虑的情绪。

（五）护理评价

经过治疗和护理，患者是否达到：① 交感神经过度兴奋症状改善或者恢复；② 减少或杜绝并发症的发生；③ 焦虑心理消除；④ 患者、家属掌握交感神经过度兴奋的康复指导知识。

八、三叉神经损伤护理

三叉神经是混合神经，是第Ⅴ对脑神经，也是面部最大的神经。它包含两种神经纤维：一般的躯体感觉和特殊的内脏运动纤维。支配面部、口腔和鼻腔的感觉以及咀嚼肌的运动，并将头部的感觉信息传递给大脑。

（一）护理评估

三叉神经损伤主要表现为该神经分布区的皮肤如前额部、眉弓、眼部、鼻尖的痛觉过敏、疼痛，急性期主要是因为三叉神经在受到感染，或者其他因素引起的急性发作。有些患者疼痛的时候不能洗脸、刷牙，不能咀嚼食物或者进行刷牙、洗脸的时候会出现疼痛加重。三叉神经的损伤如果是在稳定期，有些患者也没有很特别的症状，主要的症状就是三叉神经分布区的疼痛和痛觉过敏。

（二）三叉神经受损的检查

1. 面部感觉检查

医生用大头针、棉签和盛有冷、热水的试管分别检查面部三叉神经分布区域，如前额、鼻部两侧及下颌部皮肤的温痛觉、轻触觉，先健侧后患侧，两侧对比。观察患侧有没有知觉减退甚至消失。

2. 运动功能检查

医生把双手分别放在患者左右咀嚼肌隆起处，然后让患者做咀嚼动作，对比左右两侧咀嚼肌力量有无差别。正常人两侧翼内肌、翼外肌肌力相等，张口时下颌处在正中位置。当一侧三叉神经运动支受损害时，张口时下颌偏向病侧。检查时让患者张口，观察下颌有无偏斜。

3. 反射功能检查

（1）角膜反射检查：患者向一侧注视，医生用细细的棉絮毛轻轻地触碰对侧角膜的外下方，由外向内。反射正常结果为患者出现双侧眼轮匝肌收缩，出现双侧瞬目，检查过程中尽量不要让患者看见棉絮。

（2）下颌反射检查：让患者下颌放松，口处于半张位置，医生把手指放于患者下颌上，用叩诊锤叩击该手指，或者医生一手拿着压舌板，把压舌板的一端放于患者下方门齿上，用叩诊锤轻叩此压舌板，观察下颌的反射。正常情况下，下颌无上抬动作，口无闭合动作。

（三）常见护理诊断/问题

（1）疼痛：与疾病有关。

（2）焦虑：与环境陌生、知识缺乏等有关。

（3）自我形象紊乱：与口唇疱疹、面神经麻痹有关。

（4）知识缺乏：缺乏三叉神经损伤的相关知识。

（5）潜在并发症——颅内出血：与颅内压改变、术中止血不够彻底、凝血功能障碍有关。

（6）有感染的危险：与手术伤口有关。

（四）计划与实施

1. 术前护理

（1）疼痛护理：护理人员要重视、理解并正确评估患者的疼痛感，当患者疼痛发作时要及时遵医嘱给予患者止痛剂进行止痛，还要密切观察并严格记录患者疼痛发作的次数、每次发作的时间以及前后两次发作的间隔时间等。叮嘱患者尽量不要揉搓面颊部，防止患者揉搓导致该处破损后引发感染。而对于因疼痛而导致睡眠障碍的患者，可遵医嘱给予患者镇静类药物进行治疗。

（2）心理护理：目前临床上主要通过三叉神经血管减压术来改善患者的疼痛症状。但手术治疗属于侵入性治疗，存在一定的风险，并且容易对患者造成一定的心理压力，从而影响治疗效果。对于情绪明显异常患者，要及时告知医生并遵医嘱及时进行处理。

（3）术前常规：向患者解释麻醉方式、手术大致过程，减轻患者心理压力。做好备皮、备血、药物过敏实验，完善各项术前检查。

2. 术后护理

（1）病情观察：术后24小时内每小时观察生命体征、瞳孔、意识，如有需要可延长监测时间。注意伤口辅料情况。观察辅料有无渗血、渗液，及时更换辅料，确保伤口清洁，减少感染机会。指导患者饮食、体位。

（2）并发症的观察及护理

1）疼痛、眩晕、呕吐：可能与术中需放出大量脑脊液导致颅内压低有关。发现低颅压症状后给予取枕平卧位，头偏向健侧，血压偏低时适当加快补液速度，症状严重者取头低脚高位。必要时使用甲氧氯普胺等止吐药物。

2）术后出血：一般的伤口出血，出血量少，及时更换伤口辅料、使用止血药即可获得很好的疗效。如患者出血量大，意识原本清楚却突发意识不清，呼之不应，双侧瞳孔不等大，血压升高，呼吸、脉搏却减慢，应警惕颅内出血，这是术后最严重的并发症，多发生在术后1～2天。此时，应更密切观察患者病情。

3）面神经麻木：术后出现面神经麻木应给予按摩、保暖，促进血液循环。因面部麻木，会有食物残留于颊部与齿槽之间，且咀嚼易咬碎颊部或舌头。因此，指导患者进食时将食物放于健侧，细嚼慢咽，防止咬伤，预防口腔溃疡，饭后漱口，做好口腔护理。

4）脑脊液漏：术中伤口缝合不严密，患者用力咳嗽、喷嚏时易发生脑脊液漏。如果伤口愈合不良、颅内压高也容易引起脑脊液漏。患者手术回病房后，及时检查伤口辅料，并持续观察及时发现脑脊液漏的情况，汇报医生。告诉患者切勿抠、挖、堵鼻孔，不能经鼻滴药。保持大便通畅，注意保暖。

5）展神经暂时麻痹：表现为患侧眼球不能外展，视物重影。可能是术中分离三叉神经蛛网膜时触碰或牵拉展神经所致。向患者解释原因，安慰患者，遵嘱用药，可热敷。嘱患者尽量闭眼休息，交替用眼。

6）耳鸣、听力损害：可能是术中影响听神经、面神经或供血动脉出现损害。护士需做好心理护理，安慰患者。

7）后组脑神经损伤：三叉神经从脑桥出发，走行与桥小脑角区，此处血管、神经密集，手术中牵拉及术后颅内高压等可能会影响脑干，出现呼吸及心跳的改变。

（五）健康指导

三叉神经痛一般都有个"扳机点"，亦称"触发点"，常位于上唇、鼻翼、齿龈、口角、舌、眉等处。轻触或刺激扳机点可激发疼痛发作，发作时常突然停止说话、进食等活动，疼痛侧面部可呈现痉挛，即"痛性痉挛"，皱眉咬牙、张口掩目，或用手掌用力揉搓。日常饮食应以软食、清淡为主，避免辛辣刺激、过冷或过热的食物。洗脸刷牙时动作宜轻柔，进食讲话时避免过于用力，导致触发"扳机点"引发疼痛。适当进行体育锻炼，保持良好生活作息，提高免疫力。

（六）护理评价

经过治疗和护理，患者是否达到：① 三叉神经疼痛症状缓解或消失；② 减少或杜绝并发症的发生；③ 焦虑心理消除；④ 患者、家属掌握三叉神经损伤后的康复指导知识。

（张婷　尹瑞娟　胡静）

参考文献

[1] 陈婷婷,陈欣,周怡,等.集束化护理在腰椎减压术后脑脊液漏中的应用价值[J].颈腰痛杂志,2023,44(01):124-125.

[2] 董艳.预见性护理应用于重型颅脑损伤鼻饲患者的效果分析[J].河南外科学杂志,2023,29(02):182-184.

[3] 付明.综合护理在星状神经节阻滞治疗急性面神经麻痹中的效果[J].中国现代药物应用,2018,12(21):180-181.

[4] 季松,钟菲.血管内介入栓塞治疗后交通动脉瘤伴动眼神经麻痹的疗效及对神经功能的影响[J].中西医结合心脑血管病杂志,2016,14:915-916.

[5] 金琳娜,邹朝君.脑出血后反复交感神经风暴患者1例的护理[J].护理与康复,2021,20(07):50-52.

[6] 李晨露,程云,赵丽蓉,等.经鼻胃管喂养临床实践指南的临床应用[J].中华护理杂志,2017,52(08):905-910.

[7] 李健康.手术治疗脑外伤合并视神经损伤的疗效观察[J].临床医学研究与实践,2017,2(12):93-94.

[8] 李星茹,汤云,张超,等.ICU颅脑损伤病人阵发性交感神经过度兴奋综合征研究进展[J].护理研究,2023,37(14):2598-2601.

[9] 邱丽芳,程梅容,张洁,等.循证护理干预在预防留置腰大池引流管并发症中的应用[J].中西医结合护理（中英文）,2020,6(11):236-239.

[10] 沈仲元,竺英祺,闫世彪,等.呼吸频率调节下切断家兔迷走神经对心率变异和血压即时变影响的研究[J].实用心电学杂志,2017,26(02):77-83.

[11] 杨彪,王语涵,付延,等.迷走神经对免疫系统调控的研究进展[J].中国兽医学报,2023,43(04):825-830.

[12] 张颖晓.急性颅脑外伤合并视神经损伤的治疗及护体会[J].中国实用神经疾病杂志,2018,21(9):1026-1027.

[13] Aoun SG, Welch BG, Cortes M, et al. Objective pupillometry as an adjunct to prediction and assessment for oculomotor nerve injury and recovery: potential for practical applications[J]. World Neurosurg, 2019, 121: e475-e480.

第二节　颅底血管损伤的护理

一、颈内动脉海绵窦瘘护理

颈内动脉海绵窦瘘是颈动脉及其分支与海绵窦之间形成动静脉交通而产生的临床综合征。根据发生的原因，分为外伤性和自发性颈动脉海绵窦瘘两大类。

（一）护理评估

（1）头痛：多见于早期，头痛位于眼眶部位。

（2）搏动性突眼：由于动脉血流入海绵窦致使眼球突起，手摸眼球可感到眼球的搏动及血液流过时的颤动感。

（3）颅内杂音：患者整个头部听到不同程度的与心律一致的血管性杂音。

（4）球结膜水肿。

（5）眼球运动障碍。

（6）蛛网膜下腔出血。

（7）鼻出血：出血量常较多，甚至引起失血性休克。

（8）视力下降、甚至失明。

（二）颈内动脉海绵窦瘘的检查

（1）CT、MRI可作为初步检查，较为直观地反映出病变的主要病理变化，如海绵窦扩张，眼上、下静脉扩张，以及眼球突出，眼外肌增粗，眼球后软组织肿胀。部分创伤性颈内动脉海绵窦瘘在CT平扫上可以显示颅底骨折、脑组织挫伤甚至脑内血肿或蛛网膜下腔出血。但CT和MRI不能准确观察供血动脉的来源和瘘口的情况。

（2）全脑血管造影（DSA）是颈内动脉海绵窦瘘诊断的金标准，也是行手术治疗前最重要的疾病评估手段。行DSA检查时，应做包括双侧颈外动脉在内的全脑血管造影。DSA可以清晰地显示瘘口和瘘口后的静脉引流途径。

（三）护理诊断/问题

（1）焦虑：与视力下降、颅内杂音等有关。

（2）感知觉紊乱：视觉功能紊乱，与视力下降有关。

（3）疼痛：与头部受伤、眼眶痛有关。

（4）潜在并发症——颅内出血：与颅内压改变、术中止血不够彻底、凝血功能障碍有关。

（5）自我形象紊乱：与突眼有关。

（6）知识缺乏：缺乏颈内动脉海绵窦瘘的相关知识。

（四）计划与实施

1. 术前护理

（1）心理护理：由于头部杂音、头痛、视力下降、眼球前突和运动受限等原因，患者无法正常休息，期望能早日治愈的心情急迫；而且，患者和家属缺乏疾病相关知识，容易情绪紧张，产生焦虑和恐惧心理。护理人员要多与患者交谈，用通俗易懂的语言向其介绍栓塞术的配合要点及手术前后的注意事项，介绍此项技术的先进性、安全性、科学性和必要性，并介绍成功病例，帮助患者树立治疗信心，积极配合治疗和护理。

（2）眼部护理：告知患者避免强光刺激，必要时戴眼罩，并注意眼部卫生，勿揉眼。白天滴左氧氟沙星滴眼液，夜间临睡前涂抹红霉素眼膏。眼睑闭合不全者用无菌生理盐水纱布湿敷，以防暴露性角膜炎的发生，并注意视力的变化。

（3）鼻衄护理：当有少量鼻出血时，要及时汇报医生，进行进一步检查，明确诊断，并留置静脉针，以备急救。当发生严重鼻出血时，应立即试行压迫颈总动脉，采取后鼻孔填塞，开通静脉通道，快速输液、输血，必要时用少量升压药，纠正休克，吸出气道内血液，保持呼吸道通畅，有效防止窒息，必要时行气管切开术。

（4）术前准备：术前完善各项化验检查，备皮，禁食禁水，保证充足睡眠。术前做好颈动脉压迫试验，以估计患者对脑缺血的耐受情况，为术中必要时闭塞颈内动脉做准备。指导患者用健侧拇指用力按压患侧颈总动脉，每次按压20分钟以上，每天4~5次。若患者不能耐受，可从5分钟开始压迫，逐渐增加时间。压迫颈动脉后观察患者有无患侧视力障碍，对侧肢体麻木、失语、意识障碍等情况。

2. 术后护理

（1）术后护理常规：术后严密观察患者的生命体征、意识、瞳孔及肢体活动，发现异常及时告知医生处理。术后患者应绝对卧床24小时，穿刺点加压包扎12小时，穿刺肢体制动12小时；观察双侧肢体温度、色泽、足背动脉搏动情况以及穿刺部位有无出血、渗血及血肿。术后6小时，在病情允许情况下，可抬高床头30°，以利于患者呼吸及颅内静脉血回流，从而减轻颅内压；鼓励患者自行翻身，但须保持穿刺侧肢体平直，勿弯曲。

（2）术后并发症的护理

1）脑血管痉挛：由于导管在脑血管内停留时间长，机械的刺激容易诱发脑血管痉挛。脑血管痉挛的表现为一过性神经障碍，如头痛、短暂的意识障碍、肢体麻木或偏瘫、失语。因此，术后应密切观察患者、意识、瞳孔及肢体活动的情况，发现异常及时告知医生。术后防止脑血管痉挛，可遵医嘱给予尼莫地平持续静脉泵入，使用时注意保持输液通畅，避光输注，避免与钙拮抗剂合用。

2）脑过度灌注综合征：术后24~48小时内护理人员应严密观察患者的生命体征、瞳孔及肢体活动情况。对于高血压患者，应密切监测血压，将血压控制在基础血压的2/3水平。必要时遵医嘱应用20%甘露醇，降低颅内压，减轻脑水肿，预防脑过度灌注。

3）球囊移位、脱落、早期泄露：护理人员应注意观察患者眼眶杂音是否复发以及突眼程度有无改善，术后应嘱患者卧床休息，保持情绪稳定，头部避免剧烈活动，避免用力咳嗽、打喷嚏，并保持大便通畅，以免球囊发生移位。

4）血栓形成：术后护理人员应密切观察患者双侧足背动脉搏动、末梢循环血运、肢体皮肤颜色及温度。若出现穿刺侧足背动脉减弱或消失，局部皮肤温度降低、颜色苍白、肢体麻木疼痛等现象，多提示包扎过紧或动脉血栓形成，应重新包扎，必要时给予溶栓治疗。

5）在患者无胃肠道反应的情况下，可嘱患者多饮水，可降低血液黏稠度，促进造影剂的代谢和排出。

（五）健康指导

颈内动脉海绵窦瘘患者经常会因明显的眼部症状而被误诊误治。在疾病的初期可仅有球结膜的充血水肿，易误诊为结膜炎、角膜炎和巩膜炎等眼部疾病；当瘘口血流慢、压力较小时，突眼可不伴有搏动性，也无血管性杂音、耳鸣，易与甲亢性突眼、眶蜂窝织炎、炎性假瘤、眼眶肿瘤混淆。

（六）护理评价

经过治疗和护理，患者是否达到：①头痛缓解；②视力恢复，突眼症状缓解；③减少或杜绝并发症的发生；④焦虑心理消除；⑤患者、家属掌握颈内动脉海绵窦瘘的康复指导知识。

二、动脉瘤破裂出血护理

颅内动脉瘤是指由于动脉壁的病变或损伤，颅内动脉内腔形成的局限性异常扩大，是神经外科常见的疾病之一。

（一）护理评估

（1）剧烈头痛：颅内动脉瘤一旦发生破裂，患者会感觉剧烈的头痛。颅内动脉瘤破裂之后往往会引起严重的蛛网膜下腔出血，患者此时会感到剧烈的头痛，头部好像要炸裂一样，即便是服用止痛药也难以缓解。

（2）频繁呕吐：颅内动脉瘤破裂之后还会出现频繁呕吐的症状，这种呕吐和肠胃疾病没有任何的关系，而且会伴随着大汗淋漓的现象，体温也会有所升高，甚至还会出现高热。

（3）意识障碍和精神失常：如果颅内脉瘤发生了破裂出血，将会对脑膜形成比较强烈的刺激，甚至是形成颅内血肿，这样就容易影响到患者的意识，使患者出现意识障碍和精神失常等现象，有的时候会发生偏瘫。

（二）动脉瘤的检查

（1）CT：CT可帮助确定患者的颅内动脉瘤的大小和位置。

（2）脑脊液检查：腰椎穿刺脑脊液检查，用于检查脑脊液中是否出现红细胞，以此判断有无出血。

（3）MRI：更清晰、准确、多角度地判断颅内动脉瘤与载瘤动脉的情况。

（4）DSA：可全面、动态、清晰地看到血管内的所有情况。

（三）护理诊断/问题

（1）意识障碍：与脑出血、脑肿胀有关。

（2）疼痛：与脑出血导致头痛有关。

（3）潜在并发症：脑血管意外，与动脉瘤破裂有关。

（4）脑组织灌注异常：与脑血管疾病、颅内压增高有关。

（5）焦虑：与担心疾病预后有关。

（6）电解质紊乱：与频繁呕吐有关。

（7）知识缺乏：与缺乏动脉瘤相关知识有关。

（四）护理计划与实施

1. 术前护理

（1）心理护理：讲解疾病的相关知识，减轻患者的焦虑情绪，增强战胜疾病的信心。

（2）随时观察生命体征及意识变化，及早发现出血情况，尽早采取相应的治疗措施。

（3）胃肠道的管理：合理饮食，必要时给予缓泻剂，保持大便通畅，需要灌肠时应注意低压灌肠。

（4）患者不可以用力打喷嚏或咳嗽，以免增加腹压，反射性地增加颅内压而引起颅内动脉瘤破裂。

（5）如伴发癫痫者用药注意安全，防止发作时受外伤；保持呼吸道通畅，同时给予吸氧，记录抽搐时间，遵医嘱给予抗癫痫药物。

2. 术后护理

（1）监测患者生命体征，特别是意识、瞳孔的变化，尽量使血压维持在一个稳定水平。持续低流量给氧，保持脑细胞的供氧。同时观察肢体活动及感觉情况，与术前对比有无改变。

（2）遵医嘱给予脱水药及减轻脑水肿药物，或泵入尼莫同以减轻脑血管痉挛，观察用药效果。

（3）应观察并记录头痛患者疼痛发作的性质、次数、持续时间、伴随症状等，给予调节体位、心理安慰等，如无缓解，应遵医嘱应用镇静剂或止痛药，并观察用药后反应。

（4）各种引流的护理：保持各种引流通畅，观察引流液的色、量及性质，如短时间内引流过多，及时通知医生。清醒患者床头抬高30°，利于减轻脑水肿。

（5）饮食指导：鼓励患者多食粗纤维、维生素食物，保持大便通畅，避免用力排便，以防加重颅高压引起脑疝。必要时给与开塞露软化粪便或低压灌肠。

（6）减轻患者心理负担，加强心理护理，并预防各种并发症的发生。

（五）健康指导

保持良好的生活习惯，注意起居、饮食、睡眠规律。注意休息，适当活动。保持情绪稳定，避免激动、紧张、刺激。保持血压稳定，避免用力咳嗽、用力排便等。遵医嘱按时、合理用药。定期复查，一般6个月复查一次。如发现头晕、头痛、手足麻木等及时就医。

（六）护理评价

经过治疗和护理，患者是否达到：①头痛、呕吐、意识障碍症状缓解；②减少或杜绝并发症的发生；③焦虑心理消除；④患者、家属掌握动脉瘤术后的康复指导知识。

三、全脑血管造影的护理

脑血管造影是20世纪90年代以来广泛应用于临床的一种X线检查新技术，是应用含碘造影剂注入颈总动脉、颈内外动脉、椎动脉，经连续DSA造影在不同时期显示脑内动脉、回流静脉和静脉窦的形态、部位、分布和行径的一种显影技术。脑血管造影分为常规脑血管造影和数字减影脑血管造影。数字减影脑血管造影具有简便快捷、血管影像清晰、可选择性拍片、并发症少等优点，因而常规脑血管造影已被数字减影脑血管造影所取代。目前，通常采用股动脉或桡动脉插管法做全脑血管造影。

（一）护理评估

主要是指患者由于颅内动脉瘤导致的头晕、头痛、癫痫发作、手脚麻木、瞳孔散大、对光反射消失、视觉缺失、面部疼痛综合征等症状，详细记录发作的频率及时间。

（二）护理诊断/问题

（1）焦虑：与担心检查或手术风险有关。

（2）知识缺乏：与缺乏DSA相关知识有关。

（3）自理能力下降：与术后术肢制动有关。

（三）计划与实施

1. DSA术前护理措施

（1）指导患者和家属了解脑血管造影的目的、注意事项、造影过程中可能发生的危险与并发症，消除紧张、恐惧心理，征得家属的签字同意和患者的合作。儿童与烦躁不安者应使用镇静药或在麻醉下进行。

（2）告知术前4~6小时禁食、禁水，术前30分钟排空大小便。

（3）指导训练床上排便，必要时予留置导尿管。

2. DSA术后护理措施

（1）对患者进行24小时监护，嘱患者绝对卧床24小时，穿刺部位沙袋压迫6~8小时，股动脉穿刺侧肢体制动8~12小时。严密观察神志、瞳孔、生命体征的变化以及有无颅内出血的发生，如患者出现呼吸变慢、深，脉搏慢而有力，应警惕颅内出血，立即报告医生，及时处理。

（2）穿刺部位血肿是最常见的并发症，出血量大时，可引起压迫症状。严密观察穿刺部位有无渗血和血肿。

（3）密切观察术侧肢体的皮肤温度、颜色及足背动脉搏动情况，如果出现动脉搏动减弱、皮肤发绀、发凉及肢体麻木等情况，及时报告医生进行处理。

（4）协助患者多饮水利于造影剂的排出，术后进食低盐、低脂、易消化的食物。

（5）观察患者有无头痛、癫痫发作、突发血压升高、意识障碍、肢体活动障碍等脑血管痉挛的征象。遵医嘱给予尼莫地平注射液微泵静推。

（6）术后严密观察患者有无意识、语言、运动、感觉等功能障碍的情况。

（杨亚娟　孙娇娇）

参考文献

[1] 关晖.综合性护理模式在脑血管造影及介入治疗中的应用[J].航空航天医学杂志，2022，33(03)：356-358.

[2] 韩红波，刘铁艳.Willis覆膜支架在颅内动脉病变治疗中的临床应用[J].中国临床神经外科杂志，2019，24(12)：743-745.

[3] 李亚兰，华莎，马廉亭.创伤性颈内动脉海绵窦瘘血管内治疗围手术期的护理[J].中国临床神经外科杂志，2020，

25(12): 879-880.

[4] 李袁树, 孙晓川. 应用血栓弹力图血小板图参数指导支架辅助栓塞颅内动脉瘤术后抗血小板聚集治疗的研究进展 [J]. 中国脑血管病杂志, 2021, 18(5): 339-343.

[5] 王博. 护理干预对全脑血管造影术后并发症的预防效果 [J]. 中国医药指南, 2020, 18(13): 284-286.

[6] 中国医师协会神经外科医师分会神经介入专业委员会, 中国医师协会介入医师分会神经介入专业委员会. 血流导向装置治疗颅内动脉瘤中国指南 [J]. 中华神经外科杂志, 2022, 38(5): 433-441.

第三节 颅颈交界区损伤护理

颅颈交界区是头颅和颈椎的交界部位, 具体指的是枕骨大孔周围的枕骨、寰椎（第1颈椎）以及枢椎（第2颈椎）区域的统称。虽然空间狭小, 但是结构复杂, 功能特殊, 即生命中枢延髓和颈髓等复杂的神经血管在此通过。交通事故、坠落伤、高空重物击伤头部及潜水事故是颅颈交界区损伤的重要原因。

一、护理评估

注意患者生命体征的改变, 如果患者出现呼吸节律、频率、幅度的变化, 可能是延髓和高颈段损伤造成的预示呼吸中枢的功能障碍。观察患者颈椎形态, 有无变形、扭曲, 颈部有无皮下血肿, 根据血肿大小, 判断可能是脊髓损伤。

二、常见护理诊断/问题

（1）意识障碍：与严重颅脑损伤, 颅内压增高有关。

（2）呼吸形态改变：与颈段脊髓损伤有关。

（3）清理呼吸道无效：与气管插管、气管切开或呼吸机的使用、意识障碍不能自行排痰、后组脑神经损伤致咳嗽反射障碍。

（4）躯体移动障碍：与意识障碍、疼痛和不适、肢体瘫痪、卧床限制活动有关。

（5）体温改变：与脑干、上颈髓损害, 导致中枢性体温调节失调有关。

（6）生活自理缺陷：与意识、瘫痪卧床有关。

（7）潜在并发症：脑疝、颅内压增高、肺部感染、消化道出血、电解质紊乱、压力性损伤、废用综合征等。

三、计划与实施

颅颈交界损伤患者由于病情危重且复杂, 治疗原则为维持生命体征平稳, 积极控制颅内高压, 保持颈椎稳定性, 防止继发性感染和控制并发症。

（一）术前护理

（1）对重型颅脑损伤昏迷患者尤其是高速行驶、高处坠落、高空重物击伤头部, 患者无论是否合并颈椎损伤, 早期均按颈椎损伤进行干预性护理之后再进行其他检查。注意早期颈部制动, 保证颈椎稳定性。可选择大小合适的颈托或将沙袋衣物置于头颈部两侧固定。搬动时采用平托法, 1人站于患者头前位, 双手托住双下颌及颈部, 用力略使头部伸直, 避免颈部扭曲或移位, 其余人托住患者身体平抬于床上。

（2）保护呼吸、循环功能, 预防并发症由于颅颈交界伤后, 颈髓受损可因延髓呼吸中枢受损或受到刺激导致呼吸抑制, 也可因颅脑损伤致中枢呼吸衰竭。因此密切监测呼吸功能的变化, 保持呼吸道通畅和充足地氧气供应, 测 SpO_2、动脉血气分析。加强肺部护理, 协助每2小时翻身、扣背, 预防肺部感染。翻身时保持头、颈和躯干在同一平面, 维持颈部的相对稳定。颅颈交界伤波及延髓时, 可使延髓血管运动中枢功能紊乱, 出现心律不齐, 血压不稳。另外椎动脉受交感神经支配, 可在颈椎骨折脱位时使椎动脉神经纤维受到刺激, 出现心率减慢、低血压。监测循环系统功能变化, 密切监测 CVP 及尿量。

（3）完善术前准备, 尽早手术, 去除病因。如遵医嘱完善术前检查, 皮肤过敏试验, 手术区域备皮、备血。同时严密观察病情变化, 必要时床旁准备呼吸机及气管切开包。

（二）术后护理

（1）保持室内安静, 抬高头部15°～30°, 头、颈安排呈一直线, 不要压迫、扭转颈静脉。如患者有休克情况予采取休克体位。监测神志, 并以 GCS 评分标准记录患者对外界刺激的反应, 每0.5～1小时1次。严密监测生命体征、意识、瞳孔、血氧饱和度、血糖、肢体活动的变化, 每1～2小时1次, 或遵医嘱监测并记录。掌握脑疝的前驱症状：头痛、呕吐, 血压升高, 脉搏加快, 呼吸不规则, 意识障碍加重，一侧瞳孔散大等。如发现异常情况，及时通知医生处理。迅速建立两条静脉通路，遵医嘱快速滴入脱水、降低颅内压等抢救药物。

（2）气道管理是神经重症患者的重要基础治疗。保持呼吸道通畅，维持充分的氧供。脑组织对缺氧非常敏感，呼吸中枢功能不全、气道不畅、呼吸功能不全均可导致患者缺氧。针对患者的具体情况进行选择建立人工气道，包括气管插管和气管切开。短期内可以恢复自主呼吸、撤出人工气道的行气管插管术即可，深昏迷或长期昏迷、舌后坠影响呼吸道通畅者，早期行气管切开术。置管后应定期评估人工气道是否通畅，及时调整避免造成严重后果。及时吸痰，保持气道通畅，必要时可行床旁纤维支气管镜下吸痰。重视气道温湿化。制订个体化的肺部感染预防策略。临床常用气道管理药物主要包括抗菌药物、糖皮质激素、支气管扩张剂和黏液溶解剂等，给药方式包括静脉、口服和雾化吸入等。吸痰注意无菌操作，防止交叉感染。呼吸功能不全，建立人工气道后仍不能保证正常氧供，患者存在缺氧风险或已经出现缺氧表现时，应开始机械通气。

（3）术后患者多伴有不同程度的意识障碍、吞咽障碍及运动功能障碍。高热导致高代谢、营养需求更高。《中国神经外科重症患者消化与营养管理专家共识（2016）》对于术后1周联合口服补充营养仍无法满足推荐摄入量的60%时，应考虑管饲肠内营养；若管饲营养仍达不到推荐摄入量的60%时，应给予补充性肠外营养或全肠外营养。

（三）并发症的观察及护理

1. 颅内高压

临床表现为头痛、呕吐、视乳头水肿，早期生命体征变化不明显。高峰期出现血压高、脉压差增大、脉搏缓慢、呼吸深慢等反应。临床上常只出现血压或脉搏一种变化。晚期出现血压降低，心率增快，呼吸不规则。意识改变常见于急性颅内增高的患者。先进行基础治疗，包括头位抬高，保持颈部和躯干轴线，维持正常血压和正常血容量，维持正常体温，避免低氧血症，避免低白蛋白血症，控制血糖，镇痛镇静，抗癫痫药物治疗，如果有脑脊液引流，通过脑室外引流来辅助控制颅内压。最常用的渗透性降颅压药物是甘露醇和高渗盐水，必要时可辅助使用甘油果糖、白蛋白、利尿剂等。采取上述措施后，如ICP持续增高应启动降颅内压二线治疗方案，包括亚低温治疗、巴比妥治疗和去骨瓣减压术。甘露醇仍然是目前最常用的渗透治疗药物。尽可能保持甘露醇使用剂量0.25 g/kg。甘露醇的输注方式建议脉冲式给药，初始剂量为0.25～1 g/kg体质量经外周或中心静脉导管在10～20 min的时间内静脉输入，其后推荐每4～6小时给予低剂量0.25～0.5 g/kg维持。

2. 压力性损伤

翻身并按摩骨突部，每2小时1次。保持衣被清洁、干燥，床单平整。夏季每天擦浴1次，冬季隔天1次。擦浴时使用中性肥皂，水温保持50℃左右（老年、皮肤感觉障碍、营养不良患者水温＜50℃），避免用力擦、搓，擦浴后受压部位扑爽身粉。及时更换汗湿、渗湿的衣被，并抹洗局部皮肤，避免物理、化学刺激。皮肤瘙痒者，禁用手抓，小儿适当约束双手。向患者家属讲述褥疮发生的危险因素，如局部长期受压，汗液、渗出液浸渍等。指导并教会家属正确使用便器和减压用物：① 使用便盆时，抬高患者臀部，不可强行塞入、拖出。② 便器放置时间不宜过长，小于30分钟，以免局部受压。③ 不可使用破损便器，防止皮肤擦伤。④ 气圈、气垫、海绵垫外以棉布包裹，气门嘴不可直接接触受压部位。长期卧床患者，教会其家属更换床单、翻身、按摩方法，以利于患者出院后家庭护理。

3. 足下垂

卧床期：保持肢体功能位，不能让足悬空。改换体位，2小时更换一遍，卧床时调整下肢保持轻度屈曲位。在足部置放软垫，平卧时患侧髋、膝屈曲，并使足踏于软垫上，使其蹬实。侧卧位时患侧足下应垫软垫，背部要有依靠，偏瘫侧的膝下垫起，以保持下肢处于功能体位，保证偏瘫侧下肢不外旋。睡眠时可采取布鞋疗法，即将患侧的布鞋垂直固定于患者的床栏杆上，每晚临睡时将患侧的足放进鞋内每2～3小时从鞋内脱出一阵进行按摩。

4. 四肢运动

瘫痪侧的上、下肢各关节做被动屈伸运动，对足关节行背屈运动，每天做2次每套动作15次。为促进瘫痪侧的被动运动，健侧自动运动也做同样的运作，如果被动运动不够充分，可运用健侧带动患侧做被动运动。

5. 深静脉血栓

长时间卧床是静脉血栓栓塞症的危险因素，存在危险因素的患者若无预防性抗血栓治疗，术后深静脉血栓形成发生率可达30%，致死性肺栓塞发生率近1%。建议在有条件情况下，应予间歇充气加压或间歇性充气加压联合弹力袜，以预防DVT。抗凝药物虽然不会扩大血肿或增加病死率，但亦未能降低

DVT发生率，故不需要常规预防性用药。

6. 心理护理

热情接待患者和家属，介绍医生、护士及住院环境。鼓励家属陪伴患者，给其提供现实保证。在患者进行诊断、手术、检查及各种治疗护理前，耐心做好解释和宣教，消除其焦虑不安的情绪。加强与患者沟通，鼓励其说出心理感受，并表示理解。及时为患者提供疾病诊断、治疗信息，增强其信心。保持患者舒适的体位。教给患者放松技术。

四、健康指导

离床期：进行轮椅乘车训练。过了急性期，经医生许可，开始做轮椅乘车训练，每天一次，一次5分钟，如果坐轮椅稳定可延长时间，增加次数。坐轮椅时两脚必须放在踏板上。必须考虑到患者的安全，用安全带固定躯干，颈部不能保持稳定的患者，可使用设有床的轮椅。

坐位训练：以能坐轮椅的患者为对象，每天进行2次，此时脚底要着轮椅的踏板，保持功能体位。

步行期：坐轮椅或是坐位时足底着地面做背屈训练。将5～6 cm的海绵放在足底与地面之间，进行背屈训练，10次为一组，一天2组。

五、护理评价

经过治疗和护理：患者是否达到：① 呼吸通畅，保持良好的呼吸状态；② 意识障碍逐渐减轻；③ 未发生颅内压增高症状；④ 心理状况良好，积极配合治疗；⑤ 无并发症发生或者已经发生的并发症得到有效治疗和护理。

（乔安花 高宏晶）

参考文献

[1] 陈丽.脑出血并发深静脉血栓相关因素分析及其预防护理对策[J].慢性病学杂志，2023，24(02)：267-270.

[2] 李瑛，武欣.综合气道护理管理方案在气管切开患者术后康复中的应用效果[J].中国社区医师，2022，38(08)：97-99.

[3] 苏秋园.重症患者程序化气道评估护理的应用效果[J].中国城乡企业卫生，2023，38(07)：215-217.

[4] 王芳，张建虹.甘露醇药理机制及在脑血管患者中的临床应用[J].临床合理用药杂志，2022，15(23)：178-181.

[5] 徐姝娟.深静脉血栓风险评估与预防护理研究进展[J].护理学杂志，2017，32(07)：110-112.

第四节　鼻衄护理、脑脊液鼻漏的护理

一、鼻衄护理

1. 出血的抢救护理

损伤部位及出血来源于严重鼻出血的情况下难以及时准确判明，患者往往因大量出血来不及救治而死。因此，尽快采取有效的处理措施尤为重要。在护理过程中，当有少量鼻出血时，要及时汇报医生，进行进一步检查，明确诊断，并留置静脉针，以备急救。当发生严重鼻出血时，应立即试行压迫颈总动脉，采取后鼻孔填塞，开通静脉通道，快速输液、输血，必要时用少量升压药，纠正休克，吸出气道内血液，保持呼吸道通畅，有效防止窒息，必要时行气管切开术。大出血患者在出血难以控制时要尽快行DSA，明确出血血管，选择性栓塞出血血管。

2. 颅底骨折伴鼻出血的护理

对颅底骨折伴有鼻出血的患者，应提高警惕，入院时即予浅静脉或深静脉留置，可减少抢救时的忙乱，使抢救措施有效进行。对于突然出现严重鼻出血的患者，应迅速采取压迫颈总动脉，开通静脉通道，保持呼吸道通畅等措施，切忌慌张，以免加重患者心理紧张而加重病情，同时为进一步检查和治疗做好准备。

3. 心理的、社会的舒适护理

在积极抢救的同时，应主动热情地对待患者，解释机械通气、重症监护的必要性，讲解病情的转归，教会患者使用呼吸机语言来表达基本的生理需求与意愿，有固定的家属及朋友探视制度，使其摆脱孤独情绪，恢复期的患者应有家属陪伴制度，有患者请假回家制度，有社会角色的关爱，以促进社会的舒适护理；保护患者的隐私权，尊重患者的宗教信仰及习

惯，并尽可能地提供帮助，满足患者特殊需求，使患者在变化的环境中保持信心，以促进其心理、生理、社会舒适。

4. 环境舒适护理

降低报警音量，减少监护设备干扰。病床之间用布帘分隔遮挡，减轻相互间影响。治疗护理尽可能集中进行，做到动作轻柔准确，避免反复干扰患者。室温保持在20℃，湿度60%。病房应每日行空气消毒并通风，限制陪客探视，保持安静，光线柔和，在生命体征稳定的前提下，延长血压的监测时间，保证患者的睡眠时间。

5. 出院宣教

对颅底骨折伴有鼻出血的患者，出院宣教时一定要告知患者在出现鼻出血时应立即来院就诊，并向医生讲明自己曾经有过颅底骨折病史，以排除假性动脉瘤的可能。

二、脑脊液鼻漏的护理

1. 心理护理

（1）消除其焦虑、恐惧、烦躁情绪。
（2）解释绝对卧床休息的重要性，做好健康宣教。
（3）增强患者战胜疾病的信心，积极配合治疗。

2. 适宜的环境

（1）病室内保持安静，必要时设单人房间。
（2）保持室内空气新鲜、洁净。
（3）每天两次紫外线消毒，室内地面定时清洁，并定时通风、透气。
（4）室内维持合适的室温（18～22℃），湿度（50%～60%）。
（5）限制人员探视，以防交叉感染。

3. 采取适宜的体位

（1）床头抬高15°～30°或半坐卧位。
（2）翻身时避免头部突然大幅度转动，避免大力拍背咳痰，以免影响漏口愈合。

4. 饮食护理

（1）高蛋白、高维生素、高热量易消化饮食。
（2）多吃蔬菜水果，防止便秘，禁食冷硬食物等。

5. 预防颅内感染

（1）不能用力咳嗽、打喷嚏，勿挖鼻、回吸鼻涕，不能捏鼻鼓气。
（2）禁止自行鼻腔填塞。
（3）要保持大便的通畅，禁止用力排便。
（4）禁忌做腰椎穿刺。
（5）切勿冲洗鼻腔及使用鼻腔滴用药物。

6. 药物治疗，预防颅压增高

（1）可遵医嘱行降颅压治疗，给予20%甘露醇125 mL，每天2～3次。
（2）选择能够通过血脑屏障的抗生素静脉滴注。

7. 严密观察生命特征变化，预防并发症

（潘薇　胡静）

参考文献

[1] 方建苗，顾奕鸿，林志宏.急救处理外伤性颅底骨折并发鼻腔大出血62例分析[J].中国中西医结合耳鼻咽喉科杂志，2023，31(04)：294-296.

[2] 田秀平，李萌萌，武宇星.综合护理干预在颅底骨折脑脊液耳鼻漏患者中的应用[J].中国民间疗法，2019，27(24)：81-83.

[3] 张翼.外伤性颅底骨折所致脑脊液漏的处理及预后因素分析[J].国际神经病学神经外科学杂志，2017，44(03)：233-237.

第五节　颅底损伤异物护理

一、体位

意识清醒者采取斜坡卧位，有利于颅内静脉回流。昏迷患者或吞咽功能障碍者宜取侧卧位或侧俯卧位，以免呕吐物、分泌物误吸。

二、营养支持

昏迷患者须禁食，早期应采用胃肠外营养。每天静脉输液量在1 500～2 000 mL，其中含钠电解质500 mL，输液速度不可过快。伤后3天仍不能进食者，可经鼻胃管补充营养，应控制盐和水的摄入量。

患者意识好转出现吞咽反射时，可耐心地经口试喂蒸蛋、藕粉等食物。

三、降低体温

高热使机体代谢增高，加重脑组织缺氧，应及时处理。应采取降低室温、物理降温、遵医嘱给予解热剂等降温措施。

四、躁动的护理

引起躁动的原因很多，如头痛、呼吸道不通畅、尿潴留、便秘、被服被大小便浸湿、肢体受压等，须查明原因及时排除，切勿轻率给予镇静剂，以免影响观察病情。对躁动患者不可强加约束，避免因过分挣扎使颅内压进一步增高。保持呼吸道通畅，意识障碍者容易发生误咽、误吸，或因下颌松弛导致舌根后坠等原因引起呼吸道梗阻。必须及时清除咽部的血块和呕吐物，并注意吸痰，舌根后坠者放置口咽通气管，必要时气管插管或气管切开。保持有效地吸氧，呼吸换气量明显下降者，应采用机械辅助呼吸。严密观察病情，目的是观察治疗效果和及早发现脑疝，不错失抢救时机。

五、注意观察患者生命体征

（1）瞳孔：注意对比两侧瞳孔的形状、大小和对光反射。伤后立即出现一侧瞳孔散大，是原发性动眼神经损伤所致；伤后瞳孔正常，以后一侧瞳孔先缩小继之进行性散大，并且对光反射减弱或消失，是小脑幕切迹疝的眼征；如双侧瞳孔时大时小，变化不定，对光反射消失，伴眼球运动障碍（如眼球分离、同向凝视），常是脑干损伤的表现；双侧瞳孔散大，光反应消失、眼球固定伴深昏迷或去大脑强直，多为临终前的表现。另外，要注意伤后使用某些药物会影响瞳孔的观察，如使用阿托品、麻黄碱使瞳孔散大，吗啡、氯丙嗪使瞳孔缩小。

（2）锥体束征：原发性脑损伤引起的偏瘫等局灶症状，在受伤当时已出现，且不再继续加重；伤后一段时间出现或继续加重的肢体偏瘫，同时伴有意识障碍和瞳孔变化，多是小脑幕切迹疝压迫中脑的大脑脚，损害其中的锥体纤维束所致。

（3）其他：剧烈头痛、频繁呕吐是颅内压增高的主要表现，尤其是躁动时无脉搏增快，应警惕脑疝的形成。

六、药物治疗

颅底异物伤患者术后应预防性应用抗生素，间断行腰椎穿刺，以了解脑脊液的情况。根据脑脊液的培养结果调整抗生素的使用。根据脑挫伤情况，适量应用甘露醇等降颅压药物。对于有明显神经功能障碍的患者，可应用营养神经药物治疗。对于脑挫伤较重的患者，术后应预防性应用抗癫痫药物1周，后期根据其病情的发展酌情处理。应用高渗脱水剂、利尿剂、肾上腺皮质激素等药物是减轻脑水肿、降低颅内压力的重要环节。观察用药后的病情变化，是医生调整应用脱水剂间隔时间的依据。避免使颅内压骤然升高的因素。

七、预防并发症

昏迷患者生理反应减弱或消失，全身抵抗力下降容易发生多种并发症，如压疮、关节僵硬、肌肉挛缩、呼吸道和泌尿系感染。

（张婷 孙娇娇）

参考文献

[1] 廖英，廖波.集束化护理策略对高血压脑出血躁动患者护理不良事件发生率的影响[J].基层医学论坛，2019，23(06)：743-746.

[2] 任丽娜.神经外科颅脑损伤躁动患者的保护性约束临床路径护理[J].实用临床医药杂志，2018，22(22)：111-113.

第六节 术后常规护理

一、病情观察与功能训练

（1）密切关注生命体征变化：因为大脑是人体司令部，大脑可以控制全身，对于颅脑开颅手术的患者，护士应定时测血压、脉搏、呼吸等，保证生命体征平稳。

（2）密切观察神志和瞳孔变化：部分患者手术后早期清醒，后来又逐渐嗜睡，甚至昏迷，检查发现瞳孔一侧散大，这种情况比较危险。因为开颅后可能会出现颅内出血，如果血肿很大，压迫脑组织，人会出现意识状态下降，甚至会出现一侧，甚至两侧瞳孔散大。

（3）脑部手术的初期，特别是全身麻醉手术后，为了防止呕吐物误吸，必须平卧6小时。患者意识清醒后，一般上半身卧位，上半身斜卧20°～30°。这种体位有利于增加肺活量，有利于呼吸，同时可以减轻脑内水肿。有利于术后恢复。

（4）意识功能训练：开颅手术后，如果患者有明显的意识障碍，建议患者在病情平稳之后尽早进行高压氧等康复治疗，促进患者意识恢复，如果经过一段时间的高压氧康复治疗之后，患者的意识情况仍然没有明显改善，可以考虑进行脊髓电刺激、经颅电刺激等方法帮助患者恢复意识。

（5）肢体功能训练：患者在术后出现肢体偏瘫等症状，可以在肌力完全恢复之前进行被动的肢体锻炼，防止关节僵硬和肌肉萎缩，而在患者肌力和主动活动恢复之后，再进行主动锻炼。

（6）语言功能训练：患者在开颅术后可能会出现不完全性失语，可以根据失语的情况进行专业的语言训练和培训，帮助患者恢复语言功能。

（7）吞咽功能训练：患者在开颅术后出现吞咽困难、声音嘶哑、饮水呛咳等情况，需进行专业的吞咽功能训练，避免患者在日后的进食过程中因吞咽困难、饮水呛咳发生误吸，严重时可能会危及患者生命。

二、胃造瘘护理

（1）如果瘘管固定得太紧，会导致疼痛，容易造成胃壁和腹壁缺血坏死；如果太松，当胃内压增加时，营养液和胃液会溢出皮肤，长期刺激会引起感染和侵蚀。每次换药时，可旋转瘘管防止粘连。

（2）注意保持腹部伤口清洁，防止感染。常规手术后1周，每天用碘伏消毒造口皮肤，并更换纱布块，保持清洁干燥。

（3）休息、活动、洗澡时，应将瘘管固定在胸壁上，避免因摇晃、拉扯而引起不适或疼痛。尤其洗完澡后，用消毒棉签擦干瘘管周围的皮肤，涂上抗生素软膏。

三、气管插管护理

（1）给予常规护理，观察患者神志、瞳孔及精神状态变化，监测血压、体温、心率、呼吸频率、呼吸深度、自主呼吸、呼吸机辅助呼吸的情况等，及时了解病情，观察患者的情况以及呼吸机的情况。

（2）插管后观察导管的深浅，及时固定导管，防止脱管或者气管插管过深而出现肺部异常情况。

（3）观察患者痰液的情况，发现异常及时通知医生，给予吸痰处理。

（4）根据患者病情，结合实际情况，适当给予患者镇静药，必要时可以约束患者双手。

（5）插管后患者无法说话，多安慰患者，了解患者所需，可以使用纸笔进行护患沟通，取得患者的理解与合作。

四、肠内营养护理

1. 肠内营养途径

（1）经口食入。

（2）经鼻胃管或胃造瘘，经鼻胃管供给营养适用于短期肠内营养且胃肠功能良好者；经胃造瘘供给营养适用于较长时间肠内营养的患者。

（3）经鼻肠管或空肠造瘘，适用于胃功能不良，误吸危险性大和长期胃肠减压者。

2. 输注方式

（1）分次输注：适用于胃内灌注，每次给予100～300 mL，间隔2～3小时。可分次推注，每次10～20分钟完成；或输注2～3小时完成。

（2）连续输注：适用于胃肠功能较差或肠内置管的患者。

3. 护理措施

（1）要素膳每日在无菌环境下配制，暂存于4℃以下的环境中，并于24小时内用完。盛营养液的容器及滴注管应保持无菌，每日更换。

（2）营养液一般由小剂量、低浓度、低速度开始输入胃肠道，使患者在3～4天内逐渐适应。保持营养液温度适宜（38～40℃）；浓度由12%渐增至25%，滴速由40 mL/h渐增至120 mL/h，用量由800 mL/d可递增至2 500～3 000 mL/d；患者出现胃肠道症状如恶心、呕吐、腹痛、腹胀、腹泻等应减慢滴注速度、降低浓度，或停止滴注12～24小时，一般可缓解不良反应。同时注意有高钠、高氯、氮质血症、高血糖及高渗性非酮症昏迷等并发症发生的可能，要密切观察。

（3）鼻胃管或鼻肠管管饲患者的护理：喂食时应将患者头部抬高15°～30°；喂食前回抽胃液，确定导管在胃内方可注入食物；行气管切开的患者，注食前宜将气囊充气2～5 mL，喂食1小时内尽量少搬动患者，以免流质食物反流引起误吸。每天管饲营养前后应冲洗导管，保持畅通。

（4）保护黏膜、皮肤：鼻咽部黏膜每天涂拭油膏，保持鼻腔润滑；使造口周围皮肤保持清洁、干燥。

（5）观察记录：准确记录出入液量；观察尿量、尿比重变化及生命体征；定期测体重；定期做血糖、尿糖、血尿素氮、血浆蛋白、血清电解质等实验室检查，及时评估患者全身情况的改变。

（尹瑞娟　高宏晶　潘薇）

参考文献

[1] 陈俊琛，谭殿辉，赖润龙，等.重型颅脑损伤去大骨瓣减压术后对侧迟发性血肿的危险因素分析[J].中国临床神经外科杂志，2017，22(1)：48-50.

[2] 杜威，姚国杰，韦可，等.重型颅脑损伤术后凝血功能障碍病人残留血肿或迟发性颅内出血的处理[J].中国临床神经外科杂志，2019，24(8)：457-460.

[3] 高亮.美国第四版《重型颅脑损伤救治指南》解读[J/CD].中华神经创伤外科电子杂志，2017，3(6)：321-324.

[4] 李鑫，王凡，刘少波，等.颅脑损伤病人颅内压变化对预后的影响分析[J].中国微侵袭神经外科杂志，2017，22(6)：245-248.

[5] 王坤，刘波，韩宁，等.限制性液体复苏在重症颅脑创伤治疗中的应用效果分析[J].中国临床医生杂志，2022，50(3)：326-329.

[6] Guillotte AR, Herbert JP, Madsen R, et al. Effects of platelet dysfunction and platelet transfusion on outcomes in traumatic brain injury patients[J]. Brain Inj, 2018, 32(13-14): 1849-1857.

[7] Jiang JY, Gao GY, Feng JF, et al. Traumatic brain injury in China[J]. Lancet Neurol, 2019, 18(3): 286-295.

第三十二章
颅底损伤康复与中医中药
Rehabilitation of Skull Base Injury And Traditional Chinese Medicine

第一节 视觉康复

一、概述

人类所获知的感知信息多来源于视觉，因此依赖于视神经进行传递的视觉信息对人类至关重要。颅脑外伤、颅底肿瘤以及各种缺血性神经性疾病等均可造成视神经损伤。视神经进出颅的通道为视神经管，极易在颅底骨折时受到损伤，当眉外侧眶部（前额部、眶上嵴颞骨区）外伤，可能会发生蝶骨小翼骨折或眼眶骨折向视神经管延伸，在骨管破裂、骨片嵌顿作用力下，常提示视神经会发生撕裂伤、缺血等损伤，患者常表现为视野缺损、色觉障碍及视力丧失等临床症状；"熊猫眼症（双侧眼睑、球结膜下淤血）"则提示额部眶板骨折，其是颅底骨折多发部位之一；当颅底骨折损伤蝶鞍时，视交叉及其营养动脉可能会被波及，最终引发继发损害，典型表现为双眼颞侧偏盲及黄斑分裂，严重可致双目失明。

二、临床表现及定位

视神经的定位有助于视觉功能障碍的诊断分类。由于视觉传导通路是从视网膜形成视神经，然后到蝶鞍上方形成视交叉、视束、外侧膝状体，经内囊后肢后部形成视放射，终止于枕叶视觉中枢，也称纹状区，由前向后贯穿全脑，其中视束中部分纤维进入中脑上丘延续至顶盖球束和顶盖脊髓束，完成视反射，而进入顶盖前区的纤维传导至动眼神经核，司瞳孔对光反射。因此，不同部位的视觉传导径路损害会产生不同程度的视力障碍、视野缺损及瞳孔对光反射的异常，对病变部位的定位有很大的价值。

（一）视力障碍与视野缺损

1. 视神经损害

由视神经受到外力直接或间接性损伤、视神经受压迫等可引起患侧视力损伤或丧失，其中外力对其冲击性损伤，可能为永久性或暂时性，视力下降或全盲在损伤时出现或延后发生。视神经压迫性病变，可出现的视野缺损是不规则的。

2. 视交叉损害

颅底骨折、垂体瘤、颅咽管瘤或其他鞍内肿瘤的压迫等可出现双眼颞侧偏盲，提示视交叉正中部病变；垂体瘤卒中可使整个视交叉损害致全盲。

3. 视束损害

其典型特征为病变同侧偏盲和下行性视神经萎缩，常见原因是由颞叶肿瘤、鞍区或鞍旁肿瘤、Willis 环肿瘤等所致。

4. 视辐射损害

基底节区的脑血管病可损害整个视辐射，致两眼对侧同向性偏盲。病变累及视辐射下部纤维可引起病灶对侧视野的两眼上象限同侧偏盲，多因颞叶后部病变引起，如肿瘤和血管病。而顶叶肿瘤及血管病变可致视辐射上部纤维病损，引起对侧两眼下象限同侧偏盲。

5. 枕叶视皮质病变

枕叶皮质病变可引起对侧的双眼一致性同向偏盲，常伴黄斑变性。损害一侧全部纹状区，视野缺损表现为病灶对侧的双眼完全的同侧偏盲；如果损害一侧纹状区的最前端，则表现为对侧眼的单眼颞侧最外周部分的颞侧月牙形缺损；如位于一侧枕叶后极部，仅黄斑部纤维受损，引起对侧的双眼同向偏盲型中心暗点；如累及一侧楔叶或舌回，则表现为病变对侧的双眼象限型视野缺损，病变损害双侧楔叶表现为双眼下方的水平性偏盲，双侧舌回受损则表现为上方的水平性偏盲。两侧枕叶皮质广泛受损时表现为双眼全盲。最常见的原因为血管性病变，其次为肿瘤压迫和外伤。

（二）视乳头异常

1. 视乳头水肿（papilledema）

常见于颅内占位性病变、脑出血、蛛网膜下腔出血等引起颅内压增高，出现视乳头水肿，眼底检查早期表现为视乳头充血、边缘模糊不清、生理凹陷消失、静脉淤血；严重时可引起视网膜中央静脉和淋巴回流受阻，出现视乳头隆起及视乳头周边片状出血。

2. 视神经萎缩（optic atrophy）

原发性视神经萎缩表现为视乳头苍白，边界清楚，可见筛板，多见于视神经卡压、球后视神经炎等；而继发性的损害则表现为视乳头苍白、边界模糊，常见于视乳头水肿及视神经乳头炎的晚期。

三、临床诊断及评估

诊断要点：① 详细询问患者的主诉、病史（颅脑外伤中必须包括视觉功能内容），还包括如糖尿病、肿瘤、白内障、青光眼等既往病史，因其决定了所选择的治疗方法及康复计划；② 查体中除了临床神经系统外，伤侧的瞳孔散大、直接反射消失或减弱、间接反射存在，视力、视野、眼底等视觉相关功能的眼科专科检查具有确诊价值，特别是当患者处于昏迷休克状态时很难清晰说明视力变化，极易漏诊。③ 相关的辅助检查如 CT、MRI、视觉诱发电位等，除了对诊断视神经损伤具有确诊价值外，对选取哪种治疗方式、有无手术指征以及疗效和预后的判断具有指导性意义。

（一）视力检查

1973 年，世界卫生组织（WHO）提出了分类标准，见表 32-1-1，该表格还考虑到视野状况，以中央注视点为中心的视野半径 < 10° 为盲，这一标准是以最好矫正视力来衡量的视功能状态。

表 32-1-1　视力损伤的分类（世界卫生组织，1973 年）

视力损伤类别		较好矫正视力	
类别	级别	较好眼	较差眼
低视力	1	< 0.3（6/18）	≥ 0.1（6/60）
	2	< 0.1（6/60）	≥ 0.05（3/60，指数/3 m）
盲	3	< 0.05（3/60，指数/3 m）	≥ 0.02（1/60，指数/1 m）
	4	< 0.02（1/60，指数/1 m）	光感
	5	无光感	

2003 年，WHO 考虑采用上述标准会漏掉未矫正屈光不正患者，而忽视患者的日常生活中视力低于正常的实际情况，重新修改的标准见表 32-1-2，并得到了 2009 年 4 月第 29 届世界卫生大会的认可。

表 32-1-2　视力损伤的分类（世界卫生组织，2009 年 4 月）

视力损伤类别	日常生活远视力低于	等于或好于
0 级　无或轻度视力损伤		0.3（6/18）
1 级　中度视力损伤	0.3（6/18）	0.1（6/60）
2 级　重度视力损伤	0.1（6/60）	0.05（3/60）
3 级　盲	0.05（3/60）	0.02（1/60，指数/1 m）
4 级　盲	0.02（1/60，指数/1 m）	光感
5 级　盲	无光感	

判断治疗后的疗效视力评价标准分为：无光感、有光感、残余视力为眼前手动、残余视力为眼前数指和视力 > 0.05，如视力上升 1 个级别或视力表上上升一行则视为有效，视力无提高反之还下降者则为无效。有临床及实验研究表明，外伤后 10 分钟内出现的视力丧失或视敏度下降为原发性损伤，而较长时间后才出现的视力损害则继发性损伤可能性大，它将加重缺血并使有恢复潜能的神经元进一步丧失。因此通过早期有效的干预措施防止和减少继发性损害，保护残存的神经细胞，保持残余视力并促进视力恢复至关重要。有学者表示视力的康复顺序为光感、光影的移动、外形、颜色，然后是空间立体感。

（二）视野检查

视野检查是通过视网膜上不同的位置对光有不同敏感度，来确定其与正常敏感程度的不同。由于颅底损伤等原因而导致行动不便者，可以选择面对面指数视野检查法进行评估；而行动自如的患者可以采用自动视野计，因其不受硬件或软件质量的影响，可选做动态或静态的模式，或者蓝/黄光视野检查法。根据上述"临床表现及定位"中讲述的，视神经的神经纤维排列规则且特殊，因此视野障碍亦有一定顺序，对视野的检查可以判断视神经损伤的部位并定位。视神经损伤严重者常引起全盲，如视交叉前视神经损伤所造成的单眼不同程度的视力下降，视交叉后的视路损伤的主要表现为双眼视野缺失，包括同向性偏盲、同向性象限盲、偏盲性暗点以及同向性楔形视野缺损等。

（三）瞳孔反射

视神经损伤可导致相对性传入性瞳孔反射障碍，不论有无光感，可表现为患侧瞳孔进行性散大，直接对光反射迟钝或消失，而间接对光反射存在；而如果受伤侧的直接及间接对光反射均消失则提示该侧的动眼神经麻痹，可以加以区别。因此，对颅底损伤后伴有意识障碍者，可以通过瞳孔的异常反应来判断是否存在视神经损伤。

（四）眼底检查

损伤早期眼底检查色泽正常，后期常出现视乳头苍白、萎缩，部分表现出视乳头充血水肿、边界模糊、视网膜出血、生理凹陷消失等，少部分患者会因眼底大量出血而无法进行检查。

（五）视觉诱发电位

视觉诱发电位（visual evoked potential，VEP）是经头皮记录的枕叶视觉中枢对在视网膜受闪光或图形视觉刺激后产生的电活动，可反映视路的光传导情况和视皮质的功能，即从视网膜黄斑中心凹处的视锥细胞突触轴索，通过视觉传导通路到达视皮质枕叶中枢产生视觉过程中所伴发的生物电，能敏感地反映视神经各区神经元的轴索和髓鞘的完整性及功能状态。视皮质对图形刺激较敏感，可用于视路病变、视中枢病变诊断及客观视功能测定。在临床上多选择图形 VEP，因其中的 P100 波的波峰比较稳定。在视神经挫伤早期以轴索损害为主，P100 潜伏期大多数正常，而波幅下降明显，随着病情的进展出现神经脱髓鞘的改变，P100 潜伏期延迟，对损伤早期诊断视神经损伤意义重大。如果视神经损伤严重，如断裂，则表现为波形消失。对于开始记录到了异常波幅，随后又消失，提示伤后存留少量未受损的神经纤维，后经历继发性损伤，使残存的神经纤维进一步破坏。因此，可以早期发现病情和正确诊断，及时了解视神经通路受累情况，且对判断预后非常重要。

（六）影像学检查

颅底骨折判断有无视神经损伤的首选检查为眼眶高分辨率 CT 薄层扫描，可明确视神经管骨折、眶壁骨折、眶内出血和副鼻窦出血、气化情况等，鉴别视神经直接损伤和间接损伤，CT 上显示后眶壁骨折患者的预后明显差于前眶壁骨折患者；对于有严重的颅面骨折，特别是合并蝶窦外侧壁骨折的患者，建议行 CTA 或 DSA 来判断颈内动脉、眼动脉，排除创伤性动脉瘤及颈内动脉海绵窦瘘；MRI 检查可以了解视神经完整性和神经鞘内血肿，DWI 上表现为高信号有助于诊断视神经间接损伤；光学相干断层扫描可以发现视神经纤维层变薄，但这项检查难以早期进行，且患者必须坐着配合检查，更适合于长期随访的视神经损伤患者；多普勒超声可用于评估视网膜中央动脉的血液动力学情况，视神经损伤后，收缩期峰值速度、舒张末期速度和平均血流速度均会减少。

（七）其他

患者的问诊，以及通过陪护人员或亲属的描述记录的患者信息，对了解患者的视知觉缺陷情况也很重要，选择线段对折试验、Albert 试验、口头描述和绘图测试记忆力等试验来评价患者的视知觉能力。对比敏感度、暗适应、色觉及立体视觉等检查方法均有利于视神经损伤后的诊断。

四、康复治疗

颅底损伤患者急性期往往以抢救生命及颅脑损伤的救治为主，而忽视视神经的损伤，使伴发的视神经损害不被及时诊断，而导致视野缺损、视力丧失等致残率较高，故救治一定要及时，早期解除视神经的压迫、减轻水肿，尽可能保留更多的视网膜神经细胞至关重要。目前临床上常规的治疗方案包括视神经管减压治疗、激素冲击疗法及神经保护、脱水等综合疗法，以及近年来国内外学者在实践中制订出一系列新的治疗方案，包括神经移植、干细胞疗法及基因治疗等。

随着医学模式的转变及人们对康复需求的增加，颅底损伤后采取上述相应治疗的同时，视觉康复可以在最大程度恢复视觉功能、独立性，对重建患者日常活动所需的相关功能及改善生活质量至关重要，且康复开始的时间距离发病的时间与其预后呈负相关，越早期进行康复训练，效果越好。视觉障碍的康复原则基于生理学原则和相关的临床研究，包括视觉恢复训练（恢复性干预）、视觉补偿训练（补偿性干预）及视觉辅助训练（替代性干预），以及结合高压氧、人工视觉等治疗。

（一）视觉恢复训练

根据神经认知科学等提出的"残余视力激活理论"和"脑可塑性"原理，需要持续的训练或刺激，重新激活或重塑残存组织的活性和功能，才有可能达到期望的视觉功能修复，治疗策略包括以下几种。

1. 视觉体验

在损伤早期可以通过改变环境刺激，如每天使用闪光灯、频闪的光源或者移动的物体持续进行 2 小时的强烈视觉刺激，可以提高视觉反应。

2. 视觉训练

视觉恢复治疗（visual restoration therapy，VRT）是目前使用最广泛的一种方法，首先利用高分辨视野计观察出视野绝对暗点与相对暗点；然后让患者固定凝视屏幕中央的特定区域，不断地对相对暗点重复大量的视觉信号刺激，受试者对自身察觉到的信号通过按键做出反馈，循序渐进持续训练时间为每天1小时，每周6天至半年时间，可以改善刺激反应时间、视觉准确度和视野。但在不同的研究中，治疗剂量、持续时间及现场结果均存在显著差异，故需要更多的研究。

3. 无创性交流电刺激

无创性交流电刺激是通过调节大脑的兴奋性而改善大脑功能障碍。目前应用较为广泛的是经眼眶周围非侵入性电流刺激（rtACS），将电极放置在前额或者眼眶周围刺激视网膜，重新激活处于休眠的细胞，通过视觉通路到达视皮质从而扩大视野、加快视力恢复，提高患者的生活活动能力，但是不能提高对比敏感度、阅读能力。经角膜交流电刺激或称为经角膜电刺激暂处于动物实验研究中。

4. 眼部瑜伽

在患者面部及肩部完全放松情况下进行眼部瑜伽训练，围绕双眼画"8"字，或上下左右进行眼球运动，训练眼外肌增加其灵活性，同时增加双眼的协调性并促进眼周软组织的血液循环，从而改善视觉功能。

5. 训练替代通路激活

利用光栅刺激辨别训练及视标指向、视标位置、字母识别和在半视野间视力比较等强迫选择视觉任务，对视野缺损侧给予重复刺激，以提高对光的敏感度，降低视觉阈值，从而提高视觉功能。

（二）视觉补偿训练

补偿性训练：又称代偿性眼球运动训练（SCT）或眼动代偿策略，是通过转头、调整视觉中心等代偿方式来完成日常生活中的观察任务，包括快速或同步眼动训练、视觉搜索策略训练、阅读眼动训练、使用眨眼或颜色提示、头部运动、空间定位、扫描环境及日常生活活动训练等各种机会，提高视物的敏感度和准确性，达到避开障碍物感知危险，改善视野缺损，提高阅读速度，减少阅读错误，提高日常生活能力而增强患者生活质量及满意度。

一些研究者根据偏盲患者能自发产生眼动以克服丢失的视野，开发了系统强化SCT方法扩大视觉搜寻的动态功能视野：第一步是对盲区进行大幅度扫视训练，而非小尺度扫视；第二步是在屏幕上进行视觉搜索练习，来增强眼动的空间构成；第三步是在现实生活场景中利用上述方法反复训练。也有治疗者利用以黑白为背景的屏幕，从随机出现的白色目标及白色干扰物中，找出不同大小及方向不同的线条、正方形、三角形，训练一个月后可以提高患者视野的主客观结果。还有斜坡-阶梯视野搜索训练模式，告知患者先注意某个刺激物（斜坡相），然后当其突然移动时能快速跟踪，并找到其所在的位置（阶梯相），结果表明完成视野搜索的反应时间可以明显提高。

（三）视觉辅助训练

视觉辅助训练又称替代干预，包括使用光学设备、机械辅助设备或修改直接环境来适应视野的丧失。目前研究较多的设备包括棱镜、分光镜、广角镜、光栅等方法，来扩大视野或是外部影象在视野内重新定位、分布，提高视觉功能。随着智能化的普及，智能手机、电脑、投影仪等设备可以扩大字体、文字转换为语音等，通过这些方式都可以增加患者的独立生活能力。借助放大镜、视野扩大器等助视器装备可以提高低视力患者的日常生活质量。对于低视力和盲人患者，在矫正的基础上，用放大为4倍或6倍的望远镜进行辅助。

（四）高压氧治疗

在视神经损伤早期，视神经表面的营养血管出现持续性痉挛，继发微动脉毛细血管扩张，由于缺氧及炎症激发，导致血管渗透性增加、血流减慢，从而加重水肿，进一步造成缺血缺氧。缺血再灌注会产生氧自由基造成再损伤，氧阴自由基和花生四烯酸增加，由高度集中的不饱和脂质组成的视网膜视神经节细胞（RGCs）膜，氧阴离子使其产生脂质过氧化损伤，导致细胞膜破坏及多种生物酶失活，促进RGCs凋亡。高压氧治疗可以改善组织的缺氧状态，提高氧分压，减轻脂质过氧化反应，有效改善微循环，有助于保护RGCs的存活。此外，颅脑外伤后通过高压氧治疗有效的直接依据是局部脑组织氧分压（$P_{bt}O_2$）的上调，采用高压氧的目的在于增加视神经血氧弥散力和含量，提升视神经组织的氧张力，从而改善视神经缺血缺氧的状态。

高压氧治疗注意事项：①严格掌握入舱指征，患者生命体征平稳，血压控制可，痰量较少，如存在发热、颅内出血或气胸等则为禁忌证；②保障昏迷等重症患者的生命安全，需加强陪护，防止其出现躁动而受伤，因痰液等分泌物堵塞气道；③尽早开展治疗，前提是保证患者血压、氧饱和度、呼吸、心率等生命体征平稳；④ 对于去骨瓣的患者因过高的外界气压可能会压迫无保护的脑组织，初始压力选择0.18 MPa，如无不适可逐渐调整至 0.20 MPa；⑤ 如果颅骨去骨瓣大于1/3，则不建议进行高压氧治疗；⑥ 视神经损伤后可能有部分残存细胞，早期治疗预后较好。

（五）其他

视网膜移植、视觉假体等新兴技术的出现一度给这些患者带来希望，但此类治疗尚处于研究中，并未广泛应用于临床。从家庭改造（如调亮家里的光线）到移除可能容易使人跌倒的杂物，使用触摸式标签来辨认不同的罐装商品、服装和其他物品等，在日常生活中也可以进行康复训练，且内容非常广泛。视觉损失水平越严重，日常生活中的项目就越难以完成。但无论如何，康复训练对于个体功能及独立性的恢复是有效的。

五、总结

康复治疗目前开展较多为肢体运动功能、日常生活能力、言语功能、吞咽功能等训练，但对视觉康复训练的关注普遍不足，可能原因是我国当前社会生活水平不高，患者对视觉障碍的康复需求低，另外康复医务人员对此类患者未给予重视，相关的康复治疗没有常规开展。视觉康复不仅能提高视觉功能，还可以帮助其他系统功能的恢复。因此，重点关注视觉功能损害，探索及研究视功能康复相关理论及临床实践，进行相关基础和临床研究，获得高级别证据，对于提高康复治疗水平意义重大。视路损害涉及眼科、神经内科、神经外科、康复科和中医等多学科的交叉协作，最终目的是提高视觉损伤患者的生活质量及工作能力。

（陈真　胡利娟）

参考文献

[1] 董浩, 李松峰, 李永, 等. 颅脑外伤合并视神经损伤85例临床分析[J]. 新乡医学院学报, 2021, 38(5): 4.

[2] 李晓霞, 李白冰, 周春媛, 等. 视神经损伤后视觉功能重塑的研究进展[J]. 国际眼科杂志, 2019, 19(9): 4.

[3] 苗建波, 李利周, 刘攀攀. 高压氧治疗伴颅脑外伤的视神经损伤[J]. 中华眼外伤职业眼病杂志, 2018, 40(4): 268-270.

[4] 薛强, 董艳, 侯立军. 创伤性视神经损伤临床治疗的研究进展[J]. 中华创伤杂志, 2018, 34(2): 179-183.

[5] Howard C, Rowe FJ. Adaptation to poststroke visual field loss: A systematic review[J]. Brain and Behavior, 2018, 8(8): e01041.

[6] Lu Q, Wang X, Lin L, et al. Visual rehabilitation training alters attentional networks in hemianopia: An fMRI study[J]. Clinical Neurophysiology, 2018, 129(9): 1832-1841.

[7] Pollock A, Hazelton C, Rowe FJ, et al. Interventions for visual field defects in people with stroke[J]. Cochrane database of systematic reviews (Online), 2019, 5(5): CD008388.

[8] Sabel BA, Cardenas-Morales L, Gao Y. Vision restoration in glaucoma by activating residual vision with a holistic, clinical approach: A review[J]. J Curr Glaucoma Pract, 2018, 12(1): 1-9.

第二节　听觉康复

一、概述

颅底骨折、颅底肿瘤、颞骨肿瘤手术损伤等均可导致耳鸣、听力损失。其中颅底创伤致中颅凹骨折如颞骨岩部骨折时，可伤及中耳，导致中耳积血，引起听力损失；若累及内耳及迷路，由于面、听神经自脑干发出后伴行于内听道内，可导致面、听神经同时损伤，出现听力丧失和平衡失调，合并有周围性面瘫。最常见的颅底肿瘤——听神经瘤是来源于内听道内前庭神经鞘膜施万细胞的良性肿瘤，临床又称为前庭神经鞘膜瘤，患者发病后的首发表现为突发性耳聋，持续的听力损失，并且伴随耳鸣、头痛等症状。

二、临床分型及表现

进行康复前，应明确患者的听力损失属于何种类型。听力损失按病变性质，可以分为器质性听力损失和功能性听力损失。颅底创伤后的患者多属于器质性听力损失。按病变的发生部位，器质性听力损失又可以分为传导性听力损失、感音神经性听力损失和混合性听力损失。

（一）传导性听力损失

发生在外耳、中耳声音传导通路上的任何结构和功能障碍，导致不同程度的听力减退，称为传导性听力损失。颅脑损伤累及中耳时，可导致中耳积血，表现为传导性听力损失，气传导小于骨传导。随着积血的逐步吸收，听力可逐渐恢复，此类患者预后较好。鼓膜穿孔、听骨链损伤导致的传导性听力损失多可通过手术进行听力重建。

（二）感音神经性听力损失

由于耳蜗、听神经、听觉传导通路或各级神经元损害，导致声音的感受与神经冲动传导发生障碍的听力损失，称为感音神经性听力损失。颅脑损伤累及内耳时，表现为感音神经性听力损失，该侧气传导、骨传导均下降，在这种情况下，听力损失较严重且持久，在某些患者中较少表现为进行性听力下降。

（三）混合性听力损失

合并有外耳和（或）中耳和内耳的损害导致的听力损失称为混合性听力损失。由于混合性听力损失同时存在传导性听力损失和感音神经性听力损失，因此应遵循综合治疗原则。

三、临床诊断及评估

通过语音测验可简易判断患者有无听力减退或丧失。音叉试验可简单快速判断听力损伤的性质。纯音听阈测试有助于判断听骨链断裂相关的听力损失以及判断感音神经性听力损失的程度。听觉脑干诱发反应测试适用于伴有颅脑外伤或无法配合纯音听阈测试的患者。耳镜及声导抗等测试有助于明确外耳道、鼓膜是否受损以及是否存在血鼓室的情况。高分辨率颞骨CT可清晰反应听骨链情况。

（一）主观检查

1. 听力粗测

在安静的环境内，嘱患者用手掩住一侧耳，通过语音或手表等检查患者听力，声音要由远及近，由小到大，可以两侧对比或与检查者本人对照。

2. 音叉试验

音叉试验主要用于判断听力损失的性质，鉴别感音神经性听力损失和传导性听力损失。

（1）Rinne试验：又称气导骨导比较试验。将震动的音叉置于患者一侧乳突上，患者可听到振动的音响（骨传导），当患者表示不再能听到后，迅速将音叉移至该侧外耳道口（空气传导），直至不能听到为止。正常情况下，空气传导能听到的时间比骨传导约长1倍。两侧分别对照试验。感音神经性听力损失：总的时间减短，气传导时间仍长于骨传导；传导性听力损失：骨传导时间长于气传导。

（2）Weber试验：又称双耳骨传导比较试验。将震动的音叉柄置于患者额正中处，正常情况下，两侧听音相等。感音神经性听力损失：音响偏向健侧；传导性听力损失：音响偏向患侧。

3. 纯音听阈检查

又称为电测听检查。是通过纯音听力计发出不同频率和强度的纯音，由被测试者做出听到与否的主观判断来了解其双耳纯音听阈的一种主观检查方法。感音神经性听力损失表现为高音频的气导和骨导听力均下降；传导性听力损失则表现为低音频的气导听力下降。

主观听力检查方法，需要患者主观上高度配合。损伤较重以及昏迷而无法配合的患者可采取客观检查手段。

（二）客观检查

电反应测听

通过声刺激诱发听觉传导通路各神经元的电活动，采用先进的微机控制，运用平均技术和叠加技术把微小的电活动在体表记录出来，用于了解听功能状态，诊断听觉系统病变。常用的有：① 耳蜗电图；② 脑干听觉诱发电位；③ 皮质诱发电位。

四、康复治疗

（一）康复时机

一般来说，颅底损伤的患者病情较为危急。临床上，由于侧重原发颅底损伤疾病的治疗，听力损失的症状往往容易被忽略，因而延误病情，影响后续治疗效果。在处理颅脑损伤、挽救患者生命的同时，应同时重视是否合并有听力损失等耳科并发症，积极完善听力及前庭功能检查，及时发现、治疗并注重颅底重要组织器官的结构功能与重建。早期康复除关注患者的肢体功能障碍外，一旦病情稳定，应及时开始听觉功能康复，以期取得良好的治疗效果，改善患者预后和生活质量。

（二）康复原则

（1）早期介入：与非神经性损伤的听力损失不同的是，听神经损伤导致的听力损失往往预后不良，患者的康复过程也较漫长，需早期进行针对性治疗，以加速听力障碍的康复，尽可能地挽救患者的听力功能。早期可用激素类药物如糖皮质激素，以及一些改善循环、营养神经的药物。

（2）全面康复：颅底损伤所引起的功能障碍是多方面的，听力损失的同时常合并前庭功能损害如共济失调、平衡障碍，面神经损伤导致的周围性面瘫以及其他功能障碍，因此康复治疗必须整体考虑。要将各种方法如现代康复手段和中医传统疗法及药物治疗等综合应用，以保证康复治疗效果。

（3）循序渐进：在进行治疗和训练的过程中，时间可由短到长，难度由简单到复杂，使患者有一个适应的过程。就神经系统疾病来看，治疗后不可避免残留不同程度的功能障碍。应引导患者对功能情况有正确认识，积极进行心理适应，寻求功能代偿，最大程度恢复日常及社会生活。

（三）康复手段

1. 高压氧治疗

高压氧能迅速提高血氧含量和血氧弥散能力，改善内耳及受损神经组织缺血、缺氧状态；提高内耳毛细血管通透性，加速渗出物吸收，减轻组织炎性水肿对受损神经的压迫，促进神经组织生理功能的恢复。治疗压力为 0.2 MPa（2 ATA），加压 20~25 分钟，面罩吸纯氧 20 分钟 ×3 次，中间休息 5 分钟，减压 30 分钟后出舱。每天治疗 1 次，10 次为 1 个疗程，治疗 3 疗程后评定治疗效果。

2. 神经调控技术

神经调控是通过侵入性或非侵入性技术，采用电、磁、声、光等物理性或化学性手段改变神经系统功能的技术。通过对中枢神经系统、周围神经系统和自主神经系统邻近或远隔部位的神经元或神经网络的信号传递发挥兴奋、抑制或调节作用，达到提高机体功能、治疗疾病和提高生命质量的目的。

非侵入神经调控技术主要包括：经颅磁刺激、经颅电刺激、经颅聚焦超声和光遗传学技术。这类治疗主要在特定区域给予一定模式/强度的刺激，调节大脑皮质的兴奋与抑制活动，重塑脑功能区或产生神经可塑性。目前研究主要集中在神经、精神疾病治疗方面。在感音神经性听力损失伴耳鸣治疗中，低频的重复经颅磁刺激作用于左颞顶叶皮质，对耳鸣可能有一定的改善作用。

3. 助听器及人工耳蜗

当各种治疗方法无效，听觉无法恢复时，可使用助听器进行干预，助听器一般适合轻、中、重度、极重度（但仍有可使用的残余听力）的感音神经性听力损失，当助听器无效，或者效果甚微时，应考虑植入人工耳蜗进行干预，使患者获得更好的生活质量。

4. 中药

中医理论认为头为清阳之府，外伤后造成血瘀，血瘀而气滞，气滞则清阳不能荣达于耳，造成耳窍经脉不畅，故出现耳聋或其他清窍不通的病症。可用清代王清任通窍活血汤加味，以活血化瘀、理气通阳、辛香通窍，治疗颅脑创伤性耳聋。原方中麝香药源稀少，可以白芷代替，加桂枝以增加辛香通窍作用。

5. 针灸

中医认为感音神经性耳聋的主因是肾精亏乏、瘀血阻窍、气血亏虚等，根据其对应穴位行针刺之法可疏经活络，改善微循环。另外，针灸治疗能提高皮质听觉中枢的兴奋性，从而提高感受声音的能力。取穴一般选择三焦经、胆经及肝经、肾经，局部取耳周及头面部的经验穴。例如，根据患者耳部受伤情况分别取听会、听宫、完骨、翳风；若患者有眩晕状况则加取百会、风池、四神聪及天柱；若患者有耳鸣状况则加取合谷、外关、天容、耳门、四渎及中渚；听宫、听会及耳门等穴位对于单侧感音神经性耳聋患者则只取患侧。每天治疗 1 次，每 10~15 次为 1 个疗程。

（张颖　房晓澜）

参考文献

[1] 胡潇红, 宁荣霞. 突发性耳聋的发病机制与治疗康复现状[J]. 中国康复, 2020, 35(09): 496-500.

[2] 金海, 侯立军. 颅脑外伤合并颅神经损伤的研究[J]. 国际神经病学神经外科学杂志, 2008(02): 185-188.

[3] 杨仕明, 殷善开, 伊海金, 等. 颞骨骨折耳科并发症诊治专家共识[J]. 中华耳科学杂志, 2021, 19(04): 688-692.

[4] 周小莺, 钟兴明, 蔡勇, 等. 脑干听觉诱发电位在颅脑损伤听力障碍患者快速康复中的意义[J]. 中华脑科疾病与康复杂志（电子版）, 2021, 11(03): 159-163.

[5] Alpsoy MY, Sönmez S, Orhan Z, et al. Evaluation of patients with post-traumatic hearing loss: a retrospective review of 506 cases[J]. J Int Adv Otol. 2021; 17(3): 239-244.

[6] Joshua TG, Ayub A, Wijesinghe P, et al. Hyperbaric oxygen therapy for patients with sudden sensorineural hearing loss: a systematic review and meta-analysis[J]. JAMA Otolaryngol Head Neck Surg. 2022; 148(1): 5-11.

第三节 面神经损伤康复

一、概述

面神经损伤是颅脑外伤和肿瘤引起的常见并发症。颅脑外伤包括手术损伤和颞骨骨折导致局部水肿、缺血、血肿，继发性压迫面神经或骨片压迫甚至切断面神经所致。而小脑脑桥角、颞骨内和腮腺区的各种良恶性肿瘤也可压迫、浸润面神经而导致面神经麻痹。其临床表现对患者的生活等带来许多不良影响，故尽早进行康复治疗尤为必要。

二、临床分型及表现

面神经损伤后的功能障碍主要包括表情肌的运动和感觉障碍。临床表现可以分为额、眶周、面中和口周4个区域的局部症状，也可表现为整个患侧颜面部肌肉的瘫痪。具体特征为：眼睑闭合不全，伤侧额纹、鼻唇沟变浅，口角歪斜偏向健侧，讲话、笑或露齿时更明显，鼓腮、吹口哨时漏气，进食时液体易从口角外流，患侧面部表情动作丧失，舌前2/3的味觉减退及唾液分泌障碍等。

根据发生时间不同，颅底外伤后的面神经麻痹可分为早发型和迟发型。早发型一般在损伤后立即发生，提示面神经挫伤或部分撕裂伤。早发型的损伤症状在次日可能会加重，主要是损伤处水肿或渗血引起。主要表现为伤后立即出现面瘫，患侧面部无表情，眼睑闭合不全，口角偏向健侧，多见苦笑面容，患眼常有暴露性眼炎，如果面神经损伤在鼓索神经近端，则同侧舌2/3味觉亦丧失。迟发型常于外伤后5~7天出现，小部分会在伤后10天出现，是因为面神经管内的血液渗出或神经水肿逐渐压迫面神经，或影响面神经的血液供应，引起面神经缺血性变性或部分坏死所致。该损伤预后较好。

三、临床诊断

面瘫主要根据病史、体格检查、影像学及电生理检查等进行诊断。

（一）House-Brackmann 面神经功能分级评价表

临床上，常采用 House-Brackmann 面神经功能分级评价表全面、整体评估面神经的功能，如静止状态时面部的对称性、表情肌的自主运动等。此量表也可用于判断未来预后情况。

而创伤性面神经损伤常常累及部分分支，此时可以采用分区 House-Brackmann 面神经功能分级评价表，对面神经各分支支配区域的功能进行评价，从而反映个别分支的损伤后功能变化情况。

（二）Sunnybrook 面神经评定系统

Sunnybrook 面神经评定系统作为一种新的面神经功能主观评定系统，包含三部分：静态对称性、随意运动对称性及联带运动。

1. 电诊断

面神经电生理检测是评价面神经功能的一种客观指标，可显示面神经的功能性麻痹、变性或失神经，在治疗过程中还能显示神经再生之现象，因此，对决定手术治疗和判断手术的效果有重要参考作用。常用技术包括：经肌肉神经电兴奋测定、经皮神经兴奋实验、肌电图、最大刺激实验、F波、强度-时值曲线及时值测定等。

2. 听力学检查

镫骨肌反射可用于定位病变位于面神经镫骨肌支上或下，也可进行预后评估。当面神经病变位于镫骨肌支以上时，同侧及对侧镫骨肌反射消失；当面神经病变位于镫骨肌支以下时，同侧及对侧镫骨肌声反射弧正常，镫骨肌反射存在。

3. 放射学检查

磁共振成像和高分辨率CT（high-resolution CT，HRCT）是评价面神经病变的首选检查方法。MRI检查可显示面神经损伤的情况，如水肿、血肿、断裂等，当脑干部、脑池段及腮腺段出现病变时，首选检查手段为 MRI。HRCT 颞骨层面照片可以清楚显示骨折线、中耳及软组织如积液或鼓膜肿胀。当病变位于颞骨时，HRCT 为首选。

4. 损伤定位实验

（1）流泪试验：常用 Schirmer 法，即用滤纸二条，长5cm、宽0.5cm，一端折成钩状挂在两侧下眼睑，检查正常情况下泪液浸湿滤纸的长度，两侧互相比较。也可用刺激泪液分泌的方法，例如闻以氨水，泪液减少表示神经损伤部位在膝状神经节以上，如一侧岩大浅神经损伤可使双侧流泪减少。

（2）味觉试验：味觉的测试方法除常用咸、甜、酸、苦味的流体直接测试外，尚可用电味觉测试法。设 L 为左侧测试平均阈值，R 为右侧测试平均阈值，计算两侧阈值差别的百分比，如结果＞20%，表示高阈值侧味觉功能低下，有临床意义。

四、康复治疗

颅底外伤后的面神经损伤一般可分为手术和非手术治疗。通过手术治疗，一般面部表情肌的运动功能可以得到相应程度的恢复。药物治疗和物理治疗是非手术治疗的主要方法，中医也会更多应用中草药制剂和针灸治疗。

（一）治疗原则

早发现，早治疗；采用主观评估量表对面神经损伤进行评级；建议发病 1 周后做面神经瞬目反射和传导速度检查；对于有其他脑神经损伤表现的重度面神经麻痹的患者，建议尽早做 MRI 扫描，根据检查结果选择早期治疗方案；避免风直吹患侧面部。

（二）康复方案

1. 面部肌肉按摩

损伤后 1 周进行，顺健侧肌肉运动的方向及肌肉纹理走向按摩额、眉、眼、鼻、唇部等面神经损伤部位，可指导患者在阳白、四白、听宫、迎香、地仓、风池等穴位处稍用力，多揉按，每日 3~4 次，每次 3~5 分钟。

2. 面肌功能训练

可采用感觉神经肌肉促进技术、肌肉能量技术、镜像疗法、肌内效贴技术等。

（1）本体感觉神经肌肉促进技术（proprioceptive neuromuscular facilitation，PNF）：PNF 是以对角线模式对双侧面部肌群进行训练的方法，通过对本体感受器刺激，加强健侧肌肉收缩来促进、诱发患侧肌群，配合治疗师语言指令引导患者主动参与，防止肌肉萎缩，增加神经传导兴奋性，有益于面神经康复。训练主要针对口轮匝肌、上唇提肌、下唇提肌、口角提肌、颊肌、颞肌和咬肌、枕额肌、皱眉肌、眼轮匝肌、提上唇鼻翼肌、笑肌、颧大肌和颧小肌等。治疗中根据患者的肌力情况选用不同的操作方法和特殊技术，不断重复地刺激肌肉，并辅以视觉等感官刺激信号，帮助患者功能提升。每日训练 1 次，每次每个指令重复 5 次。

1）口轮匝肌。指令：努嘴，吹口哨，说"吐司"；治疗师用双手示指和中指分别在口角处向上唇的外上方、下唇的外下方施加阻力。

2）上唇提肌。指令：运动上唇露出上排牙齿；治疗师在其上唇施加向下、向内的阻力。

3）下唇降肌。指令：运动下唇露出下排牙齿；治疗师对其下唇施加向内、向上的阻力。

4）口角提肌。指令：嘴角向上、微笑；治疗师推动其嘴角向下、向内。

5）颊肌。指令：面颊向内对抗压舌板；治疗师以压舌板在两颊内侧施加向外的阻力。

6）颞肌和咬肌。指令：闭上嘴、咬；治疗师以对角线向左下和右下方对下颌施加阻力。

7）枕额肌。指令：抬眉；治疗师用双手在前额处向下端和内侧给予阻力。

8）皱眉肌。指令：皱眉；治疗师用双手在眉毛外上方处给予阻力。

9）眼轮匝肌。指令：闭眼；治疗师用双手对眼睑轻柔地施加对角的阻力。

10）提上唇鼻翼肌。指令：皱鼻；治疗师用双手在靠近鼻子处向下、向外施加阻力。

11）笑肌、颧大肌和颧小肌。指令：示齿；治疗师用双手在口角向内侧稍偏下方给予阻力。

（2）肌肉能量技术（muscle energy technology，MET）：MET 采用等长收缩后放松，即固定面神经支配的瘫痪肌肉的拮抗肌，并给予适度的反向阻力，使该拮抗肌等长收缩，持续 5~10 秒后，其保护性张力被抑制，拮抗肌肉得到放松，面瘫牵扯状态改善，从而促进面瘫的治疗。MET 不是简单的面部肌肉被动按摩，也不是单纯的主动面肌运动，而是一种本体感觉神经肌肉易化技术的演变，需要患者对抗施加于拮抗肌的阻力，并配合收缩和放松的节奏，改善面肌活动。每个动作持续 5~10 秒后放松，10 个为 1 组，每次 1~2 组，每日 1 次。

1）针对面神经颞支。① 枕额肌额腹：治疗师将示指、中指置于患侧眉头，给予适当向外阻力，嘱患者持续皱眉动作；② 眼轮匝肌：治疗师将示指中指分别置于患侧上下眼睑处施加相向的阻力，嘱患者持续瞪眼动作。

2）针对面神经颧支。① 颧肌：治疗师将示指中指置于患侧嘴角上方施加外上方阻力，嘱患者维持抿嘴动作；② 眼轮匝肌：动作同前。

3）针对面神经颊支。① 颊肌：同颧肌动作；② 口轮匝肌等口周围肌：治疗师将示指中指分别置于患侧上下唇外侧施加相反阻力，嘱患者持续噘嘴动作。

4）针对面神经下颌缘支。为支配下唇诸肌（其中以降下唇肌、降口角肌为主）：治疗师将示指中指置于患侧下颌处施加向下阻力，嘱患者持续紧闭唇部。

（3）镜像疗法（mirror therapy，MT）：MT又称镜像视觉反馈疗法，通过展现健侧在镜中的影像，利用错觉将其成像看成患侧，建立类似于运动想象的模式，从而激活相应大脑皮质达到恢复运动的功能。训练时遮蔽患者患侧眼睛，将镜子置于鼻正前方，反光侧朝向健侧，患侧面部不进入患者视野，治疗师位于患侧，嘱患者完成以下动作：吮吸、扬眉等，主要表情：幸福、悲伤、厌恶、恐惧、愤怒和惊讶等，治疗师对其患侧给予辅助，每天1次，每次20分钟。

（4）肌内效贴技术：患者取坐位，采用Y形贴布，将锚不施加拉力固定于耳屏前，一"尾端"以软组织支持，20%～30%拉力固定于鼻下与上唇之间，另一"尾端"以同样拉力固定于下唇下，两尾自然延展至对侧唇角，嘱患者根据自身耐受情况，尽可能保持贴扎24小时。肌内效贴可以增加感觉输入，改善患侧面部血液循环，诱导患者对面部肌肉位置和外上方运动的关注，激发主动收缩颊肌、颧大肌、颧小肌的意识，促进面肌恢复。每日1次，每周治疗3～4天。

3. 吞咽治疗

面神经损伤后造成的味觉减退、唾液分泌减少以及部分吞咽器官无力是造成吞咽障碍的主要原因。酸刺激可以改善味觉、增加唾液分泌；冰刺激可以增加感觉输入、刺激相关肌肉收缩。

（1）酸刺激：使用维生素C片50 mg溶于2 mL温水（30℃）中，用2 mL注射器缓慢滴入患者舌头两侧，每次刺激时间>5秒，每日2次。

（2）冰刺激：① 用冰块对患侧面部进行擦刷，具体手法如下：沿口轮匝肌走行，刷擦口周；沿颧上肌、颧下肌、颊肌走行，由唇角至太阳穴方向刷擦；沿咬肌走行，进行刷擦。面部刷擦每次持续3分钟。② 用冰块对口腔内进行擦刷，具体手法如下：将冰棉棒置于患者口内前咽弓处，平稳地做垂直方向的快速擦刷，进行4～5次，随后做一次空吞咽，如出现呕吐反射则中止。

4. 构音训练

面神经麻痹仅会损伤唇的功能，因此针对唇的具体训练方案如下。

（1）唇肌力量训练。① 触觉反馈法：患者双唇紧闭，含住10 cm×2 cm纸片的一端，治疗师逐渐加大力量，将纸片的另一端向外拉。② 视觉反馈法：治疗师拇指和示指相对，其余三指并拢弯向掌心。当两指相对时，患者双唇紧闭；当两指分开时，双唇分离，发"啵"声。

（2）正音训练：在以上功能训练的基础上行正音训练。

1）/p/的纠正：① 嘱患者深吸一口气，紧闭双唇同时屏气1～2秒后，双唇用力将气息爆破而出。② 将点燃的蜡烛放在距患者口部约10 cm处，嘱患者发/p/音，并将蜡烛吹灭。

2）/b/的纠正：在掌握/p/发音方法的基础上，延长屏气时间，增加双唇用力程度，强调发/b/音时嘴唇响而有力。

3）/m/的纠正：患者用手触摸治疗师一侧鼻翼，当治疗师发/m/音时，患者可感觉到鼻翼的震颤；之后患者自己在模仿发音的同时，也触摸自己的鼻翼，感受鼻翼的颤动。

（3）双唇肌群的协调性训练：在正音训练的基础上，嘱患者深吸气后连续发"pa pa pa"音，强调嘴唇可以完成协调的闭合动作。

5. 高压氧治疗

高压氧治疗能迅速改善受损神经纤维缺氧状态，减轻受损神经的肿胀，并缓解骨孔或面神经管对相应神经的压力，并为受损神经组织提供大量营养物质，促使面神经修复。具体治疗方案为：高压氧舱内压力达到2.5 ATA时，患者佩戴面罩吸100%纯氧20分钟，中间5分钟休息时间，连续3次。整个治疗时间持续110分钟（包括20分钟加压时间及20分钟减压时间）。每日1次，每10次为1个疗程，病情重者可做2个疗程。

6. 物理因子治疗

① 超短波疗法微热量可以促进患部的血液循环，有利于炎症或水肿的吸收；② 直流电离子导入法主要包括维生素和碘离子导入等，能促进神经功能的恢复；③ 中频电刺激：刺激额部、鼻翼旁、口角旁、下颌以及口轮匝肌等部位；④ 采用He-Ne激光对受损神经的牵拉损伤部位进行照射。

7. 针灸治疗

根据患者发病急性期、静止期、恢复期以及后遗症期等给予不同的治疗干预。以活血通络、疏调经筋为基础，主穴选阳白、地仓、颊车、四白、翳风、颧髎、合谷。恢复期加足三里、气海。诸穴常规针刺。针刺得气后，面部腧穴平补平泻，灸法于恢复期使用。急性期的面部腧穴手法应该保持柔和，肢体远端腧穴宜行泻法且手法应当厚重；恢复期，合谷行平补平泻法，足三里、气海用补法。

8. 中药治疗

初起风邪客于络脉，治宜祛风解毒活血。选方升阳散火汤加减。5～7剂，每日1剂，水煎服。中期气虚血瘀，治当益气活血通络。选方补阳还五汤加减。使用此方需当患侧耳后不痛，无咽痛。每日1剂，水煎服，可用3～4周。病后期虚中挟实，血虚生风，重在养血通络祛风。面瘫日久（病程4个月以上），正虚邪实，虚风内动，眼睑口角不自主跳动。治宜补益气血、疏风通络。选方五虎追风散合牵正散加减。

9. 心理干预

及时对患者进行心理疏导，帮助患者克服焦虑、消极、紧张的情绪，保持镇定、密切配合治疗对疾病的康复极为重要。同时教育家属多与之沟通，给予关心和帮助，让其感受到家的温暖，避免不良因素的刺激，使患者心情处于最佳状态，积极配合功能训练。

10. 常规护理

① 面部：包括注意面部保暖，用温水替代冷水洗脸；避免风直吹面部；② 眼部：注意眼部卫生；防止用眼过度，注意休息；避免光刺激，出门时戴眼镜；防止眼部干燥，避免角膜损伤；③ 口腔：因食物残渣易残留或流涎，饭后可用温水漱口，早晚刷牙，保持口腔清洁；④ 饮食：鼓励患者加强营养，多食新鲜蔬菜、水果及豆制品，避免食用坚硬的食物。

11. 宣教

向患者介绍关于面神经的基本知识以及面神经损伤的原因和治疗方案等，加深患者对面神经损伤康复的了解，让患者明白功能训练的重要性。

（张颖　丁珊珊　陆娟娟）

参考文献

[1] 江基尧，高国一.现代颅脑损伤学[M].上海：上海科学技术出版社，2021：358-359.

[2] 李善泉，周梁.颅底疾病诊断与治疗[M].上海：上海科学技术文献出版社，2002：497-505.

[3] 刘明铎.实用颅脑损伤学[M].2版.北京：人民军医出版社，2003：184-185.

[4] 孙西周.颅脑损伤现代诊疗学[M].上海：上海交通大学出版社，2010：242-243.

[5] 王民集，朱江，杨永清.中国针灸全书[M].郑州：河南科学技术出版社，2012：706-707.

[6] 杨万章.周围性面神经麻痹诊断、评价与分期分级治疗[J].中西医结合心脑血管病杂志，2017，15(03)：257-263.

第四节　颅底损伤后吞咽障碍康复

一、颅底损伤术后吞咽障碍的发生及恢复机制

（一）与吞咽相关的神经结构的损伤及临床特征

1. 相关脑神经损伤

与吞咽有关的脑神经损伤主要包括三叉神经、面神经、舌咽神经、迷走神经、副神经、舌下神经。该六对脑神经损伤导致的吞咽功能障碍主要导致咽缩肌推进力量减弱，喉前庭关闭不全，环咽肌功能障碍和咽期延长，而吞咽启动延迟较少见。

（1）三叉神经受损：三叉神经运动核腹侧是吞咽皮质-皮质下通路的一部分，中继吞咽信息，损伤后可导致吞咽皮质下通路中断，出现吞咽困难。三叉神经运动核受损，则受其支配的下颌舌骨肌、二腹肌等口面部肌肉出现麻痹，表现为咽期延长，吞咽障碍。若三叉神经脊束核或脊束受损，那么口腔、牙龈、舌体、软腭等黏膜的感觉功能会下降。临床表现为食物到达咽部时，吞咽不能启动，从而增加误吸风险。

（2）面神经受损：面神经受损后，则是面肌、口唇肌麻痹，使口腔准备期和口腔期障碍，唇不能将食物包裹在口腔内，出现流涎、食物容易从患侧口角流出等表现。面颊部不能与舌的活动相协调，影响食团在口腔内的推送。吞咽后口腔内有食物残留、食物咀嚼无力。

（3）舌咽神经受损：一侧舌咽神经受损表现为同侧舌后1/3味觉丧失，舌根及咽峡区痛觉消失，同侧咽肌力量减弱，腮腺分泌明显障碍。临床上舌咽神经单独发生损伤者少见，常与后组脑神经损伤同时发生，一侧舌咽、迷走神经或其神经核损害时，可出现同侧软腭麻痹、咽部感觉减退或消失、咽反

射消失。双侧舌咽神经受损时，患者进食、吞咽、发音均出现严重障碍，严重时患者发"啊"的声音时软腭和悬雍垂偏向健侧，甚至不能发音和吞咽、唾液外流等。

（4）迷走神经受损：迷走神经受损能对吞咽造成破坏性影响，可导致咽缩肌和声带麻痹、声门关闭不全和咳嗽减弱等多方面损伤。迷走神经受损后，受其支配的杓状软骨肌麻痹，引起喉关闭不全和误吸。而且由于迷走神经受损后，舌根部和会厌感觉障碍引起食物溢出，出现误吸危险。

（5）副神经受损：副神经受损可导致咽缩肌收缩力量不足，头颈转向障碍侧。仅副神经受损吞咽障碍程度较轻。

（6）舌下神经受损：舌的灵活性在吞咽中十分重要，在口腔期起到重要作用，其推进力也是咽期的重要阶段，舌下神经受损可出现明显吞咽困难，口腔内的食物得不到维持而溢出口腔或提前流入咽喉部出现呛咳与误吸。

2. 相关吞咽中枢的损伤

脑干是吞咽的中枢所在，其中延髓是主要的功能中枢所在。延髓中有与第Ⅸ～Ⅻ对脑神经相联系的核团，与吞咽功能相关。

延髓的网状结构也是决定吞咽功能的关键结构，它们是位于脑干背盖内，各核团及纤维束之间纵横交织的网状神经纤维和位于该网状结构中的神经细胞的总称。网状结构中有许多调控内脏活动的神经元。吞咽中枢就位于延髓迷走神经背核附近的网状结构中。

（二）恢复机制

对正常人的研究发现，咽部肌群双侧代表区是不对称的，引起吞咽困难的单侧半球为吞咽的"优势半球"。有研究显示，吞咽恢复的过程中，两侧大脑皮质及皮质下吞咽相关的功能区，通过离皮质通路传入至孤束核复合体（DSG），调节吞咽中枢模式发生器中的神经网络，兴奋相关的脑神经，从而达到增强启动反射性吞咽的能力，提高吞咽中枢模式发生器（CPG）的兴奋性，但皮质如何影响吞咽功能目前仍不十分清楚，还需进一步研究来明确。

二、治疗策略

（一）治疗目标和吞咽评估

1. 治疗目标

（1）确保患者的摄入足够的营养及水分。

（2）预防误吸相关的并发症。

（3）促进吞咽功能的恢复。

2. 吞咽评估

包括营养状况评估、临床评估、仪器评估、心理评估。

（1）营养状况评估：首先注意询问营养摄入的方式，是否经口进食、是否经管饲进食、胃造瘘、十二指肠及空肠管。进一步评估患者的具体营养现状，首先筛查出有营养风险的患者，最常在临床上使用的评估量表为营养风险筛查量表NRS2002、简易营养评估。对于具有营养风险的患者，必须进一步进行营养评估，其中包括既往营养状况的评估、原发疾病的询问、人体测量（体重、体重指数、肱三头肌皮褶厚度、上臂肌肉周径、人体成分测量），实验室检查（血清白蛋白水平测定、血钠和血尿素氮、免疫功能如全血淋巴计数等、血清氨基酸比值）。

（2）临床评估：包括吞咽障碍的筛查、吞咽器官功能评估、颈部听诊、摄食评估。

1）吞咽障碍的筛查包括：进食评估调查工具-10（EAT-10）、吞咽功能性交流测试评分（FCM）、洼田饮水试验、多伦多床旁吞咽筛查试验（TOR-BSST），对于无法配合的气管切开患者可以使用染料试验进行筛查。

2）吞咽器官功能评估包括：口颜面功能评估、吞咽反射功能评估、喉功能评估、综合能量表评估（改良曼恩吞咽量表）、咳嗽反射试验。

3）颈部听诊：是通过听诊食物吞咽过程中咽喉部产生的声音，间接判断吞咽障碍的一种方法。可以初步判断有无误吸、残留等情况。

4）摄食评估：对于误吸风险较小的患者推荐使用。常用的方法包括容积-黏度测试（VVST），功能性经口摄食分级（FIOS），评估代偿的策略，所摄入食物的性状评估。

（3）仪器评估：影像学检查包括吞咽造影检查（VFSS）、软管喉镜吞咽检查（FEES）、超声检查（口腔、颌下、喉部）、磁共振吞咽脑功能成像、320排动态立体CT成像、放射性核素扫描，非影像学检查包括咽腔测压检查、视频测压技术、舌压测定、肌电图检查、近红外线光谱技术、食管pH监测、血氧饱和度监测、生物学标志物检查。

（4）心理评估：吞咽障碍患者常存在不同的心理问题，如焦虑、恐惧、悲观、自卑、依赖心理。可以通过一些自评量表进行筛查，发现问题后及时采取干预措施，避免造成不良后果。自评量表包括Zung自评焦虑量表（SDS）、Zung 自评抑郁量表（SAS）。

（二）个体化治疗方案

颅底损伤术后合并吞咽障碍的患者，同时会伴有一定程度的并发症，如认知功能障碍、行为及交流的障碍，治疗方案应遵循个体化方案，有时经过一段时间的训练仍然需要采用代偿的方法如改变食物性状、改变进食方式、调整进食姿势等来达到经口进食的目的。针对不同原因制订相适应的治疗计划。如果患者不能经口进食，治疗重点应放在设法挖掘患者恢复经口进食的潜能上；如果患者可以完成经口进食，治疗重点应放在增加摄入量来维持营养，或拓宽进食的种类，改善生活质量和适应社会交际的需要上。

1. **药物治疗**

（1）原发病的药物治疗：目前尚无专门治疗吞咽障碍的药物，治疗导致吞咽障碍的基础病是药物治疗的主流。

（2）抑制吞咽的药物：一些药物会影响吞咽功能、降低意识状态、协调性和运动感觉功能。例如水杨酸类（阿司匹林）和非甾体抗炎药可引起口腔溃疡、黏膜出血和口腔干燥。抗生素的副作用包括胃炎、食管炎和舌炎。其他如抗结核药、抗组胺药、抗胆碱能药、降压药、镇静剂、抗精神病药均可加重或导致吞咽障碍，临床使用中应充分考虑。

2. **治疗性训练**

（1）行为治疗：口腔感觉训练包括冷刺激、嗅觉刺激、味觉刺激、气脉冲刺激、K 点刺激、深感觉刺激；口腔运动训练包括口腔运动体操、舌压抗阻反馈训练、舌肌主被动训练、Masako 训练、Shaker 训练、麦克尼尔训练；其他方法包括气道保护手法、肌电生物反馈。

（2）导管球囊扩张术：采用机械牵拉的方法，使环咽肌张力、收缩性和弹性的正常化，促进食管上括约肌生理性开放，解决环咽肌功能障碍导致的吞咽困难。

（3）吞咽说话瓣膜的应用：针对气管插管的患者，在气管套管口安放一个单向通气阀，用于改善吞咽、通气和说话功能的装置，同时也为拔除气管插管创造条件，恢复吞咽与说话功能。

（4）手术治疗：手术治疗可以纠正部分问题如纠正声带麻痹和其他声带异常，有利于减少误吸。手术治疗后仍需加强吞咽训练以期达到最佳的手术效果。

3. **注意事项**

颅底损伤术后吞咽障碍需多方面考虑。治疗方法应遵守适应证外，也应随时间变化、病情改变做调整。

（1）康复的介入应在生命体征稳定后早期介入。

（2）气管切开患者：吞咽各期必须全面评估，包括营养状况、窒息的可能性的评估，应与未进行气管切开的患者分开管理。

（3）不能行走的患者：在恢复期所遇到的困难较能独立行走或辅助下行走的患者要多，更注重预防卧床并发症，如坠积性肺炎、下肢动静脉栓塞、压疮、肌肉萎缩等。吞咽训练的同时辅助相应的呼吸训练、关节活动度训练、肌力训练等预防肌肉萎缩。

（李艳　茅慧雯）

参考文献

[1] 刘意霜, 汤曼力. 重型颅脑损伤患者吞咽障碍的康复护理研究现状 [J]. 养生保健指南, 2021, (33): 170-171.

[2] 王阿姣, 王芳, 潘学娟. 综合康复护理对颅脑创伤后伴吞咽障碍患者的临床应用效果 [J]. 中国临床研究, 2023, 36(12): 1925.

[3] 吴志媛, 李飞, 程红亮, 等. 冷刺激配合舌肌训练对脑卒中后吞咽障碍的护理体会 [J]. 安徽医学, 2011, 32(11): 1920-1921.

[4] 杨喆. 综合护理干预对重度脑外伤吞咽障碍患者治疗效果的影响 [J]. 中国实用神经疾病杂志, 2014, (20): 128-129.

[5] 张平, 赖红艳, 郑丽. 引导式健康教育在颅脑创伤后吞咽障碍患者康复治疗中的应用 [J]. 临床心身疾病杂志, 2021, 27(6): 157-160.

[6] 张冉, 陈亚平, 徐文. 声带麻痹合并后组颅神经损伤患者发音和吞咽障碍康复治疗 [J]. 听力学及言语疾病杂志, 2019, 27(4): 425-428.

第五节　颅底损伤与中医中药

中医学和中药学是我国人民在与疾病做长期斗争的过程中所总结出的内容极为丰富的经验学科，其不仅是中国传统文化的重要组成部分，也为我国人民的生活幸福和健康做出了重要的贡献。中医中药学的理论体系以整体观念、辨证论治为主要基本特点，研究人体生理、病理以及疾病的诊断和防治，历史经验证明其在诸多疾病防治中起到不可或缺的作用。

颅底损伤是指颅底结构被破坏的一种疾病，可表现为头晕、呕吐、意识障碍等症，主要治疗手段包括外科手术、内科药物、康复训练等方面。虽然随着现代科学和医学发展的不断深入，逐渐清晰的损伤机制和先进治疗手段的应用提高了颅底损伤的救治率，但因为颅底本身的复杂构造与损伤机制，颅底损伤的治疗与康复仍面临挑战。中医典籍里并无"颅底损伤"具体病名记载，根据其临床表现与特征，可归属于"眩晕""中风""头痛""昏厥"等病症。中医中药学以其简、便、效、廉的特点，在本病治疗中具有减少并发症及不良反应的发生、缩短疾病进程的优势。以下就颅底损伤的中医药治疗做简要介绍。

一、中医病因病机分析及辨证论治要点

传统中医理论认为脑属于奇恒之腑，具有藏而不泻的特点，早在《素问》中就有描述"脑、髓、骨、脉、胆、女子胞，此六者，地气之所生也，皆藏于阴而象于地，故藏而不泻，名曰奇恒之府"，指出脑虽无法化生精气，但可纳藏五脏化生的精气。脑为髓海，是元阳精气汇聚之处，头为诸阳之会，清阳之府。生理状态下，饮食水谷精微化生五脏精气上输于头，充养脑髓，元神得养，故头目清利，耳聪目明，全身五脏六腑、四肢百骸均得到濡养及调节。

血瘀是颅底损伤的基本病机，正如《灵枢》中描述"若有所堕坠，恶血留内而不去"。脑部受外力冲击后，髓海脉络破裂，血液流出脉外，留于局部，瘀血内生；脉络瘀阻，气血逆乱，闭塞清窍，则髓海失养。"上气不足，脑为之不满，耳为之苦鸣，头为之苦倾，目为之眩"，表现出头晕目眩、耳鸣、肢体活动不利、神志精神异常等症。

颅底损伤虽然病位在脑，但其与心、肝、脾、胃等脏腑功能关系密切。头部外伤后日久不愈，离经之血阻碍气血运行，以致清窍闭塞，影响脾胃气机升降而痰浊内生，痰瘀互结使得病邪更痼，常常导致心肝血脉不畅，失却营血荣养而呈现正虚之象。

因而本病多为本虚标实、虚实夹杂之证，本为气血不足，标为气滞血瘀、痰瘀阻窍。早期多为瘀血内阻的实证，日久则痰瘀互结，阻于髓海脉络，同时出现心脾两虚、心血不足等虚实夹杂之证。现代医学根据颅底损伤的临床表现特点将其分为急性期、恢复期和后遗症期。按正气损伤程度划分，急性期以实证为主（除极少数重型颅脑损伤的患者血亡气脱外）；恢复期病机多变，证候复杂，常见虚实错杂；后遗症期正气耗损，证候虽虚实均可见，但以正虚为基础。一般头晕、头痛部位固定不移，呈针刺样，痛势持续而较剧烈，夜间加重，多为瘀血阻络；若伴有胸闷痞满，恶心呕吐，多为痰瘀互结；若伴心烦急躁易怒，多为肝阳上扰；若伴面色无华，心悸失眠，神倦纳呆，多为气血两虚。在辨证施治的整个过程中以血瘀立论，将活血化瘀贯穿治疗始终，同时注重填精益髓治法，起到提纲挈领的作用，根据兼夹证分别予以化痰、行气、平肝、补虚等治法。

二、中医治疗

由于颅底损伤的复杂性，应根据个体情况确定中医治疗方案，在整体观念和辨证论治思想指导下，结合病程等因素，因时因地制宜。将辨病与辨证相结合，有效降低死亡率、减低致残程度，最大限度地恢复患者的生活工作能力，减少家庭与社会负担。

（一）针灸疗法

针灸疗法应用于颅底损伤的急性期、恢复期及后遗症期均具有良好的临床疗效，可采用毫针、电针、耳穴等方法。针刺疗法通过刺激腧穴，借助全身经络的传导调整其机体气血与脏腑的功能，以起到扶正祛邪、平衡阴阳的作用。研究显示，针刺疗法可增加组织血液供应、促进神经元突触的再生与神经功能重建、促进脑内血肿的吸收和损伤的周围神经再生、激活脑干网状系统、提高神经细胞的兴奋性。

1. 毫针刺法

针刺在脑外伤促醒治疗方面应用较为广泛，具有疼痛感小、副作用少、操作简便的优点。针刺方法大

多选择头针、体针，或辨证取穴，或选特定穴。有相关报道显示，在西医治疗基础上取四神聪、顶颞前斜线、智三针，配人中、内关、十宣、百会、三阴交、涌泉等穴位，患者意识恢复率可达 69.4%。内关穴位于前臂掌侧，腕横纹上 3 横指处，为八脉交会之穴，具有养心宁神、疏通气血、理气止痛的作用。涌泉穴位于足底部，具有滋水涵木、清热醒脑的作用。百会穴又名"三阳五会"，穴居巅顶，具有醒脑开窍、安神定志、升清化浊、升阳举陷的作用。石学敏教授首创醒脑开窍针法用于治疗脑损伤意识障碍和后遗症，该法以督脉、十二井穴为主，用毫针泻法，常用穴位包括人中、十二井、内关、太冲、丰隆、合谷等。人中穴是实施醒脑开窍针法时最主要的针刺穴位，研究结果显示针刺颅脑损伤患者的人中穴，可提高其脑神经元的兴奋度，促进中枢神经的整合，改善脑部的血液循环，促进脑神经细胞功能的恢复。

在恢复期及后遗症期，在辨证基础上，根据患者功能障碍选择六阳经及足厥阴肝经经穴。其中手足阳明经"多气多血"，针刺可恢复本经及其他经脉的气血运行。通常取穴以单或双侧手足阳明经为主，辅以足厥阴肝经和其他阳经穴位行针刺治疗，常用穴位有：地仓、颊车、内庭、肩髃、曲池、手三里、合谷、风市、阳陵泉、足三里、太冲、太溪等。根据主症进行加减，若头痛为主，取太阳、头维、天柱、百会、列缺、太冲等；若头晕为主，取头维、百会、风池、神门、气海、足三里等；伴失眠者，加用神门、三阴交；伴恶心呕吐或心悸胸闷者，加内关；伴失语者，加廉泉、开音；伴口角歪斜、流涎者，加地仓透颊车；言謇语涩者，加廉泉、通里；伴吞咽困难、饮水呛咳者，加人迎；伴听力障碍者，加耳门、中渚；伴眼睑下垂者，加攒竹透睛明；上肢瘫痪者，加极泉、少海、手三里、外关透内关；下肢瘫痪者，加梁丘、血海、阳陵泉、阴陵泉等。若是阳气虚陷者，灸百会、气海、足三里；若是阳气偏亢者，取百会，并针双风池、太冲、至阴、足窍阴、大敦诸穴，均行泻法，不留针；若瘀滞者，取膈俞、心俞、外关、合谷、太冲诸穴，均行泻法。

头针是根据患者不同程度的功能障碍选取相应的刺激区，如共济失调取枕下旁线，头晕头痛者选额后线，精神障碍取额中线和额旁 1 线、2 线等，运动性失语加健侧面运动区，命名性失语加健侧语言二区，感觉性失语加健侧语言三区。

2. 电针

电针疗法是通过电针器对人体输出脉冲电流，结合毫针施针于人体特定的穴位处，从而实现治疗疾病目的的治疗方法。在治疗方案中常采用低频脉冲连续波刺激模式，根据患者耐受情况不同调整刺激强度，以患者激醒状态如表情反应、哈欠、肢体活动为宜。

3. 艾灸

颅底损伤急性期患者若出现脱证，可选用任脉经穴如神阙、关元等穴位进行艾灸以回阳固脱，艾灸丰隆穴可促进患者排痰。同时，艾灸可与其他治疗方法联合使用治疗呃逆、便秘、眩晕等症。

4. 耳穴

耳穴常选神门、交感、脑、皮质下、心、肝、脾胃等，结合头痛部位配取太阳、枕、额等穴位，根据不同瘫痪部位加用耳部肢体穴。每次选用 3 穴至 5 穴，在穴位处贴压王不留行籽，3 天至 5 天更换 1 次。

5. 穴位注射

穴位注射是指将小剂量的中药注射液或西药注射液注射到患者相关穴位内的一种针药结合疗法。注射药物可选择当归注射液、川芎嗪注射液等，穴位取体穴或头部阿是穴，根据症状证型的不同选取有效的药物注射在相应的穴上。

（二）口服中药

1. 瘀血阻络型

头部刺痛或偏瘫、痴呆、记忆力减退、听力下降、复视、失语，舌见瘀点或青紫，脉弦涩。

（1）治则：活血化瘀。

（2）方剂：通窍活血汤加减或血府逐瘀汤（《医林改错》）加减。

药用赤芍、川芎、桃仁、红花、生姜、红枣、麝香、当归、牛膝、生地黄等。若头晕、健忘、不寐者，可加何首乌、枸杞子、石菖蒲、酸枣仁等；头痛甚者，可加虫类药如全蝎、蜈蚣等。

2. 气虚血瘀型

头痛头晕，失眠，多梦易惊，气短乏力，肢体麻木，口角歪斜，记忆力减退或偏瘫、失语，舌淡红或黯，苔薄白，脉涩。

（1）治则：益气活血，通络开窍。

（2）方剂：补阳还五汤（《医林改错》）加减。

药用黄芪、川芎、桃仁、红花、赤芍、当归、地龙。若心虚胆怯较甚，可加煅龙骨、煅牡蛎、麦冬等。

3. 肝阳上扰型

头胀痛，眩晕耳鸣，健忘少寐，心烦易怒，可伴舌暗不语、智能减退、肢体痿软无力、肢体强直震颤。舌淡红，苔薄白，脉弦。

（1）治则：滋阴潜阳，平肝安神。

（2）方剂：天麻钩藤饮（《杂病证治新义》）加减。

药用天麻、钩藤、石决明、栀子、黄芩、川牛膝、桑寄生、益母草、茯神、杜仲、夜交藤。若肝肾阴虚较重者，可加生地黄、制首乌、女贞子、枸杞子等；若肝火偏盛者，可加郁金、龙胆草、夏枯草等；若心肝血虚较重，可加酸枣仁、川芎、麦冬等。

4. 痰瘀凝滞型

头痛头晕，头身困重，注意力不集中，失眠多梦，健忘等为主，舌质淡红或黯淡，或有瘀点，苔白腻，脉细濡或滑。

（1）治则：化痰祛瘀通络。

（2）方剂：桃红四物汤合半夏白术天麻汤（《医学心悟》）加减。

药用半夏、白术、天麻、陈皮、茯苓、甘草、生姜、桃仁、红花、川芎、当归、赤芍等。若口苦、大便不畅、苔黄腻者，可去白术，加黄芩、竹茹、枳实等。

5. 气血不足型

头部隐痛，头晕，倦怠乏力，心悸，记忆力减退，纳差，失眠多梦，舌淡白，苔薄白，脉细弱。

（1）治则：补气养血。

（2）方剂：十全大补汤（《太平惠民和剂局方》）加减。

药用人参、白术、茯苓、甘草、当归、白芍、熟地黄、川芎、黄连、肉桂。若血虚阴虚并见，耳鸣、虚烦、少寐者，可加制首乌、酸枣仁、枸杞子等。

（三）中药外治

1. 中药熏蒸、外敷或外洗

以威灵仙、大血藤、千斤拔、乳香、没药、细辛、桂枝为基本方，随证加减。可用于肢体关节疼痛、麻木不仁、痿软无力、挛缩、活动不利者。

2. 中医药熨疗法

针对肢体关节筋肉的疼痛、肿胀、麻木、瘫痪、挛缩和僵硬等病变，用羌活、透骨草、姜黄、秦艽、桂枝、川椒、艾叶、麻黄、川芎各30 g，将药物碾成粗末等量搅拌加粗盐，置入锅内翻炒。将药熨袋放在患处或相应的穴位上用力来回推熨。

（四）中成药

近些年来，随着现代中医中药学研究方法的发展，对于传统中成药的机制理解加深，以及制备工艺的不断优化，中药提取物在临床应用中也愈加广泛，在此做简单介绍如下。

1. 参芪扶正注射液

对颅脑损伤后脑梗死患者，在保证有效的脑灌注压以及钙离子拮抗剂、冬眠低温疗法和高压氧等治疗的基础上，加用参芪扶正注射液。参芪扶正注射液可改善颅脑损伤后脑梗死患者脑细胞的缺血缺氧程度，防止缺血再灌注损伤，减少脑梗死面积，提高人体抗氧化能力，对颅脑损伤后脑梗死的预后有积极的意义。

2. 黄芪注射液、复方丹参注射液

主要用黄芪、丹参补气养血。"气为血帅""气载血行"，此两药配伍能改善脑部血液循环，促进病情好转。

3. 醒脑静注射液

是由麝香、冰片、栀子、郁金等药组成的中药制剂，具有开窍醒神、清热解毒之功效，可用于各种原因引起的意识障碍，尤其对于伴有高热患者具有一定疗效。研究发现，醒脑静注射液较常规治疗能有效地保护缺血区的脑组织，缩短患者的昏迷时间，降低死亡率和伤残率，促进患者神经功能恢复，改善患者的生存质量，并能减少并发症发生。

4. 痰热清注射液

由黄芩、熊胆粉、山羊角、金银花、连翘等组成，具有抗病毒、抑菌、抗炎、解热、祛痰镇咳等作用，可应用于继发肺部感染的患者。

5. 清开灵注射液

主要成分有黄芩、金银花、栀子、牛黄、水牛角等，具有豁痰通络、醒神开窍、清热解毒、泻肝降火的作用，对于重型颅脑损伤的应用价值较大。

6. 银杏叶提取物注射液

银杏叶提取物中的黄酮内酯类物质具有抗氧化、清除氧自由基及促神经递质释放的功效。用适量的银杏叶提取物注射液对颅脑损伤患者进行治疗可扩张其脑血管，改善其脑部的血液循环，保护其中枢神经系统的功能。

（五）推拿

治疗大法以疏通经脉、调和气血、促进功能的恢复为原则，避免对痉挛肌肉群的强刺激。在头部可做前额分推法、枕后分推法，配合揉按百会、风池、印堂、太阳等穴，或指导患者做头部自我按摩，以助疏通头部经脉，每天1次，5～10次为1个疗程。上肢部分可选肩井、肩髃、曲池、手三里进行揉法、按法、摇法、捻法、搓法。下肢可取阳陵泉、风市、梁丘、血海、委中、足三里、膝眼、三阴交、太冲等穴，应用推法、按法、揉法、捻法、搓法、摇法、拿法等推拿手法。

此外，患者亦可练习八段锦、太极拳等功法。在临床中发现，八段锦中，左右开弓似射雕等式对于患者的效果较好，能明显地缓解症状。太极拳可根据由简入繁的程序，首先练习简化太极拳，其后根据患者恢复情况可学练四十八式太极拳。练八段锦或太极拳时，可配以清新舒缓的民乐，起到同时调节舒缓形神的作用。

（六）饮食起居调护

（1）患者在起居调护中应注意保持居住室内安静、舒适，房间尽量朝阳，室内温度在 16~24℃，湿度 50%~60%，北方空气干燥时可使用空气加湿器，南方梅雨季节可使用除湿机。保持室内空气清新，每天至少通风 2 次，每次 30 分钟，避免对流风直吹患者。注意劳逸结合，防止过度疲劳；忌烟节酒，不饮浓茶，少食油腻和辛辣刺激性强的食物；避免精神刺激，不看内容紧张或刺激性强的影片、戏剧等。做好个人卫生，保持皮肤清洁，定时为患者洗澡，水温、室温因人而异，适宜为度，时间控制在 30 分钟以内，但吃饭前、后 30 分钟不宜进行。

（2）饮食调养中，颅底损伤病患通常不需要忌口，一般给予高蛋白质、高热量、高维生素饮食。患者若无吞咽困难和其他伴随症状可给予正常的饮食，如有吞咽困难者可进半流质或软食如面条、蛋糕等。菜要切得细小、做得细致，如肉要吃肉糜、鱼要去骨。每天饮水 1 000~2 000 mL，并养成定时排尿的习惯。有高血压病、糖尿病的患者给予高血压、糖尿病饮食。

（3）心理调护对于头痛、头晕、失眠等症状较重的患者，应该组织或指导患者参加力所能及的集体活动和娱乐活动，这能够解除患者的精神忧虑，转移注意力，使精神愉快，明显减轻各种症状，如观赏或种植花草，观看或参加文艺活动，适当参加钓鱼、旅游等活动。对肝阳偏亢者也可采用音乐疗法，以轻快、幽静的乐曲调节神情。还可根据患者的文化素养、兴趣爱好，分别选用娱乐作业中的琴棋书画疗法等帮助恢复记忆力。

（李艳　陈茜茹）

参考文献

[1] 陈慧玲. 试议人中穴的醒脑开窍作用[J]. 新疆中医药，1999，17(3): 2.

[2] 窦祖林. 神经系统疾病与吞咽障碍[M]//窦祖林. 吞咽障碍评估与治疗. 北京：人民卫生出版社，2009: 456-470.

[3] 段笑娇，吴嘉瑞，刘施，等. 基于 Meta 分析的参芪扶正注射液治疗脑梗死临床评价研究[J]. 药物流行病学杂志，2017，26(8): 534-539.

[4] 高翠华. 快速短阵脉冲经颅磁刺激对健康受试者舌骨上肌群皮质脑网络中心度的影响[D]. 广州：广州医科大学，2018.

[5] 石学敏. "醒脑开窍"针刺法治疗脑卒中[J]. 中国临床康复，2003，7(07): 1057-1058.

[6] 石学敏. "醒脑开窍"针刺法治疗中风病 9 005 例临床研究[J]. 湖南中医药导报，2005，11(01): 3-5.

[7] 石学敏. 以针灸治疗为中心的中风诊疗体系[J]. 江苏中医，1999，20(8): 4-7.

[8] 谭丽，王宁，陈吟诗，等. 针刺促醒取穴规律探析[J]. 中医药导报，2019，25(22): 70-74.

[9] 王新德，朱镛连. 神经病学：神经康复学[M]. 北京：人民军医出版社，2001.

[10] 徐元虎. 醒脑静注射液的药理药效学研究与临床应用现状[J]. 现代中西医结合杂志，2010，19(4): 507-510.